2012医学前沿

（中华中医药学会肛肠分会第十四次全国肛肠学术交流大会论文精选）

主　　编　田振国　韩　宝
执行主编　何永恒　胡响当

中医古籍出版社

图书在版编目（CIP）数据

2012 医学前沿：中华中医药学会肛肠分会第十四次全国肛肠学术交流大会论文精选/田振国，韩宝主编．—北京：中医古籍出版社，2012. 10

（当代肛肠疾病临床与研究）

ISBN 978 -7 -5152 -0275 -4

Ⅰ.①2… Ⅱ.①田… ②韩… Ⅲ.①肛门疾病 - 学术会议 - 文集 ②肠疾病 - 学术会议 - 文集 Ⅳ.①R574 -53

中国版本图书馆 CIP 数据核字（2012）第 241549 号

2012 医学前沿

田振国 韩 宝 主 编

何永恒 胡响当 执行主编

责任编辑 刘从明

封面设计 陈 娟

出版发行 中医古籍出版社

社　　址 北京东直门内南小街 16 号（100700）

印　　刷 北京金信诺印刷有限公司

开　　本 850mm×1168mm 1/16

印　　张 31. 25 彩插 8 页

字　　数 1060 千字

版　　次 2012 年 10 月第 1 版 2012 年 10 月第 1 次印刷

书　　号 ISBN 978 -7 -5152 -0275 -4

定　　价 86. 00 元

《2012 医学前沿》编委会

编写说明

金秋岁月，天高云淡。主席故里，欢聚群贤，共商大计，谋求发展。由中华中医药学会、中华中医药学会肛肠分会主办，湖南省中医药学会肛肠专业委员会、湖南中医药大学第二附属医院承办的“第十四次全国中医肛肠学术交流大会”于2012年11月在湖南长沙隆重召开，这是本年度肛肠领域的一次最具有历史意义的盛会。本次学术交流共收到中外论文300余篇，内容丰富，涵盖结直肠肛门疾病的各个领域，充分显示了肛肠研究领域中所取得的进展和成就，大会筹委会对各位代表所付出的辛勤劳作表示由衷的敬佩，对各位代表对大会的鼎力支持表示诚挚的感谢！

田振国会长、韩宝秘书长对寄来的稿件非常重视，并组织人力、物力精心编排。本次论文经会务筹委组专家审定修改后汇编成书。山东信诺医疗器械有限公司对本书的编撰出版给予了大力支持，借此机会向他们表示衷心的感谢！

中华中医药学会肛肠分会

第十四次全国中医肛肠学术交流大会

2012年9月20日

目 录

理论探讨 …… 1
中医肛肠专业国家级重点专科建设的内涵、目标与条件 …… 田振国 张虹玺 王 刚 1
肛肠学科的发展战略 …… 陈少明 于庆环 6
痔瘘微创手术的探讨 …… 鲁开元 11
"魄门亦为五脏使"与肛门坠胀分脏论治 …… 党 萍 13
肛裂病因新概念——嵌塞学说 …… 陈少明 于庆环 15
肛门修整术在肛肠科手术中的应用探讨（附521例报告）
…… 唐智军 刘春斌 刘 淳 任军华 王铃芳 高来群 李艳华 19
便秘病与便秘症状的探讨 …… 陈少明 于庆环 21
复杂性肛瘘治疗方法的探讨 …… 刘俊强 韩生先 刘当玉 指导：韩青科 23
从浊毒论治慢性直肠炎的理论研究 …… 高记华 陈雪清 高 洁 蔡建荣 24
中国·张家山汉简《脉书》中《病侯》篇的肠道肛门"病候"译释与浅论 …… 陈少明 于庆环 26
续道德经 …… 李毅军 28

名医学术思想 …… 31
田振国教授从"瘀"论治肛门直肠神经官能症 …… 罗瑞娟 31
田振国教授治疗肛门瘙痒症经验浅析 …… 罗瑞娟 33
杨向东教授学术思想及临床经验总结 …… 乔峰妮 曹晳剑 34
唐学贵教授治疗便秘经验拾萃 …… 吴至久 杜丽娟 刘 芳 指导：唐学贵 39

基础研究 …… 41
多环痔核吻合套扎器（一次性负压吸引痔核钳）弹力胶圈基础研究
…… 陈少明 于庆环 陈少杰 杨 剑 邵彦辉 陈彦琪 41
结直肠癌外周血微转移指标 CK20 mRNA 的检测及其临床意义 …… 姚兴伟 李 娟 杜志刚 鲁文艳 42
MMP ~9，VEGFR ~3 及 D2 ~40 与大肠癌的临床病理学意义 …… 张俊峰 贾永峰 45
结直肠癌的差异蛋白质组学研究 …… 陈 艳 胡响当 49
下法的临床运用 …… 宋红旗 51
大肠癌临床病理特征与血小板增多关系的探讨 …… 姚兴伟 李 娟 54
活血化瘀法在肛肠科疾病应用的疗效观察 …… 邓泽潭 王学莉 57
大脑功能偏侧化与慢性盆底痛 …… 刘百羽 58
同性恋者肛管直肠动力学改变与肛门病关系的研究 …… 段伟民 59
性激素与常见肛肠疾病发病相关因素分析 …… 杨玉刚 60
肛肠科医务人员职业暴露原因分析及预防处理初探 …… 胡 捷 毛长庚 62
老年性肛门病的特点分析及治疗总结（附210例临床分析） …… 李社光 周 懿 65
泰绫在肛肠科应用技巧与体会 …… 王民基 吕 良 67
痔的 PPH 手术综述与展望 …… 陈少明 68

PPH 术在同时治疗多种肛肠疾病时临床应用的体会 …………… 牟洁霏　杨纪红　黄　林　72
大肠癌中医研究进展 …………… 张小元　田彩玲　73
略论《五十二病方》肛肠病学的学术成就 …………… 陈少明　79
慢传输性便秘发病机制研究进展 …………… 吴至久　81

临床研究　痔疮 …………… 83
消痔灵注射结合外剥内扎术治疗混合痔的临床观察 …………… 韩　宝　曹　科　冯丽鹏　徐慧岩　周振东　83
痔上黏膜环形错套吻合术（E～PPH 东方 PPH）的一期研究 …………… 陈少明　85
小切口外切内扎加注射治疗环状混合痔 68 例 …………… 李济川　李天冲　88
PPH 术治疗脱垂性痔疮 4000 例临床观察 …………… 刘少琼　付学源　成立祥　尹志辉　89
分段剪口结扎结合内括约肌松解术治疗环状混合痔的临床观察
…………… 胡响当　陈　艳　李帅军　罗　敏　许崇斯　91
维药肛门熏洗剂治疗痔 360 例 …………… 阿布都艾尼　阿布力米提　斯迪克　热买提　93
痔上动脉封闭内痔结扎治疗老年直肠黏膜外翻 86 例 …………… 蔡中茂　方　煊　94
外剥内扎治疗环状混合痔 30 例疗效分析 …………… 王晓光　赵洪飞　徐占民　95
早期手术治疗嵌顿性混合痔 86 例临床观察 …………… 钱亚军　郑　刚　96
微创治疗静脉曲张型混合痔 120 例 …………… 王　琳　聂广军　97
改良外剥内扎硬化剂注射术治疗环状混合痔的临床观察 …………… 杜仲代　98
混合痔外剥内扎痔上缝合治疗 176 例临床观察 …………… 史红亮　99
痔疮便血的治疗的经验总结 …………… 方　程　吴作会　100
外剥内扎加横切横逢术治疗环状混合痔 41 例疗效观察 …………… 闫伟鹏　宋　丽　101
PPH 术结合小切口外剥内扎治疗重症环状混合痔 220 例 …………… 牟洁霏　杨纪红　郑　攀　102
痔上黏膜环切术治疗痔 160 例疗效分析 …………… 汪业方　103
微创手术治疗混合痔 …………… 李荣先　尚秀娟　李相臣　105
局麻下 PPH 术加切剥缝合整形术治疗重度环状混合痔 165 临床观察 …………… 吴乃桐　106
改良式外剥内扎术加中药外洗治疗环状混合痔 120 例观察 …………… 宋小存　108
痔合并便秘 216 例临床观察 …………… 张和平　109
多功能治疗仪治疗痔 200 例临床观察 …………… 马俊彪　毕志明　边　贤　110
内扎加外弧切缝合术治疗环状混合痔 54 例 …………… 巴雅尔　111
PPH 术加外痔剥切术治疗环形混合痔 50 例临床观察 …………… 魏凌云　112
采用痔动脉结扎悬吊术治疗 136 例混合痔临床观察 …………… 孙　昱　黄　熠　114
内扎外切加环肛多处点状结扎治疗环状混合痔 126 例 …………… 刘艳歌　115
东方 PPH（E～PPH）治疗中重度痔疮 65 例疗效观察 …………… 王华明　117
56 例急性嵌顿性混合痔手术疗效 …………… 曲建辉　李淑娟　119
外剥内扎加部分环切皮桥整形缝合术治疗环状混合痔 13 例 …………… 夏柱斌　曾晓梅　120
东方 PPH 治疗重度脱出痔 62 例临床观察 …………… 郭树革　121
外剥内扎横切纵缝结合复方亚甲蓝注射液治疗环状混合痔 108 例临床观察 …………… 刘　锋　123
吻合器痔上黏膜环切术治疗重度混合痔 48 例临床观察 …………… 夏柱斌　124
扩肛、缝扎、注射治疗Ⅱ、Ⅲ期内痔及混合痔 837 例 …………… 孟凡良　126
吻合器痔上黏膜环切术治疗重度痔疮 78 例临床观察 …………… 宣引根　张晓　杨春桥　姜鹏飞　128
电脑肛肠病治疗仪 …………… 李海生　129
东方 PPH（E～PPH）治疗中重度痔疮疗效观察 …………… 顾培德　指导：陈少明　130
多切口外剥内扎硬注加皮桥整形术精细化治疗环状混合痔的临床研究
…………… 杜仲代　马志茹　冯　朝　路建中　辛凤英　133
安氏疗法治疗内痔混合痔的体会 …………… 李运福　邓东海　李辉　朱锐昌　罗艳萍　134
痔软化剂注射术＋改良外剥内扎术治疗环状混合痔的疗效评估与分析
…………… 张晓飞　黄德荣　刘　歆　王　莹　李辉军　仲芳玉　136
外剥内扎高位悬吊括约肌松解术治疗急性嵌顿痔临床观察 … 彭旭东　李　刚　陈富军　李成书　骆川云　138

自动痔套扎术（RPH）治疗混合痔的临床研究 …… 房栩丞 140
神阙穴位艾灸用于混合痔术后的疗效观察 …… 董先政 鲁龙生 142
微整形混合痔内扎外剥术的临床运用观察 …… 沈云天 张 波 冯红武 马巧玲 144
痔上黏膜环形错位套扎吻合术 …… 陈少明 147
肛垫上直肠黏膜切除荷包缝合包埋悬吊并消痔灵注射术治疗脱垂痔10例治验 …… 汪草原 149
消痔灵疗法和套扎吻合微创治疗技术推广应用 …… 于庆环 陈少明 151
整形手术治疗环状混合痔293例 …… 崔亚萍 高强强 160
东方PPH和PPH的比较研究 …… 陈少明 顾培德 于庆环 161
东方PPH和PPH治疗中重度痔疮疗效观察 …… 谢旭东 指导：陈少明 163
单结扎疗法治疗内外痔380例临床观察报告 …… 唐斯文 165
痔瘘无创性根治术治疗重症痔和肛瘘300例临床报告 …… 吴志勇 165
PPH加芍倍注射液治疗环状混合痔合并直肠黏膜内脱垂临床观察
…… 许志杰 谢亚锋 丁雅婷 张 侨 赵 俐 167
多普勒引导下的痔动脉结扎术操作规范 …… 秦澎湃 王业皇 张波 李东冰 蔡而玮 169

肛门直肠周围脓肿 …… 171
浅析肛周脓肿术后分期换药 …… 杨向东 陈小朝 袁学刚 171
一期根治手术治疗高位肛周脓肿91例临床分析 …… 王秦川 高红梅 刘美景 172
肛门直肠周围脓肿病情演变与手术治疗 …… 令狐庆 孙 鹏 174
2型糖尿病合并肛周感染性疾病患者的诊治 …… 赵浩翔 陆 明 吴 可 陈 博 177
白血病化疗期间肛周感染行手术治疗11例分析 …… 程 飞 刘艳歌 178
多切口浮线引流加高位置管术治疗高位多间隙肛周脓肿 …… 王晓林 付 皓 余自君 吴莉娟 林琛钦 179
肛周脓肿合并症的治疗体会 …… 薛西林 李朝阳 毛宽荣 181
肛周脓肿术式研究与进展 …… 穆云 王顺和 王玉 刘纪锋 牛苏剑 182
梭形切开治疗新生儿肛周脓肿58例分析 …… 王志民 辛学知 184
一次性根治术治疗肛门直肠周围脓肿120例临床分析 …… 贾瑞刚 李朝阳 夏航校 杨丽敏 185
切开挂线术一次根治肛周脓肿的体会 …… 庞 东 187

肛瘘 …… 188
中医治疗小儿肛瘘30例临床研究 …… 张虹玺 指导：田振国教授 188
隧道式瘘管剔除术治疗直肠前庭瘘体会 …… 夏航校 李 鹏 189
虚实结合挂线法治疗高位复杂肛瘘60例临床观察 …… 王伟涛 贾彦超 王广成 刘 兵 190
完全浮线引流法，保留肛瘘道治疗肛瘘可行性思路与方法 …… 龚希峰 192
选择性缝合法在肛瘘术中应用的临床观察 …… 杜仲代 195
肛瘘手术治疗的临床探讨 …… 邱胜民 杨继闽 段明戈 197
9例高位复杂性肛瘘致排便困难治疗体会 …… 陈巧玲 夏航校 199
主道切除分期挂线疗法治疗直肠旁瘘16例 …… 马额尔敦 龙 梅 额尔灯毕力格 200
164例复发性肛瘘的原因分析和治疗策略 …… 李胜龙 经芳艳 鲍 铭 康 东 孙晓兰 201
肛瘘切除远端缝合近端敞开治疗肛门前侧瘘的临床观察 …… 杜仲代 岳春涛 203
挂线治疗法治疗小儿肛瘘的体会 …… 全大祥 204
罕见的阴囊后壁多发性肛瘘一例 …… 王新中 刘炎宇 205
“三联术”治疗复杂性肛瘘合并直肠穿孔1例 …… 吴 盟 205
复杂性肛瘘的诊治策略 …… 黄忠诚 李光义 206
复杂性肛瘘治疗方法探讨 …… 吴莉娟 贺平 210
复杂性高位肛瘘的旷置术的认识 …… 付火保 212

肛裂 …… 213
A型肉毒素肛门内括约肌侧方注射＋病灶扇形小切口切扩引流术治疗Ⅱ、Ⅲ

期肛裂的多中心临床研究 …… 何永恒　喻　融　213
小针刀内括约肌切断术治疗肛裂 109 例临床观察 …… 张和平　215
按摩扩肛并部分内括约肌下缘离断术治疗肛裂 1115 例的临床观察 …… 何　伟　217
封闭配合扩肛治疗肛裂 60 例疗效观察 …… 杜玉军　赵大方　韩生先　218
双侧切术治疗陈旧性肛裂附 56 例报告 …… 于安建　219
小针刀联合扩肛术治疗肛裂 60 疗效观察 …… 符发年　220

直肠脱垂 …… 222
PPH 技术在直肠黏膜内脱垂中的应用 …… 王志民　辛学知　222
成人完全性直肠脱垂治疗（附 12 例报告）
…… 赵　彬　刘文泉　安海伟　孙美玲　刘　娜　解　强　张殿林　223
PPH 加 RPH 治疗重度直肠黏膜内脱垂的疗效观察 …… 陈洪利　陈　琳　225
可吸收线缩肛配合消痔灵注射治疗直肠脱垂的疗效观察
…… 李朝阳　夏航校　贾瑞刚　高旭波　指导老师：毛宽荣　226
直肠癌原位人工肛门术后肠管脱垂原因分析及治疗体会 …… 鲁明良　于　鹏　何　瑾　227
消痔灵注射治疗直肠内脱垂型便秘 148 例临床观察 …… 228
消痔灵注射治疗直肠脱垂 65 例的临床观察 …… 刘岩松　何　伟　230
综合疗法治疗直肠脱垂的临床疗效观察 …… 安书卷　丁晓玲　吴瑞芬　安巧花　231
注射固脱、肛门紧缩术治疗重度直肠脱垂 1 例 …… 杨玉瀚　233

炎症性肠病 …… 234
白芍七物颗粒治疗大鼠溃疡性结肠炎的实验研究 …… 何永恒　胡晓丹　234
溃疡性结肠炎的中医药外治研究进展 …… 张苏闽　杨　旭　李　梅　237
溃疡性结肠炎的中医药治疗 …… 杨向东　陈小朝　赵　明　239
溃愈散对溃疡性结肠炎患者血清细胞因子 IL~6、IL~8 的影响 …… 赵　刚　张立泽　乔翠霞　240
溃疡性结肠炎的中医药治疗 …… 杨向东　陈小朝　赵　明　245
硝黄合剂保留灌肠治疗溃疡性结肠炎 90 例 …… 李云霞　梁东升　梁　晨　247
综合疗法治疗溃疡性结肠炎 76 例疗效观察 …… 闫守月　邱胜民　吕　辉　249
中医适宜技术在慢性溃疡性结肠炎治疗中的临床运用 …… 李　周　蔡　斌　刘　洋　251
中西医结合保留灌肠治疗慢性溃疡性结肠炎 …… 左凤敏　253
慢性结肠炎中医辨证论治体会 …… 朱　哲　254
中药口服配合中药保留灌肠治疗溃疡性结肠炎
…… 贾玉良　安书强　贾乱德　贾晓娟　贾晓朝　贾晓静　李一萌　赵卓卓　257
中西药结合治疗溃疡性结肠炎的临床体会 …… 杨丽敏　指导：贾瑞刚　257
溃疡性结肠炎的治疗 135 例 …… 张宝山　259
新型免疫抑制剂在炎性肠病中的应用 …… 胡金玉　徐子鹏　260
介入注射治疗溃疡性结肠炎 …… 张思龙　徐子鹏　262
溃疡性结肠炎血液的高凝状态及药物应用 …… 朱天龙　徐子鹏　263
双白升麻汤治疗直肠炎临床观察 …… 符春平　264

放射性肠炎 …… 266
自拟“仙及汤”加味治疗放射性肠炎验案 …… 赵富明　266
放射性急性直肠炎药物黏膜下注射及保留灌肠的治疗（附 9 例报告）
…… 赵　彬　安海伟　孟宪武　刘文泉　孙美玲　刘　娜　解　强　张殿林　267

肠易激综合征 …… 270
中西医结合治疗肠易激综合征 12 例临床分析 …… 孟凡良　270
痛泻要方结合心理疏导治疗肠易激综合征的疗效观察 …… 赵文周　吴瑞芬　安巧花　271

便秘 …… 273
白术七物颗粒治疗结肠慢传输型便秘的多中心临床研究 …… 何永恒　林仁敬　李正兴　胡　捷　273
中西医结合经验性疗法对功能性便秘患者临床疗效及生活质量的影响研究 …… 耿学斯　肖秋平　275
中西医结合微创治疗结肠慢传输型便秘的临床研究 …… 张和平　278
STARR 手术治疗完全性直肠脱垂的体会 …… 邓建中　彭　翔　余　思　曹金鹏　林义办　朱佳成　280
两种术式治疗直肠前突疗效比较 …… 曹　蓉　黄凌化　陆显斌　黄虹　高啟泰　朱丽玲　281
生物反馈治疗出口梗阻型便秘的进展 …… 钱　新　王建民　284
"升清降浊法"在便秘治疗中的应用
…… 张燕生　高　杰　李　薇　江春蕾　马建华　玄权哲　孙连祺　刘仍海　287
结肠造瘘术在重度慢性顽固性便秘外科治疗中的应用研究 …… 乔峰妮　曹晢剑　杨向东　289
中医治疗耻骨直肠肌综合征 32 例临床观察 …… 穆　云　牛苏剑　王　玉　指导：王顺和　291
中西医结合非手术治疗结肠慢传输型便秘的临床研究 …… 张和平　292
功能性便秘的中医治疗概况 …… 秦　瑶　聂广军　294
直肠黏膜硬化剂注射治疗直肠黏膜内脱垂所致的出口梗阻型便秘 …… 芦　斌　聂广军　295
功能性出口梗阻性便秘的中医辨证论治 …… 朱　超　296
通腑开郁法治疗慢性便秘临床观察 …… 杨玉刚　298
顽固性结肠慢传输型便秘（STC）诊治之我见 …… 李树年　刘　志　299
浅谈中西医结合诊治出口梗阻型便秘 …… 杨丽梅　300
小儿肠套叠 6 例临床分析 …… 魏　巍　吕保洲　李相臣　指导：李荣先　302
PPH 加消痔灵在直肠远端内套术中应用 …… 张海容　303
外科治疗大肠癌性急性肠梗阻 68 例总结 …… 黄　熠　304
慢性便秘的诊治提纲 …… 陈少明　于庆环　305
便秘的治疗 …… 陈少明　于庆环　307
耳穴压豆配合芪蓉润肠口服液治疗老年性便秘的临床观察
…… 王爱强　汪用文　王　瑾　黄秀娥　王京文　指导：李葆青　312
穴位埋线治疗慢运输型便秘 26 例临床观察 …… 杨士磊　余传学　王　峰　指导：韦俊武　313
养血润下汤治疗老年功能性便秘 60 例疗效观察 …… 唐海明　314
耻骨直肠肌综合征合并直肠内脱所致便秘的治疗 …… 刘俊强　李占伟　指导：韩青科　316
硬化剂注射中药内服治疗直肠前突伴直肠内脱垂 21 例临床报告 …… 范　涛　刘军旗　邓　婷　316
肠通舒茶治疗中老年便秘 260 例疗效观察 …… 陈泓锴　彭清玲　317
便秘致极端行为 1 例 …… 颜景颖　许武芳　姜雨昕　郑伟琴　318
直肠前突型便秘的治疗新进展 …… 高记华　高　洁　马娟春　陈雪清　高　策　郭娇娇　319

肛窦炎 …… 322
加味秦艽苍术汤配合微波治疗肛窦炎 94 例临床观察 …… 靳胜利　杨保华　王丁超　322
清窦方保留灌肠配合太宁栓纳肛治疗肛窦炎临床疗效观察 …… 黄卫平　林金荣　李　庚　郭　毅　323

肛周皮肤病 …… 326
开窗对口引流术治疗肛周化脓性汗腺炎 1 例 …… 李倩蕾　326
双白止痒袋泡洗剂治疗肛门湿疡病 112 例临床观察 …… 王丽璞　杨新伟　李志新　327
中药熏洗治疗肛门瘙痒疗效观察
…… 贾玉良　安书强　贾乱德　李彦芬　贾晓娟　赵卓卓　贾晓朝　贾晓静　328
中药坐浴配合微波理疗治疗肛周湿疹 83 例 …… 孙二霞　329
光子治疗仪联合赛霉安散对继发性肛周湿疹的治疗体会 …… 李淑娟　曲建辉　刘　芳　指导：张燕生　330
口服氯雷他定加中药外洗治疗肛门湿疹 …… 王晓光　赵洪飞　徐占民　331
多功能治疗仪中西结合治疗肛门尖锐湿疣 …… 边　贤　边英新　田金苓　王亚丹　刘亚薇　卢亚宁　332

结直肠肿瘤 …… 334
中医外治固脱法硬化阻断防治肿瘤 …… 赵宝明 334
保留自主神经的腹腔镜侧方淋巴结清扫在中低位直肠癌的应用（附10例报告）
…… 邓建中 彭 翔 余 思 郭校锡 李志澄 339
腹腔镜全直肠系膜切除联合括约肌间切除术治疗超低位直肠癌
…… 邓建中 彭 翔 余 思 朱佳成 郭校锡 341
膨张式直肠减压管在 Dxion 术后的应用研究 …… 沈 展 鲁明良 343
黑色素瘤与痔诊治失误的启迪 …… 钟传华 杨文治 王晓兰 344
改良 Bacon 术治疗直肠下段巨大绒毛状腺瘤13例临床观察 …… 王伟涛 崔文娟 刘 兵 347
内窥镜下微波电灼治疗大肠息肉临床观察 …… 安书卷 赵文周 丁晓玲 安巧花 348
青状年结直肠癌误诊浅析 …… 张和平 350
农村基层医院（56例）直肠癌误诊原因分析 …… 毛佳兴 351
直肠癌误诊三例临床体会 …… 马天亮 唐德银 指导：唐德金 351
直肠类癌1例误诊分析 …… 冯海龙 指导：毛宽荣 352

肛门失禁 …… 354
自体括约肌紧缩术治疗肛门失禁 …… 曹吉勋 黄德铨 陈 敏 周 晋 354

肛门狭窄 …… 355
纵切横缝加皮瓣移动术治疗肛门肛管狭窄的临床研究
…… 刘俊强 韩生先 孙宏普 指导：韩青科 王清华 355

肛周坏死性筋膜炎 …… 356
肛周坏死性筋膜炎临床诊治研究（附5例报告） …… 陈文平 冯海龙 沈云天 毛宽荣 356
手术配合中药内服外洗治疗肛周坏死性筋膜炎的临床诊治体会
…… 孙林梅 梁靖华 宋 磊 曾春娥 白世斌 357
肛周坏死性筋膜炎诊治体会 …… 向德志 359

骶尾部藏毛窦 …… 360
一期切除缝合治疗骶尾部藏毛窦25例分析 …… 洪 宇 鲁明良 360

先天性大肠肛门疾病 …… 362
先天性肛门直肠畸形的诊断与治疗 …… 贺向东 张 磊 362
成人先天性巨结肠诊断和手术治疗（附5例报告）
…… 赵 彬 孟宪武 安海伟 刘文泉 孙美玲 刘 娜 解 强 张殿林 365

大肠肛门损伤 …… 367
肛管直肠损伤5例诊治体会 …… 刘 淳 唐智军 刘春斌 任军华 高来群 王铃芳 367
高压氧治疗肛周外伤1例 …… 刘小文 王大琤 闫 鹏 白小玲 368

肛门直肠神经症 …… 370
长强穴给药治疗功能性肛门直肠痛 …… 鞠应东 李 强 鞠丽娟 370
直肠瓣悬挂结扎注射手术治疗肛门坠胀病26例 …… 苏卫平 372

药物研究 …… 374
龙珠软膏在肛肠病术后的应用体会 …… 何永恒 胡响当 374
四妙君逸软膏对肛肠病术后疼痛模型大鼠血清 TNF ~ a、IL ~ 6、IL ~ 10 影响的实验研究
…… 何永恒 李艳华 375

中药肠溃宁治疗溃疡性结肠炎的疗效观察 ……………………… 杨凌洪 刘 源 薛景贤 薛英辉 376
硝黄洗剂治疗血栓外痔的临床观察 ………… 王京文 王爱强 乔 硕 哈广涛 王剑平 指导：吴增安 378
熏洗 1 号对肛瘘术后创面促愈作用的临床研究 …………………………………………………… 许向彤 379
痔科洗剂熏洗治疗混合痔外剥内扎术后促愈的疗效观察 ……………………………………… 尹玉锑 381
金玄痔科熏洗散 + 地奥司明片在混合痔术后肛缘水肿的应用 ………………………… 孙 钊 孙玉伙 383
复方三黄汤熏洗治疗肛肠术后 50 例 ………………………………………… 赵 亮 张尚华 尹健宝 384
美常安胶囊联合乳果糖口服液治疗老年慢性功能性便秘疗效观察 ……………………………… 李相臣 385
马应龙治痔药品之膏、栓、散剂优化使用方案的临床探讨 ……………………… 李成能 龚 鸿 郎 枫 387
复方角菜酸酯栓治疗肛裂疼痛的临床观察 ……………………………………… 高旭波 李朝阳 毛宽荣 389
地奥司明片在肛肠病中的临床应用及疗效观察 ………………………………………………… 曾春娥 390
地奥司明片结合中医药治疗急性嵌顿痔 64 例 ………………………………… 龙德时 龙 江 陈 银 392
地奥司明联合高渗盐水治疗妊娠中晚期混合痔疗效观察 ……………………… 孙秀娟 石 瑜 王立敏 393
红升丹配合烧伤止痛药膏换药对肛瘘术后创面愈合的临床观察 ……………… 姬中清 姬后君 宋 磊 395
普济痔疮栓治疗Ⅰ、Ⅱ期内痔临床疗效观察 …………………………………………………… 刘峰山 396
自拟痔科洗剂坐浴配合肛病栓，玉红膏外用治疗混合痔术后的临床观察 ……………… 何耀普 何 向 397
五味子、白芨加白夏黄洗剂治疗结核性肛瘘 66 例临床观察 ………………… 李 军 肖素蓉 马应爱 398
复方蜂蜡膏对肛肠病创口换药的临床疗效观察 ………………………………………………… 孟凡良 400

术后并发症 …………………………………………………………………………………………… 403
内括约肌重建术治疗先天性无肛术后大便失禁 16 例 ………………………… 杨向东 陈小朝 岳朝驰 403
中药连栀矾溶液坐浴对肛周脓肿术后创面愈合的临床观察 ………………………… 乔峰妮 杨小毛 404
肛门手术后四大常见并发症 ……………………………………………………………… 姚书海 聂广军 406
吻合器痔上黏膜环切术（PPH）术后吻合口狭窄案例分析 ………………………… 王新中 胡 磊 408
高压氧促进肛肠病术后创面愈合及组织消肿的试验及临床研究 ……… 赵 刚 张立泽 乔翠霞 万金娥 410
PPH 术后常见并发症的原因与防治对策 …………………………………………………………… 吴乃桐 414
纳米银医用抗菌敷料在混合痔术后临床应用 ………………………………… 邓业巍 王华胜 张胜威 416
祛腐丹治疗痔瘘术后创口延迟愈合 26 例临床观察 ……………… 梁尚勤 梁方向 梁方魁 梁卫武 418
消肿止痛膏防治痔术后水肿的疗效观察 …………………………………………………………… 乔小磊 420
"长强"、"承山" 穴位埋线治疗混合痔术后疼痛的临床研究
…………………………………………………………… 何剑平 张锡滔 陈 凯 李 鸥 占 东 421
硬化注射术治疗直肠腺瘤术后肛门坠胀 1 例 ………………………………… 杨向东 陈小朝 岳朝驰 423
中药保留灌肠促进吻合器痔上黏膜环切术后创面愈合的临床观察 ……………………………… 刘国军 424
中药熏洗法在肛肠科手术后应用效果研究 ……………………………………………… 葛春超 聂广军 425
维生素 B1 足三里穴位注射防治肛肠术后尿潴留的临床观察 ……………………………………… 聂英玲 427
亚甲蓝局部注射预防肛周术后尿光潴留 367 例 ………………………………………… 陈培彦 季润清 428
光子治疗仪对肛肠疾病术后创面愈合的临床观察 ……………………………………… 杨继闽 邱胜民 428
金玄痔科熏洗散在肛肠病术后的临床应用（附 964 例疗效分析）
………………………………………………… 邱胜民 杨继闽 闫守月 吕 辉 段明戈 周 灵 430
双氧水在肛瘘、肛周脓肿术后换药中的疗效观察 ……………………………………………… 张秀兰 431
肛肠病术后尿潴留的处理体会 ……………………………………………………………………… 方连城 432
通腑逐瘀法治疗术后肠粘连临床心得 ……………………………………………………………… 邓泽潭 433
肛周脓肿术后并发应激性溃疡 2 例 ………………………………… 侯庆兴 侯雨辰 王焕丽 高 磊 434
综合疗法治疗大肠癌术后早期炎性肠梗阻 2 例临床观察 ………………………… 彭联瑜 黄中训 435
祛腐丹治疗痔瘘手术后创口延迟愈合 26 例临床观察 …………… 梁尚勤 梁方向 梁方魁 梁卫武 436

镇痛 …………………………………………………………………………………………………… 439
中药洗剂坐浴结合腹针缓解混合痔术后疼痛的临床研究 ……………… 梁靖华 曾春娥 宋 磊 孙林梅 439
创面封闭联合长强穴埋线治疗肛门病术后疼痛临床研究 …… 张稳存 曹 宇 张彩虹 张生东 葛昌甫 443

肛肠术后疼痛诊治体会 …… 刘明学 孙 龙 445
肛肠病术后疼痛的防治 …… 尹西彬 杨士磊 王 峰 指导：韦俊武 447
常见肛肠病无痛化治疗的临床探讨 …… 孙建新 席顺利 448
肛肠病术后复方黄芩栓与芬太尼联合镇痛 …… 周 勇 450
肛肠疾病术后氢溴酸高乌甲素注射液镇痛 2566 例 …… 何 伟 451

麻醉 …… 453
罗派卡因在肛肠科痔瘘手术中的应用 …… 钟继发 鲍奇菲 张 龙 453
与骶管麻醉不同的腰俞穴麻醉临床运用体会 …… 杜虹桥 杜长运 晋艳杰 456
骶管阻滞麻醉在小儿肛肠手术中应用前景及进展 …… 刘 景 457

检查 …… 459
直肠腔内 B 超对直肠肿瘤的诊断价值 …… 李凌云 459
肛肠三维彩色多普勒对出口梗阻性便秘的诊断及意义 …… 何 瑾 鲁明良 460
微型药丸内窥镜和智能机器人技术对消化疾病诊断研究价值 …… 陈少明 461
高明的人体侦察兵——现代疾病诊疗技术 …… 陈少明 464
亚甲蓝注射液在 EMR 手术中的应用不同造影方法对 EMR 手术的影响及意义 …… 骆 波 鲁明良 467
可控的动态的（排便时态下）痔疮精确数字化诊断 …… 于庆环 陈少明 468

护理 …… 469
肛肠病患者围手术期的整体护理 …… 弓 娟 指导：武 珍 469
结肠造口术后生活质量与系统化护理的相关性研究 …… 钮丽美 薛春梅 段文慧 471
直肠癌经腹会阴联合切除术术后护理及体会 …… 李素萍 王 丽 赵 菊 张慧敏 张 静 贾春莹 473
573 例混合痔术后并发症的护理体会 …… 张兰芬 李成能 辛太合 474
护理在肛肠疾病治疗中的重要性 …… 刘 玲 476
电话回访式健康教育在肛肠病患者中的应用 …… 陈 影 吴晓雪 477
肛周围手术期整体护理中的心理护理 …… 李莲英 478

预防 …… 480
古法养生妙谈——剖析剂川养生方 …… 杨向东 陈小朝 赵 明 480
浅谈中医“治未病”思想及其在现代痔病防治体系中的应用探讨 …… 穆 云 王 玉 482

理论探讨

中医肛肠专业国家级重点专科建设的内涵、目标与条件

田振国　张虹玺　王　刚

（辽宁中医药大学附属第三医院，辽宁　沈阳，110000）

目前中医的医疗服务体系仍然存在整体能力不强、专科发展目标不明确、专科学术水平不平衡等问题。开展国家级重点专科建设，有利于引导中医医院把建设与发展的重心转移到以临床技术水平和服务能力为主题的内涵建设上来，有利于树立行业品牌，展示行业发展成果，提高专科医疗技术水平和医疗质量。中医肛肠专业的国家级重点专科经过多年的建设发展取得了一定的成绩，形成了较为完整的经验积累，分述如下：

一、重点专科的概念

关于专科的概念古人曾这样描述“医之，有专门之学者”，与我们现在认为专科即专门为一个科系发展建立的相对独立的科室的认识已经没有什么区别。我们认为重点专科的建设要有五个要素，分别是有丰富的内涵，有标准化的目标，有完整的计划，有实施目标的措施，有和谐发展的环境，这样才能称之为完善的重点专科。目前我们的中医肛肠重点专科是中医占主导地位，突出中医专科优势，体现中医自身特色，提高中医疗效的专科。

二、中医肛肠专科形成的历史过程

早在春秋战国时期（公元前770～221年）就有肛肠科疾病的记载。《山海经》中最早提出了痔、瘘的病名并沿用至今：“……其中有虎蛟，其状鱼身而蛇尾，其音如鸳鸯，食者不肿，可以已痔。”“仓文赤尾，食者不痈，可以为瘘。”《内经》中《素问·五脏别论》记载了魄门（肛门）的生理功能，《素问·生气通天论》提出痔的病机，《灵枢·肠胃篇》最早记述了胃肠道的实际解剖数据，《灵枢·水脏篇》最早记载了肠息肉的病名及病机，《灵枢·刺节真邪篇》最早记载了大肠肿瘤的病机。《难经》五十七难中将泄泻分为五种进行辨证“有胃泻，有脾泄，有大肠泄，有小肠泄，有大瘕泄，名曰后重”。

其后历代医家均有肛肠科疾病的相关研究与记载，并不断的完善与发展。

汉代医圣张仲景的《金匮要略》中有关于肠痈的脉证及治疗方药的记载。《神农本草经》首载了脱肛病名：“（蛞蝓）味咸寒。主贼风，㖞僻，轶筋及脱肛，惊痫挛缩。一名陵蠡，生池泽。”

晋代皇甫谧所著的《针灸甲乙经》记述了针灸治疗脱肛、痔、下痢等肛肠的方法。首载了“凡痔与阴相通者，死”。这是对肛肠病合并阴道、尿道病的最早论述。

隋代巢元方的《诸病源候论》详列痢候四十种，对肠道病进行了较全面记述，描述都很具体确切。痔病诸候中，指出了五痔是牡痔、牝痔、脉痔、肠痔、血痔。另文提出了气痔、酒痔，认为“痔久不瘥，变为瘘也”。最早记载了导引之术防治肛肠病：“一足踏地，一足屈膝，两手抱犊鼻下，急挽向身极势，左右换易四七，去痔五劳三里气不下。”

唐代孙思邈的《千金药方》首载了用鲤鱼肠、刺猬皮等治痔的脏器疗法。

宋代《疮疡经验全书》《太平圣惠方》均有关于肛肠科疾病的记载，宋代已建立了痔瘘专科，有专门痔瘘医生。在《普济方》中记载了相关的轶事，宋高宗患瘘，朝中黄院子（宋时内廷的杂役人员）推荐临安痔科专家曹五，用“取痔千金方”（枯痔散的一种）给宋高宗治愈了痔疾。愈后黄院子被加官为观察使。宋代还有痔瘘专书，如《五痔方》，王伯学的《痔瘘论》，滑寿的《痔瘘篇》等。

金元四大家对痔病均有自己不同的看法李东垣采用清热润燥四法治疗痔病，朱丹溪用补阴凉血消痔，刘完素以五种痔疾分别立方，张从正认为治痔法同治湿。

明代陈实功的《外科正宗》记载了三品一条枪（枯痔疗）、挂线法、系痔法、割痔法。《外科图说》记载着探

肛筒、银丝挂子、过肛针、弯刀、勾刀、穿肛弯针、方头剪和治疗先天性锁肛的手术器械。

清代《古今图书集成》记载枯痔、挂线、结扎、脱管、熏洗、引导、针灸、熨痔、割痔、内治、外治等疗法。内服方剂242首，单验方317首，仅熏洗方就达到300余种。另有痔瘘专著《马氏痔瘘科七十二种》，可见当时前人已经对肛肠科的疾病有了很全面的认识。

建国以后，国家卫生部注重中医药事业的发展，保护及收集散落于民间的传统医药治疗方法与方剂。于1952年开始，多数民间痔瘘专科医生陆续进入医院，成立院中科专科医院。如：

黄济川（1862～1960）四川内江人。清末开设痔瘘专科诊所，1956年创立“黄济川痔瘘专科诊所”，研制了“枯痔散”、“药线”等。

邓少杰（1916～1979）福州人。1956年在福州市人民医院任肛肠科主任，1958年研制“枯痔疔”出席全国文教卫生群英会。

丁泽民1919年出生于江苏江都。20世纪50年代研制出“枯痔液”，70年代将激光技术应用于肛肠病治疗。

史兆岐（1935～2001)，原中国中医研究院广安门医院肛肠科主任。研制出消痔灵注射液，获国家科技进步二等奖，南斯拉夫、比利时发明金奖。

陆琦1921年生人。1956年首创“内痔插药法”，1978年设计“内痔套扎法”，曾因治好周总理痔病，被誉为“痔科国宝”。

新中国肛肠领域的许多知名专家，为新中国肛肠学科体系的建立奠定了坚实基础，推动了新中国肛肠病学的快速发展。老一代痔科专家为新中国的中医肛肠事业作出了巨大贡献。第一届副会长常务理事：闻茂康、王方林、张庆荣、李雨浓、李润廷、金虎、杨书兴、尹伯约、任全保、芮恒祥、周济民、贺执茂、黄乃建、曹吉勋、彭显光、喻德洪、叶松荣、卢克博、陈之寒、王秀珍、张东铭、邓正明、柏连松、陈民藩……

2007年第五届理事会成立以后，先后评审五批中医肛肠学科名专家，共207名。

2007年5月在沈阳召开肛肠分会换届暨学术研讨会上评出全国首批中医肛肠学科知名专家18人。2008年9月在沈阳召开肛肠分会学术交流大会上评出第二批中医肛肠学科知名专家37人。2009年10月在西安召开全国第十三次中医肛肠学术交流大会上评出第三批中医肛肠学科知名专家31人。2009年10月在西安召开全国第十三次中医肛肠学术交流大会上评出第三批中医肛肠学科知名专家31人。2010年10月福州召开肛肠分会成立三十周年纪念大会暨全国肛肠学术交流大会上评出第四批中医肛肠学科知名专家49人。2011年10月在北京召开中华中医药学会肛肠分会五届理事会换届会议暨2011年全国肛肠学术交流大会上评出第五批中医肛肠学科知名专家名单72人。

2010年，国家中医药管理局评出全国中医肛肠学科名医工作室（站），其中肛肠科2人为丁泽民教授及田振国教授。

其后，中华中医药学会肛肠分会先后评出全国中医肛肠学科先进名医工作室（站）两批，第一批43人，第二批32人。

建国后肛肠学会和肛肠专科组织机构的发展应当说受历史条件限制，发展还是相对缓慢的（家传、师承），是古老的中医传承与新兴的现代学科的有机结合。

1956年中国中医研究院成立了“痔瘘研究小组”。

1964年中医研究院在北京召开11个单位参加的痔瘘座谈会。

1966年国家卫生部召开24个单位参加的部级痔瘘成果鉴定会。

1975年中医研究院主持召开河北衡水第一届中西医结合防治肛肠疾病协作组会议。

至今已经召开了十三次全国的中医肛肠学术会议。

三、重点专科的建设历程

国家中医药管理局与2002年开始进行中医的重点专科技术，其中中医肛肠科因为疗效显著，效果良好，在国家的中医建设中走在了建设的前列，也成为中医专科建设的标杆之一。

国家中医药管理局“十五”期间重点专科（专病）建设单位：中医肛肠科8个（2002～2006）

北京长青肛肠医院

辽宁中医药大学附属第三医院

吉林中西医结合肛肠医院

南京市中医院肛肠治疗中心

河南中医学院第一附属医院肛肠科

郑州市大肠肛门病医院

湖南中医药大学第二附属医院肛肠科

中国中医研究院广安门医院肛肠科

国家中医药管理局“十一五”期间重点专科（专病）建设单位：中医肛肠科共28个。（2007～2011）新增20个。

“十五”期间8个重点专科“领先，滚动”，仍为“十一五”加强建设重点专科。

河北唐山市中医院

山西中医学院第二中医院

内蒙古自治区中蒙医医院

内蒙古呼伦贝尔市中蒙医

中国医科大学附属第一医院

长春中医药大学附属医院

黑龙江省哈尔滨市中医医院

黑龙江省齐齐哈尔市中医医院

福建中医学院附属人民医院

福建省厦门市中医院

山东中医药大学附属医院

山东临沂市中医

河南漯河市中医院

湖北省来凤县民族医院

四川川北医学院附属医院

云南省保山市中医医院

西安市中医医院

青海省中医院

银川市中医医院

北京东直门医院

国家中医药管理局“十二五”期间重点专科建设单位：中医肛肠科共68家。（2011年12月评审）

注：十一五28家，十二五35家。其中十二五培育项目5家。

首批国家及临床中医重点专科：中医肛肠科共6个。（学会十三名会长及副会长，两名常务理事参加评审）

河南省郑州市肛门病医院

江苏省南京中医院

辽宁中医药大学附属第三医院

福建中医学院附属人民医院

四川川北医学院附属医院

内蒙古自治区中蒙医医院

四、重点专科建设的任务和目标

（参考国家中医药管理局十一五重点专科终期验收标准）

（一）科室建设

1. 专科科室命名符合《国家中医药管理局关于规范中医医院医院与临床科室名称的通知》的有关规定。

2. 规划、计划及措施

按照要求制定并实施专科建设发展规划，规划中体现中医特色。制定并实施年度重点专科工作计划，计划与协作组每年工作要求一致。制定并实施本专科发挥中医药特色优势的具体措施。

3. 专科中医药文化建设

门诊候诊区、病房走廊设立专科中医药文化宣传栏，介绍本专科中医药治疗特色、中医药疗效等内容，宣传内容中使用中医病名和中医术语。

4. 门诊情况

门诊量逐年增加；优势病种（3 个以上）的门诊量明显增加；中医治疗比例总体不低于 60%；优势病种中医治疗比例不低于 80%。

5. 住院情况

床位数不低于 60 张，并逐年有所增加，出院人数逐年增加，优势病种（3 个以上）的收治人数较建设前有所增加。中医治疗比例总体不低于 60%，优势病种中医治疗比例不低于 70%，区域外住院患者比例达到 30% 以上，护理开展辨证施护，建立具有中医药特色的专科护理常规对中医药特色护理进行评价并制定改进措施。

6. 设备配备

诊疗设备是否满足临床工作需要，配备有专科中医诊疗设备。

7. 经费投入

建设经费做到专款专用，地方与单位投入经费总额不低于国家投入的经费总额，地方政府或单位对重点专科建设额外投入专项经费。

8. 人员结构、学术带头人及专科负责人

人员结构：

中医药类别执业医师占执业医师的比例达到 70% 以上；高级职称的比例，三级医院占 30%，二级医院占 20%；三级医院硕士以上学位应占 30% 以上；二级医院本科学历应占 70% 以上。

学术带头人：

能把握本专科建设要求、发展方向，指导本专科制定建设规划；专业水平得到同行认可（在省级以上学术团体任职）；指导专科建设发挥中医特色、提高中医临床疗效；确定学术继承人。

专科负责人：

组织制定并实施专科建设规划；至少半年召开一次专科工作会议；组织落实学术带头人及名老中医临床经验的继承工作；专科病种的健康教育宣传，组织制定专科教育处方、专病门诊。

（二）特色优势

1. 诊疗方案

本专科明确 3 个以上稳定的优势病种。

优势病种中、西医病名符合重点专科建设的病名要求。

诊疗方案体现中医临床思维且规范、可行：

①中、西医诊断标准明确

②理法方药完整

③治疗方法具有中医特色

诊疗方案中纳入中医特色疗法、名老中医经验、中医诊疗设备、适宜技术、中成药、现代技术、收费项目等内容。

对诊疗方案的掌握、应用情况：

①在疾病诊治的整个过程中中医思维理念的体

②在治疗过程中能用中医药解决的问题，首选中医药解决。

③中医技术、方法等应用情况。

本科的治疗方法被纳入到协作组诊疗方案中。

临床路径：开展中医临床路径应用推广工作。

2. 医院中药制剂

品种数量，重点专科不少于 3 种，重点专病不少于 2 种。

3. 临床科研

建设周期内围绕提高优势病种中医临床疗效、解决难点、开展科研工作。三级医院至少有省部级以上（含省部级）在研课题 2 项，二级医院应有省部级以上（含省部级）在研课题 1 项；建设周期内以优势病种临床诊疗方案的应用为主题的研究成果获得国家级、省部级成果。

4. 创新

建设周期内围绕优势病种在中医药理论、技术、药物及设备、器械等方面有创新。

（三）中医疗效

1. 疗效评价

优势病种（3个）疗效明显，每年至少对一个优势病种诊疗方案中的治疗方法进行疗效评价，对治疗方法优势、不足等进行分析、总结，不断优化诊疗方案，临床疗效有所提高，将协作组验证的诊疗方案与本科诊疗方案进行对照，分析每个方案的优势特色。

2. 难点分析

分析优势病种（3个）中医治疗的难点并提出解决难点的思路和措施。

（四）协作组工作

1. 协作组日常工作情况

日常参会情况参加国家中医药管理局、本专科协作组、协作分组工作会议，参与诊疗方案梳理，参加协作组验证，参与优势病种诊疗方案和临床路径的制定。

2. 网络平台建设

2009年开通视频网络平台及参会情况

（五）重点专科建设的目标

目标：

提高中医肛肠临床疗效，满足人民群众健康需求

“探索建立中医药核心价值体系，提高中医药文化影响力”

条件：

要有“厚德包容，诲人不倦”的学术带头人，“谦虚谨慎，作风扎实”的学术继承人，“结构合理，合作紧密”的学术团队，“团结，紧密，严肃，活泼”的科室风气，“德、能、勤、廉，综合提高”的人员素质，“精益求精，引领前沿”的专业水平，“精雕细刻，勇攀高峰”的技术创新思维，“理解宽容，履职尽责”的医患关系，“综合服务，人文关怀”的服务意识，“严谨，有序，高效，快捷”的工作状态，“和谐合作，友好相处”的内外环境，“长期积累，积奠牢固”的基础建设。

重点专科建设成功的根本保障：

1. 树立“人为本，德为先”理念，“要把正确的道德认知，自觉的道德养成，积极的道德实践紧密结合起来。”
2. 强调“立身不忘做人为本，做事先做人”原则，“理性平和的社会心态，礼让宽容的人际关系。”
3. 结合职业讲修养的方式
4. 提倡“宽容，包容，严以律己宽以待人”的美德。
5. 坚持“干一行，爱一行，专一行”“讲风格，讲奉献，讲诚信，讲形象”的道德风范。
6. 做到团结人，尊重人，育好人，用好人，留住人，践行科学的人才观，敢为事业用人才的新理念。
7. “四不要”：不要怨天尤人；不要贪图安逸；不要沉湎幻想；不要好高骛远

（六）重点专科建设的最终目的

三型专科：学者型专科，和谐型专科，创新型专科。

三高专科：高素质团队，高层次技术，高质量服务。

三突出专科：文化特色突出，中医特色突出，专科优势突出。

三满意专科：病人满意，社会满意，政府满意。

重点专科建设是一项利国，利民，利业，利己的战略性系统复杂的工程，需要有自强不息，奉献拼搏，奋发有为的精神和勇气去做坚持不懈的努力。让我们中医肛肠界的专家，学者，同仁携手共建，合作共建，为推动我国肛肠事业稳中求进，又好又快的发展，做出我们应有的贡献。

肛肠学科的发展战略

陈少明[1]　于庆环[2]

（1. 上海浦南医院，上海，200000；2. 上海浦东新区迎博医院，上海，200000）

【摘要】本文回顾了我国肛肠学科的基础研究和临床发展，也借鉴国外本专科的发展新动向，进行了科学的、大胆的分析、推理、预测，总结了我国肛肠学科所取得的新成果，指出了现阶段存在的不足以及展望了发展前景。并结合现代社会现状，阐述了发展专科特色注重卫生经济和社会效益同步发展，并以五个专题进行了论述：

重视预防为主的方针

发挥中医肛肠科在世界上的优势

汲取现代医学的科学成果丰富肛肠学科

以上海为龙头建造中国上海特色的痔瘘专科

迎接世界挑战发挥中华特色医学痔瘘专科在全球的领头羊作用

【关键词】肛肠学科；展望

一、重视预防为主的方针

中国医学是一个长期实践的学科，总结了大量宝贵的经验。中国医学历来重视“预防为主，防治结合”。中医药学是一个伟大的宝库，中医肛肠是其中的重要组成部分之一。肛肠病是一种常见病、多发病，发病比较独特，也是人类的一种特有疾病，严重的危害着人类的健康和现代人的生活质量。正如全国中医药学会肛肠分会会长丁义江先生在《中国肛肠病诊断治疗学图谱》的序里所说：“肛肠病是一类常见的多发病，较严重地影响患者的工作与生活质量。在国际上对疾病危害人类的程度，现已通行用生命致残年来进行统计，即仅仅依照死亡率多少而论，显然是很不全面的，还要评估疾病对生活质量的影响，而且随着人们生活观念的改变，将对生活质量会越来越重视。因此，我们必须重视防治肛肠疾病。”这段话言简意赅，精辟的说明，肛肠病虽然不象肿瘤那样有很高的死亡率，但是，随着人们生活观念的改变，肛肠疾病的防治会受到社会的越来越重视。我们要制定切实有效工作方案：

1. **加强肛肠病防治知识的宣传**　利用电视、报纸、医院的板报进行宣传；举办街道、居委会肛肠病防治知识学习班进行普及学习。

2. **加强肛肠病的普查工作**　深入到工矿企业、街道的防治站进行基础的普查，对普查出的病例和可疑病例进行筛选治疗和跟踪随访。

二、发挥中医肛肠科在世界上的优势

痔，是肛肠外科里一种最常见的疾病。宋代《太平圣惠方》首先记述枯痔丁插内痔核的疗法，这比国外的内痔注射疗法（1869 年 Morgan）早约 900 年。并且，国外只重视手术治疗，注射疗法曾受到一些挫折而一度终止了研究和使用，停留在最原始的地步。而到目前，我国学者和这方面的专家作出了出色的成绩，以史兆岐为代表研制的硬化剂消痔灵注射液及其四步特色疗法和陈少明、扬里颖为代表研制的枯痔剂痔根断和痔全息注射液，达到了“以药代刀、打破禁区（齿状线）”对内痔、外痔、息肉、肛乳头肥大等均可注射治疗。这些疗法为数以万计的患者解除终生的疾苦并且这些方法仍在完善提高和推广之中。

1973 年长沙马王堆汉墓出土的帛书《五十二病方》中记载“牡痔居窍旁……以小绳，剖以刀”这是世界上最早记载关于痔疮结扎疗法的记述。近代虽然国外发明了痔的环切术，但是，通过实践检验，这种手术并发症、后遗症多而逐步被淘汰，而我国学者和专家在结扎疗法的基础上进行了大量的科学改进和完善提高，到目前为止对重度的三期内痔和环状混合痔进行的分段外切内扎手术经得起实践和历史的检验，这种手术具有远期疗效可靠、无后遗症、并发症少为特色，是一种保留的好术式。

肛瘘和肛周脓肿，挂线治疗，不仅体现了中医的精华也体现了中医在发展、在汲取现代科学成果方面取得成功的典型实例。明代，徐春甫《古今医统大全》对肛瘘的挂线疗法作了精辟的论述：“……药线日下，肠肌随长，僻处既补，水逐线流，未穿疮孔，鹅管自消”。我国挂线疗法不断发展，沿用至今，成功的解决了高位肛瘘肛门失禁的难题，在世界医学领域产生了深远的影响。这和国外对复杂性的肛瘘治疗要经过腹部开口截肠造口，再修补肛瘘，再二期吻肠封口术比较具有无可比拟的优点。通过对现代医学解剖学生理学的认识，弄明白了肛周脓肿的发病机理，对瘘管性脓肿为防止后遗肛瘘避免二次手术切开的痛苦，采用一次切开挂线术，成功的解决了这一难题。这是中医学在不断发展，中医学在不断汲取现代科学技术，中医学是世界上的领先医学的典型实例又一例证。在药线的改进方面陈少明成功的研制出弹力药线，解决了中医药线无弹力，挂线后需紧线的缺陷和西医、中西医结合挂线使用橡皮筋有弹力但是无药物作用的缺陷。可谓是使古老中医的挂线锦上添花、如虎添翼。

改进挂线具有痛苦小，疗程短，一次手术成功，治愈率高等优点。本疗法兼取了中医挂线祛腐生肌和中西医结合切开挂线法的自行切割之长。取长补短，相得益彰。既免除了中医挂线法紧线的痛苦，又减轻了切开挂线法广泛的组织切除所带来的创伤。另外，加之药线本身的线物作用，疼痛比传统中医挂线和中西医切开挂线均轻。由于两线的联合作用，不仅切割迅速，并且能防止切开挂线法在开始切割时肌肉的反作用力过高而滑脱或断裂。

肛裂，中国中医学文献对肛裂的临床表现、治疗方法有比较详细的记载，认为此病属于“痔”的范畴。《外科大成》中二十四痔的钩肠痔记有：“肛门内外有痔，折缝破裂，便如羊粪，粪后出血秽臭大痛者，服养生丹，外用熏洗，每夜塞龙麝丸于谷道内，一月收功。”《医宗金鉴》痔疮篇中记有：“肛门围绕，折纹破裂，便结者，火燥也。”这些记载形象地描述了肛裂的表现，而且又强调指出便秘是本病发生的原因。清代马培之著《马氏痔瘘七十二种》已有“裂肛痔”的记载。中国医学治疗本病，主张治病求本，重视非手术治疗，这与国外强调手术法比较有明显不同。

现代中医学不仅发展传统医学精华，而且吸取世界医学的先进技术，重视宏观和微观的有机结合，验证了肛裂手术切断的括约肌实质是内括约肌（平滑肌）、肛裂病理组织栉膜是肛裂慢性炎性增生的结果，手术中应予切断。内括约肌痉挛是肛裂不愈合的主要病因。

但是现行肛裂病因学说仍存在着的缺陷。肛裂的解剖因素学说：仅能说明肛裂发生于肛门特殊部位的先天条件，而不是肛裂形成的直接因素所在，没有“嵌塞因素”就没有形成肛裂之直接因素，肛裂就不会发生。外伤学说：嵌塞物是外伤的条件和根源，而外伤是嵌塞物阻碍排便所造成的结果。肛裂的感染学说：笔者认为，感染可继发于肛裂的形成之后，是肛裂转为慢性和病理演变的条件，而发生于肛裂之前是痔疾加重或转化（嵌塞因素）的条件。内括约肌痉挛和慢性炎症刺激及肛管狭窄是肛裂形成后发展过程中的病理变化，不是肛裂发生的原因。

鉴于传统的肛裂病因学说存在着缺陷，笔者在临床工作中，反复研究，打破传统观念与思路，提出肛裂病因新概念——嵌塞学说。所谓嵌塞学说指肛门直肠内因物嵌塞（各种原发病变）阻碍排便，排便时导致肛管过度扩张，超过肛管扩张极限，肛管皮肤全层裂开。典型症状为周期性疼痛，反复肛管扩张或撕裂感染创面形成梭形溃疡。新学说的诞生，弥补了传统学说的缺陷，能全面概括肛裂的发生原因及病理变化，便于理解并指导临床治疗。

对肛裂的治疗，总的原则是“以通为用”，正确判断发生肛裂的原因，彻底治疗原发疾病。解除“嵌塞因素”就能获得正确的治疗，获得满意的疗效，而不能草率手术切断内括约肌，切除栉模带，过分追求手术而成为单纯的“手术匠”。这符合中国传统医学主张治病求本，重视整体观念，与西方医生只注重局部的手术疗法有明显不同。笔者在长期的临床工作中，以“嵌塞学说”为指导，对慢性肛裂治疗原发疾病，对内括约肌不切断，对栉膜不予切除，大量病例均获得治愈，减轻了患者手术痛苦，缩短疗程，避免了手术并发症。

以上方法具有简、便、验、疗程短、痛苦小、费用少，符合用筛选、淘汰法则后的优选方案，是具有特色的现代中医疗法。

排便障碍，肛肠动力性疾病，主要为肛门大肠动力异常导致的便秘、肛门失禁、腹泻，并常伴有腹痛、肛门坠胀不适等，严重影响患者的生活和工作。其中以便秘病症最常见，颇为复杂，可分为结肠型、出口梗阻型、混合型，对结肠型多采用中医药治疗，部分患者可采用结肠次全切术。出口梗阻型中可分直肠前突和直肠前壁薄弱，选择经直肠或阴道修补术和硬化剂注射术。对盆底痉挛综合征可采用中医切开挂线法、耻骨直肠肌部分切断术以及生物反馈疗法。对于这些手术的适应症及疗效还需继续研究。随着对肛肠动力性疾病的研究，肛门直肠动力学应运而生。即以静力学和动力学及肌电为主的方式来研究结直肠肛管盆底的各种运动方式，从而对排便生理、病理学进行研究，是肛肠科工作者一个新的课题。

在临床上，俞宝典对重度痔合并梗阻型便秘的术式进行了课题研究，提倡个体化综合治疗的原则。通过合理设计，同期手术，避免术后并发症，提高近远期疗效，降低复发率，达到重度痔与出口梗阻型便秘一期治疗的理想效果。另外，还采用中医强力挂线快速松解术矫治耻骨直肠肌综合征的临床研究，对耻骨直肠肌综合征（PRS）型出口性梗阻便秘探索出较好的治疗方法。

尤其值得一提的是：李实忠学者于1985年率先在国内提出“肛肠动力学”概念，在反复研究中逐步完善，逐步合理化，到目前已形成了一整套科学的有关便秘的病因、病理、诊断和治疗方法，供临床应用，前后已在国内著名刊物上发表了《结肠直肠肛管动力学改变及其临床意义》《盆底松弛综合征的病理生理与外科治疗的研究》《盆底失迟缓综合征》《直肠前突—盆地松弛综合征的表现》《直肠前突与盆底松弛》《出口阻塞综合征》《顽固性便秘的结肠运输试验》《上海地区正常成人自然排便频率调查》《正常国人肛肠动力学研究》《盆底肌电图检查》《肠道出口转运功能检查》等多篇论文，近几年又致力于肛肠压力测定及盆底肌电图检查的研究，对其理论做了进一步的完善，并结合最新的电子技术对肛肠压力测定仪进行了进一步的研制与开发为临床许多患者解除痛苦。

大肠癌，流行病学的资料表明，发病率大体为5.6～6.8/10万，发病率呈上升趋势，在浙江的资料中，位癌死率第三位，在美国已位癌死率第二位。目前，早期的诊断水平有所提高，治疗从强调手术根治转向综合治疗，即手术、放疗、化疗、中医治疗、生物治疗。并注意患者的生活质量。随着现代技术的提高，保肛手术的比例在明显提高，我国学者席忠义、高春芳率先于80年代末期进行了中下段直肠癌在肛门处人造肛门的研究并取得了成功。80年代后期，出现了经肛门内镜下手术，可扩大至直肠癌上段和乙状结肠癌。中药在大肠癌术后运用，能减轻放化疗毒副作用和反应。国外从基因转录水平阐明：实验证实生黄芪、生地黄、生白术、生苡仁具有调节外周血中β内啡肽的含量，实现升高外周血中的白细胞、血小板数量，增强机体免疫功能的作用。

三、汲取现代医学的科学成果丰富肛肠学科

基础理论研究

新仪器的研究

计算机多媒体技术的应用

1. 基础理论研究

1.1 肛垫　人类肛管内齿线上方有一宽约1.5～2.0cm的环状组织带，既往称为痔区。该区厚而柔软，1975年Thomson命名为“肛垫”。肛门镜观，可见肛垫借“Y”形沟分割为右前、右后及左侧3块，它们是由12～14个直肠柱相对集中而成。3个肛垫宛如心脏的三尖瓣，协助括约肌维持肛管的正常闭合。

肛垫系胎生时就存在的解剖学实体，它的主要结构成分是：黏膜上皮、血管、平滑肌及弹性结缔组织纤维。Thomson（1975）、Bernstein（1983）等曾将痔切除标本与尸体正常肛垫标本作对比观察，发现二者并无组织学上的明显差异。

基于上述认识，近年来在治疗的理念上愈来愈多的学者已放弃适痔必治的观念，改为只对有症状的内痔进行治疗，在治疗的目的上由过去的以消除痔块为目的，改为消除症状为目的。在手术方法以上过去的尽可能彻底地在解剖学上将痔切除，改为通过手术使脱垂的肛垫复位，并在手术的过程中尽可能保留肛垫的结构，以达到术后不影响或尽可能少地影响精细控便能力的目的。

从生理解剖角度上来讲，痔（痔的定义有广义和狭义之分，这也是目前概念混淆的原因，从解剖组织学上的“痔”字是广义的字，即为突起的小肿块、垫片，和“寺”的意义接近；狭义的“痔”字是“痔疮”，即痔=痔疮）是在直肠下端、肛缘、肛管处有衬垫片功能作用的组织，在各种致病因素的作用下出现了病理状态（溃破、增生、脱出、出血），即发生了痔疮的这种疾病。要正确认识这个学说对临床的指导意义，即肛垫（痔=寺）是肛垫（痔=寺），痔疮是痔疮，痔疮的生理解剖基础是原发位置有肛垫功能作用的组织，肛垫在病理因素下所致的病理结果是痔疮。很通俗的来理解，譬如：葫芦是葫芦，瓢是瓢，肾是肾，肾炎是肾炎。

痔的生理解剖肛垫学说的创立，极大地丰富了肛肠学科的发展，提示我们要注意保护肛门的功能状态，特别是在切除、结扎痔疮的同时要注意保护肛门的原有功能状态即肛垫的功能状态。要根据每个病人的具体情况设计出最佳治疗方案。其实，现行的对混合痔的外切内扎术即是在保护肛门的原有功能状态，即对内痔采取保守的结扎办法，只结扎增生肥大部分保护原有的肛垫功能，对外痔因无肛垫功能所以可进行一次切除的设计办法。肛垫的功能是协助肛门括约肌进行肛门闭合的，如果它增生、肥大、移位、脱出不仅失去了原有的结构和功能，而且还破坏了原有的闭合功能。临床表现为脱出、溃烂、出血、血栓、水肿、痛疼、渗液（肛门潮湿和瘙痒）等症状，并且还嵌塞在直肠内阻挡排便，引起排便障碍；那么就要采取相应治疗方法，对增生肥大部分和移位脱出部分就要切除。现在，国外推行的PPH痔上黏膜环切术，一方面是把脱出的痔核提上去，另一方面通过阻断痔上动脉血管间接的使痔核体积缩小而起到了治疗作用。

1.2 肛裂

（1）应用解剖

Schouten（1994）用激光多普勒血流测定仪，检测31例健康成人的肛管皮肤血流，证实肛后连合区血流灌注压明显低于肛管其它区（图）。

根据肛管血供的局部解剖学研究，证实并支持了肛裂的血管病因学说，即肛裂是缺血性溃疡。但是有关部分患者为何好发前位肛裂，其发生机制尚待进一步探讨。

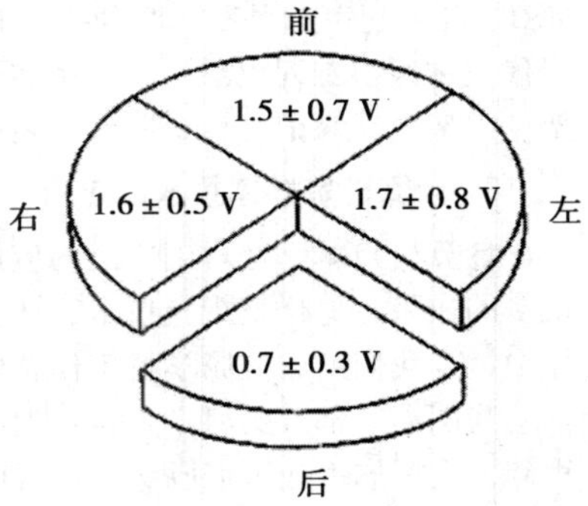

(2) 中医研究

国内学者陈少明通过对历史演革的研究和其他学说的对比，通过逻辑推理、分析研究，提出“肛裂病因新概念——嵌塞学说”鉴于传统的肛裂病因学说存在着缺陷，笔者在临床工作中，反复研究，打破传统观念与思路，提出肛裂病因新概念—嵌塞学说。所谓“嵌塞学说”指肛门直肠内因物嵌塞（各种原发病变）阻碍排便，排便时导致肛管过度扩张，超过肛管扩张极限，肛管皮肤全层裂开。典型症状为周期性疼痛，反复肛管扩张或撕裂感染创面形成梭形溃疡。新学说的诞生，弥补了传统学说的缺陷，能全面概括肛裂的发生原因及病理变化，便于理解并指导临床治疗。

病理演变：因“嵌塞因素”阻碍排便，肛管口径超极限扩大，由于解剖学上肛管前后薄弱，肛后连合区血流灌注压明显低于肛管其它区。故首先被撕裂。肛裂常发生于肛门瓣和肛门缘之间，内括约肌最下部浅面。初期只是肛管皮肤裂口，有的裂到皮下组织或括约肌。裂口是线形或棱形，如将肛管张开则成圆形或椭圆形。边缘整齐，底浅有弹性，由纵肌将裂底与内括肌分开，如施以适当治疗可以治愈。由于内括约肌常常痉挛收缩，裂口血液供给缺少，受“嵌塞因素”刺激和继发感染，裂口边缘增厚，周围充血，底硬，可见内括约肌环形纤维。裂口处神经丰富，感觉敏感，轻微刺激可引起剧烈疼痛。裂口下端皮肤因炎症改变，浅部静脉和淋巴回流阻碍，引起水肿和纤维变性，形成结缔组织外痔。裂口上端肛门瓣、肛乳头水肿和纤维变性，使肛乳头进一步增生肥大（即嵌塞物增大），形成恶性循环。裂口的侧缘纤维变硬，周围组织内发生脓肿，破溃到肛管，形成瘘管。裂底内括约肌变形明显，处于痉挛状态，肛管压力增高。因此，可见裂口、结缔组织外痔、肛窦炎、肥大肛乳头、栉膜带和瘘管等6种病理改变。由此可见在整个病理演变过程中外伤、解剖结构、感染、内括约肌痉挛学说仅是肛裂发展中某一环节的生理因素和病理演变，最根本的病理因素是原发的肛门直肠内的“嵌塞因素”。

1.3 肛瘘的应用解剖

肛瘘的形成和延伸途径与解剖学关系极为密切。

肛腺3～10个，多数位于黏膜下层（80%），内括约肌肉（8%）、内括约肌纵肌面（2%），进入联合纵肌层者有20%。肛腺管通常开口于肛隐窝，故又称隐窝腺。自从1880年法国解剖学家Herman和Desfoses发现肛腺以来，隐窝腺感染一直为人们公认的肛瘘发病学说，许多学者对肛腺的形态结构、组化特性及分布范围等曾作过详尽观察。

1990年Shafik根据中央间隙解剖学的研究，提出：病菌侵入肛周组织的门户不是肛隐窝，而是破损了的肛管上皮。原发性脓肿不是沿肛腺形成的括约肌肌间脓肿，而是在中央间隙内最先形成中央脓肿，继而沿纵肌纤维向其它间隙蔓延形成肛瘘。此即肛瘘病因学的新概念——中央间隙感染学说。这一理论较好地解释了肛周脓肿（即中央脓肿）发生率较高的临床现象。关于病菌如何侵入中央间隙，他认为这与间隙内侧皮肤的解剖特点有关：(1) 此处皮肤借纤维隔与中央腱直接相连，较坚硬，乏弹性。(2) 皮肤深面是内括约肌下缘与外括约肌皮下部之间的间隙，缺乏肌肉支持，易外伤感染（如硬便擦伤）。一旦感染细菌侵入间隙后，感染可短期地局限该间隙内，若被忽视或误诊，即可发生向其它间隙蔓延形成不同部位的脓肿或各种类型的肛瘘。

总上所述，我国在基础研究方面还不够深入，应加强这方面的研究工作。

2. 新仪器的研究

现代诊疗新技术，在肛肠科开发、积极引进运用方面，有新的发展。“痔疮负压数码检查仪”（专利号02246526·X），该项技术首次使痔疮的诊断标准化、规范化、数据化。提供了一种不用插入肛内，利用负压原理逼真模拟痔疮动态脱出，进行直观的视诊方法，并可应用数码照相技术准确记录病理状态，为临床医生和科研人员提供准确的数据、图像，方便临床和科研。此项技术正在临床推广使用。“红外线腔体影像检查仪”（专利号00230160·1），即肛肠、阴道、口腔、五官影像内窥镜和胶囊内窥镜小肠检查仪，填补了国内在此领域内的空白。此项技术可替代电子肠镜对全肠段进行动态观察和检查。以上两项技术都是我国学者自行设计的专利项目，在国内外具有先进性。在新仪器的引进应用方面，肛肠动力性疾病诊断及其研究可采用肛管直肠压力测定（anorectal manoetry)、排粪造影（defaecography)、结肠运输实验（colontransmit test)、闪烁照相术，^{99}锝（Tc technetium 是第一种用人工方法制成的元素）可检测食物运动速度，盆底肌电测定（EMG)，纤维内窥镜早期诊断大肠肿瘤，CT、

MRI、腔内超声对早期诊断肿瘤、肠壁内病变、肿瘤浸润肠壁的层次及淋巴结转移的情况，提供了客观的资料。当代生物医学工程也渗透、应用在肛肠学科里，如对肛肠术后并发症，肛门狭窄，可行气囊扩张，腔道内置入支架。支架由钛镍记忆合金制作，表面覆以高分子生物膜，具有耐腐蚀、透气性、组织相容性好的优点。

3. 计算机多媒体技术的应用

计算机技术已经得到广泛的应用，特别是计算机多媒体在教学方面发挥了极高效应，在其他学科已经取得了很多的成果，怎样把现代技术、计算机多媒体技术应用在肛肠学科的教学、肛肠病的防治知识的普及以及科研工作中，是我们广大肛肠学科工作者值得探讨的问题。

我国第一部肛肠科学者自行编制的肛肠病电子图谱读物《中国肛肠病诊断治疗学图谱》已问世，它是一个里程碑，它标志着我国肛肠病工作者已经能够熟练掌握、运用计算机多媒体这项技术。但是，这仅是一个好的开端，仍需要更多更好的肛肠病电子图谱读物出现。

在网络建设和肛肠病学科交流及知识普及方面“中国肛肠病信息网”于2000年由西安张家堡肛肠医院创办，是国内首家肛肠病综合性信息网站，肛肠病信息网在过去两年的运行过程中，得到了广大临床工作者和广大肛肠病患者的一致好评。

另一个大型网站“中国中医痔疮网”即：http：//www. zhichuang. com 于2000年由陈少明创办，仍正在不断的建设完善之中。本网站主要是研究与探讨中国肛肠病学的发展历史介绍中国中医在肛肠学科方面的成就与贡献以及中国中医在肛肠临床上的高超技术与绝技。主要介绍常见肛门疾病和大肠疾病便秘、慢性结肠炎、大肠肿瘤、直肠癌等疾病的预防与治疗。

四、以上海为龙头建造上海特色的痔瘘专科

上海—硬件基础好，技术先进，人才济济

上海技术基础好，人口多，肛肠病发病率高，工业发达，科技人员济济，肛肠专业人才力量相对充足，所以说，上海是一个打造我国特色痔瘘专科的良好基地。

上海—专科仍需发展

改革开放以后，为了更好的防治肛肠疾病，全国一些大中小城市先后新开了痔瘘专科和专科医院。

上海虽然加强了一些大医院的痔瘘专科建设，但是，到目前为止还没有一家专科医院，这是远远不够的，上海是一个国际大都市，中国2008年的申奥成功，上海2010年申办世博的成功，在国际上的地位提高和国际的交流、交往更加频繁，人口在不断的增长，随着生活、经济水平的提高，人文素质的提高，人们对生活质量的要求也就越来越高，所以，仅仅现有的专科还不能满足人们的需求。

发展专科特色注重卫生经济和社会效益同步发展

就那浦东新区来说：300多万人口，肛肠的发病率是60%，那么的痔疮人数是180万，按10%的人数来就诊，那么就有18万人次的病人。在浦东新区建立一个肛肠病特色治疗中心，如果说每年能分担1/10的工作量，那么每年要做18000人次的手术，按每人次手术住院的平均收费3000元，那么经济效益是即痔疮科收入是54，000，000元，目前浦东新区还没有几家象样的肛肠病专科，所以在目前的形势之下，浦南医院领导筹建痔瘘专科并决心创办浦东新区肛肠病治疗中心是一个非常好的设计项目；是一个明智的选择。

立足上海、面向全国、放眼世界

上海是全国文化科技技术的中心又是肛肠病的高发区作为肛肠病防治的研究基地是一个好的选择，医药科技技术人员利用这个得天独厚的条件，走出一条具有现代特色的、上海特色的新型的肛肠病防治道路来带动全国的整体水平，并利用上海是国际大都市的有利条件，加强国际间合作与交流，使我国肛肠学科的整体水平永远处在世界的前列。

五、迎接世界挑战发挥中华特色医学痔瘘专科在全球的领头羊作用

（一）历史

在历史上，（1）公元前770～前221年，我国在世界上最早提出痔瘘等病名，后被世界所采用，（2）在长沙马王堆出土的《五十二病方》里，在世界上最早的详细记述痔的结扎疗法“挈以小绳，剖以刀”和负压疗法“以小角角之”和蛲虫病的记载。（3）在《神农本草经里》提出“脱肛”等病名。（4）公元25～220年医圣张仲景发明了肛门栓剂～蜜煎导，（5）晋·葛洪（261～341）《肘后备急方》“治大便不通，土瓜根捣汁。筒吹如肛门中，取通”的记载来看，当时以有了灌肠器—“筒”。（6）公元752年王焘首先提出内外痔分类法和盐水灌肠术。（7）

公元982～992年，宋代发展了痔的结扎术和枯痔术，并且已有痔瘘专科医生和专科医院。（8）公元1315《永类钤方》首载发明的肛瘘挂线疗法。

有句俗言“尤太人的脑，阿拉伯人的嘴，中国人的手”我要说中国人不仅有灵巧的双手还有智慧的大脑。

现在在世界上，现代的希腊人不是原来希腊人的后裔，现代的埃及人不是古埃及人的后裔，只有我中华民族延续了几千年的历史，保留了几千年的经验。

（二）现状

我们不要以几千年的历史经验而自居，我们要发扬中医药学的精华，汲取现代科学的成果，制定出切实有效的计划，赶超世界先进水平。我想要从以下几个方面进行发展：

继续加强基础学科的研究，其实，我国在基础学科的研究方面起步并不晚，我国是四大发明之国，只是到了近代鸦片战争之后，我国的科学发展才受到障碍。我国古代医学家对大肠肛门的解剖于两千多年前就有比较详细的记载。早在商周时期，即对人体做过实地的解剖。如《灵枢·经水》曰：“若夫八尺之士……，其死可解剖而视之，其脏之坚脆，腑之大小，谷之多少，脉之长短，血之清浊，气之多少，十二经之多血少气……皆有大数。”明·李中梓《医宗必读》（1637年）曰：“大肠传导之官，变化出焉。回肠当脐右回十六曲，大四寸，径一寸寸之少半，长二丈一尺，受谷一斗水七升。广肠傅脊以受回肠，乃出滓秽之路，大八寸径二寸寸大半，长二尺八寸……。”肛肠一词首见于北宋·王怀隐《太平圣惠方》距今约一千年，可为世界肛肠一词最早的应用者。

近年来我国肛肠学者，对肛肠的局部解剖应用现代的科学技术进行了深入的研究，如张东铭根据自己的研究和参考国外的肛肠解剖学新成就编著了《肛肠外科解剖生理学》，李忠实在肛肠动力性方面取得了可喜的成绩，他论述撰写了《结肠直肠肛管动力学改变及其临床意义》《直肠前突与盆底松弛》《出口阻塞综合征》《顽固性便秘的结肠运输试验》《盆底肌电图检查》《肠道转运功能检查》等论文。卢任华在国内首创了排粪造影，提出了中国人的有关正常参考值和一些异常的诊断标准；发现两个X线征象：鹅征、搁架征；提出耻骨直肠肌肥厚症及骶直分离的排粪造影诊断，部分论文得到德国、香港等地著名刊物特约。发表《排粪造影对肛直肠成形术后的功能判定》《耻骨直肠肌肥厚症的排粪造影诊断》《排粪造影的检查方法和正常测量》《排粪造影的临床应用》《DS—I型排粪造影用装置和测量尺的研制》等论文。以上的研究在国际上虽具有先进性和独创性但还不够系统和深入。

加强对中医特色疗法深入研究，并使之规范化，中医特色疗法的疗效是肯定的，但是，怎样才能得到世界上的承认呢？首先必须先拿出一个具有中医特色的、被国际公认的、科学的评价标准。就目前情况，中医的疗效要得到国际的承认，必须服从西医的评价标准，这对中医是不合理、不科学的。反之，如果把西医理论和西药拿过来用中医的理论体系和评价标准进行评价，哪也是不合理。国家中医药管理局李振吉副局长曾说：“中医临床的关键环节有三个，即科学的临床、科研的设计和疗效的评价体系。这里最难最难的就是迫切需要逐步建立规范的、符合中医特色临床疗效评价体系”。

继续发挥中医药在肛肠学科方面的优势

（1）应用中医药的理论来丰富和发展肛肠学科譬如：应用中医的脏腑、气血、经络、脉象学说来研究直肠脱垂、盆底肌障碍综合征，寻求非手术疗法代替一些手术疗法，解决手术带来的弊端。

（2）应用中医药的“治未病”的思想理论作指导，研究出肛肠病防治保健健身器材、保健品和保健操，力争使国民的肛肠病发病率降低到最低水平。

（3）应用先进的信息技术，把中医药在肛肠科方面的科学成果介绍到世界上并及时反馈信息，以此来促进肛肠学科的纵深发展。

痔瘘微创手术的探讨

鲁开元

（深圳市第二中医院/福田区中医院肛肠科，广东 深圳，518000）

痔病与肛瘘的术式有几十种甚至上百种，每个医生又都有着自己的治疗经验与操作习惯。尽管目前医疗界大力推举各种仪器器械治疗如：PPH术、RPH术、TST术、超声介导、肛肠综合治疗仪等等。但上述治疗都因器械和仪器的治疗局限性故在临床上有非常严格的病例选择。只因多数厂家和术者盲目追求经济利益，致使在市场上用之较泛滥，其实85%～90%的痔瘘患者仍是采用最基本的M—M手术、齿形分段、环状分段以及瘘管切开、瘘管剔除瘘、管剜除、浅切深挂等治疗，但因目前很多术者在治疗上主要是切口过大，组织剥离过多，肛垫组织破坏较重，以及瘘管组织剔除过多，内口组织剜除过大，致使术后创面过大，瘢痕多，出现肛门狭窄或较严重的肛门畸形。鉴于上述现象，寻求一种损伤小、出血少、美观、愈合快、痛苦小的手术方式是每个同行的共同目标——即微创治疗。本人于88年开始在传统的手术中探索技术性的改进。经20多年的临床验证确实做到术时短、创面小、切口成线型、出血少、副作用少，对肛垫、ATZ带和肛门扩约肌保存完好，术后美观瘢痕小，按患者的口碑——“肛门就像原装的。”

如果上述提法是行业对术者的要求，那么引入微创治疗就符合这一标准，下面是我们在治疗重度环状混合痔和复杂性肛瘘方面的一些改进体会。

一、重度环状混合痔的微创手术

（一）术前准备

①自然排尽大便，对无肠道炎症性疾病的患者保持肠道内环境稳定（如肠道内ph值、菌群平衡、黏膜的免疫屏障作用等）至关重要。

②肛周清洁，只洗干净，不做备皮，避免破坏表皮保护层，反而易感染。

③镇静，减轻患者恐惧心理。

④止血药物使用，术前三十分钟静脉和肌肉用立止血，能减少术中出血。

（二）切口选择

1）以放射状不超过肛缘2cm的线形切口为最佳，外切内扎后亦如此，不选其它任何形式的切口。只有该种切口，与肛门皮肤纹理走行一致，术后瘢痕小，肛门移位少，瘢痕收缩时上提肛垫的作用大。

2）助手暴露术野一定要自然，不能过度牵拉，否则会使肛垫充血，痔核增大，错切过多的正常组织。

3）痔的分段切除设计要合理，要讲求瘢痕对称。

4）分段重点保留齿线处的皮肤黏膜桥。

5）环状外痔多余皮赘可在皮桥间作锯齿状修剪，同时在肛门前后正中肛缘处做两个倒对称枫叶状切口如图①②所示，是防止术后皮缘水肿重要创新举措。是个人多年临床实践。

6）做好必要的减压切口。

7）保留好Treitz肌，对术后愈合、肛门功能恢复至关重要，钳夹切除不宜过深，重点保留联合纵肌层纤维。即Treitz肌中的稳定肌纤维组织。

8）根据黏膜脱垂情况常规行黏膜高位缝扎悬吊。

9）嵌顿性痔重点在分段切口处剥离两侧血栓。保护好皮缘对合成线形。

10）术中扩肛，酌情行部分内括约肌松解。

11）修剪后由肛缘外进针常规行消痔灵黏膜下高位点状或柱状注射，这一步对肛垫上提和远期疗效至关重要。

12）注射后因肛门回收再次精修皮缘。

13）尽量少用物理性切、凝器处理创面，因烧伤创面易水肿愈合慢。

14）减少创面无实用性结扎线。

15）术后常规亚甲蓝复合剂创面注射。

2. 术后处理

① 术后3～5天抗炎治疗。

② 术后3天内便后切口碘伏消毒，肛管内术口不做处理。

③ 3天后根据创面情况决定创面使用的药物剂型。

④ 术后第2天始进行中药坐浴、熏洗，2～4周以揉洗为主，减少坐浴时间，以促进血液循环、减轻水肿，降低湿疹发生率。

⑤ 坐浴后保持创面干燥，嘱患者可用电吹风吹干，垫好卫生巾。（都是本人创意）

⑥ 每7天左右进行一次手法扩肛，持续3～5次，防止术后肛门狭窄。

⑦ 术后创面物理辅助治疗。

⑧ 及时修剪水肿及肉芽组织。

⑨ 嘱患者始终参与术后治疗，行按揉肛门及缩肛运动。

二、肛瘘的微创手术

1. 单纯低位肛瘘

以单纯切开为佳，必要时内口做“T”型切开（切至两个相邻的肛窦处），此为个人设计是想解决相邻肛窦感染问题，更好的处理感染源，防止复发。

①瘘管 <2.5cm，只切开瘘管不切除任何管壁组织。切口不塌陷，术后瘢痕小

②瘘管 >2.5cm，可行部分瘘管剔除，尽可能保留较长的管桥和必要的管壁健康支持性组织，因切除越多术后形成的瘢痕越大（这是本人重要的实践经验）肛缘至内口做 <2cm 的瘘管切开和内口 T 形切开处理，瘘管穿过外扩肌皮下部浅部时酌情选择切断括约肌或绕过括约肌瘘管剔除。内口不做过多的组织切除，外口略作扩大便于换药。主要是引流通畅

2. 复杂性高位肛瘘

①多外口但瘘道较直的，外口间距离较近者，可经皮下相互打通支管；外口之间互相距离较远者，管道各自旷置，且均使其与主管相通，主外口略做扩大，内口必要时亦应做”T“型处理；主管近内口处同样行 <2cm 的瘘管切开，不修剪内口过多组织。

②多外口但瘘道弯曲者，部分较浅的瘘道处理同上，较深、较弯曲者瘘道旷置或部分皮下内切开有别于开窗式切开，内口处必须行改道处理弯道变直道流体特性自然走短直道排除，使弯道自然扩置自愈但不做组织过多修剪。外口适当做放射状放大。

③关键要保留稳定有支撑作用的瘘管壁组织（个人重要体会）。

④多次手术者，部分需做瘢痕下松解。

3. 肛瘘术后处理

①术后 5~7 天内内口及瘘管使用去腐生肌纱条（是慢性的修剪作用），创面新鲜后改用庆大霉素/康复新液或自配生肌药物。

②注意放置外口纱条，确保外口不过早愈合。但 7 天后逐渐撤除纱条。否则因异物瘘管永难快速愈合

③余同痔病术后处理（患者参与治疗至关重要）。

④重点是让病人始终参与术后的挤压瘘管治疗是确保管道内分泌物及时排出防止瘘管假性愈合重要步奏，以往没有重视过。（个人经验）

4. 复杂性肛周脓肿

处理基本相同，如后马蹄形高位复杂性脓肿只需做后正中放射状切开与肛内通向两个坐骨直肠窝处略做扩大即可，不需做任何对口引流，待愈合后肛门外观非常美观（基本无手术后的痕迹）。

所见附图照片，皆为我院真实病例，只因是普通临床工作，很多患者治愈出院后未留照片，实属遗憾，望在今后加强该方面的收集工作。另外，在寻找肛瘘内口的问题上，我们没有采用磁共振/CT/B 超及各种造影手段，主要是靠医生的临床经验至关重要，给患者节省了很多的费用，做到经济实惠，也受到患者好评。

以上手术用时皆在 10~30 分钟左右。目前我院患者术前准备简单，相关的辅助检查费用低，术时短，术后恢复快，住院天数少。

“魄门亦为五脏使”与肛门坠胀分脏论治

党　萍

（都中医药大学，四川　成都，610075）

【摘要】本文以“魄门亦为五脏使”作为理论指导，从五脏与魄门的相互影响探讨肛门坠胀的分脏论治，希望能为肛门坠胀的中医临床辨治提供一种新思路。

【关键词】魄门亦为五脏使；肛门坠胀；分脏论治

“魄门亦为五脏使”语出《素问·五脏别论》。“魄门”，其释有二：丹波元简曰：魄，通粕，盖肛门传送糟粕，故名魄门；马滫云：“肺藏魄，肛门上通于大肠，大肠与肺为表里，故亦可称之魄门。”注语虽异，其论则一，

即，魄门，指的是肛门，即排泄糟粕之门。“使”，这是理解“魄门亦为五脏使”的最关键一字。以往，多将其理解为“使用”或“差使”，可这会忽略肛门也会将身体状况信息反馈给五脏的功能，故有学者提出“使”应当理解为“使者”之意，即既受“上级”（五脏）的命令而“出使”（藏与泻），又随时地将“所见所闻”（魄门器质性或功能性的异常）反馈给上级（五脏），影响上级，进而进行调节活动。换言之，魄门受五脏之气支配而为其行使排泄糟粕、浊气的职能，且魄门出现器质性或功能性的异常时既能反映出五脏的病变，又反过来影响五脏的功能[1]。此句指出魄门和五脏密切联系，其启闭功能与心神的主宰、肝气的条达、脾气的升提、肺气的宣降、肾气的固摄有密切关系。一方面，五脏之气正常，魄门的启闭才能正常；另一方面，魄门能够正常启闭，才会使五脏气机正常的出入，相互影响。总之，五脏主司魄门启闭，如心神主则魄门行，肺气降则魄门通，脾气升则魄门约，肝气疏则魄门畅，肾气摄则魄门固，是以魄门病变，常从五脏治疗。纵观古今医家，运用此思想指导肛肠临床疾病的治疗，均有所获效，如肛肠疾病中比较常见又比较难治的便秘，其中医治疗就重视从五脏论治。如刘红燕等[2]提出临床对便秘的论治，不能仅仅单纯通便，而要从整体出发，辨证论治从五脏调理，才是治本之法。那么，同样在肛肠疾病中比较常见又比较难治的肛门坠胀，在其中医治疗过程中亦应从整体出发，分脏论治，而不是单纯拘泥于肛门这一点。故笔者在“魄门亦为五脏使”这一理论指导下，对肛门坠胀分脏论治作一肤浅探讨。

肛门坠胀是肛肠科疑难病症之一，它不是一个独立疾病，而是多个系统疾病引起的一个症状。患者常感觉肛门坠胀难忍，有时放射到腰骶、臀部及大腿，可伴有里急后重、便意频繁。既可单独存在，也可伴发于其他疾病，反复发作，轻则数日，重则数月数年，久治难愈，严重影响患者的休息、工作和生活。中医对其病因病机的认识大致有：一是外感六淫，内伤七情，饮食不洁，过劳损伤，致使脏腑、阴阳、气血失和，经络阻滞，瘀血浊气下注而发；二是体弱年高、脾胃虚弱，中气不足，气机升降异常；三是外感风热入里，湿热搏结气血下注或肛门直肠手术后引起。其西医学病因复杂，直肠炎症、自主神经功能紊乱、手术刺激、出口梗阻型便秘以及妇科疾病、腰椎间盘突出等都可以引起肛门坠胀[3]。由于肛门坠胀在临床上仅是一种症状，它可出现在许多疾病中，如肛乳头瘤、内痔、混合痔[4]、更年期综合征、盆底肌肉松弛、结直肠息肉、慢性结肠炎、结直肠癌等。有学者分析了86 例肛门坠胀患者，其中肛门直肠疾病 55 例，泌尿系统疾病 1 例，妇产科疾病 3 例，腰骶部疾病 2 例，不明原因25 例[5]。本病成因复杂，致病因素不确定，目前尚未形成一个完整的治疗方案，临床疗效欠佳[6]。如何提高肛门坠胀治疗的效果，已经成为临床医务工作者的重要科研课题之一。因此，本症对肛肠科医生来说，如运用辨证施治与局部检查相结合的方法，做到辨病与辨证相统一，不但可以提高疗效，还可以对该症有一个发展及预后的全面认识。故有学者指出临床上有些患者以肛门坠胀为主诉，通过肛门指诊、肛门镜、直肠镜及钡剂造影等检查，排除肛肠科手术之征后，分型论治而效果颇佳[7]。基于“魄门亦为五脏使”理论的指导，分脏论治肛门坠胀就可以很好地做到分型论治。

《内经 · 素问》有云“心者，君主之官也，神明出焉”，心神主宰和协调人体的生理活动。若心神正常，人体各部分的功能互相协调，互助互用。但心神的正常生理功能需依赖气机出入升降，若魄门开阖有度，气机升降有序，则思维敏捷，脏腑活动协调。当心失所主，则脏腑气机逆乱，百病乃生。故通过调理心神，使情志恢复正常，则自觉症状自然可以消除。临床上有些患者自感肛门坠胀，但无阳性体征，且多与情志变化有关。贾美华[8]临床观察后得出：其中近 70% 的患者为女性，与多疑善感、恐癌心态有关。对于这些患者，就可从心论治。此外，此类病人心理调适亦十分重要，当注意保持精神舒畅。

魄门为大肠之末端，肺与大肠相表里，肺气的肃降有助于大肠的传导排泄，肺主治节，有调节全身气机的作用，气机通畅，则魄门开阖有度。若肺失肃降，肺气郁逆则大肠腑气壅滞，终致气血凝滞，就会出现肛门坠胀，便秘等症，故要降肺气以调肛门气机。临床上用于治疗便秘或小便不通的“提壶揭盖”方法，同样可以用在肛门坠胀的治疗上，通过宣发肺气来调畅肛门气机，气机畅，则坠胀消。

从口经胃（脾）而及肛门本均为消化系统的一部分，就必定有其协调一致的功能[9]，因此，魄门与脾（胃）有着非常密切的关系。脾气宜升清，则能保持内脏恒定固托，不致下垂。若脾虚失养，中气亏虚，脏器出现不同程度的下垂，则会出现肛门坠胀、脱肛、腹泻、腹胀、便秘等症。此外，脾失健运，水湿内生，湿蕴化热，湿热下注，亦可有肛门坠胀、灼热疼痛，故可通过健脾升清来治疗此类原因引起的肛门坠胀。

肝主疏泄，调达气机，肝的疏泄功能正常，能使全身气机生发条达，不致过亢或内陷，有利于肛门舒闭有度。同时，肝的疏泄功能正常，有助于脾胃的健运，脾胃升降有度，亦有利于肛门舒闭。肝失疏泄，气机不利，肛门坠胀，疼痛，排便过程不能一气呵成；肝郁气滞，气不利则血不行，日久而成瘀血，亦可致肛门坠痛，故要疏肝理气以疗肛门坠胀。

肾主精，久劳致肾精亏虚，亦可致气血虚损，如此脏器失荣，无力托举，自然会有肛门坠胀之感。肾司二便，主开合，肾气固摄，开合协调，则魄门启闭有序，排泄正常。若肾阳亏虚，命门火衰，温煦无权，肾失固摄，魄门之气血运行失司，日久气滞血瘀而见肛门坠胀、便秘、形寒怕冷、小便清长、手足不温、腰膝无力、腰腹冷痛、舌淡苔白、脉沉迟等症，故可通过固肾以治肛门坠胀。

总之，以“魄门亦为五脏使”作为理论指导，在辨证时亦要辨脏，希望能为肛门坠胀的中医临床辨治提供一种新思路。由于笔者认识尚表浅，临床经验亦不足，探讨之不当之处，敬请指正。

参考文献：略。

肛裂病因新概念——嵌塞学说

陈少明[1]　于庆环[2]

（1. 上海浦南医院，上海，200000；2. 上海浦东新区迎博医院，上海，200000）

通过研究历史演革，假设推理，临床验证和其他学说对比，提出肛裂病因新概念——嵌塞学说。所谓嵌塞学说指肛门直肠内因物嵌塞（各种原发病变），阻碍排便，排便时，导致肛管扩张超过极限，肛管皮肤全层裂开，即形成肛裂。

1. 假设推理

肛门直肠内嵌塞一个物块，物块阻碍大便排出，要排大便，必须用力努挣，外力使肛管口径开大，肛管皮肤撕裂，肛裂形成。如果把内痔核，直肠瘤，肥大的肛乳头，秘结的粪便块看成是直肠内嵌塞的物块，由此同样导致肛裂。换而言之。我们为什么不能把痔核，直肠瘤，肥大肛乳头，秘结的粪块等各种原发病变看成是一种直肠内嵌塞物呢？这就是肛裂病因新概念——嵌塞学说。

2. 对比与验证

2.1 和传统学说比较

（1）肛裂的解剖学说：肛门直肠的解剖结构是肛裂易发生于肛门特殊部位的先天条件。而不是肛裂形成的直接因素所在，即没有嵌塞因素就没有形成肛裂的根本原因。

（2）外伤学说：嵌塞因素是外伤的条件的直接因素，而外伤是“嵌塞因素阻碍排便所造成的结果。

（3）肛裂的感染学说：感染可继发于肛裂的形成之后，是肛裂转为慢性的一个条件，也可发生于肛裂形成之前是痔疾加重或痔疾转化的条件。

（4）内括约肌痉学说：慢性炎症刺激内括约肌痉挛，肛管狭窄等因素是肛裂形成后发展变化过程中的病理变化，不是肛裂发生的原因。

3. 临床验证

在临床研究中，笔者通过对肛裂病例，以“嵌塞学说“为基础，以“以通为用”为治则，彻底治疗内痔核、肥大肛乳头、直肠瘤、便秘等各种原发病变－嵌塞因素，均收治愈效果。

综上各条，笔者认为，用“嵌塞学说”来概括肛裂的病理因素，来解释肛裂的发生，指导肛裂的治疗均优于其他几种学说。笔者认为用“嵌塞学说”理论来研究肛裂的形成有较高的学术和临床价值。

【关键词】肛裂；病因；嵌塞学说

研究背景：关于顽固性的肛裂的治疗公认为比较棘手，所以派生了许多手术，如侧括约肌切断术、栉摸带切除术等。但是，我在临床工作中发现多数顽固性、陈旧性肛裂患者均伴随有肛肠科其他疾患，如肛乳头肥大、痔疾、直肠脱垂、出口梗阻型便秘等。所以我们认为肛裂是一个继发疾病，不能仅仅依靠手术，只有治愈原发疾病，才能治愈肛裂。为此，我们提出了肛裂的病因新概念——嵌塞学说。

肛裂，即肛管的皮肤全层裂开，典型症状为周期性疼痛，久之形成梭形溃疡。临床表现为疼痛、出血、便秘三大特点。病因学说有：感染、外伤、解剖因素、内括约肌挛因素，慢性炎症刺激、肛管狭窄诸多因素。笔者认为，以上学说均不能全面概括肛裂病因的形成。故根据临床研究结果，提出肛裂的病因新概念——嵌塞学说。

1. 历史演革

中国中医学文献对肛裂的临床表现、治疗方法有比较详细的记载。认为此病属于“痔”的范畴。《外科大成》中二十四痔的钩肠痔记有：肛门内外有痔，折缝破裂，便如羊粪，粪后出血秽臭大痛者，服养生丹，外用熏洗，每夜塞龙麝丸于谷道内，一月收功。医宗金痔疮篇中记有：“肛门围绕，折纹破裂，便结者，火燥也。”这些载形象地描述了肛裂的表现，而且又强调指出便秘是本病发生的原因。清代马培之著马氏痔瘘七十二种，已有“裂肛痔”的记载。中国医学治疗本病，主张治病求本，重视非手术治疗，这与国外强调手术法比较有明显不同。

在内服中药方面，以消导润燥药物为主。外科正宗载：“预防此证…先用通利下药物”。在治疗上遵循“通则不疼”、“以通为用”“塞者通之”的理论，中医学认为本病病因是大肠燥热、气机阻塞，气血纵横，经络交错，流注有门而致病。从辨证来看分为实秘、热秘、虚秘、气秘等类型：治疗实秘（局部无明显炎症）以麻仁丸、苏麻粥、三仁粥为主，治疗热秘（局部有明显炎症）以润肠丸，增液承气汤为主。治疗虚秘、气秘，以补虚，补气、理气的中药、八珍汤，补中益气汤，金匮肾气丸加用或重用枳壳。

熏洗法：各代医书主张配合药物熏洗疗法，如外科正宗的洗痔枳壳汤，使药物直达病处，改善局面血液循环，符合现代医学物理、生物疗法的原理。

枯痔疗法：对于病久溃破的肛门溃疡及原发或伴发的内、外痔、肛门肿块，中医学根据“余者去之”“去腐生肌”的原理，采用和现代医学原理相一致的方法，“枯痔疗法”（枯切疗法）其中以《外科正宗的枯痔疗法为代表。采用“枯痔——生肌——敛皮”的方法，是中医学辩证施治，标本兼治的实践。

独特挂线疗法，这是中医学的一大发明，对世界医学的一大贡献，对于陈旧性肛裂，特别是并发肛瘘的肛裂，中医学认为属于肛瘘的治疗范畴。《外科正宗》载：“痔通肠者挂以药线治非取管线，不能收功。”

手术切开法：从明代开始，切开法也是较普遍的使用方法：如《图书集成载“韭叶刀切开法”“镰状刀切开法”。这是中国学的发展趋向，也是世界医学东西方交流相溶的必然结果。

此外，中国传统医学还有独特的疗法。针灸、导引以及民间的简单验方，以及外敷法，按摩法等。

现代中医发展传统医学精华，吸取世界医学、西方的优势，重视宏观和微观的有机结合，进行局部解剖学、胚胎学、病理学、细胞学、神经学研究，在中国传统医学优势的前提下，溶合西方医学尖端科技，验证了肛裂手术切断的括约肌实质是内括约肌（平滑肌）、肛裂病理组织栉膜是肛裂慢性炎症增生的结果，手术中应予切断。内括约肌痉挛是肛裂不愈合的主要病因。

2. 现代的几种学说

2.1 解剖学说　肛门外括约肌由尾骨向前到肛管后方，分为2部，沿肛管两侧向前围绕肛管；到肛管前方2部连合，在肛管前方和后方留有间隙。肛提肌的大部分附着肛管两侧，前部和后部较少，肛管后部和前部不如两侧坚固，容易损伤，肛管向下向后成肛管直肠角，肛管后部受粪便压力较大。肛管后部正中线血供分量少，弹性较少，都是造成肛裂的因素。

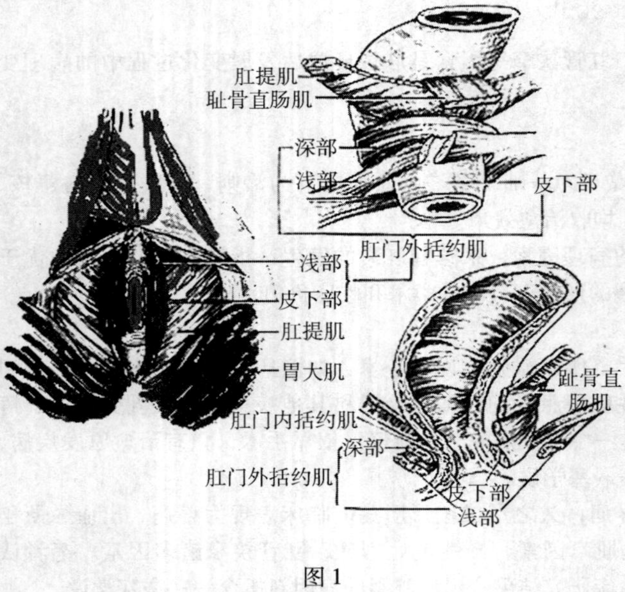

图1

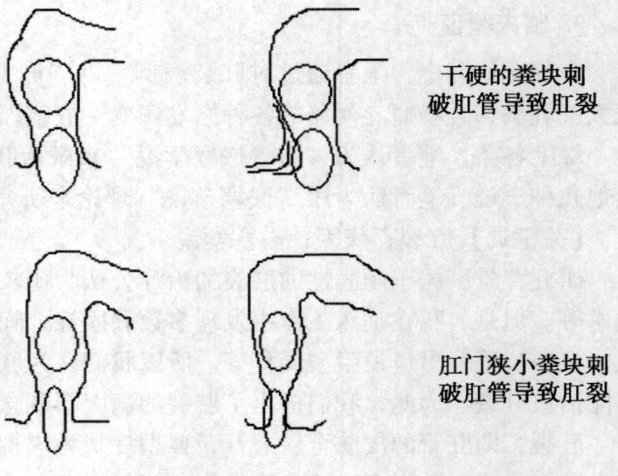

图2

2.2 外伤因素　坚硬粪便可撕裂肛门皮肤，腹泻时排粪频繁使肛管敏感紧缩，正常稠度粪便也可造成损伤。肛管慢性炎症、纤维组织增生，形成肛门梳硬结，妨碍括约肌松驰，使肛管容易受损伤撕裂。直肠异物，扩肛方法不当，肛门手术、分娩、先天性肛门狭窄、直肠结肠炎、结肠等都是肛裂的病因。有两种学说：（1）皮肤撕裂说：最早提出损伤说者是1908年Ball，他设想：肛裂是肛瓣被干硬粪块撕裂后向下延伸而成的线样创口。他将其比作甲沟皮肤撕脱，扯下的瓣片因水肿和反复擦伤而成"哨痔"。该作者忽略了这样一个事实，即肛裂通常在齿线以下，距肛瓣尚远，而且肛裂上方的肛瓣完整无损，未见被撕伤的痕迹。故这一说法不能成立，目前已很少有人引用。（2）Blaisdell 栅门说：1937 年 Blaisdell 根据外括约肌的解剖学排列，指出外括约肌浅部肌束在肛门后方呈 Y 形分叉，与皮下部肌束构成 Minor 三角，该处肛管皮肤缺乏肌肉支持，为一薄弱区。他认为皮下部犹如栅状，横位于肛门的后缘，三角的前方，当干硬粪块跨越其前面时易将皮肤撕裂。他主张切断外括约肌皮下部治疗肛裂。但是现已查明，肛裂的基底部不是外括约肌皮下部，而是内括约肌，外括约肌并非肛裂的病因。

2.3 感染因素

急性和慢性肛窦炎、肛乳头、内痔和息肉等是引起感染的主要原因。感染经腺管进入肛腺，在肛管皮下组织内生成脓肿，破溃后形成溃疡，小形浅部血栓形成因感染发生血栓静脉炎可引起肛裂。（1）隐窝腺感染说：1932 年 Rankin 等提出，肛隐窝感染可致肛裂。因肛腺多位于肛管后部，似乎可以解释肛裂好发于肛管后正中线，但是因感染引起的真正的溃疡而非肛裂，其外观是完全不同的。Rankin 等还指出，肛裂是静脉曲张性溃疡，理由是是：肛管皮下静脉呈曲线状态，隐窝炎可导致静脉炎，静脉炎可导致皮肤病变，病变皮肤失去对创伤的抵抗力而致肛裂。照此学说，似乎可以解释肛裂难于愈合的原因，但不能解答肛裂为何好发后位，尽管他设想是因肛直角对排便创伤的易感性所致，但证据不足。（2）残留上皮感染说：1982 年 Shafik 试图从胚胎学解释肛裂为何易呈慢性。他指出，在胚胎期肛管形成过程中，原肛与后肠套叠。

2.4 内括约肌痉挛学说

由于肛管部位损伤或炎症刺激，使肛门括约肌处于痉挛状态，致使肛管力增强，易损伤成肛裂。20 世纪 50 年代 Eisenhammer 的工作给肛裂病因学赋予现代概念。他首先发现肛裂底部的肌束是内括约肌而不是外括约肌皮下部，提出肛裂的病因是内括约肌痉挛或纤维化，而不是所谓梳膜带；治疗肛裂应采用内括约肌切断术而不是梳膜带切断术。他不仅纠正了有关梳膜带的误传，而且保护了外括约肌皮下部免遭破坏，目前他的论断已被公认。内括约肌痉挛是肛裂的病因还是结果几乎所有慢性肛裂均伴有内括约肌高张力和高肛压，Schouten 等（1996）近期测定平均肛管最大静息压（MARP），肛裂患者明显高于正常对照组（121.07mmHg ± 16.97mmHg 和 68.78mmHg ± 24.48mmHg）。Northmann 等（1974）发现肛裂患者在直肠充胀时，内括约肌不是松弛，反而过分收缩。此种内括约肌的异常活动，通常认为是肛裂慢性炎症刺激的结果，或因疼痛引起内括约肌的反射性反应。但是此种假说没有试验根据，可能是误导。因为当局部使用麻醉剂后，肛裂的疼痛消失而 MARP（平均肛管最大静息压）并未下降，提示痉挛并非继发于疼痛。

2.5 肛门狭小学说

肛管皮肤在发育中迟缓，造成肛管狭小，易损伤成肛裂。目前，学者们认为肛窦炎、内括约肌痉挛，肛门狭小是肛裂的继发病变。

3. 现行学说的缺陷

3.1 肛裂的解剖因素学说：肛门直肠的解剖结构是肛裂易发生于肛门特殊部位的先天条件。而不是肛裂形成的直接因素所在。

3.2 外伤学说，外伤是发生肛裂过程的一环节，而不能概括发生的病因。

3.3 肛裂的感染学说学：笔者认为，感染可发于肛裂的形成之后；是肛裂转为慢性和病理演变的条件，也可能发生于肛裂形成之前是痔加重或转化的条件。

痔疮感染、肛乳头发炎、便秘──→排便障碍、形成新的肛裂──→
新的肛裂（新鲜创面）──→被感染──→创面不愈──→肛门括约肌痉──→肛乳头肥大、内痔增生、因疼痛惧怕大便而便秘

3.4 内括约肌痉挛肛门狭窄等因素是肛裂形成发展变化过程中的病理变化，不是肛裂发生的原因。

从以上的综述（回顾和分析）我们可以看出，每种学说都比较局限，不能全面概括肛裂的发病、发展因素。为此通过论证研究，我们提出肛裂发病新学说——嵌塞学说。

4. 肛裂病因新概念——嵌塞学说

4.1 嵌塞学说

鉴于传统的肛裂病因学说存在着缺陷，笔者在临床工作中，反复研究打破传统观念与思路，提出肛裂病因新概念——嵌塞学说，新学说的诞生，填补了传统学说的缺陷，能全面的概括肛裂的发生原因及病理变化，便于理解并指导临床治疗。

所谓嵌塞学说指肛门直肠内因物嵌塞（各种原发病变）阻碍排便，排便时导致肛管过度扩张，超过肛管扩张极限，肛管皮肤全层裂开，典型症状为周期性疼痛，反复肛管扩张或撕裂感染创面形成梭形溃疡。

4.2 病理演变

病理演变：因“嵌塞因素”阻碍排便，肛管口径超极限扩大，由于解剖学上肛管前后薄弱，肛后连合区血流灌注压明显低于肛管其它区[3]。故首先被撕裂。肛裂常发生于肛门瓣和肛门缘之间，内括约肌最下部浅面。初期只是肛管皮肤裂口，有的裂到皮下组织或括约肌。裂口是线形或棱形，如将肛管张开则成圆形或椭圆形。边缘整齐，底浅有弹性，由纵肌将裂底与内括肌分开，如施以适当治疗可以治愈。由于内括约肌常常痉挛收缩，裂口血液供给缺少，受“嵌塞因素”刺激和继发感染，裂口边缘增厚，周围充血，底硬，可见内括约肌环形纤维。裂口处神经丰富，感觉敏感，轻微刺激可引起剧烈疼痛。裂口下端皮肤因炎症改变，浅部静脉和淋巴回流阻碍，引起水肿和纤维变性，形成结缔组织外痔。裂口上端肛门瓣、肛乳头水肿和纤维变性，使肛乳头进一步增生肥大（即嵌塞物增大），形成恶性循环。裂口的侧缘纤维变硬，周围组织内发生脓肿，破溃到肛管，形成瘘管。裂底内括约肌变形明显，处于痉挛状态，肛管压力增高。因此，可见裂口、结缔组织外痔、肛窦炎、肥大肛乳头、内括约肌、联合肌的分支纤维长期受炎症刺激增生肥厚和瘘管等6种病理改变。由此可见在整个病理演变过程中外伤、解剖结构、感染、内括约肌痉挛学说仅是肛裂发展中某一环节的生理因素和病理演变，最根本的病理因素是原发的肛门直肠内的“嵌塞因素”。

4.3 推理论证

条件：肛门直肠内嵌塞一个物块，物块阻碍大便排出，要排大便必然用力努挣，外力使肛门口径开大超过生理极限，肛管皮肤撕裂，肛裂形成，若嵌塞因素不除，每次排便反复损伤肛管，肛裂创面反复受到刺激或继发感染，形成慢性溃疡，肛裂由急性期转为慢性期。因内括约肌具有不随意环形肌的本性，很易痉挛，痉挛多在肛管出口处，痉挛若持续存在，可导致肛管永久性狭窄，是病理发生恶性循环，内括约肌痉挛及收缩而形成慢性肛裂。内括约肌、联合肌的分支纤维长期受炎症刺激增生肥厚。

假设：把内痔核、直肠瘤、肥大的肛乳头、秘结的粪块，看成是直肠内嵌塞的物块。

推理：以上各种物块阻碍排便，必然使肛门口径过度开大，一但超过极限，肛管皮肤撕裂，形成肛裂。

结论：换而言之，我们为什么不能把痔核、直肠瘤、肥大的肛乳头、秘结的粪便块看成一种直肠内的嵌塞物呢？这就是肛裂病因的新概念_ “嵌塞学说”。

4.4 临床验证

长期临床中，笔者对大量肛裂病例无论何种分类，以“嵌塞学说”理论为指导以“以通为用”为治则，彻底治疗疗内痔核、肥大肛乳头、直肠息肉、直肠脱垂、便秘、肠炎、腹泻等根本原因_ “嵌塞因素”，对慢性肛裂有栉模带形成者，适当用扩肛疗法一次性进行松懈术，均收到满意的疗效，末见失败情况发生。

一个肛肠专科医生，在临床治疗内痔、直肠息肉肛乳头肥大量病例时，常常会发现这些病例有并发肛裂情况。在治疗肛裂病人时常常会见到有原发内痔、便秘、直肠瘤、直肠脱垂即“嵌塞因素”存在，如果这些病例原发疾病不除，单纯治疗肛裂不会收效，即是暂时症状缓解，在短时间内仍然会复发并且病情加重。

中国1975～1977年普查了工矿、机关、学校、部队、服务行业城市居民，农村渔场等，受检总人数为76692人，包括儿童、成人和老年人。其中有完整资可供分析共计57292人，患有肛门直肠病的共有33837人，总发病率为59·10%，

男女发病率比较，女性大于男性，女性肛裂发病率比男性高，主要原因是妇女有生育关，妊辰后活动相应减少，肠蠕动减弱以及子宫压迫直肠，极易产生便秘—“嵌塞因素”。这说明嵌塞因素是肛裂的根本原因。

5. 临床意义

5.1 用“嵌塞学说”来概括肛裂的病理因素，来解释肛裂的发生、发展、病理变化优于其他几种学说。

肛裂的解剖因素学说，仅能说明肛裂发生于肛门特殊部位的先天条件，而不是肛裂形成的直接因素所在。即没有“嵌塞因素”就没有形成肛裂之直接因素，肛裂就不会发生。

外伤学说，嵌塞物是外伤的条件和根源，而外伤是嵌塞物阻碍排便所造成的结果。

肛裂的感染学所，笔者认为感染可继发于肛裂的形成之后，是肛裂转为慢性和病理演变的条件，而发生于肛裂之前是痔疾加重或转化的“嵌塞因素”

内括约肌痉挛学说和慢性炎症刺激及肛管狭窄是肛裂形成后发展过程中的病理变化，不是肛裂发生的原因。

5.2 用嵌塞学说理论来研究肛裂的形成与治疗有较高的学术和临床价值。

通过临床观察上升为理论，用正确的理论来指导工作，对肛裂的治疗，总原则是“以通为用”，正确判断发生肛裂原因，彻底治疗原发疾病，解除“嵌塞因素”就能获得正确的治疗，满意的疗效，而不能象个别学者，专家

所推崇的草率手术切断内括约肌，切除栉模带，过分追求手术而成为单纯的“手术匠”。在这方面符合中国传统医学主张治病求本，重视整体观念，这与西方医生只注重局部的手术疗法有明显不同，中国传统医学优点也值得西方医生借鉴、研究和学习。笔者在长期的临床工作中，对慢性肛裂的治疗在“嵌塞学说”的指导下，治疗原发疾病，对内括约肌不切断，对栉膜不予切除，通过大量病例观察均获得治愈，减轻了患者手术痛苦，缩短疗程，免了手术并发症。所以说用“嵌塞学说”理论来研究肛裂的形成，指导肛裂的治疗有较高的学术和临床价值。

肛门修整术在肛肠科手术中的应用探讨（附521例报告）

唐智军 刘春斌 刘 淳 任军华 王铃芳 高来群 李艳华

（湖南省常德市第一中医医院肛肠科，湖南 常德，414000）

肛肠科手术多为开放伤口，普遍存在术后痛苦大、伤口愈合缓慢、肛门变形及功能减退等不足，与现代外科的日趋微创化相比，传统肛肠科手术方式的发展相对滞后。近二十年来，我们将现代外科的微创技术及整形美容理念运用到肛肠科手术中，不断探讨在治疗原发病的同时，合理化设计肛门部伤口，选择性缝合修复整形（简称肛门修整术），以减少手术创伤，减轻术后痛苦，加快伤口愈合，尽量维持肛门外形及功能完整，并取得了满意的疗效，现将521例病例总结汇报如下：

1. 资料与方法

1.1 痔

1.1.1 一般资料：2007年7月至2012年5月我科住院手术的混合痔患者312例，其中男性107例，女性205例，适应症：外痔横向跨度超过肛门周径1/4的混合痔。

1.1.2 治疗方法：术前行常规检查（三大常规、肝肾功能、血糖、血凝、心电图、胸片等），排除手术禁忌症，术前口服复方聚乙二醇电解质散行肠道准备。对内痔间自然分界明显者在局麻行下外剥内扎术，内痔相应点位的外痔部行常规外剥手术，对环状内痔在腰麻下行PPH术，对横向跨度大的外痔部行肛门修整术：

适度提起外痔部，在肛缘线稍外侧横向剪开皮肤，沿括约肌浅面间隙内完整剥离痔核或至齿线下方，合适位置横断皮桥，切除外痔，要求皮桥血运良好，可下拉与肛外皮缘行无张力缝合，止血消毒后，用5~0可吸收线行间断缝合，如外痔超过1/2周径，切线剪成波浪形，可防愈合后线形狭窄，术毕直肠内塞双氯芬酸栓一粒以止痛，塔形纱布、丁字带加压包扎24小时以上。

术后进流汁并控制大便两天，常规止血、抗炎、支持治疗，口服地奥司明片，并预防便秘或腹泻，大便后以本院自制的痔洗一号散坐浴并及时换药，4~7天拆线。

1.2 肛瘘

1.2.1 一般资料：1992年7月至2012年5月我科住院的适合行肛门修整术的肛瘘患者197例，其中男性169例，女性28例，适应症：外口距肛缘3cm以上的肛瘘。

1.2.2 治疗方法：术前检查及准备同痔。在腰俞穴麻醉下，准确找到内口，对低位单纯性肛瘘行一期切开或切除瘘管，低位复杂性肛瘘行转移外口切开引流术，瘘管切开者需彻底清除瘘管内坏死组织，使创底组织新鲜，备行肛门修整术：

再次消毒肛周及创面，更换无菌巾单及手套，用3~0可吸收线间断梯形缝合外括约肌浅部以上肛管侧瘘道，即缝合后使肛管侧开放创面呈内高外低的梯形斜坡状，直至肛外2cm处，针间距5mm，肛外3cm以外创面以4号丝线行全层间断缝合，针间距10mm，均注意勿留死腔，对行转移外口切开引流者，可用3~0可吸收线“8”字缝闭主、次瘘道交叉口，对外口急性炎症明显者，可仅缝合瘘道中段，而外口处创面保持开放以利引流。术毕直肠内塞双氯芬酸栓一粒以止痛，塔形纱布、丁字带加压包扎24小时以上。

术后处理同痔，但大便后按无菌要求换药，5~7天拆除丝线。

1.3 肛周脓肿

1.3.1 一般资料：2010年7月至2012年5月我科住院的适合行肛门修整术的肛周脓肿患者12例，其中男性10例，女性2例，适应症：脓腔距肛缘3cm以上的低位肛周脓肿。

1.3.2 治疗方法：入院后立即完善三大常规、随机血糖、血凝、心电图、胸片等检查，排除手术绝对禁忌症，以磷酸钠盐一支灌肠行术前肠道准备后，急诊在腰俞穴麻醉下行一期根治术：先于脓腔顶放射状切开，排出脓液，分离脓腔间隔，探明脓腔走向并找到内口，对低位单纯性肛周脓肿行一期切开引流，低位复杂性肛周脓肿行多切口对口引流，彻底清除脓腔壁坏死组织，使创底组织新鲜，备行肛门修整术：

双氧水、生理盐水冲洗术野，再次消毒肛周及创面后，更换无菌巾单及手套，用3~0可吸收线间断梯形缝合外括约肌浅部以上肛管侧脓腔壁，缝合方法同“肛瘘”；对行多切口对口引流，主、次引流交叉口不大，且组织较新鲜者，可用3~0可吸收线“8”字缝闭主、次引流交叉口；对脓腔顶炎症重，坏死组织多，缝合后张力大者，可仅缝合脓腔壁中段，而脓腔顶处创面保持开放引流。术毕直肠内塞双氯芬酸栓一粒以止痛，塔形纱布、丁字带加压包扎24小时以上。

术后处理同痔，但大便后以本院自制的痔洗二号散坐浴并及时无菌换药，6~9天拆除丝线。

2. 结果

2.1 痔：本组312例，全部治愈，术后住院天数6~14天，平均10.5天，肛门整形伤口一期愈合306例，2例因便秘努挣部分裂开，2例因腹泻皮桥下感染，提前拆线引流，2例皮桥部分缺血，坏死回缩，有12例因提前大便出现肛门轻度水肿，均经加强换药而愈，有3例行二期皮赘切除，无肛门狭窄及失禁病例，病人满意率达99%以上。

2.2 肛瘘：本组197例，全部治愈，术后住院天数10~28天，平均15天，肛门修整伤口一期愈合191例，一期愈合率达97%，4例因大便控制欠佳致缝合处感染，提前拆线引流，1例因换药不力肛管侧伤口出现桥形愈合，再次敞开引流换药而愈，1例主、次瘘道交叉口缝合处裂开，行对口换药而愈，无肛门狭窄及失禁病例，肛门外形平整，无明显疤痕沟，随访至今无复发病例。

2.3 肛周脓肿：本组12例，全部治愈，术后住院天数10~29天，平均16.5天，肛门修整伤口一期愈合11例，一期愈合率达91.6%，1例因术后第3天大便努挣主、次引流交叉口缝合处裂开，拆除交叉口缝线行对口换药而愈，无肛门狭窄及失禁病例，肛门外形平整，随访至今无复发及形成肛瘘病例。

3. 讨论

环状痔是国家中医药管理局公布的难治性疾病之一，PPH技术很好地解决了环状内痔的治疗难题，但环状、半环状外痔，尤其是女性蝴蝶痔，仍是痔手术中值得探讨的课题，无论传统外剥内扎术，还是PPH术，如外痔切除不足，则术后肛门水肿，痔体残留，如切除过多，则术后疼痛重，恢复期长，肛门狭窄，病人满意度下降。因此，我们探讨在常规痔手术基础上，对横向跨度超过肛门周径1/4的外痔部加行肛门修整术，取得满意疗效，体会如下：（1）首先合理设计痔核剥扎点位，尽量保留4条以上肛管皮桥及黏膜桥，每条宽度≥5mm，需结扎内痔对应的外痔部切口应做得窄长，有利减压，防止术后水肿，其两侧残余外痔或跨度大的独立外痔留第二部做肛门整形；（2）行肛门整形剥切外痔时要注意层面，应在括约肌浅面间隙内进行，既切除彻底，出血少，又不至于皮桥过薄，血运差，但结缔组织外痔，勿需太多剥离，切除长度适当，以皮桥可平整下拉并无张力缝合为度；（3）缝合前彻底止血、消毒，可有效预防术后感染；（4）缝合时选用圆针，打结力度适中，可减轻疼痛，防止过早切割；（5）缝合后的切线在肛缘稍外侧为宜，有利于皮桥下引流及减少排便时对缝合处的摩擦；（6）术后饮食、大便调理，及时换药、对症处理，亦是影响成败的关键。经前处理，剥扎点位外痔切口愈合后呈放射状线形，剥切修整处外痔切口达一期愈合，最大程度地保留肛管及肛缘皮肤的完整性，因皮桥整形符合现代解剖生理需要，从而达到维持肛门外形平整、功能良好的满意疗效。

肛瘘手术成功的关键在于：准确找到内口，瘘管通畅引流。传统的肛瘘切开引流术后多创面深大、愈合缓慢、遗留疤痕沟，对肛门外形及功能破坏较大。我们通过近20年的临床观察，对内外口相距较远的长、弯形复杂性肛瘘采用转移外口切开引流术，并选择性开展肛门修整，利于缩短疗程，提高疗效，体会如下：（1）仔细探明瘘道，准确寻找内口，合理设计切口，对长直形管壁完整的肛瘘，可彻底切除瘘管，对瘘管壁不完整者，切开瘘管后彻底清除管壁坏死组织，对弯形肛瘘，行转移外口切开引流，保留主、次引流口间皮桥；（2）肛管侧主引流口创面部分缝合后呈内高外低的梯形斜坡状，能有效降低肛管静息压，利于肛管侧开放创面内渗液充分引流；（3）如行转移外口切开引流，主、次瘘道交叉口缝闭者，排便时次瘘道污染少，可简化换药操作，减轻疼痛；（4）长、弯形复杂性肛瘘经前述修整后遗留的开放创面仅低位单纯皮下瘘大小，将传统肛瘘手术完全开放创面转化为部分可控性创面，在促进创面愈合、保护肛门功能的同时，也维持了良好的肛门外形；（5）缝合前注意彻底止血、消毒，缝合时注意无菌操作，全层缝合，不留死腔；（6）术后按要求控制大便，便后及时无菌换药，密观伤口愈合情况，适时拆线。

目前，对肛周脓肿多主张行一期根治术，可避免形成肛瘘需行二期手术的痛苦，手术的关键在于：找准内口，彻底清除坏死组织，通畅引流。我们在总结近20年的肛瘘术后肛门修整术经验的基础上，尝试开展肛周脓肿术后选择性肛门修整，疗效满意，体会如下：（1）选择合适病例，所选病例均为行一期切开引流术的低位肛周脓肿患者，术中能准确找到内口，经切开排脓、坏死组织彻底清除后，创底组织新鲜者，方适合行肛门修整；（2）肛周脓肿术后肛门修整是旨在将术毕过深的开放创面变浅，过长的开放创面缩短，保证肛管侧创面通畅引流前提下的选择性部分缝合；（3）对行多切口对口引流，主、次引流交叉口不大，且组织较新鲜者，缝闭主、次引流交叉口，可减少排便时对次引流口的污染，减轻换药时的痛苦，缩短疗程，利于愈合。

综上，肛门修整术是传统肛肠手术与现代微创理念相结合的改良技术，是在彻底处理肛门病变基础上，力争最大程度地恢复肛门外形及功能的微创微痛化术式。通过开展521例痔、肛瘘、肛周脓肿等手术后肛门修整术的探讨，我们提倡在肛门传统手术毕常规行选择性、合理化肛门修整，以期缩小开放创面，减轻术后痛苦，减少并发症，缩短疗程，并有望向其它肛肠病推广，如肛裂、肛门狭窄等，以扩大其适应症。但在行肛门修整术前应准确判断病情，周密设计步骤，术中精细操作，注意无菌观念，而手术较费时，术后近期护理要求较高，亦是其美中不足之处，因此，适应症的把握，手术操作及术后护理的规范化是值得临床进一步探讨的课题。

便秘病与便秘症状的探讨

陈少明[1] 于庆环[2]

（1. 上海浦南医院，上海，200000；2. 上海浦东新区迎博医院，上海，200000）

【摘要】本文系统地回顾和分析了现代中、西医学对便秘的概念和研究成果。由饮食、药物、精神因素、内分泌紊乱、中枢神经病变和结肠、直肠、肛门括约肌器质性病变引起的便秘为一种症状；便秘病——有便秘的症状并通过物理化学及实验诊断发现器质性异常，经过正规的药物治疗3个月以上或更长时间无效或疗效不佳或需要长期用药、手法、器械帮助排便的可以诊断为便秘病。

便秘症状——便秘症状是有明确的原发疾病，常继发于其他疾病或由于治疗其他疾病的药物和使用的器械所导致的便秘症状。通过物理化学及实验诊断无器质性异常，治愈原发疾病或解除以上因素便秘便可以缓解或消除的，可以诊断为便秘症状。

确立“便秘病”概念将有利于临床医师治疗便秘，有利于将便秘的研究引上正确合理的途径。

【关键词】便秘；便秘病；便秘症状

“便秘”是一种症状还是一个病？目前肛肠界有多种意见，尚未统一认识，未见专题研究报道。笔者通过认真思考后认为便秘有两种情况存在，即“便秘病”和“便秘症状”两种分类比较科学。如此，以利于国内外的学术交流和国际接规。现抛砖引玉，展开讨论。

一、中国传统医学界关于“便秘病”的认识

中医学将便秘列为独立性疾病已有相当长的历史。现行教科书《中医内科学》中将便秘列为独立性病种，并有较详细的分类与辨证施治。中医学具有较为严格的方法和逻辑判定便秘为“便秘病”或为某个病种的症状。但国内西医界对便秘的看法目前尚未统一。（1）有著作将其列于消化道症状类加以鉴别；（2）有著作以独立的章节方式将其列于与其他肛肠病同级的地位，从病因病理、临床表现、实验室检查、诊断与鉴别、治疗与预后等方面按一个独立病种的条件来展开论述；（3）近年出版的便秘专著中有著作者用“便秘是消化系统常见病症之一”的概念来认定便秘的地位，但文中又指出便秘是一个症状而不是一种病；（4）特别值得注意的是1990年11月和1999年5月中华医学杂志编委会两次组织专家提出“便秘诊治暂行标准”，并认为“便秘不是一种病，而是多种疾病的一个症状”。这个文件对便秘的概念、病因、特殊检查方法和治疗原则作了表述。这可能是国内医学界唯一的对一个“症状”作出的“诊治暂行标准”。（5）一些外科疾病诊断标准专著中把“出口梗阻性便秘”作为外科病名进行论述。

二、国际上对便秘的认识

（一）ICD. 即“国际疾病分类法”，现行版本为1999年修订的ICD~10。它是WTO和各成员国医学、卫生专家共同制订的卫生信息分类标准。1995年5月中国国家技术监督局发布了等效采用ICD~9编制的“疾病分类与代码”国家标准。在ICD~10的“关于命名的条例”中明确ICD的“分类可被引用为国际疾病分类”。ICD将“便

秘”明确地列为一个独立性病种，位于“K59. 其他功能性肠疾患”之下：“K59.0 便秘；K59.1 功能性腹泻；K59.2 神经性肠，不可归类在他处者；K59.3 巨结肠”。

（二）Rome Ⅱ. 即罗马标准Ⅱ，为功能性胃肠疾病（FGIDs）的诊断标准。1995 年 53 位国际著名的医学家组成 Rome Ⅰ修订协作委员会，经时 5 年完成修订后于 1999 年 9 月发表了 Rome Ⅱ。其 FGIDs 的分类中，在“C、肠道疾病”之下：有“C1. 肠易激综合征；C2. 功能性腹胀；C3. 功能性便秘；C4. 功能性腹泻；C5. 非特异性功能性肠病”。可见“便秘”是一个病种。Rome Ⅱ并列出了其诊断标准：（1）排便费力（至少每 4 次排便中有 1 次）；（2）羊粪状或坚硬粪便（至少每 4 次排便中有 1 次）；（3）排便不尽感（至少每 4 次排便中有 1 次）；（4）肛门直肠阻塞/阻滞感（至少每 4 次排便中有 1 次）；（5）需要用手操作（如：指挖排便、支撑骨盆底）以促使排便（至少每 4 次排便中有 1 次）；（6）排便 <3 次/周。不会出现松散粪便，也不符合 IBS 诊断标准。制定 ICD 和 Rome Ⅱ等文件的专家认同便秘是一种独立性疾病。美国著名的肛肠专家 Marvin 在《结肠与直肠外科学》中，将便秘列于“排便疾病”之下。Michael 在《肛肠外科学》中将便秘列于“功能性结肠疾病”之下。

三、确立便秘病的条件

（1）具有明确的病位，病位在大肠段；（2）其病因和发病机理基本明确，基本的病理为结肠运输缓慢和出口梗阻；（3）包含有一组特有的具体的症状、体征和实验室等检查结果，便意缺失和便次减少，如：X 光钡剂造影典型特征“鹅头征”“搁架征”“直肠黏膜内套叠”等其他特征；（4）有确定的诊断标准和鉴别方法；（5）可提出分型和/或分类、分期、分度；（6）已知或未知治疗方法、预后等。

四、确立“便秘病”的理论依据

（一）研究成果满足了独立性疾病要求的 6 项条件

由于便秘是一个疑难问题，因而医学界自古至今一直在研究。尤其是现代医学将放射影像学技术引入便秘的研究后，人们对便秘的认识产生了质的飞跃：（1）已基本确认便秘的病位在结肠、直肠和肛门括约肌；（2）便秘的病因多样化，但基本病理生理是结肠传输功能改变和/或直肠、肛门括约肌排粪功能障碍；（3）便秘的症状具有个体化特征，但基本内容是粪便的质量、排出感觉、排便频率和伴随继发的现象；体征和实验室检查具有特异性；（4）国际和各国制订的诊断标准、鉴别方法虽有差别，但共同点多。（5）各学者对便秘的分型虽有差异，但亦有共识之处；（6）专家们探索的便秘的内科治疗和外科治疗方法基本成熟，各有不同的效果和预后。从疾病分类的学术角度看，这 6 项条件已使便秘具有独立性疾病的特征，

（二）症状性便秘与“便秘病”的区别

便秘病——有便秘的症状并通过物理化学及实验诊断发现器质性异常，经过正规的药物治疗 3 个月以上或更长时间无效或疗效不佳或需要长期用药、手法、器械帮助排便的可以诊断为便秘病。

便秘症状——便秘症状是有明确的原发疾病，常继发于其他疾病或由于治疗其他疾病的药物和使用的器械所导致的便秘症状。通过物理化学及实验诊断无器质性异常，治愈原发疾病或解除以上因素便秘便可以缓解或消除的，可以诊断为便秘症状。

精神因素、内分泌因素等原因引起的便秘其治疗无需特别针对结肠传输功能或直肠肛门括约肌的控便功能即可解除。无疑确认这种性质的便秘为症状是正确的。然而，如果便秘是由于结肠本身的传输功能或直肠肛门括约肌的控便功能和器质性发生改变导致的，则实践证明只有针对结肠和/或直肠、肛门括约肌的治疗方案才能产生效果。这种性质的便秘若以症状归类，显然是不适合的。Marvin 说：“必须牢记，便秘既是一种症状又是一种疾病。它可以是一种动力性疾病引起的结肠推进运动受影响或者由于肛门括约肌功能障碍的结果，也可以是肠易激综合征的一种临床表现。”可见 Marvin 在临床思维中对区别便秘是症状还是疾病具有明确的界定。虽然两者共用“便秘”这一名词，但有标本的区别。如高血压和高血压病的研究，为了进一步的认识便于临床和科研，高血压病也是从高血压症状中分离出来并被学术认可。

（三）确立“便秘病”概念是解决便秘问题的正确途径

如果临床医师受到“便秘是一种症状”的概念和经验的引导，则常常首选“对症状处理法”而选用导泻通便药；当发现停药复发或症状顽固时往往难有作为。如果临床医师对结肠传输试验和排便造影试验有了解，则常常有多种治疗选择。可见同一临床现象，由于概念不同则处理方法有异而效果有区别。因此，确立“便秘病”概念，无疑将引导临床医师在处置便秘时有章可循而取得解决便秘问题的良方。此外，确立“便秘病”概念将有利于人们从观念上重视这一疾病，并促进治疗方法更新和提高疗效。

复杂性肛瘘治疗方法的探讨

刘俊强[1] 韩生先[2] 刘当玉[2] 指导：韩青科[1]

（1. 河南黄金建筑安装公司职工医院，河南 洛阳，471000；
2. 洛阳市肛肠病研究所，河南 洛阳，471000）

【摘要】本文总结五种改良手术方法治疗复杂性肛瘘，与其他手术方法比较，具有疗效高，疗程短，复发率低，远期疗效好，安全可靠等优点，而且无完全性肛门失禁等后遗症及并发症。

【关键词】复杂肛瘘；治疗方法

我院自1990年~2003年，对158例复杂性肛瘘分别采用低切高挂法，半关闭、半开放法，双挂线法，旷置加切开法及分段留桥切开上药法治疗。现对该治疗方法疗效探讨总结如下。

1. 临床资料

本组男125例，女33例；年龄11~50岁；病程1~20年。手术方法为：低切高挂法43例，半关闭、半开放法34例，双挂线法7例，旷置加切开法8例，分段留桥切开上药法66例。

2. 手术方法

2.1 低切高挂法

本术式适用于通往肛直环上的高位复杂性肛瘘，手术将齿线以下主管切开，部分短线支管不切开，清除感染病灶，剪除管壁及外口增生结缔组织，部分缝合至肛缘。对通至肛直环上的瘘管挂橡皮线，使之缓慢剖开。

2.2 半关闭半开放法

此法适用于低位复杂性肛瘘。手术将瘘管外口和原发内口全部切开，剪除管腔部分坚硬结缔组织，搔扒冲洗干净，进行全层缝合至肛缘（不留死腔），对肛缘以上瘘管采用切开引流。

2.3 双挂线法

此术式适用于通至肛直环上的双管道。其齿线以下瘘管处理同低切缝合法。对通往肛直环上的双管道采用双管道同时挂橡皮线法。此法比两管分次挂线可缩短一半疗程。

2.4 旷置加切开法

此法适用于距肛门较远（一般大于6cm）之粗长瘘管。对通往肛内的瘘管，可先在肛缘外造口，肛缘外的主管不切开旷置；对管腔进行搔扒清除感染病灶，剪除外口增生组织；再根据术前对瘘管分泌物的细菌培养和药敏试验，选用敏感药液进行冲洗；然后用纱布加压固定，促使粘连愈合；对肛缘以上的瘘管应切开引流。

2.5%1.5 分段留桥切开上药法

此法适用于蹄铁型或环型肛瘘。对肛门周围瘘管采用切开与不切开的间隔留皮桥术式；对瘘管切开部分用二宝丹去腐，生肌散生肌长肉，珍珠散收口敛皮；对未切开部分采用管腔搔扒，敏感药物冲洗，促其粘连愈合。肛尾韧带处如有瘘管，可按留皮桥法处理。此术式可减少肛门皮肤及括约肌的部分损伤，防止述后肛门畸形和狭窄，防止肛尾韧带切断后肛门向前移位的后遗症。

3. 结果

本文158例复杂性肛瘘，用上述手术方法治疗后，除1例术后活检为癌变，伤口长期恶化外，其余157例均治愈。疗程15~183天，平均24天，均无大出血、肛门狭窄和大便失禁等严重后遗症。术后对106例随访1~10年，除2例肛门部经常潮湿外，其余均无异常改变。

4. 讨论

治疗复杂性肛瘘成败与否，关键是找到内口和正确处理内口。另外对2~3层重叠管道必须切开，勿遗漏。术中彻底切除肛瘘感染的原发病灶（即感染的肛隐窝、肛腺导管和腺体），是治愈肛瘘的关键，否则易复发。肛瘘术中若多处损伤外括约肌深部，可引起不完全性大便失禁。切断肛直环可致完全失禁；切断肛尾韧带可造成肛门向前移位、变形，肛门直肠弯曲度消失而引起黏膜脱出，大面积瘢痕引起直肠肛管狭窄和创伤肉芽久不愈合等。本文五种术式均无任何并发症及后遗症。据报道肛直环上高位瘘管一次只能挂开1条。本文7例有两个主管通至肛直环上，均行两主管同时挂线基本上同时脱线，无任何并发症及后遗症。此法可缩短疗程15天左右，且不影响肛门正常功能。我们认为，两管道主道同时挂线不影响肛直环括约肌功能的原理是线的异物刺激作用，引起肛直环周围产生炎性反应，使挂线之局部纤维化，将挂线肌肉断端粘连固定。同时由于线的机械勒割缓慢分离作用，可使局部组织边分离边生长修复，当两线二端肌肉断肠分离后，由于获得了与周围组织附着固定的支持点，因此断端的距离小，伤面瘢痕不大，只有轻度暂时黏液渗出，不会引起排便失禁等后遗症，为了解肛瘘分泌物的细菌培养及药敏情况，我们对 128 例患者作了肛瘘分泌物细菌培养和药敏试验，结果有致病菌者 84 例（占 65.6%），无致病菌者 44 例（占 34.4%）。由于手术前后，无论内服和外用药，均根据药敏反应选择用药，因此炎症消退迅速，为患者早期手术、伤口早愈创造了有利条件。另外，我们还对 128 例患者坚硬管壁的粗糙组织进行病理检查，结果发现 1 例有癌变。由此说明，对复杂性肛瘘施行病检是十分必要的。

从浊毒论治慢性直肠炎的理论研究

高记华[1]　陈雪清[1]　高　洁[2]　蔡建荣[3]

（1. 河北省中医院，河北　石家庄，050011；2. 石家庄长安妇幼院，河北　石家庄，050011；3. 中国人民解放军 260 医院，河北　石家庄，050000）

【摘要】浊毒是慢性直肠炎发生、发展的关键因素。浊毒相关为害是慢性直肠炎的主要病机。临床上以化浊解毒为基本原则，以中药内服加灌肠治疗慢性直肠炎，取得了较好的疗效。化浊解毒是治疗慢性直肠炎的有效方法。

【关键词】浊毒；慢性直肠炎；化浊解毒

慢性直肠炎是临床常见的慢性病，临床以下腹痛、腹泻、里急后重、黏液脓血便为主要表现，大便检查有脓细胞、红细胞，大便培养无病原体发现，直肠镜检其黏膜充血、水肿，甚至糜烂。病程缓慢迁延，易反复发作。在临床治疗上现代医学尚缺乏有效手段，中医药对该病的治疗取得了良好疗效，我们通过多年的临床实践并参阅大量文献的基础上，结合对目前人们生活饮食规律的观察，提出了慢性直肠炎浊毒致病说，并将其运用于临床实践，疗效甚佳。

1. 中医的“浊”“毒”及“浊毒”理论

“浊”在中医学《内经》中早有记载。浊最初包括两层含义：浊气、浊阴。浊气相对于清气而言，指呼出的废气和排出的矢气等。浊阴则指体内消化、代谢的产物，如二便等。东汉张仲景认为，浊同湿，指浊邪，湿浊之邪。湿浊，即湿气，因湿性重浊粘腻，停留滞着，阻碍轻清阳气的活动，故名浊。《金匮要略·脏腑经络先后病脉证》曰：“清邪居上，浊邪居下。”《汉书》谓其“邪秽浊溷之气”。《丹溪心法》中载有“浊主湿热、有痰、有虚”。后来，又有浊症之说，分为便浊与精浊，取其重浊黏腻之意。可以这样认为，湿浊同类，湿轻浊重，积湿成浊，湿易祛而浊难除。浊产生有两方面原因：一是外感湿邪，由表入里，阻于中焦，湿邪困脾，浊邪内生；二是肝气不舒，木旺克土，脾失健运，湿邪内生，日久成浊。浊邪的致病特点可归纳为：浊邪质黏腻，胶着不去，易损伤脾胃，缠绵耗气，黏滞难解。

“毒”在医学中有多种含义，常见的有以下四种：一指非时之气。戾气、杂气、异气、山岚瘴气等峻烈易传染之外感邪气，称为毒邪或毒气。如《温疫论》曰：“其年疫气盛行，所患者重，最能传染……。盖毒气所钟有厚薄也……。”《素问·生气通天论篇》曰：“虽有大风苛毒，弗之能害；”二指药物或药物的峻烈之性。《黄帝内经》据药物毒性大小，把药物分为“大毒、常毒、小毒、无毒”四类。《素问·五常政大论》曰：“大毒治病，十去其六，常毒治病，十去其七。”三指一些特殊的致病因素，如漆毒、水毒、沥青毒等；四指病症，如：疮毒、痈毒、湿毒、暑毒、阴毒、痰毒、温毒等。目前认为毒之成因，一般有两种途径，一由于外感火热，从血分而为毒；二由于脾虚湿盛，积湿成浊，久郁化热，热蕴成毒。毒邪的致病特点可归纳为：毒邪易入血入络，易致肿疡、瘀血、出血，易耗气伤津。

以上可见毒的形成与浊有密切的关系，且两者常相兼为病，浊与毒性质类同，易相生互助为虐，且常由浊邪酿生毒害之性，故虽浊毒并称，而临床以浊蕴久聚成毒形成的浊毒为多见。浊毒相合，浊夹毒性，毒借浊质，多直伤脏腑经络。浊毒为病，多易结滞脉络、阻塞气机、缠绵耗气，胶着不去；浊毒伤人，性烈善变，伤及营卫，损害气血。浊毒病邪重在浊，浊邪久蕴凝聚毒。浊毒虽属于病邪的范畴，但并非仅是一个具体和单一的致病因素，还指在疾病过程中诸致病因素相互作用的病理产物。总之，浊毒既是一种对人体脏腑经络及气血阴阳均能造成严重损害的致病因素，同时也是由多种原因导致脏腑功能紊乱、气血运行失常、机体内产生的代谢产物不能及时排出，蕴积体内而化生的病理产物。

2. 慢性直肠炎的主要病机是浊毒相关为害

慢性直肠炎主要表现为属于中医痢疾、泄泻、便血、腹痛的范畴。我们通过多年的临床观察，慢性直肠炎多因不良生活习惯和嗜食肥甘厚味烟酒等，引起脾胃升降失司，“浊毒”内蕴而致病。浊与毒不但可以单独致病，而且常相兼为病。慢性直肠炎病位在脾胃肠，浊邪属阴，重浊粘腻，停留滞着，易阻碍脾胃阳气的活动。浊邪困脾，必致脾失健运，胃失和降，清阳不升，中气下陷；故临床表现腹胀、腹痛、里急后重、肛门坠胀。浊邪胶着粘腻的特性使其蕴于阴血之中极易化热酿致毒邪，毒邪易损伤血络，致瘀血出血。风寒暑湿燥等邪气皆可入于消化道而化热成毒；脏腑功能失调，劳倦内伤，七情过度亦可形成毒邪。另外其他脏腑之热亦可传入化热成毒。所谓“五脏相通，移皆有次。”浊可化热成毒，毒亦可使水湿成浊，故两者常相兼为病。《素问·玉机真脏论》云：“郁结于中焦胃腑，使气机阻滞，胃腑失其通降之性，变证出矣。”饮食不节、情志不舒和感受外邪等致病因素都能影响脾胃，致脾失健运，胃腐熟水谷功能失司，则水反位湿，谷反为滞，日久则气滞、血瘀、湿阻、浊聚、食积、痰结、浊毒诸症均起。其中尤以浊毒为要。可见，浊毒内壅，气滞络阻为标，而浊毒相关为害乃慢性直肠炎病机关键之所在。

3. 慢性直肠炎的临床表现

慢性直肠炎患者的临床症状不尽相同，通过大量临床观察，我们将慢性直肠炎的辩证分为四型，四型中浊毒致病虽有程度轻重之不同，但始终存在。一脾虚气滞型：患者素有脾胃虚弱，腹胀纳少，加之情绪紧张或抑郁恼怒，致腹痛泄泻，脓血便，腹中雷鸣，攻窜作痛，伴四肢乏力，纳呆，舌体胖大、苔薄黄，脉弦。此乃脾胃虚弱，致湿浊内生，阻滞气机而致；二浊毒内蕴型：腹痛、腹泻，便下脓血，里急后重，伴有口干口苦，小便黄，舌红、苔黄厚腻，脉滑数。本型多由湿热中阻，浊毒内蕴大肠，致肠道肉腐化脓；三浊毒阻络型：腹痛、腹泻，脓血便，便紫暗或黑，舌紫暗或有瘀点、瘀斑，苔黄，脉弦细。本型多由浊毒下注、瘀血内结而成[3]；四脾肾阳虚型：下腹隐痛，大便烂或五更泄泻，肛门下坠感，腹部畏寒，或见背痛、背冷或肢体冷，舌淡苔白，脉沉细。本型多为浊毒日久，损伤脾肾阳气所致。此外，慢性直肠炎的肠镜检查表现；（1）黏膜有多发性浅表溃疡，伴充血、水肿，呈弥漫性分布。（2）黏膜血管模糊，质脆易出血，或附有脓血性分泌物。（3）可见假性息肉。从中医学角度来讲，浊毒之邪阻于肠络，肠黏膜失于濡养，故见血管模糊，伴有质脆、触之易出血；浊毒滞积于肠腑，与气血胶结，脂络受伤，则见肿胀、糜烂、溃疡或假性息肉。

4. 慢性直肠炎从浊毒论治

我们在治疗慢性直肠炎的临床实践中，总结出了一套辨证和施治“浊毒”的理论、方法。浊、毒虽性质不同，浊属阴邪，毒为阳邪，然两者关系甚密，常胶结致病。而临床上，两者当辨孰轻孰重，分而治之，使浊毒分离，或外泄或内彻，或于呼吸外泄，或从汗出，或从二便而出。徒清热解毒则浊邪不去，单化浊利湿则毒邪不除[4]。针对慢性直肠炎不同的辩证分型，治则方药也不尽相同。一脾虚气滞型，此型以脾虚气滞为主，浊毒较轻，因此宜以健脾行气、化浊解毒为治疗大法。药选茯苓、白术、扁豆健脾利湿；柴胡、香附、青皮、广木香行气；藿香、佩兰、白蔻仁等芳香化浊，悦脾醒脾，内消湿浊；黄连、蒲公英、连翘清热解毒，肠黏膜粗糙发白，充血，水肿者可加党参、黄芪提高机体免疫力；二浊毒内蕴型，病机多为湿热中阻，浊毒内蕴，治以化浊解毒、清热利湿。药用黄芩、黄柏、大黄苦寒燥湿化浊；白花蛇舌草、白头翁、败酱草、半枝莲清热解毒，肠黏膜有脓性分泌物，多发糜烂或溃疡者，可同时与锡类散或云南白药灌肠；三浊毒阻络型，本型多由浊毒下注、瘀血内结而成。治宜化浊解毒，同时佐以活血化瘀。药选蒲公英、黄连、红藤、白蔻仁、薏苡仁化浊解毒；伍以当归、红花、赤芍药、三七粉等活血化瘀通络。肠镜若见假性息肉者可加全蝎、蜈蚣等虫类药破血通络；四脾肾阳虚型，病机多为浊毒日久，损伤肾阳，治宜温阳散浊解毒，药用附子、干姜、肉桂、吴茱萸、补骨脂、白术、肉豆蔻、黄柏、玄参、黄芩等。与此同时，辅以中药保留灌肠，通过对50例慢性直肠炎患者的临床观察，疗效显著，其基本方药为：黄芩、黄连、黄柏、防风、当归、苍术、白芨、白芷、牡丹皮、赤芍药、地榆炭、蒲黄炭、荆芥炭等。黄芩、黄连、黄柏三药苦寒燥湿化浊，清热泄火解毒，且不伤阴，苍术健脾益气，祛湿利浊；防风、白芷胜湿止痛，尤擅长治疗脾虚湿盛，腹痛泄泻者；毒由热生，变由毒起，牡丹皮、赤芍药清热凉血以解毒。白芨收敛止血，蒲黄、荆芥、地榆炒炭用增强止血之力，且蒲黄还可利尿通淋，湿去则浊消；浊毒日久，必耗血伤阴，故加当归补血活血。诸药合用，共起化浊解毒，浊毒并消的作用。根据分型可酌情加味，如脾胃虚弱型，加茯苓、白术、佩兰；浊毒内蕴型，加大黄、白头翁、败酱草；浊毒阻络型，加赤芍药、三七粉；脾肾阳虚型，加黄芪、补骨脂、肉豆蔻等。我们从浊毒论治慢性直肠炎，依据化浊解毒的基本原则，采用中药内服加灌肠治疗，取得了满意效果。

慢性直肠炎是一个非特异性、炎症性疾病，“浊毒”贯穿于慢性直肠炎发生、发展的整个过程。抓住了“浊毒”这一主要病机，就抓住了慢性直肠炎发展、演变的基本规律。我们依据对浊毒理论研究的成果，结合慢性直肠炎的病证特点，以化浊解毒为大法论治慢性直肠炎，并取得了较好的疗效。可见，化浊解毒法是治疗慢性直肠炎的有效方法。

中国·张家山汉简《脉书》中《病候》篇的肠道肛门“病候”译释与浅论

陈少明[1] 于庆环[2]

（1. 上海浦南医院，上海，200000；2. 上海浦东新区迎博医院，上海，200000）

【提要】本文对张家山汉简《脉书》中的《病候》篇肠道肛门“病候”进行译释与浅论。认为：《病候》是迄今为止我国乃至世界发现的最早古代疾病证候医学专著对疾病证候描述切合实际，对疾病命名比较科学，对后世医学影响深广，值得深入探讨。

【关键词】病候；证候；肠道肛门疾病

一、译释

原文：(32)（病）在肠中，小者如马屎，大者如杯，而坚，摇，为牡瘕。

译文：(32) 发生在肠道内的包块，这种包块，小的象马屎块一样，大的类似杯子一样大小，包块坚硬，可以上下活动，这种病为牡瘕。

原文：(33)（病）在肠中，痛为血瘕。

译文：(33) 发生在肠中的包块（聚散无常，时大时小），痛（无定处），这种疾病叫做血瘕。

原文：(36) 其衷约隋，上下不通，屎瘕也。

译文：(36) 中焦郁结壅滞，气机闭塞，升降失调，呕恶，不能饮食，大便秘结，排便困难，这种清称为屎瘕。

原文：(37) 病在肠中，痛，左右不化，泄，为溏瘕。

译文：(37) 疾病发生在肠道，出现腹疼，腹部可触及包块，各种饮食不能消化，泻下物清稀，或为不消化的食物，这种病叫做溏瘕。

原文：(38) 病在肠，左右不化，为寒中。

译文：(38) 疾病发生在肠道，饮食不能消化，腹痛隐隐，见温痛减，为寒中。

原文：(39)（病）在胸，有浓血，篡、髀、尻、少腹痛，为肠辟。

译文：(39) 疾病发生在肠道，泻痢物有浓血，下痢时间较久，阴精阳气二者都受到损伤，少腹肛门下坠疼痛，尾骨，大腿酸楚疼痛，里急后重，这种病叫肠辟。

原文：(40)（病）在肠，食即出，为泄。

译文：(40) 疾病发生在肠道，饮食物入胃不久就泻出，泻下物为水样，或为不消化食物，这种病叫做泄泻。

原文：(41)（病在肠）左右血先出，为脉。

译文：(41) 疾病发生在直肠部位，每次排便时，（痔核先脱出）即出血。这种病叫脉痔。

原文：(42) 病在肠热，而渴，为寒中。

译文：(42) 疾病发生在肠胃，（伴有微恶寒）发热，（泄泻清稀，院闷食少）口渴（而喜热饮），这种病叫做寒中。

原文：(51)（囊痈）其痈上下鸣，为肠

译文：(51) 阴囊出现痈肿（包块），这种包块在按压上去和脱下来时伴有蛙鸣声，种疾病叫做肠疝。

原文。(52)（病）在篡，痈如枣，为牝痔。

译文：(52) 疾病发生在肛门部，肿块如枣样；这种病叫牝痔。

原文：(53)（病在篡），其痈有孔，汁出。

译文：(58) 疾病发生在肛门处，痈疮破溃形成孔窍，孔窍中不时流漏脓血粪水，这种病称做肛漏。

二、释注

（一）32 条、33 条、37 条三条描述以肠病为主的三种痞块，即牡瘕、血瘕和溏瘕。32 条描述的是痰食凝结在腹中，是因饮食生冷所致，而多为实证故称为“牡瘕”，“牡”有“阳”之意。《内经》进一步阐明其病因，《内经．百病始生》篇谓“积之始生，得寒乃生”由于饮食生冷，入于肠胃则胀，胀则肠外之计沫（痰饮）迫聚不得散，日以成积，即为食与痰互结而成腹中痞块。

38 条描述的是气滞血瘀腹中痞块，即《内经．百病始生》篇所谓“汁沫（痰饮）与血相搏，则并血而成朝窠囊者。”

37 条描述的是饮食所伤，脾失健运，湿浊不化，凝聚成痰，院腹胀闷。肠胃气机受阻，则腹胀肠鸣，传导失司故大使时塘时泻，泻下物为不化水谷。

（二）36 描述的是便秘的症侯，指出的“衷约隋”这是认识到肝脾二气郁结壅滞是导致大便秘结的病理病机。后世张仲景在《伤寒论》中提出的“脾约”和“衷约隋”类同。“衷约隋”即是“脾约”原名。张氏医通．大小府门》载有”一种大便不通，腹中胀闷，求通不得，频频登厕，努力太过，虚气被挣，下注肛门，里急后重，时不可忍，气逆呕恶，渴而索水，饮食不能……”详细的记录了这种“衷约陷”的临床表现。

（三）38 条、42 条描述了寒中的两种症侯。

38 条描述的是内伤生冷瓜果，损及脾运，水谷不化，清浊不分，肠府传导失司，应出现泻下如水或为骛塘的湿证。

42 条描述的是内伤兼外感寒湿之邪侵袭肠胃，出现风寒袭表证，则见恶寒轻，发热重的兼证。

（四）39 条、40 条分别记述了“肠辟”“泄泻”二种疾病。

39 条描述的“肠辟”既为“痢疾”，《内经》有“肠辟”记载。进一步说明了《内经》成书以前众多医家的经验。

40 条所描述的“泄”即“泄泻”在《内经》中进一步详细分类有“濡泄”“洞泄”“颏泻”“注泄”等。

在 39 条、40 条对“肠辟”“泄”没有更详细的分类，但已明确的把“肠辟”以“腹痛、脓血便”为主证和“泄泻”相鉴别。

（五）51 条描述的是外科病斜疝，疝内容物为肠管、水液的情况，形象地描述了因肠管内气体和内容物流动如“蛙鸣”的声响。

（六）41 条、52 条、58 条描述了肛门直肠部痔核及其症状。

41 条描述了“脉痔”在排便时有出血的症状《五十二病方》（长沙马王堆三号汉墓帛书）中，有脉痔一名和此相同，但只有治疗方法没有描述症状。

52 条描述“牝痔”形态，但不如《五十二方》描述详细，共有四条，包括内痔脱出、出血、有瘘管的、没有瘘管的，瘘管通向直肠的，虫痔（烧虫病）等情况，“牝””有“阴”之意，以内、外之分，这里的“牝痔”应属于内痔核脱出或直肠黏膜脱出，直肠瘤脱出，蛲虫病以及肛门缘以内的疾患。

53 条描述的是肛门瘘管有外口，有分泌物流出的临床表现。

三、浅论

（一）《脉书》是 1983～1984 年湖北荆州地区博物馆在江陵县张家山挖掘西汉初期古墓时发现的竹简古书，是迄今为止继 1978 年在长沙马王堆三号墓出土古医书以后的又一发现。据考证相当于公元前二世纪中期左右，与马王堆三号汉墓墓藏时代基本一致。

（二）《病候》篇中的一些病证病名的描述均早于现存的所有医学著作，所以要认真学习，研究、探讨。一些医学史记教材书的历史沿革应重新更正。如“肠辟”“泄”“瘕”等。

（三）通过译注，从《病候》篇中对肠道肛门病的描述可以看出，我国古代医学家在公元二世纪即对肠道肛门病观察详细、认识正确、对疾病的分类命名比较科学。

例如：（1）以症状命名：“泄”“瘕”

（2）以病因命名：“寒中”“肠辟

（3）以病理命名：“脉痔”“屎痔”“肠辟”

（4）进行归类的：“牡痔”“牝痔”

（四）《病候》与《五十二病方》比较，《病候》只描述疾病的证候，没有治疗方法。《五十二病方》偏重总结记述疾病的治疗方法，但也因辩证施治而简略描述疾病的证候。例如：

1. 脉痔一条，在《病候》篇中有“左右血先出”而在《五十二病方》中，没有描述症状，仅有“脉者：取野兽肉食五物之毛等，燔冶，合挠口，诲（每）旦（先）食……”即脉痔病人的治疗方法：用五种野生肉食动物的毛烧成炭制成散剂，每日晨饭前服……由此可见，取动物的毛制成炭（类同于‘血余炭”）取止血之效，这说明脉痔出血是主症。也说明两书对“脉痔”的认识一致的，这两个“脉痔”是相同的。

2. 《病候》篇中对症状的描述比《五十二病方》的疾病症状描述更具体、准确。如《病候》58条对肛瘘描述“其痈有孔、汁出比较详细。而《五十二病方》对“肛瘘”的描述仅为“有空而栾”、“多空（孔）者”等而分治。

（五）又一次证明祖国医学渊源流长、居世界之首。

《病候》和《五十二病方》均为公元前二世纪中期左右的传抄本，有的篇节和药方是远古时期所流传下来的。和古希腊医圣希波克拉底在痔的论文中所记述的“安全阀学说”为同一个时期甚或更早，也更正确。比古罗马凯尔劳斯（公元前25~公元14年）编辑的《医学》一书中简述的痔的症状和治疗早二个世纪。这充分证明祖国医学在古代位居世界之首。对后世医学影响深广，它的学术思想和内容仍值得进一步研究探讨。

续道德经

李毅军

（浙江省金华市解放西路871号，浙江 金华，321001）

一 章

且夫天地之间，有老子之道，包括自然、社会而有余。自然科学不过是之于自然界的办法劳动而已，“天演论”、“进化论”，一一何能外乎于此。自然科学以及社会科学尽是支离者也。

二 章

道也者，“无有”者也，一分为万，举例其中曰：一、没有“无”就没有“有”，没有“有”也就没有“无”。“无”和“有”是一体的。二、“无”就是“有”，“有”就是“无”。以刚强柔是刚为刚，以柔克刚是柔为刚。三、“无”就是“无”，“有”就是“有”，不然就不存在“无”“有”两个字。

三 章

以道范之“科学”：一、没有不科学就没有科学，没有科学就没有不科学。二、不科学就是科学，科学就是不科学。三、不科学就是不科学，科学就是科学。这样理解“科学”，比“科学就是科学，不科学就是不科学”一种说法自由得多。天下皆知科学之为科学，斯不科学矣。

四 章

科学究竟好不好？以道鉴之：没有不好就没有好，没有好就没有不好；不好就是好，好就是不好；不好就是不好，好就是好。天下皆知科学好之为好，斯不好矣。

五 章

物无不可。有此道理，则无往而不能其能：自然与社会与人、文明、文化、白话文、“教育”“伦理”“心理”“美学”、艺术、爱情、个性、“人人”“人物”“物物”平等、逻辑、幽默、元素、实证诸类可外乎道乎？天下皆知诸类美之为美，斯恶矣。自然与社会与人烦恼紊乱，“天人”简明赅备；文明不过河图洛书、伏羲炎黄，除此而外是考古；文化不如文章；白话文岂是锦绣；教育、伦理、心理、美学教人做儿童；艺术是西方土产，怎能包揽得起全世界？爱情不若倾心仰慕。节烈者的爱情高于爱情，应受到全世界人们的敬意；个性自私放纵没有凝聚力，人人都是哲学家思想家那么世上便没有一个哲学家思想家；人人、人物、物物平等，但不能阴阳失调；逻辑易相反结论、结果；幽默奈何得了清谈清言；元素即是山水也；实证何曾实证不实证。

六 章

不管科学发展到什么时代，科学随时随地都可能给人类、地球带来灾难。如果科学真的给人类、地球带来灾难，科学就真的不好就是不好，好就是不好了。百年来的科学可能已埋下毁灭人类、地球的祸根。科学是双刃剑，也是单面刀。人们对科学要有强烈的忧患意识。如果科学避免了人类、地球的毁灭，此功德必是我国老子之道、孔子之道也。此事有例证：如果人类要在廿一世纪继续生存下去，必须回到两千五百年前，去吸收孔子的智慧（文化周刊《光明日报》2006 年 12 月 22 日第 6 版）。老子是孔子之师："昔先君仲尼与君先人伯阳有师资之尊"（《世说新语》言语第二）。《道德经》是世界上被译成外国文字第二多的著作［主持人语《光明日报》2006 年 11 月 16 日第 6·7 版（女儿李络提供）］。

七 章

人们都说要科学地学习、工作、生活，如果科学包括了不科学，那么为什么偏要强调科学地学习、工作、生活？为什么偏要强调不要不科学地学习、工作、生活？人们何曾纯粹科学地学习、工作、生活过？人们何曾彻底不科学地学习、工作、生活？如果不科学不包括科学，科学不包括不科学，岂合道乎？有哪种最新科学技术成果是绝对科学的呢？任何一种科学技术成果一产生，就同时具有了它不科学的一面，不科学的属性，就都有它的局限性。不管科学怎么发展，不管科学发展到什么时代，不科学的一面始终伴随着科学的一面，科学消极的一面始终伴随着科学积极的一面。科学的缺点是滥用妄用盗用欺骗性，法西斯、环境问题、核威胁就是最好的证明（地球几乎将要成为宇宙的一个瘤子）。只有充分认识科学的单面性、两面性、三面性、无数面性，用道家思想面面俱到地稳步更快地发展科学，才能不至于一下子走到把科学搞坏、搞糟、搞不科学的一个极面，走到毁了人类、毁了地球的一个极面，科学才能真正做到好就是好，不好就是好。这样，人们可以说科学是直线发展的，什么不断不不断发展，没有意义。科技以人为本，也必须以自然为本。

八 章

道为一，一而二，二而三，如时则昨日、今日、明日，如物则一变再变也。道为"无有"之合称。假设一为"无"，二为"有"（不仅是物理变化，也是化学变化，一定物质变成其它的物质），此"有"即"无""有"之合称（"无""有"可以是不同的物质，亦可各自生成为"无"或"有"或者"无有"）。既已生"无有"，那么生"无有"之"有"已为"无"。已为"无"之"无"可认为是一是二是三。"有"也可以认为是一、二、三。"无"或"有"生"无有"，"无有"生"无"或"有"，即把"无"生"有"变成"有"生"无"，顺序一倒，也可以是一、二、三。一、二、三是物质变化过程结果。……，一生二（道生二）.……，三生三（道生三，三生道，道生道），……；……，三生二（道生二），……，二生一（道生一），……——不管多少生多少——化合、分解反应规律就是这样。山有绿变之质，水能合众之流，岂虚言哉。道说明了物理变化和化学变化的规律。道就是变化和永恒。微观即是宏观矣。道在分子元素里。道在真空虚无里（真空虚无可以是物，也可以是非物），道在物与非物之外——道认为自然、非自然有任何种可能，又无任何种可能。即使真的宇宙灭亡了，变成"无"，那也是一种"有"，一种"无有"，三而二、二而一，三二一，归于道。道又生一。还有，如果宇宙之内外别有一"物"等等之类。

九 章

什么是"技术"？技术就是之于自然界一种办法劳动："泛指根据生产实践经验和自然科学原理而发展成的各种工艺操作方法与技能"（《辞海》技术 上海辞书出版社 2010 年版 缩印本）。既然技术是种办法劳动，那么整个"自然科学"就都不过是种之于自然界的办法劳动而已："研究自然界的物质形态、结构、性质和运动规律的科学"（《辞海》自然科学 上海辞书出版社 2010 年版 缩印本）。科学至今认为中医、中药、针灸、养生、中国饮食、武术、气功、数术等是不符合科学的，而中国的道理论却产生了中医、中药、针灸、养生、中国饮食、武术、气功、数术。中国的道不仅包括（分析论证）了科学那一种自然科学办法劳动，还包括了科学以外的中医、中药、针灸、养生、中国饮食、武术、气功、数术这一种"自然科学""办法劳动"。人们为什么不可以把科学纳入道的范围呢？技者巧之用也，是"技术"、"自然科学"的最好最恰当的解释。何况中国古代的道还产生了化学、火药、火箭、世界上第一位航天员。

十　章

西方所谓的哲学中的各个论点，在中国不过是古代的半句文章而已。“不朽论”的内容是什么？按照道理来说，既有不朽，肯定有有朽，有有朽，肯定有不朽。在道的面前，所有的“科学的哲学”除了部分是一些科技论文外，还具有什么思想意义？道是哲学的，也是科学的。如此西方哲学史，不过是道范围内的支离细末——西方其事支离而求之以为学者可知矣。道至真。

十一章

从以上论述中，我们可以肯定地说，科学不是最最伟大的东西。人类开始使用火、石器是最最原始的，可人类不也可以嘲笑科学是最最原始的吗？科学产生了，但科学的头脑（理智）并没有产生。为什么要认为西方开创出了科学？西方开创科学而未开创科学，因为西方没有真正认识科学，科学对科学没有理性上的认识，科学只是懵懵懂懂地搞科学，它的头脑还没有开化，它的思想还没有启蒙。可以肯定地说，科学对科学的认识在提高到理性上之前，科学是野蛮粗鲁、愚昧无知的东西，没有自控力，是也只能是最最可怕的东西。既然如此，对科学的兴奋、狂热，仅仅是盲目幼稚无知的表现。所以疑惑困惑者，皆由此生。为什么只是在科学的圈子里研究科学而不在科学的圈子以外看看科学？道在科学里，道在科学外。道是科学的大脑、理智。是谓“道的科学”。道使得科学具有了理性。天下皆知西方开创出科学之为西方开创出科学，斯西方未开创出科学矣。自伐恃有，所以无德；逞强气盛，因此失道。

十二章

分析“科学”，是为了进一步认识科学，利用科学，发展科学，完善科学，改造科学，而不应崇拜以至于迷信科学。改造了的科学可以称之为巧技、机巧、支离、巧用、巧艺。也可以说科学是永恒的，但科学也是要死亡的。科学死亡了，道也就死亡了。正因为道也是要死亡的，才名之为道。也正因为道也是要死亡的，道才永恒。科学不死亡，那就不自曰、不合乎道理。道是顶自由的，道是无限自由的，道是绝对自由的，“飂兮若无止”（《道德经》二十章）。只有跨越科学这个窒碍樊篱，天下人才能获得真正的自由。要追寻道，才能做（科学）思想上的主人。

十三章

道比之科学，而高于科学，大于科学，更自由于科学、更平等于科学，更民主于科学，更人权于科学。道无处不在，无时不有。科学发展到什么时代，道总等候科学在什么时代。科学永远没有头（自然不存在，科学也将不存在），道则是言有尽而意无穷。科学偏具破坏性、危险性，道全是利益性、指导性。谬哉，全盘西化之去高就低、弃大适小、舍本逐末，吾弗为。

十四章

天地间不过一个“有”字。不过一个“无”字。亦不过一个“无有”。噫，宇宙一“道”而已。“上帝”亦在道中矣，人类不要只见科学而集体自杀、圣战。“上帝”教人不思考思想。

十五章

我们可以根据经［道、儒（女儿李络提出）］史子集而豪迈地运用各种办法劳动、支离（自然科学、社会科学），天下归心，则天下真为天下者矣，功岂在百年之下也哉。

十六章

吾举病科学，以证老子之精粹，易经之广大，易经之精粹，老子之广大，非不能遍举也，吾徒一举矣，一精粹一广大，是其一派者也，故曰老子之道云云。

名医学术思想

田振国教授从“瘀”论治肛门直肠神经官能症

罗瑞娟

（开封市中医院，河南　开封，475001）

【摘要】肛门直肠神经官能症是以肛门直肠异常感觉为主诉的神经系统机能性疾病。患者主诉多为离奇、主观、幻想的症状，常是以肛门直肠为中心的异常感觉。田振国教授通过多年的临床实践，从“瘀”论治本病，取得了较好的临床疗效。

【关键词】肛门直肠神经官能症；肝经血瘀；活血化瘀、疏肝理气

肛门直肠神经官能症是指病人由于植物神经功能紊乱、肛门直肠神经失调而发生的一组症候群。本病是以肛门直肠异常感觉为主诉的神经系统机能性疾病。多见于平时精神较紧张多疑，情志不畅、心情急躁、或性格内向的人群。它与精神因素和周围神经反射作用有关。一般是由情志不畅、心情急躁或者局部刺激、衣裤摩擦等因素而诱发，并逐渐加剧。女性的发病率高于男性，多见于更年期或接近更年期妇女易为发生。

患者主诉多为离奇、主观、幻想的症状，常是以肛门直肠为中心的异常感觉，如自觉肛门直肠有特殊臭味、怪异声响、小虫爬行、疼痛、灼热、坠胀难忍、便意频频、直肠异物、麻木、奇痒等，常伴有精神萎靡、悲观、食欲减退、消化不良、失眠、头晕、疲乏无力等全身症状。症状多呈阵发性发作，时好时差、情绪抑郁或急躁多语，甚者几欲轻生，严重影响个人及家庭生活、工作与学习。

此类病者最大特点是，虽然主诉症状明显但临床进行肛门直肠局部一系列的物理及化验检查，均无与自述症状相应的器质性病理改变存在。部分患者可能还经过多次手术或局部注射封闭治疗等，但疗效差，无法解除相关症状。

田振国教授在多年的临床实践中，对本病的治疗积累了丰富的经验，认为本病当归属“郁证”范畴，多由肝经血瘀所致，其治疗当以活血化瘀兼疏肝理气为主。笔者有幸师从田振国教授，并将其经验推广应用于临床，每多获效。

一、中医病因病机及历代医家治疗观念

祖国医学认为本病多由精神紧张，情志失调，引起肝郁气滞，甚则化火；或因劳思伤脾，心血不足，阴虚火旺所致。寒湿、饮食、劳倦等也可成为诱因。对本病的治疗，历代医家多从清热利湿、清热疏肝、滋阴安神论治，并有结合用针刺疗法等。

二、西医病因病理

西医学认为精神因素在本病的发病中有重要作用，因患有慢性、顽固性肛门直肠疾病，在诊治中又有失误，或其它各种不良因素影响导致病人精神受到刺激，产生恐惧、悲观和疑惑，引起持续性精神紧张，高级中枢神经系统兴奋和抑制过程失调，植物神经功能紊乱，肛门直肠神经活动失调而发病。[2]

三、田振国教授之“肝经血瘀论”

《灵枢·本藏》云：“人之血气精神者，所以奉身生而周于性命者也”。《内经》亦有云：“五藏之道，皆出于经隧，以行气血，血气不和，百病乃变化而生。”王清任认为：“治病之要诀，在明白气血。无论外感内伤，要知初病伤人何物，不能伤脏腑，不能伤筋骨，不能伤皮肉，所伤者无非气血。”

田振国教授认为：因“肝脉绕后阴”，若情志不遂，肝失调达，气失疏泄，致肝气郁结，气滞血瘀，瘀血聚于后阴，则发为本病，当归属中医“郁证”范畴。郁有广义狭义之分。广义的郁，包括外邪、情志等因素所致的郁

在内。狭义的郁，即单指情志不舒为病因的郁。元代《丹溪心法·六郁》已将郁证列为一个专篇，提出了气、血、火、食、湿、痰六郁之说，创立了六郁汤、越鞠丸等相应的治疗方剂。《古今医统大全·郁证门》说“郁为七情不舒，遂成郁结，既郁之久，变病多端。”《临证指南医案·郁》所载的病例，均属情志之郁，治则涉及疏肝理气、苦辛通降、平肝熄风、清心泻火、健脾和胃、活血通络、化痰涤饮、益气养阴等法，用药清新灵活，并充分注意到精神治疗对郁证具有重要的意义，认为“郁证全在病者能移情易性”。王清任对郁证中血行郁滞的病机作了必要的强调，对于活血化瘀法在治疗郁证中的应用做出了贡献。

对于本病的治疗，田振国教授认为当于活血化瘀之中伍以疏肝理气之品，如此则“气通血活，何患疾病不除。”处方用药“活血不忘行气，理气必兼化瘀”。方用桃红四物汤加减。基本方药组成：丹参30g、桃仁15g、红花15g、赤芍15g、川芎15g、元胡15g、厚朴15g、滑石15g、柴胡15g、川楝子10g、郁金10g、甘草6g。用法：水煎服，日一付，早晚分服。

丹参又名赤参，紫丹参，红根等。味苦、微辛，性微寒；归心、脾、肝、肾经。有活血调经，祛瘀止痛，凉血消痈，清心除烦，养血安神之功。《本草汇言》：“丹参，善治血分，去滞生新，调经顺脉之药也。主男妇吐衄、淋溺、崩血之证，……或瘀血壅滞而百节攻疼，……故《明理论》以丹参一物，而有四物之功。”方中用以为君。

桃仁苦、甘，平。归心、肝、大肠经。活血祛瘀，润肠通便，止咳平喘。用于经闭，痛经，癥瘕痞块，跌扑损伤，肠燥便秘。《用药心法》：“桃仁，苦以泄滞血，甘以生新血，故凝血须用。又去血中之热。”红花性温，味辛，活血通经、散瘀止痛。用于经闭、痛经、恶露不行、癥瘕痞块、跌打损伤。二者皆为活血祛瘀之药，作用均甚广泛，往往配合应用。赤芍为肝经血分要药，苦，微寒。清热凉血，散瘀止痛。用于温毒发斑，吐血衄血，目赤肿痛，肝郁胁痛，经闭痛经，癥瘕腹痛，跌扑损伤，痈肿疮疡。《别录》云：“通顺血脉，缓中，散恶血，逐贼血，去水气，利膀胱大小肠，消痈肿，时行寒热，中恶腹痛，腰痛。”《药品化义》云：“泻肝火。”三者共用，取其活血化瘀之功，为臣。

川芎，原名芎藭。辛温香燥，走而不守，既能行散，上行可达巅顶；又入血分，下行可达血海。活血祛瘀作用广泛，适宜瘀血阻滞各种病症；祛风止痛，效用甚佳，可治头风头痛、风湿痹痛等症。昔人谓川芎为血中之气药，殆言其寓辛散、解郁、通达、止痛等功能。《纲目》有：“燥湿，止泻痢，行气开郁。芎䓖，血中气药也，肝苦急以辛补之，故血虚者宜之；辛以散之，故气郁者宜之。”元胡又名延胡索、玄胡，性温，味辛苦，入心、脾、肝、肺，是活血化瘀、行气止痛之妙品，尤以止痛之功效而著称于世。李时珍在《本草纲目》中归纳元胡有“活血，利气，止痛，通小便”四大功效，并推崇元胡“能行血中气滞，气中血滞，故专治一身上下诸痛”。厚朴苦、辛；性温。归脾、胃、大肠经。功能：温中下气；燥湿除满；降逆平喘；散结消瘀。此方中主要取其“通腑散瘀”之用。滑石甘淡，入胃与膀胱经。清热渗湿通淋，利六腑，除邪毒，利窍敛疮，消暑止泻，散热结，除胀满。配厚朴并用通利气机，消瘀散结。四者共用，取其行气散瘀之功，为佐药。

柴胡苦，微寒。归肝、胆经。功能：疏散退热，升阳舒肝。主治：感冒发热、寒热往来、疟疾，肝郁气滞，胸肋胀痛，脱肛，子宫脱落，月经不调。川楝子又名金铃子，性寒，味苦。主入肝经。疏泄肝热，行气止痛。有除湿热、清肝火、止痛、杀虫的功能。郁金辛、苦，寒。归肝、心、肺经。行气化瘀，清心解郁，利胆退黄。用于经闭痛经，胸腹胀痛、刺痛，热病神昏，癫痫发狂，黄疸尿赤。三者共用，取其疏肝理气之功，亦为佐药。

甘草性平，味甘，归十二经。方中用之调和诸药而为使。

诸药共用，共奏活血化瘀、疏肝理气之功，使瘀血去，郁结散，而病自除。

四、病案举例

张某，女，42岁。

主诉：肛门坠胀不适两年余，加重四个月。

初诊：患者两年前因家庭变故，始发肛门坠胀不适，阵发性发作，时轻时重，曾多方求治，无明显疗效。四个月前症状逐渐加重。就诊时诉肛门坠胀难忍，纳眠差，精神萎靡，舌暗红，苔薄黄，脉弦涩。专科检查：截石位：视诊、指诊及肛镜均未见明显异常。证属气滞血瘀之郁证。治当活血化瘀，兼以疏肝理气。方用桃红四物汤加减。药用：丹参30g、桃仁15g、红花15g、赤芍15g、川芎15g、元胡15g、厚朴15g、滑石15g、柴胡15g、香附15g、郁金15g、丹皮10g、陈皮10g、甘草6g。水煎服，日一付，早晚分服。同时为其进行心理疏导，嘱其调畅情志。

二诊：七日后复诊，自诉肛门坠胀明显减轻，纳眠较前好转。效不更方，续用七日。

三诊：半月后复诊，自诉肛门已无明显不适，纳眠佳。

两个月后复诊，自觉临床症状无反复，嘱其调畅情志，多参加群体活动。

五、总结

肛门直肠神经官能症患者主诉多为离奇、主观、幻想的症状，常是以肛门直肠为中心的异常感觉，虽然主诉症状明显，但临床进行肛门直肠局部一系列的物理及化验检查，均无与自述症状相应的器质性病理改变存在。患者常痛苦不堪，严重影响个人及家庭生活、工作与学习。中医归属于“郁证”的范畴。因病程长久，常气滞与血瘀并见。故对本病的治疗，需重视活血化瘀，同时伍以疏肝理气之品，每多获良效。

田振国教授治疗肛门瘙痒症经验浅析

罗瑞娟

（开封市中医院，河南　开封 475001）

【摘要】肛门瘙痒症是一种常见的局部瘙痒症，病人十分痛苦，长期可引起神经衰弱、精神不振、彻夜难眠等。田振国教授在治疗肛门瘙痒症方面有其丰富的经验，通过多年的临床实践，认为本病的成因多由风邪湿毒留滞皮肤腠理之中结而不散所致，临床以“风湿郁结型”为多见，对本病的治疗以保守治疗为主，采用自拟方“外利汤”以利湿解毒、祛风止痒，取得了较好的临床疗效，费用低廉，易于为患者接受，值得借鉴。

【关键词】肛门瘙痒症；风湿郁结；利湿解毒、祛风止痒

肛门瘙痒症是一种常见的局部瘙痒症，是局限性神经机能障碍性皮肤病，一般只局限于肛门周围，有时可蔓延至会阴、外阴或阴囊，多为阵发性，多发生在20～40岁的中年人，老年、20岁以下的青年人少见，并多见于习惯安静、不常运动的人。本病初起肛门瘙痒较轻，肛门皮肤无明显变化，多为阵发性，如长期不愈，则瘙痒较剧烈，持续时间较长，尤以夜间为甚，潮湿环境可加剧病情，常因过度搔抓或机械性刺激，致皮肤出血、糜烂、刺痛，使痛痒加剧，皮肤增生粗糙，肛门皱襞加深，重者可发生感染。病人十分痛苦，长期可引起神经衰弱、精神不振、彻夜难眠等。田振国教授从事中医肛肠专业的临床、教学、科研工作30余年，善于运用中医特色疗法治疗肛肠科疾病，对于本病的治疗他认为当利湿解毒、祛风止痒，应以局部治疗为主，采用自拟方“外利汤”先行保守治疗，效果不理想者，再考虑手术治疗。经过多年的临床应用，收到良好疗效。余随师侍诊，稍有心得，兹将其经验总结如下。

一、祖国医学对肛门瘙痒症的认识

祖国医学认为，痒属风、湿、热、虫、血虚所致，又有“诸痒属虚、属风，热盛则痛，热微则痒”之说。肛门瘙痒症的发病原因与风邪最为密切，但又有外感风热、风湿与血虚生风之别。外感风邪或风热相聚，风湿挟热，留滞于荣卫之间，腠理皮肤之中，结而不散，时发痒出疹，而成瘙痒之症；皮肤腠理需气血荣养，血旺则光滑润泽，血虚不能充养皮肤腠理，生风生燥则发痒。前人有“血虚则生风，风聚则发痒”之说。

二、西医对本病的认识

现代医学认为：肛门瘙痒症是由于局部炎症，使肛周皮肤充血，血液循环增加，温度上升，而肛门又不易散热，促使汗液排泄增多，湿润浸渍，引起不适和瘙痒。多是由于以下原因所致：①黄疸、糖尿病、风湿病等全身性疾病；②食用刺激性食物如辣椒、酒，或异体蛋白质如鱼、肉、虾等引起的变态反应；③肛门疾病如肛瘘、内痔、肛窦炎等致使肛周黏液分泌增多、外溢及妇女阴道分泌物等导致对肛门皮肤的局部刺激；④激素、麻药等药物刺激；⑤过度兴奋、激动、忧郁、神经衰弱等精神因素；⑥蛲虫、蛔虫等肠道寄生虫感染。

临床为了便于诊断和治疗，把肛门瘙痒症分为原发性瘙痒和继发性瘙痒两大类。原发性瘙痒特点为：无明显原因，时轻时重，经常复发，不易治愈。常用排除法诊断，慢性瘙痒找不到任何原因时，常可归为此类。继发性肛门瘙痒症特点是致病原因清楚，容易根治，如：肛瘘、肛裂、内痔脱出、直肠脱垂等分泌物的刺激而致。

三、田振国教授对本病的临证心得

对于本病的治疗有中药内服、熏洗、外敷，针灸，注射，手术等方法，而临床常用的为手术疗法。田振国教授认为对本病的治疗当以局部治疗为主，先行保守治疗，效果不理想者，再考虑手术治疗。他认为本病的成因多

由风邪湿毒留滞皮肤腠理之中结而不散所致，临床症状表现为：肛门瘙痒，潮湿渗出，经摩擦活动则痛痒更甚，肛门下坠不适，困倦身重，腹胀食少，夜卧不安，舌苔厚腻，脉濡滑。治当利湿解毒、祛风止痒，方用自拟方“外利汤”。药用：大风子15克、木鳖子15克、白芷30克、明矾15克、地肤子50克、蛇床子30克。用法：将药物煎成水剂，趁热先熏后洗，然后坐浴，每次30分钟，每日一次。

其中，大风子味辛，性热，有毒，归肝、脾、肾经，有攻毒杀虫、祛风燥湿之功，《本草纲目》有云：“主风癣疥癞，杨梅诸疮，攻毒杀虫”，用以为君。木鳖子味苦、微甘，性凉，有毒，归肝、脾、胃经，有攻毒疗疮，消肿散结之功，用以为臣。白芷味辛，性温，归肺、胃经，有解表散风、通窍、止痛、燥湿止带、消肿排脓之功；明矾味酸、涩，性温，归肺、肝、脾、大肠经，外用可解毒、杀虫、止痒，内服可化痰、止血、止泻；地肤子味苦，性寒，归膀胱经，有清热利湿、止痒之功；蛇床子味辛、苦，性温，归肾经，有杀虫止痒、温肾壮阳之功；四者共用为佐。诸药共用，共奏利湿解毒、祛风止痒之功。临床随症加减，多获良效。

四、病案举例

张某，女，42岁，2009年8月初诊。

主诉：肛门瘙痒四月余，加重半个月。

初诊：肛门瘙痒，潮湿渗出，夜间加重，肛门下坠不适，困倦身重，纳差，夜卧不安，舌苔厚腻，脉濡滑。专科检查：截石位：视诊：肛周皮肤增生粗糙，肛门皱襞加深；指诊：肛内进指4cm未触及硬性肿物；肛门镜：未见明显异常。证属风湿郁结之肛门瘙痒症。治当利湿解毒、祛风止痒，方用外利汤加减。药用：大风子15克、木鳖子15克、白鲜皮15克、白芷30克、明矾15克、地肤子50克、蛇床子30克。用法：将药物煎成水剂，趁热先熏后洗，然后坐浴，每次30分钟，每日一次。另嘱其保持肛门局部干爽、清洁卫生。

二诊：三日后复诊，自诉瘙痒明显减轻，效不更方，续用四日。

三诊：七日后复诊，自诉偶有夜间瘙痒，续用前方四日，痊愈。

两个月后复诊，自觉临床症状无反复，嘱其调节饮食，忌辛辣刺激之品，保持肛门局部清洁卫生。

五、总结

对于肛门瘙痒症的治疗临床多采用手术疗法，常用术式为“肛周皮下神经末梢离断术”，据临床观察短期疗效肯定，长期有部分反复，且难以被大多数患者所接受。田振国教授采用中药熏洗保守治疗为主，临床疗效肯定，费用低廉，减轻了患者负担，易于为患者接受。不仅节省了大量的医疗资源，更有利于将祖国璀璨的中医药文化发扬光大，值得临床推广应用。

杨向东教授学术思想及临床经验总结

乔峰妮　曹暂剑

（成都肛肠专科医院，四川　成都，610075）

【摘要】目的　总结杨向东教授的治疗大肠肛门疾病的学术思想，诸如大肠疾病辨证规律、学术观点、思辨特点及选方制方、用药规律等。方法　通过名中医师继承的方式，如门诊跟师、查房、手术指导等。结果　对杨向东教授诊治大肠肛门疾病的学术思想及治疗的特色和优势进行了初步总结。结论　杨向东教授辨证论治大肠肛门疾病的特色及优势在于：坚持整体观念，辨证论治，审证求因，审因求治，先辨病后辨证，辨病与辨证论治相结合。从不同角度兼顾扶正祛邪，消补兼施灵活论治大肠肛门疾病。

【关键词】杨向东；学术思想；临床经验

杨向东教授在其数十年的临床、教学、科研工作中，一直致力于大肠肛门疾病的研究和中西医结合治疗，积累了丰富的经验，并形成了许多独特的学术思想，然而并未经过系统的全面的总结，本次研究是在杨向东教授的指导下，对其数十余年的学术思想、临证经验加以整理和研究，挖掘其学术内涵，探索其临证规律，系统、全面的总结，对于继承和发扬名老中医学术经验具有重要的意义。

本文共分四个部分：第一部分“学术思想”，介绍杨向东教授的大肠肛门疾病学术思想。第二部分“疾病各论”，重点介绍杨向东教授治疗大肠肛门疾病的经验，每个病皆具有杨向东教授治疗的独到特色。

第一部分杨向东教授学术思想

1. 有关中医病因病机的认识

1.1 风寒暑湿燥热皆可致本病，但以风湿燥热居多，它们既是致病因素，又是新的病理因素。

《内经》中指出："因而饱食，筋脉横解，肠澼为痔。"说明痔疮与饮食有关。《医宗金鉴·外科心法要诀》中"肛门围绕折纹破裂，便结者，火燥也"的记载指出了肛裂的病因。由此可见，肛肠疾病的发病原因以实邪居多。

1.2 尤重湿邪在病机演变中的作用。

湿邪分内外。肛肠疾病的发生，不仅有外感湿邪，还有内生湿邪致病，并且以内湿为主，多因饮食不节，损伤脾胃，脾虚湿从内生，湿热结聚而致病。

1.3 脏腑本虚、功能失常是发病的内因。

在长期的医疗实践中发现，肛肠病的发生与阴阳失调、脏腑本虚有着重要关系。正如《丹溪心法》云："痔者皆因脏腑本虚，外伤风湿，内蕴热毒，醉饱交接，多欲自戕，以致气血下坠，结聚肛门，宿滞不散，而冲突为痔也"。阐明了脏腑虚弱是本，多种致病因素引起气血下坠结聚肛门为痔是标。

1.4 后天失养在肛肠病的发生、发展中居于主导地位。

历代医家大都把饮食不节归之于导致本病的主要病因。不良生活习惯作为发病的重要诱因不可忽视：便秘：历代医家都认为这是发生痔疾的重要原因之一。

2. 独创直肠癌腹会阴联合切除左下腹排便可控制人工肛门技术

直肠癌是目前临床上发病率最高的消化道恶性肿瘤之一。低位直肠癌手术治疗中，传统的腹壁造口术具有操作简便的优点，但对便意及控便效果差，存在一定的缺陷。采用腹壁隧道式造口术，同时重建肛直角，可延迟排便时间，蠕动波可刺激腹膜，产生腹胀及便意，便后腹壁肌肉收缩，使造口关闭，达到自我控制排便的目的。

3. 提出了"结肠瘫痪症（重度结肠慢传输性便秘）的概念"，并首创选择性结肠切除结肠功能障碍（结肠瘫痪、结肠冗长、结肠重复等）顽固性便秘。2002年，杨向东教授首次提出了"结肠瘫痪症"这一概念，即把慢性重度顽固性结肠慢传输性便秘称为结肠瘫痪症。此理论一经提出，就迅速在学术界得到广泛认可和传播。六年来，我们不断对此学说进行理论和临床实践的研究，取得了丰硕的成果。

第二部分　大肠肛门疾病各论

1. 关于重症复杂性痔疮认识

痔是人体直肠末端黏膜和肛管皮下静脉丛扩张和屈曲所形成的柔软肿块。重症复杂性痔疮指症状重、病程长、临床处理棘手的痔病，包括环状混合痔、炎性外痔、老年痔、妊娠期痔、产后或哺乳期痔、以肛周赘皮增生为主的混合痔、多次手术复发性痔、合并其它肛肠疾病如直肠黏膜内脱垂、肛乳头纤维瘤等的痔病。

1.1 发病机制

关于痔的发病机制至今尚无定论，学说众多，如静脉曲张学说、血管增生学说、肛垫下移学说、压力梯度学说等10余种学说，每一种学说都有其存在的价值与合理性，但每一种学说均只是从某一个方面对痔的解释，都是不完全的，片面的，是典型的"瞎子摸象"。杨向东教授有其独特的见解，他认为不管从哪个角度来阐述痔的发病机制，但其病理改变不外乎两个方面的改变：其一，血管的异常：所有的痔无不表现为动脉供血丰富，而静脉回流不足，从而导致局部血管的淤积和滞留。其二，局部组织的退行性改变：固定肛垫的悬韧带Treitz肌和Park韧带随着年龄增长退行性变加重，扭曲、松弛、自然断裂，从而导致肛垫的脱垂和下移。

1.2 治疗

针对重症复杂性痔最有效的治疗方法是手术，但治疗的手术方式很多。因此对于重症复杂性痔来说，如何选择一种适当的手术方式是临床肛肠专科医生应该潜心研究的问题。杨向东教授在充分总结既往手术治疗经验的基础上，主张综合运用传统的外剥内扎硬注术并结合国内外先进技术如PPH手术、肛门美容整形术、肛肠外科微创手术等，从而使对重症复杂性痔的治疗达到完美修复、肛门美容整形的目的。

杨向东教授在治疗重症复杂性痔强调PPH术的方法与技巧：

（1）必须熟悉痔病的发病机理，熟悉痔病的10余种学说。（2）在痔病发病学说的指导下，设计符合个体化特点的手术方式。（3）个体化的操作技巧。杨向东教授还强调术后辨证应用中药。若术后肛门疼痛明显者，常选用消肿止痛汤坐浴；药物组成为：玄参50g，芒硝20g，冰片15g，滑石20g，龙胆草50g，野菊花50g，紫花地丁30g。

坐浴同时，配合中药内服，关键在于详察病症，随证加减。

2. 慢性顽固性便秘强调分期分度治疗

2.1 便秘的概念

便秘的传统概念："秘者，闭也"，闭结不通也。便秘的现代概念：排便间隔时间虽长，或排便数量不多，但只要排便过程顺利，又不伴不适者，就应视为个人生理现象，而不能一概视为便秘。当排便过程费力，排便时间延长，或虽有便意而欲排不排，或便后不爽，或肛门坠胀者，可诊断为便秘。相反，若具有上述症状，即使每日排便一次或多次，也应视为便秘。若一年 12 个月中有 3 个月左右连续或间断存在便秘，则可考虑为慢性便秘。慢性顽固性指经正规药物等非手术方法难以奏效的便秘患者。

2.2 便秘的分度诊断

轻度便秘：排便过程费力，时间延长，或虽有便意而欲排不排，或便后不爽，或肛门坠胀等；不使用泻剂则 7 天内自发性排空粪便少于 2 次。中度便秘：排便过程费力，时间延长，或虽有便意而欲排不排，或便后不爽，或肛门坠胀等，不使用泻剂则长期便意差甚至无便意。重度便秘：除外与中度便秘同样的症状体征及实验室检查指标等，还伴有明显的精神症状，根据精神症状的严重程度又分为 A 期和 B 期。

2.3 便秘的分度治疗

轻度便秘：病程 <2 年；病程 >2 年排便障碍症状轻，对生活工作影响不大；使用泻剂或胃肠动力药物有效；无明显精神、心理改变；其治疗方案可以采用泻剂、胃肠动力药、生物反馈治疗、中药辨证施治等等治疗。

中度便秘一旦确诊我们主张尽早手术治疗。如病程 >2 年；排便障碍症状较重；生活质量下降，对生活工作有较大影响；无明显精神、心理改变；药物治疗基本无效；病程 <2 年排便障碍症状较重且患者自觉痛苦大；生物反馈治疗无效；结肠动力改变；有结直肠盆底形态学改变；可能有肠神经系统的改变，以上情况可采用结肠型便秘的手术方案：①全结肠切除术 ②次全结肠切除术 ③结肠旷置术 ④选择性结肠切除术；直肠型便秘，经肛系列手术均可开展；混合型便秘行腹会阴联合手术方案。

重度便秘：A 期：患者有焦虑、抑郁等精神、心理改变（汉密尔顿抑郁量表（HAMD）≥17 分且 <35 分、汉密尔顿焦虑量表（HAMA）≥14 分）；B 期患者有明显的焦虑、抑郁等精神心理改变，且符合焦虑症、抑郁症等精神科诊断标准（由临床经验丰富的精神科专业医师对抑郁焦虑障碍进行 SCID 检查，按 DSM～4 诊断标准诊断心境障碍、抑郁症或焦虑症，或汉密尔顿抑郁量表（HAMD）≥35 分）。

我们采用综合治疗，内外结合，身心结合。（1）中医中药必不可少。中医中药的辅助治疗可能决定手术治疗的成败和医疗纠纷的程度。传统中医学对便秘的认识是，强调根据病人具体情况，综合考虑，辨证施治。在辨证分型上，大抵分虚、实两类，实证有胃肠积热、气机郁滞、阴寒积滞之别；虚症则有气虚、血虚、阴虚、阳虚之异 。杨教授中医辨证施治的精髓则是血瘀痰阻。瘀血、痰湿导致脏腑气机失调，情志失调，加之怪病多痰，久病多瘀，痰瘀互结，气血失常而致本病的发生。（2）早期干预：术后第一天起自胃管灌服中药（早期以通腑为主，腑气通后以疏肝解郁、理气健脾为主）。针对痰湿证，方用三子养亲汤合温胆汤为基础方增减变化；针对血瘀升降桃红四物汤（桔梗、升麻、枳实（壳）、桃仁、红花、当归身、白芍川芎、生地等）为基本方随证加减 从而达到阴平阳秘、血脉和利、精神乃居。（3）特殊情况：B 期患者若处于精神疾病急性期，先行心理干预治疗后再行手术治疗。（4）减少纠纷：对于重度便秘患者，治疗全程均需外科手术治疗与心理干预治疗同时配合进行。

综上所述，我们提倡手术是以手术为主的综合治疗，绝非认为手术是唯一手段与终极手段，而是将便秘的各个阶段逐层分开，有利于医生对于便秘发展过程的渐进性认识和剖析，对疾病诊治的发展有促进作用，制定出更有针对性的阶段治疗方案，使疾病的诊治更加规范化和条理化，这给便秘患者带来了极大的好处。

慢性顽固性便秘外科治疗。

3. 直肠癌中医药治疗

中医学认为直肠癌的发病是一个相当复杂的过程，是多因素参与、相互作用，最后导致人体阴阳失衡的结果。杨向东教授认为辨证论治是中医的精髓，是一切治疗的根本，治疗必须辨证求"本"。由于晚期复发性直肠癌患者病程迁延、大多曾经历开腹手术及放化疗，多有气血受损、脾胃虚衰等基本病理变化，且怪病多痰，久病有瘀，久病及肾，因此，补益气血、补益脾肾、健脾和胃、活血化瘀、消痰散结等治法均体现了"治病求本"。然后在"求本"的基础上配合抗癌解毒作为贯穿治疗始终的原则。

3.1 气滞血瘀型

症见：直肠段肿块明显，刺痛拒按，痛处固定，面暗消瘦，便血，女子或见月事不下，平素抑郁易怒，舌质紫暗或有瘀斑，脉细涩或弦。

治法：活血化瘀，行气消癥

方药：血府逐瘀汤加减

3.2 脾肾阳虚型

症见：身倦乏力，腰膝冷痛，纳差，久泻久痢，夜尿频多，舌质淡，苔薄白，脉沉细无力。

治法：健脾温肾，益气助阳

方药：金匮肾气丸加减

3.3 气血两虚型

症见：全身乏力，心悸气短，头晕目眩，面色无华，虚烦不寐，自汗盗汗，舌淡苔白，脉细弱无力。

治法：补气养血

方药：十全大补汤加减

对于晚期复发性直肠癌的治疗，当首辨攻补之宜，以扶正固本为要。然而，固本的同时也切不可忽视“攻邪”，中药抗癌解毒配合化疗即是“攻邪”法则的具体运用。只有分清主次，标本兼顾，方能克敌制胜。

4. 慢性结肠炎辨证论治

慢性结肠炎是一种慢性、反复性、多发性以结肠、乙状结肠和直肠为发病部位，是一种至今病因不明、非特异性、过敏性疾病。国内外学者多认为与遗传因素、胃肠道刺激、胃肠道反应、食物因素及精神因素等有关。

4.1 病因病机探讨

在祖国医学文献中，结肠炎多归属于“脾泻”、“久泻”、“肠僻”、“便秘”等范畴。它以大便次数增多，夹有脓血、黏冻、下腹部疼痛为主要临床表现。杨教授认为由于多种原因往往长期处于情绪紧张、焦虑不安状态，加之饮食不节、暴饮暴食，或饮食无规律，以致肝气郁结，犯胃犯脾，治迁延日久，由实转虚，造成慢性结肠炎反复发作。病位在大肠，与脾胃关系密切，涉及肝肾。病机变化可由气损及阳，由实转虚，虚中夹实或本虚标实，错综复杂，而脾虚湿盛是导致本病发生的关键。中医治疗原则以运脾化湿为总则。根据扶正祛邪的原则，本虚者扶正，如健脾益气，温阳补肾法等，本虚标实者，视其标本虚实情况分而治之：标实为主，以治标为先，湿胜者以燥湿，化湿为主，肝郁脾虚者疏肝健脾，抑肝扶脾等治之。

4.2 辨证治疗

4.2.1 脾气虚弱

症状：大便时溏时泻，饮食减少，或食后腹胀，时有腹痛，肢体倦怠或神疲懒言，舌淡胖或有齿印，苔薄白，脉细弱。

病机：脾气虚弱，运化失常。

治法：补中益气，健脾止泻。

方药：参苓白术散

红参 30g 白术 20g 茯苓 20g 山药 20g 炒扁豆 15g 莲子肉 10g 苡仁 30g 桔梗 15g 砂仁 10g（后下）陈皮 15g 甘草 5g。

备选方：补中益气汤（黄芪 30g 党参 30g 白术 20g 炙草 15g 当归 12g 陈皮 15g 升麻 15g 柴胡 15g）用于中气下陷，久泻不愈，兼脱肛者。

4.2.2 脾肾阳虚

症状：大便清稀，完谷不化，或久泻不止，泄泻多在黎明前，脐周冷痛。肠鸣即泻，泻后即安，形寒肢冷，舌淡胖，苔白润，脉沉细弱。

病机：脾肾阳虚，命门火衰。

治法：温补脾肾，固涩止泻。

方药：附子理中汤加味

附子 10g（先煎）干姜 10g 党参 30g 白术 20g 吴茱萸 6g 肉豆蔻 10g 五倍子 10g 炙甘草 15g，久泻不止，中气下陷加黄芪 20g、升麻 15g，补气升阳举陷。

4.2.3 肝胃不和（或肝郁脾虚）

症状：泄泻烂便、伴腹痛或坠胀痛，或便溏不爽，情绪紧张和着急生气时加重，胸腹胀闷，嗳气食少，舌质淡红，苔薄白，脉弦细。

病机：肝失条达、横逆犯脾。

治法：疏肝健脾

方药：柴胡疏肝散加味

白芍 20g 白术 15g 陈皮 10g 防风 10g 柴胡 6g 香附 10g 黄芪 15g 扁豆（炒）20g。大便稀水样加干姜，里急后重加木香、槟榔；痛甚倍用白芍加青皮。

4. 2. 3 脾虚湿滞

症状：大便稀溏，食欲不振，食后腹胀，体乏无力，苔白腻，脉细濡。

病机：脾虚湿滞，运化不调。

治法：健脾燥湿。

方药：肠胃康加味

乌药 15g 当归 15g 肉桂 15g 元胡 12g 香附 15g 茯苓 30g 小茴香 30g 枸杞子 30g 伴有腹痛者，加白芍、川楝子、枳壳；黏液便者，加五味子、五倍子。

4. 3 心得体会

慢性结肠是多发病，杨教授认为除坚持服用中药外，还应注意自我调摄，所谓“三分治疗七分调理”，这是防止疾病反复发作的关键所在，特别需要注意以下 3 点。①条畅情志：让患者在情绪上应消除恐病心理，保持乐观情绪，不可太过劳累，不要常处在紧张压力下；②节制饮食：患者在饮食上除了坚持不进油炸、油腻、一过分辛辣或过冷食品外，还需注意对与病情发作或加重有密切影响的食物应忌食或少食；③慎适冷暖：患者需根据气候的变化，及时加减衣被，避免因受冷受热而引起病情的反复发作。

5. 肝脾不和论治肠易激综合征

肠道易激综合征（irritable bowel syndrome，IBS）又称为痉挛性结肠或结肠激惹综合征，这是临床上最常见的一种肠道功能性疾病，是一种特殊病理生理基础的，独立性的肠功能紊乱性疾病。杨教授根据其临床经验及脏腑相关理论，从肝脾不和论治本病有独到之处，现将其经验总结如下。

5. 1 病因病机探讨

在祖国医学文献中无“肠易激综合征”的病名，根据其主要的临床表现，可归属于中医的“泄泻”、“腹痛”、“便秘”、“滞下“、“休息痢”、“肠僻”等等范畴。《灵枢·邪气脏腑病形》中曰：大肠病者，肠中切痛，而鸣耀灌，冬日重感于寒即泻，当脐而痛，不能久立”。《难经·五十七难》“凡泻有五，其名不同，有胃泻，有脾泻，有大肠泻，有小肠泻，有大瘕泻…大肠泻者食已窘迫，大便色白，肠鸣切痛。”其中的描述与 IBS 的临床表现颇为相似。杨教授认为本病的发生与情志失调、思虑劳倦最为密切。肝主疏泄，郁怒忧愁过度可致肝失调达，气机不畅，甚则气滞血癖，脉络不通而腹痛。所以，IBS 的病位虽在脾胃及大、小肠，但与肝的关系极为密切，故肝脾不和乃为发病的重要病机。

5. 2 辨证治疗

5. 2. 1 治疗原则

杨教授根据其长期的临床经验，认为 IBS 的腹痛、腹胀、排便习惯改变及大便性状异常等症状多以肝脾不和、肝气犯脾为其主要病机。但在临床观察中又发现由于脾虚运化功能失调，或因肝强脾弱，肝气乘脾，小肠受盛和大肠传导失常，以致湿浊停滞的情况明显。治疗上以疏肝、健脾、化湿为其治疗大法。另外，在掌握肝脾不和这一主要病机和证型治疗的基础上，同时强调兼挟证的辨证施治。经过临床长期实践总结，认为有兼挟湿热，或兼挟寒湿的不同，而以兼湿热为常见。

5. 2. 2 辨证论治

5. 2. 2. 1 肝脾不和兼夹湿热者，症见腹痛即泻，泻下急迫，犹如水注或黏稠状，粪色黄褐而臭，肛门灼热，伴有腹胀、腹鸣，矢气多，肛门坠胀或有灼热感，伴有舌苔黄腻或黄，脉濡滑或弦细，此属肝气犯脾，湿热下注所致，治宜疏肝理气，清热利湿。方用柴胡疏肝散合葛根芩连汤加味，常用药：柴胡、苍术、白术、川楝子、黄芩、广木香、砂仁、神曲、炮姜、葛根、乌药、白芍等。

5. 2. 2. 2 肝脾不和兼夹寒湿者泄泻常与情志有关，腹鸣腹痛，腹痛即泻，泻后痛缓，矢气频作，带有白色黏液，肛门坠胀不舒，受寒则症情加重，得暖则舒，舌苔白腻或薄白，脉细弦。此属肝郁气滞，脾虚夹寒湿之候，治宜抑肝扶脾，兼温里祛湿，方用柴胡疏肝散合痛泻要方加减，常用药：柴胡、苍术、白术、川楝子、小茴香、广木香、神曲、肉桂、干姜、葛根、防风等。IBS 患者常有腹泻与便秘交替出现的情况。其病机仍为肝脾不和、气机失调，肠道运化失司，治疗以恢复肝、脾、肠道功能为目的，不能急功近利。对便秘者，不能急于攻下通便，对腹泻者亦不能急于固涩收敛，此等手段虽可求效于一时，但有弊而无利。因此强调根据患者的病因、病机及病程，进行辨证治疗，不要单纯地从通或涩论治，应注意整个病程中的证情转化，做到药随证转，灵活变通，随证化裁，不管是通便药或是收涩药，都须循序渐进，不可过急。

5.3 心得体会

肠易激综合征是临床慢性多发病，杨教授认为除坚持口服中药外，特别需要注意以下三点：（1）情志：本病虽属难治，但非不治，所以治疗时在情绪上应消除恐病心理，情绪乐观，不生气、不忧愁、不急躁，随时保持愉快的心情，学会遇事自我调节情绪，以防“十剂之功，废于一怒”。再则工作上不要太过劳累、不要常处在紧张压力下以免加重病情或延缓恢复。（2）饮食：饮食上除了坚持不进油炸、油腻、过分辛辣或过冷食品外，还需通过自己摸索、纪录何种食物会对病情发作或加重有密切影响，包括荤素食品在内，则应忌食或少食。（3）冷暖：在季节转换或气温变化之时，需及时加减衣被，避免受冷受热，引起病情反复发作。所谓三分吃药七分调理，所以对就诊的每位患者都反复交代，要病人严加遵守，这是防止反复发作的关键所在。另外坚持治疗，持之以恒也很重要，因为许多病人在治病过程中往往容易觉得症状缓解就好了，不需要再继续治疗，这是很多病人所共同的弊病。因此，在治疗时杨教授常跟病人反复交代病情的发展过程，这是防止反复发作的关键所在。尤其是中医治疗是辨证论治，不同阶段采取不同措施，所以一定要遵守医嘱，不要随便停止治疗，让病情反复。

唐学贵教授治疗便秘经验拾萃

吴至久　杜丽娟　刘　芳　指导：唐学贵

（川北医学院附属医院肛肠科，四川　南充，673000）

【摘要】唐学贵教授将便秘分为脾胃气虚型、气滞型、血虚阴亏型、脾肾阳虚型。并重视饮食和生活调理及反对滥用泻药，体现中医治疗特色，取得良好疗效。

【关键词】便秘；中医药；唐学贵；升清降浊；老中医经验

唐学贵教授是川北医学院硕士生导师，四川省名中医，南充市首届“十大”名中医之一。临证近二十余载，用药常中有变，效如桴鼓。吾等有幸，侍诊于旁。先将随侍期间唐师临床治疗便秘经验加以总结，以飨同道。

便秘是消化系统常见症状，在肛肠疾病中也是一种常见疾病。目前有文献调查发现其发病率为1.9%～27.2%[1]，而老年人和妇女发病率会增加[2]。目前西医对本症没有很好的治疗药物。中医学对该病很早有记载如“后不利”，“大便难”、“不更衣”、“不大便”、“阴结”、“阳结”、“脾约”等病名，治疗方法上也比较独特。目前便秘已经成为中医肛肠科研究热点问题。川北医学院唐学贵教授根据自己多年临床经验总结便秘治疗重在调理脾胃肺肾，不能单单治疗大肠。

1. 首重饮食和生活调理

唐学贵教授认为便秘首先与饮食习惯有关，特别是老年人和小孩，老年人由于牙齿的退化，消化系统功能的退化；喜欢吃流食、软食。使膳食中的纤维素含量减少，加之进食小，饮水少，使排便延迟。其次与生活、环境、精神因素的影响有关。如很多出门旅游或者精神紧张可能导致便秘的发生。再其次可能是一些药物的影响：临床上很多药物都可以引起或加重便秘如抗胆碱制剂、制酸剂、肌肉松弛剂、安定、刺激性泻药等。小孩子由于饮食习惯不好也容易形成便秘。《黄帝内经素问·上古天真论篇》曰“上古之人，其知道者，法于阴阳，和于术数，饮食有节，起居有常，不妄作劳，故能形与神俱，而尽终其天年，度百岁乃去。”所以唐学贵教授在治疗患者的同时给患者讲解便秘的相关知识，指导患者饮食和生活习惯。在很大程度上避免便秘患者必须靠药物治疗的问题，同时也避免了药物的滥用和泻药的不良反应。这也体现唐教授上工治未病的思想。

2. 审证求因，辨证论治

唐教授认为便秘虽然病位在大肠，但是多于脾胃、肝、肺、肾有密切关系。因为大便生成、排泄与脾胃运化、肝疏泄、肺肃降、肾温煦功能有密切关系。所以便秘与这些脏器之间有密切关系。便秘多由于脾胃气虚或气血不足或津液亏损或气滞血瘀，传导失职，精血亏虚，肠道失润，无水行舟导致便秘。唐教授结合自己临床经验将便秘分为：脾胃气虚型、气滞型、血虚阴亏型、脾肾阳虚型。

2.1 脾胃气虚型　唐教授认为这类型便秘患者多是由于过用苦寒药物或服用含蒽醌类减肥药物造成的。导致患者在临床上表现食欲减少，便意减少，排便间隔时间延长，舌淡，脉细弱无力等。其病机主要是脾虚清气下陷，大肠传输无力所致。正如《丹溪心法·脾约丸论》“胃强脾弱，约束津液不得四布，……故曰脾约，……脾弱不得通也”。在选方上选用枳术丸化裁。重用白术至40g，唐教授认为白术主要目的是健运脾胃功效，脾胃健运则能正常升清降浊，这一点与国内很多学者观点一致[3,4]。配伍枳实、荷叶、黄芪、党参、莱菔子等达到益气健脾，升清降浊，通便导滞功效。

2.2 气滞型　唐教授认为这类型便秘患者多是由于情志不舒，肝郁气滞，导滞大肠气机不畅，传导失职，从而造成便秘。临床上以情志不舒，喜嗳气，腹部胀痛或肋胁胀痛，大便涩滞不行、后重窘迫、欲便不得，肛门坠胀，舌苔白或黄腻，脉弦或弦滑为其临床特点。治疗上主要选择六磨汤加减。枳实、厚朴、槟榔行气宽中除胀，消积导滞，疏理肠道气机；木香芳香而辛散温通，能够调中、行气、宣滞。沉香降气，乌药顺气。在根据患者具体情况加用一到两味其他中药，共同达到行气通便功效。

2.3 血虚阴亏型　唐教授认为多是由于老年人或久病患者或新产后，多是阴液亏虚，血无生化之源，导致肠道失于濡润，无水行舟，大便干燥不出而成便秘。而出现便秘。其主要症状：面色少华，形体消瘦，眩晕耳鸣，五心烦热，口干心烦，渴不欲饮，大便干结，状似羊粪，量少难排，努厕难下，排便时间明显延长，甚者需要用手帮助排便，舌红少苔，脉细数或细涩。治疗上主要是选用润肠丸合五仁丸加减。方中以当归养血润肠，熟地益肾填精，两药配伍到达滋阴养血，润肠通便功效，陈皮、枳壳行气通便，火麻仁、郁李仁、柏子仁、松子仁等润肠通便。两方组合达到滋阴养血，增水行舟功效。

2.4 脾肾阳虚型　唐教授认为本证主要是由于脾阳不足，运化无权，肾阳亏虚，肠失温煦，而寒气内盛，导致鼓动无力，粪便不能排出。其主要症状有：面色苍白，畏寒肢冷，腹中冷痛喜按，小便清长，大便排出困难，坚涩，舌质淡，苔薄白，脉沉迟等表现。治疗上主要是济川煎加减。唐教授在运用时重用肉苁蓉最大量至50g，最少30g。正如《本草正义》曰："肉苁蓉咸味能下降，滑能通肠，以主大便不爽，颇得捷效，且性辛温润，益阴通阳，故通腑而不伤津液，尤其独步耳。"但是结合他本人临床经验要达到以上效果肉苁蓉必须重用，这一点在现代药理方面也得到验证[5]。方中肉苁蓉温肾益精，润燥滑肠；当归养血和血，辛润通便；白术补气健脾，助气运行；牛膝补肾强腰，其性下降；枳壳宽肠下气，泽泻入肾泄浊；少加升麻以升清阳，使清升而浊降。整个方剂到达温肾暖脾，行气通便的作用。

3. 反对滥用泻药

唐教授认为长期服用苦寒峻下中药（如大黄、番泻叶、芦荟、决明子）以及西药的酚酞等，长期服用后，势必损伤脾胃，耗伤肺气，且苦性多燥易伤津液，寒性伤阳，阳气虚衰，可以影响大肠传导而导致或加重便秘。如李东垣的《兰室秘藏》曰："大抵治病必究其源，不可一概用巴豆、牵牛之类下之，损其津液，燥结愈甚，复下复结，极则以致导引于下而不通，遂成不救。"现代很多文献也报道长期大量口服泻药可以导致药物依赖性，引起"泻性结肠"，加重便秘症状，而且还会对肠神经系统产生严重影响，导致不良后果，引起顽固性便秘。且目前有大量的临床研究和实验研究表明，长期运用泻药对肠道神经系统损害是确定的，部分患者大肠黑变[6~9]。目前对于泻药性便秘治疗比较困难，所以唐教授认为不滥用泻药比治疗便秘更重要。

总之，大肠为六腑之一，以通为用；保持大便的通畅对人体健康非常重要。但是其与其他脏腑有密切关系，所以需要从人的整体来治疗它。唐教授在该病治疗中强调预防即重视生活和饮食习惯教育指导；重视整体观强调辨证论治；反对滥用泻药造成药物性便秘给患者带来更大伤害。

参考文献：略。

基础研究

多环痔核吻合套扎器（一次性负压吸引痔核钳）弹力胶圈基础研究

陈少明　于庆环　陈少杰　杨　剑　邵彦辉　陈彦琪

（1. 上海市浦东新区浦南医院，上海，200000；2. 上海市浦东新区迎博医院，上海，200000；
3. 上海众仁生物医药科技有限公司世贸部肛肠研究中心，上海，20000）

【关键词】手术设备；耗材；弹力；胶圈

痔套扎吻合治疗是世界广泛推广的高效治疗肛肠疾病使用的方法[1]，其原理是完全阻断被套扎组织的血液并维持一定长的时间，从而引起被套扎吻合组织干性坏死，套扎吻合组织脱落、修复并为疤痕组织代替。该方法简单方便，是全球的治愈率最高的非手术治疗法[2]，但该方法仍有出现术后疼痛和出血并发症，发生率高低等问题需要研究探讨，目前一些临床现象表明其发生与胶圈弹力有关[3]。为此，我们设计了新型的套扎吻合胶圈，并进行了弹力方面的研究，现将结果报告如下。

1. 材料和方法

1.1 材料

套扎吻合器：由上海众仁生物医药科技有限公司研制出品的有多项专利产品的多环痔核吻合套扎器（一次性负压吸引痔核钳）[4]；美国库克多环痔疮套扎器；

胶圈：主要公开的配方由硅橡胶、天然橡胶和硫化剂按标准工艺制作生产，本产品无毒、无害、无气味[5]。

负压设备：上海宝佳医疗设备厂瑟曼峰 SXT~5A 吸引器 最大负压大于等于 0.08KPA

1.2 方法

1.2.1 胶圈弹力的测量：用内径相同、弹力不同的 3 组胶圈进行弹力测量试验，用两个特制的 2 个勾针勾住胶圈拉向两个方向，在勾针逐渐挂上祛码，胶圈逐渐伸长，直到胶圈伸展的长度等于套扎吻合器的周长，记下祛码的重量；记下将胶圈拉长至 1.727cm 所需的重量，维持这一重量并观察 30min，胶圈长度不变者为合格。

1.2.2 动物实验：将 3 组弹力相同、内径不同（1.2mm ~ 3.2mm ）胶圈分别套扎吻合 100 处部位动物（猪）结肠黏膜，观察其套扎吻合成功次数。

1.2.3 临床研究：用三组弹力不同的胶圈进行痔套扎吻合术，三组胶圈拉长 1.727 cm（套扎吻合器周长）所需的重量又分 1. 5kg 组（1 组）、2. 5kg 组（2 组）3. 5kg 组（3 组）。用上述三组不同的胶圈随机套扎吻合三组内痔患者，每组 100 例，观察套扎吻合结果。

1.2.4 统计分析所得结果采用 spss13 检验。

2. 结果

2.1 胶圈内径与套扎吻合成功率的关系见表 1。结果表明，胶圈内径与套扎吻合成功率呈曲型相关（$r = \sim 1$，$P < 0.01$ ）。

2.2 三组患者出血并发症的比较见表 2。

2.3 三组患者疼痛并发症的比较见表 3。

表 1　胶圈内径与套扎吻合成功率的相关关系

胶圈内径分组（mm）	套扎吻合次数	成功次数	成功率（%）
1.2	100	100	100.00
2.2	100	99	99.00
3.2	100	95	90.00

注：$r = \sim 1$，$P < 0.01$

表 2　三组胶圈内径与出血并发症的比较

组别	例数	胶圈内径	出血率（%）	肛门疼痛（%）
1	100	1.2	4.00	2
2	100	2.2	1.00	4
3	100	3.2	3.00	19

注：出血 1、3 组分别与 2 组比较 X^2 = 4.21 、3.20，**P < 0.01；疼痛 1、3 组分别与 2 组比较 X^2 = 2.21 、5.25，**P < 0.01

表 3　三组胶圈弹力与患者疼痛、出血并发症的比较例（%）

组别	例数	胶圈（kg）	肛门疼痛（%）	出血率（%）
1	100	1.5	17.00	1
2	100	2.5	8.00	1
3	100	3.5	3.00	3

注：疼痛 2 组分别与 1、3 组比较，X^2 =3.21、3.80，**P < 0.05；出血 1、2 组分别与 3 组比较，X^2 = 4.56，**P < 0.05

3. 讨论

目前研究痔弹力胶环内径、弹力适当的胶圈是预防痔胶圈套扎吻合术后并发症的重要课题。

本文结果表明，胶圈套扎吻合血管黏膜组织的牢固与否与胶圈内径有关，在套扎吻合组织团块负压等外在相同的情况下，必须配合适适配的胶圈内径才能起到最佳效果；胶圈内径越小，套扎吻合越紧，吻合成功率越高，再脱落的机会越小，但是术后出血和术后疼痛发生率增加。

虽然内径与套扎吻合成功率呈负相关（P<0. 01），但是并发症的发生率和内径大小呈双向、负向、正向等混合相关。

临床实验表明胶圈套扎吻合术后近期并发症主要为出血与肛门疼痛。

胶圈套扎吻合术后近期并发症和胶圈弹力的关系：

1. 弹力与出血研究结果：出血的发生与胶圈弹力有关，弹力越大，出血的可能性越大，但是弹力过小脱落较慢延长愈合时间，又增加感染发生率，只有合适的弹力才能减轻减少出血的发生率；

2. 弹力过小易出现疼痛，这和其他学者报道相符[3]，这可能由于胶圈弹力过小，只套扎吻合了套扎吻合组织的静脉而没有阻断动脉供血从而导致套扎吻合组织水肿，并波及齿状线以下肛管组织引起疼痛。

胶圈套扎吻合术后近期并发症和胶圈内经的关系：

1. 出血：内径过大、过小都会影响出血发生率多少，这一现象可能与内径过小套扎吻合组织脱落时间早，套扎吻合创面尚未修复有关；内径过大脱落时间慢，延迟愈合，创面修复延长，会增加感染疼痛，有待进一步病理研究证实。

2. 疼痛：分析内径过小因为组织坏死过快疼痛反应剧烈，内径过大坏死过慢延长坏死时间，患者坠胀疼痛时间天数就长，感觉疼痛重。

参考文献：略。

结直肠癌外周血微转移指标 CK20 mRNA 的检测及其临床意义

姚兴伟　李　娟　杜志刚　鲁文艳

（河北省邯郸市第一医院，河北　邯郸，056002）

【摘要】目的　研究结、直肠癌患者外周血 CK20 mRNA 的表达，并探讨其临床意义。方法 采用 RT～PCR 方法检测 60 例结、直肠癌患者和 10 例非恶性病手术志愿者骨髓、门静脉和外周血 CK20 mRNA 的表达，并随访 1 年。结果 10 例健康志愿者无 CK20 mRNA 阳性表达；60 例结、直肠癌患者骨髓、门静脉血阳性表达率分别为 78.3%（47/60）和 75.0%（45/60）。单次外周血采样 CK20 mRNA 阳性表达率结、直肠癌患者为 45.0 %（27/60）；两次采样总阳性率结、直肠癌患者为 70.0%（42/60）。外周血总阳性率略低于骨髓和门静脉血（P>0.05），外周血重复采样阳性率高于单次采样（P<0.05）。Duke C 期患者 CK20 mRNA 阳性表达率高于 DukeA、B 期（P<0.05）。

1 年局部或远处复发率 CK20 mRNA 外周血阳性表达患者高于阴性者（$P < 0.05$）。结论结、直肠癌患者外周血 CK20 mRNA RT～PCR 检测有与骨髓、门静脉血相似的敏感性和特异性，可以作为检测结、直肠癌微转移的指标并指导其治疗和预后。

【关键词】结、直肠癌；肿瘤转移；CK20 mRNA

转移是恶性肿瘤的一个重要特征，是肿瘤手术后复发、放疗和化疗失败的主要原因，也是肿瘤患者治愈率得不到提高的主要影响因素。而肿瘤细胞在淋巴结、外周血、骨髓和腹腔中的微转移是肿瘤转移和复发的基础[1]。微转移是一项独立的预后指标，其价值优于 Duke's 分期和肿瘤分级。细胞角蛋白 20（CK20 mRNA）是新发现的一种多肽，局限在胃肠上皮细胞[2]，所有结、直肠癌都明显表达，被认为是检测肠癌微转移的良好标志物。本研究旨在探讨如 RT—PCR 方法检测外周血 CK20 mRNA 的表达，以此诊断结直肠癌微转移的敏感性和特异性，并观察其临床意义。

1. 资料与方法

1.1 临床资料　标本来源于在我院接受手术的 60 例结、直肠患者，以及 10 例非恶性病变腹部手术患者。年龄 18～79 岁；男 62 例，女 43 例，平均年龄 65 岁，有远处转移者除外。

1.2 标本采集和处理：（1）骨髓血：麻醉平稳后，自髂前上嵴穿刺抽取骨髓血 2～5 ml。（2）门静脉血：进腹后，探查前自胃网膜右静脉插管 10～15 cm 至门静脉，抽取 5～10 ml 血液。（3）外周血：分别于手术前 2 d 和术前 30 min 自四肢表浅静脉抽取外周血 5～10ml。常规肝素抗凝，淋巴细胞分离液分离，分别分离单个核细胞，加入 Trizol 1 ml 于 ～20℃保存。

1.3 总 RNA 提取：标本血的单个核细胞中加入 1 ml Trizol，室温下放置 5 min，加入 0.2 ml 氯仿，室温振荡 15 min，放置 23 min，28℃下 12 000 ×g 离心 15 min。吸取上层无色液相至另一管中，加入 0.5 ml 异丙醇，室温下放置 10 min，28℃下 12 000 ×g 离心 10 min。弃上清，加入 75% 乙醇 1 ml（用前用 DEPC 水配），振荡器混匀，2 8℃下 7 500 Xg 离心 5 min，弃上清，半干时用无 Rnase 水溶解，吸头冲吸混匀，置 55～60℃10 min 使其充分溶解。在分光光度计上检测 A260/A280 的比值，以验证 RNA 的纯度。RNA 定量［RNA］ug/ml = A260 ×44 ×稀释倍数。

1.4RT～PCR 方法：采用两步法，参照文献[2]。CK20 mRNA 引物序列上游：5～CAGACACACGGTGAACTATGG～3，下游：5～GATCAGCTTCCACTGTTAGACG～3，扩增产物片段长度为 370 bp；β～肌动蛋白（β～actin）引物序列上游：5～CACTGTGTTGGCGTACAGGT～3，下游：5～TCATCACCATTGGCAATGAG～3，扩增产物片段长度为 154 bp。引物均由加拿大 Sangon 上海分公司合成，PAGE 纯化。RT 的反应体积为 20μl，逆转录反应体系如下：10 ×逆转录缓冲液 2μl，10mmol/L dNTPs 2 μl，Rnasin 0.5μl（20 U），AMV 逆转录酶 1μl（5U），25mmol/L $MgCl_2$ 4ul，Oligo（Gt）15 1μl（0.5μg），样本 RNA 3μl（2μg），补 DEPC 处理过的水至体积 20μL。上述成分混匀后置于 PE～2400 型 PCR 仪中，42℃30 min，99℃5 min 灭活 AMV 酶。PCR 反应体系：逆转录产物 10μl，25mmol/L $MgCl_2$ 4μl，10 ×PCR 反应缓冲液 8 μl，TaqDNA 酶 1ul（5U），引物 20 pmol，补 DEPC 处理过的水至终体积 100ul。反应条件：94% 预变性 5 min；94℃变性 1min，60℃退火 1 min，72℃延伸 1 min，40 个循环；PCR 产物 15μl 上机扩增。紫外透析灯下对凝胶进行摄影。

1.5 统计学分析：X^2 检验，$P < 0.05$ 为有显著性差异。

2. 结果

10 例非恶性病患者骨髓、门静脉及外周血中 CK20 mRNA 无阳性表达。60 例结、直肠癌患者骨髓、门静脉血阳性表达率分别为 78.3 %（47/60）and 75.0%（45/60）。单次外周血采样 CK20 mRNA 阳性表达率结、直肠癌患者为 45.0 %（27/60）；两次采样总阳性率结、直肠癌患者为 70.0%（42/60）。外周血总阳性率略低于骨髓和门静脉血（$P > 0.05$），外周血重复采样阳性率高于单次采样（$P < 0.05$，表 1）。

表 1　结直肠癌患者骨髓、门静脉及外周血单次和重复采样 CK20 mRNA 阳性和阴性的比较

部位	大肠癌 CK20 mRNA	
	阳性率（%）	阴性率（%）
骨髓	21.7 %（13/60）	78.3 %（47/60）
门静脉	25.0%（15/60）	75.0%（45/60）
外周血（单次）	55.0%（33/60）	45.0 %（27/60）
外周血（重复）	30.0%（18/60）	70.0%（42/60）

外周血 CK20 mRNA 阳性表达率（重复采样）随患者病期发展而增加，Duke C 期患者表达高于 Duke A、B 期（$P<0.05$），结、直肠癌分别为 94.7%（18/19）、62.5%（20/32）和 33.3%（3/9）。

CK20 mRNA 外周血阳性表达（重复采样）患者的 1 年局部或远处复发率高于阴性者（$P<0.05$），结直肠癌分别为 26.3% 和 8.6%。

3. 讨论

微转移是指用常规病理学方法不能检出的非血液系统恶性肿瘤的转移。在不同的组织这一概念又有具体意义，如在血液中，常规方法不能检测出瘤细胞，故任何能检出的血循环中的瘤细胞均属微转移；骨髓的微转移则指在骨髓抽吸和活检标本中检出了瘤细胞，而患者无任何临床和放射影像学上远处或骨髓转移的证据者[3]。微转移细胞能否在宿主组织器官形成转移灶，取决于癌细胞的生物学特性、机体的免疫状态以及宿主组织器官微环境，多数发生凋亡，少数进入休眠甚至增殖[4]。微转移是肿瘤转移、复发的基础和前提[1]，微转移的检测有利于判断预后，指导治疗。

细胞角蛋白（cytokeratin，CK）是上皮细胞骨架的组分之一，表达于正常上皮以及上皮源性原发肿瘤及其转移肿瘤细胞。CK 至少有 20 种组分，CK20 mRNA 不同于其他角蛋白，它非常局限于胃肠上皮细胞，几乎所有结、直肠癌都明显表达，且在侵袭、转移、扩散到其他组织器官时始终保持稳定。CK20 具有严格的上皮组织特异性，CK20 的特点使其成为良好的肿瘤标志物，也用来被鉴别肿瘤组织来源。而在正常骨髓、血液和淋巴结中均无表达[5]。本研究中，10 例非恶性病志愿者 CK20 mRNA 无阳性表达，证实了 CK20 mRNA 表达的特异性。

RT~PCR 检测微转移具有敏感性和特异性。可以在 1ml 管血中检出一个上皮来源的肿瘤细胞[6,7]可以准确检测 1g 组织或 1 ml 液体中的 1 个肿瘤细胞[8]，癌细胞间断进入血循环，这使外周血微转移检测成为可能，多次重复采血增加了外周血微转移检测的阳性率。通过 PCR 法检测外周血 CK20 mRNA 的表达可预测结、直肠癌淋巴结、血循环、骨髓的微转移。它将对临床处理提供更多的指导和参考，具有良好的应用前景。

目前，我们推断结、直肠癌患者预后和选择术后治疗方案主要是根据患者的分期，但这些分期指标仍然存在不足，已经不能作为唯一指导治疗和判断预后的标准。汤睿等[9]用 RT PCR 检查法，结果显示，大肠癌患者 205 个淋巴结中有 35 个检测到 Ck20mRNA 的表达，而病理组织学检查仅发现 18 个淋巴结存在肿瘤转移。该组 17 例中有 4 例，按该检查方法由 Duke'sA、B 期改为 Duke' sC 期，或者我们可以说这些患者是 Duke'sA、B 期中的高危病例，应当进行更为积极的随访。对发现微转移的患者，应采取更积极的治疗方案。

通过检测 CK20 mRNA 表达来诊断胃肠肿瘤微转移已成为目前研究的热点之一，骨髓血流丰富，由于其特异性网状结构对癌细胞的浓缩作用，骨髓 CK20 MRNA 的检测被众多研究作为诊断结、直肠癌微转移的指标。国内报道：门静脉血 CK20 mRNA 检测有与骨髓血相似的意义。然而，骨髓和门静脉均不适宜反复采样、动态观察，我们应用 RT~PCR 方法检测 CK20 mRNA 在外周血表达与骨髓和门静脉血表达的差异。结果表明，单次外周血采样 CK20 mRNA 阳性表达率在结、直肠癌 45.0 %（27/60）44，两次采样总阳性率为 70.0%（42/60）。外周血总阳性率略低于骨髓和门静脉血（$P>0.05$），外周血重复采样阳性率高于单次采样（$P<0.05$）。结果显示，癌细胞间断性地进入血循环，重复采样可以提高外周血检测的阳性率；外周血重复采样 CK20 mRNA 表达的阳性率与骨髓和门静脉血相近。外周血易采样，可以反复采样，其 CK20 mRNA 的表达作为胃肠肿瘤微转移的指标，对指导治疗、判断疗效和预后具有更高的临床意义。

外周血 CK20 mRNA 阳性表达率（重复采样）随病期发展而增加，结、直肠癌 Duke C 期患者表达高于 Duke A、B 期（$P<0.05$），分别为 94.4%（17/18）、60.6%（20/33）和 50.0%（4/8）。结、直肠癌 CK20 mRNA 外周血阳性表达（重复采样）患者的 1 年局部或远处复发率高于阴性者（$P<0.05$），分别为 26.3% 和 8.6%。我们认为，结、直肠癌患者外周血 CK20 mRNA 的表达与肿瘤生物学行为密切相关，CK20 mRNA 阳性表达肿瘤侵袭力强、病期晚，易转移和复发。

总之，通过检测 CK20 mRNA 的表达，可监测胃肠道肿瘤的淋巴和血行微转移。微转移的检测较常规病理组织学检查具有更高的敏感性，是一个重要的指标，它能帮助我们解释一些现象。对患者分期、判断预后、确定手术和术后的治疗方案具有重要的指导作用。

参考文献：略。

MMP~9，VEGFR~3 及 D2~40 与大肠癌的临床病理学意义

张俊峰　贾永峰

（1. 内蒙古乌兰察布市中心医院肛肠科，内蒙古　乌兰察布市，012000；
2. 内蒙古医学院病理科，内蒙古　呼和浩特市，010030）

【摘要】目的　通过检测 D2~40 在大肠癌淋巴管转移中的表达，探索大肠癌表面分子 VEGFR~3 和 MMP~9 在病程中的特征规律，及在大肠癌中的发展与转移规律，为大肠癌的免疫病理学机制与治疗提供新的理论依据。方法　结肠癌标本 50 例，高分化组和中分化组各 20 例，低分化组 10 例。并选择大肠癌无转移的切缘 20 例做为对照组，运用免疫组织化学方法检测大肠癌表面分子 VEGFR~3 和 MMP~9 的表达情况，及 D2~40 在大肠癌淋巴管的表达情况。结果 D2~40 高分化组较正常组稍高，中低分化组淋巴管密度较高（$P<0.05$）。VEGFR~3 在正常肠黏膜呈弱阳性表达，高分化组较正常组增高（$P<0.05$），中低分化组 VEGFR~3 阳性的大肠癌细胞表达与高分化组比较具有显著性差异（$P<0.05$）。MMP~9 在正常肠黏膜呈弱阳性表达，高分化组较正常组稍高。中低分化组与高分化组比较有显著差异（$P<0.05$）。结论：（1）在大肠癌中，D2~40 标记的淋巴管明显增多可能增加了癌细胞淋巴管转移的概率。分化程度越低的大肠癌 D2~40 标记的淋巴管就越多，淋巴管转移的概率可能就越大。（2）大肠癌 VEGFR~3 的变异可能促进了癌细胞的淋巴结转移。分化程度越低的癌细胞，VEGFR~3 的变异就越明显，其淋巴转移的可能性就越大。（3）MMP~9 过度表达说明分化程度越低的大肠癌向浆膜外浸润和淋巴结转移的概率可能就越大。

【关键词】大肠癌；MMP~9；VEGFR~3；D2~40

大肠癌是常见的消化道肿瘤，发病率逐年上升，在我国其死亡率占第四位。尽管大肠癌以手术治疗取得认同并取得一定成效，但术后 5 年生存率始终徘徊在 50% 左右。究其原因，淋巴道转移是大肠癌最常见的转移途径，也是影响预后最主要的因素。

本课题检测大肠癌表面分子 VEGFR~3 和 MMP~9 在病程中的变化规律与意义，检测 D2~40 在大肠癌淋巴管转移中的表达。探讨大肠癌的发展与转移规律，为大肠癌的免疫病理学机制与治疗研究提供新的依据。

1. 材料与方法

1.1 主要试剂和仪器

1.1.1 主要试剂

D2~40（北京中衫公司）；血管内皮生长因子受体 3 多克隆抗体（北京中衫公司）；EnVision 二步法免疫组化检测试剂（北京中衫公司）；PBS 液（北京中衫公司）；枸橼酸盐缓冲液（北京中衫公司）；MMP~9（福州迈新）；SP 免疫组化试剂盒（福州迈新）。

1.1.2 主要仪器

Sakura VIP~F150F 型全自动组织脱水机（日本）；TB~718D2 型生物组织自动包埋机（中国）；Leica2135 型石蜡切片机（德国）；TK~218V 型恒温摊片烤片机（中国）；电热恒温培育箱（中国）；C21~ST2113 美的电磁炉（中国）；22cm 高压锅（中国）；BCD~509WD 海尔冰箱（中国）；Olympus~BX51 显微镜（日本）。

1.2 选材与分组

标本选自内蒙古乌兰察布市中心医院（国家三级医院）病理科 2005 年到 2010 年的结肠癌标本 50 例，平均年龄 64.44±4.03，其中男性为 28 例，女性为 22 例。高分化组和中分化组各 20 例，低分化组 10 例。并选择大肠癌无转移的切缘 20 例做为对照组，结肠癌患者在术前均未接受任何放疗、化疗和生物治疗具体分组情况如下表：

表 1　结肠癌分组表

分组情况	例数	淋巴结转移例数	转移率（%）
正常对照组	20	0	0.00%
高分化组	20	10	50.00%
中低分化组	30	15	50.00%

1.3 免疫组织化学检测 D2 ~ 40

（1）将福尔马林固定，石蜡包埋的组织蜡块经组织切片机切片，厚 5μm，粘于 APES 胶片上，烤片，72℃，15min；（2）、二甲苯脱蜡 2 × 10min；（3）、无水乙醇洗去二甲苯 2 × 5min；（4）95%、80%、70% 酒精各 3min，自来水洗 lmin；用 pH7.4 的 PBS 冲洗三次，每次 3 分钟；（5）抗原修复：枸橼酸盐缓冲液（0.01M，PH6.0）高压修复 2 分钟，置冷水浴降温；蒸馏水浸洗后，PBS 浸洗 3 分钟 × 3；（6）3% H_2O_2 室温，10min；PBS 冲洗 3 × 3'；（7）5% BSA（牛血清白蛋白）封闭，室温，20min；PBS 冲洗 3 × 3'；（8）每张切片加 1 滴一抗，即用型 D2 ~ 40，4℃过夜孵育；（9）PBS 冲洗 3 × 5'，每张切片加 1 滴聚合物辅助剂，室温下孵育 20 分钟，PBS 冲洗 3 × 5'；（10）每张切片加 1 滴二抗，即用型酶标辣根酶标记羊抗兔/小鼠 IgG 多聚体，室温下孵育 30 分钟。PBS 冲洗 3 × 5'；（11）每张切片加 1 滴新鲜配制的 DAB 液，显微镜下观察 2 ~ 5 分钟；（12）苏木素复染，0.1% HCl 分化，自来水冲洗，蓝化，切片经梯度酒精脱水干燥，二甲苯透明，中性树胶封固，晾干后观察，计数分析并在显微数码照相系统下照相。

阴性对照：用 PBS 液代替一抗，阴性对照显示为阴性。

1.4 免疫组织化学检测 VEGFR ~ 3

（1）将福尔马林固定，石蜡包埋的组织蜡块经组织切片机切片，厚 4μm，粘于 APES 胶片上，烤片，72℃，15min；（2）、二甲苯脱蜡 2 × 10min；（3）、无水乙醇洗去二甲苯 2 × 5min；（4）95%、80%、70% 酒精各 3min，自来水洗 lmin；用 pH7.4 的 PBS 冲洗三次，每次 3 分钟；（5）抗原修复：枸橼酸盐缓冲液（0.01M，PH6.0）高压修复 2 分钟，置冷水浴降温；蒸馏水浸洗后，PBS 浸洗 3 分钟 × 3；（6）3% H_2O_2 室温，10min；PBS 冲洗 3 × 3'；（7）5% BSA（牛血清白蛋白）封闭，室温，20min；PBS 冲洗 3 × 3'；（8）每张切片加 1 滴一抗，即用型 VEGFR ~ 3，4℃过夜孵育；（9）PBS 冲洗 3 × 5'，每张切片加 1 滴聚合物辅助剂，室温下孵育 20 分钟，PBS 冲洗 3 × 5'；（10）每张切片加 1 滴二抗，即用型酶标辣根酶标记羊抗兔/小鼠 IgG 多聚体，室温下孵育 30 分钟。PBS 冲洗 3 × 5'；（11）每张切片加 1 滴新鲜配制的 DAB 液，显微镜下观察 2 ~ 5 分钟；（12）苏木素复染，0.1% HCl 分化，自来水冲洗，蓝化，切片经梯度酒精脱水干燥，二甲苯透明，中性树胶封固，晾干后观察计数分析并在显微数码照相系统下照相。

阴性对照：用 PBS 液代替一抗，阴性对照显示为阴性。

1.5 SP 法免疫组织化学检测 MMP ~ 9

（1）将福尔马林固定，石蜡包埋的组织蜡块经组织切片机切片，厚 4μm，粘于 APES 胶片上，烤片，72℃，15min；（2）、二甲苯脱蜡 2 × 10min；（3）、无水乙醇洗去二甲苯 2 × 5min；（4）95%、80%、70% 酒精各 3min，自来水洗 lmin；用 pH7.4 的 PBS 冲洗三次，每次 3 分钟；（5）抗原修复：枸橼酸盐缓冲液（0.01M，PH6.0）高压修复 2 分钟，置冷水浴降温；蒸馏水浸洗后，PBS 浸洗 3 分钟 × 3；（6）3% H_2O_2 室温，10min；PBS 冲洗 3 × 3'；（7）5% BSA（牛血清白蛋白）封闭，室温，20min；PBS 冲洗 3 × 3'；（8）每张切片加 1 滴一抗，即用型 MMP ~ 9，4℃过夜孵育；（9）PBS 冲洗 3 × 5'，每张切片加生物素标记的羊抗鼠/兔 IgG，室温下孵育 20 分钟，PBS 冲洗 3 × 5'；（10）每张切片加链霉菌抗生物素蛋白，室温下孵育 30 分钟。PBS 冲洗 3 × 5'；（11）每张切片加 1 滴新鲜配制的 DAB 液，显微镜下观察 2 ~ 5 分钟；（12）苏木素复染，0.1% HCl 分化，自来水冲洗，蓝化，切片经梯度酒精脱水干燥，二甲苯透明，中性树胶封固，晾干后观察计数分析并在显微数码照相系统下照相。

阴性对照：用 PBS 液代替一抗，阴性对照显示为阴性。

1.6 结果判定标准

免疫组化的每张切片随机选取 10 个高倍视野（400 倍），计数所有染色阳性细胞和细胞总数，阳性细胞计数率 = 阳性细胞/细胞总数 × 1000‰或 100 %。

1.7 统计学方法

实验数据均采用 SPSS 统计分析软件 V16.0 处理。各实验数据以均数 ± 标准差（ ± s）表示，采用方差分析进行数据统计分析，$P < 0.05$ 被认为差异有统计学意义。

2. 结果

2.1 D2 ~ 40 标记

D2 ~ 40 阳性表达定位于淋巴管内皮细胞胞膜和胞质，为棕黄色颗粒，含有红细胞的血管染色为阴性。正常组淋巴管较少，散在分布。高分化组较正常组稍高（$P < 0.05$）。中低分化组淋巴管密度较高（$P < 0.05$）。

表 2　D2～40 标记的淋巴管密度分布表

分组情况	淋巴管密度
正常对照组	0.90±0.47
高分化组	1.61±0.77*
中低分化组	4.37±0.68*

注：* 与正常组比较有显著差异，$P<0.05$。

2.2 VEGFR～3 标记

VEGFR～3 阳性细胞呈棕黄色染色，位于胞膜或胞浆内。VEGFR～3 在正常肠黏膜呈弱阳性表达，高分化组较正常组增高（$P<0.05$）。中低分化组 VEGFR～3 阳性的大肠癌细胞表达与正常组比较具有显著性差异（$P<0.05$），并且与高分化组比较有显著差异（$P<0.05$）。

表 3　VEGFR～3 标记的大肠癌阳性细胞（%）

分组情况	VEGFR～3
正常对照组	10.04±0.23
高分化组	20.95±0.38*
中低分化组	50.33± 0.61*

注：* 与正常组比较有显著差异，$P<0.05$。

2.3　MMP～9 标记

MMP～9 阳性为呈棕黄色染色，位于细胞浆内。MMP～9 在正常肠黏膜呈弱阳性表达，高分化组较正常组稍高（$P<0.05$）。中低分化组与高分化组比较有显著差异（$P<0.05$）。

表 4　MMP～9 标记的大肠癌阳性细胞（%）

分组情况	MMP～9
正常对照组	15.52±0.36
高分化组	22.05±0.52*
中低分化组	67.63± 0.98*

注：* 与正常组比较有显著差异，$P<0.05$。

3. 讨论

3.1 关于 D2～40 在大肠癌间质淋巴管中的表达

淋巴道转移是癌症的主要死亡原因之一，是预后不良的重要危险因素，是确定手术方式和治疗方案的重要指标。淋巴道转移也是大肠癌的主要播散途径之一，一些学者报道肿瘤淋巴管的数量不仅与淋巴道转移有关，而且与肿瘤恶性程度，复发及预后密切相关[1,2]。Akagi 等[10]认为肿瘤发生淋巴结转移时可能存在两个通道：一种是肿瘤细胞通过血液循环到达淋巴结并且在淋巴结中被捕捉；二是通过肿瘤浸润淋巴管而实现转移的。肿瘤淋巴管的增多，使肿瘤细胞有更多的机会侵入毛细血管进入区域淋巴结，同时新生淋巴管缺乏连续的基底膜，内皮细胞间的连接较为疏松，间隙较大，肿瘤内的淋巴管比较密集，肿瘤细胞通过黏附、迁移等过程侵入毛细淋巴管，逐级在淋巴系统内播散[11]，从而完成淋巴结的转移。研究证实[12,13]：在一些发生淋巴结转移的肿瘤基质中，常有淋巴管的扩张和增生，表明淋巴管的生成在肿瘤淋巴道转移过程中起着重要作用。

新生淋巴管在肿瘤细胞生长转移中的具体作用还不是很清楚，推测可能为：淋巴回流具有营养肿瘤细胞的功能；同时淋巴管也可以分泌一些细胞因子参与细胞外微环境的构成，其功能和结构的异常将导致细胞赖以生存的微环境发生变化，从而在一定程度上加深了肿瘤细胞的生物学异质性，促进了肿瘤细胞的进化过程，为其转移和逃避机体免疫攻击提供了新的可能性；新生淋巴管也可能是肿瘤细胞淋巴转移的重要途径。目前大肠癌淋巴道转移问题的关键就是淋巴管的识别，不同淋巴管标志物得出的结果可能存在较大的差异。D2～40 单克隆抗体可以识别一种唾液酸糖蛋白，该糖蛋白特异性地表达于淋巴管内皮，而不表达于血管内皮细胞，是目前被认为最理想的淋巴管内皮细胞标志物之一[3,4]。该抗体已经广泛应用于肿瘤生物学与肿瘤淋巴管关系的研究，为肿瘤淋巴管密度和淋巴管生成的研究提供了可靠的方法[5,6]。

本实验采用 D2 ~40 单克隆抗体，应用 EnVision 二步免疫组化方法检测大肠癌组织内淋巴管密度，并和临床病理指标进行对照分析，揭示大肠癌瘤体内淋巴管生成的特点。结果发现高分化大肠癌的淋巴管密度较低，而中分化和低分化大肠癌的淋巴管密度较高，结果具有统计学意义。说明淋巴管的生成在大肠癌的淋巴转移中有着重要的作用，并且与大肠癌的分化程度有密切关系。在大肠癌中，D2 ~40 标记的淋巴管明显增多可能增加了癌细胞淋巴管转移的概率。分化程度越低的大肠癌 D2 ~40 标记的淋巴管就越多，淋巴管转移的概率可能就越大。

3.2 关于 VEGFR ~3 在大肠癌中的表达

VEGFR 即血管内皮生长因子受体，它分为 5 个种类：VEGFR ~1（fms ~ like，tyrosine kynase ~1，Flt ~1）；VEGFR ~2（kinase ~ insert domain receptor/fetal liver kinase ~1，KDR/Flk ~1）；VEGFR ~3（tyrosine kynase ~4，Flt ~4）；及神经纤毛蛋白 -1（Neuropilin ~1，NRP ~1）和神经纤毛蛋白 -2（NeuroPilin ~2，NRP ~2）。VEGFR ~3 在大部分胚胎内皮细胞都有表达，在成熟的器官仅存在于淋巴管内皮细胞，它包括胞外区，跨膜区和胞内区，是酪氨酸激酶受体家族的成员之一。Iljin[14] 进一步证实人的 VEGFR3 有 30 个外显子，有 a 和 b 二个片段轮流剪切，并有大、小二种异构体[15,16]，它们的区别在于大异构体 C 末端区域增加了 65 个氨基酸。VEGFR ~3 可以与其配体 VEGF ~C/VEGF ~D 结合而成为淋巴管生成的重要信号转导通路。在实体肿瘤的间质中 VEGFC，VEGFD 及其受体 VEGFR3 的表达支持了肿瘤内部新生淋巴管形成与淋巴结转移存在密切相关。He[7] 利用动物实验证实肿瘤细胞分泌的 VEGFC 激活了淋巴管内皮细胞，使肿瘤细胞发生淋巴转移。此过程包括 VEGFC 诱导已经存在的淋巴网络出芽，淋巴内皮细胞包绕单个肿瘤细胞或栓子，同时癌组织内部或周围组织淋巴管扩张，肿瘤细胞并不溢出淋巴管外，在淋巴结中形成新的转移灶。Yonemura 等[17] 研究证实在胃癌中 VEGFR ~3 阳性淋巴管的数量在 VEGF ~C mRNA 阳性肿瘤中远远超过 VEGF ~C 阴性的肿瘤。Tang 等[18] 认为胰腺癌细胞中 VEGF ~C 和 VEGFR ~3 可能对胰腺癌淋巴管生成和转移起作用。

在大肠癌间质中 VEGFR ~3 阳性的淋巴管数量与大肠癌淋巴侵袭程度有较大相关性，提示VEGFR ~3 可能与其配体 VEGF ~C 结合从而导致原发性大肠癌的间质中淋巴管增生。研究证明 VEGFR ~3 信号通路在恶性肿瘤淋巴管和淋巴结转移中起着关键性的作用。本研究还发现 VEGFR ~3 在大肠癌细胞胞浆内和胞膜有阳性表达，这可能是癌细胞变异引起的异常表达，可能在肿瘤细胞内存在一种 VEGF ~C 与其受体的自分泌机制。以前研究认为 VEGF ~C 与受体的作用属于旁分泌机制。这种异常的自分泌可能对肿瘤生长和转移起了十分重要的作用。最近的研究显示[19,20]，在癌细胞中，VEGFR ~3 部分为阳性表达。在本实验的研究中发现在正常肠黏膜 VEGFR ~3 呈弱阳性表达，高分化组较正常组增高。中低分化组 VEGFR ~3 阳性的大肠癌细胞表达与正常组比较具有显著性差异，并且与高分化组比较有显著差异。说明大肠癌 VEGFR ~3 的变异可能促进了癌细胞的淋巴结转移。分化程度越低的癌细胞，VEGFR ~3 的变异就越明显，其淋巴转移的可能性就越大。

%1.3 关于 MMP ~9 在大肠癌中的表达

MMP ~9 是细胞外基质成分分解代谢的关键酶。在中性 PH 环境下，能降解结缔组织，分解细胞外基质中的大分子蛋白。以往大量研究表明，MMP ~9 可在皮肤癌、前列腺癌、甲状腺癌、结肠癌、肺癌等肿瘤组织中表达；原位杂交和免疫组化研究已证明乳腺癌、结肠癌的肿瘤细胞与间质细胞均可表达 MMP ~9，但以肿瘤组织中表达相对较高，间质细胞中主要是纤维母细胞、淋巴细胞、巨噬细胞等表达 MMP ~9 [21]。肿瘤浸润转移都必须降解细胞外的基质和基底膜。基质金属蛋白酶 9 不仅能破坏基底膜和降解细胞外基质，而且能促进肿瘤增殖和肿瘤细胞血管的生成、侵袭与扩散[8]。

许多研究表明，很多肿瘤组织及转移灶中 MMP ~9 明显增加，且与肿瘤的转移及恶性程度有关[22~24]。实验证明，在 MMP ~9 的过度表达降解细胞外基质和基底膜，水解血管基底膜，使血管的通透性增高的同时，也导致了肿瘤的局部浸润和远处转移[9]。用 RT ~PCR 方法定量检测大肠癌 MMP ~9gene 表达，结果显示恶性度越高的肿瘤组织其 MMP ~9gene 表达就越高[25]。在本实验中 MMP ~9 在正常肠黏膜呈弱阳性表达，高分化组较正常组稍高。中低分化组与高分化组比较有显著差异。说明 MMP ~9 过度表达能使肿瘤细胞向深层间质浸润的同时也能突破淋巴管和血管基底膜而向血管和淋巴管浸润，最终发生远处转移，而且分化程度越低的大肠癌向浆膜外浸润和淋巴结转移的概率可能就越大。

4. 结论

4.1 在大肠癌中，D2 ~40 标记的淋巴管明显增多可能增加了癌细胞淋巴管转移的概率。分化程度越低的大肠癌 D2 ~40 标记的淋巴管就越多，淋巴管转移的概率可能就越大。

4.2 大肠癌 VEGFR ~3 的变异可能促进了癌细胞的淋巴结转移。分化程度越低的癌细胞，VEGFR ~3 的变异就越明显，其淋巴转移的可能性就越大。

4.3 MMP~9 过度表达说明分化程度越低的大肠癌向浆膜外浸润和淋巴结转移的概率可能就越大。

参考文献：略。

结直肠癌的差异蛋白质组学研究

陈 艳[1] 胡响当[2]

（1. 长沙医学院 湖南 长沙 410219；
2. 湖南中医药大学第二附属医院肛肠科 湖南 长沙 410005）

【摘要】目的：初步观察结直肠癌患者癌组织与正常成人直肠黏膜蛋白质的差异表达，为进一步探讨结直肠的分子机制奠定基础。方法：应用蛋白质组学的双向电泳技术，对结直肠癌患者与正常成人直肠黏膜蛋白质表达进行比较，观察其差异点。结果：得到分辨率和重复性均好的结直肠癌患者与正常成人直肠黏膜蛋白的双向凝胶电泳图谱，发现二者之间在表达上有明显差异，差异表达蛋白质点数共26个差异点，其中在结直肠癌组织中表达上调点11个，下调的点15个。共分析了10个差异蛋白点，在10个蛋白质点中有5个蛋白质点得到鉴定。结论：结直肠癌原发灶和正常肠黏膜蛋白质组表达有显著差异，HSP27蛋白、S100A9蛋白和GST－π蛋白表达上调，GRP75蛋白表达下调有可能与结直肠癌发生相关。

【关键词】结直肠癌；蛋白质组学

结直肠癌是我国常见的恶性肿瘤之一，近年发病率呈上升趋势，尤其是结肠癌发病率增长速度迅猛。全球结直肠癌的发病率在肿瘤中男性居第4位、女性居第3位，患病率居第2位[1]。早期发现、早期诊断、早期治疗是决定结直肠癌患者预后及生活质量的关键。为了深入研究结直肠癌发生、发展的分子机制，提高结直肠癌的防治效果，笔者采用蛋白质组学双向凝胶电泳（2－DE）等研究方法，对比分析正常直肠黏膜、结直肠癌原发灶组织中蛋白质的表达差异，分离、鉴定结直肠癌发生的相关蛋白，研究其对结直肠癌细胞生物学行为的影响，以期为筛选临床肿瘤标志物和治疗靶标提供依据。

1. 材料与方法

1.1 材料

1.1.1 标本采集 实验所用标本均取自湖南中医药大学第二附属医院国家重点肛肠科经病理确诊的本病首诊患者共10例，及经病理确诊的正常成人直肠黏膜12例。

1.1.2 试剂 丙烯酰胺、甲叉－双丙烯酰胺、三羟甲基氨基甲烷、甘氨酸、十二烷基磺酸钠（SDS）、尿素、CHAPS、硫脲、过硫酸铵、IPG缓冲液pH3~10、24 cm固相化pH梯度干胶条、2D Quant蛋白质定量试剂盒、考马斯亮蓝G－250、购自Amershan Pharmacia公司；二硫苏糖醇（DTT）、碘乙酰胺、TPCK处理的胰蛋白酶、三氟乙酸（TFA）、碳酸氢铵、乙腈购自Sigma公司。磷酸、甘油、乙醇、EDTA为国产分析纯。

1.1.3 仪器 IPGphor等电聚焦仪、Ettan DALT Ⅱ垂直电泳槽、Imagescanner扫描仪均为Amersham Biosciences公司产品。

1.2 方法

1.2.1 组织蛋白样品的制备 组织活检样本用生理盐水反复冲洗以去除血液及其他污染，称取适量组织样品与8倍体积的组织裂解液（7mol/L Urea，2mol/L Thiourea，2% NP－40，1% Triton X－100，100mmol/L DTT，5mmol/L PMSF，4% CHAPS，0.5mmol/L EDTA，40mmol/L Tris，2% pharmalyte）混合后，用研钵使组织充分研磨裂解，研磨过程中不断加入液氮以避免蛋白降解，置于室温下1小时，间断涡旋混匀，然后于12000g、4℃离心1小时，吸取上清液即为组织的总蛋白质。2D Quant Kit定量试剂盒测定蛋白浓度。

1.2.2 二维凝胶电泳 操作步骤主要按照IPGphor等电聚焦系统使用指南进行。1 mg组织蛋白与水化液（8 mol/L尿素，4% CHAPS，40mmol/L Tris，18mmol/L DTT，0.5% IPG pH3~10缓冲液，痕量溴酚蓝）混合至总体积为450 μl. 蛋白质样本于IPGphor等电聚焦仪（Amersham Biosciences）上，按如下条件：30V水化14 h后经500V 1 h、1 000V1 h、8 000V 10 h进行等电聚焦．等电聚焦结束后，分别于10 ml平衡A液（50mmol/L Tris－HCl pH8.8，6mmol/L尿素，30%甘油，0.2% DTT，痕量溴酚蓝）和10 ml平衡B液（50mmol/L Tris－HCl pH8.8，6mmol/L尿素，30%甘油，3%碘乙酰胺，痕量溴酚蓝）各平衡15 min. 平衡后的IPG胶条转移至12.5% SDS－PAGE胶上端，在Ettan DALT Ⅱ垂直电泳槽上进行第二向垂直电泳。电泳结束后，对2－DE胶进行考马斯亮蓝染色。实验重复 3 次。

1.2.3 凝胶图像分析 应用 Imagescanner 扫描仪以及 LabScan 扫描软件扫描考马斯亮蓝染胶获取图像，PDQuest 2－DE 软件比较分析健康人和结直肠癌患者组织蛋白二维电泳图谱的差异，选取表达水平相差 2 倍以上的点作为后续质谱分析的候选蛋白质点。

1.2.4 质谱分析 从胶中切取差异蛋白质点于 1.5 ml Eppendorf 管中，50% 乙腈和 100mmol/L 碳酸氢铵脱色 30 min，乙腈脱水冷冻抽干。加入 10 μl TPCK 处理的胰蛋白酶（0.1 mg/L）冰上吸胀 60 min，37℃ 酶解 12 h，30 μl 萃取液（100% 乙腈：5% 甲酸 1：1）萃取 60 min，重复萃取 1 次。将萃取液收集于 0.5 ml Eppendorf 管，冷冻浓缩至总体积 2－5μl。制备好的样品在 MALDI－TOF－MS 质谱仪中进行分析仪上进行分析。结果利用 Mascot 软件检索 NCBI 数据库鉴定蛋白质。

2. 结果

2.1 两组组织二维电泳图谱的建立和图像分析

应用 2－DE 技术分别分离 12 例健康人直肠黏膜和 10 例结直肠癌患者癌组织的混合蛋白。考马斯亮蓝 G－250 染色后，得到了健康人和结直肠癌患者组织的 2－DE 图谱。为了保证结果的可靠性，在相同的条件下重复 2－DE 两次，获得两组的 2－DE 图谱各 3 张，采用 PDquest 图像分析软件对 2－DE 图像进行分析。结果显示：健康人组织平均蛋白质点数为 1000 ±10，结直肠癌组织平均蛋白质点数为 1010 ±5，匹配率为（93.5 ±5.0）%。两种组织样本共有 26 个差异点，其中在结直肠癌组织中表达上调点 11 个，下调的点 15 个。图 1 为有代表性的结直肠癌组织蛋白质的 2－DE 图谱。

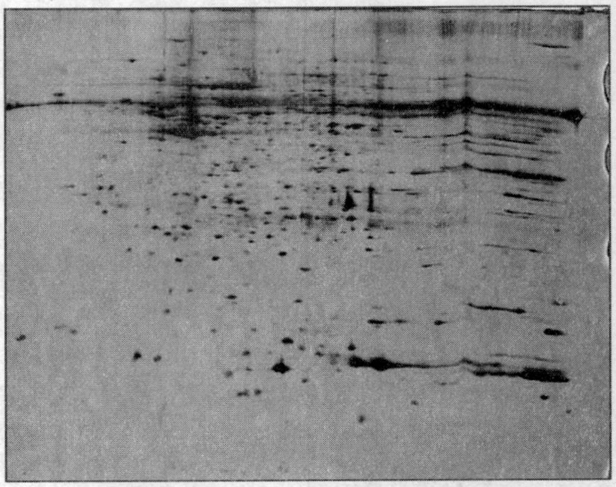

图 1 结直肠癌组织蛋白质 2－DE 图谱

2.2 差异蛋白质点的鉴定

从胶中切取较明显的 10 个差异蛋白质点，进行 MALDI－TOF－MS 质谱分析。利用 Mascot 查询 NCBI 数据库，如果 Mascot 分数 >56 分（$P<0.05$）则认为得到鉴定，否则视为未得到鉴定。在 10 个蛋白质点中有 5 个蛋白质点得到鉴定，即 HSP27 蛋白，S100A9 蛋白，GST－π 蛋白，GRP75 蛋白，Aldehyde dehydrogenase X 蛋白。

表 1 结直肠癌与正常组织中差异表达的蛋白

Accession number	蛋白质名称	匹配分值（score）	质量（Da）	等电点（pl）	序列覆概率（%）	变化情况
P04792	Heat shock protein beta－1（HSP27）	60	13291	5.98	24	↑
P06702	Protein s100A9	73	17309	5.71	46	↑
P09211	Glutathione－transferase P	80	23569	5.43	43	↑
P50359	Stress－70 protein, mitochon drial（GRP75）	78	73920	5.87	19	↓
P30837	Aldehyde dehydrogenase X	165	57658	6.36	36	↓

↑表达上调 ↓表达下调

3. 讨论

不同生物学特性的肿瘤细胞具有不同的发生、发展和特殊性状，其中蛋白表达的差异起到了重要的作用。肿瘤与正常组织或细胞的蛋白质表达谱差异分析是肿瘤蛋白质组学研究中应用最广泛和最有效的手段[2,3]。本课题利用蛋白组学技术比较了结直肠癌组织与正常直肠黏膜，发现了 5 种蛋白质的表达水平发生了明显的变化，这些差异表达的蛋白有可能成为早期诊断结直肠癌的候选标记物。

热休克蛋白（HSP）是一个成员庞大的多肽类蛋白质家族，其保护细胞的作用主要包括其分子伴侣和抗凋亡作用。作为分子伴侣，参与其他蛋白质的折叠、转运和合成等过程，并可与细胞内的其他肽类蛋白质结合，参与细胞的抗损伤、修复和热耐受过程。对肿瘤细胞抗凋亡作用，HSP27 通过与凋亡通路中的多个关键点发生作用在不同阶段阻断凋亡，是线粒体前和线粒体后水平抑制凋亡的关键因子。研究表明 HSP 与大肠癌之间也有着密切关系，除目前公认的 HSP 70 和 HSP 27 外，HSP 60、HSP 90 和 HSP 10 等也相继被发现在大肠癌中呈过度表达[4,5]。

本实验中发现HSP27在结直肠癌组织中有过度表达。HSP 27是热休克基因（HSG）编码的低分子量蛋白质之一，具有保护细胞免受各种应激因素损伤的作用。HSP 27的抗肿瘤细胞凋亡作用，提示其与肿瘤的进展有密切相关，有可能成为大肠癌的肿瘤标志物。

GST是一组具有解毒和结合蛋白质功能的同工酶。在人类，GST包括α，μ，π，σ和θ5个家系13种酶，分别由GSTA，GSTM，GSTP，GSTS和GSTT编码，其中GST－π与肿瘤的关系尤引人注目[6] stierum等[7]应用双向电泳和质谱分析结直肠癌Caco2细胞系蛋白质组表达，发现有18种蛋白质与增殖和分化有关，其中谷胱甘肽—S—转移抑制酶表达上调，这与我们的筛选结果一致上。而各种基因毒性物质的积聚，诱导癌病变组织GST－π的表达增高，提示结直肠癌的发生与机体解毒功能改变有关。

S100A9是S100蛋白家族中的一员。据报道，S100基因家族21个成员中有15个成员定位于人染色体1q21，与富含脯氨酸小蛋白（SPRR）等结构和进化上相关的一些基因构成一个基因复合物，即表皮分化复合物，调控角化细胞的最终分化，该区段染色体稳定性差，易发生多种形式的染色体重排，如杂合性缺失、易位、重叠等[8]，与肿瘤的发生关系密切。有研究表明[9,10] S100A9在肝癌，乳腺癌，肺腺癌等腺细胞来源的肿瘤中表达均上调。Ghavami等[11]报道，S100A8/A9蛋白复合物可能通过两条途径导致结肠癌细胞的凋亡，一是通过经典的线粒体－细胞色素C旁路途径；另一个是通过作为casepase－3稳定剂的Zn2＋，S100A8/A9与Zn2＋结合，降低细胞内Zn2＋浓度，激活casepase－3，导致凋亡。Stulik[12]等采用双向凝胶电泳分析了23例结直肠癌组织和正常黏膜组织之间的蛋白质组表达差异，发现一种钙结合蛋白S100A9和S100A8在癌组织中的表达显著上调，与本研究结果一致。提示S100A9与结肠癌细胞凋亡密切相关。

GRP75是HSP70家族中的一员，它行使分子伴侣的功能：协助胞质中合成的定位于线粒体蛋白质新生肽链转运人线粒体，帮助肽链在线粒体中正确折叠和装配，介导异常蛋白质的降解。目前尚无此蛋白与结直肠癌相关性的报道。本研究发现grp75在结直肠癌组织中表达下调。hsp70能防止DNA链断裂，稳定线粒体结构和功能，抑制细胞凋亡[12]。因此，作为与hsp70有很大同源性的线粒体热休克蛋白grp75很可能是通过改善线粒体功能而发挥其抗损伤、抗凋亡的作用。

综上所述，用蛋白质组学技术检测大肠癌与正常黏膜的差异蛋白是一种筛选大肠癌相关生物标志物的方法。本研究鉴定出的HSP27、S100A9和GST－π均可能与大肠癌的发生有关，可能作为大肠癌早期诊断的候选新型生物标志物及大肠癌治疗的靶标，但这需要在以后的实验中进一步证实。生物信息学分析表明，本研究筛选出的5种蛋白与细胞增殖、信号转导通路、细胞周期调控等密切相关，可能在大肠癌的发生发展中起重要作用，而对这些蛋白的特性功能进一步分析研究可为探讨大肠癌的分子机制、寻找大肠癌早期诊断的分子标记物提供实验和理论依据。

下法的临床运用

宋红旗

（南阳张仲景经方医院，河南　南阳，473000）

下法是中医学汗、吐、下、和、温、清、消、补八法之中重要一法，临床应用甚广，内、外、妇、儿等各科均可运用，只要辨证确切，疗效极为可靠。尤其是在治疗急危重证时适时运用，常挽生命于一线。但用之不当，则变证峰起，甚至危及生命，贻害非浅。在历代医籍中，对医者应下而不取下，贻误战机，或不当下而误下转为坏证者，记载不胜枚举。清程钟龄在《医学心悟·医门八法·下法》中明确告诫医者：“有当下不下误人者，有不当下而下误人者；有当下不可下，而妄下之误人者；有当下不可下，而又不可以不下、下之不得其法而误人者；有当下而下之不知浅深，不分便溺与蓄血不论汤丸以误人者。……是不可不察也。”所以临床上对于下法的运用，颇有学习、研究的价值。兹就笔者学习心得、结合临床运用体会简述如下：

一、下法的源流

下者，攻也，攻其邪也。下法是通过泻下、荡涤、攻逐等作用，使停留在胃肠的宿食、燥屎、冷积、淤血、结痰、停水等从下窍而出，以驱邪除病的一类治法。凡邪在肠胃而致大便不通，燥屎内结，或热结旁流，以及停痰留饮，瘀血积水等邪正俱实之证，均可使用下法。

由于病情有寒热，正气有虚实，病邪有兼夹，故下法又有寒下、温下、润下、逐水、攻补兼施之别，及与其他治法的结合运用。[2]工欲善其事，必先利其器。欲用下法，当穷其源，博采百家之长、谨遵圣贤之言而行。下法滥觞于《黄帝内经》，如《素问·阴阳应象大论》云："其下者，引而竭之……中满者，泻之于内……其实者，散而泻之。"《素问·热论》："其未满三日者，可汗而已；已满三日者，可泄而已。"《素问·至真要大论》云："盛者泻之"，"有余折之"，"可使破积"，"盛者夺之，汗之下之"，"留者攻之"的论述，实为奠基之论，概括的提出了一些治疗原则和应用下法的原则。医圣张仲景不仅发挥了《内经》理论，而且把下法理论和临床实践融为一体，针对各种应下之证立法，设方备药，将理、法、方、药有机关联，既具体又实用。在其《伤寒论》中所制 113 方中，泄下方即占 18 个，具有泻下作用的方剂近 30 个；在 398 条论述中，下法占 53 条。《金匮要略》有关下法的论述条文也有 15 条，为下法临床运用奠定了理论基础，并提供了应用方剂。寒下、温下、润下、峻下、逐饮、逐瘀等法靡不具备，所载方剂效专力宏、活人无数。至金元医家张子和，创攻下派，倡"病由邪生，攻邪病已"，对下法的理论研究和临床应用达到炉火纯青的程度。应用下法治疗积滞、热实、水实、痰实、湿积、血瘀等诸多疾病。其云："陈莝去而肠胃洁，癥瘕尽而荣卫昌。不补之中，有其补者存焉。"确得下法真谛。明末温病学家吴又可，治疗温病擅长用下法，并提出"勿拘于下不嫌迟"及"逐邪勿拘结粪"的著名论断。清叶天士在《外感温热篇》云："再论三焦不得从外解，必致成里结。里结于何？在阳明胃与肠也。亦须用下法，不可以气血之分，就不可下也。但伤寒邪热在里，劫烁津液，下之宜猛；此多湿邪内搏，下之宜轻。伤寒大便溏为邪已尽，不可再下；湿温病大便溏为邪未尽，必大便硬，慎不可再攻也，以粪燥为无湿矣。"详论温病下法运用。吴鞠通在《温病条辨》中更提出"急下存阴"、"增水行舟"等治疗温病的大法，并创制五承气汤，进一步扩大了下法在温病中的运用。新中国成立以后，对下法的研究进一步深化，在内、外、妇、儿、急症等科运用取得了长足的发展，尤其是对急腹症、多脏器功能衰竭、脑血管病、肺心病、急性胰腺炎、急性胆道感染、椎间盘突出症等治辽研究取得了丰硕的成果。[3]

二、下法的具体运用

用下法犹如遣兵攻敌，有邪方可攻下。凡以泻下药为主组成具有通导大便，排除胃肠积滞，荡涤实热或攻逐水饮、寒积等作用，治疗里实症的方剂，统称为泻下剂。在临床实际中形成实证的病因种类繁多：有因热而结者，有因寒而结者，有因燥而结者，有因水而结者，同时人体体质有虚实之异，故治法用药随之而不同。

1. **寒下剂**　适用于里热积滞实症。症见大便秘结，腹部胀满疼痛，甚或潮热，苔黄厚，脉沉实等。常用寒下药大黄、芒硝等为主组成方剂。由于实热积滞于肠胃，易致气机升降阻滞，甚则导致气滞血瘀，故常配伍行气与活血祛瘀药如厚朴、枳实、桃仁、丹皮等。代表方剂如大承气汤，攻逐之力峻猛，主治阳明府实而痞，满，燥，实俱见者；大黄牡丹皮汤泻热逐瘀，为治湿热瘀滞肠痈的主方。

2. **温下剂**　适用于里寒积滞症。以大便秘结，脘腹胀满，腹痛喜温，手足不温，脉沉紧为主要见症。以附子，大黄相配为主以温经散寒，泻下通便，大黄附子汤为温下的代表方，主治寒实内结所致的便秘；若脾阳不足，寒积内停致便秘则以温脾汤温补脾阳，攻下冷积。

3. **润下剂**　适用于肠燥津亏，大便秘结之症。以便秘、溺赤、身热、口干、舌红苔黄、脉滑为主症。常用润下药如麻子仁、杏仁、郁李仁之类，适当配伍寒下药如大黄、芒硝以及滋阴养血药如白芍、当归等组成方剂，代表方为麻子仁丸攻润相合。

4. **攻水剂**　适用于水饮壅盛于里的实症。以胸胁引痛或水肿腹胀，二便不利，脉实有力等症常见，代表方为十枣汤。

5. **攻补兼施剂**　适用于里实正虚而大便秘结者。以腹满便秘而兼气血不足为主要表现。代表方为黄龙汤，用攻下热结的承气汤加益气养血之品而为攻补兼施，邪正兼顾之剂。

此外，若表症未解，里实虽成，亦不可纯用攻下剂，以防表邪随下法内陷而变生他症。临床须权衡表症与里实症之轻重缓急，或先解表后攻里，或表里双解。若兼瘀血，虫积，痰浊则宜配合活血祛瘀，驱虫，化痰等法。对年老体弱或孕妇，产后或正值经期，病后伤津或贫血者，均应慎用或禁用，必要时宜配伍补益扶正之品，以期攻邪而不伤正。攻下剂大都易伤胃气，使用时应中量即止，切勿过剂。常须识此，勿令误也。

三、下法在肛肠科的应用

肛门直肠疾病是临床上相对独立的一类常见病、多发病，以痔疮、肛裂、肛痈、肛瘘最为多见。其诱发因素虽然很多，但大便秘结是最常见的因素之一，很多肛肠疾病都是继发于大便秘结。首先大便秘结可诱发痔疮的发生：长期大便秘结，排便努挣致使脏腑功能失调，风、燥、湿热下迫肛门，气血运行不畅，瘀阻魄门，瘀血浊气结聚不散，肠道筋脉横解发为痔核，日久不愈，气虚下陷，不能固摄则痔核脱出而为痔病；其次，大便秘结和肛裂互为因果。大便秘结既是肛裂的诱因，也是肛裂临床表现之一。多由于脏腑热结或者素体阴虚津液不足，致肠燥便秘，排便困难，在努挣排便时撑裂肛管，日久湿热蕴阻，伤口染毒，久久不愈而成肛裂；其三，大便秘结可诱发肛窦炎、肛痈、肛瘘。大便秘结患者在排便过程中，干硬粪便的反复摩擦容易使肛瓣破损染毒，易致湿浊热毒蕴结而形成肛隐窝炎、肛腺炎。日久不愈，湿热毒邪沿着肛隐窝底部的肛腺导管蔓延至肛门直肠周围间隙，阻滞经络，血脉凝滞、热胜肉腐成脓发为肛痈，脓肿溃后、余毒不尽，蕴结不散，疮口不愈，日久形成肛漏。因此便秘是健康的大敌，是引起肛肠疾病的罪魁祸首。

在肛门直肠疾病的治疗过程中，常需应用下法治疗大便秘结，排便困难，而运用最多的为寒下、润下和攻补兼施三法。

1. **寒下法** 功能通腑导滞，泻热除结，适用于里热积滞实证。代表方为三承气汤，常以泻热通便与行气导滞药配伍使用，如大黄、芒硝、枳实、厚朴之

类。该法所用药物大都苦寒，易损耗正气，故应中病即止，尤其是在肛痈化脓阶段，过下之则难腐难透，贻误病程，使病情加重；对年老体衰，妇女妊娠或月经期者慎用。此法常用于治疗痔的湿热下注证、肛裂的血热肠燥证及火毒蕴结的肛痈早期出现大便秘结者。

2. **润下法** 功能润肠通便，行气导滞，适用于肠燥津亏证。代表方如麻子仁丸，常用甘润多脂之品和行气通便药物配伍组成方剂。常用药物有麻子仁、芍药、杏仁、枳实、厚朴、酌情配伍大黄、当归等。若津伤正虚者，多用丸剂，缓下而不伤气液；若邪热未尽，津液已伤，丸药无效者，当改为汤剂使用，增强其润肠通便之力。本法作用平和，在肛门直肠疾病治疗过程中运用最广，常应用于老人及产后便秘，以及结肠传输乏力型便秘等属肠燥津亏者；尤其多用于肛门直肠疾病术后出现大便秘结者，效果明显。因肛肠疾病手术易耗伤肠道津血，运用润下法可滋补津液以润肠通便，使大便软化后可减少粪便对创面的损伤和刺激，有利于创面的愈合，

3. **攻补兼施法** 适用于里实正虚证，症见腹满排便不畅而兼气血不足，或阴阳两虚者。此时不攻则不能去其实，不补则无以救其虚，惟有攻补兼施，邪正兼顾，方为两全。近年来，随着人们饮食结构的改变，社会竞争的激烈，学习生活节奏的加快，心理压力的增加，人们寿命的延长等，便秘患病率有不断上升的趋势。据流行病学调查表明，我国便秘的患病率在3% ~17%。老年人便秘患者比青壮年要高2 ~3 倍，且便秘的患病率随着年龄的增长而上升，65 岁以上的老年人中，至少有五分之一经常便秘，其中约半数要依赖药物排便。研究表明，女性便秘者明显高于男性，男女性别比例约为1∶2.75。儿童肥胖者便秘的发生率也较高。其他慢性疾病，如中风、糖尿病、胃下垂、慢性支气管炎、肺气肿、肺心病、心肌梗死等病患者，由于排便动力缺乏，排便姿势改变，缺乏运动，以及精神及饮食因素等，也容易出现便秘。因此，便秘的危害越来越受到人们的重视，患者对便秘的诊治要求日趋迫切，便秘的门诊量在显著增加，攻补兼施法的运用也日益广泛。在临床上运用此法，根据辩证可分为益气通便法、养血通便法、滋阴通便法、温阳通便法。

3.1 益气通便法：用于气虚便秘证。症见排便障碍，隔3 ~5 天或更长时间方能大便一次，但不干燥，小腹肛门坠胀不适，努挣排便时全身出汗，面色苍白，伴有语气低弱，气急喘促，食欲不振，舌质淡红等。治宜益气健脾，润肠通便，方选补中益气汤加味，常与理气搭配使用，药用炙黄芪，党参，白术，山药，升麻，当归，川朴，积壳等，宋氏报道用此法治疗功能性便秘收效良好。此型便秘者多见于年老体虚及重病之后，且多曾服用过泻下药，初服有效，再服则无效，多依靠开塞露及灌肠协助排便者。

3.2 滋阴通便法：用于阴虚便秘证。症见排便不畅，干结如羊粪状，形体消瘦，伴见颧红，眩晕耳鸣，心悸怔忡，腰膝酸软，舌淡红少苔。治宜滋阴润肠通便，方选增液承气汤，药用玄参、生地、麦冬、芒硝、大黄等。此病多见素体阴虚，或伴见于其他慢性消耗性疾病或肛门直肠疾病，日久伤阴，肠失濡润而排便困难者。

3.3 养血通便法：用于血虚便秘证。可见排便不畅，心悸、健忘、头晕目眩，面色淡白无华，唇淡舌白、脉细等 。治以养血活血，润肠通便，方用加减四物汤，药用当归、熟地、白芍、麻仁、怀牛膝、肉苁蓉。此症多见于老年、久病之人，或痔出血日久，或肛门直肠疾病术后而阴血亏虚，肠失濡润，肠道干涩而排便障碍者。

3.4 温阳通便法：适用于阳虚便秘。临床多见大便干或不干皆排出困难者，伴小便清长，面色白，畏寒肢冷，腹中冷痛，得温则减，腰膝酸软，舌淡苔白，脉沉迟等。治宜温肾填精，润肠通便，济川煎为代表方，药用当归、牛膝、肉苁蓉、泽泻、升麻、补骨脂、枳壳等。此法适用于老年肾虚，阳气不足，脏气虚寒，温运不力而致排便困难者。

四、结语

下法是中医治疗疾病的大法，经过历代医家的传承和发展，运用下法治疗疾病已形成了较为完备的理法方药

体系。正如通轩居士所说："通之之法各有不同，调气以活血，调血以活气，通也；上逆者使之下行，中结者使之旁达，通也；虚者助之使通，寒者温之使通……"。善用者能够起百病，决死生，不善用者，贻患无穷。清·程钟龄在《医学心悟·医门八法·论下法》中云："近世庸家，不讲于法，每视下药为畏途，病者亦视下药为砒鸩……大可悲耳。昔张子和《儒门事亲》三法，即以下法为补，谓下去其邪，而正气自复……吾愿学者，仰而思之，平心而察之，得其要领，以施救济之方，将以跻斯民于寿域不难矣。"愿我医者，潜心研究，避害扬善，广大岐黄。幸哉幸哉！

大肠癌临床病理特征与血小板增多关系的探讨

姚兴伟　李　娟

（邯郸市第一医院普外科，河北省　邯郸市，056002）

【摘要】目的：探讨大肠癌伴发血小板增多的临床规律及病理特征。方法：分析有完整资料和随访资料的383例大肠癌患者的临床病理资料，其中103例合并血小板增多。结果：大肠癌伴血小板增高103例，占26.9%。血小板增高与大肠癌患者的性别、年龄、病变部位无显著性差异，但与有无梗阻有显著性差异（P<0.005）。血小板增高与大肠癌患者肿瘤的大体形态、直径、分化程度、组织学、病理分期、肠壁浸润深度、淋巴转移均有显著性差异。结论：大肠癌伴血小板增多晚期患者多见，预后差。

【关键词】大肠癌；血小板计数；预后

近年来恶性肿瘤与血小板的关系日益受到关注，肿瘤患者特别是晚期肿瘤患者血小板增加和血小板激活，可能引起血液高凝状态，并参与肿瘤的转移过程。大肠癌占消化道恶性肿瘤的第三位，其发病率近年有上升趋势。我们对大肠癌与血小板的关系进行了初步探讨，以寻找二者规律，为临床治疗、疗效观察、预测预后提供帮助。

1. 材料与方法

1.1 临床资料

选择1998年1月至2001年1月邯郸市第一医院和河北医科大学第二、第四临床医院普外科手术治疗的大肠癌患者383例，年龄18~87岁，中位年龄59岁。全部患者术前和术后均进行了病理检查确诊。病理分期参照我国大肠癌协作组1984年制定的病理分期方案。本组患者手术切除率为92.5%，根治性切除率为84.4%。大肠良性病变60例（大肠良性息肉19例，内痔41例），年龄18~76岁。正常健康人60例设为对照组，年龄18~80岁。

1.2 方法　使用日本东亚公司生产的Sysmex K~1000全自动分析仪及其配套产品白细胞溶血剂和HGB溶血剂清晨空腹采血，进行血小板计数检测，>300×109/L为血小板增多。

1.3 统计学方法　采用 x^2 检验。

2. 结果

2.1 大肠良、恶性肿瘤中的血小板计数

见表1。大肠癌组与大肠良性病变组和正常对照组相比有显著性差异，$P<0.005$，$x^2=28.04$。

2.2 大肠癌患者的临床资料与血小板计数

见表2。血小板增高的发生率与大肠癌患者的性别、年龄、病变部位无显著性差异，但与有无梗阻有显著性差异，$P<0.005$，$x^2=118.48$。

2.3 大肠癌患者的病理特征与血小板计数

见表3。血小板增高与大肠癌患者肿瘤的大体形态、直径、分化程度、组织学、病理分期、肠壁浸润深度、淋巴结转移有显著性差异。

表1　大肠良、恶性肿瘤中的血小板计数（$\times10^9$/L）　例（%）

组别	例数	血小板计数≤300	血小板计数>300	P
大肠癌组	383	280（73.1）	103（26.9）	
大肠良性病变组	60	58（96.7）	2（3.3）	<0.005
正常对照组	60	57（95.0）	3（5.0）	

表2　大肠癌患者的临床资料与血小板计数（$\times 10^9$/L）　例（%）

	项目	例数	血小板计数≤300	血小板计数＞300	x^2	*P*
性别	男	223	160（71.8）	63（28.3）	0.50	0.25＜P＜0.5
	女	160	120（75.0）	40（25.0）		
年龄（岁）	≤40	46	37（80.4）	9（19.6）		
	40～65	172	128（74.4）	44（25.6）	3.06	＞0.25
	≥65	165	115（69.7）	50（30.3）		
肿瘤部位	结肠	187	139（74.3）	48（25.7）	1.29	＞0.5
	直肠	196	141（71.9）	55（28.1）		
	上段	57	43（75.4）	14（24.6）		
	中段	68	51（75.0）	17（25.0）	2.51	0.25＜P＜0.5
	下段	71	47（66.2）	24（33.8）		
癌性肠梗阻	有	53	6（11.3）	47（88.7）	118.48	＜0.005
	无	330	274（83.0）	56（17.0）		

表3　大肠癌患者病理特征与血小板计数（$\times 10^9$/L）　例（%）

P	病理特征	例数	血小板计数≤300	血小板计数＞300	x^2
肿瘤大体形态	肿块型	161	136（84.5）	25（15.5）	29.22
＜0.005	溃疡型	159	113（71.1）	46（28.9）	
	侵袭型	63	31（49.2）	32（50.8）	
肿瘤直径（cm）	＜5	194	156（80.4）	38（19.6）	10.67
＜0.005	≥5	189	124（65.6）	65（34.4）	
肿瘤分化程度	高分化	98	88（89.8）	10（10.2）	
	中分化	206	140（68.0）	66（32.0）	19.47
＜0.005 低分化	79	52（65.8）	27（34.2）		
肿瘤组织学	腺癌	331	258（77.9）	73（21.1）	89.62
＜0.005	黏液腺癌＋				
	未分化癌	52	22（42.3）	30（57.7）	
肿瘤病理分期	A	21	20（95.2）	1（4.8）	290.30
＜0.005	B	188	167（88.8）	21（11.2）	
	C	154	97（63.0）	57（37.0）	
	D	20	6（30.0）	14（70.0）	
肿瘤肠壁浸润	黏膜层	5	5（100）	0（0）	
＜0.005 黏膜下层	16	15（93.8）	1（6.2）		
	肌层	133	116（87.2）	17（12.8）	60.1
	浆肌层	139	104（74.8）	35（25.2）	
	浆膜外	90	40（44.4）	50（55.6）	
淋巴结转移	无	127	103（81.1）	24（18.9）	6.18
0.025＜P＜0.010	有	256	177（69.1）	79（30.9）	

本组资料中大肠癌伴血小板增高103例。血小板计数最高达968×109/L

2.4 血小板增高患者的治疗

对血小板增高的患者经手术治疗、化疗，还应酌情使用抗凝药和降低血小板的药物，肠溶阿司匹林100mg/

晚，复方丹参 30ml/d，低分子肝素 100mg/d，或凯时 20μg/d，15 天一个疗程。如无凝血障碍和药物禁忌可根据血小板情况决定用药时间和用药种类。用药一至二个疗程，103 例血小板增高的患者 72 例血小板转为正常，占 72.3%。

3. 讨论

恶性肿瘤产生的临床症状和体征可分为两大类，第一类由肿瘤直接引起，第二类并非由肿瘤及转移病症直接引起，但总是与肿瘤相伴发，称为伴癌综合征。自 Riess 首先描述癌症合并血小板增多以来，恶性肿瘤与血小板的关系日益受到关注，国内外许多报道，恶性肿瘤有 18% ~60% 合并血小板增多[1]。本组资料中大肠癌伴血小板增高 103 例，占 26.9%。

3.1 大肠癌患者伴发血小板增多的临床特点

血小板增高的发生率与大肠癌患者的性别、年龄、病变部位无相关性，但与有无梗阻有显著性差异。性别、年龄、肿瘤的部位是研究大肠癌预后较为常用的指标。有研究证实近段与远段结肠癌的发病因素有差异[2]，但 3、5 年生存率差异无显著性[3~6]。梗阻患者病理分期级别提高，往往处于进展期，因此梗阻患者的 3、5 年生存率降低，死亡率升高[7]。本文研究显示 53 例梗阻患者 47 例血小板增高，有梗阻大肠癌患者血小板增高发生率与无梗阻大肠癌患者血小板增高发生率相比有显著性差异，$P<0.005$。因此可以推测伴有血小板增高的大肠癌患者的 3、5 年生存率降低，死亡率增高，提示预后不良。

3.2 大肠癌患者伴发血小板增多的病理特点

大肠癌伴血小板增高的发生率与大肠癌患者的肿瘤大小、大体形态、分化程度、组织学、病理分期、肠壁侵袭程度、转移情况相关。研究表明随着大肠癌患者临床病理级别提高，肿瘤的恶性程度增高及复发、转移，1、3、5 年生存率降低，死亡率增加。于雁等[8]报道大肠癌临床分期、远处转移、MDM2 蛋白表达、治疗对结肠癌患者的生存时间有影响。

本组资料分析：1）肿块型生长慢，预后好，血小板增多发生率少；溃疡型向肠壁深层生长并向周围浸润，转移较早，血小板增多发生率增多；浸润型肿瘤转移早，预后差，血小板增多发生率最高，占 50.8%。2）由表 3 可见血小板增多发生率随着分化程度的降低呈升高的趋势。3）腺癌分化较好。黏液腺癌恶性程度较高。未分化癌预后最差。52 例黏液腺癌和未分化癌血小板增多的发生率为 57.7%。4）Duckes 分期的 C、D 期患者已经有肿瘤细胞的转移，血小板增多的发生率分别为 33.6%，70.0%，比 A、B 期血小板增多的发生率明显增高。5）肠壁浸润程度分析显示：浸润黏膜层、黏膜下层、肌层、浆肌层、浆膜外血小板增多的发生率逐渐增高。6）淋巴结转移有和无，血小板增多发生率分别为 26.5%，8.9%。相比较有显著性差异。以上结果表明大肠癌伴血小板增高的发生率与大肠癌患者临床病理级别提高，肿瘤的恶性程度增高及复发、转移呈正相关。因此得出结论：随着大肠癌患者临床病理级别提高，肿瘤的恶性程度增高及复发、转移，血小板增多的发生率增加。可以推测血小板增高的大肠癌患者 3、5 年生存率降低，死亡率增高，预后差。另外值得提出的是，经综合治疗，复查吻合口、肝脏、肺脏未见异常，仅单项血小板增高，对这部分患者，应酌情使用抗血小板药物，如肠溶阿司匹林、复方丹参、低分子肝素、凯时等药物，这些药物可以抑制血小板的激活和聚集，降低血小板，防止微小血栓的形成[9~11]。

3.3 血小板在大肠癌浸润转移中的作用

血小板在大肠癌的发展过程中起一定的促进作用。研究表明[12]，血小板无论是质或量的变化，与恶性肿瘤的浸润、转移均密切相关，一方面，表现为宿主的高粘高凝状态，另一方面直接参与肿瘤细胞的散播，共同促进恶性肿瘤的转移。在恶性肿瘤浸润生长中，血小板释放血小板衍生生长因子（PDJF）、转化生长因子（βTGFβ）[13]。这些因子直接刺激肿瘤细胞的生长，使细胞由 G0 迅速进入 S 期。肿瘤细胞在循环运输过程中，肿瘤细胞在血小板和纤维蛋白包裹下逃避了免疫系统的杀伤；血小板释放的 a 颗蛋白以及活化血小板与前列腺素的共同作用使血管通透性增加，有利于肿瘤细胞移出血管外；血小板分泌各种因子刺激肿瘤细胞分化增殖，形成转移灶。本资料显示，中晚期肿瘤患者及易转移、扩散或发生转移的肿瘤均易伴发血板增多。

3.4 恶性肿瘤患者血小板增多的原因

恶性肿瘤患者血小板增多的原因至今不明，可能与下列因素有关，1）骨髓增生活跃，肿瘤细胞产生血小板生成样激素 TPO。研究表明[13]促进肿瘤细胞生长的某些细胞因子能特异性的促进血小板增加如 IL ~1 \ IL ~3 \ IL ~6 \ IL ~11 及粒细胞集落刺激因子实验室研究表明［14］肿瘤患者的血小板增多与肿瘤衍生的血小板生成因子有关。另外白介素 ~6 作用于血小板，通过上调血管内皮生长因子间接地促进肿瘤血管生长；2）慢性失血和营养不良致血小板反应性升高；3）组织坏死，血小板破坏加速，造成代偿性血小板增多。总之，血小板增多促进了大肠癌肿瘤细胞的局部浸润和全身转移，多见中晚期患者，与患者的病程进展密切相关。单项血小板增多要查找是否有隐匿恶性肿瘤存在，根据血小板计数亦可推测其预后，并指导临床。

参考文献：略。

活血化瘀法在肛肠科疾病应用的疗效观察

邓泽潭 王学莉

（安徽省五河县肛肠病专科医院）

活血化瘀作为中医的一种治法，历来为医家所重视，笔者近年来在肛肠科应用中，采用活血化瘀中药为主，内服加外洗治疗肛肠科疾病，取得了满意的治疗效果，现报告如下：

1. 资料

1.1 临床资料 在188例肛肠科疾病中，均来自我院门诊或住院病例。其中男86例，女102例，年龄18～66岁，平均年龄38岁，188例肛肠病中，其中嵌顿痔20例，血栓性痔103例，炎性外痔57例，肛窦炎8例，将以上肛肠病随机分为治疗组与对照组。治疗组：肛肠疾患94例，其中嵌顿痔为11例，血栓性痔50例，炎性外痔29例，肛窦炎4例。对照组：肛肠疾患94例，其中嵌顿痔9例，血栓性痔53例，炎性外痔28例，肛窦炎4例。两组之间在性别、年龄、病症、病理等方面经统计学处理均无显著差异（$P>0.05$）具有可比性。

1.2 诊断标准 所有患者病症诊断均符合国家中医药局颁布的《中医病症诊断疗效标准》

2. 治疗方法

2.1 治疗组 采用加味桃红四物汤：桃仁15克、红花15克、赤芍12克、川芎12克、当归15克、生地15克、槐米15克、地榆10克、苦参10克、马齿苋15克。煎水200ml内服，早晚各1次，每晚用乘下的药渣煎水2000ml，趁热坐浴15分钟，以肛用皮肤适宜为度，一周为一疗程。

2.2 对照组 采用1：5000高猛酸钾溶液每晚坐浴15分钟，同时口服阿莫西林胶囊0.75克，每日3次，一周为一疗程。

2.3 疗效判定标准。参照国家中医药管理局颁布的《中医病症诊断疗效标准》。痊愈：症状体征消失；有效：症状消失或改善，体征改善；无效：症状体征无改善或虽然改善，但乃需手术或其他处理者。

3. 结果

我院自2009年6月至2011年6月完成病例收集，经3个月的临床观察及随访，其中有1例患者无法联系，观察疗效见表：

188例肛肠病疾患临床疗效对比［n（%）］

组别	n	痊愈	有效	无效
治疗组	94	52（55.3）	39（41.4）	3（3.1）
对照组	94	22（23.4）	35（37.2）	39（38.9）

注：两组临床疗效对比：$P<0.01$

4. 讨论

活血化瘀法在祖国医学中具有十分重要的地位，它是针对血瘀学说而设立的。血瘀与大肠肛门病的发生有密切关系，由于血瘀（微循环障碍）引起组织细胞的炎症、水肿、坏死等继发性病理改变，“不通则痛”，因而产生疼痛、肿胀、出血、痔核脱出等症状。加味桃红四物汤中，桃仁活血祛瘀、润肠通便；红花活血通经，散瘀止痛；赤芍清热凉血，养血柔肝，祛瘀缓急止痛；当归养血活血散瘀血，润肠通便；川芎活血行气止痛，具通达气血之功；生地凉血养阴以养血；槐米凉血止血，为肛肠疾患之引经药；地榆凉血泄热，收敛止血，为治痔之要药；苦参除湿热，消肿毒；马齿草清热凉血、解毒。诸药合用有活血化瘀，消肿止痛，通便消痔之功。

现代药理研究证明：桃仁、红花有抗炎，抗血栓，抑制毛细管通透性作用；赤芍、当归、川芎有解除痉挛而止痛，降低血小板聚集；槐米、地榆、生地能缩短出凝血时间，并能收缩血管而上血；苦参、马齿苋对金葡菌、大肠杆菌等感染有较好的抑制作用，并可抑制变态反应，阻止肥大细胞脱颗粒释放组胺，从而达到消肿止痛、痔核萎缩的治疗目地。中药坐浴是通过药液热力及药效，促进局部血液循环，达到气血通畅、化瘀消肿、活血散结、痔核回缩的作用。

活血化瘀法保守治疗肛肠疾病相对西医治疗手段而言，具有功效显著、操作简便、无痛苦、经济实用等优点，是极具中医特色的保守疗法，值得推广运用。

大脑功能偏侧化与慢性盆底痛

刘百羽

（济南军区青岛第一疗养院肛肠科，山东，青岛，266071）

慢性盆底痛是一种衰退性疾病，常常导致一个或多个脏器功能紊乱。患者往往伴有焦虑或抑郁等精神神经症状，是临床医生经常碰到和患者痛苦的难题。临床研究中发现：在盆底痛患者髂尾肌痛性结节出现率，左侧多于右侧，右侧出现结节的盆底痛患者疼痛程度、治疗效果和复发率均优于左侧。对于出现的这种差异，有必要从大脑功能偏侧化方面理解、探讨。为盆底痛的治疗寻找一条新的途径和方法。

【关键词】大脑功能偏侧化；盆底痛；差异

1. 大脑半球功能偏侧化效应

人类大脑半球存在机能上的不对称，左右大脑半球是两套不同类型的信息加工系统，左半球与语言记忆，右半球与非语言记忆有关。左半球倾向于局部、细节信息的加工，右半球倾向于全局、整体信息的加工；左半球倾向于语言信息的加工，而右半球倾向于时空信息的加工。目前归纳起来有两方面理论假说："材料特异性假设"和"任务特异性假设"，前者代表理论为"单双系统理论"，单系统理论以"右侧大脑半球假说"为典型，该理论认为所有情绪都在右侧大脑半球加工；双系统理论以 Davidson"情绪效价假设"为典型，该理论认为，左侧半球特异性的参与正性情绪或趋向相关（积极）的情绪加工，而右侧半球则对负性情绪或避让相关（抑制）情绪的加工具有特异性，左侧杏仁核倾向于对情绪性刺激有意识加工（认知评估），而右侧杏仁核倾向于对情绪刺激的无意识加工（自动加工）。

2. 脑和脊髓的传导通路

中枢神经接受内、外环境的大量传入信息，除作出简单的反应应答外，有许多传入信息还上升到感知和意识阶段。传导通路是复杂反射弧的一部分。由感受器经周围神经传入中枢后，通过几次中继，最后到达大脑皮层或其他高位中枢。再由大脑皮层或皮层下中枢发出纤维，直接或经过中继终止于脑干或脊髓运动神经元，再经周围神经传到效应器。在上行传导的纤维束中，脊髓丘脑束传导痛觉、温度觉和粗略触觉冲动，向颅侧经过脑干止于背侧丘脑，脊髓丘脑束的纤维在白质前连合处向颅侧斜越交叉，故身体痛、温度觉缺陷区域出现在对侧。在下行纤维束中皮质脊髓束是人类脊髓中最大的下行束。它起源于大脑皮质中央前回和其他一些皮质区，这些纤维自大脑皮质下行，在延髓锥体交叉中大部纤维进行交叉，至对侧脊髓小脑后束下行，直达骶髓，即右侧大脑半球感受左侧肢体、躯体的感觉冲动，并支配左侧肢体及躯体的运动；左侧大脑半球感受右侧肢体、躯体的感觉冲动，并支配右侧肢体及躯体的运动。

3. 情绪与躯体功能

心理因素之所以能影响躯体内脏器官功能，一般认为是通过情绪活动作为媒介而实现的。情绪可分为愉快的或积极的情绪；不愉快的或消极的情绪两大类。积极的情绪对人体的生命活动起良好的促进作用，可以提高体力和脑力劳动的强度及效率，使人保持健康；消极情绪如愤怒、怨恨、恐惧、焦虑、忧郁和痛苦等，这种情绪的产生一方面是适应环境的一种必要反应，但如果强度过度或持续过久，便可导致神经活动机能失调，对机体器官功能产生不利影响，最后导致器官或系统性疾病。心理应激主要通过中枢神经系统再影响到植物神经系统，内分泌系统和免疫功能作为中介机制并影响内脏器官的。心理应激引起的情绪变化，可通过边缘系统、下丘脑使植物神经功能发生明显的改变，并引起有关脏器的功能活动过度或相反受到抑制。植物神经反应一般具有防止机体受损而起保护作用的特点，但若这种变化过于持久或强烈，不能适应，就有可能导致这些脏器产生器质性损害。各种情绪状态的改变，除了伴有植物神经功能和内分泌腺活动的变化外，同时也有神经递质的改变。

4. 疼痛患者自体记忆特征

疼痛是伤害性刺激引起的一种复杂的主观感觉，常伴有自主神经、躯体防御运动和心理、情感行为反应。因此疼痛包括痛觉和痛两种成份。痛觉是指躯体某一部分厌恶和不愉快的感觉，主要发生在脑的高级部位，即大脑皮质。疼痛与精神，心理状态相联系，往往产生不愉快的情绪反应。疼痛产生不愉快的情绪，最早表现出紧张，这不单单是因为疼痛，其中包括对盆底痛的认识问题，患者虽然有疼痛的体验，但在临床检查时很难发现阳性体征及治疗效果不够理想，不断有研究报告慢性疼痛患者不仅普遍存在抑郁、焦虑等情绪症状，而且存在着记忆受损问题。慢性疼痛的自传体记忆研究有重要意义，首先，对慢性疼痛的诊治有赖于患者对过去事件的有意回忆，如果记忆歪曲，可能会使诊断和疗效评估变得非常困难；其次，对慢性疼痛的临床干预会涉及治疗经验，如症状是怎样出现的，其他各种因素的作用等，如果患者的主诉不可靠，会影响治疗的结果。和正常人相比，慢性疼痛患者的具体记忆明显减少，而过度概括化记忆明显增加，这说明慢性疼痛患者提取自传体具体事件信息的功能受损，由于自传体记忆信息的心理表征是自上而下逐渐具体化，而信息提取也是自上而下的加工过程，这种记忆功能受损使慢性疼痛患者对信息的提取滞留在概括化表征阶段，表现出过度概括化特征。因此由于慢性疼痛使患者常处于负性情绪情境。流行病学显示，慢性盆底痛患者中有心理异常者高达67%，其中人格障碍31%～59%，伴有抑郁和焦虑患者有40%～60%。抑郁症患者前扣带回—右额下回固有连续参数、刺激调节连接参数显著高于正常组，表明抑郁症患者存在扣带回—额叶功能连接异常增强。前扣带回作为情感、认知信号整合的重要部位，在接受悲伤面部表情刺激时激活增强，理解为对于负性刺激的优先激活。大脑半球具有情绪建立的不对称性，右半球与消极情绪的建立有关，特别是右额叶。正常情况下，额叶皮质接受前扣带回传来的过度异常信号时向其发出相应的矫正信号，以帮助解决冲突。抑郁症患者额叶—扣带回正常的动态关系被打破，功能连接处于异常状态，额叶不能抑制不断接收到的负性情绪信息带来的干扰，从而产生抑郁情绪。

5. 导致左右两侧差异的病理生理学初步认知

骨盆倾斜度是人体直立时，骨盆上口平面与地面形成的角度，男性约45°～55°，女性约55°～60°，骨盆下口与地面之间也形成15°的角。由于骨盆向前方倾斜，使耻骨联合的后面向后上方，骶骨及尾骨向前下方。由于骨盆倾斜度，髂尾肌形成坐骨直肠间隙后方拱形的顶，故年轻时腹腔压力主要作用于耻骨，骨盆前部及两侧髂翼，随着年龄的增加，骨盆倾斜度也随着发生变化，主要是脊椎弯曲度变小，骶骨逐渐由后倾向垂直位移动，骨盆上口向水平移动，腹腔压力也逐渐由前向后转移。故髂尾肌受到腹腔压力呈递增态势，由于髂尾肌运动方式呈头尾侧运动，因此在运动时必须克服更大的阻力，容易导致髂尾肌的损伤，肌肉内微小的损伤均可导致其纤维组织的破裂，释放出肌肉内的钙离子，并扰乱其部位的血清内环境平衡，在三磷酸腺苷的作用下，钙离子的刺激使肌肉或筋膜产生收缩运动，从而加快其新陈代谢活动，这种持续的相互作用并释放出5～羟色胺、组织胺、激肽和前列腺素，这些物质能激活3～4组肌肉的痛觉感受器，并在中枢系统痛觉感受器和运动单元之间建立起一个神经回路，这种回路由于疼痛的持续刺激而永久存在，并导致肌肉紧张而引起疼痛，肌肉紧张使肌肉内的血液循环减少，而使三磷酸腺苷减少和钙离子泵功能的降低，从而导致这种恶性循环的形成。髂尾肌微小的病理变化产生的神经冲动上传大脑，作用于边缘系统，边缘系统产生的传出神经冲动作用于盆底肌肉组织，使肌肉组织持续收缩引起疼痛，疼痛感等负性情绪在右侧半球加工具有特异性，导致右侧半球持续发出激活命令，过渡兴奋盆底运动神经末稍，引起运动终板功能紊乱，乙酰胆碱超常释放，导致痛性结节形成，由于大脑左右半球交叉支配躯体，因此，左侧髂尾肌痛性结节出现率明显高于右侧。盆底痛患者往往伴有焦虑或抑郁等精神神经症状，右侧半球对负性情绪加工的特异性，使左侧出现结节者，疼痛程度重、治疗后易复发。

因此，在进行慢性盆底痛的治疗时，既要重视局部的治疗，同时亦应当考虑到神经精神因素对疾病的影响，以探求和完善治疗慢性盆底痛的方法和手段，提高治愈率。

同性恋者肛管直肠动力学改变与肛门病关系的研究

段伟民

（甘肃省第二人民医院肛肠科，甘肃　兰州，730000）

【摘要】本研究旨在通过检测不同人群，探讨与肛门疾病（痔、裂）的关系。分别记录正常人群、有肛交史者人群、肛门病患者人群肛管舒张压、肛管静息压（ARP）、直肠静息压（RRP）、肛管最大收缩压（AMCP）、直肠感知阈值、直肠最大耐受量、肛管最长收缩时间（ALCT）。并进行统计，结果显示，三者差异均有统计学意义，$P<0.05$. 结果表明，肛管直肠动力学改变与肛门疾病关系密切。

【关键词】肛管直肠动力学改变；肛门病；关系

肛管直肠动力学改变与肛门疾病（痔、裂）关系一直没有定论，我们通过对三组不同人群检测肛管直肠动力学变化，以其探索二者之间的内在因果关系，总结报道如下：

1. 资料与方法

1.1 临床资料 2005 年～2010 年选择同性恋及非同性恋但有频繁肛交史者 23 例为组一，其中，男 15 例，女 8 例；年龄 18～43 岁，平均 30.5 岁；肛交史 2～10 年，平均 6 年，每周 1～3 次，平均 2 次。

选择无肛门病健康人群 30 例为组二，其中，男 16 例，女 14 例；年龄 21～45 岁，平均 33 岁；选择有肛门疾病（痔、裂）患者 35 例为组三，所选病例均符合中华医学会外科分会肛肠外科学组痔裂诊断标准，其中，男 18 例，女 17 例；年龄 18～48 岁，平均 33 岁；病史 1～15 年，平均 8 年。三组人群在性别、年龄差异无统计学意义（$P>0.05$）。

1.2 测试方法及指标　受试者检测前 3 天停用一切影响肛门直肠压力药，有肛交史者停止 3 天。检测前不做任何肠道准备，自然排空后检测。采用多导单囊肛管直肠功能测定仪测定肛管舒张压、肛管静息压（ARP）、直肠静息压（RRP）、直肠感知阈值、直肠最大耐受量、肛管最大收缩压（AMCP）、肛管最长收缩时间（ALCT）。

1.3 统计学方法　数据采用 SPSS15.0 软件包进行统计分析，计量资料比较采用 t 检验，$P<0.05$ 为差异有统计学意义。

2. 结果

与正常人群相比，组一人群肛管舒张压、肛管静息压（ARP）、直肠静息压（RRP）、肛管最大收缩压（AMCP）降低，直肠感知阈值、直肠最大耐受量、增高。组三人群肛管舒张压、肛管静息压（ARP）、直肠静息压（RRP）肛管最大收缩压（AMCP）增高，直肠感知阈值、直肠最大耐受量降低，差异有统计学意义，$P<0.05$。见表。

表　三组人群肛管直肠动力学检验结果

组别	例数	肛管舒张压（kap）	肛管静息压（kap）	直肠静息压（kap）	肛管最大收缩压（kap）	直肠感知阈值（ml）	直肠最大耐受量（ml）
组一	23	3.10±1.30	6.08±2.56	0.76±0.13	8.15±2.36	78.9±13.13	256.76±19.45
组二	30	6.35±1.21	9.24±3.12	1.21±0.12	12.45±3.24	31.02±17.33	210.3±21.5
组三	35	9.56±3.15	13.23±2.67	3.75±1.31	21.67±5.87	19.14±6.90	160.3±12.7

3. 讨论

本研究提示肛门直肠动力学改变与肛门疾病（痔、裂）关系密切，组一人群中由于较长期肛交，使肛管舒张压、肛管静息压（ARP）、直肠静息压（RRP）、肛管最大收缩压（AMCP）降低，血管压力也减低，血液回流良好，肛门外观向内凹陷，光滑，指诊肛门松弛，23 例中无一例有痔、裂等肛门疾病。由于长期刺激使直肠感知阈值、直肠最大耐受量、增高。组三人群为痔、裂患者，该人群肛管舒张压、肛管静息压（ARP）、直肠静息压（RRP）肛管最大收缩压（AMCP）增高，直肠感知阈值、直肠最大耐受量降低。由于肛门直肠压力增高使排便阻力加大，血管压力也增大，血液回流不畅，血管垫下移，静脉曲张而形成痔、裂等疾病。因此平日经常锻炼提肛运动，有助于预防肛门疾病的发生。

性激素与常见肛肠疾病发病相关因素分析

杨玉刚

（河南省开封市中医院肛肠科，河南　开封，475000）

【摘要】为了探讨性激素水平与常见肛肠疾病的发病关系，分析常见肛肠疾病男女发病率的不同，笔者从肛肠疾病发病的基本理论出发，阐明了性激素水平变化与痔病、肛周脓肿、肛瘘、便秘、结直肠癌等常见肛肠疾病的发病机理及相关性，以期进一步完善肛肠疾病的病因，为临床医生应用性激素防治肛肠疾病提供可资借鉴的新思路。

【关键词】性激素；肛肠疾病；发病；因素分析

性激素（sex hormone）是指由动物体的性腺，以及胎盘、肾上腺皮质网状带等组织合成的甾体激素，具有促进性器官成熟、副性征发育及维持性功能等作用。雌性动物卵巢主要分泌两种性激素——雌激素与孕激素，雄性动物睾丸主要分泌以睾酮为主的雄激素。

肛肠疾病与人们的生活息息相关，是一种常见病、多发病和特发病。肛肠疾病的种类很多，常见的有痔病、肛周脓肿、肛瘘、肛裂、直肠脱垂、直肠息肉、便秘、直肠癌等。肛肠疾病的发生是由多种因素造成的，包括生理因素、遗传因素、不良的排便习惯、饮食因素、职业因素等。其中生理因素，特别是性激素水平的变化，对肛肠疾病的发病起着至关重要的作用。

1. 性激素与痔病发病关系

痔病的发病率较高，男女均可得病，女性的发病率为67%，男性的发病率为53.9%1；任何年龄都可发病，其中20－40岁的人较为多见，并随着年龄的增长而逐渐加重，故有“十人九痔”之说。女性痔病发病率之所以如此高，除了与女性特有的解剖生理及生活习惯有关外，还与雌激素的水平有关。

女性致病往往出现月经前期，因为女性肛垫静脉丛血管壁内存在雌激素受体和乳腺样组织，正常妇女在月经周期初，卵巢分泌的雌激素水平较低，随着卵细胞的发育，雌激素的分泌量逐渐增多，血液中高水平的雌激素或许刺激了肛垫内雌激素受体和乳腺样组织，从而致使肛垫血管扩张、充血、出血和肿胀。而女性怀孕期间，由于雌激素水平升高，可反射性引起静脉扩张，盆腔血容量增多、肛垫充血肥大。加上不断增大的子宫对盲肠的压制，使女性在孕期的痔疮症状不断加剧。

2. 性激素与肛周脓肿发病关系

肛周脓肿是肛肠科临床常见疾病，占外科疾病的3%～5%，占肛肠疾病的8%～25%，多见于20～40岁的男性，男女发病比例约为3～4：1。

与皮脂腺一样，人体的肛腺发育与功能主要受性激素的调节。性激素的水平直接影响肛腺的增生和萎缩，而性激素中又以雄激素的影响最大。因此，性激素的高低和肛周脓肿发病率密切相关。

在人的一生中，新生儿体内由母体而来的雄激素在一个阶段内呈现较高水平，使新生儿肛腺特别发达，故肛周围感染较为多见，特别是男婴。随着新生儿的发育成长，一过性旺盛的雄激素水平生理性下降，故儿童及青春期前后的发病率有所下降。到了青春期，体内的性激素开始活跃，男性及青壮年期的雄激素水平升高，使肛腺增长较女性快而明显，因此肛周脓肿的发病率显著升高。到了老年，雄激素水平明显下降，肛腺萎缩，故老人的肛周脓肿极为少见。

3. 性激素与肛瘘发病关系

肛瘘是常见的肛管直肠疾病，在我国约占肛管直肠病发病人数的1.67%～3.6%，国外约占8%～25%，多发于20～40岁的年龄段，男性多于女性。

男性的发病率明显高于女性，认为过量的雄激素使雄激素与雌激素比例失衡或在宫内即存在对雄激素敏感体，可导致异常肛腺的形成。肛门周围皮脂腺聚集于截石位1、3、9、11点处，也是婴儿肛瘘的好发部位。婴儿肛瘘较少发生于人工喂养的婴儿，多发于母乳喂养又解软便的婴儿，这类肛瘘多发生在皮下，不易触到索状管道，其内外口都可能发生在齿线以下的皮肤，脓液引流后，自然愈合的可能性较大，婴儿肛瘘源于肛隐窝感染者罕见。这是由于婴儿期体内雄激素水平较高，来自母体的雄激素使婴儿皮脂腺分泌极其旺盛。若为男婴，由于其睾丸产生雄激素，使皮脂腺分泌更为旺盛。随着年龄的增长，到幼儿期体内雄激素水平趋于正常，故发病率明显下降。到青壮年期，人体性激素开始活跃，性激素的靶器官皮脂腺分泌旺盛，重新肥大增殖。肛腺在发生学上与皮脂腺来源相同，因此，肛腺同样是男性激素的靶器官。成人肛腺分泌旺盛，易导致肛腺导管阻滞，腺液排泄不畅而淤积，继而感染引起肛腺炎，这就成为青壮年人肛瘘发病急剧上升的主要原因。人到老年性激素水平低下，皮脂腺普遍萎缩，肛腺也发生萎缩，

4. 性激素与便秘发病关系

便秘亦是一种常见病、多发病，美国、英国和加拿大约10%～15%的人群受便秘困扰，亚洲地区便秘患病率约14%，我国患病率在10%～15%，60岁以上老人占发病的18%～20%；男女比例为1：4.59，大约50%的人一生曾受到该病的困扰。

性激素水平变化是导致便秘的重要原因之一。在月经来之前容易便秘，这是因为排卵日到月经开始时所分泌的黄体酮起作用的结果，黄体酮分泌后，女性身体就开始努力蓄积营养以孕育后代，从而抑制排泄能力。黄体酮

还有减弱大肠蠕动的作用，所以在黄体酮分泌高峰时（月经前一周）容易导致便秘。

而妊娠后，以怀孕后期最为严重，主要是因为孕期分泌大量的黄体酮，它可以使子宫平滑肌松弛，使大肠蠕动减弱。由于子宫不断增大，重量增加，压迫到大肠，造成血液循环不良，因而减弱了排便的功能，食物残渣在大肠内滞留时间较长，水份被肠壁吸收过多，致使最终形成的粪便干燥、坚硬；再加上腹壁肌肉张力低，收缩力不足，孕妇更易便秘。

更年期女性容易发生便秘的原因，一般认为，卵巢功能衰退是引起更年期代谢变化和临床症状的主要因素。妇女进入更年期以后，卵巢功能开始衰退，卵泡分泌雌激素和黄体素的功能降低。更年期妇女的内分泌平衡状态发生变化，导致植物神经系统中枢的功能失调，因而产生不同程度的植物神经系统功能紊乱的临床症状。症状的出现与雌激素分泌减少的速度和程度有关，即雌激素减少迅速，更年期症状就越严重，更容易导致便秘。

5. 性激素与结直肠癌发病关系

结直肠癌是胃肠道中常见的恶性肿瘤，发病率仅次于胃和食道癌，男性较多见，男女之比为 2~3：1。

研究资料证实：大肠癌是性激素依赖性肿瘤。性激素与结直肠癌的关系主要有三个学说：（1）胆汁酸代谢学说：高脂肪饮食增加肠腔中的胆汁酸浓度，改变了大肠菌群的组成，在肠道厌氧菌群的作用下与脂肪酸结合易形成致癌物质，是结直肠癌发病的主要原因。随着妇女绝经期的到来，雌激素水平逐渐下降，引起人体血脂代谢改变，甘油三脂、总胆固醇升高，间接加速了由胆固醇生成的初级胆汁酸的合成，使过多的初级胆汁酸进入肠道，经水解、脱羧后转变为次级胆汁酸。肠腔中过多的次级胆汁酸在肠道厌氧菌的作用下完全芳香化，产生致癌物环戊烯菲，促进肠黏膜对这种致癌物质的吸收，能不同程度地增加某些胺合成限速酶（二酰基甘油）的活性，使肠道中多胺的浓度增高，诱发肿瘤。（2）雌激素受体（ER）学说：结直肠的正常黏膜及肿瘤细胞内都可以发现 ER，但其具体作用尚不明确。据术后病理标本分析发现，结肠直肠癌组织中的雌激素、孕激素受体含量极低，甚至缺乏。如在肿瘤组织及其周围正常黏膜组织中找到 ER，则提示预后好，生存率相对增高。（3）ER 基因甲基化学说：随年龄增长，结肠、直肠黏膜不断老化，ER 甲基化逐渐增加，使肠上皮组织恶变的危险性增加。虽然 ER 甲基化的机理尚不明确，但部分作者认为，随着妇女绝经期的到来，人体血循环内的雌激素减少，一些组织的 ER 表达下降，基因转录率减慢，加速了组织的甲基化。

6. 讨论

肛肠疾病的病因很多，但对于性激素与肛肠疾病发病的关系尚未统一的认识。本文阐明了性激素与肛肠疾病发病的关系，为临床医生应用性激素防治肛肠疾病提供新的依据及思路。当然，肛肠疾病男女发病不同，不仅仅与性激素有关，还与男女不同的生理解剖功能及生活工作方式有关。当然，其他肛肠疾病：如肛裂、直肠脱垂、直肠息肉、肛门坠胀，也存在男女发病的不同，可能也与性激素有关系，但是，尚没有相关肛肠病患者性激素水平的测定报告，有待肛肠同仁进一步探讨。

肛肠科医务人员职业暴露原因分析及预防处理初探

胡　捷[1]　毛长庚[2]

（解放军第 163 医院 1. 肛肠外科，2. 感染控制科）

【摘要】目的：分析肛肠科医务人员发生职业暴露的危险因素，探讨预防措施　方法：对我院肛肠科从 2008 年 1 月 ~2012 年 6 月医院登记在案的职业暴露进行统计分析。结果：共发生职业暴露 37 人次，其中医师 23 人次，护士 11 人次，护理员 3 人次．职业暴露的种类主要是针类小器械以及注射器刺伤、划伤为主，受伤部位主要集中在手指、手背等部位。结论：肛肠科医师护士均易发生职业暴露，主要原因是安全防护意识差，自身防护不够，操作不规范以及医护配比不足所致。防护措施包括应完善报告处理制度，加强职业安全教育，加强自身防护，合理人员配置等措施，减少职业暴露发生，切实保护医务人员的职业安全。

【关键词】肛肠科；职业暴露；锐器伤

医务人员职业暴露是医务工作中常见的意外伤害，随着艾滋病、性病发病率的增加，就诊人群复杂化，肛肠科医务人员发生职业暴露的几率也明显增加。做好肛肠科医务人员的职业暴露防护工作显得尤为重要。本调查通过分析我院肛肠科医务人员发生职业暴露的情况，探讨肛肠专科医务人员职业暴露的防护措施，以其最大程度保证医务人员的职业安全。

1. 资料与方法

1.1 临床资料　对2008年1月～2012年6月我院肛肠科发生职业暴露的情况进行统计分析。医务人员发生职业暴露后，由医院感控科指导暴露人员填好血（体）液职业暴露个案登记表，登记表内容包括暴露者姓名、科室、职业等基本情况和暴露情况：如患者暴露原因、方式、利器类别、损伤程度、处理方法及追踪等。

2. 结果

共发生职业暴露37人次，其中医师23人，护士11人次，护理员3人次。发生于手术室12例次，门诊治疗室11例次，病房治疗11例次，医疗垃圾回收过程中3例次。

2.1 暴露原因及部位　因肛肠科治疗大多为个体近距离治疗，故受伤部位主要集中在医护人员手部及面部，以针头刺伤为主，具体见表1。

表1　职业暴露途径及部位

暴露途径	例	构成比（%）	部位	例	构成比（%）
缝针或刀片划伤81.10	16	43.24	手掌及手指	30	
注射针头刺伤18.90	11	29.73	面部溅血	7	
处理医疗废物刺伤	3	8.11			
其它	7	18.92			

2.2 感染源分类　职业暴露者接触的感染源为乙型肝炎病毒携带者9次，尖锐湿疣病毒携带者7次，梅毒抗体阳性者4次，艾滋病毒阳性携带者1次，不明原因者16次。

2.3 暴露后的应急处理　按照文献要求[*]，发生血源性病原体意外职业接触后立即进行如下局部处理，包括：①用肥皂液和流动水清洗被污染的皮肤，用生理盐水冲洗被污染的黏膜。②如有伤口，应当轻轻由近心端向远心端挤压，避免挤压伤口局部，尽可能挤出损伤处的血液，再用肥皂水和流动水进行冲洗。③受伤部位的伤口冲洗后，应当用消毒液，如用70%酒精或者0.5%碘伏进行消毒，并包扎伤口；被接触的黏膜，应当反复用生理盐水冲洗干净。具体处理方法见表2。

表2　职业暴露后处理措施

处理措施	例数	构成比（%）
挤压并清水（肥皂水）冲洗伤口＋消毒	19	51.35
挤压并清水（肥皂水）冲洗伤口＋消毒＋包扎	4	10.81
挤压并清水（肥皂水）冲洗伤口＋消毒＋疫苗注射	2	5.41
75%酒精＋碘酒消毒暴露面	13	35.13

2.4 后续处理及追踪观察　按照文献要求[*]乙型肝炎病毒接触后7例已进行乙肝疫苗接种且乙肝表面抗体阳性，不做进一步处理，2例抗体阴性，予注射乙肝免疫球蛋白和接种乙肝疫苗，在最后一剂疫苗接种1个月～2个月之后进行病毒抗体追踪检测，半年后复查乙肝两对半，表面抗体阳性，余阴性，避免了暴露后感染；梅毒抗体阳性血源暴露者分别于暴露后0、2、4周抽血进行检查。1例艾滋病毒携带者暴露系电极烧灼肛管尖锐湿疣赘生物时，少量干痂溅于面部，非血液接触，当即用75%酒精和络合碘反复清洗后，报告感控科，认为暴露部位无损伤，非血液接触，当时已清洗处理，可不做进一步口服药物预防，于暴露后即刻、30天、90天及180天抽血检查HIV抗体阴性。

3. 讨论

医疗职业暴露是指医务人员在从事医疗护理等工作过程中意外被感染性病原体携带者或患者的血液、体液等污染了皮肤、黏膜，或者被含有感染性病原体的血液或体液污染了的针头及其他锐器刺破皮肤，导致有可能被感染的情况。医务人员职业暴露是医务工作中常见的意外伤害，而在众多职业暴露中，锐器伤又是最常见的职业性损伤，多种经血液传播的疾病均能经锐器伤传播；肛肠科医务人员的职业特点导致了易发生暴露，所以做好肛肠科医务人员的职业暴露工作显得尤为重要。

3.1 暴露发生的原因

3.1.1 医疗操作不规范：由于肛肠专科诊疗的特殊性，医务人员在检查治疗过程中要与注射器、刀片、缝针、镊子、止血钳等小器械频繁接触，人工完成各项治疗，所以易发生职业暴露，且暴露的种类主要以锐器伤为主。我们统计的数据显示医师与护士均易发生暴露，主要原因是肛肠科医疗行为大多为医师操作，且医师在治疗时要使用较多的缝针、手术刀等小器械所致，主要相关操作是在治疗过程中频繁使用小器械造成被刺伤和划伤。肛肠科护士发生暴露主要是在下针头、刀片等小器械、处理医疗废物等过程中操作不当或意外所致。而医务人员的不规范操作极易发生职业暴露，本组调查显示小器械刺伤、划伤大多是在取缝合针、或针头回插等操作中发生，护理员在收集废物等环节中也时有发生。这与各级人员对职业暴露认识不够，认为只是意外伤害，具有偶然性，不能有效重视起来以及操作不熟练、不按操作规程操作有关。

3.1.2 工作繁忙导致操作失误：医务人员的暴露与工作繁忙，人员紧张也有很大关系，按正规要求肛肠科的操作标准为四手操作，即一名护士配合一名医师，而在我们医院，医护比普遍偏低，无形中导致医护间的工作交织混在一起，一个护士配合多名医师，工作量增大导致易发生暴露，护士繁忙导致医师不得不承担由护士完成的工作。锐器伤易传播疾病，在肛肠疾病治疗过程中因治疗的器械会接触患者的血液、肠液而此类污染物又带有大量的细菌，稍有操作不慎便有发生传染的可能。

3.1.3 就诊患者的不确定性：随着性生活的开放，性行为的多样化，我国直肠淋病、尖锐湿疣、梅毒、艾滋病毒携带者日益增多，该类疾病的职业暴露问题日趋严重，医护人员面临着严重的职业感染风险。根据临床研究显示肛肠科医务人员只要被血液污染的针头刺伤，就足以使受伤者感染。而肛肠治疗中的小器械基本都要接触患者的血液、体液，这就给医务人员带来了潜在风险，本组37例统计数据中明确有乙型肝炎病毒携带者9次，尖锐湿疣病毒携带者7次，梅毒抗体阳性者4次，艾滋病毒阳性携带者1次，不明原因者16次，这主要是因为肛肠专科特点为专科检诊、治疗大多集中在门诊完成 而很多门诊患者对自己是否携带传染性疾病并不知情或有意隐瞒病情，如此明显增加了肛肠专科医务人员感染的几率。

3.2 预防措施

3.2.1 肛肠科医务人员要有普遍性防护思想，在为病人提供医疗服务时，无论是病人还是医务人员的血液和体液，也不论他们是阳性还是阴性，都应当作为具有潜在传染性而加以防护。

3.2.2 完善职业暴露报告制度及暴露后处理原则。医院感染控制科应完善职业报告制度和暴露后的处理原则，动态追踪已发生暴露人员，定期对全院职业暴露情况，进行统计分析，研究导致暴露的相关危险因素，制定干预措施，从而降低暴露发生率；加强对医护人员职业安全的培训与教育，通过培训学习可以了解职业暴露的危害，增强医务人员的自我保护意识，同时在发生暴露后能采取积极有效的干预措施，降低暴露及暴露后的感染风险。

3.2.3 安全处置锐利器具　①在进行侵入性操作时，一定要保证足够的光线，尽可能减少创口出血。②针头等危险性很大，处理时应十分小心。千万不要向用过的一次性注射器针头上盖针头套。③在创口缝合时，要特别注意减少意外刺伤。把用过的注射器直接放到专门的桶中，统一处理。④勿将锐利废弃物同其他废弃物混在一起。注射器和针头应尽量使用一次性的，而且用后针头不再套入针头帽内，也不要拔掉针头，应将其直接放入坚固、不能穿透的容器内消毒后废弃。采血时要用安全的蝶形真空针具，以降低直接接触血液的危险性。

3.2.4 认真做好隔离措施　在进行以下医疗行为时，一定要带好手套或穿隔离衣：①处理污染的物品或表面时；②凡有可能接触病人的血液、体液、分泌物、排泄物或其它被污染的物品时；③进行内窥镜检查、侵袭性诊治时；④手套发生撕裂、刺破时应更换；⑤有可能被血液、体液、分泌物、排泄物等污染时均应穿隔离衣；⑥在检查和每次接触病人的排泄物（尿、粪等），分泌物（伤口、皮肤感染处）和污染的物品后都要洗手，即使当时戴着手套，亦应在流水下或肥皂流水冲洗，必要时应在洗手前用消毒剂浸泡；⑦皮肤有渗出性损害或破损时，不应参与介入性操作。

3.2.5 为医务人员营造宽松的治疗环境，在调查中发现工作压力大工作繁忙的科室较易发生职业暴露，所以加强科室管理，合理安排医务人员治疗时间，增加人文关怀，为医务人员 营造积极宽松的氛围，可以有效缓解职业紧张，使医务人员能集中精神去做治疗，从而有效减少职业暴露的发生。增加护士数量，要改变以往护士配备不足的状况，减轻医师与护士的工作强度，根据分工完成各自工作，提高工作质量，减少暴露的发生，保证医疗安全。加强医护人员的职业安全控制，医院每年应拿出相应的经费为临床医护人员购置防护用品，完善防护措施，做好各项防护工作。对于临床一线医务人员要定期体检，定期为医务人员注射相关疫苗，如乙型肝炎疫苗等。而对于已暴露的医务人员要及时对其进行评价分析，必要时注射应急免疫球蛋白以及其他预防用药，并按要求对其进行定期进行检查评估。

总的来说，肛肠科医务人员在临床工作中较易发生职业暴露，存在较大的职业安全风险，医院应重视医务人员的职业安全工作，采取职业安全教育，加强职业防护，合理配置人员等措施，减低职业暴露发生概率，切实保护医务人员的职业安全。

老年性肛门病的特点分析及治疗总结（附210例临床分析）

李社光　周　懿

（广西梧州市中医医院，广西　梧州，543000）

【提要】对210例老年性肛门病的临床特点及治疗进行分析总结，认为其治疗应灵活掌握，依据全身情况决定治疗方法，重视合并症的治疗，合理使用抗生素，重视辨证论治，多用中药内服，药物保留灌肠，外敷外洗，加强心理沟通与护理工作。

【关键词】肛门疾病　老年性　临床特点　治疗　辨证论治

老年性肛门疾病有明显的临床特殊性，病情复杂多变。我们对2005年~2011年在本院住院及门诊治疗的210例60岁以上的肛门疾病患者的临床特点进行总结分析，报道如下：

1. 临床资料

1.1 一般资料　男：125例；女：85例；年龄60~91岁，其中60~70岁93例，71~80岁67例，81~90岁46例，91岁以上4例。病程最短（除外急性初发肛周脓肿3例为3~6天后）为2年，最长52年，其中10年以下106例，11~20年53例，21~30年17例，31~40年18例，41~50年8例，51年以上5例；既往曾做一次手术者57例，曾做2次手术者46例，曾做3次手术者22例，从未专科系统检查治疗者36例。

1.2 病种　混合痔65例（其中静脉曲张性外痔28例，结缔组织性外痔37例；Ⅲ期51例，Ⅱ期14例）；单纯内痔28例，（其中：Ⅲ期19例，Ⅱ期7例，Ⅰ期2例）；以上病者均伴不同程度的直肠黏膜松弛或内脱垂而有肛门急坠胀，大使困难欠畅顺等症状，伴有肛乳头瘤者23例；急性嵌顿性混合痔2例；血栓性外痔8例；肛裂13例（早期2例，溃疡性9例，陈旧性2例）；痔裂同病者6例；完全性直肠黏膜脱垂7例（其中脱垂嵌顿2例）；肛瘘47例（其中复杂性24例中高位10例，低位14例），痔瘘同病者31例；肛周脓肿16例（其中高位脓肿4例；原有肛瘘反复发作脓肿13例，首次急性脓肿3例）；直肠腺瘤2例；肛管直肠炎9例；肛窦炎4例，肛门尖锐湿疣6例；肛门湿疹3例。努挣及牵拉肛缘有肥大肛乳头瘤、痔核、直肠黏膜脱出者68例，指诊肛管直肠发现内括约肌下移伴肛门松弛者59例。

1.3 全身合并症　123例（58.57%）合并有其他疾病，其中习惯性便秘55例，中重度贫血16例，高血压41例，血压偏低17例，慢性前列腺炎（增生肥大）34例，泌尿系统结石9例，慢性结肠炎37例，胃溃疡、慢性胃炎29例，腰椎间盘突出症25例，白内障等眼病10例，慢性咽喉炎16例，甲状腺肿大、甲亢11例，骨质疏松症46例，痛风、风湿性关节炎17例，老年性阴道炎15例，小脑萎缩、老年痴呆症9例，白细胞、血小板减少3例。合并1种合并症者68例，2种者48例，3种以上者37例。

2. 治疗措施

2.1 麻醉方式　肛门松弛不打麻醉（直接内注硬化枯痔术）21例，局麻90例；骶裂孔（腰俞穴）麻醉及硬外麻醉分别为12例、6例，均为高位复杂性肛瘘和高位肛周脓肿手术者。

2.2 治疗方式及疗效　混合痔65例中单纯消痔灵1:1液无创四步注射疗法21例，外剥内扎内注硬化术44例；内痔28例均行消痔灵无创四步注射术治疗，急性嵌顿痔2例早期行还纳注射硬化加外剥内扎术，血栓痔8例均行外剥内注硬化术；肛裂13例，局封扩肛术5例，侧切（或后切）扩肛局封术8例；完全性直肠脱垂7例均行无创点状加柱状1:1消痔灵液注射治疗；低位肛瘘一次性切除根治术37例，高位复杂性肛瘘近端挂线远端切除缝合一次性根治术10例，低位肛周脓肿一次性切开引流根治术12例，深部（高位）肛周脓肿一次性切开挂线引流根治术4例；直肠腺瘤摘除术2例；肛门尖锐湿疣电切电凝术6例。手术为主治疗194例，全部临床治愈，无后遗症并发症发生，非手术综合治疗16例，痊愈11例，好转5例。手术为主治疗的194例1~5年随访101例，不同程度复发37例（占36.63%），其中一年内复发3例，2~3年内复发8例，3~4年复发11例，5年以上复发15例。

3. 术后治疗

3.1 抗生素使用　肛门病术后以厌氧菌感染为多见，所以术后应常规使用甲硝唑液静滴或保留灌肠。单用甲硝唑液者36例，甲硝唑加头孢类70例，加广谱青霉素类41例，加氟哌酸33例，加大环内酯类14例。

3.2 大便调理　老年人年老体弱常伴有不同程度习惯性便秘，且多属虚症，为预防术后大便困难，术后常规口服本院制剂润肠丸 6.5g Bid，芪蓉润肠口服液 20ml Bid，以温阳补肾、润肠通便。或用增液汤合济川煎随症加减煎服。老年患者不宜服用峻泻之剂。

3.3 小便调理　老年男性病者常合并不同程度慢性前列腺炎（增生），术后易诱发或加重小便困难，本组合并术后小便困难加重者 28 例，女性病人术后 9 例不同程度小便困难，均经口服大剂量维生素 E 丸 1 日 3 次，每次 400mg，谷维素片日 3 次，每次 30mg，安络痛片日 2～3 次，每次 0.42g，复方阿斯匹林片每日 1～2 次，每次 1 片，连服 1～3 天，以及口服本院制剂炎瘀宁丸 6.5g Bid，或辨证论治内服益气养阴、活血利尿（四君子汤合增液汤加减）或温阳利水、活血通络（真武汤加味）之中药煎剂，或针灸三阴交、阳陵泉、关元、合谷、气海、肾俞等穴位调理，本组仅 2 例无效需导尿处理，取得满意效果。

3.4 中药调理　老年人年老体弱，手术后又多伤阳耗气而以虚证或虚实夹杂为主，配以中医辨证论治，中药内服外洗，对调理机体脏腑功能，协助康复常能收到理想效果。常用健脾祛湿，温阳益气，活血通络法用于脾胃虚弱、湿瘀内阻者，用补中益气汤合四物汤加减；用益气补血、祛瘀生新法用于气血两虚、术后体弱及湿瘀内阻、创面久不生肌收口者，用归脾汤或八珍汤加活血、通络止痛药加减；用滋阴补肾、益气养阴、活血止痛法用于肝肾阴虚、血虚烦燥兼瘀血阻络者，用一贯煎合增液汤加活血通络药加减。

3.5 术后伤口护理　有伤口者常规用本院痔科外洗一号或二号方煎液熏洗肛门，每日 2 次，然后换药纳化痔栓，外敷三黄痔疮膏或生肌膏。

4. 讨论

4.1 老年人肛门病临床特点：（1）病程长：除外首发急性肛周脓肿 3 例 3～6 天外，病史均较长，最短 2 年，2～10 年 125 例（60.39%），11 年以上 82 例（39.61%），最长 52 年。其原因一是此年龄段老年人年轻时工作劳务强度大，生活艰辛，家庭负担重，居住环境差，经济条件及保健意识差，当年患病多不及时就诊治疗，反复发作。（2）病情重而复杂：本组痔疮 103 例中绝大部分为Ⅱ Ⅲ期（仅 2 例为单纯性早期内痔，8 例血栓性外痔），而且多数为环状混合痔并伴有直肠黏膜松驰内脱垂，或伴有内括约肌下移致肛门松驰者 59 例；痔瘘同病 31 例。这与病程长，反复迁延，久病必虚加重年老体弱，恶性循环而致中气下陷、摄纳无力，及久病必瘀而兼湿瘀内阻有关。（3）急性嵌顿少：本组痔疮 103 例，急性嵌顿仅 2 例（1.94%，本院其他年龄组约占 3.5～4.6% 左右），与老年人肛门括约肌松驰，较少发生外括约肌皮下部痉挛收缩而少形成狭窄肌环有关。（4）肛裂少：本组肛裂 13 例（6.19%，其他年龄组约占 15～21% 左右），与老年人肛门括约肌松驰，即使便秘也较少发生肛裂—疼痛—括约肌痉挛—加重裂伤疼痛与痉挛的恶性循环有关。（5）便秘多：老年人肛门病常与便秘并存，本组术前即有便秘者达 26.19%，术后增至 38.4%，老年人肛门病者多因肝肾阴虚、湿阻肠道、传导失职，或气虚传导无力，或阴虚血亏肠燥，或肝郁气滞等均可导致便秘；又可因手术损伤或过多使用抗生素苦寒伤阳耗气，加重便秘；而便秘又是诱发肛门病复发或加重的因素之一。（6）复杂性肛瘘多：本组 24 例占肛瘘的 51.06%，远远高于其他年龄组的 21～24.4%。（7）合并多脏器慢性病多：本组合并有慢性病种达 20 多种，其中 72.86% 合并有 1～3 种以上，与年老体弱、重要脏器功能衰退，免疫功能低下有关，给肛门病治疗带来困难。（8）多次手术者多且复发率高：本组曾手术者 125 例（占 59.52%），其中 1 次手术史 57 例（27.14%），2 次术史 46 例（21.90%），3 次手术 22 例（10.48%）；随访 1～5 年 101 例，复发 37 例（36.63%）。这与老年人脏器功能衰退，气血亏虚，或脾虚湿瘀内阻，慢性病合并使肛门病反复发作有关。

4.2 老年肛门病治疗注意事项：（1）要充分术前准备：老年人脏器功能衰退、体弱多病，合并症多，故术前准备要细心、充分，特别要注意有无糖尿病、心肺功能不全，肾功能不全、癌症等病症存在，如合并有则要综合分析，评估手术风险，或先治疗合并症才择期手术。（2）麻醉方式选择：老年人脏器功能衰退，全身合并症多，对肛门松弛的单纯内注硬化疗法者不用麻醉，而其他病者绝大部份采用安全性较大的局麻或骶裂孔（腰腧穴）麻醉（102 例，占麻醉病人 94.44%），硬外麻醉仅 6 例（占 5.56%）。所有术者均选择术中心电监护及吸氧，监测血压、呼吸、脉搏、心跳与其他不良反应。（3）手术注意事项：要根据病情综合分析，合理选择手术时机。一是有严重合并症影响手术时先治疗合并症稳定后才择期手术；一种是肛门病较危急重，如大出血贫血严重、嵌顿、急性脓肿而无严重合并症时可尽早尽快手术，手术时动作要熟练、准确、快捷、轻柔，对合并直肠黏膜内松驰、内脱垂者注射硬化的第一步可以适当高位些许、分多点少量注射。老年人肛门括约肌多松驰，手术时齿线组织不宜切除过多，要保留足够 1/3 以上皮肤黏膜桥，以免引起感觉性肛门失禁。（4）护理特点：老年人脏器生理性衰退，心理应激适应能力下降，自理能力差，依赖性强，对手术大都恐惧、焦虑、紧张，伤口生长愈合慢，故心理护理尤为重要，要以科学、通俗、真诚、细心、耐心的语言做好解释、沟通工作，并密切观察病情，做好整体调护工作。

泰绫在肛肠科应用技巧与体会

王民基　吕　良

（龙口市中医医院，山东　龙口，265701）

肛门部位有着丰富的动静脉丛，血运丰富，为肛门部提供了丰富的营养，也为肛肠科手术止血带来了诸多不便因素。术后继发性出血是肛肠科的常见并发症，因此肛肠科手术中止血尤为重要。对于活跃动脉出血点可采用结扎、缝扎、电凝止血等方法；对于创面的弥漫性渗血，一般采用填塞大量纱布加压包扎止血的方法，虽然达到了止血的目的，但填塞过多纱布可明显诱发肛门部疼痛、坠胀、排尿障碍等并发症的出现，因此为了确保止血效果、又减少填塞纱布的数量，从而降低术后肛门部疼痛、坠胀及排尿障碍等并发症的出现，我们采用术中应用泰绫（可吸收性止血绫纱布）填塞肛门，既取得显著疗效，又明显降低了术后并发症的出现，现总结如下。

1. 临床资料和方法

随机抽取病人80例，男48例，女32例，年龄在28～71岁之间，平均41岁，按单双住院号随机分为两组，各40例，单号为治疗组，双号为对照组。疾病包括混合痔、肛瘘、肛裂、肛周脓肿等各种肛肠科常见疾病。既包括伴有结扎活跃动脉出血点的，也包括单纯的创面渗血活跃的创面。治疗组术中用泰绫贴敷创面并填塞适量纱布，对照组采用传统的填塞大量纱布加压包扎创面，对比观察止血效果、术后疼痛、肛门部坠胀、排尿障碍等肛肠科常见的并发症的发生率。结果见表1～4。

表1　止血效果

组别	出血（例）	渗血（例）	无出血（例）
治疗组	1	10	29
对照组	5	24	11

判断标准：出血：鲜血渗透填塞敷料，并有鲜血溢出填塞敷料。
渗血：填塞敷料有血迹，但无鲜血溢出填塞敷料。
无出血：填塞敷料干燥，无血迹。

表2　肛门疼痛

组别	疼痛较剧（例）	疼痛可忍（例）	无疼痛感（例）
治疗组	0	27	13
对照组	11	22	7

判断标准：疼痛较剧：剧烈疼痛，难以忍受，口服止痛药无缓解。
疼痛可忍：明显疼痛，服用止痛药后可以忍受或缓解。
无疼痛感：正常。

表3　肛门部坠胀

组别	肛门部坠胀（例）	轻微憋闷不适（例）	无坠胀（例）
治疗组	0	17	23
对照组	17	19	4

判断标准：肛门部坠胀：肛门部胀痛，始终有便意。
轻微憋闷不适：肛门部有异物，但没有便意。
无坠胀：正常。

表 4　排尿障碍

组别	需导尿（例）	物理疗法（例）	正常排尿（例）
治疗组	0	12	28
对照组	5	23	11

判断标准：需导尿：排尿困难，经过摩腹、热敷和肌注新斯的明，仍不能排尿，必须导尿。

物理疗法：排尿困难，经过摩腹、热敷和肌注新斯的明，可以排尿。

正常排尿：正常。

表 5　愈合时间

组别	愈合时间
治疗组	11.3 天
对照组	11.4 天

2. 结果

治疗组与对照组对比可发现，治疗组在止血效果方面明显优于对照组，疗效确切；在术后创面疼痛方面，疼痛程度明显低于对照组；在肛门部坠胀方面，治疗组明显优于对照组，无一例出现肛门部坠胀，而对照组大部分都有肛门部坠胀，便意感强烈，个别病例因憋闷感不能忍受而过早撤掉包扎敷料而继发性出血；在排尿障碍方面，治疗组大部分病例术后可以正常排尿，少部分病例需借助推拿按摩或热敷来帮助排尿，而对照组则有 12% 的病例需靠导尿辅助来解除尿储留问题；对于术后创面恢复，治疗组与对照组比较，未见明显异常。

3. 讨论

3.1 安全止血　泰绫贴敷创面后，吸收部分血液后迅速变成稳固凝胶状，粘合力增加，使其与创面很好的粘合达到封堵止血的作用，从而起到止血效果。

3.2 减少并发症　通过治疗结果观察，泰绫既能有效的预防肛门术后出血，又能明显降低术后肛门疼痛、坠胀、排尿障碍等并发症的发生率。

3.3 泰绫的应用技巧　泰绫应用于创面一般是将其附着于创面加压即可，而肛肠科的创面多位于肛管内，泰绫很难均匀附着于创面，因此如何将泰绫均匀附着于创面是一操作难题，我们通过应用总结出泰绫在肛肠科创面应用的技巧。第一步：将术中的活跃的动脉出血点采取结扎、缝扎、电凝的方法予以充分止血。第二步：擦干手套、器械、肛门镜，避免泰绫与其粘连。第三步：一次性肛管外包裹适量纱布及油纱，外面包裹可泰绫纱布，泰绫纱布应低于一次性肛管约 1.5cm，止血钳夹住纱布卷顶端，用组织剪剪开尾端以利于泰绫充分附着于肛缘部创面备用。第四步：置入肛门镜，肛门镜内口顶端应超过创面约 1cm，退出镜芯，清除肛管内的血迹。第五步：将泰绫纱布卷置入肛门镜内，顶端超过肛门镜约 1cm，止血绫纱布应覆盖在创面的对应部位，迅速撤出肛门镜，充分加压泰绫纱布于创面上约 1 分钟，确保泰绫纱布覆与渗血的创面上。

通过临床观察，泰绫应用于肛肠科，既能达到止血目的，又起到降低术后并发症的作用。

痔的 PPH 手术综述与展望

陈少明

（上海市浦东新区浦南医院，上海 200125）

【摘要】自 1998 年意大利学者 Longo 根据内痔形成的新理论采用了特制吻合器将直肠下端黏膜及黏膜下层组织环行切除治疗 3、4 期脱垂内痔的新方法（Procedurem for prolapse and hemorrhoids PPH）；国内中山医院姚礼庆教授 2000 年 7 月率先开展此手术。因 PPH 器械依赖进口，不能重复使用，价格昂贵，限制了此项技术的普及，但随着经济的发展，国产吻合器的改进，PPH 技术已有很多报道，据统计，每年接受 PPH 治疗的患者均在倍率增长，全国 PPH 手术病例已达 10 万例以上。PPH 为无数肛肠疾病患者带来福音，但是随着 PPH 手术大量临床实践，发现新的问题与隐患，出血、疼痛、直肠（吻合口）狭窄等，就是金属钉给人类带来的弊端或称灾难，中国学者陈少明正在推行无钉痔上黏膜吻合新技术（THE Procedurem for prolapse and hemorrhoids E－PPH），这将是对西方 PPH

手术的一项完善，也是一项创新的技术。对千百万肛肠患者带来更大的益处。

【关键词】痔；PPH 手术；综述

一、理论和实践相统一，学术推动临床

1975 年，Thomson 首次提出了“肛垫”学说，陈少明在肛肠学科的发展展望中认为[1]从生理解剖角度上来讲在痔疮的原发位置有肛垫功能作用的组织，在各种致病因素的作用下出现了病理状态，即发生了痔的这种疾病。要正确认识这个学说对临床的指导意义，即肛垫是肛垫，痔疮是痔疮，痔疮的生理解剖基础是原发位置有肛垫功能作用的组织，肛垫在病理因素下所致的病理结果是痔疮。很通俗的来理解，譬如：葫芦是葫芦，瓢是瓢，肾是肾，肾炎是肾炎。痔的生理解剖肛垫学说的创立，极大地丰富了肛肠学科的发展，提示我们要注意保护肛门的功能状态，特别是在切除、结扎痔核的同时要注意保护肛门的原有功能状态即肛垫的功能状态。要根据每个病人的具体情况设计出最佳治疗方案。其实，现行的对混合痔的外切内扎术即是在保护肛门的原有功能状态，即对内痔采取保守的结扎办法，只结扎增生肥大部分保护原有的肛垫功能，对外痔因无肛垫功能所以可进行一次切除的设计办法。肛垫的功能是协助肛门括约肌进行肛门闭合的，如果它增生、肥大、移位、脱出不仅失去了原有的结构和功能，而且还破坏了原有的闭合功能。临床表现为脱出、溃烂、出血、血栓、水肿、痛疼等症状，并且还嵌塞在直肠内阻挡排便，引起排便障碍；那么就要采取相应治疗方法，对增生肥大部分和移位脱出部分就要彻底的切除。肛垫学说的创立改变了人们对痔的机理的重新认识，也带动了痔的治疗方法的变革，尽可能保护肛垫功能已形成共识。

但是 1975 年～1998 年间，对痔的治疗还是没有突破，直到 1998 年意大利学者 Longo 根据内痔形成的新理论研制出吻合器将直肠下端黏膜及黏膜下层组织环行切除治疗 3、4 期脱垂内痔的新方法（Procedurem for prolapse and hemorrhoids PPH），才是痔疮的治疗划时代进行了大的变改。

国内中山医院姚礼庆教授 2000 年 7 月率先开展此手术[2]，在治疗痔的众多方法中，PPH 手术最具革命性。(1)“悬吊”：痔的吻合器手术的实质是保留肛垫的完整性，通过特制的吻合器在痔的上方环行切除直肠下端肠壁的黏膜和黏膜下组织，同时将远近端黏膜进行吻合，可缩短松弛的直肠黏膜，使脱垂的肛垫被向上悬吊和牵拉，恢复肛管黏膜与肛门括约肌之间的局部解剖关系，消除痔核脱垂的基本症状。(2)“断流”：由于位于黏膜下层供给痔的动脉被同时切断，术后痔血供减少，痔块在术后 2 周左右逐渐萎缩，可减轻粪块对黏膜的创伤性积压摩擦所致的影响，去除痔核出血的主要原因。(3) 能较好保留肛管黏膜层和肛垫解剖结构，恢复肛门的自制排便功能，协调内外括约肌活动，降低肛管内压力，避免了术后肛门狭窄、肛门失禁、精细控便障碍等并发症的发生。(4) 直肠黏膜与黏膜下层的切除和吻合位于齿线上 1.5～2cm 的区域，此处感受神经极少，同时避免对肛管皮肤和黏膜层的外科损伤，可明显减轻术后肛门疼痛和不适。

广州中山大学附属第一医院胃肠外科、结直肠肛门专科 汪建平、黄美近[3]肛肠外科应用吻合器的现状和展望认为：理论的突破带来技术的革新，PPH 被认为似乎非常符合生理的新手术，几乎所有的报道近期效果近乎完美，较多医生缺乏经验和追随潮流而造成不少的并发症，这需要我们正确对待新术式的应用，要通过随机对照实验和远期功能结果来评价其的优越性。这就要求所有的肛肠外科大夫正确对待新技术的应用和滥用。

任何一项好的理念和技术没有人去推广也是做不好的，在这项技术的推广中，美国强生可谓立了汗马之功，据说仅仅这项技术在中国的推广费用就支出超过千万人民币，他们首先对医生进行理念的更新，组织各类国际、国内的学术活动和会议，还不仅仅理念更新，还进行互动式交流与培训。历年来全国举办的各类学术活动超过百次以上。

二、适应证

基本的适应症是 (1) Ⅲ期、Ⅳ期的内痔及以内痔为主的混合痔，尤其是环形痔。嵌顿性内痔应在炎症消退后再行本手术。(2) 对于Ⅱ期内痔以及孤立的脱垂内痔该手术也有很好的效果，但由于费用较高，一般不采用。(3) 直肠黏膜脱垂。

解放军总医院普外科臧传波等对于重度痔（Ⅲ度、Ⅳ度内痔）的治疗，PPH 手术（经肛镜下吻合器痔切除术）对环型痔的治疗[4]。于 2002 年 4 月始进行了 12 例 PPH 手术。结果：手术时间平均 15min，术后平均住院 3d，11 例对手术满意。1 例术后 4 个月再次行 PPH 手术后满意。术后常见并发症有：尿潴留、肛门部疼痛、术后出血、术后早期排便习惯改变。基本可在短期恢复。结论：PPH 手术简单，安全有效，住院时间短，并发症少，有进一步推广价值。郑州大学第二附属医院普外科牛跃平等［5］自 2000 年 10 月采用 PPH 术式治疗重度内痔 26 例，采

用强生公司生产的环形吻合器对 26 例Ⅲ、Ⅳ度内痔进行手术治疗。结果：手术时间平均 20min，所有病人吻合均一次成功，脱出肛门外的痔或直肠黏膜全部回缩，无术后大出血、肛门狭窄、大便失禁发生。主要并发症为尿潴留 5 例（20%），疼痛 4 例（15%）。结论：PPH 痔上黏膜环切术治疗重度内痔与传统手术相比具有更符合生理要求，手术简单、恢复快、并发症少等特点。

北京大学第三医院普外Ⅱ肠科陈朝文[6]适应证的选择 1、直肠黏膜脱垂 1997 年，Pescatori 率先采用经肛门吻合器直肠黏膜切除术，用于治疗直肠黏膜脱垂。而以直肠壁全层脱垂为特点的直肠脱垂虽可在吻合器的协助下完成手术，但不属于 PPH 范围。2、3～4 度痔 3～4 度痔以排便后痔脱出肛门外需用手还纳或难以还纳为特点。多伴有便污和出血。病人往往主诉排便后痔块脱出肛门外，甚至站立、行走、劳累或咳嗽时痔块脱出。脱出可呈环状或单发。手托、热水坐浴、平躺还纳，或难以还纳，或还纳后立即脱出。肛周常有分泌物和便渣，便后手纸带血或滴血。PPH 适用于 3～4 度痔，特别是脱出呈环状、伴有黏膜外翻和黏膜脱垂的病例。对于孤立痔、单发痔，手术切除创伤小，术后愈合快，但吻合器费用昂贵，不能重复使用，建议不作为主要适应证。脱出物为肛乳头、反复脱出致脱出物硬化纤维化、脱出物可疑其他病理改变等，肿物回纳后致患者术后肛门坠胀、异物感，或漏诊、漏治其他肛门直肠严重疾病，不能使用 PPH。宜谨慎选择肛沿皮赘存留的患者，因为肛周皮赘常被病人误以为不能回纳的痔而就诊，如果轻信主诉、忽视检查，手术不能达到预期的效果。有条件可于术前行痔疮负压数码检查仪检查[7]，术中再次吸肛脱出探查，诊断无误再行手术。伴有孤立皮赘的脱垂痔，可于术后单纯切除皮赘而不影响手术效果。

湖南南华大学附属第一医院肛肠病治疗中心刘少琼等[8]为评价痔上黏膜环切术（PPH）加外痔切除术治疗环状混合痔的临床疗效，对 34 例环状混合痔先行标准的 PPH 手术，再行外痔切除术。手术完成时肛门口平整无水肿，术后 72h 内肛门疼痛轻微，排便后未见痔脱出，创口愈合较快，疗程缩短。结果表明：环状混合痔可采用 PPH 加外痔切除术。

第三军医大学第一附属医院普通外科 钱锋等[9] PPH 治疗重度痔疮的价值和技巧 手术适应证 ①Ⅲ、Ⅳ期脱垂环性痔；②多次肛门手术失败的Ⅱ期痔；③直肠黏膜脱垂。

三、手术要点

安徽省马鞍山市中医院（市三院）肛肠外科章礼和[10]等认为：荷包缝合：（1）高度：在欧美，荷包缝合的高度一般在距齿线约 5cm 左右，亚洲国家和地区如中国、新加坡、香港等认为，荷包缝合一般距齿线 4cm 左右即可，这样完成吻合后，吻合线正好在距齿线上 1～1.5cm 左右。如荷包位置过高，则对肛垫向上悬吊的作用不足，痔核回缩不明显，术后仍有不同程度的脱垂；如荷包位置过低，肛垫切除过多，术中出血较多，术后精细控便能力受损，且术后肛门部不适等症状增多。一般经验是：如果是以出血为主，脱垂并不十分严重，且不伴直肠黏膜脱垂者，荷包缝合可适当高一些，这样，对肛门功能影响最小；如果以脱垂为主，痔核外脱十分明显者，荷包缝合位置较低，必要时做相距 1cm 左右的双荷包缝合，以尽可能切除较多的松弛的直肠末端黏膜，从而使脱垂的肛垫上提复位。（2）深度：应在黏膜下层，如过浅则收紧荷包时可能导致黏膜撕裂，使荷包不完整，切除组织不全，术后脱垂症状改善不明显；如过深，可导致过多切除肌层组织，可能引起术后肛门失禁。（3）数量：一般均采用单一荷包，傅传刚提倡两个荷包缝合，认为单一荷包缝线牵拉部位与对侧受力不均，常导致切除组织受力不均，影响疗效，故对脱垂严重者，应当采用双荷包缝合。荷包缝合的数量应根据痔脱垂的程度而定，并认为肠壁切除的上下宽度与缝线向下伞控的程度、荷包缝合的数量以及 2 个荷包线之间的距离有关。对脱垂不对称者可在脱垂较重侧加一个半荷包，使该部位切除组织相应多些。（4）收紧荷包线结扎时不宜过紧，否则使荷包紧紧绑于吻合器中心杆，影响荷包牵拉。

上海第二军医大学附属长海医院肛肠外科傅传刚[11]认为：术中应注意的问题，该手术应注意以下几个问题：（1）荷包缝合线应在齿线以上约 4cm 处，吻合口在齿线状线 1～2cm 为宜，位置过低使吻合部位涉及肛垫，由于肛垫内血管较多，术后容易出血；位置过高，手术所产生的对肛垫的向上的牵拉和悬吊作用减弱，手术效果不明显，甚至于无效；（2）荷包缝合的深度应在黏膜下层，缝合过浅在牵拉时容量引起黏膜的撕裂，过深容量损伤肠壁肌层；（3）缝线结扎不宜过紧，否则肠壁被紧紧的捆绑于吻合圈中心杆上影响牵拉线向下牵拉；（4）肠壁环形切除的上下宽度与缝线向下牵拉的程度、荷包缝合的数量以及 2 个荷包线之间的距离有关，向下牵拉的程度愈大，进入吻合器内空隙的肠壁愈多，切除的宽度也愈字斟句酌；做 2 个荷包比做 1 个荷包切除的宽度要宽；同样做 2 个荷包时 2 个荷包之间的距离宽切除组织的上下宽度也愈宽；肠壁切除的宽度应根据内痔脱垂的严重程度决定，脱垂严重的患者相应的切除宽度要宽一些，可以做 2 个荷包，向吻合器内牵引的深一些；相反，脱垂较轻的患者可以只做1个荷包缝合；对于脱垂不对称的患者可以只做1个荷包缝合；对于脱垂不对称的患者可在脱垂较严重的一侧加一个半荷包牵拉，使该部位的切除更多一些；（5）女性患者牵拉线应避免位于直肠前壁，同时在关闭吻合器及吻合器击发前应将检查阴道后壁是否被牵拉至吻合器内，防止阴道后壁被一并切除，引起术后直肠阴道瘘。

四、手术优点

北京大学第三医院普外Ⅱ肠科陈朝文报道[6]国内外大量的临床研究表明，吻合器痔切除术具有与传统痔切除术相同的有效性，而且与传统痔切除手术相比PPH治疗3~4期痔的主要优点在于：①主要症状缓解率高；②住院时间短，很快恢复正常工作和生活。术后留院时间3~7天，平均3.1天恢复正常工作，术后1周为16/38例，术后2周增加为33/38例，术后1月38/38例；③术后疼痛轻，多为坠胀感。

第三军医大学第一附属医院普通外科 钱锋等[9]PPH手术的优点 与传统外剥内扎手术相比该手术的最大优点是：①由于不切除肛垫，术后精细控便能力不受影响；②由于肛门部皮肤及痔核不予切除，肛管及肛门部皮肤没有创面，术后没有传统手术后常见的肛门部疼痛、水肿、肛门狭窄等并发症，术后患者能够很快恢复正常的生活。因为没有哪一种疼痛比肛门部的疼痛更多样化和更具主观性，患者对减轻疼痛的期望值就显得十分重要。

川北医学院附属医院痔瘘科何德才等[12]认为与传统手术相比PPH手术的优点是：（1）手术操作简便，手术时间短，术中出血少；（2）术后疼痛轻或无疼痛；（3）术后恢复快，住院时间短；（4）分后并发症少，无肛门狭窄、变形及肛门失禁；（5）无肛门水肿，肛门外形美观；（6）安全、有效，是治疗重度痔疗效优越的一种微创手术。运用国产吻合器作PPH手术，疗效与使用进口吻合器并无明显差异，但价格仅为进口的十分之一，因此运用国产吻合器治疗垂度痔有望替代传统的手术治疗方法，其远期疗效。

安徽省马鞍山市中医院（市三院）肛肠外科章礼和[9]等认为：优 点（1）肛垫不切除，不破坏，术后精细控便能为不受影响；（2）手术简单，手术时间短，术中出血少；（3）术后肛门部疼痛轻，时间短；（4）住院时间短，恢复工作和正常生活较早；（5）皮肤无创面，患者满意度高；（6）并发症少。

总之，PPH作为一项新技术用于治疗痔和黏膜脱垂，在国内外广泛的临床应用所取得的结果令人鼓舞。与传统痔切除术相比，PPH减轻术后疼痛，缩短住院时间，很快恢复正常工作，并发症少，是治疗脱垂痔安全有效的方法。

五、缺点

任何一种治疗方法不可能完美无缺，PPH不术亦如此，在强调优点的同时，也应收集并发症资料。德国2000年1100例的多中心报道：总的并发症（不包括远期）为9.8%，包括术后出血、疼痛、尿潴留、血栓性外痔等等，主要是术后出血，且集中在早期的100例中。因该手术在我国开展的时间较短，尚无大宗病例并发症统计的资料。但有报道一些病例或疗效欠佳，或出现了一些严重的临床并发症，甚至出现医疗纠纷。安徽省马鞍山市中医院（市三院）肛肠外科章礼和[10]等认为查阅文献，术后的并发症有：（1）尿潴留：男性多于女性，可能与麻醉及术后肛门部疼痛刺激有关。（2）术后出血：有两种情况，一种是吻合口部位出血，少数病人甚至是搏动性出血，量大，需要再次手术缝扎止血；另一种是术后大便带血，出血量少，持续一周左右，无需特殊处理。（3）肛门部疼痛：从理论上讲PPH手术肛周皮肤无创面，术后不应有肛周部疼痛。可能原因为术中扩肛引起肛管皮肤的撕裂，吻合口的设计过低，靠近齿线造成的躯体神经传导的疼痛，合并外痔的处理，吻合切割过深，术后吻合口的水肿造成直肠壁的牵张痛等。一般经对症处理后肛周疼痛很快消失，个别患者出现持续肛痛（3个月以上），原因不明。（4）下腹痛：约10%的病人在吻合器击发时主诉下腹部有牵拉感，个别病人甚至出现呕吐。（5）肛门部感觉异常：如吻合口过于靠近齿线，个别病人可能出现肛门局部坠胀，轻度大便失禁等情况，术后2周左右恢复。（6）偶见术后痔复发的报道，提示术后重视痔原发病因的治疗。残留皮赘或痔核脱垂：原因是病例选择不合适；荷包缝合位置过高，对外痔的悬吊作用不大和荷包缝合针距过大或荷包线未收紧，导致切除的黏膜圈过短或不完整，都可出现外痔或皮赘残留。（7）罕见有吻合口狭窄、盆腔感染及直肠阴道瘘的报道。可以看出，PPH手术比传统的痔手术有无可比拟的优点，但笔者认为：正确掌握手术适应证，严格进行规范化操作，. 尽量减少并发症的发生，真正造福于痔患者。

上海第二军医大学附属长海医院肛肠外科傅传刚报道[11]认为：在作者的一组手术病人中，约30%的患者吻合后可以在吻合口部位见到搏动性出血，多数位于右前方，其次为右后方和左正中的部位，与3个母痔的部位一致，另外，吻合口出血的数量和严重程度与吻合口距齿状线的距离有关，距离愈往上出血愈少；相反如果吻合口距齿状线较近，即吻合口位于内痔的中部（部分内痔被切除）时，出血较多。

第三军医大学第一附属医院普通外科 钱锋等[9]认为由于吻合器钉合厚度上的设计缺陷，吻合器关闭 20s 只能减少渗血，对 3 个母痔位置的搏动性出血作用不大，甚至可造成暂不出血的假象，致使术后大出血休克。吻合器拔出后仔细检查吻合口部位有无出血，发现搏动性出血加以缝扎止血尤为重要。术后肛门内填塞油纱，减少吻合口出血，便于观察有无大出血情况。

六、并发症的预防

北京大学第三医院普外Ⅱ肠科陈朝文报道[6]术后预防性应用抗生素 1～3 天，麻醉恢复后即可下地活动，一般不用控制饮食，但需缓泻剂 1 周。患者排便后坐浴，不用换药。如无特殊情况，1 周后行肛门指诊。术后除需关注与麻醉有关的并发症外，还应观察吻合口、尿潴留、下腹痛等并发症的发生。

郑州大学第二附属医院普外科牛跃平等[5]术后应认真耐心细致地做好止血处理，对 3、6、9 点处容易出血的部位应确切缝扎止血，术后应用直肠黏膜保护剂（如太宁），对防止出血和缓解疼痛有很好疗效。

解放军总医院普外科臧传波[4]等报道在操作中体会，每缝合一针，最好轻轻提一下线，一方面可以检查缝合深度，另一方面也可以检查缝合高度是否符合要求。防止阴道损伤：由于女性患者多为经产，直肠阴道壁较薄，所以击发前一定要经阴道检查确定黏膜光滑，连续。吻合口出血：吻合后多数患者吻合口有 1～2 处搏动性出血，但均可在直视下缝扎止血。对于小的渗血不必一一止血，可给予填塞油纱条压迫 12h 效果较好。

章礼和等认为女性病人：牵拉线应避免位于直肠前壁，关闭吻合器及吻合器击发前应检查阴道后壁是否被牵拉至吻合器内，防止直肠阴道瘘。

七、PPH 技术的展望

陈朝文[5]PPH 作为一项新技术用于治疗痔和黏膜脱垂，在国内外广泛的临床应用巾所取得的结果令人鼓舞。与传统痔切除术相比，PPH 减轻术后疼痛，缩短住院时间，很快恢复正常工作，并发症少，是治疗脱垂痔安全有效的方法。

汪建平[3]:最近报道国产分离式多次使用的管形吻合器已投入临床使用，价格低廉，可重复消毒，性能可靠，临床效果满意。相信不久，价格低廉，适合国情，性能优越吻合器供外科大夫广泛应用，造福患者；同时期望设计合理的能同时完成闭合、切割、吻合的吻合器也很快面市。

陈少明[13,14]发明一次性全自动无钉套扎吻合器，并在此基础上设计了痔上黏膜环形错位套扎吻合技术（东方 PPH），真正实现和开创了无钉痔上黏膜吻合的新纪元。随着直肠理论和外科器械的进步，保肛研究的热点集中于何为最佳保肛术式和器械，东方 PPH 即是一项有益的全新的技术，有能在世界范围产生共鸣和推广与普及。

参考文献：略。

PPH 术在同时治疗多种肛肠疾病时临床应用的体会

牟洁霏　杨纪红　黄　林

（大邑县中医医院肛肠科，四川　大邑县，610000）

PPH 术又称"痔上黏膜环切端端吻合术（Procedure for Prolapse and Hemorrhoids）"，是意大利学者 LONGO 根据现代痔病的发病机制而创造设计的，是目前国际上治疗痔、直肠脱垂和以脱垂、出血为主的系列肛肠疾病的领先、微创治疗技术。近年来已被广泛采用，它以微创、无痛不可替代的优势，成熟的运用于临床，已被许多痔患者接纳。

在临床中与痔同时存在的肛肠疾病，约占 40% 以上。近两年来我们在 PPH 手术中，同时对并存的肛肠疾病进行手术治疗，取得了较好的疗效，现报告如下：

1. 临床资料

PPH 手术患者 386 例，其中男性 178 例，女性 208 例；其中痔合并肛瘘 28 例、合并肛裂 34 例、合并肛乳头纤维瘤 15 例、合并直肠息肉 21 例、合并肛周脓肿 12 例。

2. 手术方法

先做合并疾病的常规术式，然后进行 PPH 手术治痔的操作程序，手术器械为苏州法兰克曼痔吻合器。

3. 手术疗效

（1）痔脱出及出血症状消失；（2）与痔同时存在的合并疾病经手术治疗痊愈；（3）痔与合并的疾病基本同时愈合。

4. 结果

本组 PPH 手术患者 386 例，患者均手术顺利，术后恢复正常，痔及合并的疾病全部治愈，其中 26 例患者术后出现尿潴留，经保留导尿缓解，其中 3 例患者发生术后吻合口渗血，经局部压迫止血，无继续出血，其余未发生严重并发症。

本组患者由于 PPH 治痔的同时进行了合并疾病的手术治疗，避免了分期治疗，缩短了患者的治疗疗程，医疗费用相对较低。

5. 体会

笔者在 PPH 手术治痔的同时治疗其他合并疾病的几点体会：

（1）术前一定要常规扩肛，避免术后狭窄；合并肛裂患者，做肛裂切除术的同时提倡做耻骨直肠肌松解术；

（2）裂、肛乳头纤维瘤切除时，需要结扎黏膜残端；在做肛瘘、肛周脓肿切除时，需要找准内口，并且结扎处理；

（3）做 PPH 吻合时不宜与结扎点距离太近，以 0.5cm 为宜，避免吻合口撕裂伤、结扎线滑脱；

（4）位于直肠下段的良性息肉，生长在直肠下段 3～5cm 的以 <3cm 的直肠息肉为适应症，可在 PPH 术时直接环切摘除，>6cm 以上 <12cm 以下的直肠息肉，可先行经肛门深部结扎摘除，再行 PPH 术式治痔；

（5）合并肛瘘、肛周脓肿的患者同时做 PPH 术，由于考虑高位肛瘘、肛周脓肿感染灶的存在，及术后复发的机率大，适应症应以单纯性/多发性低位肛瘘为宜，高位复杂性肛瘘不考虑同时做 PPH 术。

（6）术后需要加强抗感染输液治疗，局部专科换药，嘱患者注意休息，忌辛辣、忌剧烈运动。由于痔上黏膜环切端端吻合（Procedure for Prolapse and Hemorrhoids PPH 术）"，把痔组织向上悬吊固定，减小外脱痔组织体积，具有手术时间短、操作简便、捷快的优点，为微创无痛的现代先进术式，从心理上减少了患者治痔的恐惧；我们在临床中熟练运用 PPH 术式治痔的同时再配以相应术式治疗合并的肛肠疾病，可以缩短治疗疗程、创伤小、痛苦少、术后恢复快，在临床中值得推广运用。

大肠癌中医研究进展

张小元[1]　田彩玲[2*]

（1. 甘肃中医学院附属医院，甘肃　兰州，730000；
2. 甘肃中医学院 2011 级硕士研究生，甘肃　兰州，730000）

【摘要】大肠癌是常见的消化道恶性肿瘤，中医药以其整体观、辨证施治等特点，在治疗大肠癌中有不可替代的优势。本文通过对大肠癌中医研究文献的整理与分析，总结近年来大肠癌病因病机、辨证分型及中医治疗等方面的研究进展，旨在指导临床实践。

【关键词】大肠癌；综述；中医辨证；治疗

大肠癌是常见的消化道肿瘤。随着社会经济的发展、人们生活方式和饮食习惯的改变，近年来有逐渐上升趋势。李锡春[1]报道目前大肠癌在中国的发病率居恶性肿瘤第 4 位，在欧美发达国家，已成为恶性肿瘤死因的第 2 位。大肠癌的治疗，大多早期以手术为主，中晚期以放、化疗为主，其对放化疗的敏感度较低，配合中医药治疗，在提高机体免疫力、提高生存率、改善临床症状、改善生活质量、延长生存期、减毒增效、缓解并发症等方面具备一定优势，在整个综合治疗体系中起到重要的不可替代的协同作用。本文对近年来的研究进展情况综述如下：

1. 病名追溯

在浩如烟海的中医古典医籍中，虽无大肠癌的确切称谓，但却记载了诸多类似的病症名称：如"肠溜"、"肠覃"、"肠游"、"肠瓣"、"肠风"、"肠僻"、"肠中积聚"、"腹痛伏梁"、"癥瘕"、"便血"、"肠痈疽"、"锁肛痔"、"脏毒"、"下痢"等，与大肠癌的症状、病因病机相类似。《灵枢·刺节真邪篇》认为"有所结，气归之，卫气留之，不得反，津液久留，合而为肠溜。"《灵枢·水胀篇》中描述"肠覃"为："寒气客于肠外，与卫气相搏，气不得荣，因有所系，癖而内著，恶气乃起，瘜肉乃生。”《灵枢·五病篇》中：“人之善病肠中积聚者”，表现为“皮肤薄而不泽，肉不坚而淖泽，如此肠胃恶，恶则邪气留止积聚，乃伤脾胃之间，邪气稍至蓄积留止，大聚乃起。”《素问·腹中论》云：“病有少腹盛，上下左右皆有根……病名曰伏梁。”《素问·生气通天论》中：“因而饱食，筋脉横解，肠僻为痔。”《素问·阴阳别论》：“结阴者，便血一升”。宋．许叔微认为：“如下清血色鲜者，肠风也；血浊而色黯者，脏毒也”。清·祁坤《外科大成·二十四痔》中对“脏痈痔”、“锁肛痔”进行描述：“脏痈痔，肛门肿如馒头，两边合紧，外坚而内溃，脓水常流。此终身之疾，治之无益。”“锁肛痔，肛门内外如竹节紧锁，形如海蛰，里急后重，便粪细而带匾，时流臭水，此无治法。

2. 病因病机

周岱翰[2]教授认为：饮食不节，致湿热蕴毒下迫大肠，毒聚成痈而成大肠癌；情志失调，气机不畅，气滞血瘀，久则成块；脾肾不足，正气不行，邪滞得以居之。孙桂芝[3]教授认为大肠癌的病因有：湿热下注，损伤脾胃，流注肛门，结而为肿；酒色无度，损伤脾肾，毒邪蕴结脏腑，下迫大肠，结而为肿；久不大便，湿热之毒下冲肛门，乃生五痔。周维顺[4]教授认为本病病因为气、血、痰、瘀、毒互结，其病机是脾胃虚寒，痰湿内生，肝郁气滞，久郁化火，痰火交结，气滞血瘀，在人体正虚、免疫功能低下时发病。总属本虚标实之证，本虚以脾肾双亏、肝肾阴虚多见，标实以湿热、瘀毒多见。周仲瑛[5]教授认为大肠癌的发病与体质、饮食、情志等关系密切，或正气不足，或恣食肥甘厚腻，或忧思抑郁，以致脾虚、气滞、血瘀、痰凝、热毒等证候出现，诸邪久聚，相互交结于肠道而生肿瘤。癌毒蕴结耗伤正气，正气亏虚则无力制约癌毒，久则毒盛正损。刘伟胜[6]教授认为脾虚湿毒瘀阻是大肠癌最主要的病机，湿热、瘀滞、癌毒是病之标，脾虚、肾亏是病之本。李锡春[1]将本病的病因病机归纳为以下七个方面：1. 外感六淫：张景岳在《景岳全书》中认为：“风寒外感之邪亦能成积”。《医宗必读·积聚篇》提出：“积之成也，正气不足，后邪气踞之。”2. 情志因素：《丹溪心法》：“气血冲和，万病不生，一生拂郁，诸病生焉，故人身诸病多生于郁。”3. 饮食失节：《景岳全书》曰：“饮食失节，起居不时，以致脾胃受伤，则水反为湿，谷反为滞，精华之气不能输化，致合污而泻痢作矣。”4. 正气亏虚：《灵枢·百病始生》：“正气存内，邪不可干”，“邪之所凑，其气必虚”的论述。5. 淤血阻滞：《景岳全书》有云：“或以血气结聚，不可解散，其毒如蛊。”6. 痰浊凝聚：《丹溪心法》曰：“凡人身上中下，有块物者，多属痰症。”此即“有形之痰”。7. 瘀毒内蕴：《外科正宗》谓脏腑邪，与毒邪相和，遂成癌肿大患。

由此可见，本病病位在大肠，根本病机是机体阴阳失调，脾虚、肾亏、正气不足为本，湿热、火毒、瘀滞、痰凝为标，二者互为因果，因虚而致实，因实而益虚，形成恶性循环，久则积渐大而体更虚。另外，现代医学的手术、放疗和化疗因易引起消化道副反应、骨髓抑制、免疫功能下降等，也会进一步损伤人体正气。

3. 辨证分型论治

辨证施治是中医的理论核心，目前大肠癌的中医药治疗无统一的辨证分型。周岱翰[2]教授将本病分为四型辨治：湿热蕴结者以槐角丸加减；气滞血瘀者桃红四物汤加减；脾肾阳虚者附子理中丸加减；气血亏虚者八珍汤加减。疾病初期以清热利湿、行气活血为主，病至后期以温补脾肾、补气养血为则。武迎梅等[7]将本病分为三型辨治：湿热蕴结者以白头翁汤加减；瘀毒内阻者以槐花散加减；脾肾亏虚者以四君子汤加减。孙桂芝[3]教授将本病分为五型辨治：湿热蕴结，下迫大肠者，宜清热利湿，解毒抗癌，以槐花地榆汤加味或芍药汤加味；脾虚蕴湿，毒结大肠者，宜健脾化湿，解毒抗癌，以参苓白术散或黄芪健中汤加味，如肝郁脾虚者，以逍遥散加味；脾肾阳虚，寒邪客肠者，宜温补脾肾，祛邪抗癌，以四君子汤合四神丸加味；肝肾阴虚，津亏肠燥者，宜滋阴清热，益水涵木，以六味地黄丸加味；正虚邪实，气血双亏者，宜益气养血，解毒抗癌，以八珍汤加味。在病机主方基础上随证加减：解毒抗癌，酌选蜂房、藤梨根、红藤、败酱草、白花蛇舌草等；热毒炽盛者，加土茯苓、地榆、槐花。郭勇等[8]教授将本病辨证为脾虚湿阻、气阴亏虚、湿热蕴结、阴虚内热四型，宜清热化湿，方用四君子汤合三根汤（藤梨根、虎杖根、水杨梅根）；吴良村[9]将本病分为热毒内蕴、气阴两虚、阴阳两虚、脾胃气虚、肝肾阴虚五型，并提出治病求本，分期论治，攻补两法与积聚的初中末三期有机结合起来，“初者病邪初起，正气尚强，邪气尚浅，则任受攻”，宜以攻为主，重用清热利湿、活血化瘀、软坚散结、解毒消积、以毒攻毒等法；“中者受病渐久，邪气较深，正气较弱，任受且攻且补”，形成了自己独特的治疗特色。

4. 专方专药论治

顾缨等[10]用邱佳信的经验方胃肠安（太子参、炒白术、青皮、陈皮、红藤、野葡萄藤、生牡蛎、天龙、绿萼梅等）治疗进展期大肠癌29例，5年生存率为77.66%，一年及2年转移率为14.17%、23.44%，与单纯化疗组相比，有效提高了大肠癌术后5年生存率，降低1年及2年转移率，并服中药后大多数患者脾虚症状均有不同程度改善，生存质量明显提高。李毅俊等[11]用温肾健脾方治疗38例经病理明确诊断为结肠癌或直肠癌、不具备手术指征或不愿选择手术治疗的患者，与单纯化疗组相比，明显缩小病灶，改善生活质量。周留勇[12]等以赵氏微调三号治疗大肠癌观察患者105例，均服用WD~3，未进行放化疗等其他治疗。在生活质量Karnofsky评分、治疗后客观疗效以及生存率方面效果显著，且所有病例在服药期间未出现不良反应。通过对BALB/C小鼠及家兔临床实验观察，WD~3方能显著提高细胞因子IL~2、IL~4、IFN~y的水平，诱导HT~29、LOVO大肠癌细胞凋亡。胡志敏[13]教授自创肠积消方，药物组成：藤梨根、红藤、茯苓、薏苡仁等，并多用鸡内金、谷麦芽等健脾胃。在发病的各期常用炙黄芪、黄精、鸡血藤等扶助正气，疗效显著。万能等[14]观察补中益气汤加减治疗26例大肠癌术后腹泻患者的临床疗效，治疗期间未用西药治疗，结果示：服药1~4个疗程不等，平均2.1个疗程，完全缓解12例（46.1%）、部分缓解11例（42.3%）、未见缓解3例（13.6%），总有效率为88.4%。

5. 中药与化疗相结合

邹波峰等[15]用固本抗癌汤联合化疗治疗晚期大肠癌临床疗效。方法：将59例晚期大肠癌患者随机分为治疗组32例，对照组27例。治疗组以固本抗癌汤为主联合化疗治疗，主要观察外周血白细胞计数、肝肾功能、毒副反应和生存质量。对照组以化疗为主。结果：治疗组临床疗效、毒副反应、生活质量改善等方面均优于对照组（$P<0.05$）。结论：固本抗癌汤联合化疗治疗大肠癌患者，可以有效降低化疗的毒副反应，改善晚期患者生活质量。肖冰[16]等人将康艾注射液联合5~FU、奥沙利铂与单用化疗治疗晚期大肠癌进行临床疗效比较。经追踪观察，在改善生活质量方面，治疗组的总有效率为88.37%，对照组为57.14%（$P<0.05$），但在客观疗效方面，两组数据相差不大。结论：康艾注射液可通过调节胃肠功能、提高机体功能和调整免疫状态，从而减少不良反应、减少复发及改善生活质量。汪英等[17]将69例大肠癌术后的患者随机分为两组，观察组用温阳益肾汤加减联合FOLFOX4方案治疗，对照组单用FOLFOX4方案治疗。结果：观察组患者体力状况、中位生存时间、生存率、治疗后免疫功能改善情况等均优于对照组（$P<0.05$或$P<0.01$），说明温阳益肾汤联合FOLFOX4方案化疗用于大肠癌术后巩固治疗，其免疫调节、防止复发、延长生存周期等作用优于单纯FOLFOX4方案的治疗。黄智芬等[18]用八珍汤加味配合化疗治疗晚期大肠癌的临床疗效。方法：将61例患者随机分为治疗组31例与对照组30例，两组均采用5~Fu+CF方案化疗，治疗组加用八珍汤加味治疗。结果：两组治疗后总缓解率比较差异无统计学意义（$P>0.05$）；中医证候疗效总改善率、毒副反应比较差异有统计学意义（$P<0.05$）；生活质量稳定率比较差异有统计学意义（$P<0.01$）。钱垠等[19]观察健脾方对结肠癌、直肠癌术后复发转移的干预作用，将70例患者随机分为治疗组40例，对照组30例。两组均给予草酸铂+甲酰四氢叶酸钙+5~氟尿嘧啶化疗，治疗组加用健脾方辨证治疗，患者平均服用中药616天，所有患者均接受1~6个周期的化疗。结果：两组患者1年和3年复发转移率比较差异无统计学意义（$P>0.05$），而治疗组2年复发转移率比较差异有统计学意义（$P<0.05$），说明健脾中药对疾病的影响主要是在术后第2年；两组患者复发转移中位时间比较，差异有统计学意义（$P<0.05$），表明健脾中药在降低结肠癌、直肠癌术后复发转移率方面具有一定的干预作用。刘庆春等[20]将47例晚期大肠癌患者随机分为治疗组（中药加化疗）和对照组（单纯化疗），中药以健脾益气为则，药用：黄芪15g，党参10g，茯苓15g，白术15g，薏苡仁30g，砂仁6g，法半夏10g，三棱15g，莪术15g。结果：治疗组生活质量改善和毒副反应情况明显优于对照组（$P<0.05$）。张明、臧健[21]将94例结肠癌患者随机分为治疗组（艾迪注射液联合FOLFOX4方案）45例和对照组（单纯用FOLFOX4方案）49例，对两组疗效进行比较分析。结果：艾迪注射液能改善患者生存质量，增加体重，并在辅助化疗减少相关（神经、骨髓）毒副作用方面也具有一定意义。张勇[22]教授等以健脾解毒方合FOLFOX4方案治疗晚期结直肠癌进行临床研究。研究组用健脾解毒方联合FOLFOX4方案化疗，对照组单以FOLFOX4方案化疗。结果：两组有效率、疾病控制率、中位肿瘤进展时间比较差异无统计学意义（$P>0.05$），而研究组中位总生存时间和一年生存率分别为13.6月和80.9%，对照组则分别为10.2月和50.0%（$P<0.05$）；研究组的临床受益率为85.7%，对照组则为55.5%（$P<0.05$）；在改善食欲及体力，增加体重方面研究组均优于对照组，而毒副反应明显少于对照组（$P<0.05$）。吴国琳[23]等以扶脾益胃方进行临床疗效观察。方法：治疗组以扶脾益胃方结合FOLFOX4方案治疗，对照组单用FOLFOX4方案进行化疗。结果：治疗组生活质量明显优于对照组，而化疗反应低于对照组；治疗组服用扶脾益胃方后，患者外周血T细胞亚群中CD4+T细胞增高，与对照组有显著差异（$P<0.05$）。结论：扶脾益胃方可调整胃肠功能，提高机体免疫力，减少化疗的不良反应，提高病人的生存质量。李锡春[1]等以双仙胶囊合FOLFOX4方案治疗中晚期大肠癌进行临床研究。方法：观察组用FOLFOX4方案加双仙胶囊，对照组仅用FOLFOX4方案进行全身化疗。结果：双仙胶囊配合化疗对提高机体的免疫力、提高生活质量、临床症状的改善、保持体重及减轻化疗的毒副反应方面，与单纯化疗组相比具有显著差异（$P<0.05$），尤其在提高免疫功能方面：观察组经治疗后的免疫指标CD3+、CD4+、CD4+/CD8+、NK细胞活性及IgG水平相对于治疗前有

明显升高（$P<0.05$），而对照组的免疫指标 CD3 + 经治疗后却显著下降（$P<0.05$）。潘广彪等[24]观察仙鹤益气养血汤加减配合化疗治疗中晚期大肠癌术后早期化疗的临床疗效。方法：将中晚期大肠癌患者 72 例随机分为治疗组与对照组各 36 例，对照组单纯给予化疗，治疗组化疗加仙鹤益气养血汤，观察两组化疗后不良反应发生情况。结果：治疗组全部完成化疗，对照组放弃化疗 2 例，治疗组白细胞及血小板减少、消化道反应和神经毒性发生率均低于对照组，差异均有统计学意义（$P<0.01$）；血红蛋白减少、肝肾功能损害发生率与对照组比较差异无统计学意义（ $P>0.05$）；结论：仙鹤益气养血汤能有效降低大肠癌化疗过程中出现的不良反应，增强对化疗的耐受性，起到减毒增效作用。李京等[25]观察扶正化瘀解毒散结配合化疗治疗晚期大肠癌的临床疗效及机理研究。方法：将晚期大肠癌患者 40 例随机分为治疗组和对照组各 20 例，治疗组服用扶正化瘀解毒散结方药（生黄芪 30g、薏苡仁 30g、莪术 15g、鸡血藤 30g、白芥子 10g、墓头回 15g、仙鹤草 30g、白花蛇舌草 30g、白术 15g。）并联合 XELOX 方案，每日 1 剂，连服 2 个月，对照组单用 XELOX 方案化疗 2 周期。结果：治疗组在肿瘤近期客观疗效及降低血清 CEA 值方面未能表现出明显优势（$P>0.05$），但在缓解临床症状，尤其在改善患者腹胀痛、腹泻、便秘、乏力、恶心呕吐等方面具有统计学意义（$P<0.05$）；治疗组卡氏评分及 QOL 评分较对照组有明显改善，具有统计学意义（$P<0.05$）；结论：该方药在减轻消化道反应尤其是恶心呕吐、腹泻方面有明显优势，并可通过抑制人结肠癌 SW480 细胞的增殖，调节 MMP-2/TIMP-2 的平衡，发挥其抗肿瘤细胞侵袭和转移的作用。吴欣燕等[26]用健脾化湿解毒方治疗脾虚湿阻型大肠癌术后化疗后临床研究。方法：将 40 例符合纳入标准的脾虚湿阻型大肠癌患者随机分为治疗组和对照组各 20 例，治疗组采用健脾化湿解毒方联合 FOLFOX4 方案治疗，对照组单用 FOLFOX4 方案治疗，每 3 周为一个周期，连续观察 2 个周期。结果：两组瘤体大小及肿瘤标记物 CEA、CA199 治疗前后无变化，无显著性差异；中医证候疗效总改善率、生活质量稳定率、体力状况、体重比较差异有统计学意义；毒副反应比较在恶心呕吐、腹泻等不良反应方面差异有统计学意义。结论：健脾化湿解毒方联合 FOLFOX4 化疗方案在改善病人临床症状和生活质量、提高体力状况、减轻化疗毒副反应方面具有显著优势，起到减毒增效的作用。郑衍平等[27]观察结肠癌术后中西医结合化疗方案研究的临床疗效。方法：将 62 例大肠癌术后患者随机分为治疗组（参七散联合 LV/FU 方案化疗）32 例与对照组（Lv/Fu 方案化疗）30 例，常规 LV/FU 方案化疗，四周为 1 个周期，连续观察 6 周期，治疗组在化疗的间歇期给予参七散水送服，每日 3 次。结果：两组生活质量稳定率、中医证候疗效总改善率、体重比较差异有统计学意义（$P<0.05$）；治疗前后 KPS 评分、肿瘤标记物 CEA，CA199 水平比较差异无统计学意义（$P>0.05$）。结论：参七散联合 LV/FU 方案化疗改善大肠癌术后患者临床症状，提高患者生活质量。孙伟等[28]用进展期大肠癌围手术期及化疗期中医药序贯治疗 30 例观察临床疗效。方法：选择 30 例进展期大肠癌患者，术前用“扶正通腑祛邪”法，方选“大承气汤加味”；术后用“扶正通腑，益气活血”法，方选“增液承气汤加味”；化疗期间用“益气养阴，扶正固本，随证治之”法，用 FOLFOX4 化疗方案加用“八珍汤加味”，与以前单纯手术 + 化疗的 30 例进展期大肠癌回顾性对照。结果：中医药序贯治疗组在围手术期及化疗期胃肠功能恢复，下床活动时间，以及不良反应中的恶心呕吐、肝功能、黏膜炎、腹泻、肾功能、白细胞、生活质量 KSP 评分上与对照组差异有显著意义（$P<0.01$）。结论：中医药序贯治疗在进展期大肠癌围手术期能促进术后恢复，在化疗期能减轻毒副作用，提高生活质量。陈歆妮等[29]将符合标准的 55 例大肠癌患者随机分为试验组（克瘤丸联合 Xeloda + CPT ~ 11 化疗方案）28 例和对照组（单纯化疗）27 例，治疗前后分别抽取患者外周血一次，用 ELISA 测定血清 VEGF-A、VEGF-C 含量，观察克瘤丸对晚期大肠癌患者血清 VEGF-A，VEGF-C 的影响。结果：两组临床客观疗效、不良反应、肿瘤标志物 CEA 及 CA199 治疗前后比较差异无统计学意义（$P>0.05$）；神疲乏力症状、体力状态比较差异有统计学意义（$P<0.05$）；血清 VEGF 表达治疗前后比较差异有统计学意义（$P<0.05$），治疗后两组间 VEGF-A 水平、治疗后血清 VEGF-C 水平差异无统计学意义（$P>0.05$）；VEGF-A 与 VEGF-C 相关性分析：$P=0.003<0.01$，pearson 相关系数：$r=0.366$，两者具有中度相关性；临床客观疗效与 VEGF 水平的相关性分析比较差异有统计学意义（$P<0.05$），SD、PD 患者的 VEGF-A 值均有所下降、患者 VEGF-C 值较治疗前均有所下降，但均无统计学意义（$P>0.05$）。结论：克瘤丸联合化疗治疗晚期大肠癌有一定的提高临床客观疗效及疾病控制率的趋势，可显著改善患者神疲乏力症状，并能在一定程度上降低晚期大肠癌患者血清 VEGF—A 水平。于慧敏等[30]观察芪连扶正胶囊联合 FOLF 方案治疗晚期大肠癌的临床研究疗效。方法：将 40 例晚期大肠癌患者分为治疗组（芪连扶正胶囊联合 FOLF 方案化疗）和对照组（单纯化疗）各 20 例观察两组疗效，连续观察 2 个周期。结果：芪连扶正胶囊联合 FOLF 方案化疗可改善乏力、纳差、便血、便溏、便意等临床症状，稳定并增加体重，减轻血液和消化道毒副反应，降低肿瘤标记物，提高机体免疫功能及生活质量，具有减毒增效的作用。肖春霞等[31]用芜菁膏对脾虚湿盛型大肠癌 FOLFOX4 化疗减毒作用进行临床观察。方法：将 76 例患者随机分为治疗组（芜菁膏联合 FOLFOX4 方案）和对照组（单纯化疗）各 38 例进行观察。结果：治疗组与对照组治疗前后白细胞总数均下降（$P<0.05$），治疗组白细胞下降发生率较对照组低，且有统计学意义（$P<0.05$）；

两组患者血红蛋白下降发生率及程度、化疗完成率均大于85%差异无统计学意义（$P>0.05$）；两组患者治疗后中医临床症状积分均增高、治疗后卡氏评分均下降、免疫指标检测均优于观察组差异有统计学意义（$P<0.05$）。结论：芜菁膏能提高大肠癌 FOLFOX4 化疗后病人免疫指标，使得 CD4、CD4/CD8、NK 上升，降低 CD8，降低中晚期大肠癌患者化疗后白细胞下降发生率，提高化疗病人 KPS 评分、改善化疗后患者“脾虚湿盛”的临床症状。陈鸿鹏等[32]进行肠癌术后化疗联合加味升阳益胃汤疗效分析。方法：将 60 例合格病例随机分为治疗组（加味升阳益胃汤十化疗）和对照组（西药化疗），平均治疗 3 一 6 个疗程。结果：在改善临床症状、生活质量上，治疗组明显高于对照组（$P<0.05$）。但 1 年生存期比较差异无意义（$P>0.05$）。累计死亡率、中位生存期、2 年生存期及复发率方面，差异有显著性意义（$P<0.05$）。结论：加味升阳益胃汤可减少肿瘤复发率和延长患者生存时间，提高生活质量。符常军等[33]用扶正固本方加减联合 FOLFOX4 方案治疗中晚期大肠癌的临床研究。方法：将 40 例大肠癌患者随机分为治疗组和对照组各 20 例。其中治疗组服用扶正固本方，每日 1 剂，连服 8 周，并联合 FOLFOX4 化疗，每 2 周为一周期，观察四个周期。对照组单纯给予 FOLFOX4 化疗。治疗 2 周期后，比较两组患者治疗前后生活状态的改变、中医临床症状、客观疗效、血清肿瘤标志物的变化及化疗不良反应的程度，并统计分析两组上述指标的差异。结果：治疗组在肿瘤近期客观疗效及降低血清 CEA 值方面未能表现出明显优势（$P>0.05$），但在缓解临床症状，尤其在改善患者腹痛、纳谷不香、面色萎黄等临床症状具有显著性统计学意义（$P<0.05$），在减轻消化道反应尤其是恶心呕吐方面有明显优势，毒副反应方面无明显统计学意义。结论：用 FOLFOX4 化疗方案配合扶正固本方，具有改善患者中医临床症状及生活状态，减轻化疗毒副反应等作用。束家和等[34]观察益气解毒汤联合 CapeOX 方案治疗晚期大肠癌 45 例。方法：将 90 例患者随机分为治疗组和对照组（各 45 例），治疗组采用益气解毒汤联合 CapeOX 方案治疗，对照组单用 CapeOX 方案治疗。21 天为 1 疗程，共治疗 2 疗程。观察临床疗效、中医证候疗效及治疗后生活质量评分、NK 细胞、T 细胞亚群变化情况；治疗结束 1 年后，随访观察肿瘤进展时间（TTP）、总生存时间（OS）和 1 年生存率情况。结果：治疗组、对照组临床总有效率（CR + PR）分别为 44.44% 和 37.78%，组间临床疗效比较差异无统计学意义（$P>0.05$）；组间临床获益率、肿瘤进展时间、生存时间、1 年生存率、中医证候疗效及生活质量（KPS 评分）、免疫指标改善情况差异均有统计学意义 $P<0.05$）；两组白细胞下降、恶心呕吐发生情况比较差异有统计学意义（$P<0.05$）。结论：益气解毒汤联合 CapeOX 方案治疗晚期大肠癌，可控制肿瘤进展，提高免疫功能及患者临床获益率、延长生存期、改善临床症状和生活质量，减轻化疗的不良反应。

6. **灌肠法**

周岱翰[2]教授用鸦胆子 15 粒、白芨 15g、苦参、白头翁、徐长卿、乳香、没药各 30g，加水 1000ml，煎至 300 ~500ml，放至温热后用空针抽取，保留灌肠，隔日 1 次，用于各型肠癌。杨曦[35]报道中药灌肠联合化疗治疗晚期大肠癌的临床观察。方法：将 43 例晚期大肠癌患者分为化疗加中药煎剂保留灌肠序贯治疗组和单纯西药化疗对照组，两组的化疗方案均采用 FOLFOX 方案，中药灌肠采用清热解毒，化瘀止血之红藤、三七、赤芍、白花蛇舌草、败酱草、白芍、白茅根、地榆、地丁等，观察两组临床疗效和患者的耐受性。结果：治疗组近期有效率、KPS 评分改善、中位缓解期均高于对照组，而周围神经毒性和消化道反应治疗组较低，其余不良反应两组相似。结论：治疗组与对照组比较明显改善了患者的生活质量，延长生存期且实施方便。郑玉玲等[36]治疗 120 例湿热蕴结型大肠癌患者，A 组 50 例采用肠达顺灌肠液 100ml（处方：红藤 30g，苦参 20g，败酱草 20g，生地榆 15g 等）配合 5 ~ Fu 针剂 250 mg，加生理盐水 80ml 灌肠；B 组 40 例单纯予肠达顺灌肠液治疗；C 组 30 例予 5 ~ Fu 针剂治疗，均隔日 1 次，30 次为 1 疗程。结果表明，单用中药肠达顺灌肠液直肠给药与 5 ~ Fu 直肠给药疗效相当，而肠达顺灌肠液与 5 ~ Fu 联合交替灌肠有显著增效作用，特别对年龄大、不宜做大肠癌手术切除的病人是一种理想的治疗方法，且肠达顺灌肠液在治疗期间未发现任何不良反应。李国栋[37]教授认为是火热湿毒下注肛周，采用灌肠法最直接，作用迅速，疗效好。灌肠常用中药可选黄连、黄芩、栀子清热燥湿，消除局部炎症；白芍、甘草以止痛。故火热既清，湿毒已去，便血自止。治疗放射性结肠炎疗效可。杨大士[38]在一般性治疗的基础上，采用中药内服和保留灌肠同步治疗大肠癌术后完全性或不完全性肠梗阻。结果显示 25 例不完全性肠梗阻经治疗 1 ~ 3 天，显效 19 例，好转 6 例，有效率 100%；7 例完全性肠梗阻显效 2 例，好转 3 例，无效 2 例，有效率 71%。中药口服和保留灌肠同步治疗，上下兼顾，可取得满意的临床效果，具有较好的临床推广应用价值。唐蔚等[39]采用肠安煎中药保留灌肠治疗中晚期结直肠癌。方法：将 60 例符合人选标准的中晚期结直肠癌患者，随机分为中药灌肠加中药内服组（治疗组）和单纯中药内服组（对照组）各 30 例。对照组用健脾消癌饮治疗；治疗组用中药肠安煎保留灌肠，同时配合健脾消癌饮内服。观察 2 周，试验前后观测安全性及疗效性指标。结果：组内比较，两组治疗前后在中医证候积分比较，减轻临床症状腹痛腹胀、食少纳呆上均有显著疗效，有统计学意义（$P<0.01$），在减轻神疲乏力

症状上均有疗效，有统计学意义（$P<0.05$）。组间比较，治疗组治疗后能明显减轻临床症状便血、便秘、腹痛腹胀和腹泻，在改善体重及生活质量KPS评分上疗效均优于对照组（$P<0.05$）；两组在减轻临床症状神疲乏力、食少纳呆、中医证候积分改善情况以及瘤体的客观变化上疗效相当，无统计学意义（$P>0.05$）。结论：肠安煎中药保留灌肠治疗中晚期结直肠癌具有临床疗效和用药安全性，能够明显改善中晚期结直肠癌患者便血、腹胀腹痛、腹泻、便秘症状，增加中晚期结直肠癌患者体重，改善生活质量，稳定瘤体。

7. 针灸法

饶本强等[40]研究针刺对大肠癌患者手术前后T淋巴细胞rDNA转录活性的影响，将40例患者随机分成针刺组和对照组（各20例），针刺组循经取穴，选取8～10对穴位（足三里、膈俞、脾俞、肾俞、胃俞、合谷、肝俞、内关等），检测手术前后T淋巴细rDNA转录活性，结果针刺组手术当天、术后第1天、术后第7天外周血I. S%值均高于对照组，说明针刺有提升外周血T淋巴细胞Ag～NORs的作用，亦能提高患者T淋巴细胞rDNA转录活性，从而提高患者免疫力。金哲秀[41]运用针灸两步法即先针刺二间、阳溪调寒热，用艾灸调虚实，治疗大肠癌27例，另用CAF化疗方案治疗39例作对照。结果：针灸组的有效率为77.78%，对照组为58.97%。针灸组的腹痛、便秘（或腹泄）、疲乏无力等症状的缓解率均高于对照组，且针灸组无明显的不良反应。提示针灸是治疗大肠癌安全、有效的方法之一。代志毅等[42]探讨大肠癌术后胃肠功能紊乱有效治法。方法：将60例结、直肠癌术后诊断为胃肠功能紊乱的患者随机分为针刺组和对照组，对照组予以常规药物治疗，针刺组选取足三里、三阴交、绝骨、血海予以针刺，比较两组症状缓解情况及疗效。结果：两组治疗前后症状均得到不同程度缓解，针刺组症状缓解情况明显优于对照组（$P<0.05$），治疗有效率显著高于对照组（$P<0.05$）。提示针刺可有效降低腹痛、腹胀、恶心、呕吐发生率，具有很好的肠道调节功能，达到急则治标缓则治本的目的。

8. 介入法

植泵灌注化疗属于区域化疗，它能使肿瘤及附近有关组织含有高浓度的药物，从而使肿瘤细胞受到较强的抑制、破坏，同时因其它无关器官的浓度较低，故毒副作用小，越来越受到重视。李智勇等[43]对不能做根治性切除的晚期大肠癌患者，在施行姑息性切除病灶术时植入药泵，术后应用莪术油等中药针剂进行区域性灌注治疗，同时对照组灌注常规化疗药物5～FU，结果发现前者较之后者效果更好。

9. 生活调理

9.1 饮食调护

合理饮食调配对患者来说尤为重要，饮食宜清淡，忌辛辣刺激食物、忌烟酒。早期肠癌病人应重视调大便，在饮食中摄入含粗纤维较多的食品，如土豆、红薯、香蕉、嫩叶青菜等，但加工要细致，避免食物过分粗糙对肿瘤部位的刺激，晚期肠癌病人由于肿瘤恶性生长侵入肠道内造成肠道狭窄，不同程度的阻塞排便，并减少对食物的容纳，应给予营养丰富，少粗纤维的食物，如蛋类、瘦肉、豆制品和细粮，嫩叶蔬菜等，并嘱病人多喝蜂蜜水、吃香蕉、鸭梨等。同时可食用肿瘤药膳，增强机体免疫力，减轻放化疗的不良反应，并起到一定的预防肿瘤复发和转移的作用。

9.2 身心调护

中医学讲究形神合一，身心互动的整体观。在积极治疗躯体疾病的同时，加强对病人情志的调适，巧妙地与患者进行思想沟通，引导其振作精神，开阔胸怀，调畅情志，树立战胜疾病的信心，最大限度地挖掘生命的潜能，与癌魔进行斗争。此外，坚持适度的运动如散步、打太极拳、做操、练气功等，也能促进消化、促进气血的运行，提高自身的免疫功能达到强身健体的康复作用。

9.3 “人造肛门”的护理

有些大肠癌病人因治疗需要在左下腹作一结肠造口，俗称“人造肛门’。它有许多并发症，如造口部位水肿，腐烂、出血，周围发炎等都需医生对症处理。家庭护理要经常保持造口局部清洁干燥，创口可用生理盐水，呋喃西林液清洁，局部皮肤如被侵蚀，可涂氧化锌膏、凡士林膏等保护。选择合适自己的肠造口用具，做到轻便、舒适、透明度好，且能防漏、防臭，保护局部皮肤。

10. 结论与展望

近年来，中医药治疗大肠癌得到了迅速发展，取得了不少成绩。中药新制剂的研发与应用、给药方式的灵活变通、以及中药与化疗相结合的临床实践，在提高癌症病人生存率、提高免疫力、改善生活质量、增加体重以及减轻放化疗引起的毒副作用等方面，显示出了独特的优势。相信随着各种先进研究手段在中医药抗肿瘤领域的广泛应用和深入，中医药治疗大肠癌一定拥有更为广阔的前景，必将使晚期大肠癌的生存时间得及生活质量得到进一步提高。但目前仍缺乏大型的临床试验及更深入的理论研究，不能体现中医药整体辨证思想及治则、治法的优势。相信随着循证医学的迅速发展，今后在继承传统中医精髓的基础上，加强多学科合作、加强多中心、大样本、具规范性及前瞻性的临床研究，进一步探求大肠癌的发生发展规律，可望为临床预防、诊断及治疗提供更新、更有效的手段。同时加强临床研究与实验研究的联系，从分子水平研究中医药抗复发转移方面的机制，更好地发挥中医药优势。

参考文献：略。

略论《五十二病方》肛肠病学的学术成就

陈少明

（上海市浦南医院，上海，200125）

【摘要】作者对《五十二病方》中肛肠病进行了系统的释译和应用现代医学知识对肛肠病的认识与理解以按语形式进行注解和阐述；并着重对书中“牡痔”“牝痔”的分类和对肛肠病病因认识与命名、辨证用药与手术方法、手术器械的设计以及对后世医学的影响等进行了研究与探讨。

【关键词】肛肠病、痔、瘘、《五十二病方》

原文略（马王堆汉墓帛书～五十二病方～马王堆汉墓帛书整理小组编 文物出版社 北京 1979 年 11 月第一版第一次印刷 P85～95 页）1.

1973 年在长沙马王堆出土的帛书中，计有艺术 11 种，它是目前我国发现考古最早的医学书籍，集中反映了先秦时期的医学成就，现对医书中五十二病方内肛肠疾病作一探讨；

1. 译释

1.1 在脉痔一节中，从脉表示经脉这一概念可见古医学家对痔是经脉系统出现的疾病和现代医学认识痔是肛门静脉曲张、淤血所形成的疾病有近似之处。从用五种动物之毛燔冶成炭（类似现在使用的血余炭）取止血之效来看，也是把出血做为痔的主要症状。

1.2 古代医家为了便于手术操作即采用了火罐负压把痔核吸出进行手术的方法和现代采用负压吸肛检查器的原理是一致的，对痔核的结扎，剥离和现代手术近似，这充分显示了中国古代劳动人民和自然斗争，战胜疾病的聪明才智。按：本篇所述的痔核类似现代的外痔和肛瘘，治疗所采用的灵活的辩证治疗法，对不能施行手术的复杂性肛瘘，采用了熨治疗法。

1.3 对痔疮所述的疾病症状，完全和现代的内痔症状描述一致，二、三期内痔在排便时痔核脱出，排便后痔核自行回纳，排便时痔核溃破出血。古代医家对疾病的观察准确而细致；所以，现代医学是对古代医学的继承与发扬。并描述了物理疗法之一蒸气熏法和根据患者整体全身情况而制定的口服药浆的制法，已经对局部的外科疾病初步具备了辨证施治的整体观念，这是中医学整体观念和辨证施治的具体体现。

现代医学证实，肛瘘多发生在婴幼儿或青壮年，和雄性激素分泌旺盛有关，古医家用月经布内含雌性激素可以抑制瘘管的发作是有一定道理的，此法给我们以启迪，值得进一步研究和探讨。

本文所述类似肛瘘并发烧虫病，首次在医学著作记载蛲虫病名“蛲白”。“滑夏铤”的用途和现代的探针用途一样，用以探查瘘管管道使之引流通畅。

本文记叙最早使用药膳治疗痔疮和注重内外治疗并用的方法。

本方中以酒浸泡后制成大小一致的药丸内服，根据病情增加药量以达到药物的有效剂量。提出饭前服药，均说明古代医家在药物炮制技艺方面和对疾病辩证用药的科学性和现代医学是一致的。

古人认为瘘管是虫巢和现代的人把禹齿称为虫牙的道理一样，都是感染性疾病，把细菌、微生物、寄生虫都看作是虫。在当时是很科学的。

本方提出用狗的膀胱做或扩张、牵拉器巧妙的引出肛瘘的患部再进行手术。还最早提出了脱肛的病名和体位疗法。

本篇把血痔单列，可以看作为痔的一种分类，即以出血的为主要症状的痔．提出了用药蒸气熏蒸局部使药物有效成份直达病所，其方法至今沿用。

按：本篇所述为肛漏伴随肛门瘙痒症状肛肠疾病的诊治，记载肠道蛲虫病及其肠道蛲虫病的烟熏疗法。

本文论述了“胸痒”的饮食疗法。钙能降低毛细血管的通透性，增加血管壁的致密性，使渗出减少，有消炎，消肿及抗过敏的作用等。可用于瘙痒性皮肤病。古代医家用卵圆石炮制后经熬煮即能把钙分离在粥内，通过食用增加对钙的吸收用于治疗肛门瘙痒和现代医学相一致，是极为科学的。

2. 浅论

2.1　对肛肠病描进和分类详细

通览全书［1］，“牡痔”相当于外痔、直肠腺瘤、癌，混合痔，外口突出于肛门口（缘）以外的疾病。“牝痔”相当于内痔，直肠脱出，复杂性肛瘘，肠道蛲虫病以及肛门缘以内的疾患。可以看出“牡痔”、“牝痔”是根据肛门病的临床形态所分的两大类，即有内、外之分的意思。“凡牡之属靡表，凡牝之属靡里，此为阴阳之数，牝牡之里（理）”（《天下至道谈》）。另外，还有“脉者”血（痔）、“人州出（脱肛）”、“巢者”、“胸痒”、“蛲白”、《足臂十一脉灸经》和《阴阳十一脉灸经》的甲本中有“产寺”的“（痔）”等。这些病名是根据痔的临床表现和病因而命名的，共计 10 个病名。

2.2　对肛肠病的治疗已具备辩证施治和整体观念的特点。

痔的治疗使用了辨病，辨证用药，局部和整体用药及药膳疗法相结合，用药物和手术配合，还有体位疗法、物理疗法、调护、禁忌记录、疗效等。治疗方法灵活多样，采用了 24 个单方组成了 16 个复方。全书治疗各类疾病现存总方数的 283 个，肛肠病方所占比例 6%，可见对肛肠病的重视程度之高。16 个复方内共有 10 种不同的治疗方法。

其中：内服药方 3 个	外敷药方 4 个
烟熏法 4 个	蒸气熏法 2 个
手术法 4 个	烧灼疗法 1 个
角法（火罐）疗法 1 个	坐浴方 1 个

在“脉者”一题中还提出了饮食禁忌。可见当时对肛肠病的治疗已有相当丰富的实践积累和研究，对后世医学影响较大。

2.3 药方制做和器械设计比较科学

内服药做成散剂、丸剂和浆汁，外用药物有膏、粉以及药物烟熏、蒸气熏、坐浴等。还有把药物醋制后外用及煅烧后分化在食粥内进行食疗等多种方法。

手术器械选用设计方面，有“滑夏铤”肛门探针、“脬籥”（组合成扩张牵引器），“角（火罐）”、“　”（烟熏器皿）、“小绳”（结扎线）等。

2.4 对痔的病因认识、命名和经脉相联系

从第一篇对“脉者”（脉痔病人）的理法用药来看“脉”即“脉痔”是痔的病因命名。一是，古医家从痔出血症状（脉者的治疗从止血方面理法用药）联想到“血脉”“经脉”而从生理病理方面提出的病名；二是，从《五十二病方》一书中《足臂十一脉灸经》和《阴阳十一脉灸经 > > 甲本中“产寺”和“痔”的记述来分析，“脉痔”即是从经脉这一基础上而命名的另一个旁证。

2.5 中国痔瘘学术渊源流长，居世界之冠

《五十二病方》是我国现已发现的最古医书。本书抄成不晚于秦汉之际，还仍保留着远古时期流传下来的若干医方。《五十二病方》是用篆书撰写，在马王堆帛书中是字体较早的一种，对痔的分类没有使用阴阳表示，对药物剂量尚使用三指大撮原始方法（汉代已有称量单位），这说明关于痔的医方是由远古春秋时期所流传而来。这说明对痔的烧灼法，剥离术、切割术、结扎术和古西腊医圣希波克拉底在他痔的论文中所描述的痔的灼灸、切割术为同一个时期甚或更早，比古罗马凯尔劳斯（公元前 25 ~ 公元 14 年）在他编辑的《医学》一书中简述的肛瘘切割术和痔的结扎术及切除术更早，这充分证明了中华民族对肛肠病的研究在古代也居世界之首，对肛肠病的一些治疗原则和方法仍沿用至今，说明当时对肛肠病研究已有较高水平，对后世医学影响深广。它的学术思想和内容仍值得进一步研究。

总上：本书对肛肠病描述和分类详细，“牡痔”、“牝痔”有内、外之分的意义和现代医学相一致；对肛肠病的治疗已初步具备辨证施治和整体观念的特点。对痔的治疗使用了辩病，辨证用药，局部和整体用药及药膳疗法相结合，以及记录了手术、体位疗法，物理疗法、调护、禁忌等；药方制作和器械设计比较科学：如内服药做成散剂、丸剂和浆汁，外药剂有膏，粉等，器械有“滑夏铤”、“脬籥”等；对痔的病因认识和经脉相联系，和现代医学认为痔的病因是静脉曲张是一致的；中国肛肠病学术源远流长，居世界之冠，对后世医学影响深广，它的学术思想和内容仍值得进一步研究和探索。

慢传输性便秘发病机制研究进展

吴至久

（川北医学院附属医院肛肠科，四川　南充，63700）

慢传输型便秘是功能性便秘中最常见的一种，有统计表明，此类型便秘在便秘人群中大概占16～40%，尤其是多见于老年人和女性。其主要表现为胃肠动力减弱引起，临床上表现为大便次数减少，排便间隔时间延长、便意消失及排便困难为主要症状。随着人们生活水平提高，工作节奏加快以及人口老龄化加速，其的发病率也呈现出逐年上升的趋势。但目前对其发病机制了解并不全面，现将近年来对慢传输性便秘发病机制研究进展总结如下：

1. Cajal 细胞（interstitial cells of cajal，ICC）减少机制

Cajal 间质细胞是分布在胃肠道神经细胞与平滑肌之间的一种特殊细胞，在光镜下其特征呈纺锤状或星状，核多为圆形或卵圆形，染色质分散，核周胞质少，有2～5个长的突起，相互连接形成网络，存在丰富的线粒体及中间丝，没有肌球蛋白丝，滑面内质网发达，高尔基体发育良好，有内质网小泡和大量包膜，具有中型机细的微丝，较少粗肌丝，几乎没有微管和游离核糖体。基板多变不连续[1]。其主要作用是作为胃肠道慢波的起搏细胞，参与慢波的传播，同时对肠神经系统的神经信息传递具有重要的调控作用[2]。Lyford 等[3]研究发现在纵肌层和环肌层均有 ICC，形成两个 ICC 网络，一个在肠肌丛，另一个接近黏膜下层。在人结肠中 ICC 分布是相对均一的。而先天性慢传输性便秘患者全结肠 ICC 体积减少。我国学者童卫东等[4]研究也发现慢传输性便秘患者结肠 ICC 明显减少。Wedel 等[5]研究也发现慢传输性便秘患者存在肠神经系统改变和结肠全层 ICC 细胞明显减少。Lee 等[6]研究也发现满传输性便秘患者乙状结肠全层 ICC 细胞减少，同时也有肠神经细胞改变。吕福东等[7]通过采用大黄饲养大鼠建立大鼠慢传输便秘模型，结果发现模型组大鼠结肠 ICC 网络减少或缺失。

2. 胃肠激素变化

胃肠激素在生理状况下主要通过中枢作用及外周效应，调节胃肠运动。很多胃肠动力障碍性疾病都与胃肠激素变化有关。King 等[8]研究发现在小儿慢传输型便秘患者右半横结肠中血管活性肠肽和 P 物质都明显减少。Tzavella 等[9]研究也发现慢传输性便秘患者直肠中 P 物质水平较正常人明显减少。Tomita 等[10]研究发现慢传输性便秘患者结肠中一氧化氮（NO）含量明显增高，其支配交感、副交感作用明显，导致结肠功能紊乱，引起便秘。刘诗等[11]通过对24例慢性特发性便秘患者直肠 P 物质和血管活性肠肽含量研究发现慢性特发性便秘患者直肠 P 物质含量明显减少，而血管活性肠肽含量与对照组没有差异。从而推测 SP 浓度降低可能与直肠感觉功能障碍有关，直肠感受障碍可以导致直肠顺应性增高，从而产生便秘。而血管活性肠肽在慢性特发性便秘过程中可能不起主要作用。张兰花等[12]通过对采用放射免疫法测定21例慢传输性便秘患者血浆胃动素（MTL）并与33例正常人对照研究发现慢传输性患者空腹和餐后1h的血浆胃动素含量均低于正常人，从而推断胃动素释放减少可能是慢传输性便秘发病机制中重要环节之一。谢勇等[13]通过放射免疫方法测定35例符合罗马Ⅱ便秘诊断标准慢性便秘患者和11例正常对照者乙状结肠黏膜内血管活性肠肽（VIP）、生长抑素（SS）、P 物质、胃动素及一氧化氮合成酶（NOS）的含量。结果显示：VIP、SS 和 NOS 在便秘组明显高于正常人（$p < 0.01$）；MTL 在便秘组显著低于正常人（$p < 0.01$），P 物质在正常人与便秘组之间没有差别（$p > 0.05$）。从而推动 VIP、SS、MTL、NOS 异常在便秘发生过程中起重要作用。尤汉宁等[14]慢性便秘患者 SS 和 SP 的水平与正常人都有显著差异。其中 SS 水平高于正常人，而 SP 水平显著低于正常人。戴菲等[15]通过对56例符合罗马Ⅲ标准的功能性便秘患者和20名健康志愿者研究。采用不透 X 线标记物法行结肠传输试验．放射免疫法测定降结肠、直肠黏膜促胃动素（MTL）、SP、SS、VIP 和 NOS 水平。结果：56例 FC 患者中，传输时间正常者19例，传输时间延长者37例，其中结肠慢传输型（STC）21例，出口梗阻型（OOC）9例，混合型（MC）7例。与正常对照组相比，传输时间正常组降结肠、直肠黏膜 MTL、SP、SS、VIP 和 NOS 水平无明显差异；STC 组降结肠、直肠黏膜 MTL 水平显著降低（$P < 0.05$）；STC、MC 组降结肠、直肠黏膜 SP 水平显著降低而 NOS 水平显著升高（$P < 0.05$）；STC、MC 组降结肠黏膜 SS 水平显著升高（$P < 0.05$）；STC、OOC 组降结肠、直肠黏膜 VIP 水平显著降低（$P < 0.05$）。结论：各型 FC 降结肠、直肠黏膜胃肠激素和 NOS 水平改变不同。其异常导致胃肠平滑肌功能紊乱。可能与 FC 的发病有关。

3. 结肠中水通道蛋白（Aquaporin）改变

水通道蛋白，又名水孔蛋白，是一种位于细胞膜上的蛋白质（内在膜蛋白），在细胞膜上组成“孔道”，可控制水在细胞的进出，就像是“细胞的帮浦”一样。水通道蛋白在体内各个系统组织中广泛表达，主要分布在体液吸收和分泌密切相关的上皮细胞和内皮细胞上，如红细胞、白细胞、脂肪细胞核骨骼肌细胞等都有表达，表明其与多器官生理和病理中都有重要作用[16, 17]。有研究表明水通道蛋白在结肠中最重要的生理功能之一是对肠腔内水分的吸收[18, 19]。而有一部分便秘主要是大便中水份减少，大便干硬引起。王笑军等[20]采用免疫组织化学（免疫组化）染色法检测 45 例 STC 患者升结肠黏膜 AQP4 的表达。结果在 45 例 STC 患者结肠黏膜中 AQP4 高表达者 36 例（高表达组），低表达者 9 例（低表达组）。两组患者术前大便干结者（Ⅰ型和Ⅱ型大便）分别有 30 例（83.3%）和 3 例（3/9），差异有统计学意义（$P<0.01$）；术后高表达组大便干结消失，低表达组则仍有 1 例患者大便干结。两组患者胃肠道通过时间术前分别为（127.3 ± 28.2）h 和（64.2 ± 12.9）h，术后分别为（17.3 ± 7.0）h 和（28.0 ± 12.6）h；两组术前和术后胃肠道通过时间差异以及每组手术前后差异均有统计学意义（均 $P<0.01$）。从而推断结肠黏膜中 AQP4 的高表达加速了水分的吸收，可能是 STC 发生发展过程中的重要事件之一。杨会锋等[21]研究发现功能性便秘患者患者右半结肠 AQP3 增加，而左半结肠 AQP9 降低；从而也推测 AQP3 和 AQP9 含量的增加或减少可能与便秘的发生发展有一定关系。

4. 女性激素改变

慢性传输性便秘多发生于女性，由此有学者推断女性激素异常可能与便秘有关。付志本等[22]通过对实验组大鼠分别每日皮下注射雌、孕激素，记录大鼠粪便重量及粒数；利用炭沫推进试验比较实验组与对照组大鼠结肠传输功能；利用免疫组化技术比较各组大鼠结肠组织中 Cajal 间质细胞（ICC）数量。结果显示孕激素组较对照组 24h 粪便重量减轻（$P<0.05$），大便粒数减少（$P<0.05$），结肠推进率明显延长（$P<0.05$），结肠组织中 Cajal 间质细胞数量减少（$P<0.05$）；雌激素组与对照组差别不明显（$P>0.05$）；孕激素组与雌激素组间各指标差别明显（$P<0.05$）。由此可见孕激素可引起结肠动力学改变，推测孕激素可能与女性便秘的发生相关。童卫东等[23]在检测 29 例女性便秘患者时发现，有 20 例女性都有性激素异常。有学者在后来研究中证实了慢传输性便秘患者体内过度表达孕酮受体来调节收缩性 G ~ 蛋白，上调抑制性 G ~ 蛋白最终导致结肠动力障碍[24]。张广军等[25]采用 Western ~ blot 方法研究雌激素受体 β 在女性慢传输性便秘患者乙状结肠的表达。结果显示慢传输性便秘组乙状结肠雌激素 β 蛋白表达较对照组明显降低。表明雌激素 β 受体与慢传输性便秘的发病有关

目前对于慢传输性便秘的发病机制研究方兴未艾，但都是处于探索阶段。其中 Cajal 细胞在便秘患者中变化得到证实，但是目前还不能确定其实原发性改变还是继发性改变，而且这种改变在临床上是否可逆，都需要做进一步研究工作。胃肠激素和水通道蛋白研究也很多，但是都缺乏灵敏性和特异性。所以目前在便秘的实验诊断，临床治疗和预后判断方面没有一项很好的特异性指标。

参考文献：略。

临床研究　痔疮

消痔灵注射结合外剥内扎术治疗混合痔的临床观察

韩　宝[1]　曹　科[1]　冯丽鹏[2]　徐慧岩[1]　周振东[2]

（1. 北京马应龙长青肛肠医院，北京，100195；2. 解放军总医院中医肛肠科，北京，100853）

【摘要】目的　观察消痔灵注射结合外剥内扎术治疗混合痔的临床疗效。方法　将480例混合痔患者随机分为两组，治疗组360例，对照组120例，治疗组采用消痔灵注射结合外剥内扎术，对照组采用外剥内扎术，对比观察两组患者疗效，疼痛、创缘水肿、出血、肛门坠胀等并发症，痔核扎线脱落时间、创面愈合时间及复发率情况。结果　治疗组和对照组总有效率，术后肛门坠胀，随访3月、6月和1年复发率，两组之间无统计学差异（$P>0.05$）。治疗组和对照组术后疼痛积分、创缘水肿、出血等并发症，术后痔核扎线脱落时间，创面愈合时间，随访3年和5年复发率两组之间具有统计学差异（$P<0.05$）。结论　消痔灵注射结合外剥内扎术治疗状混合痔优于传统的外剥内扎术。

【关键词】消痔灵；外剥内扎；混合痔；疗效；临床观察

痔是肛门直肠疾病中一种常见病，多发病。据有关普查资料表明，其发病率在我国高达46.3%[1]，其中痔病占87.25%[2]。相关文献报道国外在成人中痔病发病率达60%～70%，且发病率随年龄增长而逐渐增高[3]。混合痔是指内痔与外痔在同一方位的相互贯通融合，括约肌间沟消失，形成一整体[4]。外剥内扎是治疗混合痔的一种有效方法，但术后容易出现创面出血和内痔复发等症状，影响了患者的生活质量[5]。笔者自2000年1月以来，采用消痔灵注射结合传统外剥内扎术治疗混合痔取得较好疗效，现将结果报道如下：

1. 资料与方法

1.1 一般资料

选择2000年1月至2007年2月在北京长青肛肠医院治疗的混合痔患者480例，所有混合痔患者均符合国家中医药管理局制定的诊断标准[6]。所有患者随机分为治疗组360例，对照组各120例。治疗组采用消痔灵注射结合经典外剥内扎Milligan～Morgan术[7]，其中男196例，女164例，平均年龄（46.7±17.6）岁，病程1～38年。对照组采用经典外剥内扎Milligan～Morgan术，其中男67例，女53例，平均年龄（44.9±18.2）岁，病程1～40年。两组患者性别、平均年龄、病程间差异无统计学意义（$P>0.05$）。所有入组患者均具有手术指征，无手术禁忌症。

1.2 手术

1.2.1 术前准备

治疗组和对照组患者均术前给予半流饮食，术前常规备皮，术前晚20时和术日晨6时给予生理盐水1000ml灌肠。

1.2.2 手术方法

治疗组和对照组患者均采用经典外剥内扎Milligan～Morgan术[7]：取侧卧位或截石位，局部消毒，行局部浸润麻醉或腰俞穴麻醉。将混合痔充分暴露，在其外痔部分作“V”字形皮肤切口，锐性剥离外痔皮下静脉丛至齿线稍上，然后用弯形血管钳夹住内痔基底部，在钳下正中用圆针丝线贯穿作“8”字形结扎，距结扎线外0.5cm剪去远端痔组织，使其在肛门部呈一放射状切口。同法处理其他痔核。

治疗组常规消毒肛管、直肠下端后，在喇叭形肛门镜下，在痔核区域采用“4步法注射操作法”注射消痔灵1∶1混合液[8]（以0.25%利多卡因注射液和消痔灵注射液配成1：1浓度的混合液）。如果伴有直肠黏膜脱垂，可以在直肠镜下，在注射治疗混合痔后，同时进行直肠黏膜脱垂点状注射治疗[9]。

1.2.3 术后处理

治疗组和对照组患者术后当天均以卧床休息为主，尽量控制24小时不排便，鼓励患者多食粗纤维食品，保持大便通畅。静脉滴注抗生素预防感染5天，每日排便后中药祛毒汤坐浴，清洁换药，麻仁润肠丸口服预防便秘。

1.3 疗效评价

按1994年国家中医药管理局制订的《中医病证诊断治疗标准》[10]。治愈：症状消失，痔消失；好转：症状改善，痔缩小；未愈：症状、体征无变化。

术后观察疼痛、水肿、出血、肛门坠胀情况，并记录痔核扎线脱落时间及创面愈合时间。疼痛评定采用视觉模拟评分法（VAS，visual analogue scale）[11]，水肿、出血、肛门坠胀根据国家中医药管理局1994年颁布的《中医肛肠科病证诊断疗效标准》采用3分法进行评分。

术后3月、6月、1年、3年、5年随访，记录切口痊愈后再次出现出血，肛门异物脱出情况。

1.4 统计学方法

应用SPSS 13.0统计学软件进行统计分析处理，计量资料组间比较采用t检验，等级资料采用秩和检验，计数资料比较采用x^2检验，$P<0.05$有统计学意义。

2. 结果

2.1 两组疗效比较

治疗组治愈317例，好转43例，无效0例，总有效率为100%，对照组治愈100例，好转20例，无效0例，总有效率为100%。经比较两组有效率无统计学差异（$P>0.05$），见表1。

表1 两组临床疗效比较（例）

组别	n	治愈	好转	无效	总有效率（%）
治疗组	360	317	43	0	100%$^{\triangle}$
对照组	120	100	20	0	100%

注：与对照组比较 $P>0.05$

2.2 两组术后疼痛比较 术后24小时记录患者术后疼痛情况，根据VAS法，即在横线上标以0~10的数字，0为无痛，1~3为轻度疼痛，4~6为中度疼痛，7~10为重度疼痛，以患者术后24小时内最痛分值为术后疼痛分值。经比较两组有效率具有统计学差异（$P<0.05$），见表2。

表2 两组术后疼痛比较

组别	N	疼痛分值
治疗组	360	$5.96 \pm 1.18^{\triangle}$
对照组	120	6.40 ± 1.14

注：治疗组与对照组比较$^{\triangle}P<0.05$

2.3 两组术后常见并发症比较 治疗组和对照组术后出现不同程度的创缘水肿、出血、肛门坠胀等常见并发症。经采用3分法进行评分比较创缘水肿、出血并发症两组间具有统计学差异（$P<0.05$），肛门坠胀无统计学意义见表3。

表3 两组术后常见并发症比较

组别	N	创缘水肿	出血	肛门坠胀
治疗组	360	$1.13 \pm 0.69^{*}$	$1.25 \pm 0.87^{*}$	$2.07 \pm 0.53^{\triangle}$
对照组	120	1.29 ± 0.92	1.49 ± 0.72	2.11 ± 0.57

注：治疗组与对照组比较$^{*}P<0.05$，$^{\triangle}P>0.05$

2.4 两组术后痔核扎线脱落时间及创面愈合时间比较

治疗组术后痔核扎线脱落最长为9天，最短为5天，平均为（6.3 ± 1.9）天；对照组最长为11天，最短为6天，平均为（7.5 ± 2.2）天。治疗组术后创面愈合最长为25天，最短为13天，平均为（17.3 ± 2.9）天；对照组最长为35天，最短为14天，平均为（19.0 ± 3.2）天。经比较两组痔核扎线脱落时间及创面愈合时间均具有统计学差异（$P<0.05$），见表4。

表4　两组术后痔核扎线脱落时间及创面愈合时间比较（天）

组别	n	痔核扎线脱落时间	创面愈合时间
治疗组	360	6.3±1.9△	17.3±2.9△
对照组	120	7.5±2.2	19.0±3.2

注：治疗组与对照组比较△P<0.05

2.5 两组术后复发情况比较

治疗组和对照组术后定期随访，术后3月、6月和1年随访，治疗组和对照组均出现出血和脱出等复发症状率，经比较无统计学差异（P>0.05）；术后3年和5年随访，治疗组和对照组均出现出血和脱出等复发症状，经比较两组具有统计学差异（P<0.05），见表5。

表5　两组术后复发情况比较（例）

组别	n	术后3月			术后6月			术后1年			术后3年			术后5年		
		出血	脱出	复发率	出血	脱出	复发率	出血	脱出	复发率	出血	脱出	复发率	出血	脱出	复发率
治疗组	360	0	0	0*	1	0	0.28%*	9	6	4.17%*	10	7	4.72%△	17	13	8.33%△
对照组	120	0	0	0	1	0	0.83%	3	2	4.17%	12	17	24.2%	21	37	48.3%

注：术后3月、6月和1年复发率，治疗组与对照组比较*P>0.05；术后3年和术后5年复发率，治疗组与对照组比较△P<0.05

3. 讨论

混合痔经典外剥内扎Milligan~Morgan术是由Milligan、Morgan等人1937年创立的混合痔术式，多年来一直成为混合痔治疗的经典术式，临床应用广泛，但手术操作不当也会出现疼痛、出血、肛门坠胀等并发症[12]。消痔灵注射液由五倍子、明矾等中药成分组成。消痔灵注射后对痔血管具有收缩作用，直接对痔血管产生栓塞，使痔核萎缩，注射后血管壁内产生无菌性炎症，注射局部产生轻中度纤维化，加速痔核萎缩消失，减少术后出血[13]。

本研究采用消痔灵注射结合外剥内扎术治疗混合痔，通过研究分析治疗组和对照组外剥内扎术治疗在总有效率方面无明显统计学差异。治疗组在术后出现疼痛、创缘水肿和出血方面的并发症较对照组少，由于结扎后痔远端注射消痔灵后萎缩加快，因而使结扎线脱落时间缩短，缩短了创面愈合时间，两组比较具有统计学差异。分析原因与消痔灵内痔注射后，外痔剥切创面较对照组减小，减轻了术后疼痛、水肿及缩短了创面愈合时间。消痔灵行内痔注射，可收缩痔血管，结扎内痔核变小，甚至部分较小的内痔核可以不结扎，减少了术后出血并发症的发生。本研究通过5年随访发现，术后1年内治疗组和对照组复发率发生均较低，两组之间比较无统计学差异。随着术后时间延长，术后3年和5年复发率对照组明显高于治疗组，两组比较具有统计学差异，其复发症状主要为出血和痔组织脱出。分析原因考虑为治疗组对内痔核的处理除内痔核结扎外同时采用消痔灵4步注射法注射治疗，使痔血管动、静脉栓塞，痔间质纤维化使痔黏膜层、黏膜下层和肌层粘连，也使松弛的Parks韧带产生粘连固定，从而肛垫上提，防止了再次出血和痔核脱出[13]。

通过本研究表明，采用消痔灵注射术结合外剥内扎术治疗混合痔与单纯外剥离内痔结扎术治疗混合痔相比，治疗组具有减轻痛苦、缩短愈合时间，减少术后并发症，术后远期疗效均有明显提高，值得在临床推广。

参考文献：略。

痔上黏膜环形错套吻合术（E-PPH东方PPH）的一期研究

陈少明

（上海市浦东新区浦南医院外科，上海，200125）

【摘要】为弥补目前痔上黏膜环形切除钉合术（PPH Procedure for Prolapse and Hemorrhoid）中金属钉植入体内及产生的系列副作用，课题组设计套扎吻合器痔上黏膜错位套扎术，以该新术式为治疗组，同时设置痔上黏膜环形切除钉合术（PPH）阳性对照组，将符合纳入标准的200例住院患者随机分成两组，每组各100例使用相应手术术式治疗，术后观察比较两种术式在手术时间、术后并发症及治愈率等方面的差异。经对比观察该新术式具有以下特征：1）无钉植入套扎吻合；2）避免或减少吻合口出血和狭窄的发生；3）缩短手术时间；4）减少术后并发症和后遗症；5）降低耗材成本一经济。

【关键词】痔上黏膜，环形错位套扎术，环切钉合术，对照研究

本课题组以痔上黏膜环形错位套扎术式（The East Rubber band ligation and coincide of dislocation for Prolapse and Hemorrhoid 简称 E－PPH）为治疗组，同时设置阳性对照组：痔上黏膜环形切除钉合术（PPH），将符合纳入标准的 200 例住院患者随机分成两组，每组各 100 例使用相应手术术式治疗，术后观察比较两种术式在手术时间、术后并发症及治愈率等方面的差异，比较两种术式在手术时间、术后并发症及治愈率等方面的差异。

一、研究方法

（1）研究对象：

1）手术适应证：符合“中华医学会外科分会结直肠外科学组制定的标准”中的Ⅲ、Ⅳ期脱垂的内痔、内痔为主的环型混合痔、嵌顿性内痔（应在炎症消退后再行本手术）、直肠黏膜脱垂。

2）纳入标准：符合上述诊断的年龄在 18～60 岁之间的病人，男女不限，完成知情同意及相关告知。

3）排除标准：伴有肛瘘、肛周脓肿、肛裂、消化道感染性疾病、精神病、糖尿病、严重心脑血管疾病、严重过敏、凝血机能障碍、孕妇、月经期、特异性感染（如结核、克罗恩病、溃疡性结肠炎等）或恶性肿瘤。

4）脱落标准：

脱落的界定：所有填写了知情同意书并筛选合格进入研究的患者，均有权随时退出临床研究，无论何时何因退出，只要没有完成临床试验全程观察，均为脱落病例。脱落病例的处理：当受试者脱落后，研究者必须写明脱落原因，并尽可能与患者联系，完成所能完成的评估项目，并填写治疗后记录表，尽可能记录最后一次观察时间。

5）一般资料：

时间为 2007 年 2 月 27 日至 2009 年 12 月 31 日之间病例。治疗组 100 例，男 56，女 44，最大年龄 86 岁，最小 19 岁，治愈率 100%，住院总天数 702 天，住院总费用 510705.3 元，手术及材料总费用 278306.66 元；对照组 100 例，男 47，女 53，最大年龄 87 岁，最小 25 岁，治愈率 100%，住院总天数 953.5 天，住院总费用 792773.3 元，手术及材料总费用 472773.3 元.

6）统计处理：将所有病例的疗效、手术时间、疼痛、出血、组内比较应用 t 检验，组间比较采用 Ridit 检验。

统计分析将采用 SPSS13.0 统计分析软件进行分析。未作特殊说明，统计检验均采用双侧检验，检验水准为 0.05。

所有安全性和疗效结果均按组别进行描述，对连续变量描述观察值的例数、均值、标准差、中位数和范围（最小值～最大值），对分类变量描述其每一种类的个数和百分比。在统计分析时，对主要变量缺失值的估计，采用最接近一次观察值的结转（Last Observation Carry Forward，LOCF）方法。

对于连续性变量的组间比较，根据数据是否正态以及方差是否齐同选择方差分析或者 Wilcoxon 检验。对于组内的前后比较，根据数据是否正态选择配对 t 检验或者 Wilcoxon 检验。对于分类资料的组间比较，根据合计数和最小期望数选择检验或者确切概率法。如果是有序的分类资料则采用 CMH～检验。

（2）手术原理：

1）治疗组：利用套扎吻合器（上海智大夫 由上海众仁生物医药科技有限公司出品和美国库克产品）在痔上 2～4 厘米处的直肠黏膜处（PPH 环切钉合术）的平面上下错位 2 厘米进行环形一周套扎 8～12 个强力乳胶圈，通过器械作用紧紧套扎在痔上黏膜的基底部，形成机械性的缩窄，使组织缺血坏死，继而脱落，最后创面逐渐修复痊愈。借瘢痕收缩将肛垫上提。由于同时套扎阻断直肠黏膜下供应痔的部分动脉，术后痔血供减少，肥大和充血的肛垫趋于萎缩变小。

2）对照组：利用特制的吻合器（上海金钟牌 上海手术厂产品）经肛门在脱垂的痔上 3 厘米环状切除直肠下端黏膜及黏膜下组织，同时完成对远近端肠壁黏膜断端的吻合，将脱垂的内痔悬吊上拉，恢复原来肛垫的正常解剖位置。由于同时切断直肠黏膜下供应痔的部分动脉，术后痔血供减少，肥大和充血的肛垫趋于萎缩变小。

（3）观察指标设定

a. 手术时间（以麻醉记录上时间为准）治疗组－150，对照组＋90 $p<0.005$ 有显著差异。

b. 出血量（分度：通过测算，标准小纱块 7.5×7.5 厘米 12 厚，一块浸透出血 15 毫升，半块浸透出血 7.5 毫升，三分之一块浸透出血 5 毫升，四分之一块浸透出血 4 毫升，五分之一块浸透出血 3 毫升。）

治疗组总分 10，对照组总分 50　$p<0.005$　有显著差异。

c. 术后疼痛治疗组：治疗组总分 17，对照组总分 19　$p>0.005$　无显著差异。

d. 住院天数 治疗组：最少 1.0 天，最长 12 天，平均 7 天；对照组：最少 1.5 天，最长 40 天，平均 9.54 天。$p>0.005$　无显著差异。

e. 住院费用　治疗组总费用510705.30元，对照组总费用792773.3　$p<0.005$　有显著差异。

二、讨论

1975年Thomson[1]首次提出肛垫的概念，经过众多学者的不断完善，肛垫指的是“位于直肠末端的组织垫，为平滑肌纤维、结缔组织及血管丛构成的复合体，其功能是协助肛门括约肌完善肛门的闭锁”[2]；痔是“由于支持组织松弛导致肛垫下移，因下移而出现充血、水肿、肥大和出血而形成[3]”。以此为基础，1994年Londer等提出了肛垫下移学说，并依据此学说原理设计发明研制痔上黏膜环切术钉合吻合器，此学说和吻合器受到许多国内外学者的支持，在我国肛肠外科学界亦逐渐得到普及和推广。

1.1 痔上黏膜环切钉合术及优点

痔上黏膜环切钉合术（简称PPH Procedure for Prolapse and Hemorrhoid）是近年来随着肛垫下移学说的兴起而发展起来的治疗痔的新技术。此手术由过去的以摧毁消除痔核为目的，改为消除症状为目的。由过去尽可能彻底的在解剖学上将痔切除的方法，改为通过手术将脱垂的肛垫复位，并在手术的过程中尽可能保留肛垫的结构，以达到术后不影响或尽可能少地影响精细控便能力的目的。其手术适应证：Ⅲ、Ⅳ期脱垂的内痔及以内痔为主的环型混合痔，嵌顿性内痔应在炎症消退后再行本手术；其他手术失败的Ⅱ、Ⅲ期痔；直肠黏膜脱垂[5]。与传统手术相比该手术的优点是：手术简单，手术时间短，术中出血少；治疗环形内痔脱垂和痔引起的出血效果明显；术后肛门部疼痛轻，时间短，远期并发症少；术后住院时间短，恢复正常生活和工作早。

1.2　痔上黏膜环切钉合术存在的问题、缺点

上海中山医院姚礼庆[6]等使用PPH术治疗36例重度内痔（Ⅲ度、Ⅳ度内痔），平均手术时间10 min，术后平均住3~5日，6例术后第27日有便血，保守治疗后好转。12例术后当天无肛门疼痛。随访15个月效果良好。此术式使用器材价格昂贵，远期疗效不确定，且可出现尿潴留、肛门部疼痛、吻合口出血及狭窄、急便感、术后感染、穿孔等并发症与后遗症。上海第二军医大学附属长海医院肛肠外科傅传刚报道[7]认为：在作者的一组手术病人中，约30%的患者吻合后可以在吻合口部位见到搏动性出血。据国内资料统计[8]：（1）尿潴留发生率为25.0%，可能与腰麻及术后肛门疼痛引起膀胱逼尿肌松弛和膀胱颈括约肌痉挛所致。因此术后注意防治尿潴留对于老年病人必要时留置尿管。（2）肛门疼痛发生率为45.8%，可能与术中扩肛引起轻度肛门皮肤损伤有关。（3）出血主要位于吻合口部位量较少不需特殊处置。吻合后要认真检查吻合口处是否有活动性出血对于有搏动泌性出血应局部丝线缝合。（4）吻合口狭窄或漏等并发症较少见。（5）个别发生术后吻合钉排异外出。

在普外科临床中常用的结直肠吻合术器械，由于金属钉吻合，钉子存在直肠黏膜下，易使吻合口伸展性差，而吻合口裸露于肠腔，与排泄物直接接触，还会引发感染。所以，目前结直肠吻合也已经尝试新技术——不用钉子钉合的技术（CDR）摘：解放日报2009-11-25第8版，目前结直肠吻合已经尝试新技术——不用钉子钉合的技术（CDR）[12]

. 对PPH存在的主要问题总结如下：

*金属钉植入生物体内，给人类带来可能发生的反应和后遗症；

*吻合口出血、术后尿潴溜等并发症发生率高；

*环切后吻合口在一个平面上，容易形成直肠狭窄后遗症，临床发生率占2-3%；

*手术中固定的肛管扩张器需要用针线缝合固定，对人体有创伤；

*操作中需要1-2次对直肠黏膜的缝合，操作有难度，费时，缝合时不同医生操作差异较大，误差较大，方法不能规范统一。

综上所述：在痔上黏膜环切吻合（PPH）技术中，金属钉的缺点是显而易见的，创新更好的术式和方法替换、淘汰金属钉植入人体是我们的使命和任务。

1.3 传统胶圈套扎优缺点

1.3.1 优点

套扎法是在传统结扎基础上的发展，可理解为是改进了的弹性结扎疗法。因为套扎具有“简、便、廉、验”的特点，术后肛门疼痛、排便困难、水肿等较其他手术治疗痔疮不明显，至今在国内外被广泛应用，主要适用于Ⅰ、Ⅱ期内痔及混合痔的内痔部分。

国外Regan[9]报道了使用特制的吸引套扎器械治疗内痔的方法，方法简单、无痛，使用的特制橡皮圈效果明显优于其他套扎疗法使用的橡皮圈。国内许瑞云[10]等报道应用自动痔疮套扎器（E-PPH）对156例轻中度痔患者施行自动痔疮套扎术，满意者149例，基本满意6例，不满意1例。

1.3.2 缺陷

传统的套扎仅仅只对痔核体，虽然最新的套扎是倒三角即在痔核上方直肠黏膜和痔核呈倒三角的地方套扎直肠黏膜，个体的痔核倒三角套扎有老方法阴影—痔核套扎，破坏肛垫；和 PPH 手术环形切除钉合的悬吊、断流效果比较的力度不够！不能达到环周断流和悬吊效果。

1.4 痔上黏膜环形错位套扎术式（E－PPH）

针对 PPH 手术的缺陷和传统套扎术的不足，通过积极创新，弥补缺陷，我们设计——套扎吻合器痔上黏膜环形错位套扎术式（简称 E－PPH The East Rubber band ligation and coincide of dislocation for Prolapse and Hemorrhoid 简称），痔上黏膜环形错位套扎术（PPH 原理，保护肛垫）。

利用负压把痔上黏膜组织吸入套扎器内再套入高弹力橡皮筋，由弹力橡皮圈的收缩压榨使套扎部分缺血坏死、闭合无伤口 7 天脱落，事实是一种慢性枯切黏膜和断流痔上动静脉血管的方法。

功能和优点：

1.4.1 弹力胶圈套扎具备 PPH 功能：

1）套扎后立即断流痔上血管功能 ；

2）套扎后有上提肛垫功能（悬吊）。套入 1 厘米，实际收缩 2 厘米黏膜组织。

1.4.2 弹力胶圈套扎还有 PPH 不具备优势：

1） 无金属钉植入体内的缺陷；避免了遗留植入体内的金属异物的副作用。

2） 痔上黏膜错位套扎吻合，避免单平面痔上黏膜环切钉合术后发生狭窄的可能。

三、总结

痔疮是人类的一种常见病和多发病，一直困扰着人类的生活，严重影响着人类的健康，能够找到一种新的术式，在保障疗效，降低或避免目前的术式的风险，弥补目前 PPH 术式的缺陷，将会对发展肛肠学科，对人类治疗痔疮产生积极的作用。

本项目创新性

（1） 环形错位套扎吻合实现无钉吻合；

（2） 环形错位套扎吻合能避免或降低了直肠狭窄的发生；

（3） 首次设计痔上黏膜错位套扎吻合术的术式。

成果

无钉植入套扎吻合；

避免或减少吻合口出血和狭窄的发生；

缩短手术时间；

减少术后并发症和后遗症；

降低耗材成本—经济

预期的社会、经济效益和应用价值：

本课题研究的成功，将为痔疮患者带来一种无创或微创新术式。不仅有着很强的临床实用价值，而且还能产生良好的社会效益。生成的成果易于向大、中型医院和基层医院推广。

国际强生医疗器械有限公司在世界上最先开发推广了成功的 PPH 手术，PPH 手术是一项国际成果推广项目。它不仅得到保护肛垫的理论的支持，而且它的优点和优越性得到广泛的认可，但是任何器械都是在不断的完善中发展成熟。我们在肯定 PPH 术式优点的基础之上，正确评价手术器械的缺点，可以更有效的将现有先进技术得以进一步的优化，扩大临床的应用价值，发挥更大的社会和经济效益。

参考文献：略。

小切口外切内扎加注射治疗环状混合痔 68 例

李济川　李天冲

（河北省永年县肛肠病研究所，河北　邯郸，057150）

2010 年以来，我们采用小切口分段外切内扎加注射、内括约肌部分切断术治疗环状混合痔 68 例，（36 例）随访一年，疗效较好。现报告如下：

1. **资料与方法**

1.1 临床资料　本组男42例；女26例；年龄21～66岁；病程2～24年；其中伴肛裂、肛乳头肥大26例；脱出嵌顿9例；血栓形成31例。

1.2 治疗方法　患者取左侧卧位，常规消毒铺巾，1%利多卡因注射液四点麻醉。

（1）在（以截石位）六点位切开肛门括约肌皮下部少许和部分内括约肌，扩肛三分钟左右，可容纳四横指。（2）用喇叭肛镜沾石蜡油插入肛内，观察内痔分布、大小、数目等，用1：1消痔灵注射液向母痔区痔核分别行四部注射，其他痔核黏膜下注射，注完后局部按摩，注射各点相互错开，注射总量不超过60ml。（3）观察肛缘外痔核分布情况，设计肛管皮桥的保留，一般（以截石位）3、7、11点位母痔区痔核较大，应先做。用组织钳钳夹外痔向外牵拉，暴露内痔部分，用大弯钳在齿线上0.5cm以上内痔基底部钳夹，靠齿线钳下剪小口，用9号丝线在钳下方结扎，边松钳边结扎牢紧，扎完后剪除部分残余痔组织。同法处理其他较大内痔。注意保留黏膜桥和结扎点不在一个平面。（4）对外痔治疗。在外痔最隆起处呈放射性切开，用小弯钳剥离两侧静脉丛，根据平整需要，适当剪去部分肛缘外痔皮肤，对外痔逐一切开剥离，创面间皮桥大于0.5cm。如果皮桥下有静脉曲张，可在皮桥中央继续做放射状切口，潜行彻底剥离静脉丛，皮桥隆起过高或松弛，可在外痔皮桥基底部做横切口，切除松弛多余皮肤，用7号丝线做断端对齐缝合，术后5～7天拆线。术后将食指伸入肛内，检查肛管松紧程度。以容纳一至二指即可。治疗完将所有创面浸润罗哌卡因亚甲蓝混合液。

2. **结果**

68例患者均一期治愈。无肛门水肿及皮赘形成，术后无肛门狭窄和肛门失禁出现，肛门疼痛轻，无出血和感染、尿储留等并发症。平均愈合天数18天。其中36例一年后随访，无复发和排便异常。

3. **讨论**

探讨环状混合痔术后经常出现的肛门水肿、疼痛、皮赘、出血、尿储留、肛管狭窄等并发症，总结应用本术式，经临床观察疗效较好。特点如下：（1）术时先行切开部分括约肌并扩肛，使肛门括约肌充分松弛，既有利于手术的操作，又可以缓解术后肛门的疼痛，同时可预防创面多引起的肛门狭窄和排便困难。（2）将内痔和外痔分开来做，完好的保留了齿线，减少了对肛门功能的破坏，有利于术后肛门症候的恢复。（3）治疗环状痔先设计好痔核分段，尽量以母庤为中心自然段，各切口间保留肛管皮桥和黏膜组织，小切口手术及行断端缝合，既保留了肛管皮肤，也起到了对肛门整形的作用。（4）内痔结扎点的齿形结扎，避免了肛门狭窄。皮桥下静脉丛潜行剥离，也防止了肛门术后水肿。（5）罗哌卡因为强力的肌松弛麻醉剂，加亚甲蓝较强的亲神经性，可直接阻止疼痛的传导，减轻了术后创面的神经敏感性和疼痛，促进局部的血液循环，缩短了愈合时间，改善了患者的治疗质量。

PPH术治疗脱垂性痔疮4000例临床观察

刘少琼　付学源　成立祥　尹志辉

（南华大学附属第一医院肛肠科，湖南　衡阳，421001）

【摘要】目的　观察吻合器痔上黏膜环切术（PPH）治疗脱垂性痔疮的临床疗效，探讨PPH术的特点及应用注意事项。方法　4000例脱垂性痔疮患者均采用PPH手术治疗，术前做好心理护理及手术准备；密切观察患者术后一般情况及并发症发生情况，给予正确的饮食指导和康复指导。结果　术后患者疼痛轻微，平均住院4～8d。痊愈出院。结论　PPH术具有操作简单方便、安全可靠、并发症少、恢复快等优点。

【关键词】PPH术；脱垂性痔疮；临床观察

吻合器痔上黏膜环形切除钉合术（PPH术）治疗以内痔脱垂为主的痔疮，具有手术时间短、创伤小、术中出血少、不损伤肛垫结构、疼痛轻、痛苦小、住院时间缩短、愈合快等优点，目前在国内已得到迅速推广。现将我院2003年10月至2012年5月利用PPH术治疗脱垂性痔疮4000例的体会总结如下。

1. **临床资料**

4000例患者中，男2286例，女1714例，年龄19～69岁，平均41.8岁；其中Ⅱ度痔1235例，Ⅲ度痔2042例，Ⅳ度痔723例。脱垂合并外痔的混合痔3122例，肛乳头肥大者386例，痔核出血者467例。均有间歇性便血、肛门疼痛和肛门黏膜脱出等症状，符合痔临床治疗指南（2006 年版）的诊断标准[1]。

2. **手术方法**

按照中华医学会外科学分会肛肠外科学组推荐的《痔上黏膜环形切除钉合术（PPH）暂行规范》（修订）[2]进行手术。①术前准备：ld 晚 9 时禁饮食，术前清洁灌肠，排尿后送手术室。②放置及固定肛管扩张器：腰麻或硬膜外麻醉下取膀胱截石位，常规消毒铺巾。扩肛达 4 横指后，用 4 把无创伤钳夹住 1、5、7、11 的相应肛缘皮肤，在肛缘截石位前后方各缝 1 针固定肛管扩张器。③荷包缝合：在齿线上 4cm 处，通过半环行缝合器从截石位 3 点处顺时针作黏膜下单荷包缝合。荷包缝合的深度应在黏膜下层。直肠黏膜松弛严重者可行双荷包缝合。④痔组织推送：荷包缝合后，松开牵拉钳，用食指将痔核及脱出的肛管组织尽量往直肠内推送。⑤收紧击发：旋开痔吻合器，将吻合器钉菇头端伸人到荷包缝合环扎处上端，收紧缝线并打结，用配套的持线器通过吻合器侧孔将缝线拉出，适当牵引结扎线，使直肠黏膜及部分黏膜下层组织进入吻合器套管内，旋转收紧吻合器至安全域值指示线，打开保险并击发。⑥检查吻合口：通过旋转肛镜缝扎器仔细检查吻合口，如若发现搏动性出血点可用 1 号丝线或 3 ~ 0 国产肠线作“8”字缝扎。⑦结合其他术式完善混合痔手术⑧术后处理：术后予抗炎对症治疗（静脉输注抗生素）及流质饮食。

3. **疗效观察和随访**

根据 PPH 暂行规范，拟定观察的重点是术后恢复时间、术后并发症概率、术后疼痛程度（视觉模拟评分法，评分标准从无痛到剧烈疼痛为 10 级，1 ~ 4 分为轻度、5 ~ 6 分为中度、7 ~ 10 分为重度[3]），患者进行了为期 1 个月至 3 年的电话随访和门诊复查。复查项目包括问诊、肛门指诊和肛门镜检查。

4. **术后并发症的预防和处理**[4]

4.1 原发性出血　指术后 24 小时出现的吻合口活动性出血，常见原因为：（1）在缝合荷包时反复进出针或缝合过深，导致局部血肿；（2）缝合组织不均导致吻合组织对合不均或吻合张力不够，或局部吻合组织的吻合钉脱落或缺乏；（3）吻合器进出肛管时或术后吻合口检查操作粗暴。预防术后原发性出血需注意：（1）完善相关术前检查，排除凝血功能障碍；（2）PPH 缝合直肠黏膜一圈必须完整；（3）在收紧吻合器的同时须收紧缝线，防止吻合切除的直肠黏膜不完整；（4）在取出吻合器时先逆行旋转半圈后再取出，不可强行取出。若遇阻力可将吻合器与肛管扩张器一并取出，避免撕裂吻合口；（5）在取出吻合器后，须通过肛管扩张器或肛镜缝扎器检查吻合口，若有出血，用可吸收线缝扎止血；（6）手术结束前，可将一块止血纱布置于肛管内以起压迫止血作用；（7）术后在病人进食后，可与软化大便药物和直肠黏膜保护剂，以减少大便对于吻合口的摩擦而致出血。

4.2 继发性出血　多发生于术后 3 ~ 10 天，表现为排便带血，滴血，或射血，出血量一般不多。原因多与术后病人较早排便，或有便秘，粪快干结，引起吻合口擦伤，撕裂或吻合口局部感染，或病人术后较早负重，使肛管内压力增高有关。预防术后继发性出血需注意：（1）术后抗炎治疗，适当应用止血药，通便药。（2）术后予以流质软食 3 天，控制大便 48 小时，避免如厕久蹬。（3）术后 1 月内避免激烈运动，如骑车、登山、篮球等体育运动。

4.3 坠胀感　表现为排便次数增多，每次排便少，甚至无大便，反复多次排便，自觉肛门下坠感，一般可持续 7 ~ 10 天，临床上此类并发症也颇为常见。原因包括吻合环刺激括约肌痉挛引起；荷包缝线位置偏低，吻合后吻合钉对齿线附近神经牵拉刺激引起；内括约肌撕裂、荷包缝线太深，伤及直肠固有肌层，吻合口黏膜下血肿形成刺激齿线附近神经。对症处理：（1）术后抗炎治疗；（2）适当应用通便药，防止粪便嵌顿；（3）口服地奥斯明片，促进静脉回流，防止肛门伤口水肿；（4）使用止痛栓塞肛。

4.4 尿潴留　尿潴留发生率文献报道在 10% ~ 60% 不等，为常见并发症，但不是本术式的特有并发症。原因包括：（1）腰麻的后继影响。尤其在术前有排尿功能障碍的前列腺肥大的老年病人。（2）术后病人会阴部的不适，包括术后的疼痛和惧怕心理。（3）术后病人行动不便，在病床上用尿盆不习惯而引起的长时间憋尿。（4）术中补液太多太快。

4.5 肛门部疼痛　解剖学与生理学的实际研究表明，齿线上方有可能含有对痛觉敏感的感受器，因此个别患者在麻醉消失后有可能感到肛门疼痛，尤其手术后 24 小时内人体对异常刺激不能耐受，痛阈较低。若疼痛剧烈或持续时间较长，则多因吻合口距齿线太近，吻合钉刺激齿线附近的躯体性感觉神经纤维或排便时吻合口受到扩张冲击及合并吻合口感染有关。常见原因为：（1）多与吻合口位置偏低，过度扩肛，以及外痔处理不当有关；（2）吻合口感染；（3）切除组织不均导致吻合口对合不理想，牵拉刺激齿线附近神经所致。

5. **结果**

手术操作方便简单，术后极少伴有严重并发症，如大出血、吻合口感染、大便失禁等；术后疼痛轻，恢复快，近期及远期疗效均满意。平均住院时间6d。术后随访1个月至3年，极少复发。

2003年10月1日—2005年9月30日随访统计（随访患者数为494人，其中男性264，女性230）：近期并发症（术后1个月）为9.1%，包括术后出血、肛门坠胀疼痛、尿潴留、伤口愈合迟缓、排便感觉异常等等。相对比较多一些的主要是术后出血、肛门坠胀疼痛、尿潴留这三大症。远期并发症（术后1个月~3年内）吻合口狭窄为5.2%，肛乳头增生7.1%，皮赘残留4.5%，轻度复发4.7% 。吻合口钛钉残留由于多种原因未统计。

6. 讨论

传统痔切除术（Milligan ~ Morgan）将痔静脉丛彻底切除，并在肛管、肛缘皮肤上留下一个倒“V”字型切口以利引流，而肛管和肛缘作为肌体敏感区之一其神经纤维分布丰富，这一区域的任何病理性改变和损伤皆可引起剧烈疼痛。因此，传统手术术后疼痛以及伤口愈合时间过长都是不可避免的问题。并有可能发生不同程度的狭窄或失禁等并发症。近年来广泛开展的PPH手术基于肛垫下移学说，PPH手术是在脱垂内痔的上方，环形切除直肠下端肠壁的黏膜和黏膜下层组织，并在切除的同时对远近端黏膜进行吻合，使脱垂的内痔及黏膜向上悬吊和牵拉，不再下移和脱垂[5~7]。

脱垂性痔疮是以内痔脱出为主一类痔疮。传统手术（Milligan ~ Morgan）治疗脱垂性痔疮主要是切除肛垫，可导致肛门狭窄、闭合不全、感觉功能低下等并发症。。PHH术是环形切除肛垫上方2~3cm宽的直肠黏膜，同时对远近端黏膜进行吻合，使肛垫上提复位致正常的解剖位置，阻断直肠上动脉分支对痔区的血液供应（肛垫断流），术后痔血供减少，痔体萎缩，消除出血、脱出症状，最大程度的保证了术后肛门功能不受影响。结合我院PPH术治疗脱垂性痔疮4000例患者的具体情况，体会如下：①术前探查要仔细，在麻醉状态下检查直肠下段，发现一些术前检查不能看到的肿瘤，溃疡，肛乳头等病变，排除不能行PPH的情况。②手术扩肛要适度，肛门括约肌松弛后，再用肛门镜外涂石蜡油，缓慢插入肛门，避免医源性的舡门撕裂。③双荷包缝合：荷包缝合是PPH手术最关键的环节。荷包缝合的位置要准确，一般在痔核上缘水平面进针较适宜，如果脱垂较严重者，可适当降低缝合水平面，但需注意避免将肛管皮肤牵拉致吻合器内，如发生皮肤被牵拉致吻合器内，应注意离断被牵引的皮肤。对伴有肛乳头肥大者，宜在PPH后电刀切除。如果缝合进针过深因吻合器钉脚不够长，导致起组织吻合不全，容易吻合口裂开、出血等，甚至引起直肠阴道瘘；如缝合过浅，钉合组织过少，对组织血管阻断不良也可引起出血。④吻合口止血要彻底：包括吻合口的完整性及出血情况，对于活动性出血，缝扎出血点是最可靠的方法。

总之，对于脱垂性痔疮的患者行PPH手术治疗，手术操作方便简单，术后均极少伴有严重并发症；术后疼痛轻，恢复快，近期及远期疗效均满意。值得注意的是对于脱垂合并外痔的混合痔，应根据患者不同的情况，采取相应的个体化治疗方案，结合其他术式，如外剥内扎，或外痔切除，或血栓剥离术等。这样不但可以避免单纯PPH治疗脱垂性混合痔疗效不完善的局限性，减少术后并发症，还能获得更好的远期疗效。

参考文献：略。

分段剪口结扎结合内括约肌松解术治疗环状混合痔的临床观察

胡响当[1]　陈　艳[2]　李帅军[1]　罗　敏[1]　许崇斯[1]

（1. 湖南中医药大学第二附属医院肛肠科，湖南　长沙，410005；
2. 长沙医学院中医系，湖南　长沙，410219）

【摘要】目的　观察分段剪口结扎结合内括约肌松解术治疗环状混合痔的临床疗效。方法　将120例环状混合痔患者分为2组，治疗组采用分段剪口结扎结合内括约肌松解术治疗，对照组采用单纯分段剪口结扎术治疗，术后观察其临床疗效及并发症发生情况。结果　两组疗效比较，其差异无统计学意义（$P>0.05$）；两组平均愈合时间比较，其差异有统计学意义（$P<0.05$）；两组术后并发症比较，其差异有统计学意义（$P<0.05$）。结论　环状混合痔采用分段剪口结扎结合内括约肌松解术治疗效果好，术后并发症少，愈合快。

【关键词】分段剪口结扎；内括约肌松解术；环状混合痔

痔是一种常见多发疾病，不仅影响患者的身体健康，也给正常的生活带来很多困扰。环状混合痔是其中较为复杂和严重的一种，传统的手术因其切口多，创面大，容易造成肛门狭窄、皮肤缺损、肛裂等后遗症[1]。我院自2009年1月~2011年7月对环状混合痔患者采用分段剪口结扎结合内括约肌松解术治疗，疗效满意，术后并发症少，现报道如下：

1. 临床资料

1.1 一般资料　选择上述时期本院收治的环状混合痔患者120例，其中男68例，女52例；年龄23～69（46.8±7.9）岁；入选时检查无代谢和内分泌疾病。按入选顺序随机分为2组：治疗组60例，男36例，女24例；平均年龄（47.3±7.5）岁；病程5年以内36例，5年以上24例。对照组60例，男33例，女27例；年龄（46.5±8.4）岁；病程5年以内37例，5年以上23例。2组患者性别构成和年龄分布等具有可比性（P>0.05）。

1.2 诊断标准　参照《痔诊治暂行标准》[2]。所谓环状混合痔是指痔核骑齿线呈环状，大便时或用力努挣后痔核脱出肛门外呈环状，或痔核持续脱出肛门外，痔核间无明显分界线。

1.3 排除标准　痔核间有明显分界线，或痔核间共有0.5cm以上的分界线，排除肛门直肠其他肿瘤性疾病及肛管直肠脱垂病例。年老体弱、肛门括约肌松弛者不加内括肌切断术而不列入本组病例。

2. 治疗方法

2.1 术前准备　术前常规检测血常规、凝血常规、肝肾功能、血糖、心电图、胸片等，排除手术禁忌证。术前常规肛周备皮，术晨禁食、清洁灌肠，术前30分钟肌肉注射苯巴比妥钠0.1g，术前10分钟排空膀胱。

2.2 手术方法

2.2 治疗组　采用分段剪口结扎结合内括约肌松解术。病人侧卧位，严格消毒术野，铺巾，扩肛，充分暴露痔核，仔细观察痔核的形态及分布情况，并根据其分布尽量均匀分段，一般分为4～6段，注意各段切口之间要保留肛管皮桥和黏膜桥，宽度以0.2～0.5cm为宜。具体方法：用痔核钳将内痔痔核夹起固定，注意勿夹持肌层，再用止血钳将其对应处外痔钳夹提起，作“V”型剪口至齿线上0.2cm，两钳合并轻提，在钳下内痔基底部，将7号或10号丝线顶入痔核尽头，绕痔1周，结扎线嵌入外痔剪口处，边松钳，边扎紧，剪除外痔及内痔1/2后送入肛内。同法处理其余痔段，使每个结扎点不在同一个平面上，结扎痔核之间要保留皮肤桥及黏膜桥0.2～0.5cm以上，若外痔切口明显出血者予以电凝止血。内括约肌松解术：左手食指伸入肛内作引导，在5点或7点外痔创面外作一纵形切口约1cm，用弯止血钳在齿线以下，括约肌间沟以上，寻找内括约肌，将内括约肌下缘1cm挑起切断。彻底止血后，以九华膏纱条填塞肛内和创面，外用无菌纱布覆盖并加压包扎固定。

2.3 对照组：采用单纯分段剪口结扎术，不加内括约肌松解术，分段剪口结扎术具体操作方法同治疗组。

2.4 术后处理　术后控制排便2～3d，进流质或半流质饮食2d，常规静脉滴注抗生素3～5d预防感染，大便后予0.6%中药止痛如神汤煎剂（处方：秦艽6克、防风6克、桃仁6克、皂角刺10克、黄柏10克、大黄10克、当归10克、泽泻10克、槟榔10克。）熏洗坐浴，然后以0.5%络合碘棉球消毒创面，用湿润烧伤膏（汕头市美宝制药有限公司生产，批号：国药准字Z20000004，规格：40g/支）换药。治疗期间禁食辛辣煎炸之品，避免过度劳累，保持大便通畅。

3. 疗效观察

3.1 疗效评定标准[2]　治愈：症状消失，脱出痔块消除，肛门功能正常；好转：症状缓解，脱出痔块缩小；无效：症状和体征均无变化。

3.2 并发症评分标准[3]　（1）疼痛程度评分标准：0分：无疼痛；1分：疼痛可忍受，能正常生活，睡眠基本不受影响；2分：持续疼痛，睡眠受干扰，病人主动要求用镇痛药；3分：强烈的持续疼痛，往往伴有植物神经功能紊乱，睡眠严重受到干扰，需用镇痛药治疗。（2）肛门水肿的评分标准：0分：无水肿；1分：轻度水肿（<1/4肛周面积）；2分：中度水肿（1/4～1/2肛周面积）；3分：重度水肿（>1/2肛周面积）。（3）肛门狭窄的评分标准：0分：无狭窄；1分：轻度狭窄，大便变细，指检时食指能通过，但肛门口较紧；2分：中度狭窄，大便排出困难，指检时食指通过较困难；3分：重度狭窄，大便排出极困难，指检食指不能纳入肛内。

3.3 统计学处理　应用SPSS统计软件，计数资料应用 x^2 检验。

3.4 治疗结果　两组病例疗效及平均愈合时间比较见表1，两组并发症发生情况比较见表2。

表1　两组疗效及平均愈合时间比较

组别	N	治愈（n）	好转（n）	无效（n）	总有效率（%）	平均愈合时间（d）
治疗组	60	57	3	0	100△	14.31±3.42▲
对照组	60	56	4	0	100	19.52±3.78

注：与对照组比较，△P>0.05，▲P<0.05

由表1可知，治疗组与对照组总有效率均达100%，两组疗效比较，其差异无统计学意义（P>0.05）；两组平均愈合时间比较，其差异有统计学意义（$P<0.05$），治疗组的平均愈合时间明显短于对照组。

表 2　两组术后并发症发生情况比较（n）

组别	术后疼痛				肛门水肿				肛门狭窄			
	0 分	1 分	2 分	3 分	0 分	1 分	2 分	3 分	0 分	1 分	2 分	3 分
治疗组	0	21★	35	4	52★	7	1	0	60★	0	0	0
对照组	0	9	40	11	41	9	8	2	46	10	4	0

注：与对照组比较，★$P<0.05$

由表 2 可知，治疗组与对照组术后疼痛、水肿、肛门狭窄等并发症程度及发生率比较，有显著性差异（$P<0.05$），表明术后并发症发生程度及发生率治疗组明显低于对照组。

4. 讨论

环状混合痔是临床中最严重的痔，具有内痔和外痔的特点，它使肛管失去正常的生理结构，齿线下移消失，原有生理功能不复存在，故在临床上有一定特殊性。环状混合痔的治疗一直是肛肠学科难点之一，目前临床最常用的手术方法是剪口结扎术，但该手术方法在治疗环状混合痔时切除过多则易引起肛周、肛管大面积皮肤缺损而形成肛门狭窄，切除过少则易残留皮赘，且常并发肛门水肿，术后复发率较高[3]。故对环状混合痔应间断切除病变，至少应分为 3～4 段，一般切除可以超过肛管全周的 1/2，但不宜超过 3/5，在切除肛管皮肤范围相同的情况下，保留肛管皮桥的数量越多，对肛门口径影响就越少，且无明显年龄差异[4]。分段剪口结扎术正是根据这些原则以及痔核大小和分布而创立的。

Parksl[5]曾指出：肛门口径的变化与痔核切除个数有着密切的关系。有人曾做过统计，正常人肛门在松弛情况下，其周径为 9.4cm，直径 3cm，切除 1 枚痔核，周径缩小 1cm，若切除 3 枚痔核，周径改为 6cm，其直径缩至 2cm，若小于 2cm 就会导致肛门狭窄。因此，对环状嵌顿混合痔的手术治疗，既力求一次性切除，疗效确切，又要尽量避免并发症及后遗症的发生。

分段剪口结扎加内括约肌松解术治疗环状混合痔，是结合现代医学肛门解剖、生理特征，通过术中合理科学分段，最大限度地保留黏膜桥及皮桥以及肛管上皮，并通过内括约肌松解术，解除内括约肌的痉挛状态（有研究[6]表明，环状混合痔患者手术前肛管静息压、直肠静息压高于正常人，术后恢复正常，说明环状混合痔内括约肌处于痉挛状态，手术时行内括约肌松解术是合理的），预防创面水肿及减轻疼痛。术后通过运用具有清热利湿、活血化瘀、消炎止痛、祛风消肿的自制中药超微制剂止痛如神汤熏洗坐浴，中药九华膏换药，进一步有效地减轻了疼痛，减少了水肿和残留皮赘的发生，促进了伤口的愈合。

本次研究结果表明，分段剪口结扎结合内括约肌松解术弥补了单纯分段剪口结扎术治疗环状混合痔的不足，减轻了病人的术后痛苦，减少了术后并发症的发生，加快了术后创面的愈合，值得在临床上推广应用。

维药肛门熏洗剂治疗痔 360 例

阿布都艾尼　阿布力米提　斯迪克　热买提

（新疆喀什地区叶城县维吾尔医院肛肠科，新疆，844900）

维药肛门熏洗剂是我们利用维医引经据典，根据维医辨证分析方法而独创研发的坐浴剂，是指将药物水煎或用开水浸泡后，趁热熏蒸，熏后用药液坐浴患处的治疗方法，近年来，我们采用维药肛门熏洗剂治疗痔 360 例，取得满意疗效，现报告如下：

1. 临床资料

本组男 256 例，女 104 例；年龄 18～72 岁，平均 40.5 岁，病程 6 个月至 30 年平均 12.5 年，其中内痔 125 例，外痔 137 例，混合痔 98 例。

药物组成及用法（治疗方法）：维药肛门熏洗剂由以洋柑菊 30g（بابنة），菝葜 30g（چابئچئن），石榴皮 30g（اناريوستئ），洋菝葜 30g（سەرسئبل），莨菪子 30g（قزذرلبەتجئ），罂粟子 30g（خەشخەش ظذرذقئ），黄连 30g

(مامىر انچىتى) 为主等维单药组成组成。将药物置入盆内，加水以武火 煮 沸后在用文火煎沸 5min。先熏洗后坐浴，每次 15～20min。熏洗坐浴后将麝香 0.1g 涂抹于患处，孕妇禁用，上方每日 1 剂，每日早晚各 1 次。连续 7d 为 1 个疗程。

2. **疗效**

360 例中临床治愈 311 例，显效 39 例，总有效率 100%，用药 2～3 剂后例疼痛，出血停止，治疗 1 个疗程后肿物消失排便正常。随访 3 年，57 例失去联系，33 例复发，经再次使用维药肛门熏洗剂治疗仍有效。本组在使用维药肛门熏洗剂治疗过程中，未发现任何不良反应，本组 254 例患者全部治愈，创面愈合良好，创面愈合时间为 7～21d，平均 14d。

3. **讨论**

维吾尔医学古人所谓的痔是一种证候范畴，包括了多种肛肠疾病，维吾尔医学痔认为多因异常体液（异常血液质，异常黑胆质）饮食不节，大便失调，久坐久立，负重运行，妊娠多产等直肠末端黏膜和肛管皮下的静脉丛发生扩大，曲张所形成的柔软的静脉团，向下滑脱所致 。临床辨证分为辨气血异常，辨津液异常的证型。根据痔发部位分为内痔，外痔，混合痔，气血津液是人体生命活动的物质基础，宜充足协调，运行畅通。若气血津液的质与量或运动状态出现异常，则可导致人体相关脏腑发生病变。

维吾尔医诊治痔瘘具有悠久的历史，据维吾尔医古籍《麦赫孜努力木非尔达提（单未药室库）公元 1763 年》和《维吾尔医学百科全书》一书就有记载常用痔瘘熏洗剂的处方，古代人应用熏洗剂取得肯定的疗效，所有维药肛门熏洗剂是我们利用维医引经据典，根据维医辨证分析方法而独创研发的坐浴剂方中的各成分具有以下功能：洋柑菊活血化淤，活血通络，蒺蒺清热解毒，石榴皮清热燥湿，洋蒺蒺根凉血止血，莨菪子收敛固梁，罂粟子止痛，黄连止痒作用，本上述结果表明，维药肛门熏洗剂的熏蒸作用可以有效缓解痔病患者术后疼痛，水肿，出血等并发症。维药肛门熏洗剂熏蒸治疗，药物可借助热力的作用刺激肛门局部皮肤，使皮下血管扩张，促进血液和淋巴液循环，改善新陈代谢，降低局部肌肉和结缔组织的张力，缓解平滑肌痉挛：能有效地局部血液循环，从而起到活血化瘀，疏通经络，消肿止痛，促进水肿吸收的作用，以达到肿消痛减得目的。维药肛门熏洗剂的熏蒸不仅可以使药物有效成分直接作用于病所，起到液消肿止痛，活血化瘀燥湿收敛的作用，而且一部分药液直接通过直肠黏膜吸收入血，起到清泄血分及脏腑之热的作用，使使液体平衡，调节异常 sawda（黑胆质），清理 kan（血液质），从而达到治疗的目的。科技查新报告：截至目前，我国国内没有有关此维药肛门熏洗剂的研发方面的信息。

痔上动脉封闭内痔结扎治疗老年直肠黏膜外翻 86 例

蔡中茂　方　煊

（湖北省黄梅县中医医院肛肠科，湖北　黄梅，435500）

我们从 2010～2011 年采用痔上动脉封闭内痔结扎治疗直肠黏膜外翻 86 例老年患者，取得满意疗效。现将结果报告如下：

1. **临床资料**

本组 86 例。男性 61 例，女性 25 例；病程 6 个月～50 年。年龄 50～59 岁 47 例，60～69 岁 24 例，70～79 岁 13 例，80 以上 2 例。

2. **治疗方法**

采用腰俞麻醉或局麻，常规消毒肛门、肛周皮肤及肛管直肠。指诊、扩肛、暴露外翻的直肠黏膜，术者手持组织钳钳夹外翻的黏膜中段（一般距齿线约 0.8～10cm）稍向外牵拉出肛门外，左手食指在外翻的直肠黏膜上端摸到有搏动外，用“7”号线作黏膜缝扎，以封闭痔上动脉，再用弯血管钳钳夹整个外翻的直肠黏膜（内痔）用“10”号线缝扎两次，剪除残端，较小的可以不剪除。再用同样的方法分别处理其它部位外翻的黏膜，一般结扎三处，即可达到治疗目的，创面覆盖凡士林纱条，包扎。术后给予抗炎、润肠通便等支持疗法。

3. **治疗结果**

3.1 疗效标准　1 显效　肛门无坠胀，二便通畅肛门无痛或有较轻微疼痛，无出血，伤口愈合良好，直肠黏膜不外翻肛外。2 有效　治疗后肛门轻微坠胀，偶有便秘或排便不畅，肛门轻微疼痛，无黏膜外翻。3 无效　治疗后肛门坠胀明显，疼痛，直肠黏膜外翻仍旧。

3.2 疗效结果　本组 86 例，显效 56 例、有效 28 例、无效 2 例、总有效率 97.6%。治愈平均为 11 天。

4. 讨论

1）由于老年人的生理特点，肛门、肛管括约肌功能下降，管壁组织张力降低，间隙疏松，静脉代偿扩张，肛周皮肤松弛，肛门衬垫下移至直肠黏膜外翻，采用痔上动脉封闭内痔结扎，不但可使内痔萎缩消失，还可以使直肠下端的黏膜平复固定。因此，该方法从根本上解决了老年人直肠黏膜外翻所致的肛门坠胀大便排不尽感。

2）老年人由于体质较差，中气不足，气血两虚。该疗法相比现在流行的 PPH 术式，具有操作简单，痛苦少，疗程短，无并发症，费用少等特点，是一种值得推广的治疗方法。

外剥内扎治疗环状混合痔 30 例疗效分析

王晓光　赵洪飞　徐占民

（辽宁省北票市中医院，辽宁　北票，122100）

采用外剥内扎治疗环状混合痔 30 例，疗效满意，现报告如下：

1. 临床资料

本组男 12 例，女 18 例；年龄 28～59 岁，平均年龄 43.5 岁；病程 5～30 年。

2. 手术方法

患者取侧卧位，骶麻或局麻后，常规消毒、扩肛、直肠指诊。术前查清痔核的部位、数量、形态及肠管内外的病变关系，然后根据痔核的形态设计痔核分段以及保留肛管皮桥、黏膜桥的部位与数量。一般选择 4 个手术区域行外（外剥）内轧术。外痔部分作一放射状切口（上至齿线上约 0.5cm，下至痔体下方），锐性加钝性剥离、切除曲张静脉团块及增生的纤维结缔组织，各切口上端不同一水平线上，使各切口呈齿形排列。在齿状线上方约 0.5cm 处将相对应内痔用弯止血钳沿直肠纵轴方向钳夹内痔核基底部，以 10 号丝线行 8 字惯穿缝合结轧，剪除痔体残余部分。内痔间要留有充分的黏膜桥，避免结扎点在同一水平面，使各结扎点呈齿形排列。对保留的外痔区将多余的皮瓣予以修整，尽量剥离、切除曲张静脉团块及增生的纤维结缔组织。最后指法扩肛，以顺利通过 2 横指为宜。

3. 疗效分析

本组疗程 8～15 天，平均 11.5 天；患者疼痛时间为 1d,，术后排尿困难 2 例。肌注新斯的明和热敷 20～30min 后排出小便，2 例习惯性便秘，术后配合内服中药（麻仁兹脾丸），大便恢复正常；肛缘皮肤水肿 4 例，配合外用硝矾洗剂熏洗、涂四黄膏，一周后水肿消退。30 例病人均治愈出院。治愈率 100%.。

4. 讨论

我们在分段外剥内轧术，治疗环状混合痔基础上，根据环状混合痔的形态、部位、大小，对切除过多的赘皮外痔、剥离曲张静脉团块及增生的结缔组织，从而避免了愈合后遗留残余皮赘，保持肛缘平整，无后遗症。但在术中应注意掌握以下要领：（1）手术操作时应采用放射状梭形切口并在两切口之间保留足够的皮桥（2）外痔切口长度应适当超过外痔水肿部分，一般来讲，切口越长，术后水肿机会越小，保持肛门自然扩张状态，避免过多切除肛管皮肤。（3）创面内的血栓要彻底剥离干净，结扎出血点，以防止引流不畅和加重疼痛，或损伤皮桥、黏膜桥（保留皮桥≧0.5cm、黏膜桥≧0.3cm）尽量保持肛管及肛门平整。在剥离结缔组织外痔时，尽量不要切除过深，切除宽度以 0.5cm～1.0cm 为宜。（4）合理进行分段结轧，减少肛管张力。分离及结轧顶点的连线均呈齿形曲线，从而使创面瘢痕挛缩不在同一水平面上。对严重环状混合痔，且肛门基础口径较小而肛门括肌功能正常者，可在肛管后正中切开内括肌下缘，上至齿线，下达肛缘外，以扩大肛管，减少肛管张力。这样既可预防肛门狭窄，又可减轻肛门水肿和肛门括约肌痉挛引起的疼痛。（5）预防术后并发症，把好手术关。手术中全过程操作要轻柔、细致，不要强行牵拉，尽量避免过多地钳夹肛管组织，切口要整齐，以免术后引起肛门疼痛而诱发排尿困难或尿潴留。切除肛管内痔核组织的切口宜平行于肛管；肛缘外切口呈放射状，且要够长，以利减压，防止术后肿痛。（6）为了防止术后肛门疼痛及水肿，我们用朴硝 70g，月石 30g，明矾 25g 熏洗，全身选用抗生素治疗。

早期手术治疗嵌顿性混合痔86例临床观察

钱亚军　郑　刚

（江苏省射阳县中医院，江苏　射阳，224300）

近年来，我们采用早期手术治疗嵌顿性混合痔86例，效果满意，现报告如下：

临床资料：本组男68例、女18例；年龄21～74岁；发病时间1～8天；发病因素：疲劳过度46例，饮酒、过食辛辣食物15例，便秘努挣12例，剧烈咳嗽5例，妊娠产后8例；临床表现主要为肛门部剧烈疼痛、肛缘充血水肿呈环状，内痔核脱出肛外肿胀疼痛且伴有血栓形成，无法回纳肛内，甚或黏膜坏死糜烂。

治疗方法：所有病人均在入院当天或次日即行手术治疗。取侧卧位，常规消毒，局麻或骶麻，然后指法扩肛达4～6指宽，并充分按摩肿胀的肛缘及痔核，尽量回纳内痔核，将环状混合痔分成3～5段，先在较大混合痔外痔部分作V形切口，剪开外痔皮肤两侧达齿线稍上方，钝性加锐性剥离外痔下方静脉丛，用大弯血管钳夹住相应内痔基底部，于钳下用1个0可吸收肠线或10号丝线作“8”字形贯穿结扎，于结扎线上、下方各注入1∶1消痔灵液适量，切除部分游离痔残端，留结扎线头一根，依法逐一处理其它相应较大的混合痔（一般以母痔区为主），各结扎点顶端不要在同一水平面上，对于未结扎的较小的内痔或子痔则黏膜下注入1∶1消痔灵液适量，修整创缘皮肤，适当放射状延长外痔切口，务必将外痔切口内的血栓及静脉团清除干净，两切口之间必须保留0.5厘米以上的皮桥和0.3厘米以上的黏膜桥，对明显松弛皮桥术后易形成皮赘者，于齿状线下方0.3厘米处横形剪除一段皮桥，行端端吻合，根据切扎混合痔的数目及肛管的松紧度，用弯血管钳于肛门右后侧或左后侧切口部位挑出部分内括约肌予以切断（60岁以上患者尽量勿做），局部创面点状注射长效止痛剂（0.5%布比卡因10毫升、2%利多卡因5毫升、亚甲兰2毫升），碘伏、双氧水棉球先后消毒创面，肛内纳入痔疮宁栓一枚，凡士林油纱条引流，外用塔形敷料加压固定。

结果：本组86例均经一次手术治愈，术后Ⅰ度疼痛26例，Ⅱ度疼痛7例，无Ⅲ度疼痛；5例术后局部创面Ⅰ度水肿；8例术后排尿困难，2例尿储留；1例于术后第13天出现破伤风症状，经抢救治疗而愈；肛门外观平整，无继发性大出血，无肛门狭窄及黏膜外翻，平均创面愈合时间15.5天；随访2年以上无复发。

讨论：嵌顿性痔是肛肠科常见急诊之一，以往常先保守治疗，待肛门周围水肿消退、痔核复位后再考虑手术，治疗时间长，患者痛苦较大，有时还可能因延误治疗而发生坏死感染等严重并发症。近年来，很多学者认为：痔急性水肿是因为静脉及淋巴液回流受阻并非炎症所致，即使痔有溃疡形成，炎症多在表层，并不影响手术，同时肛周组织对细菌感染有较强的抵抗力，因此，应该尽早地行痔切除术，并发症并不比择期手术高，相反术后疼痛及水肿均大为减轻或消失。本组病例临床结果也证实了这一点。首先，手术从侧方切开内括约肌，解除了其痉挛状态，使静脉回流障碍得以恢复；其次是改善了因瘀血所致的缺氧状态，使局部营养状况得以改善，抵抗感染的能力得以加强，而且还结扎切除了嵌顿的痔块，从根本上治疗内痔及混合痔，去除了日后复发的病理学基础，打断了脱出—痉挛—嵌顿的恶性循环。另外，手术还清除了血肿及血栓，开放切口利于局部淋巴液减压引流，进一步消除了肿胀，有效地防止了感染和坏死的发生。

笔者融注射、分段齿形结扎、皮桥缝合及侧切扩肛术于一体，迅速解除了病人的痛苦，有效地减少和避免了各种手术并发症和后遗症，大大缩短了疗程，取得了满意的效果。术中术后应注意：1. 麻醉后先予指法扩肛达4～6指，充分按摩肿胀的肛缘及痔核并回纳内痔核，以充分暴露术野，防止术后括约肌痉挛和肛门狭窄；2. 较大的内痔或母痔及混合痔，行外剥内扎术，结扎内痔最多不超过5个，各结扎点不要在同一水平面上（亦即分段齿形结扎术），各创面之间必须保留适当的皮桥和黏膜桥；3. 对较小的内痔或子痔予1∶1消痔灵液黏膜下注射，以尽可能多地保留肛管皮肤黏膜；4. 痔核处理后用1∶1消痔灵液注射已结扎内痔的痔上动脉及基底部，加速痔核坏死脱落，避免继发性大出血；5. 外痔切口要向肛外作适当放射状延长，剥离静脉团及血栓要彻底，使创面引流通畅，避免术后创缘水肿；6. 除老年及术前肛管较松弛者，余均作内括约肌侧切术，痔核处理后用长效止痛剂于创面及其周围作点状封闭，肛内纳入痔疮宁栓，进一步减轻术后肛门疼痛和水肿，防止便秘，避免肛门狭窄；7. 肛内填塞纱条不宜过多过紧；8. 术后可用润肠通便类药物保持排便通畅，以利于创面恢复，同时酌情给予抗生素治疗；9. 本组一例于术后第十三天发生破伤风者，乃入院前痔核嵌顿时间较长，有绞窄坏死征象，故对此类病人是否仍应早期手术治疗及术前术后进一步加强抗感染治疗，有待于进一步探讨。

微创治疗静脉曲张型混合痔120例

王　琳　聂广军

（辽宁省沈阳马应龙兴华肛肠医院，辽宁　沈阳，110021）

【摘要】为具体地说，混合痔的微创治疗内容主要有两点。一是最大限度地保留肛管上皮，二是最大限度地减少直肠黏膜的损伤，两者对于肛门功能都具有十分重要的意义。探讨静脉曲张型混合痔微创治疗的临床治疗效果，回顾性分析微创治疗静脉曲张型混合痔120例的临床资料。结果显示，治愈114例，好转6例，无效0例；平均住院时间10天，创面愈合时间平均15天，随访1年无复发。结果表明，微创治疗静脉曲张型混合痔效果好，并发症少，创面愈合时间短，恢复快。

【关键词】静脉曲张型混合痔；微创；疗效观察

混合痔史由齿线上下同一方位的直肠（痔上静脉丛）和肛门（痔下静脉丛）静脉丛扩张、屈曲、相互吻合、括约肌间沟消失，使上下形成一整体者。可根据外痔的类型，把混合痔分为皮赘型混合痔和静脉曲张型混合痔，静脉曲张型混合痔又是肛肠科的常见病。为了能够达到更好的治疗效果，减轻患者痛苦，减少手术并发症的发生，对静脉曲张型混合痔患者主要采用：消痔灵注射法；皮下静脉曲张潜行剥除微创方法治疗，取得满意疗效，现报告如下：

1. 资料与方法

1.1 临床资料

选取2009年1月至2011年1月我院住院的120例静脉曲张型混合痔患者，均符合《中华人民共和国中医药行业标准——中医病症诊断疗效标准》中痔诊疗标准，其中患者男78例，女42例；年龄20～68岁，平均年龄44岁，病程2年至30年；合并肛乳头肥大31例。

1.2 治疗方法

骶管麻醉，辅以局麻强化麻醉，麻醉生效后，患者取右侧卧位或左侧卧位，常规消毒铺巾，手法扩肛至可容4指，持续4min。碘伏棉球消毒肠腔及直肠下段，在喇叭状肛门镜下，5号齿科局麻用针头，消痔灵1：1液按照消痔灵注射液四步注射法注射。3、7、11时位母痔区注射痔核呈水泡样，三处用量约12～15ml，副痔核（2、5、9时位）注射药量为痔核体积的1/3～1/2，总量为6～15ml。注射后，用手指反复揉压注药部位，使药液均匀散开。充分按摩后可见肿胀的痔核及曲张外痔部分明显回缩。钳夹外痔皮赘，向外、对侧适度牵拉，做V型切口，剥离至齿状线上0.5cm，由于消痔灵注射后痔核萎缩，内扎较少部分即可达到治疗的目的。7号丝线结扎，切除外痔及部分结扎痔核后回纳入肛，同样方法处理其他痔核。注意保留皮桥，一般保留3～4条肛管皮桥、黏膜桥，每条肛管皮桥宽度≥0.5cm，黏膜桥宽度≥0.2cm，保留在痔核自然凹陷处。在肛缘由于皮下曲张静脉呈暗紫色隆起皮肤处做放射状切口，充分破坏皮下曲张静脉，潜行剥离曲张静脉团，尽量减少对正常肛管皮肤的损伤。合并肛乳头肥大病例一并切除。修剪创缘，彻底止血，消毒后创缘及结扎痔核根部皮下注射亚甲蓝长效麻醉剂。将止痛栓2枚及排气管置入肛门内，油纱条覆盖创面，纱布塔形包扎，宽胶布加压固定。

患者术后口服抗生素3～5d，便秘患者给予适量缓泻剂。术后每日换药二次，创面冲洗消毒，温水坐浴，远红外线射频电疗一次，术后4天开始中药熏洗（主要成份：黄柏、延胡索、苦参、蛇床子等）。术后7～10d结扎线脱落。

1.3 疗效判定标准

治愈：症状、体征消失，手术切口愈合；好转：症状、体征减轻，手术切口生长良好，未完全愈合；无效：症状、体征无改善，手术创面愈合不良。

2. 结果

本组治愈114例，好转6例，无效0例，术后患者诉切口创面疼痛轻微，可耐受，创面水肿8例，给予高渗盐水外敷，中药熏洗等对症治疗后水肿消退。无大出血、肛管狭窄，肛门功能正常。平均住院时间10天，创面愈合时间平均15天，随访1年无复发。

3. 讨论

具体地说，混合痔的微创治疗内容主要有两点。一是最大限度地保留肛管上皮，二是最大限度地减少直肠黏膜的损伤，两者对于肛门功能都具有十分重要的意义。并且，也是微创、无痛治疗肛门疾病的重要环节。

最大限度地保留肛管上皮很好理解，因为肛管上皮具有良好地延展、舒张、封闭功能。如果手术损伤大，造成肛管上皮大面积缺损，势必会影响肛门的舒张和闭合功能，表现为肛门漏液漏气，以及肛管狭窄。

痔的现代概念认为：痔即肛垫或称解剖学痔，是肛管的正常解剖结构。从发生学上看，它是肛直肠套叠发育而成，不分年龄、性别和种族，人人皆有，不能认为是一种病。只有肛垫组织发生异常合并出血、脱垂、疼痛等症状时，才称为病，即痔病，也有人将痔病称为症状性痔。

一般都认为直肠黏膜部分没有痛觉神经，故此忽视了对黏膜的创伤程度，无论是否有症状，一律3、7、11时位的大块结扎，甚至进行黏膜的环形切除。在临床实践中我们观察到，有相当一部分人的直肠黏膜具有痛觉神经。大块地结扎内痔核，可以引起剧烈的坠胀不适甚至疼痛，尤其是在一周后的脱核期，极易发生脱核期的大出血。

应用“消痔灵注射液”配合外痔部分切除，使内痔的静脉丛产生无菌性炎症，以致纤维化后萎缩闭塞，使术中不必再进行大块地结扎，不仅保留了肛垫的正常生理功能，也很大程度地减轻了术后疼痛，降低严重的并发症的发生机率，真正地达到微创治疗的目的。

改良外剥内扎硬化剂注射术治疗环状混合痔的临床观察

杜仲代

（内蒙古包头市蒙医中医医院肛肠科，内蒙古　包头，014040）

【摘要】为观察外剥内扎术加硬化剂注射术治疗环状混合痔的疗效。将150例患者分为二组，治疗组80例，采用内痔痔体及痔上黏膜消痔灵注射加外剥内扎术；对照组70例，采用传统的外剥内扎术，术后均采用肛肠科常规换药，结果表明：治疗组术后疗效愈合时间短，并发症的发生率均优于对照组，术后无后遗症，可防止远期复发。

【关键词】环状混合痔；硬化剂注射；手术；疗效

2008年以来，我们采用外剥内扎术加消痔灵注射术治环状混合痔，取得了较为理想的效果，现报道如下：

1. 资料与方法

1.1 临床资料

150例环状混合痔均符合国家中医药国家管理局制定的《中医肛肠科病症诊断疗效标准》[1]，主要症状为便后肛门肿物脱出突出或伴疼痛、便血。治疗组80例，男45例，女35例，年龄16~70岁，病程1年至40年；对照组70例，男40例，女30例，年龄18~70岁，病程2年至32年。

1.2 治疗方法

治疗组均选用腰俞穴麻醉，采用消痔灵注射加外剥内扎术治疗（1）消痔灵注射：首先用中弯止血钳在齿线上0.3cm处向外牵拉，给予1∶1消痔灵注射痔核黏膜及痔上黏膜，（含母痔及子痔）黏膜充分充盈，注射后食指轻柔按摩。（2）外剥内扎术：用中弯止血钳夹住外痔体中部，向外适度牵拉后并向对侧牵拉，在肛缘提起的痔核作V形切口，剥扎点之间保留0、5cm的皮桥及黏膜桥，剥离皮下曲张静脉团及纤维化组织。剥离时在肛门外括约肌表面保留少许血管从及结缔组织，剥离外痔至齿线上0.3cm，用中弯或大弯止血钳从游离痔核的基底部连同齿线上内痔纵行钳夹，丝线“回”字型结扎，保留0.5cm残端，远端予以剪除后纳入肛内，同法处理其余痔核，3、5、7、11点为主痔核，2、6、9，12点为次痔核，主痔核和次痔核结扎不能在同一平面，宜主痔核偏高偏深，次痔核偏低偏浅。（3）内外痔齿线分界明显，可先内痔结扎，再外痔剥离切除，或者结扎，结扎的残端给予1：1消痔灵注射。（4）术毕肛门整形，平整为度，必要时给予外痔缝合，或者肛门后侧括约肌松解。肛内能轻松纳入1指为宜，肛内置太宁栓2枚，油纱条外置，塔纱包扎，丁字带加压固定。

对照组按照传统外剥内扎术处理，外剥内扎不超过4处。

1.3 术后处理

术后两组均控制排便1~2天，给予流质饮食，静脉消炎、止血治疗，口服地奥司明，每日便后金玄痔科熏洗散坐浴，马应龙麝香痔疮膏外敷、马应龙麝香痔疮栓塞肛、湿润烧伤膏纱条外敷创面。

2. 结果

2.1 疗效标准

参照《中医肛肠科病症诊断疗效标准》[1]。治愈：症状消失，痔明显缩小或消失；好转：症状改善，痔缩小；未愈：症状及体征无变化。肛门功能评价参照芬南学者 Hiltunen 标准执行。正常：肛门对大便、肠液、肠气的控制均正常；肛门部分失禁：肛门对肠液、肠气、稀便不能控制或污染内裤；肛门完全失禁：肛门对成形大便不能控制。

2.2 疗效

治疗组　痊愈 78　例，好转 2 例，平均住院时间 12 天，创面愈合时间 17 天，肛缘水肿 3 例，给予中药熏洗，微波理疗后水肿消退。无术后大出血，肛管狭窄，皮赘形成，肛门功能正常。

对照组　痊愈 65　例，好转 5 例，平均住院时间 14 天，创面愈合时间 20 天，肛缘水肿 6 例，给予中药熏洗，微波理疗后水肿无明显消退者，给予局麻下切除。术后大出血 1 例，无肛管狭窄，皮赘形成并发症，肛门功能正常。

3. 讨论

环状混合痔均有不同程度的黏膜外翻、肛垫下移，目前治疗多采用手术治疗，而传统的手术方法术后并发症较多，如出血、疼痛；PPH 费用较高，普通患者推广较难。

本术式采用消痔灵注射，固定下移的肛垫，阻止直肠黏膜下移，同时减少痔基底部动脉的血流量，防止术后大出血。环状混合痔痔核间没有明显自然分界，母痔子痔均进行治疗，增加了治疗的彻底性。

我们认为本方法术中术后应注意：

（1）内痔及痔上黏膜注射时以一个痔核 0.5ml～2ml 1∶1 消痔灵，达到痔组织“阻而不断、塞而不死”，每个病人总量控制在 6～10ml 为宜.

（2）结扎内痔时，可仅结扎痔核的三分之二部分，结扎内痔基底部时左右对称，不要钳夹过深。外剥内扎常以 3、5、7、11 点区域为主，将其他（2、6、9、12 点）较小的痔核视为次痔核，结扎点偏低

（3）尽量多保留肛管皮肤和肛垫组织，皮肤过多易残留皮赘，可采取断桥缝合，或者适当修剪结扎整形，使肛缘皮肤应对合平整。

（4）术毕肛管较紧时，不能通过 1 指时，可在后侧作肛门松解切口，以预防肛门狭窄。

（5）术中操作应轻柔细致，避免强行牵拉、钳夹，术后适当应用润肠、抗炎、止血药，熏洗微波理疗，避免努责久蹲，可减少肛门水肿的发生。

混合痔外剥内扎痔上缝合治疗 176 例临床观察

史红亮

（山西省翼城县人民医院肛肠科，山西　翼城县，043500）

混合痔是肛肠科常见的多发病，内痔是肛垫支持结构，血管丛及动静脉吻合支发生的病理改变和异常移位，其主要症状痔核脱出，出血疼痛，黏液流出，瘙痒等，我们采用外剥内扎痔上缝合治疗 176 例疗效满意，报道如下：

1. 资料与方法

1.1 本组 176 例，男 80 例，女 96 例，年龄 17～72 发病程 1 至 45 年，合并肛裂 17 例，便血 21 便，痔核嵌顿 11 例，其余均以便后痔核脱出，肛门瘙痒，黏液流出。

1.2 治疗方法：

根据手术要求，取左侧卧位。选用骶管麻醉，常规消毒，铺巾，麻醉生效后，常规扩肛核实处理痔核数量，钳夹外痔顶部向外牵拉，暴露内痔，取组织钳夹持内痔基底部。两钳合并提起，用手术剪在外痔两侧皮肤做 V 型切口，在皮下静脉丛与括约肌之间剥离至齿线上 0.3cm，以弯血管钳自痔基底部钳夹，以圆针 7 号丝线行 8 字贯穿缝扎，剪除残余端，用 1 号丝线在内痔核基底上 0.5cm 处横缝合 1 针。如法逐一处理其他痔核。结扎不要在同一平面上，指诊肛管 2 横指为度，仔细修剪肛缘皮肤切口和减压，确保引流通畅，查无活动性出血，填肾上腺素棉球加压包扎固定。

2. 护理饮食

手术病人术后卧床休息，下床时宜慢防止直立性低血压而晕倒，防止伤口渗血，术后病人稍感坠胀，芷正常

反映，当日不要去解大便，减少肛缘水肿，治疗后 3～10 天不适或疼痛，能自然消失，排便时带少量鲜血，正常现象。术后小便困难时，按摩耻骨上方小腹，针炙等方法解决，大便后高锰酸钾 1∶5000 坐浴，换药，3 日内尽量进食少渣食品，高蛋白、高热能、高维生素、高水分食品，禁食辛辣刺激食品，合理饮食和调护可以增强病人对疼痛的耐受程度，促进创口愈合和减少术后并发症。

3. 讨论

目前，混合痔手术治疗方法较多，多种改良手术，PPH 解决了部分混合痔的问题，但远期疗效有待观察，混合痔传统外剥内扎术处理，对痔组织切除彻底，但其主要并发症是出血，肛门水肿，笔者采用痔上缝合一针，可以阻断入门静脉，痔上动脉及痔核脱落时引起出血。仔细修剪肛缘皮肤切口和减压，确保引流通畅，加上减压处理，防止了术后保留组织皮肤水肿，从而减轻术后肛门疼痛，创口愈合快，疗程短，复发率低等优点。

痔疮便血的治疗的经验总结

方 程 吴作会

（陕西省西安民生医院中医科，陕西 西安，710000）

【摘要】痔疮便血，主要是内痔出血，多在排大便后手纸上有血迹，大便表面带血，肛门滴鲜红色血或喷血，血不与大便混合且常无疼痛。便血容易使体内丢失大量的铁，引起缺铁性贫血。此病虽不是很严重的疾病，但迁延难愈，时轻时重，时好时坏，往往给患者造成很严重的精神压力，我从多年的实践出发，参阅相关的医学书籍，去粗存精，总结出一套行之有效的方法，现在介绍如下。

【关键词】痔疮便血；中医治疗；经验总结

对于痔疮便血，目前保守治疗也是比较重要的，痔疮发病原因颇多，久坐、久站、劳累等使人体长时间处于一种固定体位，从而影响血液循环，使盆腔内血流缓慢和腹内脏器充血，引起痔静脉过度充盈、曲张、隆起、静脉壁张力下降而引起痔疮是发病的重要原因之一。若运动不足，肠蠕动减慢，粪便下行迟缓或因习惯性便秘，从而压迫静脉，使局部充血和血液回流障碍，引起痔静脉内压升高，静脉壁抵抗力降低，也可导致痔疮发病率增高。治疗除了手术以外，物理疗法有冷冻疗法、红外线照射疗法、微波疗法、射频疗法等，因疗效不确切或并发症较多，现已较少使用。《素问 生气通天论》云：因而饱食，筋脉横解，肠澼为痔。《诸病源候论》：忍大便不出，久为气痔。《备急千金方》：久下不止，多生此病。《医宗金鉴》：又有产后用力太过而生痔者。由于痔疮的复发性的特点，反复的手术是不能从根本上解决问题的，祖国医学认为，痔疮的成因是由于人体的阴阳气血随着劳累，饮食不调，过食生冷炙煿，生气，思虑过度，不能按时作息，大便时间过长，生育，久坐久站等原因伤及气血，使血不流通则为痔，气不摄纳则出血，虽病机万千而不出气血。通过古代文献的记载，我们也可以看出痔疮虽有各种致病原因，但多为经过一段时间以后才发病，就是本身气血亏虚，加上各种原因，久则为病。所谓新病多实症，久病多虚症。内痔出血之所以久病难愈，就因为伤及气血，一时难复所得，所以要在气血上下功夫，所以我把此病分为在气在血两种类型。

所谓在血者，一为久病伤血，伤血则血流不畅，淤血阻络则易生内痔，血不归经则外溢，反复发作则难愈，我根据病机采用桃红四物汤为主加减，其方如下：当归 9 克 川芎 9 克 赤芍 9 克 生地 15 克 桃仁 9 克 红花 9 克 柴胡 9 克 枳壳 9 克 三七 3 克 血竭 3 克 生地榆 15 克 槐角 15 克 大黄碳 15 克 水煎服此方以桃红四物汤为主生新血而化淤血，柴胡、枳壳一升一降流通气血，取气行血行之意，三七、血竭化淤血而疏通血脉消除痔核，生地榆、槐角、大黄碳止血而不留淤，此方我临床使用多年效果显著，现举例如下：

张××男 40 岁 患痔疮多年，并反复做痔疮手术 5 次，时好时坏，这次又发生便血已经两周，到医院做检查，通过肛肠镜诊断为内痔出血，因惧怕手术所以来我处用中药保守治疗，查面色晃白，体瘦乏力，因惧怕出血而不敢大便，心情烦躁，不愿多说话，情绪低落，说活着没意思，也不知道这个病啥时候是个头，舌色淡白脉弦细，我用上方三剂即不出血，患者信心大增，又服用 7 剂再没有复发，嘱咐每天用温水坐浴，并每天做提肛运动 20 次，并养成良好的排便习惯，随访多次再未复发。

所谓在气者，因胖人气虚，久坐伤气，孕妇生产大伤元气，大便因气虚而排便不畅，伤及元气导致气不摄血，血不归经而便血，我根据病因采取补中益气汤为主加减，其方如下：党参 15 克、白术 9 克、生黄芪 15 克、当归 9 克、柴胡 3 克、升麻 3 克、陈皮 9 克、炙甘草 6 克、生地榆 15 克、槐角 15 克、三七 3 克、血竭 3 克，本方取补中益气汤调补中气，以利于气旺则血归经，生地榆和槐角针对内痔以消除痔核，三七、血竭化淤血以生新血，诸药共凑补气止血之功。对于气虚而便血者疗效显著。现举例如下：

王××男 51岁 患者体胖而臃肿，走路气喘，大腹便便，经常便血已经7年之久，用遍了各种方法如手术、磁疗、针灸、冷冻、贴肚脐、坐浴、放了各种痔疮栓、吃了多种止血药统统无效，有时手术后不到一星期就发作了，因为便血已经习以为常，所以也不当回事，往往过上几天即使不做任何治疗也会慢慢好起来，但这次是由于过食生冷加上便秘，出血已经一个月有余不见好转，因此来我处求治，除了便血别的没有什么不适，因胖人多气虚，气虚则推动无力，则便秘，过食生冷则影响脾胃运化能力，于是用补中益气汤加减治疗，服用一剂大便即通，服用两剂则便血止，服用十剂则再不发，随访多次都没有复发，嘱其多走少座，饮食清淡，每天多运动，不吃生冷，多做提肛运动，以防复发。

古人所谓，千方易得，一效难求。治疗痔疮出血的方剂虽然很多，但疗效确切的不多，我们在临床中反复验证，效果不错，希望大家试用。

外剥内扎加横切横逢术治疗环状混合痔41例疗效观察

闫伟鹏 宋 丽

（内蒙古乌海市人民医院肛肠科，内蒙古 乌海，016000）

【摘要】环状混合痔常因痔块多，一次全部切除难度大，临床治疗比较棘手。为探索一种理想的术式，笔者采用外剥内扎加横切横逢术治疗环状混合痔，可一次性切除全部痔块，不且不易形成肛门狭窄等不良后遗症，其疗效明显优于传统外剥内扎术。

【关键词】混合痔；外剥内扎；横切横逢；肛门狭窄；皮赘

自2009年~2011年，笔者采用外剥内扎加横切横逢术环状混合痔患者41例，对照组41例采用传统外剥内扎术治疗，将其疗效、并发症进行比较，治疗组疗效明显优于对照组，报告如下：

1. 资料与方法

1.1 临床资料

环状混合痔82例，男48例、女32例；年龄19~61岁、平均40岁，病程0.1年~30年；分为治疗组和对照组，每组各41例，两组在性别、年龄、病程、病情等方面差异无统计学意义（P. >0.05）

1.2 治疗方法

（1）治疗组：取左侧卧位，碘伏常规消毒术区，1%布比卡因15ML行扇形麻醉，扩肛3指，根据痔块多少，按自然界沟分为5~6段，先将6点痔块用组织剪在钳下自外向内切至齿线上0.5CM，根部用7线贯穿结扎，线上0.5CM剪掉痔块，痔动脉搏动明显处黏膜下注射1：1消痔灵1ML，切断外括约肌皮下部及部分内括约肌，修剪切口呈V形。再按顺时针方向以同法处理与该痔块相间隔的另一段痔块，然后将两纵形切口间的残留痔块、在其顶部用直钳钳夹，织剪切开并剥离静脉丛，修剪上下两断端如同带蒂的皮瓣，横逢后的切口如同新建的皮桥，其宽度在1CM左右，按同法处理其余痔块，可一次性切除所有痔块。电凝止血，副肾纱条压迫、固定。（2）对照组：体位、消毒、麻醉同治疗组，手术术式采用传统外剥内扎术。

1.3 术后观察指标（1）皮赘，（2）肛门狭窄，（3）肛门失禁，（4）愈合时间。

2. 结果

2.1 残留皮赘

治疗组41中轻度水肿7例，均在一周后自行消退，无皮赘形成。对照组41中明显水肿19例，愈后残留皮赘，尤其是残留痔块水肿更为明显，同时伴随血栓形成，按外痔切除处理后治愈。

2.2 肛门狭窄

治疗组41例中无肛门狭窄。对照组41中11例形成肛门狭窄，按肛裂侧切后治愈。

2.3 肛门失禁 治疗组和对照组均未见肛门失禁。

2.4 愈合时间

治疗组：疗程最短20天、最长28天、平均24天，对照组疗程最短29天、最长55天、平均42天，治疗组较对照组疗程明显缩短。

经观察对比显示：治疗组术后不残留皮赘，不需再次手术，无肛门狭窄，排便通畅、不疼痛、不带血。对照组相对治疗组术后容易形成肛门狭窄，比例为0∶11，在愈合时间方面，治疗组较对照组疗程明显缩短，平均时间比例为24∶42。由此可见，治疗组疗效优于对照组，疗程短、愈合快、无明显不良后遗症。

3. 讨论

环状混合痔因痔块多，手术难度大，很难一次性干净切除，临床术式较多，大多采用传统的外剥内扎术，但常不能一次性处理所有痔块，术后形成皮赘既新生外痔，需再次手术，同时也容易形成肛门狭窄等并发症，便时肛门疼痛、带血，常需按肛裂给以手术治疗，给患者带来新的痛苦。为探索一种既能一次性彻底切除所有痔块，又不会形成皮赘及肛门狭窄的理想术式，笔者采用外剥内扎术加横切横逢术治疗环状混合痔，本法关键在于（1）横切横逢保留皮桥是该术式成功与否的关键。根据痔块大小、颗数设计分段、保留宽度不少于1CM的皮桥，最大限度的保留了足够的肛管上皮组织，加之切断外括约肌及部分内括约肌确保术后不至形成肛门狭窄，在不会形成肛门狭窄的基础上一次性切除所有痔块，干净彻底，具有根治性意义。本法在处理皮桥时需要注意的是：皮下静脉丛连同小血栓切除干净、皮瓣下保留足够的血管蒂确保皮桥成活，缝合时连带皮下一起缝合伏贴，保证不留空隙，防止污物进入感染，同时缝合线松紧适宜，过紧逢线勒脱，过松断端回缩，影响愈合。术后给3~5天有效抗菌素和七叶皂甙，既能预防感染，还可消退水肿，促进伤口愈合。术后24小时控制排便，清淡饮食，便秘者给蓖麻油口服，每天常规换药一次。41例中29例随访一年无一例复发。笔者体会：对于内痔体积特别巨大者不适合本术式，应改用结扎切除为宜。这正是本术式需要改进的地方。总之，经过与传统外剥内扎术比较，本术式具疗程短、愈合快、无残留痔及肛门狭窄等不良后遗症，是治疗环状混合痔的理想术式之一。

PPH术结合小切口外剥内扎治疗重症环状混合痔220例

牟洁霏　杨纪红　郑　攀

（四川省大邑县中医医院肛肠科，四川　大邑，611300）

【摘要】目的：探讨PPH术结合小切口外剥内扎治疗重症环状混合痔在临床中的意义。方法：采用PPH术结合小切口外剥内扎进行治疗。结果：由于PPH术为痔上黏膜环切端端吻合，把痔组织向上悬吊固定，减小外脱痔组织体积，再配以痔组织的小切口外剥内扎，由于创伤小、病人痛苦少、术后恢复快，而备受推崇，结论：采用PPH术结合小切口外剥内扎进行重症环状混合痔的治疗是一种微创无痛治痔的先进方法，手术简便、创伤小、愈合快、患者易于接受。在临床中值得推广运用。

我科自2010年~2011年，我们在临床中运用PPH术联合小切口外剥内扎治疗重症环状混合痔220例，收到满意疗效，现报道如下：

1. 临床资料

病例均为重症环状混合痔，诊断标准参照1995年《中华人名共和国中医药行业标准》，本组病例220例，男104例，女116例，年龄22~70岁，病程半年~40年。患者均有喜食辛辣饮食酒醴之品，其中痔分期Ⅱ期96例，排便时痔核脱出，能自行回纳；Ⅲ期112例，排便时、久走久坐痔核脱出于肛外，需用手回纳；Ⅳ12例，痔核平时脱于肛外，手托无法回纳。220例患者有排便不畅、排不尽感及肛门坠胀等症状的病史，均伴有不同程度的直肠黏膜内脱垂。

2. 治疗

2.1 术前检查

该法治疗应排除便秘，术前均需做作直肠镜检查，排除直肠段结构变异如：有直肠瓣膜增宽、个数较多或间距过密或明显有袖套套叠征象。

专科检查：痔疮呈环形伴同位内痔核脱出，直肠黏膜有明显内脱垂

术前常规检查，如：血常规、凝血酶原时间、血糖、肝功、两对半、艾滋、梅毒、胸片、心电图等。

2.2 手术方法

骶麻+静脉复合麻醉

麻醉满意后转截石位，以碘伏消毒肛管及直肠下端。肛管松弛后用圆形肛门镜扩肛，并在引导下放入透明肛

镜，并于3、6、9、12点肛缘缝合固定，在半月形肛镜引导下于齿线上约3.5cm处黏膜下行荷包缝合。纳入吻合器顶端，置于荷包线上，收紧荷包线并结扎，旋紧吻合器，击发钉合痔上脱垂直肠黏膜，维持30s后取出吻合器，检查黏膜完整性。

用可吸收线分别在吻合口渗血处行“8”字缝扎止血；未见明显出血点后，于内痔黏膜下注入1：1消痔灵注射液共约10～15ml；

于外痔处各作一放射状“V”形小切口，钳夹游离外痔皮瓣至齿线稍上方予钳夹剥离组织及同位部分内痔基底部，用“7号”丝线结扎，剪除部分被结扎的组织；同法处理其他痔核。

修整切口皮肤，丝线缝合，在各切口周围注入1：8亚甲兰注射液共约4ml；

检查无明显活动性出血后，予太宁栓2枚纳肛，止血纱填塞，纱布压迫，胶布固定。术毕，病员平卧安返病房。

术后加强抗感染输液治疗，局部专科换药，嘱患者注意休息，忌剧烈运动

3. 治疗结果

疗效评定参照1995年《中华人名共和国中医药行业标准》，本组220例患者，治愈206例占93.6%、好转14例占6.4%。其中198例患者术后安置一次性静脉输液镇痛泵。220例患者均于术后第二日/第三日自行解出软质大便，微感肛门坠胀、无明显疼痛；8～10日小切口痔结扎线脱落，肉芽组织生长良好，创缘平整，13天～15天痊愈。愈合后，嘱患者1月内忌酒及辛辣饮食，注意休息，忌剧烈运动，随访1年，排便均通畅易解，无1例复发。

4. 讨论

环状混合痔在痔病中是最严重的一种，由于痔核较大、脱垂组织多，手术处理有一定的难度。既往多采用传统的“外剥内扎术”治疗，该方法虽然安全、有效，但术后肛门部位疼痛时间长、创面愈合慢以及肛门狭窄等并发症高，尤其剧烈的肛门疼痛，会令众多的痔疮患者怯而止步。PPH术由于其创伤很小被称为微创疗法，以其出血少、微创无痛不可替代的优势自2000年引入我国，现在已广泛使用于临床，其适应症主要为Ⅲ～Ⅳ度内痔，一般认为不适合伴有明显外痔的混合痔患者。笔者在近两年的临床运用中体会：目前认为痔病发生原因与盆底动力学改变、肛垫内动静脉吻合调节障碍及肛垫稳定支持结构Treitz肌变性、断裂、肛垫下移有关；若直接采用传统的外剥内扎术做环状混合痔手术切口多，损伤大，术后疼痛、肛门狭窄是其主要的并发症，采用PPH术对下移的肛垫进行“悬吊”和“断流”使下移的肛垫重新回复和固定于原来的位置，明显缩小痔组织的体积，即以“悬吊、断流、减积”的方式恢复肛垫正常解剖位置，达到微创、无痛、消除症状治痔的目的。此时再结合小切口内扎外剥，有效地减少了对肛管解剖及组织结构的损伤，从而减轻肛门疼痛，防止肛门狭窄。术前注意严格筛选手术适应症，排除顽固性便秘患者，以免环形吻合再次造成狭窄环，引起肛门坠胀、加重便秘。愈合后远期疗效也明显优于单纯的PPH术及单纯采用传统的外剥内扎术。PPH手术为痔上黏膜环切端端吻合，该术式给患者开辟了一条安全、有效、无痛的手术途径，目前治痔的方法在临床中不断的改进、创新，其中TST手术是以中医“分段齿线结扎术”为理论基础治痔，但在治疗重症环形混合痔时，笔者认为PPH术更适宜于TST手术。笔者认为在临床中采用PPH术结合小切口外剥内扎治疗重症环状混合痔是一种较为理想有效的方法。

痔上黏膜环切术治疗痔160例疗效分析

汪业方

（江苏盐城急救医疗中心外科，江苏　盐城，224002）

我单位2009年4月以来共开展了痔上黏膜环切术（PPH）160例。回顾160例PPH术中术后并发症及处理方法作出总结探讨。

1. 临床资料

1.1 一般资料　本组男112例，女48例，年龄27～72（平均49.5）岁，病程6～32（平均10）a. 本组中36例接受过传统手术治疗，13例局部注射过硬化剂。

1.2 手术方法

1.2.1 手术器械均采用江苏常州生产的一次性 33mm 肛痔吻合器、环型肛门扩张器（CAD33）、旋转缝扎器（PAS33D）、带线器（STIOO）。

1.2.2 手术方法　麻醉选择腰麻或低位连续硬膜外麻，取截石位，扩张至四指，固定肛管扩张器，用 2 一 OProlone 线在齿状线上 3 ~ 5cm 于直肠黏膜下进行双荷包缝合，间距 1 ~ 2cm 为宜，取出旋转缝合器，吻合器的头端伸人荷包缝合的上方，收紧荷包缝合线，在带线器协助下将缝线从侧孔拉出，牵拉缝合线的同时旋紧吻合器后击发，击发后保持关闭状态 30s，打开并缓慢退出吻合器，仔细检查有无吻合口活动性出血，必要时缝扎止血，并检查痔上黏膜切除的完整性及宽度。

2. 结果

本组手术时间 12 ~ 40min，平均 26min，术后平均住院时间 4d，吻合部位在齿状线上方 0.5 ~ 2cm，术后均随访，脱出肛门外的痔核回缩率达 100%。其中 118 例完全回缩，42 例不完全回缩或残留皮赘，追加进行了 1 ~ 2 处切除或外切内扎手术，未发现有吻合口狭窄及直肠阴道瘘的病例。

3. 讨论

3.1 原理随着对现代痔概念的充分认识，PPH 术已成为临床治疗，Ⅲ ~ Ⅳ度痔的常规手术之一。其原理：环状切除直肠壶腹与肛管之间的直肠黏膜，阻断动静脉吻合的终末支，减少黏膜下血流量，上提肛垫，恢复肛管黏膜与括约肌的局部正常结构，改善肛门的自制功能，降低肛管内压[1]。保留了肛垫，保证肛管结构完整，有效地治愈重度痔病。

3.2 PPH 并发症及处理

3.2.1 术后出血　吻合口出血是 PPH 最常见的并发症，分两种情况：术中出血及术后继发出血，本组术中吻合口检查需缝扎止血为 47%，术后出血 2 例，1 例出血量少，予以局部加压止血即控制，另 1 例术后 1 周出现迟发性出血，出血量 300ml 左右，再次手术探查未发现有明确的出血点，考虑可能与吻合口感染有关，予以包管的凡士林纱条填塞压迫止血，加强抗感染后症状控制。本组出血原因：（1）局部血肿是较为常见的一种现象，缝合荷包时反复进出针或缝合过深，易致局部血；（2）缝合组织深浅不均匀，致吻合的组织对合不均匀。（3）吻合器退出时操作粗暴致局部撕裂。我院在开展 PPH 早期因经验不够丰富，致术后出血率较高，后期则术后出血率明显降低。处理方法：术中吻合口检查作为常规，若发现有活动性出血，必须缝扎止血，少量渗血，局部加压即可．术后出血大多通过局部压迫止血即可控制，同时术后应注意预防感染，避免剧烈运动，保持大便通畅，以减少术后出血诱因。

3.2.2 疼痛（1）部分患者术中击发吻合器时或术后出现下腹部痉挛性疼痛，发生率为 20% 左右[2]．本组 160 例出现 24 例，发生率 15.6%，其中术中 18 例吻合器退出后即缓解，6 例术后当天出现，ld 后即缓解，其疼痛的发生机制与吻合过程中牵拉肠壁悬吊过紧，刺激内脏神经有关[3]。（2）术后肛门疼痛：从理论上讲，PPH 术后不应有肛门部疼痛，我们观察一部分患者有不同程度的疼痛，本组发生率为 51/160（32%），原因：①吻合口位置偏低、扩肛过度及同时处理相关外痔所致；②吻合口感染，故术中应防止吻合口过低，距齿状线最低距应 >0.5cm，并防止吻合口感染，对术中同时处理外痔的位置，局部予以布比卡因及美兰注射液各一支封闭，术后可有效地缓解疼痛。

3.2.3 急便感　本组中有约 28 例患者出现术后急便感，发生率 17%，有 1 例术后 7 周左右缓解，另外 27 例均 2 ~ 4 周左右自行缓解，发生原因考虑与吻合口过于靠近齿状线或悬吊过紧，直肠黏膜紧张度增加导致患者出现急便感。荷包缝合位置避免过低，最好吻合口距齿状线 0.5 ~ 2cm 为宜．痔上黏膜纵向切除宽度以肛缘平整张力适中为宜。

3.2.4 残留皮赘　本组术后肛门残留皮赘约 34 例，占 16.6%，术后残留皮赘原因：（1）对内痔为主及黏膜脱垂为主的肛门皮赘，PPH 术效果较为理想．但对以外痔为主，常残留皮赘。（2）荷包缝合过高，悬吊作用不明显；（3）荷包缝的不完整，缝合黏膜下组织深浅不均；（4）荷包线未收紧。预防措施：尽量选择合适的病例，常规行双荷包缝合，间距 1 ~ 2cm 为宜，深浅均匀，保持在同一水平面上，收紧荷包线，对较大的皮赘或血栓性外痔同时性手术切除。

3.2.5 吻合口狭窄及直肠阴道瘘　本组未出现这类并发症，需要注意的是，女性患者术中收紧吻合器后，应常规行阴道指诊，防止损伤直肠阴道隔而造成瘘。

微创手术治疗混合痔

李荣先　尚秀娟　李相臣

（河南省新乡市中心医院肛肠科，河南　新乡，453000）

【摘要】目的　本文用混合痔微创手术治疗混合痔1000例总结其疗效，并探讨推广临床应用价值。方法　对混合痔微创手术治疗不同类型的痔的临床资料进行回顾性分析，并进行相应对比，从而从不同方面比较，总结其特点及疗效。结果　术后随访1～12个月。治愈935例（93.5%），有效37例（3.7%），症状缓解28例（2.8%）。结论　混合痔微创手术（PPH手术）治愈率高，疗效肯定确切，术后并发症少，有很高推广应用价值，。

【关键词】混合痔；微创手术；PPH手术；手术治疗

我科于2003年6月至2008年6月共系统观察收集微创手术（PPH手术）治疗各类混合痔1000例，现报告如下。

1. 临床资料

1.1一般资料　2003年6月至2008年6月，我科共系统观察收集1000例微创手术治疗各类混合痔，其中男380例，女620例；年龄界于19～75岁，平均年龄51.2岁。

1.1.1按最新痔分期标准[2]：本组Ⅱ度脱垂痔伴出血720例，Ⅲ度脱垂220例、、Ⅳ度脱垂60例。

1.1.2按痔核是否脱垂：本组单个痔核脱垂352例，2个痔核脱垂435例，3个以上痔核脱垂213例。

1.1.3以前曾接受过各种手术（如结扎、硬化剂注射）后复发脱垂475例；有明显外痔、皮赘760例；合并肛瘘153例，合并肛裂35例。

1.1.4混合痔同时合并有直肠黏膜松弛（内脱垂）（AMP，IRI）10例；混合痔同时合并有直肠前突（RC）32例。

1.2手术方法　手术采用连续硬膜外麻醉，取左侧卧位或截石位，用环形肛管扩张器扩张肛管、直肠，取出扩张器内套。在齿状线上方约3～4cm处，于3点位置进针，用2～0号滑线沿黏膜下层做一荷包缝合，根据痔疮及直肠黏膜脱垂轻重情况，决定是否在齿状线上3cm处再做第二个荷包缝合，于9点位置进针，在两侧提拉[3,4]，。将吻合器完全张开，将其头端放入两个荷包的上方，收紧荷包缝合线结扎致吻合器连接杆上，缝合线由吻合器的侧孔穿出。收紧吻合器时，牵拉缝合线，尽可能多的将黏膜牵引进吻合器的套管内。打开保险击发吻合器。拔出吻合器后，对吻合口的活动性出血用细丝线缝合止血。

2. 结果

2.1随访手术完成后，观察肛门形态，测量吻合口部位及切除直肠黏膜环的宽度。术后1周检查吻合口状况。本组术后583例（58.3%）获随访1～5个月；417例（41.7%）获随访6～12个月。

2.2手术效果：（1）术后肛门形态：肛门光滑、平整635例，伴有单个皮赘300例，多个皮赘65例，皮赘需手术剪切83例；单个痔核脱出40例，外剥内扎切除32例。术后发生单个皮赘水肿110例，整圈水肿52例；多个核或轻度肛垫脱垂70例。（2）术后1个月普遍存在吻合口及肛管水肿，吻合口感染并溃疡，排暗红色便12例。（3）术后1年以上无复发。（4）混合痔同时合并有直肠黏膜松弛（内脱垂）（AMP，IRI）10例与直肠前突（RC）32例，术后，症状得到明显好转。

2.3术后效果评估对以上观测结果进行效果评估。（1）治愈：肛门光滑，痔核在术后1周无脱出，出血痔无术前描述的出血状态。（2）有效：术后痔核无脱垂，外痔皮赘术后发生水肿，经对症处理可以缓解，无出血主诉。（3）基本有效：多个脱垂痔核转为单个核脱出，或完全肛垫脱垂Ⅲ、Ⅳ度转为Ⅱ度脱垂。（4）无效：术后与术前相比，症状无变化。本组治愈935例，治愈率93.5%。有效：37例（3.7%）。症状有所改善28例（2.8%）。无效：0例。

3. 讨论

3.1用微创手术治疗混合痔，是近十年来在国内外广泛推广的新技术新方法。作者从2003年6月至2009年6月间共观察治疗1000例，可以明显看出优于传统治疗方法，其优点是：不损伤肛垫组织，手术中是把直肠黏膜部分切除后上提肛垫，从而恢复了正常肛门解剖结构，避免了伤口延迟合愈合、肛管皮肤缺损、肛门（肛管）狭窄等并发症发生。

3.2 我科应用微创手术在治疗直肠黏膜前壁松弛（AMP）、直肠黏膜环状松弛（IRI）时有明显好转。在治疗混合痔时对合并有直肠黏膜前壁松弛（AMP）及直肠黏膜环状松弛（IRI）患者，我们在治疗混合痔的同时，发现直肠黏膜松弛也有明显好转，便秘症状得到明显改善，排便次数增加，通畅，梗阻感消失，下坠症状改善。并且肛门松弛、脱出症状好转。

3.3 在临床实践中，经常会见到一些女性便秘的病人，有一部分在大便时直肠黏膜会向阴道突出，而大便困难，必须用手在阴道中按压突出的直肠黏膜才会从肛门中排出大便。此类病人是直肠前突（RC）（妇科称之阴道后突、阴道后壁松弛等），有些病人就诊于妇科，有些病人就诊于肛肠科，其实此类病人是出口梗阻型便秘中的直肠前突（RC）类型。导致便秘的原因有多种，此文在混合痔中合并直肠前突（RC）中有 32 例的报道。其微创手术在治疗混合痔的同时对于轻、中度直肠前突的病人，其手术后，由于切除了 3~5cm 的直肠一周黏膜，对于轻、中度直肠前突也有一定的疗效，使直肠前突（RC）的症状得到了明显改善，甚至直肠前突的症状完全消失。本文希望有抛砖引玉的作用，在治疗出口梗阻便秘，尤其是直肠前突型，提供一种治疗方法。

3.4 我就把此类手术中出现的一些常见问题介绍出来，共同探讨。A. 在 PPH 手术中，主要是缝合荷包，荷包的高低关键部位决定于混合痔的轻重决定，一般应在齿线上 3~5cm 处，如果痔脱垂较重，则可在 3~5cm 处上、下缝两个荷包线，以便更多地切除直肠黏膜组织。B. 在打荷包线时，很容易遇到缝到血管，引起直肠黏膜下血肿，此时我建议应快速、熟练地完成荷包线缝合，在吻合器激发切除后，出血会自动停止，而不是有的报道中所提到应终止手术[5]。

3.5. 混合痔微创手术，虽然手术时间短、创伤小、并发症少，但术后也会出现一些并发症或后遗症，此文我就遇到的问题进行讨论：A. 术后出血：由于搬动或用力咳嗽、大便干燥、排便过度用力、吻合钉脱落等导致吻合口裂开时出血，出血时间是术后几小时或几天。处理方法是局部肛门镜下消毒，检查出血部位、量大小。

局麻下 PPH 术加切剥缝合整形术治疗重度环状混合痔 165 临床观察

吴乃桐

（云南省德宏州第二人民医院，云南　芒市，678400）

【摘要】目的：探讨局麻下 PPH 术加切剥缝合整形术治疗重度环状混合痔的临床疗效。方法：采用肛门局部麻醉下 PPH 术加切剥缝合整形术治疗 165 例重度环状混合痔患者，观察其术临床疗效及并发症，并随访 1~2.5 年。结果：治愈 163 例，占 98.7%，好转 2 例；术后大出血 3 例，吻合口狭窄 3 例，尿潴留 5 例；手术用时 30~80 分钟，术后平均住院 7.5 天，随访 98 列患者术后疾病无复发。结论：局麻下 PPH 术加切剥缝合整形术治疗重度环状混合痔疗效好，创伤小、疼痛轻、恢复快、住院时间短、并发症少，是一种微创、安全、有效治疗方法。

【关键词】重度环状混合痔；局部麻醉；PPH 术；切剥缝合整形术。

重度环状混合痔是痔疮发展的最后阶段，是肛肠科难治病。其经常性脱出、水肿、出血、疼痛等症状严重影响患者的健康及生活质量。该病的的最有效治疗方法为手术治疗，而治疗该病的传统手术方法存在着手术繁杂、创伤大、出血多、术后疼痛重、恢复慢、手术及住院时间长、并发症多等缺点。为了解决传统手术方法治疗该病的缺点和不足，我院自 2007 年 2 月至 2011 年 12 月开展了局麻下 PPH 术加切剥缝合整形术治疗重度环状混合痔 165 例，临床取得了满意疗效，现报告如下。

1. 临床资料和方法

1.1 诊断标准及排除标准：所有病例诊断标准参照 2006 年版《痔临床诊疗指南》及国家中医药管理局颁布的《中医肛肠病症诊断疗效标准》中Ⅲ、Ⅳ度环状混合痔临床诊断标准，且均符合 2002 年全国 PPH 学术研讨会制定的 PPH 手术适应症。排除标准：（1）合并肠道肿瘤、炎性肠病、直肠肛管狭窄；（2）合并肛周脓肿、高位肛瘘等感染性疾病；（3）合并有严重的基础性疾病，如：冠心病、肾功能不全、心脑疾病等；（4）妊娠期及哺乳期妇女、疤痕体质者。

1.2 一般资料：本组 165 例患者，男 92 例，女 73 例；年龄 30~78 岁，平均 49.6 岁；病程 10 个月至 35 年，平均 6.2 年。

1.3 器械：采用国产一次性肛肠吻合器，包括吻合器、肛管扩张器、肛镜缝扎器和带线器。

1.4 手术方法：术晨清洁灌肠，患者取侧卧位或俯卧折刀位。常规碘伏消毒，麻醉采用1%利多卡因肛周浸润局部麻醉。麻醉生效后，消毒肛管，指力扩肛至3～4横指，4把无创皮钳钳夹2、5、7、10点肛缘，牵开皮肤，置入肛管扩张器，取出内栓，7号丝线固定肛管扩张器。将肛镜缝扎器插入肛管扩张器内，在齿线上约2～3cm处，通过旋转缝扎器于3点或9点位为起点，用7号丝线顺时针方向在直肠黏膜下做荷包缝合，取出肛镜缝扎器，将吻合器旋开至最大限度后，经肛管扩张器将吻合器头端伸入到荷包线的上端，收紧荷包线并打结。用带线器将荷包线从吻合器侧孔引出并打结。向手柄方向适当牵引荷包线，并收紧吻合器至保险指示区，打开保险并击发（女性患者吻合器击发前应检查确认未将阴道后壁拉入吻合器）。击发后保持闭合状1分钟，旋开吻合器并轻轻退出，认真检查吻合口是否有出血，如有出血行8字缝合。在PPH术吻合成功后，观察肛门外观，根据残存的外痔形态、大小、深浅进行切口优化整形设计，在明显隆起外痔处做梭形切口或弧形切口，切除松弛赘皮及皮下变性增生结缔组织，仔细剥离清除皮下曲张静脉丛，淤滞血栓，对合切口皮肤，可吸收线间断整形缝合皮肤。肛内放置痔疮宁栓1粒，明胶止血海绵敷盖创口，塔形纱布包扎肛门。

术后处理：术后静脉预防使用抗生素及止血药，每日便后坐浴、痔疮宁栓纳肛换药1～2次。

2. 疗效标准及治疗结果

2.1 疗效标准参照国家中医药管理局颁布的《中医肛肠病症疗效标准》中混合痔临床疗效标准制定。

2.2 治疗结果：165例患者中治愈163例，占98.7%，好转2例；手术时间30～80分钟；术后住院时间4～15天，平均7.5天。术后并发症及处理：本组患者大出血3例，在局麻下给予出血点缝合止血后痊愈；排尿困难5例，经新斯的明针剂1mg注射双足三里穴后小便自排3例，行导尿术2例；术后吻合口狭窄3例，给予肛门镜扩肛治疗后治愈。其中98例患者术后随访1年至2.5年疾病无复发。

3. 讨论

重度环状混合痔是痔疮发展的最后阶段，属于祖国医学“翻花痔”的范畴。清代医家祁坤说：“痔有三不医，为翻花痔、锁肛痔、脏痈痔也”，由此可见本病治疗的疑难性。国家中医药管理局也将其例为肛肠科16种难治病之一。其最有效的治疗方法为手术治疗，传统治疗该病的手术方法有“痔环切术”、“外剥内扎术”等，而这些手术方法治疗重度环状混合痔虽有一定的疗效，但都存在着许多弊端，如：手术操作繁琐、创伤大、出血多、术后疼痛重、易感染、水肿、病人恢复慢、住院时间长等缺点。随着对痔本质研究和认识的不断深入，尤其是Thomson提出的肛垫学说，已被世界公认。在肛垫学说理论指导下，痔的手术方法也发生了重要变化，由过去的尽可能彻底地在解剖学上将痔切除，改为通过手术将脱垂的肛垫复位，并在手术中尽可能保留肛垫结构，不损伤齿线，以达到术后不影响或尽可能少地影响肛门精细控便能力。PPH术即吻合器痔上黏膜环切术。正是建立在Thomson肛垫下移学说理论基础上，治疗重度痔疮的一种微创手术方法。

我们采用局部下PPH术加切剥缝合整形术治疗重度环状混合痔，是根据重度环状混合痔的发病机理及病理解剖特点而实施的手术方法。即首先采用PPH手术环切痔上2～3cm直肠黏膜及黏膜下组织（而不是切除肥大脱垂的痔组织），使脱垂的肛垫及黏膜向上悬吊，恢复其解剖位置，从根本上使下移的肛垫回位，从而消除痔脱垂症状。由于切断了位于直肠黏膜下层的直肠下动、静脉末端分支，使痔血供减少，痔体萎缩，从而消除痔水肿、出血症状。配合切剥缝合整形术，根据残存的外痔形态、大小、深浅进行优化整形切口设计。通过对残存外痔进行切（切除松弛赘皮及皮下增生组织）、剥（剥离皮下曲张静脉丛及淤滞血栓）、缝（用可吸收缝合线对切口进行美容整形缝合）整形术，消除PPH术后赘皮、静脉曲张团及血栓外痔残留引起的肛门外形不平整及肛缘水肿、疼痛、坠胀等不适，从而补充了PPH术不能完全解决外痔残留的不足。两种手术方法配合，优势互补，标本兼治，从而消除了痔脱垂、出血、水肿、疼痛等症状及外痔残留的不适，使肛门的外形恢复了美观平整，提高了临床疗效和患者的满意度。该术式由于是在局麻下进行，降低了麻醉手术风险及费用，患者手术前后无需禁食，术后不影患者响活动，加快了患者康复周期。同时该术式由于保留了肛垫及齿线的完整性，最大限度的保护了肛门括约功能，降低了手术对肛门括约肌及精细排便功能的影响，有效避免了术后疼痛、水肿、出血，排便失禁等并发症发生。

通过临床观察证明该术式治疗重度环状混合痔可缩短手术时间、减轻术后疼痛、减少出血，可缩短住院时间，改善肛门外观，提高患者满意度及生活质量，具有手术操作安全简便、创伤小、并发症少、住院时间短、恢复快、疗效高等优点。更加符合痔的病理、生理及人性化治疗的要求。是一种微创、安全、有效治疗方法。

改良式外剥内扎术加中药外洗治疗环状混合痔120例观察

宋小存

（陕西省洋县医院肛肠科，陕西 洋县，723000）

为探索一种既能彻底消除环状混合痔，又能保护好肛管直肠正常生理功能的手术方法，本人从2005年～2010年对在我科住院治疗的120例环状混合痔采用改良式外剥内扎术加中药外洗治疗，收到了满意效果，现作一总结汇报：

1. 临床资料

环状混合痔120例，均符合94年国家中医药管理局制定的《中医病证诊断疗效标准》，其中男62例，女58例，年龄32～70岁，平均51岁；病程5～27年，平均16年。均检查排除糖尿病、心血管疾病及疑血障碍疾病。

2. 治疗方法

取膀胱截石位，常规消毒后铺手术巾，在骶麻或局麻下，先检查肛内外无其他异常发现后按原计划进行操作，以痔体隆起大小将环状混合痔分为3～5段，把某一段的外痔隆起最高部分用组织钳略牵起，从外向内做梭形切口切开皮肤至齿状线稍上，要求切口长度略长于外痔长度，但宽度要小于外痔的宽度，纯性剥离皮下痔变组织至齿线上0.3cm处，将被游离外痔连同对应内痔一并从基底部钳夹作贯穿结扎，切除被结扎痔组织留残端0.5cm长。用同法处理其他几段，注意结扎点不在同一个平面上。将所有相邻两个被结扎内痔之间的剩余内痔部分，用消痔灵作注射治疗，并在母痔区的痔上动脉处作适量注射。将两个相邻外痔伤口之间的皮桥即剩余外痔部分从中段切断，稍提起断端一侧锐性分离部分外痔静脉丛并清除，同法处理断端对侧，以皮桥对位后恰好无张力为宜切除多余长度，用小园针系1号线略带皮下组织对位缝合皮桥2～3针。同法处理其他皮桥以达到肛门部平整。处理后如肛管不能容纳两指或合并陈旧性肛裂等肛门假性狭窄者，即选择后侧5点或7点一外痔伤口挑出内括约肌下缘并切断。消毒后放置凡士林纱条，盖塔形敷料，适当加压固定。术后控制一天后排便，便后用自拟九味洗伤汤低温35℃左右坐浴，药有：苦参30g、黄柏30g、大黄30g、元明粉60g、生地榆20g、马齿苋20g、防己30g、延胡索20g、艾叶20g，水煎取1000cc坐浴，每日两次，术后6天内每次坐浴10分钟，6天后每次20分钟，坐浴后用九华膏换药，6～7天拆线。

3. 疗效判定

同样根据94年国家中医药管理局制定的《中医病证诊断疗效标准》进行判定，并对术后肛管直肠狭窄、外痔残留、伤口出血、水肿及愈合时间进行观察。

4. 结果

治愈114例，治愈率95%；好转6例，好转率5%，总有效率100%。术后出现肛管直肠狭窄者0例，有外痔残留者4例，占3%，术后排便带血者25例，占21%，水肿者6例，占4%，愈合时间最短16天，最长28天、平均22天。

5. 讨论

痔疮发展到环状混合痔阶段保守治疗已无济于事，只有手术治疗方可收效，但环状混合痔的传统手术方法外剥内扎术对肛肠科医生来说有为难，难就难在有一组矛盾难以兼顾，那就是切除彻底则导致狭窄，切除不彻底则导致痔疮残留不净，即对内痔结扎过多易形成直肠末端狭窄，处理不足则内痔残留；外痔切除过多易形成肛管狭窄，切除不足则遗留剩余外痔，术后肛门仍有突起不平。为了解决这个问题，本人用改进后的外剥内扎术较好地协调解决了这组矛盾，就是在手术中用消痔灵注射两个结扎内痔之间的剩余内痔及母痔区痔上动脉处，既治愈了剩余内痔，又防止了直肠末端狭窄；对外痔采取窄切口处理后，又对两外痔伤口之间的剩余外痔采取断桥后剥离清除部分痔变组织，切除部分过长皮桥后对位缝合，这样既有效保留了肛管皮桥宽度，防止术后出现肛管狭窄，又较彻底地处理了外痔，避免了术后肛口残留外痔不平整；最后对肛管不能容纳两指者或合并陈旧性肛裂等肛门假性狭窄者，作内括约肌下缘侧切术，以松驰肛门，改善血液供应，促进愈合。

由于痔疮手术为开放伤面，它的好处是有利于充分引流，但也带来了问题，那就是粪便通过和伤面分泌物刺激易产生炎症、水肿、渗出等，从而延迟伤口愈合，为了解决这个问题，本人在术后第二天改原来传统的1∶5000

高锰酸钾液大便后坐浴为自拟九味洗伤汤大便后外洗，以解毒消肿，活血止痛，促进生长。方中苦参、黄柏、大黄、马齿苋、元明粉清热燥湿、泻火解毒，延胡索、艾叶行气活血止痛，生地榆凉血止血消肿，防己利水消肿。根据现代药理研究证明：苦参、黄柏、大黄均有抗菌、抗炎及消肿作用，元明粉有降低毛细血管通透性，减少渗出、减轻水肿的作用，防己有很强的抗炎、抗过敏、镇痛及肌松作用，延胡索有解痉镇痛作用，生地榆和马齿苋均含有维生素A样物质，有促进上皮细胞生长，加速伤口愈合的功能。故本方煎汤坐浴可预防和治疗伤口污染发炎，以消肿止痛，促进愈合。且采用35℃左右低温坐浴，可有效减少术后伤缘水肿的发生。

痔合并便秘216例临床观察

张和平

（河南省焦作市中医院肛肠科，河南　焦作，454000）

【摘要】目的　探讨痔病与便秘的因果关系。方法　将痔病并发便秘216例病人均行痔手术治疗，随访2～5年，未见复发。结果　痔病与便秘在临床治疗上存在因果关系，说明痔病治疗对便秘病因及指导治疗的实用价值。结论　对于合并有痔病的便秘患者，先治疗痔病是很有必要的。

【关键词】痔；便秘；临床观察

痔病病人常合并便秘，在治疗痔病的同时，便秘不治而愈。2000年以来，我们对所收治痔病合并便秘患者216例进行手术治疗，结果治痔而两病同愈，随访2～5年，未见复发，现报告如下。

1. 资料和方法

1.1 临床资料　本组216例，男102例，女114例；年龄17～65岁，平均42.5岁；病程2～26 。就诊时均诊断为痔病合并便秘，其中，内痔并发便秘42例，外痔并发便秘23例，混合痔并发便秘151例。均无其他相关合并症。

1.2 治疗方法　（1）在骶麻或局麻下，患者取左侧卧位，常规消毒铺巾，扩肛。首先检查痔核分布情况，设计手术方案。对42例内痔病人行痔核套扎治疗，对23例外痔病人行外痔切剥治疗，对151例混合痔病人行外剥内扎治疗，以痔的自然分界线，分段外剥内扎。外痔切口选择与结扎内痔相对应处，切口呈放射状梭形，上端至齿线，下至外痔体外缘0.5cm，切开皮肤后，剥离皮下静脉丛。提起相应内痔部分，弯钳于基底部纵形钳夹，7号丝线于钳底结扎，结扎线的下缘在齿线上0.5cm以上。同法处理其它痔核。相邻两切口间保留皮桥1.0cm以上，将挖空的皮桥以1号丝线固定2针，使其充分展开且固定，对明显松弛皮桥术后易形成皮赘者，切断皮桥，于齿线下0.2cm处剪除一段皮桥，行端端吻合。对于有肛门括约肌痉挛或狭窄者，于截石位3点或9点切口处，用小弯钳由切口顺内括约肌外侧向上分离，当钳尖到达肛白线内括约肌下缘时，将内括约肌下缘挑出切断，后置凡士林纱条引流。修剪各棱形切口，延长切口外缘，使尖端浅而长，便于敞开引流。术后扩肛，扩至可容纳3～4指。（2）长效麻醉：术后在切口皮下或创面下点状注射长效麻醉剂10ml（含2%利多卡因4ml，0.75%盐酸布比卡因2ml，0.9%氯化钠注射液2ml，1%亚甲兰注射液2ml，肾上腺素注射液2滴）。（3）术后常规应用抗生素。（4）术后当日控制排便，术后第1天开始，每天便后用1：5000PP液坐浴，睡前准备500ml蜂蜜水，次日晨饮完后起床，注意饮食结构，多吃粗纤维食物，建立每日排大便的习惯。

2. 结果

本组216例痔病并发便秘患者，痔病治愈后，便秘不治而愈。其中159例于痔术后便秘即不再发生，另57例于痔病愈合期间，便秘症状逐渐改善。治疗后对所选病例进行跟踪随访2～5年，未见复发。

3. 讨论

痔病与便秘常合并存在，其出现率高达76.1%[1]，但是二者的因果关系，迄今仍有争议。而上海第二军医大学张东铭教授认为，便秘不是痔病的病因，而是痔病的继发症状[2]。痔与便秘的因果关系在理论上有了基本的认识。痔病与便秘因果关系在认识上的改变，促使人们在治疗观念上发生了相应改变。在传统的治疗观念上，往往将治疗便秘放在首位，认为便秘治愈是痔病治愈的根本，认为根不除则病不治。然而，笔者通过多年来在临床工作实践中的观察和治疗，并进行跟踪随访2～5年，未见复发，进一步印证了张东铭教授的观点。当然，便秘的病因很多，治疗应因病施治，但是对于合并有痔病的便秘患者，先治疗痔病看来是很有必要的。

多功能治疗仪治疗痔200例临床观察

马俊彪[1] 毕志明[2] 边 贤[3]

(1 河北省任丘市人民医院 062550；2 河北省任丘市华北油田总医院 062550；
3 河北省任丘市肛肠医院 062550)

【摘要】为了探讨痔的合理治疗方法，我们采用多功能治疗仪对200例各种痔疮进行治疗。临床治愈率达95%以上。结果表明：该治疗方法是一个容易掌握，既安全而又疗效可靠的新方法，值得推广。

【关键词】治疗仪；痔疮；临床观察

我院自2011年3月至2012年3月，应用多功能治疗仪治疗痔疮200例，疗效满意，现报道如下：

1. 资料与方法

1.1 临床资料

本组200例患者，男性124例，女性76例，年龄18～75，平均年龄为40.5岁，内痔95例，混合痔80例，环状混合痔25例。职业：农民150例，工人30例，其他20例。患者的主诉是，间断性大便后带血或便后滴血。约50%的患者伴有大便后痔核脱出。

1.2 治疗方法

术前常规检查血、尿、大便常规、凝血四项，心电图，肝肾功能。必要时做肛内B超或电子结肠镜检查。对于年老体弱者、高血压、冠心病、糖尿病等患者均经内科会诊协助处理。

取截石位，常规术野消毒、铺无菌巾，局麻或腰俞麻醉成功后，在心电监护下施行手术。

1.2.1 内痔的治疗

对Ⅰ、Ⅱ期内痔用多功能治疗仪的单极凝针，刺入痔核中心，功率20W～25W，时间三秒至五秒，待痔核发白，萎缩为止。对期内痔，用治疗仪的双极电凝镊，刺入痔核中心，功率25W～28W，时间5秒～8秒，待痔核发白，萎缩为止．（对较大的痔核可以多点凝固），最后在痔核底部用10号丝线贯穿8字缝扎，但凝固的痔核的残端不切掉。

1.2.2 混合痔的治疗

用治疗仪的双极电凝镊刺入混合痔的内痔中心，功率25W～28W，时间5秒～8秒，待内痔部分发白，萎缩为止。然后再施行Milligan～Morgan式切除术[1]处理混合痔，电凝的残端保留。

1.2.3 环形混合痔的治疗

用治疗仪的双极电凝镊按处理混合痔、内痔部分的方法，遂个处理环痔的内痔部分后，再按环痔分段结扎法[2]处理环形混合痔。最后在截石位5点处切断内括肌的下缘，术毕，在每个痔核结扎处基底部注入长效美蓝止痛液0.5ml。

2. 结果

2.1 疗效标准

治愈：症状，体征均消失。

显效：症状消失、体征有改善。

好转：症状改善、体征无明显改善。

无效：症状、体征均无改善。

2.2 疗效

本组200例病例，临床治愈190例（95%），显效10例（5%）。疗程10～25天。90%以上的术后患者无难以忍受的痛苦。

2.3 并发症

本组术后全部随访（定期复查或电访）一个月，均无大出血或严重感染病例。10例术后肛缘水肿，4例术后血栓形成，均经及时处理而愈。

3. 讨论

3.1 治疗仪的功能

治疗仪是具有电切、电凝止血和痔核凝固于一体的新型治疗仪。它的单极电凝针或双极电凝镊可适用于各种不同大小的痔核。当电凝探头刺入痔核中心时瞬间形成一定深度的热效应以凝固并阻断痔核的血供通路，使痔核枯萎，脱落而治愈。

3.2 注意事项

（1）治疗仪的单极电凝针或双极电凝镊的前端部分约 0.5～1.5cm 是非绝缘部分，紧接其后为绝缘部分。在治疗时将前端的非绝缘部分刺入痔内，同时其后的绝缘部分也刺入约 0.1～0.2cm。然后再开始电凝痔核，而对痔的外膜无损伤。

（2）我们对每个术后患者，在切口缘及痔结扎基底部注入长效美蓝注射液（1% 亚甲蓝 2ml + 1% 利多卡因 10ml）[3] 止痛效果很好，本组术后均无难以忍受的痛苦。一次用量在 5ml 左右为好。本组有 7 例术后大便失控，未作任何药物处理，均在 7 天内自然恢复。

内扎加外弧切缝合术治疗环状混合痔 54 例

巴雅尔

（内蒙古呼伦贝尔市蒙医医院肛肠外科，内蒙古　呼伦贝尔，021008）

【摘要】目的：探讨环状混合痔的治疗方法，减少术后并发症，加快创面愈合。方法：54 例环状混合痔采用内痔结扎，外痔弧形切除剥离缝合治疗。结果：脱出内痔全部回纳肛门内，结合切除外痔，痔块回缩明显，术后愈合时间 15 ±2 天，术后并发症少，肛周保留了足够皮肤，随防 6 个月未发现肛门狭窄、黏膜外翻、黏液外溢、肛门潮湿、肛门瘙痒等并发症。结论：通过临床观察，该方法治疗环状混合痔，术后无外痔残留，愈合时间缩短，并发症少，治愈率高等优点。

【关键词】环状混合痔；内痔结扎；外痔切除缝合

环状混合痔临床比较常见，是肛肠科难治疾病之一，传统的外剥内扎术治疗不能有效的消除痔体，术中出血较多，术后容易出现大出血、外痔残留、肛缘水肿、肛门狭窄、肛门感觉障碍等并发症，针对这一情况，我们对环状混合痔采用内痔结扎，外痔弧形切除剥离缝合治疗，通过临床观察，治疗环状混合痔，具有疗效好，并发症少，愈合快等优点，现报告如下。

1. 临床资料

本组 54 病例，均符合中华医学会外科学分会肛肠外科学组在福建省拟订的“痔诊治暂行标准”男 25 例，女 29 例，年龄 21～56 岁，平均 38.5 岁，病史 3～21 年，平均 10.2 年。其中 32 例便后可自行还纳，13 例需用手还纳，肿物还纳后，肛缘外仍有明显痔核，9 例肿物脱出不能还纳，嵌顿水肿，部分组织坏死，其中 23 例伴有血栓形成，29 例伴有出血；54 例患者中均未合并肛裂和肛瘘。

2. 手术方法及术后处理

2.1 方法

术前一天清洁灌肠，静滴抗生素，取截石位，充分暴露肛门，肛周常规消毒铺巾，以 0.75% 利多卡因 20～30 ml 肛周浸润麻醉，麻醉生效后，肛内常规消毒，扩肛探查痔核位置，大小，合理选择内扎和外切的位置（一般多选 3、7、11 点母痔区）。肛门镜下用艾的斯钳夹及明显内痔痔核中部拖至肛门，然后用弯止血钳沿基底部夹起，用 7 号丝线“8”字缝扎内痔，先结扎上段内痔，然后再在齿线上方 1cm 左右结扎下段内痔。“8”字缝扎内痔后，剪去结扎线上部分内痔约 1/3～2/3。同法处理其余部位痔核明显的内痔。处理完内痔后，外痔根据情况行弧形切口，剪开皮肤皮下层切离至齿线下 5mm，剥离皮下曲张静脉团和血栓，使局部创面平整，稍用力牵拉皮瓣覆盖创面，剪除多余的皮瓣，使两皮缘对齐，修剪皮缘后用“1”号丝线间断稀松缝合外痔切口，加压包扎。术后常规换药直到创面愈合。

2.2 术后处理

术后均使用抗生素 5 d，手术当天禁止排大便，大便后用痔息液坐浴（方组苦参 30g、黄柏 25g、三棱 20g、莪术 20g、芒硝 25g、威灵仙 30g、冰片 2g，1 500 ml 水煎取 1 000 ml 药汁温热坐浴），用碘伏棉球清洗伤口，用烧伤湿润膏换药，肛纳消痔栓直至创面愈合。

3. 结果

54 例病人术后禁食 24h，后均正常饮食鼓励多食蔬菜和水果并适量饮水。

3.1 疗效标准　按《痔诊治暂行标准》分治愈，好转，无效。

症状及痔核完全消失为痊愈。

症状减轻痔核缩小为好转。

症状及痔核无变化或加重为无效。

疼痛评估标准按《WHO 疼痛程度分级标准分为 0～3》。

0 级：无痛或有轻微肛门下坠感。

1 级：轻微疼痛可忍受，无需用止痛药，不影响睡眠。

2 级：疼痛加重或有肛门下坠下感，口服镇痛药物可缓解，轻微影响睡眠。

3 级：疼痛重，不能忍受，严重影响睡眠。

创缘水肿：术后 3 天观察创缘水肿情况。

创口愈合时间：从手术到创口完全愈合的时间。

3.2 疗效

结果 54 例病人术后治愈 43 例，好转 11 例，有效率达 100%。术后部分病人出现疼痛，口服止痛药可缓解，7 例病人出现创缘水肿，9 例出现便意、肛门坠胀不适，术后 54 例病人脱出内痔全部回纳肛门内，结合切除外痔，痔块回缩明显，肛周保留了足够皮肤，随访 6 个月未发现肛门狭窄、黏膜外翻、黏液外溢、肛门潮湿、肛门瘙痒等并发症，术后愈合时间 15 ± 2 天。

4. 讨论

环状混合痔是肛肠科常见病、疑难病，是肛肠外科手术的难点。手术难度在于保留肛垫解剖结构，减少术后并发症和后遗症，避免术后出现精细感觉障碍。痔形成的主要原因是肛垫下移。传统方法外剥内扎术（Milligan-Morgan 手术）治疗环状混合痔破坏齿线区 ATZ 上皮，过多破坏肛管皮肤，造成感觉迟钝、排便反射减弱，易出现感觉性排便失禁。同时切除肛管皮肤引起术后肛门剧烈疼痛、创缘水肿、尿潴留、肛门狭窄等并发症。我们为了探索环状混合痔的治疗方法，根据 PPH 的原理，保留齿线区，采用齿线上内痔结扎，外痔弧形切除剥离缝合治疗环状混合痔，保留肛垫及齿状线的完整性，通过内痔"8"字缝扎，缩短松弛直肠黏膜，使脱垂的内痔被向上悬吊和牵拉，不使其下滑，可消除痔脱出症状，同时位于黏膜下层来自直肠上动脉供给痔的动脉被结扎，痔动脉血液断流，痔块血供减少，使痔块在术后 10 天左右逐渐萎缩消失，外痔切除缝合保留了齿线，能尽可能少地影响肛门功能。外痔剥离后稀松间断缝合呈半敞状态，引流通畅，减少各种并发症的发生，缩短了愈合时间。我们通过该术式治疗环状混合痔 54 例，有效保留了肛垫、齿状线的完整性及肛管皮肤，避免了肛门狭窄、肛门直肠外翻、黏液外溢、肛门潮湿、肛门瘙痒、感觉性肛门失禁的发生。减少了并发症，加快了创面愈合。

通过临床观察，内痔结扎，外痔弧形切除剥离缝合治疗环状混合痔有如下优点：①疗效确切，术后愈合快，20 d 内的愈合率明显高于传统外剥内扎术；②先行内痔结扎再作外痔部弧形切除缝合，最大程度的减少或消除痔体，另缝合口亦是减压口，能减少创缘的水肿和疼痛；③因齿线区是排便运动的诱发区，弧形切除缝合，在最大程度上保留了皮肤黏膜即 ATZ 上皮，使肛门在最大程度上保持肛门原有的形态和恢复原有的感觉功能，维持正常的排便活动。术中注意事项：①混合痔的结扎点不能在同一水平线上，保留的黏膜桥应在 1 cm 以上，避免术后肛门狭窄。②贯穿进针应准确，不宜在痔内反复穿刺，以免出血。③结扎务使牢紧，否则有脱线或坏死不全之虞。④剥离皮瓣时，尽量将皮下的曲张静脉团或血栓切除，避免缝合后不平整，缝合的皮瓣不宜过紧或过松，过紧缝合张力大，加重术后疼痛，同时线脚易早期脱落而致缝合失败，过松皮瓣水肿致肛门不平整，增加再次手术或修剪的机率。

PPH 术加外痔剥切术治疗环形混合痔 50 例临床观察

魏凌云

（陕西省安康市中医院肛肠科，陕西　安康，725000）

【摘要】环形混合痔在肛肠疾病中较难治疗，手术难度大，传统分段内注结扎外切术存在手术痛苦大，术后并发症多，伤口愈合慢等问题。我们应用 PPH 术加外痔剥切术治疗，术后效果满意，有手术时间短，创伤小，出血少，恢复快，术后住院日短等优点。

【关键词】环形混合痔；PPH 加外痔剥切术；临床观察

环形混合痔属痔疮疾病中重症，内外痔彼此相连，环形分布肛门一周，分界不清，以反复肿痛便血脱出为主症，更严重的可见脱出嵌顿，病人痛苦很大，药物治疗效果不佳，需采取手术治疗。传统手术方法是采用分段内注结扎外切法，为保证愈后不遗留肛门狭窄，内痔之间和外痔之间剥切后都要保留一定的黏膜和皮肤桥，手术过程中感觉很棘手，创伤大，易出血，而保留黏膜桥术后可见循环障碍而坏死，遗留皮瓣多出现水肿疼痛，病人痛苦很大，愈合时间较长，部分出现肛门狭窄，遗留肛门括约功能障碍而精细控便能力下降，肛门外观不平整，病人满意度差，所以一直以来成为痔病手术一大研究课题。

我们在2009年～2011年期间，采用国产一次性肛肠吻合器行PPH术加外痔剥切术方法治疗环形混合痔50例，取得较好的临床效果，现报告如下：

1. 资料与方法

1.1 病例资料：本组50例病例中男性患者31例，女性患者19例，平均年龄45岁。诊断标准参照国家中医药管理局制定的《中医病证诊断疗效标准》，并符合中华医学会外科学分会肛肠外科学组暂行规定的PPH适应症。

1.2 使用器械：采用常州华森医疗器械有限公司出产的GHY系列肛肠吻合器，包括一次性肛肠吻合器，肛管扩张器，肛镜缝扎器和带线器。

1.3 治疗方法：

1.3.1：术前准备：肠道水疗清洁，备皮，术前八小时禁饮食。

1.3.2：手术方法：腰麻下，取截石位，术区消毒，铺无菌洞巾，置入肛管扩张器扩肛，用10号丝线在12点、6点肛缘皮肤上缝合固定肛管扩张器，取出内芯，暴露齿线上约3cm～4cm处肠黏膜，消毒后放入肛镜缝扎器，用2～0可吸收肠线从3点位进针，在直肠黏膜下层行荷包缝合一周到9点位，不收拉紧线，在一端荷包线上挂一根‘10’号丝线做标记，取肛肠一次性吻合器导入头端于荷包缝合线上方，旋开吻合器枪身至最大位置，收紧荷包线拉入黏膜于吻合槽内，打结固定，但不宜过紧，再将荷包缝合线用带线器从吻合器枪身左右侧孔引出，然后把荷包缝合线再与10号丝线打结，适度牵拉荷包结线，同时旋紧关闭吻合器，如女性患者配合阴道指诊，确认阴道后壁完好后激发吻合器，并保持激发状态30s后，完成直肠下端黏膜环切吻合术，将吻合器慢慢旋开，取出吻合器，用肛镜缝扎器帮助检查吻合口有无出血，对可疑出血或有出血处用2～0可吸收肠线跨越吻合口“8”字缝合，取出肛管扩张器后可见内痔复位上提良好，对脱出严重者，可在吻合口上方约1cm处选3、7、11点黏膜下注射1：1消痔灵注射液，起到加强固定的作用，增强手术效果。遗留外痔，多采用分段纵形切除剥离，期间保留适当大小的皮肤，创面对皮缝合或做部分缝合。而针对严重静脉曲张型或合并血栓型外痔者，多采用分段横形钳夹，“8”字贯穿结扎后切除，其扎线部分令自行坏死后脱落。术毕可用亚甲蓝稀释液（1：5）于创面下注射长麻镇痛，肛内放置马应龙麝香痔疮栓，自制九华膏油纱布填塞肛门加压包扎。

1.3.3 术后治疗：术后抗生素预防感染为主，口服地奥司明片改善肛周局部循环。术后第二天取出肛内填塞纱条，外用氯水盐或中药坐浴，自制九华膏等药物换药，观察疼痛水肿出血及排便情况，随症治疗。

2. 结果

手术时间20～40min平均时间30min，术后平均住院时间15d，术中激发吻合器有17例患者出现小腹疼痛，治疗观察后缓解。术后伤口普遍疼痛轻，少数者口服止痛药有效。早期肛门水肿15例，治疗好转，5例后期做修剪处理。10例肛门坠胀不适，1周后好转。3例肛门控便能力下降，十天后好转。无一例出血患者。术后随访3～6个月，1例2月后出现大便带血，肛门坠胀不适，检查见局部钛钉残留，取出后自愈。余无复发，无肛门狭窄出现，肛门外观良好。

3. 讨论

对于环形混合痔采用PPH术处理内痔部分，其优势是最大可能保留正常肛垫完整性，有效的保留了肛管精细控便能力，手术通过环形切除直肠下端黏膜和黏膜下层组织（严重脱垂者包括痔的上半部分），同时将远近端黏膜进行吻合，使肛垫及肛管部位组织向上悬吊，使其不再下移和脱垂，同时切断了位于黏膜和黏膜下层供给肛垫的血管，术后肛垫的血供减少，使痔核逐渐萎缩，即缓解症状，较传统术式内痔结扎处理创伤小，恢复快，无出血，痛苦小，不易后遗肛门狭窄。结合对外痔部分尤其是较大的静脉曲张型外痔和伴有血栓型外痔者再行外痔剥切术，提高了手术质量和效果。

4. 治疗体会

（1）荷包缝合。荷包缝合采用2～0可吸收肠线，其线的粗细、强度和张力合适，减少了对直肠黏膜及黏膜下层的损伤，减少缝合时黏膜下血肿的发生。荷包缝合高度应在齿线上约 3～4cm 处，吻合后吻合口对应在齿线上 1.0～2.0cm 之间最好，荷包缝合线位置过低会使肛垫切除过多，吻合口宜出血，早期肛管感觉障碍，出现感觉性大便失禁，如荷包线位置过高，达不到对肛垫向上的牵拉和悬吊的作用，痔核回缩不好，手术效果不好。荷包缝合的深度在黏膜下层，缝合过浅会出现吻合不到位黏膜撕裂情况，缝合过深损伤肌层多造成吻合口狭窄．。荷包缝合时多选择截石位 3 点进针，在 9 点挂线，结扎线时不宜过紧，这样在吻合时牵拉线受力均衡，切除直肠黏膜完整均匀。荷包缝合的数量应根据痔核脱垂程度而定，脱垂严重的可做两个荷包缝合，对严重脱垂不对称的可在脱垂较重的一侧加一个半荷包牵拉，使该部位切除多一些。

(2) 术中肠道牵拉反应。PPH 术中吻合器激发时常见小腹疼痛不适，主要是对肠道的牵拉反射引起，一般不需特殊处理，多可自行缓解，个别严重病人可给注射山莨菪碱或阿托品。

(3) 术后严格检查吻合口。对可疑性出血及活动性出血均应跨越吻合口“8”字缝合，这种方法止血彻底，不仅可减少过多缝扎后引起的吻合口狭窄的风险，还可以起到加固吻合口的效果。

(4) 吻合后消痔灵注射使局部发生无菌性炎症后组织粘连，肛垫固定，阻止痔脱出，和 PPH 术起协同作用，但注射应在黏膜下层，抽吸无回血，不可注入肌层，严格无菌操作，防止发生组织坏死或形成脓肿。

(5) 女性患者在关闭吻合器击发前应做阴道指诊检查阴道后壁是否被牵拉至吻合器内，避免夹伤阴道后壁，引发直肠阴道瘘。

(6) 外痔部分的处理。术前先充分消炎消肿，令痔核回缩到本质大小，可减少术中组织损伤，有利于术后的愈合。对结缔组织型外痔和部分静脉曲张型外痔，可依其分布采用分段切除，创面缝合法，尽大可能减少外旷置创面，保证预后肛门外观平整，也缩短愈合时间。而对于严重静脉曲张型或合并血栓型外痔者，多采用分段横形钳夹法，8 字贯穿结扎后切除，其结扎线 10 天左右自行脱落，其术式尽大可能减少了肛管皮肤的损伤，预防肛门狭窄出现。

(7) 术后治疗。应用有效抗生素预防感染和保持大便畅通很关键，既可防治术后水肿疼痛出血等并发症发生，又可促进愈合。并结合中药外治熏洗坐浴，创面换药微波理疗等治疗，确保甲级愈合。

总之，应用 PPH 术加外痔剥切术治疗环形混合痔，发挥了 PPH 的优势，是微创技术和传统术式有效完美的结合，弥补了环形混合痔传统术式的不足，使手术操做简便化，术后愈合快，痛苦小，减少肛门狭窄，肛门直肠顺应性好，术后精细控便能力好，值得临床借鉴参考。

采用痔动脉结扎悬吊术治疗 136 例混合痔临床观察

孙　昱　黄　熠

（大连大学附属医院，辽宁　大连，116021）

【摘要】目的　介绍一种治疗混合痔的手术方法，探讨其疗效。方法　临床选择混合痔患者 136 例，采用痔动脉结扎悬吊术进行治疗，观察近远期疗效及并发症。结果　136 例患者术后平均住院时间为 9.3 天，有 1 例脱核期出血，随访 1 年无复发。结论　混合痔采用本手术方法治疗可以明显缩短住院时间，患者痛苦小，费用低，无明显并发症。

【关键词】混合痔；痔动脉结扎悬吊术；并发症

内痔是直肠肛门疾病的一种常见疾病。按内痔发生的部位，分为原发性内痔和继发性内痔。内痔分为 4 期。一期：有便血症状；二期：便血伴便后痔块脱出，可以自行还纳；三期：便血伴便后痔块脱出，可以手还纳；四期：痔块长期在肛外，不能还纳。四期内痔即为混合痔，临床诊断不难，有一定的临床经验的医师均可轻松诊断。治疗原则：无症状的内痔不需治疗，尽量保守治疗，只有保守治疗失败或三、四期内痔可以考虑手术。手术治疗方法很多，最常用的为外剥内扎法，但手术方法治疗切口大，易出血，患者痛苦大，并发症多，平均住院时间长（>10 天），相应的费用高。我们自 2007 年至今共手术治疗 136 例内痔患者，采用痔动脉结扎悬吊术进行治疗，疗效满意。现总结如下。

1. 材料与方法

1.1 病例选择

本组病例为 2007 年至今大连大学附属医院肛肠科收治的内痔患者 136 例。男性 96 例，女性 40 例。均为四期内痔。临床病程从数月到数年不等，最长者十余年。

1.2 治疗方法

本文136例患者均采用痔动脉结扎悬吊术进行治疗。术前常规灌肠。麻醉采用联合阻滞。手术方法：1）痔动脉结扎，首先找到相应的痔动脉波动处，于齿线上2.0厘米处缝扎痔动脉，注意针距小于1.0厘米；2）悬吊结扎，缝扎痔动脉的线与缝扎外科肛管上0.2厘米的痔跟部的缝线结扎形成悬吊；3）如果外痔比较重则给予梭行切除。术后常规换药对症治疗，每次排便后换药1次，抗生素应用3~5天预防感染。

2. 疗效标准

疗效标准：①治愈：症状消失，创口愈合。未愈：经治疗症状未消失。②远期疗效标准：随访1年，原部位未见复发。③术后疼痛：Ⅰ度：肛门轻微疼痛，不必处理。Ⅱ度：肛门疼痛，无明显痛苦表情，服一般止痛药物即可缓解。Ⅲ度：肛门疼痛较重，有痛苦表情，需用度冷丁类药物方可止痛。④发热：体温在38℃以上。⑤排尿障碍：排尿困难或导尿。⑥脱核期出血有无。⑦术后肛门水肿。轻度：小于1.0厘米和/或一处；重度大于1.0厘米和/或两处以上。⑧肛管狭窄有无。

3. 结果

患者住院7~9天，患者术后切口疼痛Ⅰ~Ⅱ度，不必应用止痛药物，术后1~2天首次排便，排便通畅伴Ⅱ度疼痛。123例患者术后12小时平均体温37.5℃，5例术后12小时体温超过38.5℃，对症处理后体温降至正常。136例患者术后无排尿障碍，排便通畅。124例无肛门水肿，12例轻度肛门水肿，无重度肛门水肿。47例患者于术后7天肛诊结扎核脱落，78例患者于术后8天肛诊结扎核脱落，10例患者于术后9天肛诊结扎核脱落。1例术后8天出现脱核期出血，麻醉下缝扎止血，住院15天后出院。所有患者均无肛门狭窄，结扎核脱落后出院。随访1年，无1例患者复发。

4. 讨论

目前国内外对痔的治疗方法很多，对较重的痔的治疗以手术治疗为主，保守治疗欠佳。手术方法很多，常见的有两种；痔外剥内扎术［3］和痔上黏膜环切吻合术［4］。痔外剥内扎术治疗混合痔从理论上讲只解决了血管病变的病因，而且缺点比较多；如术后脱核大出血、肛门水肿、切口疼痛、切口愈合时间长等。痔上黏膜环切吻合术只解决了肛垫下移的理论，而且远期疗效不确切，外痔还要切除，术中出血多，止血困难价格昂贵等缺点。

现在的发展趋势是在确保疗效的前提下尽量保护肛门的功能，尽量少的损伤肛管，微创，并发症少，疗程短，痛苦小，费用低。在理论上更加科学合理，符合原则。保留肛管痔动脉结扎悬吊的手术方式即从上述的原则出发而研究发明的。

用保留肛管痔动脉结扎悬吊术式来治疗混合痔从理论上解除了引起痔病的两大病因。术中首先缝扎痔动脉，既防止了术后脱核期出血的发生，又减少了术中的出血；在痔肛垫处上提悬吊结扎，对肛管无损伤，防止了术后肛门水肿和肛管狭窄，术后不需要扩肛，大大的减轻了患者的痛苦，由于悬吊作用使外痔大大的减小，大部分不用处理，即使处理切口也很小，进而缩短了疗程。主要有以下优点：（1）结扎痔动脉。防止术后脱核期出血，本组病例发生率为0.8%，低于外切内扎术的发生率，同时控制复发，减少术中出血。（2）悬吊结扎下移的痔组织，从肛垫下移这一病因治疗，加强疗效。（3）内痔和外痔单独处理，肛管无损伤，保留了肛管功能，防止肛管狭窄、肛门水肿，减轻疼痛和尿储溜。（4）平均住院日缩短1/3。

保留肛管痔动脉结扎悬吊的手术方式是在确保疗效的前提下尽量保护肛门的功能，尽量少的损伤肛管，微创，并发症少，疗程短，痛苦小，费用低。在理论上更加科学合理，符合原则，临床疗效佳，值得推广。

内扎外切加环肛多处点状结扎治疗环状混合痔126例

刘艳歌

（河南省开封市中医院，河南　开封，475000）

【摘要】目的　运用新术式治疗环状混合痔。方法　应用母痔区或主痔区内扎外切加环绕肛门多处点状结扎治疗环状混合痔，术后观察伤口疼痛、出血、水肿、尿潴留、赘皮残留等并发症及创面愈合时间、治愈率等指标。结果　术后伤口疼痛Ⅰ度56例，占44.4%，Ⅱ度64例，占50.8%，Ⅲ度6例，占4.8%；术后排尿困难8例，占

6.35%；术后24小时内出血1例；肛门水肿12例，占9.5%；赘皮残留9例，占7.14%；平均创面愈合时间（15±3）天；治愈117例，好转9例，总有效率100%。结论 内扎外切加环肛点状结扎术治疗环状混合痔术后并发症少，无严重后遗症，既保持肛管的解剖生理功能，又提高了手术质量。

【关键词】内扎外切法；环肛点状结扎法；环状混合痔

环形混合痔是临床痔病的严重阶段，患者有脱肛、便血、疼痛，甚至嵌顿等症状，严重影响了工作生活质量。我们从2009年起，采用母痔区或主痔区内扎外切加环绕肛门其他部位多处点状结扎治疗环状静脉曲张性混合痔及结缔组织性混合痔，取得满意疗效，现报告如下：

1. 资料与方法

1.1 资料 本组126例均为肛肠科住院患者，符合1994年国家中医药局《中医病证诊断疗效标准》之环状混合痔诊断。其中，男52例，女74例，年龄23~62岁，平均年龄48.6岁，病程6~30年，全部病例均无明显其他系统器质性病变，全身情况良好。

1.1 治疗方法

1.2.1 手术方法 骶管麻醉成功后，令患者取截石位，术野常规消毒，充分暴露痔核全貌。首先逐个用弯止血钳钳夹较小内痔基底部，作减压口后，用10号丝线结扎，剪去部分残端。再依次钳夹母痔区或主痔区的内痔基底部，逐一将母痔区或主痔区之外痔部分沿皮肤放射状皱纹作狭长的梭形切口，内至齿线，外达痔块基底部外缘0.5 cm，剥离切除切口内的外痔静脉丛及结缔组织，修剪切口两侧重叠的多余皮肤，使切口呈放射状。然后，将其他部位外痔，用尽可能小的放射状切口分割成宽约0.6~0.8cm的皮桥，以弯止血钳环肛钳夹冗长的皮桥，沿弯钳两侧切开皮肤全层，用10号丝线沿其切口结扎，减去部分残端。各个切口之间保留不少于0.8cm的黏膜桥及0.6~0.8 cm宽的皮桥。应尽可能剥离切除每个皮桥下的静脉丛。外痔切口要考虑到能充分引流，切口不要过深，但要足够长，通常切口长度宜略超痔体。然后，于5点肛缘作一放射状切口，切断部分内括约肌，修剪切口令其引流通畅，并用手法扩肛3~5分钟。手术完毕，用络合碘消毒其切口、切口周围，取亚甲蓝注射液2ml+0.75%布比卡因针5ml+生理盐水注射液10ml均匀混合后，于术区行肛周神经阻滞以镇痛。

1.2.2 术后处理 给予抗生素如头孢曲松钠等预防感染，活血化瘀、消肿止痛之中药熏洗，肛门伤口理疗，痔疮栓纳肛，康复新液外敷等治疗。

2. 疗效标准及治疗结果

2.1 疗效标准 按《中医病证诊断疗效标准》评定。治愈：症状消失，痔消失。好转：症状改善，痔缩小。未愈：症状、体征均无变化。

2.2 术后主要并发症的观察指标 ①疼痛：疼痛分级参照全国中西医结合防治肛肠病学术会议制定的3度分类标准，0度：日常状态无疼痛感觉；Ⅰ度 肛门部疼痛轻微，不需处理；Ⅱ度：肛门部疼痛轻微，经服用一般止痛药可以缓解；Ⅲ度：肛门部疼痛剧烈难忍，表情痛苦，需服用止痛药物方可止痛。②出血：出血指术后肛门每次排出鲜血或暗红血块50ml以上。③水肿：水肿指肛缘或切口水肿。④肛门狭窄：肛门狭窄指术后肛门不能顺利通过食指，大便条细。⑤尿潴留：尿潴留指术后患者有憋尿而解不出的主诉，严重者下腹胀痛，坐卧不安。

2.3 结果 本组术后伤口疼痛Ⅰ度56例，占44.4%，无需处理；Ⅱ度64例，占50.8%，口服酮咯酸氨丁三醇胶囊即可缓解；Ⅲ度6例，占4.8%，肌注强痛定后0.5~2小时缓解。无瘢痕性肛管狭窄，无直肠黏膜外翻，无肛管皮肤缺损，除个别病人外，术后肛缘皮肤均平整。平均创面愈合时间（15±3）天，治愈117例，好转9例，总有效率达100%。

3. 讨论

中医认为：痔疮的根本原因是脏腑本虚，阴阳不调。主要表现为大便出血、痔块脱出、肛周疼痛、肛门瘙痒。Ⅰ、Ⅱ期内痔以便血为主证，很少引起疼痛，治疗方法有药物疗法、注射疗法、枯痔钉疗法、套扎疗法、冷冻疗法、手术疗法等。环状混合痔为痔病的严重阶段，目前临床多采用手术疗法，传统的外剥内扎术自上世纪60年代就被视为治疗混合痔的金标准，但仍然存在手术后并发症多的缺点甚至产生一些不良的生理病理反应和并发症，影响手术质量和效果。我们采用内扎外切加环肛多处点状结扎治疗环状混合痔，术中保留足够宽度的肛管皮桥及黏膜桥，既能一次性切除痔核，又能重建肛管支架使肛管皮肤平整、美观。术后疼痛轻，出血少，伤口水肿、尿潴留、伤口感染等并发症少，无肛管皮肤缺损、瘢痕性肛管狭窄、直肠黏膜外翻等后遗症，提高了手术质量。为防止横形瘢痕对肛管造成不良刺激，各结扎点不能在同一平面上。术后取亚甲蓝注射液2ml+0.75%布比卡因针5ml+生理盐水注射液10ml均匀混合后，于术区行肛周神经阻滞以镇痛，同时又减少了术后尿潴留的发生。

东方 PPH（E－PPH）治疗中重度痔疮 65 例疗效观察

王华明

（湖北省襄阳市襄州区东津镇中心卫生院，湖北　襄阳，441106）

【摘要】目的：研究痔上黏膜环形错位套扎吻合术（E－PPH）治疗中重度痔疮的疗效。方法将 65 例中重度（Ⅲ～Ⅳ）痔患者按治疗方式不同分为两组：E－PPH 组行 E－PPH 治疗 40 例，对照组行 PPH 治疗 25 例。其中 E－PPH 组中以出血及 3 处以上脱垂（脱出痔核 >4 个）症状为主的病人只行 1 次东方 PPH 痔上黏膜环形错位套扎吻合术，环形脱垂患者（脱出痔核 >4 个）一次性痔上黏膜环形错位套扎吻合术；PPH 组环形脱垂患者一次性痔上黏膜环切钉合术。结果 E－PPH 组治愈 39 例（97.50%），PPH 组治愈 24 例（96%）。术后随访半年，E－PPH 组术后回缩不全 1 例（2.5%），1 例复发（2.5%），PPH 组 2 例回缩不全（8%），1 例复发（4%）。术后调查 E－PPH 组 37 例对手术效果表示满意（92.5%），PPH 组 22 例表示满意（88%）。E－PPH 组患者术后无肛管疤痕形成、肛门狭窄、出血等并发症。PPH 组患者术后肛管疤痕形成、肛门狭窄 1 例、出血 2 例。结论 E－PPH 作为治疗中重度痔的一种方法，不但具有极佳的疗效，而且操作简单，费用低，不用住院及麻醉，患者痛苦轻微，几无并发症，可重复操作，值得广泛推广。

【关键词】出血痔；脱垂痔；东方 PPH，PPH

痔上黏膜环形错位套扎吻合术（简称 RPH 又称东方 PPH 技术）是最新套扎治疗中重度痔疮方法：利用多环痔核负压吸引套扎器在齿线上 2～4 厘米的直肠黏膜上（PPH 环切钉合术环切平面处）上下错位 2～4 厘米进行环形一周套扎 8～12 个弹力乳胶圈，通过弹力作用紧紧套扎在痔上黏膜的基底部，形成机械性的缩窄，使组织缺血坏死，继而脱落，最后创面逐渐修复痊愈。借瘢痕收缩将肛垫上提。由于同时套扎阻断直肠黏膜下供应痔的部分动脉，术后痔血供减少，肥大和充血的肛垫趋于萎缩变小。利用了 PPH 手术断流、悬吊的原理，又避免 PPH 手术金属钉植入人体组织中带来的弊端。是 PPH 技术和套扎技术的完美结合，故又称东方 PPH（E－PPH）

东方 PPH（E－PPH）治疗重度痔临床观察是利用多环痔核负压吸引套扎器对痔疮患者痔上黏膜组织行痔上黏膜环形错位套扎吻合术，从而起到阻断痔疮血供及上提肛垫的作用。PPH 治疗是通过痔上黏膜环形切除后钉合术起到阻断痔疮血供及上提肛垫的作用。

1. 资料与方法

1.1 一般资料

2011 年 9 月至 2012 年 2 月共治疗中重度痔疮患者 65 人，E－PPH 组 40 人，其中男 15 例，女 25 例，年龄 19～72 岁，平均 40.8 岁，按传统分期Ⅱ度 3 例（7.5%），Ⅲ度 25 例（62.5%），Ⅳ度 12 例（30%）。PPH 组 25 例，其中男 13 例，女 12 例，年龄 20～70 岁，平均 38.7 岁，按传统分期Ⅱ度 2 例（8%），Ⅲ度 14 例（56%），Ⅳ度 9 例（36%）。所有患者病史均 >1 年，患者术前均常规检查血常规及凝血三项，血红蛋白 >80g/L，凝血功能正常。两组患者于年龄、性别、痔分度及主要症状、术前准备均无显著差别（$P > 0.05$），具有可比性。

1.2 应用器械

东方 PPH（商品名：型号：TY～CTB～10～36，多环痔核吻合套扎器械包，上海众仁生物医药科技有限公司研制出品）；江苏常州华森医疗器械有限公司生产管型肛肠吻合器。

1.3 手术方法

1.3.1　E－PPH 组：术前准备：术前 30 min 患者予温水清洁灌肠，保持直肠下段及肛管清洁。检查负压吸引器的密封性，最高负压值须 >0.085 mPa。操作方法：患者取侧卧位或截石位，采用骶管阻滞麻醉或硬膜外麻醉，常规术野消毒铺巾，置入透明扩肛器，碘伏消毒，经透明扩肛器确定齿状线位置，连接多环痔核负压吸引套扎器至负压吸引器，再次检查其密封性，将套扎枪头端呈 45 度角于需套扎组织接触，在负压抽吸下将组织吸入枪管内，当负压值到达 0.08～0.10 mPa 范围时（笔者经验到达 0.090 mPa），转动棘轮开关，将套扎胶圈释放套扎目标组织，打开负压释放开关，可见 0.9～1.3 厘米充血紫淤套扎组织。操作要点：于截石位痔上黏膜 4 厘米平面处，膀胱截石位 3、6、9、12 点黏膜套扎 4 点，在于截石位痔上黏膜 2 厘米平面处，膀胱截石位 1.5、4.5、8.5、10.5 点黏膜套扎 4 点，脱垂明显位置痔核根部套扎 1～2 点，术后 1 周、2 周、4 周、12 周门诊复查。所有患者套扎部位须距离齿状线 >1 cm，术毕肛管内置入 1 颗甲硝唑栓。术后注意事项：术毕患者需平卧 6～12 h，当晚进食流质，禁酒、辛辣食物。套扎胶圈于 5～8 d 内可自行脱落，最迟 10 d，无迟发出血现象。

1.3.2　PPH 组：术前准备与 E－PPH 组相同，PPH 组治疗操作方法：术前 30 min 患者予温水清洁灌肠，患者取侧卧位或截石位，采用骶管阻滞麻醉或硬膜外麻醉，常规术野消毒铺巾，置入透明扩肛器，碘伏消毒，经透明扩肛器确定齿状线位置，肛管碘伏消毒后将在痔上 3 厘米处用 2～0 丝线做直肠黏膜下荷包缝合 1 周，完成后插入管型吻合器抵钉座到荷包线以上，收紧荷包后打结，收紧吻合器，吻合器和抵钉座之间的距离靠近后击发管型吻合器，切除与钉合吻合一次完成，退出吻合器后，如吻合口有活动性出血，2～0 丝线“8”字或间断缝合 1 至数针。术后医院内平卧观察 6～12 h，住院 24～48 h，无出血可回家，术后注意事项与 E－PPH 组相同。

1.4 疗效评价

患者随访半年，疗效参照肛肠科诊断疗效标准。治愈：症状消失，痔核消失或全部萎缩；好转：症状改善，痔核缩小或萎缩不全；未愈：症状和体征均无变化。

2. 结果

E－PPH 组手术时间 5～10 min，平均 8 min。PPH 组手术时间 5～15 min，平均 12 min，术后随访半年，结果用 Evise 软件分析，两组疗效比较参见表 1。

表 1　两组疗效比较

E－PPH 组疗效与 PPH 组疗效存在显著性差异（$P=0.025<0.05$）。以出血症状为主的患者（E－PPH 组 55 例、PPH 组 45 例）均完全治愈（100%），两组之间治疗效果无明显差异，但对于脱垂症状为主的患者，E－PPH 组治愈 55 例（91.2%），PPH 组治愈 49 例（44%）（$P<0.05$），两组疗效差异显著。E－PPH 组术毕所有患者均有肛门坠胀、急便感，经平卧 6～12 h 后症状好转，无需特殊处理。1 例患者术后半年复查出现回缩不全（2.6%），1 例患者出现症状复发（1.9%），复发患者均年龄较大，而且有长期便秘病史。所有患者无出现肛门狭窄、大出血、感染等并发症。PPH 组 1 例出现肛门狭窄（0.8%）；6 例术后 1 周内创面出现不同程度渗血（4.8%），其中 4 例经局部用药后好转，2 例需要缝扎止血；8 例术后 1 个月内出现肛门灼痛、急便感等不适症状（6.4%）。术后并发症 PPH 组明显高于 E－PPH 组。

3. 讨论

1998 年意大利学者 Longo 利用 PPH（procedure for prolapse and hemorrhoids）术治疗痔取得很好的疗效，进一步证实了痔形成的肛垫理论。经过多年的临床实践证实 PPH 确实是治疗Ⅲ～Ⅳ度重度脱垂痔的首选术式，但由于其手术中金属钉植入体内，对于有出血、脱垂症状的中重度痔患者治疗使用该术式并不切实可行。本组实验证明，东方 PPH 痔上黏膜环形错位套扎吻合术（E－PPH）对中重度痔患者的疗效优越，是仅次于手术的首选术式。套扎法是传统结扎基础上的发展，结扎是用线，而套扎疗法应用的是弹力橡胶圈。

自 1954 年国外学者 Blaisdell 首次使用胶圈套扎法治疗痔取得良好疗效以来，套扎法经过多年的发展演变，套扎器械从最初的手术钳套扎发展到套扎器套扎（套扎器又分为拉入式和吸入式）。从开始的套扎痔核组织，发展至“倒三角”套扎，再至痔上套扎。本组实验使用的东方 PPH，是肛垫下移，PPH 环切吻合理念与套扎技术的完美结合，简化了操作，通过调节控制负压的大小使套扎组织的大小、深度更加合适，克服了以前传统套扎法套扎难度大、视野空间小、套扎组织小、深度浅的缺点，从而提高了套扎治疗的疗效。套扎方法也从传统的痔核套扎法改进为痔核根部套扎法和痔上黏膜套扎法，通过对痔核根部套扎阻断痔核的血流供应，从而达到使痔核萎缩的目的。对齿状线上 3～4 cm 的黏膜行套扎使痔上黏膜皱缩上提，局部坏死后形成黏膜下层的炎症粘连，起到固定和上提肛垫的作用。实践也证明其疗效显著。即达到了上提固定肛垫及阻断痔核的血流供应的治疗目的，又避免了术后金属钉潴留引起的不适，其两周错位环套方法又可有效防止吻合口狭窄并发症的发生。

东方 PPH 治疗中重度痔疮，与环状切除不同，它是点状处理病灶部位，部分阻断痔疮血供或减少静脉倒流，减少痔的充血肥大或血流瘀滞，使痔块萎缩。其优势是：精确定位、负压吸引，安全、微痛、治疗效果好，治疗过程出血少、痛苦小，不破坏直肠与肛管的正常结构和外观。术后创面小，术后不遗留瘢痕，不留任何后遗症。

该技术治疗过程极其简便，仅需 5 至 10 分钟，治疗时间短、治疗过程简单；无需住院、在门诊即可完成治疗；可随治随走，节约患者的宝贵时间，基本上不影响正常的工作和生活。

东方 PPH 作为治疗中重度痔疮的一种方法，不但具有极佳的疗效，而且操作简单，单人 5～10 min 即可完成，费用低，不用住院，风险小，能保障最佳治疗效果且患者痛苦轻微，几无并发症，可分期重复操作，值得广泛推广，特别适合基层医院推广开展。

56例急性嵌顿性混合痔手术疗效

曲建辉　李淑娟

（北京长青肛肠医院，北京，100195）

【摘要】目的：探索急性嵌顿性混合痔手术疗效。方法：查阅我院2009年1月至2011年5月收治的急性嵌顿性混合痔56例，统计分析。结果：本组56例中发生尿潴留2例、局部水肿12例、大便干燥8例。术后均未见疼痛、大出血、感染、肛门狭窄及肛门失禁等并发症。结论：采用扩肛、内注、外剥、内扎疗法治疗急性嵌顿性混合痔可一次性剥扎切除嵌顿的痔核，清除曲张的痔静脉及血栓，从根本上治愈急性嵌顿性混合痔。

【关键词】嵌顿；混合痔；手术；疗效

急性嵌顿性混合痔是由于各种原因所致肛管、直肠黏膜下移，脱出不能还纳，刺激肛门括约肌痉挛，导致痔静脉、淋巴回流障碍，是肛肠外科常见的急症之一，也是痔常见和严重的并发症之一。脱出于肛门外的内痔，受到括约肌的夹持，静脉回流受阻，而动脉血仍不断输入使痔核体积增大，直至动脉血管被压闭，血栓形成，出现痔核变硬、疼痛，难以送回肛门内，继而发展成绞窄性痔。本组嵌顿性混合痔的诊断标准依据痔临床诊治指南（2006版）及吴在德、吴肇汉主编《外科学》第7版（人民卫生出版社）。为探索急性嵌顿性混合痔手术疗效，统计分析我院2009年1月至2011年5月收治的急性嵌顿性混合痔56例，现介绍如下：

1. 临床资料

1.1 一般资料

本组56例，男32例，女24例，年龄18～65岁，病程3～10天。病人均有肛内肿物外脱，不能回纳，剧烈疼痛，局部不同程度的水肿、糜烂、血栓形成甚至出现局部坏死及感染。

1.2 急症手术术前准备

急查血常规、尿常规、血凝四项、肝功、乙肝五项、丙抗、艾滋、梅毒、血糖、心电图、胸部正侧位片、肝胆脾肾彩超，了解患者的手术耐受力，排除手术禁忌症。

1.3 手术治疗

患者骶管麻醉成功后取侧卧位，碘伏消毒术区，铺无菌洞巾，碘伏消毒肛管及直肠末端。用手指扩肛约3分钟，扩肛至可通过4指。根据嵌顿痔的位置及大小，选择痔组织中央梭行切口，切口长度视外痔大小而定，超出外痔约0.5～1.0cm，切开皮肤及皮下组织，钝性剥离痔内曲张静脉及血栓组织至齿线处。大弯钳钳夹内痔核基底部，用10号线双重结扎，结扎远端注射消痔灵，保留残端约0.5cm，剩余部分给予切除。在肛门镜下予1：1消痔灵注射液分别从痔上方黏膜下层3、7、11时位直肠上动脉区、内痔黏膜下层、内痔黏膜固有层、齿线上方内痔底部黏膜下层，四步法注射，注射量据痔核的大小，每个内痔注入3～4ml，总量约为10～15ml，使肛垫固定。注射后示指反复按摩注射部位，以将药液充分扩散。同样方法剥切剩余混合痔及外痔组织，每结扎点及切口间保留0.5～1.0cm皮桥，防止术后发生肛门狭窄。若结扎点过多，两指通过困难时，在后位肛缘梭行切口离断部分内括约肌，以松解肛门。修剪创缘，双极电凝止血，查无出血点，长效止痛剂点状封闭切口创面，肛内置硫酸吗啡栓一枚（20mg）。检查无肛管、直肠狭窄及出血后，插入排气管，生肌油纱条填塞创面，外盖敷料加压包扎，术毕。

1.4 术后常规处理

术后抗生素预防感染治疗3～5日，手术当日给予半流食，嘱患者卧床休息，24小时控制大便，初次下床小便时防止虚脱。术后第二天改普食，早晚日2次换药，消炎栓一枚日二次纳肛，以清热解毒、凉血止血。地奥司明片1.5g日二次口服，以止血消肿。麻仁软胶囊1.2g日二次口服，以润肠通便。中药（黄芩20g黄柏15g苦参20g五倍子20g大黄20g儿茶10g秦艽10g川椒20g防风10g）熏洗日二次，以清热解毒、活血化瘀，收敛止痛。

1.5　结果

56例患者中发生尿潴留6例（10.71%）、局部水肿12例（21.42%）。术后均未发生切口疼痛、大出血、感染、肛门狭窄及肛门失禁。住院时间6d～17d，平均11d。

2. 讨论

2.1 治疗原则

急性嵌顿性混合痔的主要病理过程是肛门括约肌痉挛导致脱出的痔核静脉血液循环及淋巴回流障碍，如不及时解除嵌顿会发生缺血坏死。在肛肠外科疾病中属于急症，其治疗应争分夺秒，立即解除嵌顿是治疗的关键。其治疗原则是早期诊断，早期手术，解除嵌顿，痔核复位，消除水肿[3]，同时根据病人对手术的耐受力及全身状态行混合痔根治术。

2.1 术前准备

急性嵌顿性混合痔属于肛肠外科急症手术之一，疾病来势较快，患者主观感觉变化严重，病情十分急迫，需在短时间内进行必要的准备，并迅速实施手术，以抢救患者生命，解除痛苦，减少并发症。由于病情急骤，急症手术患者所表现的心理问题较显著。在急症手术前除根据病情做好必要的常规处理外，更需要重视患者的心理需求，做好心理治疗，使患者以积极的心态接受手术、配合治疗。首先在不延误病情发展的前提下，进行必要的调查研究，尽量作出正确的估计，拟订出较为切合实际的手术方案。其次要立即建立通畅的静脉通道，补充适量的液体，伴有感染全身中毒症状的病人，术前即应开始抗生素治疗，同时要注意纠正水、电解质、酸碱平衡紊乱。

2.2 术中处理

术中严格遵守无菌操作原则，术前及注射前必须用碘伏严密消毒肠腔及痔核表面，预防术后感染。急性嵌顿性混合痔手术治疗的关键是解除括约肌痉挛，改善血液及淋巴液循环，消除水肿。本组56例在麻醉后，括约肌松弛后可见水肿及黏膜下淤血明显减轻。切除痔核时每两痔之间应保留不小于0.5cm宽的皮桥，保持术后肛管良好的伸缩性，预防术后肛门狭窄。残端部分用10号线双重结扎，防止结扎线脱落不全导致出血。1∶1消痔灵注射液注药顺序应由小到大，先注出血内痔，避免遗漏，注药部位不要在同一平面，以免形成环状瘢痕狭窄，进针后边退针边注药，使药液分布均匀，避免形成局部硬结或坏死，进针深浅适度，以注药后黏膜由红色转为淡白，出现清晰的黏膜血管纹理征象为度。注射后示指反复按摩注射部位，以将药液充分扩散。长效麻醉剂（亚甲蓝注射液、盐酸利多卡因注射液、甲磺酸罗哌卡因注射液混合液，比例为1∶1∶5）中，亚甲蓝有较强的亲神经性，0.2%溶液皮内、皮下注射作用于神经末稍，直接阻断了神经纤维的电传导，可逆性损害末稍神经髓质产生止痛效果，新生的髓质大约30天修复完毕，故起到长效无痛作用，其麻醉效果能维持20余天，可防止术后痉挛性疼痛及尿储留。

2.3 并发症的处理

术后常见并发症有疼痛、急性尿潴留、局部水肿、大便干燥、创面感染、术后出血以及肛门狭窄等。为预防术后疼痛，长效麻醉剂应点状注射，注射于创面下及结扎线基底部，注射后按揉注射部位，使药液均匀浸润到创口周围，以创面均呈蓝色为宜，注射不宜过深，防止深部组织坏死。本组56例术后疼痛轻，病人能够忍受，术后未用止痛剂，平稳度过术后疼痛期。肛门部手术后急性尿潴留发生率较高，本组56例中发生6例（10.71%），主要原因有手术后疼痛、术中麻醉剂所致，术后一般经局部热敷及水流声诱导后小便可自行排出，不能排出者必要时导尿。肛门术后局部水肿主要原因是术中动作粗暴、创伤过大、术后局部感染、局部静脉回流障碍等原因造成，术中应操作轻柔，尽量减少手术创面，术后前3~5天预防性应用抗生素，局部中药坐浴及痔疮膏外用，也可以在局麻下进行修剪。

3. 结论

采用扩肛、内注、外剥、内扎疗法治疗急性嵌顿性混合痔，可一次性剥扎切除嵌顿的痔核，清除曲张的痔静脉及血栓，消除混合痔嵌顿引起的剧烈疼痛，预防绞窄性嵌顿痔发生，且从根本上治疗混合痔。

外剥内扎加部分环切皮桥整形缝合术治疗环状混合痔13例

夏柱斌　曾晓梅

（广西桂平市中医医院肛肠科，广西　桂平，537200）

环状混合痔是混合痔中较严重的一种类型，是混合痔发展的最后阶段，国家中医药管理局将其列为肛肠科16种难治病之一，最终需手术治疗。其手术治疗困难主要是因为病变范围广，肛管支架组织松弛断裂，肛门衬垫下移。外剥内扎加部分环切皮桥整形缝合术与吻合器痔环切术（PPH术）作为目前常用的环状混合痔手术方式；前法主要用于以外痔为主的环状混合痔，疗效确切、经济适用；内痔为主的的选择吻合器痔环切术（PPH术）。外剥内扎加部分环切皮桥整形缝合术是目前常用、最实用、最经济、确实有效的环状混合痔手术方式，该术式既可一期彻底治愈痔病，同时又能缩短治愈时间，且最大限度地保护肛门功能。现将我院自2005年1月至2010年5月这几年来环状混合痔行外剥内扎加部分环切皮桥整形缝合术治疗总结如下：

1. 临床资料

全部环状混合痔行外剥内扎加部分环切皮桥整形缝合术病例共13例，其中女5例，男8例；年龄30～86岁（最老的系一名离休干部86岁）；病程3～32年；其中有3例切口有轻度水肿，1周后水肿消失；5例原有直肠黏膜松弛的病人术后一周感觉大便困难有坠胀感，换药时将肛泰栓放置肛内，2周后症状消失。完全愈合时间最长4周，全部病例2月后复查均无大便失禁及黏膜外翻、肛门狭窄、肛门反射障碍或者排便失禁等现象。

2. 手术要点

外剥内扎加部分环切皮桥整形缝合术的要点是按自然分界在肛缘采用小切口剥离切除外痔，既避免切除过多的肛管皮肤，又保持引流通畅，结扎较大隆起内痔核，微隆的内痔黏膜注射消痔灵处理，保留足够的皮肤黏膜桥，尽量保留较多的齿线及atz区上皮组织（肛垫），可防止肛门狭窄等，在外剥内扎的基础上再在两个切口之间，行皮桥整形切开缝合，即于齿线下0.5～1 cm行横形切断皮桥，清除皮桥下曲张之静脉团、结缔组织及切除冗长之皮赘，上下皮桥断端用1号丝线缝合，使游离之肛管皮桥固定于内括约肌下缘，力求皮桥缝合无张力，不留死腔，肛管覆盖皮肤平整；术后切口放置碘伏小纱布条或碘伏小棉球，外敷叠型无菌纱布，贴胶布固定。前五天流质饮食，不解大便；以后每天以1/5000高锰酸钾温浴液坐浴后换药，常规以头孢曲松钠或头孢噻肟钠等加甲硝唑抗炎，对症支持治疗，七天后拆线。

3. 讨论

以往传统的环状混合痔外剥内扎术一般不做太多个切口，众所周知环状混合痔病变范围广泛，切的痔组织少不能完全切除痔核，不能完全消除痔病症，术后容易造成痔核残留、并发血栓痔和肛缘皮赘形成，所遗留皮桥部分术后容易水肿等，症状容易复发，达不到根治；切除过多的痔组织易导致肛管皮肤缺损、直肠黏膜外翻、肛管狭窄等后遗症，所以存在如何保留肛垫和根除症状这矛盾和问题。本术式改良了传统的环状混合痔外剥内扎术，主要用于以外痔为主并且是内痔相对较小的环状混合痔，是对肛缘残留的痔核所采用横形断桥，潜行剥离皮下曲张的静脉团、结缔组织，切除冗长的皮赘，横缝合吻合皮桥，缝合切口皮肤时，使保留的皮肤黏膜桥紧贴创面、固定于内括约肌下缘，解决了皮桥松弛，肛门外观平整，符合肛门整形的要求；术中术后出血少，术后肛门反射及控便功能恢复良好，既能将环状痔核彻底处理，又能保持肛管解剖生理功能，有效解决了传统单纯混合痔外剥内扎术后切口明显水肿、黏膜外翻、肛门狭窄、肛门反射障碍等难题。本术式应注意：（1）术中严格无菌操作，术后以碘伏消毒肛门切口，保持肛门清洁；术后流质饮食，不解大便至少4天以上，以后多吃蔬菜等纤维丰富食物，保持大便通畅。（2）横形缝合切口时应保持自然无张力，不留死腔，缝合后叠型纱布加压包扎，使皮桥与基底粘合；皮桥整形过程中的皮下曲张静脉团、结缔组织、血栓等要剥离干净且术中避免过度牵拉钳夹，以免引起伤口水肿、痔核复发、感染或坏死等。

东方PPH治疗重度脱出痔62例临床观察

郭树革

（河北省保定痔瘘专科医院，河北 保定，071000）

【摘要】为探讨痔上黏膜环形错位套扎吻合术东方PPH（E－PPH）治疗重度痔的疗效。随机将62例重度痔患者按治疗方式不同分为两组：E－PPH组行E－PPH治疗32例，对照组行外剥内扎术治疗30例。结果显示，E－PPH组在手术时间，术中出血量，住院时间，肛门狭窄及术后并发症明显优于对照组（$P<0.01$）。E－PPH组患者术后无肛管疤痕形成、肛门狭窄、出血等并发症。外剥内扎对照组患者术后肛管疤痕形成、肛门狭窄2例、出血3例。结论 E－PPH作为治疗重度痔的一种最新疗法，不但具有极佳的疗效，而且操作简单，费用低，患者痛苦轻微，无并发症，值得广泛推广。

【关键词】脱垂痔；东方E－PPH；外剥内扎术

自2011年7月～2012年1月以来我们采取E－PPH治疗重度痔32例患者，取得了满意的效果，现报告如下：

1. 资料和方法

1.1 临床资料 将重度痔随机分为两组：E－PPH组和对照组，E－PPH组32例，男性18例，女性14例，年龄 18～70 岁，平均 48.5 岁，病程 2～23 年平均是 12.4 年，对照组：30 例其中男 17 例，女 13 例，年龄 21～70 岁，平均 39.5 岁，均采取外剥内扎术治疗，两组在性别．年龄．及病程方面等方面无统计学意义（$P>0.05$）

1.2 手术方法

1.2.1 E－PPH 组：术前准备：术前 30 min 肥皂水灌肠排便，检查负压吸引器的密封性，最高负压值须 > 0.085 mPa。操作方法：患者取侧卧位，采用腰麻或局部麻醉，常规术野消毒铺巾，碘伏消毒，经透明扩肛器确定齿状线位置，连接东方 PPH 至负压吸引器，再次检查其密封性，将套扎枪头端呈 45 度角于需套扎组织接触，在负压抽吸下将组织吸入枪管内，当负压值到达 0.08～0.10 mPa 范围时转动开关，将套扎胶圈释放套扎目标组织，打开负压释放开关，可见 0.9～1.3 厘米充血紫淤套扎组织。操作要点：参考陈氏东方 PPH 手术要点于侧卧位痔上黏膜 4 厘米平面处，膀胱截石位 3、6、9、12 点黏膜套扎 4 点，再于侧卧位痔上黏膜 2 厘米平面处，膀胱截石位 1.5、4.5、8.5、10.5 点黏膜套扎 4 点，术后 4 周、12 周门诊复查。所有患者套扎部位须距离齿状线 > 1 cm，术毕肛管内置入 1 颗甲硝唑栓。术后注意事项：术毕患者需平卧 6～12 h，当晚进食流质，禁酒、辛辣食物。套扎胶圈于 5～8 d 内可自行脱落，最迟 10 d，无迟发出血现象。

1.2.2 对照组：术前准备与 E－PPH 组相同，采用外剥内扎术，操作方法：患者取侧卧位，采用局麻，常规术野消毒铺巾，在 3.7.11. 点，在外痔缘做 V 形切口，用止血钳轻提外痔皮肤，潜行剥离皮下静脉丛及结缔组织至齿线上约 0.5cm，止血钳钳夹内痔痔核基底部，用 7 号丝线行 8 字贯穿缝扎。切除部分痔核组织，尽量保留皮桥，以防狭窄，同法处理其他痔核。术后注意事项与 E－PPH 组相同。

1.2.3 疗效评价：患者随访半年，疗效参照中医肛肠科病证诊断疗效标准。治愈：症状消失，痔核消失或全部萎缩；好转：症状改善，痔核缩小或萎缩不全；未愈：症状和体征均无变化。

2. 结果

E－PPH 组手术时间 5～10 分钟，平均 6 分钟。对照组外剥内扎，手术时间 30～40 分钟，平均 30 分钟，E－PPH 组疗效与对照组疗效存在显著性差异（$P=0.025<0.05$）。E－PPH 组治愈 32 例（91.2%），对照组治愈 30 例（44%）（$P<0.05$），两组疗效差异显著。E－PPH 组术毕患者有肛门坠胀、急便感，经平卧 6～12 h 后症状好转，无需特殊处理。所有患者无出现肛门狭窄、大出血、感染等并发症 。对照组 2 例出现肛门狭窄；3 例术后 1 周内创面出现不同程度渗血，其中 2 例经局部用药后好转，1 例需要缝扎止血；8 例术后 1 个月内出现肛门灼痛、急便感等不适症状。术后并发症对照组外剥内扎术明显高于 E－PPH 组

3. 讨论

痔是的常见病，1937 年 Milligan Morg 提出对痔行外剥内扎术术式，但事实证明这种切除痔的治疗观念并不能彻底解决痔患者的不适症状，而且术后复发率高，出血量大，患者恢复慢。传统的治疗方式的效果欠佳，使人们对痔是静脉曲张导致的结果这一理论产生质疑[2]。1975 年 Thomson 根据大量实例研究对痔的生理基础提出肛垫学说，肛垫指的是"位于直肠末端的组织垫，为平滑肌纤维、结缔组织及血管丛构成的复合体，其功能是协助肛门括约肌完善肛门的闭锁"，肛垫是每个人体的正常组织器官；以此为基础，1994 年 Londer 等依据此学说原理设计发明痔上黏膜环切钉合术，治疗的方式也由过去的消除痔块为目的改变为消除症状为目的，由过去的彻底解剖切除痔改为通过手术将脱垂的肛垫复位。

自 1954 年国外学者 Blaisdell 首次使用胶圈套扎法治疗痔取得良好疗效以来，套扎法经过多年的发展演变，东方 PPH 痔上黏膜环形错位套扎吻合术（E－PPH）对中重度痔患者的疗效优越。套扎器械从最初的手术钳套扎发展到套扎器套扎。本组实验使用的东方 PPH 简化了操作，通过调节控制负压的大小使套扎组织的大小、深度更加合适，克服了以前传统套扎法套扎难度大、视野空间小、套扎组织小、深度浅的缺点，从而提高了套扎治疗的疗效。通过对痔核根部套扎阻断痔核的血流共应，从而达到使痔核萎缩的目的。对齿状线上 3～4 cm 的黏膜行套扎使痔上黏膜皱缩上提，局部坏死后形成黏膜下层的炎症粘连，起到固定和上提肛垫的作用。E－PPH 的治疗兼顾了痔形成的静脉曲张原理及肛垫下移学说两种理论基础，实践也证明其疗效显著。对于 3 度以上以脱垂症状为主的患者行一次套扎即可，并没有破坏肛垫结构，术后随访 98.0% 患者疗效满意。

东方 PPH（E－PPH）治疗重度痔与环状切除不同，它是点状处理病灶部位，部分阻断痔疮血供或减少静脉倒流，减少痔的充血肥大或血流瘀滞，使痔快萎缩。治疗过程出血少、痛苦小、术后创面小，不留任何后遗症。不但具有极佳的疗效，而且操作简单，单人 5～10 min 即可完成，费用低，患者痛苦轻微，不破坏直肠与肛管的正常结构和外观。值得广泛推广，特别适合基层医院推广开展。

外剥内扎横切纵缝结合复方亚甲蓝注射液治疗环状混合痔108例临床观察

刘　锋

（湖南省澧县中医医院，湖南　澧县，415500）

【摘要】对于108例环状及半环状混合痔采用外剥内扎横切纵缝术式，结合术后肛周亚甲蓝长效麻醉，与传统的外剥内扎术相比较，该方法具有疼痛轻，预后好，术后肛缘平整，无明显水肿及肛门狭窄，皮赘外痔残留等后遗症等优点。重点讨论该手术方法预后好，疗效确切，符合肛门术后外观整形要求。

【关键词】外剥内扎横切纵缝；亚甲蓝长效麻醉，外观整形

笔者2010年~2012年采用外剥内扎横切纵缝术结合肛周亚甲蓝长效麻醉治疗环状混合痔108例，疗效确诊，现报告如下：

1. 临床资料：

观察组108例，男48例，女60例，年龄32~53岁，病程5~30年，结缔组织性外痔48例，静脉曲张性外痔60例。对照组70例，男32例，女38例，结缔组织性外痔占36例，静脉曲张性外痔占34例。两组均诊断为环状或半环状混合痔。

2. 治疗方法

2.1 观察组：骶麻成功后，肛门松弛，常规消毒铺巾，扩肛，首先检查痔核及外痔皮赘分布情况，按痔核突起最明显处，一般按（截石位）3.7.11点母痔区将环状痔分为3~4段。外痔切口选择与结扎内痔相对应内痔部分，弯钳纵形钳夹齿线上方内痔基底部，7号丝线钳底结扎，切除残端，同法处理其它内痔及相对应外痔部分，相邻切口之间皮桥仍可见成 冗长或静脉团突起，予以横行切断皮桥，肛管皮肤从齿线处向外使其平整展开，切除多余皮赘，剥离皮下静脉团，两断端用4~0可吸收线仔细间断缝合并固定于皮下浅筋膜，取复方亚甲蓝长效麻醉配比液在肛周伤口皮下注射，内括约肌浅层均匀少量注射，观察无明显渗血，伤口塔形纱布加压，丁字带固定。术后半流质饮食，24~48小时后可排大便，应用抗生素及止血药，大便后中药坐浴，坐浴时间为5~10分钟，伤口专科换药。

2.2 对照组

骶麻成功后，常规消毒铺巾，扩肛，按自然状态下痔核分布情况，选择切口位置，外痔切口选择内痔结扎相对应处，钳夹外痔皮肤，作v形或梭形切口切至齿线，同时钝性或锐形剥离皮下静脉团及切口旁皮桥下静脉团直至齿线，提起内痔部分弯钳纵形钳夹内痔基底部，7号丝线钳底结扎，如痔核较大，可行“8”字缝扎，同法处理其它内痔及相对应外痔部分，切口延长引流，充分剥离伤口之间皮桥下静脉团。术后伤口塔形纱布加压，丁字带固定。术后24~48小时后排大便，便后中药坐浴，专科换药，应用抗生素。

3. 结果

两组病例治疗结果见表

组别	例数	术后疼痛		尿潴留		切口水肿		创面愈合		外痔残留
	(n)	n	%	n	%	n	%	d	n	%
观察组	108	5	4	3	2.0	9	8.0	16	8	7.0
对照组	70	10	14.0	5	7.0	15	21.0	20	17	24

4. 讨论

4.1 术后疼痛

2组手术均剥离外痔静脉丛切除皮赘，切除彻底，伤口较多，损伤局部组织越大，术后疼痛越重，观察组采用亚甲蓝长效配比液注射于局部，复方亚甲蓝组成：1%甲磺酸罗哌卡因注射液10ml、亚甲蓝注射液20mg/2ml、0.9%生理盐水8ml、混合共计20ml加盐酸肾上腺素注射液0.02mg，血压过高病人不加。此法可明显降低伤口疼

痛，减轻病人痛苦。

4.2 尿潴留

肛门伤口疼痛坠胀通过神经反射引起尿道括约肌痉挛是导致术后尿潴留的主要原因，亚甲蓝长效麻醉能减轻肛门疼痛不适的症状，术后不易出现尿潴留。

4.3 切口水肿

外痔切口选择不当，皮瓣对合欠佳，曲张静脉组织及血栓剥离不彻底。内括约肌痉挛，伤口缝合张力较大等均是术后切口水肿的原因，亚甲蓝长效麻醉后，局部无明显疼痛，肛门括约肌无痉挛收缩，肛周血液、淋巴回流通畅，切口不易水肿，术后塔形纱布加压固定，控制首次排便时间，避免腹泻及便秘，均可预防术后切口水肿。

4.4 创面愈合

观察组手术方式术后创面平整，更利于创面修复及创缘上皮组织生长，对照组伤口边缘欠平整，对合不好，皮桥易水肿，伤口愈合较前者慢。

%1.5 外痔残留

观察组手术时外痔切除及静脉团剥离较完整，并采用横切纵缝的方法达到肛门外形美观的要求，术后运用亚甲蓝不易水肿，无明显疼痛，切口无炎性增生，伤口愈合后则无外痔残留，且排便功能无变化，对照组术后切口易水肿，且伤口愈合时间较长，切口边缘皮肤炎性增生，术后易出现炎性外痔残留，严重者甚至影响排便，患者自觉肛门仍有痔残留，收缩不适感。

因此，对于环状及半环状混合痔的手术方式，采用外剥内扎横切纵缝术，符合痔手术肛门外观整形要求，运用亚甲蓝长效麻醉局部注射有效缩短了患者的术后疼痛过程，降低了疼痛程度，从而减轻了病患群体对于做痔疮手术的恐惧心理，值得推广。

吻合器痔上黏膜环切术治疗重度混合痔48例临床观察

夏柱斌

（广西桂平市中医医院肛肠科，广西　桂林，537200）

【摘要】目的　探讨吻合器痔上黏膜环切术（PPH）治疗重度混合痔及直肠黏膜内脱垂的临床疗效。方法　采用国产吻合器治疗重度混合痔及直肠黏膜内脱垂共48例。结果　全部治愈。术后出血3例，疼痛13例，尿潴留1例，下腹部疼痛2例，肛乳头肥大3例，吻合口狭窄1例，无肛门失禁病例。术后平均住院4d。随访1~2年，有2例复发。结论　PPH治疗重度混合痔及直肠黏膜内脱垂具有操作简便，疗效可靠，痛苦小，并发症少，复发率低，安全性高及恢复快等优点。

【关键词】混合痔；直肠黏膜内脱垂；吻合器痔上黏膜环切术

2009年以来，我院采用吻合器吻合器痔上黏膜环切术（PPH）治疗重度混合痔及直肠黏膜内脱垂48共例，取得满意的效果，现报道如下。

1. 资料与方法

1.1 临床资料 本组48例，男30例，女18例；年龄22~67岁，平均年龄45岁；病史2~23年，平均8.2年。有8例曾做过混合痔手术，2例做过2次手术。全部病例经肛门镜检查及蹲位检查确诊为混合痔，其中30例混合痔突出合并有便后出血，3例合并直肠黏膜脱垂，2例合并内痔嵌顿，2例合并肛门松弛，11例仅有便后肛门肿物突出无出血。术前常规检查：三大常规、血型、凝血功能四项、乙肝两对半、免疫五项、血生化十六项、甲功五项、心电图、胸片、腹B超检查等。排除严重心脑血管疾病、肝癌或肝硬化及肝肾功能障碍、出血性疾病、糖尿病、结核性疾病、全身免疫性疾病、肛门部及全身严重感染等。所有病例均符合2002年全国PPH学术研讨会制定的PPH适应证[1]。

1.2 治疗器械　采用的吻合器是：①上海医疗器械（集团）有限公司手术器械厂生产的金钟牌一次性使用肛肠吻合器及吻合器组件，②是江苏省常州新能源吻合器总厂有限公司生产的一次性使用肛痔吻合器，为32及34mm。

1.3 治疗方法　取左侧卧位，常规消毒会阴部、阴道后行肛管神经阻滞麻醉，常规消毒肛管及直肠腔，铺巾。用四指充分扩肛后，置入肛管扩张器。如肛门偏紧或坐骨高凸置入困难，可用3把无损伤钳分别于痔多发位3、7、

11 点钳夹，向外牵引，再置入肛管扩张器，取出扩张器内栓，固定环形扩张器，通过肛镜缝扎器，在齿状线上 3～4cm 黏膜及黏膜下层作环状荷包缝合，旋开吻合器至最大位置，将吻合器的头端伸入荷包线以上，收紧荷包线，适度牵拉荷包缝合线，将黏膜置入吻合器的空腔中。旋紧温和器至安全刻度，打开吻合器保险，一次性击发，并保持吻合器击发状态 30s 以上，轻轻旋松吻合器 90°～180°。取出吻合器。检查吻合口是否光滑，有无出血，如有出血，用 3～0 可吸收缝线局部缝合止血。术后每天以碘伏消毒肛门及吻合口，外用无菌纱布包扎。术后均用抗生素静脉滴注 3～5d，肛门内放置 1 枚肛泰栓，次日正常饮食，术后 2 天排便。

2. 结果

48 例均一次性吻合成功，切除直肠壁组织外观呈环形，因本院暂时条件限制未能行病理切片检查。手术时间为 30 分钟左右。5 例（其中 4 例是用吻合器②）吻合口有搏动性出血，经“8”字形缝扎止血成功。并发尿潴留 1 例，导尿 2d 后拔除尿管后能自行小便；13 例肛门局部疼痛应用布洛芬缓释胶囊或尼美舒利缓释胶囊止痛药 2～3d 后疼痛消失；下腹部疼痛 2 例，经高锰酸钾温水溶液坐浴 3～5d 后消失；2 例（是用吻合器②的双荷包缝合）在术后 3～5d 出现较多量出血，送手术室行电凝及“8”字形缝扎止血成功。1 例因排便习惯不良，经常便秘，有高血压病史于半年后复发，但较原来小，为 3～5 点有混合痔突出，无出血；1 例经常吃辛辣燥热等刺激及食物，半年后复发，10～11 点混合痔伴有肛乳头肥大突出，另外有 2 例只有肛乳头肥大，该类肛乳头肥大的病人的吻合口均偏低，接近齿线，予以弯止血钳钳夹后予以切除，未见明显出血，然后每天以高锰酸钾温溶液坐浴后用肛泰栓塞肛，每天两次，一个月后复查未见复发，其它未见异常；其余患者术前痔核脱垂突出、便血等症状均消失，对复发病例行放射状小切口进行外剥内扎术，随访已经 2 年，未见复发。在随访中病例发现 1 例女病人在 3 个月后诉大便困难，变小，下腹部胀感。经复查发现吻合口狭窄，再次入院，送手术室行吻合口在 3 点、6 点、9 点切开松解术，术中 3 点切口大出血，约 600ml，最后置入透明肛镜（环形扩张器）固定，通过肛镜缝扎器进行“8”字形缝扎及痔上动脉结扎后止血成功，术后经用止血药 2 天后排便正常，无出血，停止血药；用抗生素静脉滴注 5d，以及给予对症支持治疗，每日以碘伏消毒肛门后置入 1 枚肛泰栓，正常饮食，术后一周均正常排便，痊愈出院。

3. 讨论

吻合器直肠黏膜环切除钉合术（PPH）是基于对肛垫学说的全新认识而提出来的。肛垫概念的提出源于对痔发病机制的研究。肛管齿线上方存在黏膜下增厚区，组织学上由血管（主要是扩张的静脉），平滑肌（Treitz 肌），弹力纤维和结缔组织构成，称之为肛垫。肛垫酷似海绵体组织，有很大的可塑性，可以通过其中血流量的多少动态地调整其弹性，有助于肛门自制。目前认为痔的发生是由于肛垫下移，血管结构改变及病理性增大所至。基于该理论，PPH 将齿线以上 2～3cm 的直肠黏膜环形切除并钉合，使肛垫恢复正常的解剖位置并固定。喻德洪认为 PPH 的原理是：①保留肛垫及齿状线的完整，使术后疼痛明显减轻。②痔脱垂症状减轻甚至消失。③阻断支配痔组织的血供，控制出血症状。④部分残留的外痔术后可萎缩。根据这一原理，我们采用吻合器痔上黏膜环切术，治疗Ⅲ、Ⅳ期环形混合痔及直肠黏膜内脱垂，环形切除直肠下端黏膜及黏膜下层，同时吻合近远端黏膜，使吻合后的直肠黏膜平整，上提肛垫组织使其复位，恢复肛管正常解剖结构，消除痔核脱垂症状，并阻断痔的血供，使痔组织萎缩，达到治疗混合痔和直肠黏膜内脱垂的目的，有效地保护了肛垫组织和肛门功能，能很好地减少了术后并发症的发生。

应用 PPH 应注意以下几个问题：①术前须对患者进行认真的检查，排除凝血功能障碍。②荷包应在齿线上方 4cm 左右，位置过低易破坏齿状线，引起疼痛，且吻合部位涉及肛垫易出血，刺激肛窦容易引起炎症导致肛乳头肥大。③操作时缝荷包位置不宜过浅，仅在黏膜下，吻合时将体积较大的痔核一部分拉入吻合器套管中，可引起吻合口搏动出血，应尽量达黏膜下层，对治疗严重的较大的混合痔及直肠黏膜内脱垂患者，予以双荷包缝合。④女性患者在吻合器击发前必须做阴道指诊，避免损伤阴道后壁，造成直肠阴道瘘。⑤术中切割吻合器时挤压牵拉及肛门悬吊不宜过紧，内脏神经张力过高在切除过程中肠壁肌肉受牵拉，个别与切除组织较多或荷包缝合较紧直接切除大部分肠壁肌肉而引起下腹部痉挛性疼痛。有 2 例在牵拉荷包线切除过程中出现心跳骤然减慢，这可能是因为牵拉过度使植物性神经中的交感神经受抑制所致。⑥吻合击发后保持击发状态 30s 左右，使吻合钉成型充分，利于止血。⑦退出吻合器时应动作轻柔，避免擦伤吻合口。观察有无出血，遇有搏动性出血应用无损伤线缝合止血，对少量的渗血，如患者的血压正常，可将沾有盐酸肾上腺素凡士林纱条置入肛内。可以降低直肠内压，减少吻合口出血，同时也有利于观察有无出血。⑧吻合口过高、荷包缝合太深伤及肠壁肌层，且荷包缝合时不在一个平面上，处理吻合口出血时缝扎“8”字时针距过大缝扎组织过多均有可能导致吻合口狭窄。⑨术后在患者进食后，可用软化大便药物和直肠黏膜保护剂，以减少大便对于吻合口的摩擦而致出血。有 2 例在术后 7～9d 出现较大量继发性出血可能就是由于干便擦伤吻合口。遇有继发性出血应即刻予以止血药物，嘱患者卧床，密切观察出血情况及生命体征，如仍有出血，则应在麻醉下行探查止血术。⑩建议 PPH 术后尽量避免过早排便提肛运动，并预防便秘，以免吻合口裂开，2 周内避免激烈运动，使肛管内压力增高而导致继发性出血。过早排便、切除组织过深、缝合包埋的黏膜组织过多，以致局部黏膜缺血坏死均易导致继发感染。术后应常规使用抗生素及黏膜保护剂。处理重度混合痔及直肠黏膜内脱垂，传统的治疗方法手术时间长，术后易水肿，疼痛较剧烈，易出现肛门狭窄、失禁，疗效较差。与之相比，PPH 的疗效好，出血少，疼痛轻，不影响肛门功能，并发症少，优势明显。

扩肛、缝扎、注射治疗Ⅱ、Ⅲ期内痔及混合痔 837 例

孟凡良

（四川省成都金牛交大路诊所，四川 成都，610031）

Ⅱ、Ⅲ期内痔及混合痔是临床肛肠科最常治疗的痔病，在以前我们往往采用单一方式治疗，多以硬化萎缩注射治疗Ⅱ、Ⅲ期内痔，分段剥离及结扎治疗混合痔。但远期〔3 年〕疗效不够满意，仍有部份复发。从 1989 年以来，我们根据肛门衬垫病理性肥大、移位，直肠黏膜内脱垂是引起痔病及排便困难的主要原因，采用扩肛、缝扎、注射治疗Ⅱ、Ⅲ期内痔及混合痔，具有简单、安全、创伤小、疗程短、痛苦小、无后遗症、远期疗效佳，设计符合解剖生理学要求等优点，适用于基层医疗单位。现报道如下。

1. 临床资料

1.1 一般资料

本组共 837 例，男 553 例，女 284 例。年龄 17～90 岁，其中 17～30 岁 106 例，31～50 岁 641 例，51～70 岁 77 例，71～90 岁 13 例。2 期内痔 259 例，3 期 185 例，内痔合并混合痔 393 例。病程最短 1 年，最长 37 年。大便时均有痔脱出、黏膜水肿、出血、溃烂等，混合痔有肛门外翻，皮赘形成并伴大便困难及排便时间长〔10 分钟以上〕占 80%。其中随机抽查 127 例经 X 线排粪造影诊断，均有不同程度直肠黏膜内脱垂，全部病例经直肠镜检诊断，除齿线以上左右两侧痔体隆起及部份渗血外，在距肛缘 7～10cm 直肠前壁黏膜均有内脱垂，严重者可全层内套叠。本组病例均有大便时内痔脱出排空困难，排便有不完全感，越用力越难排出，感觉肛门有阻塞感，经常用泻药通便，个别病例甚至用手掏便。

1.2 诊治标准

按 2000 年 4 月中华医学会外科学分会肛肠外科学组《痔诊治暂行标准》。

1.3 手术方式

本组病例均采用局麻或腰俞麻醉，硬化剂为复方硫酸铝注射液。术前常规查血常规及出凝血时，并清洁灌肠。有腹泻，心脏病，孕妇禁止手术。器械：大号直肠镜，喇叭镜，4 号头皮针，冷光源乙状结肠镜，16cm 弯血管钳，组织钳，中药线（10 号生丝线黄济川方制成）。

患者左侧卧位，常规消毒肛门，首先扩肛四指（可感到内括约肌撕断感），用喇叭镜扩开肛门常规消毒直肠，用组织钳在齿线上方 7～10cm 直肠前壁钳夹松弛的直肠黏膜，轻轻的提拉至肛门，再用弯血管钳夹持于松弛的直肠黏膜底部，稍向外拉，注意不能夹到直肠肌层。然后用药线在血管钳底部 8 字贯穿缝合一针，结扎后再边松血管钳边结扎 2 次。如果为直肠黏膜全层脱垂，可在直肠壁左右距前位结扎点上下方 1～2cm 处按上法各结扎一点，最多不超过三个结扎点，并且不能在一个水平面。如患者合并直肠前突，可在直肠前壁结扎点上下方各结扎一点，有直肠息肉及Ⅱ、Ⅲ期内痔者可同时结扎。合并混合痔者，结扎内痔后，外痔大部份可回缩肛内，只对严重的静脉曲张性外痔潜行剥离皮下组织，剪除多余皮肤，不出血者对好皮肤即可，不能止血者缝合止血，两天就折线。这时患者体位改为膝胸位，用大号直肠镜进入直肠 15cm，常规消毒肠腔三遍，按脱垂黏膜方向，先在黏膜上方用 4 号头皮针刺入直肠黏膜下层，注入复方硫酸铝注射液，再在脱垂黏膜下方进针注药，使黏膜膨起皱折消失，清晰可见黏膜毛细血管即为药量合适，一般每次每点注药 1～2ml。注意进针只能至黏膜下层，有如刺破纸感，不能过深过浅否则穿入肌层或穿破肠腔，有引起直肠狭窄及腹腔感染的危险。每次注药后可用直肠镜轻轻按摩直肠壁，使黏膜与肌层粘连，然后依次注射至齿线，并在结扎点基底部注药，以免脱落时出血。这时用直肠镜检查，直肠腔清晰可见，脱垂的黏膜复位，即为手术完成。术后用烟卷纱条放于直肠内压迫肠腔，当日控制不大便，脱垂重者，可控制排便 3 天，给予适当补液。术后有 3～5 小时肛门坠胀可给一次量镇静止痛药。术后用消炎止痛，活血化瘀的中药在每次大便后保留灌肠，一般用药 7～10 天。术后被结扎的内痔及脱垂黏膜将在 4～10 天自行脱落。

可卧床休息3天，并戒刺激性食物40天。术后均告之预防痔方法，每日定时排便一次，不超过3分钟，便后冷水清洗及按摩肛门。

1.3 疗效

疗效标准：

治愈：术前排便时痔脱出，排便不完全感，肛门阻塞感症状消失。

好转：术前症状基本消失，内痔无脱出或排便时肛门还有一过性不完全感。

减轻：术前部份症状消失，内痔部份脱出可自行还纳和排便不尽及肛门不适感。

无效：术前症状无明显变化。

1.4 结果：治愈803例、占96%，好转34例，占4%。愈合时间最短为7天，最长13天。

本组病例有225例术后经1个月、半年、1年、5年、10年随访，无1例复发。

2. 讨论

目前认为痔与下列5种疾病有关：腹泻、脊髓损伤、便秘、不同类型肛管直肠疾病及痔病的后遗症。治疗痔以减低括约肌压力，用肛管扩张、内括约肌切断术、痔切除等。在我们治疗的837例中伴便秘，排便时间延长，排空困难726例，占87%。而肛垫移位及直肠黏膜内脱垂是临床引起便秘及排便困难最主要病因。这主要是过多或松弛的直肠黏膜在直肠壶腹形成半环状或环状皱折，可分为直肠前壁黏膜内脱垂和直肠全周黏膜内脱垂两类。指诊可触及直肠壶腹黏膜折叠，堆积，柔软光滑，上下移动，内脱垂部份与肠壁有环形沟。X线排粪造影显示，直肠中下段后壁出现逐渐加深的皱折，显示出部分套叠及漏斗征，力排不能将钡剂完全排出。直肠镜检时，可见距肛缘7~10cm处有大便滞留，黏膜似瓶塞样突入直肠镜前端。排粪造影与肛门镜检是本病重要诊断依据。另外加上肛垫松弛、肥大、脱垂时常并发混合痔、直肠前突、孤立型溃疡综合征、会阴下降综合征等症。

本病的病因与病理目前不清楚，一般认为，直肠黏膜内脱垂起始于骨盆与腹膜反折水平的直肠壁，在直肠瓣的下瓣起始部。随着年龄增长，组织生物化学代谢减慢，不良大便习惯，妊娠等因素。使直肠黏膜及肛垫血液回流受阻，直肠黏膜及肛垫松弛而延长。支持直肠黏膜的结缔组织与支持肛垫的Treitz肌变性、老化、崩解断裂，使直肠黏膜与肛垫造成不同程度的内脱垂，影响大便下移。由于下垂堆积的黏膜阻塞于肛管上方，致使大便排出困难，越用力越排不出，引起患者排便过度用力，于是形成恶性循环。因此当患者主诉排便困难，有排便不完全感，肛门阻塞时应考虑本病的存在。

在肛肠病的门诊检查中，我们发现Ⅱ期以上内痔患者均有不同程度的直肠黏膜与肛垫内脱垂。结扎脱垂直肠黏膜和部份移位肛垫，再通过硬化剂注射，将脱垂直肠黏膜与肛垫固定在直肠壁肌层，从而达到止血及防止脱垂的目的。治疗后排便时间明显缩短，均在1~3分钟。

目前肛肠外科治疗本病的方法很多，胶圈套扎术、黏膜切除缝合术、黏膜下层注射术等，各有千秋，但都不尽人意，个别会引起术后出血。本疗法由于采用指法扩肛是成功的重要一步，关键在于扩肛时将缩窄充分扩开，其指标在扩肛时触及缩窄环的撕裂感，狭窄感消失，可容3~4指。因为正常排便，结肠有蠕动波使粪块向下运行，同时肛管括约肌亦自动松弛，在不太增加直肠内压力条件下，粪块易排出。若括约肌不能完全松弛而致肛管狭窄，粪块只能在用力下挤出，压力过高使肛垫充血，从而产生痔。而痔块又进一步阻塞肛管，形成“充血一梗阻一充血”向恶性循环。而肛管扩张将狭窄处扩开，可以打断这个恶性循环，使肛管组织恢复正常，从而治愈痔。近年认为痔急性水肿是由于血流受阻，不是由于炎症，即使痔有溃烂形成，但这种炎症多在表面，不在深层组织，这不影响手术，同时肛门组织对细菌有较强的抵抗力，因此怕感染而不在急性期手术是没有根据的。并且扩肛对晚期嵌顿痔减轻疼痛、水肿有一定疗效。使用药线〔能消炎杀菌，使结扎黏膜干性坏死脱落，故无大出血危险。〕结扎多余脱垂黏膜，使其自然脱落。再通过高位直肠黏膜下层注射，使松弛的黏膜及肛垫与周围组织纤维化，直肠通道畅通，大便下移顺利，肛管无阻塞感，在术后一个月复查，可见直肠内结扎处黏膜脱落，脱垂的黏膜平复固定，肠壁皱折呈纵形，似肛柱样排列，直肠内无大便滞溜，指诊可触及直肠壁具有厚实韧性感。我们采用2%复方硫酸铝注射液作硬化剂，局部注射后铝离子除少量经肾脏排泄外，大部以氯化铝、氢氧化铝形式沉积在局部，造成局部大量结缔纤维增生，使脱垂的黏膜牢牢粘连在肌层上。由于浓度仅为其他硫酸铝钾硬化剂的1/2~1/4但效果比硫酸铝钾佳，副作用少，注射后无坏死，无大出血现象，尤其远期疗效好。这种结扎加高位注射治疗直肠黏膜内脱垂的方法，不仅适用内脱垂造成的便秘，也适用二期以上的内痔患者。尤其是珍对痔复发的原因进行治疗，提高了痔的远期治愈率。本疗法具有简单、安全、创伤小、容易学、疗效佳，设计符合解剖生理学要求等优点，更适用于基层医疗单位。

药线方：（四川痔瘘专家黄济川方）细丝线50g（相当10号手朮线）、大黄15g、黄连9g、黄柏15g、白芷

15g、大戟 15g、芫花 15g、甘遂 12g、地榆 15g、防风 15g、血竭 6g、乳香没药各 15g、银花 15g、连翘 15g、巴豆 15g 白砒 6g、土茯苓 15g、密陀僧 30g、寸香 1.5g、熊胆 1.5g 夏天大太阳天除寸香、熊胆外其它中药与丝线水煮三次（煮一次晒干再煮又晒干连三次）后下寸香、熊胆再煮一次晒干，须当天完成。每次煮半小时。

吻合器痔上黏膜环切术治疗重度痔疮 78 例临床观察

宣引根[1]　张晓[2]　杨春桥[2]　姜鹏飞[2]

（1. 浙江省嘉善县第一人民医院肛肠科，浙江　嘉善，314100；
2. 苏州大学附属第二医院，江苏　苏州，215004）

【关键词】重度痔疮　吻合器痔上黏膜环切术

重度痔疮是一种常见病，多发病，因病变部位特殊，不仅影响患者的工作和生活，同时也给患者的精神和心理带来很多烦恼。传统的治疗方法有注射疗法、枯痔疗法、冷冻疗法、胶圈套扎疗法和手术疗法等。其中手术疗法由于疗效好，复发率低常是许多重度痔疮或其它方法治疗后再复发痔的最终治疗方法。但是手术后疼痛给患者带来的痛苦往往使其望而生畏。尽管现代镇痛技术的应用，大大缓解了痔手术的疼痛，但是由于手术者技术和经验不同在手术疗效和出血，狭窄、复发等并发症的发生上有较大差异，这也无形的增加了患者对手术的担心。我科自 2008 年 9 月至 2009 年 8 月，采用吻合器痔上黏膜环切术（即 PPH 术）治疗重度痔疮 78 例，不仅减少了术后疼痛，缩短手术时间和住院时间；也由于采用吻合器代替手工痔切除和缝合。因而保证了手术的疗效，手术并发症少，深受广大患者的欢迎。取得了比较满意的效果，现报告如下。

1. 资料和方法

1.1 一般资料

本组 78 例，均为Ⅲ~Ⅳ期患者，男 46 例，女 32 例。年龄 26~82 岁，平均年龄 41.28±10.61 岁。病程 5~42 年，平均 12.5±9.6 年。Ⅲ度痔疮 35 例，占 44.82%，Ⅳ度痔疮 43 例，占 55.12%。其中 15 例曾行激光治疗，11 例曾行注射治疗，6 例曾行痔结扎术，18 例有痔疮切除手术史，其中 8 例有 2 次手术切除史。本组患者均伴有大便时出血，其中 17 例有贫血，所有病例均伴有肛门外痔块脱出，其中 3 例伴有直肠黏膜脱垂，脱出长度约 2~3cm，平均 2.5cm。

1.2 仪器

采用美国强生公司生产的 PPH01 痔疮吻合器，它包括 33cm 痔疮吻合器（HCS33），肛管扩张器（CAD33），肛镜缝扎器（PSA33）和带线器（ST100）。都是为 PPH 术而特制的。

1.3 方法

术前夜间冲服 250ml 甘露醇两瓶清肠，手术当天清晨根据大便情况行清洁灌肠 1~2 次。采用腰麻，取膀胱截石位．常规消毒铺巾。扩肛至 4 指保持 3~5min，用 2~4 把无创伤钳在 1、5、7、11 点夹住肛缘组织，放入透明肛管扩张器（CAD33），并在 1、5、7、11 点各固定 1 针，取出内芯，置入肛镜缝扎器（PSA33），肛镜缝扎器能遮盖直肠壁上 270°范围内的脱垂痔块，可见到 90°范围内的脱垂黏膜和痔块，缝针较为容易。在齿线上 2~3cm 通过旋转肛镜缝扎器用 2/0 普理灵线作顺时针方向直肠黏膜下内荷包缝合一圈，9 点进针，3 点用 7 号 丝线带线，退出肛镜缝扎器，将圆形吻合器（HCS33）旋开至最大位置限度，将圆形吻合器头端伸入到环形荷包处上端，收紧荷包线并打结固定，用带线器（ST100）通过 HCS33 两侧孔道勾出荷包线，将荷包线向外牵拉并顺时针旋紧吻合器，打开保险开关，击发吻合器并保持 HCS33 关闭状态 30s 以上，逆时针旋转 HCS33 1 周，将吻合器旋松并取出。检查吻合口有否出血，若有渗血可用电凝止血，活动性出血点可用 3/0 可吸收线缝扎止血。检查切除下来的肠壁组织完整性及宽度，对于提拉不满意的外痔组织，予电刀切除，标本送病检。对伴血栓性外痔者可同时行先血栓剥离术，切口开放，压迫止血。术后保留导尿维持 1 天，流质饮食 2~3 天，并予以适当补液抗炎、止血，便后用自制中药痔瘘洗剂外洗。观察 2~5d 病情平稳后出院，门诊定期随访。

2. 结果

2.1 手术平均时间 31.5±5.6min（20~55min）。个别患者手术时间相对较长是因为吻合完成后，吻合口出血，止血花费了一定的时间。术后平均住院天数 4.3±1.8 天，78 例患者吻合均一次成功。吻合器切除的肠壁组织为环形，上下平均高度 1.5±0.8m，长度 4.6±1.7 cm，厚度 0.8±0.5 cm，标本为均匀圆柱体，很少有缺损，深度达黏膜下层。51 例术后脱出肛门外的痔块回缩满意。27 例患者因外痔提拉不满意同时行外痔切除。一般吻合口位置距离齿状线越近回缩越完全。本组患者，荷包缝合一般位于齿线上 2.5～3cm 处，故大部分患者痔块回缩较满意。

2.2 关于术后并发症

78 例经 PPH 治疗后有 12 例术后因肛门疼痛需用镇痛剂；7 例患者感觉下腹部不适，未经任何治疗第 2 天好转；8 例老年男性术后次日拔除导尿管后出现排尿困难，经再次导尿后好转；6 例患者术后出血，4 例经保守治疗后治愈，2 例经缝扎止血后治愈。本组病例无大便失禁、肛门狭窄、肛周感染发生。患者满意度为 97.43% 。

3. 讨论

3.1 关于 PPH 术的手术理论支持及适应证

1998 年意大利学者 Longo 提出了吻合器痔上黏膜环切除（Procedure for pcolapse and hemorrhoids，PPH），此后，PPH 作为一项革新技术被广泛应用。PPH 通过切除直肠壶腹与肛管之间的环状直肠黏膜脱垂带，上提了肛垫，同时阻断了黏膜下动静脉吻合的终末枝，减少黏膜下的血流。从而恢复肛管直肠的正常局部解剖结构，改善肛门的自制功能，降低肛管内压力，调节内外括约肌的活动。同时消除粪便通过肛门时的剪力，消除粪块创伤性撞击肛垫所致的出血，最终达到有效控制痔病主要症状脱垂及出血的目的。由于痔的治疗目的在于消除痔的症状而不是消灭痔本身，无症状的痔不需要治疗，痔最理想的治疗方法是尽可能地保留肛垫组织，并使其重新复位和固定于原来的位置，尽可能减少对肛管解剖和组织的损伤。Longo 认为 PPH 术适合于Ⅱ～Ⅳ期的内痔患者。禁忌证为由于纤维致使直肠黏膜不能顺利的被吊拉和切除的内痔患者。而最多的学者把 PPH 的适应证掌握在Ⅲ～Ⅳ期的内痔和直肠黏膜脱垂的患者。对局部伴随炎症，如肛周炎、肛窦炎、肛裂等，应在炎症控制后再行手术。对于以外痔脱出为主的混合痔，合并血栓外痔者应同时处理。

3.2 关于手术操作几个要点与疗效的关系

Longo 及文献其他作者均是采用单一荷包缝合，但是在实践工作中，1 个荷包缝合切除的肠壁不均匀，一侧肠壁较宽，对侧则比其要窄 0.5～1.0cm 且薄厚度不均，对伴有重度脱垂的患者达不到使肛门外痔块完全回缩的目的。国内傅传刚等曾改行 2 个荷包缝包，结果满意效果明显优于单一荷包者。本文 78 例 PPH 术 73 采用 1 个荷包缝合，但采用对侧带线的方法，15 例因痔组织严重脱出而采用 2 个荷包缝合，2 个荷包和单一荷包（对侧带线）两种方法切除组织的范围比较，无明显差异（$P>0.05$）。

关于荷包缝线的高度也是应强调的要点：如荷包缝线过高则对肛垫上提牵拉和悬吊作用减弱，痔块回缩不全。影响术后效果，过低会使肛垫切除过多，术后会出现肛管感觉障碍，大便次数增多，严重者大便失禁。本组病例吻合口均在齿状线上 2.0～2.5cm 左右。在缝合的深度上应控制在黏膜下层与肌层之间过浅易牵拉时撕裂黏膜，缝合过深，易损伤肛门内括约肌引起大便失禁。女性患者牵拉线尽量避免位于直肠前壁，以防止损伤阴道后壁。

3.3 关于 PPH 的疗效及随访

由于 PPH 手术到目前开展的时间较短，本组近期疗效根据术后随访患者满意度 97.43%，本组患者随访 36 例，占手术患者的 72%，平均随访时间 16～24 个月，仅有 2 例病术后有大便带血，1 例患者外痔皮赘没有处理，其余患者基本满意，目前无 1 例二次来诊，对于远期效疗有待进一步观察。姚礼庆和傅传刚等对 PPH 手术并发症作了总结，认为主要的并发症包括尿潴留、出血、下腹痛，肛门部疼痛和感染，在本组病例也有发生。但经治疗后很快好转，关于一些严重并发症，本组病例没有发生。从近期效果来看，针对痔疮症状如出血、脱垂的效果与传统的外切内扎术比较一致，疗效更好一些。但在术后疼痛，对止痛药物的需求及住院时间、手术时间等方面，PPH 均有明显的优势，但是由于费用昂贵不易广泛开展，在现有的国情下很难为广大痔病患者服务，看来降低成本费用也应是要考虑的一个重要因素。

电脑肛肠病治疗仪

李海生

（江西省吉水县李海生肛肠专科医院，江西　吉水，331600）

【摘要】应用电脑肛肠病治疗仪治疗痔 175 例，有效率 100%，与痔常规手术相比，愈合时间平均缩短 7 天，治疗仪的电钳、电刀、电镊采用生物电阻抗自动测量（BEIM）技术，组织干结不炭化，定向性能好，使用方便，切割止血并举，一机多用，术后并发症少，病人无痛苦，创伤小，无复发，无感染。

【关键词】痔；肛肠病治疗仪；总结

我院采用电脑肛肠病治病仪治疗痔 175 例，效果很好，现总结如下：

1. 资料和方法

1. 1265 例均为住院病人，分为治疗组 175，对照 90 例，治疗组中男 112 例，女 63 例，平均年龄（32. 5 ± 14. 4）岁；病程 5 年 ~ 30 年。环状混合痔为 185 例，Ⅲ、Ⅳ内痔为 80 例。两组在性别、年龄差异无统计学意义，资料具有可比性。

1. 2 治疗方法：（1）治疗组：采用电脑肛肠病治疗仪的电钳、电刀进行治疗（排除高血压、严重心脏病及出血性疾病、肝硬化、精神病患者、哺乳期患者）。取侧卧位，常规消毒，骶管麻。肛门完全松驰，无知觉，痔核充分暴露。内痔的治疗方法是用组织钳夹住痔核并提起来，然后用治疗钳夹痔核根部（确定钳夹满意后），踩下脚控开关 3 ~ 5 秒后，仪器自动报警断电，松下脚控开关，取下治疗钳，痔核的基底部出现不炭化的干结组织，说明此部位已达到治疗目的。环状混合痔的治疗，具内痔部分同前，外痔部分用电刀将外痔的皮肤组织电切，在钳夹治疗进行修整，一定要注意保留皮桥，防狭窄。（2）对照组：采用传统的内痔结扎，外痔切除术。术后采用抗感染等治疗，便后用 1：5000PP 液坐浴。

2. 结果

2. 1 疗效标准　治愈：痔核消失，无不适等症状；好转：痔核缩小，症状减轻；无效：症状与体征无明显改善。

2. 2 疗效　见表 1

表 1　两组不同时期痊愈比较

组别	n	10d	20d	30d
		N（%）	N（%）	N（%）
治疗组	175	58（33. 1）	102（58. 3）	15（8 ~ 6）
对照组	90	2（2. 20）	17（18. 9）	71（78. 9）

从表 1 看出，治疗组多在 20 天左右痊愈，对照组多在 30 天左右痊愈，治疗组平均病愈是比对照组提前 7 天。

2. 3 不良反应　治疗组术后 20 例出现轻度肛门坠胀，无一例水肿，无疼痛无出血。对照组有不同程度的疼痛和出血，大部分有肛门坠胀和肛缘水肿。治疗组术后不良反应及并发症少，无 1 例出血现象，较对照组有明显优势。

3. 讨论

应用电脑肛肠病治疗仪的电钳、电刀、电镊进行治疗，采用生物组织电阻抗测量（BEIM）技术，可合理调解仪器输出阻抗，使痔核组织水份迅速蒸发，组织瞬间干结不炭化，达到最佳治疗效果，且术中、术后出血少、无痛苦，疗效好，具有一机多用的功能，是目前肛肠病最为理想的电脑治疗仪。

电脑肛肠治疗仪，采用先进的电脑显示系统及电钳、电刀、电镊治疗系统，应用计算机及摄像镜头，可以清晰地贮存图像，进行治疗前后的对比，对治疗的全过程可以进行动态回放，并可打印出清晰的彩色图文报告单。

治疗组愈合时间及并发症都明显优于对照组，愈合时间比传统手术平均提前 7 天，且无疼痛，术中、术后出血少，无感染、病痛、坠胀等并发症较对照组少。在使用电钳时痔核基底部钳夹封闭要满意，尤其是内痔钳夹时不宜过深，以免损伤肠壁，造成不良后果。

东方 PPH（E – PPH）治疗中重度痔疮疗效观察

顾培德　指导：陈少明

（上海东方医院浦东分院上海浦东新区浦南医院）

【摘要】目的：研究痔上黏膜环形错位套扎吻合术（E – PPH）治疗中重度痔疮的疗效。方法将 100 例中重度（Ⅲ ~ Ⅳ）痔患者按治疗方式不同分为两组：E – PPH 组行 E – PPH 治疗 55 例，对照组行 PPH 治疗 45 例。其中 E – PPH 组中以出血及 3 处以上脱垂（脱出痔核 >4 个）症状为主的病人只行 1 次东方 PPH 痔上黏膜环形错位套扎吻合术，环形脱垂患者（脱出痔核 >4 个）一次性痔上黏膜环形错位套扎吻合术；PPH 组环形脱垂患者一次性痔上黏膜环切钉合术。结果 E－PPH 组治愈 54 例（98.20%），PPH 组治愈 44 例（97.78%）。术后随访半年，E－PPH 组术后回缩不全 1 例（1.8%），1 例复发（1.8%），PPH 组 2 例回缩不全（4.44%），1 例复发（2.22%）。术后调查 E－PPH 组 50 例对手术效果表示满意（90.91%），PPH 组 40 例表示满意（88.89%）。E－PPH 组患者术后无肛管疤痕形成、肛门狭窄、出血等并发症。PPH 组患者术后肛管疤痕形成、肛门狭窄 2 例、出血 3 例。结论 E－PPH 作为治疗中重度痔的一种方法，不但具有极佳的疗效，而且操作简单，费用低，不用住院及麻醉，患者痛苦轻微，几无并发症，可重复操作，值得广泛推广。

【关键词】出血痔；脱垂痔；东方 PPH，PPH

东方 PPH（E－PPH）治疗重度痔临床观察是利用东方 PPH 对痔上黏膜组织行环形错位套扎吻合术，从而起到阻断痔疮血供及上提肛垫的作用。PPH 治疗是通过痔上黏膜环形切除后钉合术起到阻断痔疮血供及上提肛垫的作用。

1. 资料与方法

1.1 一般资料 2012 年 1 月至 2012 年 5 月共治疗中重度痔疮患者 100 人，E－PPH 组 55 人，其中男 30 例，女 25 例，年龄 21 ~ 70 岁，平均 42.8 岁，按传统分期Ⅱ度 7 例（47.7%），Ⅲ度 25 例（37.2%），Ⅳ度 13 例（15.1%）。PPH 组 45 例，其中男 23 例，女 22 例，年龄 20 ~ 72 岁，平均 41.7 岁，按传统分期Ⅱ度 9 例（47.2%），Ⅲ度 21 例（38.4%），Ⅳ度 15 例（14.4%）。所有患者病史均 >1 年，患者术前均常规检查血常规及凝血三项，血红蛋白 >80g/L，凝血功能正常。两组患者于年龄、性别、痔分度及主要症状、术前准备均无显著差别（$P > 0.05$），具有可比性。

1.2 应用器械

东方 PPH（商品名：型号：TY－CTB－10－36，多环痔核吻合套扎器械包，上海众仁生物医药科技有限公司研制出品和美国库克多环痔疮套扎器）；上海手术厂生产 电动吸引器，上海手术厂生产管型肛肠吻合器。

1.3 手术方法

1.3.1 E－PPH 组

术前准备：患者术前晚 8 点禁食并予开恒康正清 2 包加水 2000 毫升口服，清肠排便，保持直肠下段及肛管清洁。检查负压吸引器的密封性，最高负压值须 >0.085 mPa。操作方法：患者取侧卧位或截石位，采用腰麻或硬膜外或联合麻醉，常规术野消毒铺巾，置入透明扩肛器，碘伏消毒，经透明扩肛器确定齿状线位置，连接东方 PPH 至负压吸引器，再次检查其密封性，将套扎枪头端呈 45 度角于需套扎组织接触，在负压抽吸下将组织吸入枪管内，当负压值到达 0.08 ~ 0.10 mPa 范围时（笔者经验到达 0.090 mPa），转动开关，将套扎胶圈释放套扎目标组织，打开负压释放开关，可见 0.9 ~ 1.3 厘米充血紫淤套扎组织。操作要点：于截石位痔上黏膜 4 厘米平面处，膀胱截石位 3、6、9、12 点黏膜套扎 4 点，在于截石位痔上黏膜 2 厘米平面处，膀胱截石位 1.5、4.5、8.5、10.5 点黏膜套扎 4 点，脱垂明显位置痔核根部套扎 1 ~ 2 点，术后 4 周、12 周门诊复查。所有患者套扎部位须距离齿状线 >1 cm，术毕肛管内置入 1 颗甲硝唑栓。术后注意事项：术毕患者需平卧 6 ~ 12 h，当晚进食流质，禁酒、辛辣食物。套扎胶圈于 5 ~ 8 d 内可自行脱落，最迟 10 d，无迟发出血现象。

1.3.2 PPH 组

术前准备与 E－PPH 组相同，PPH 组治疗先用操作方法：患者取侧卧位或截石位，采用腰麻或硬膜外或联合麻醉，常规术野消毒铺巾，置入透明扩肛器，碘伏消毒，经透明扩肛器确定齿状线位置，肛管碘伏消毒后将在痔上 3 厘米处用 2 ~ 0 丝线做直肠黏膜下荷包，完成后插入管型吻合器抵顶座到荷包线以上，收紧荷包后打结，收紧吻合器和抵顶座之间的距离靠紧后激发管型吻合器器械。术后医院内平卧观察 6 ~ 12 h，住院 24 ~ 48 h，无出血可回家，术后注意事项与 E－PPH 组相同。

1.4 疗效评价

患者随访半年，疗效参照中医肛肠科病证诊断疗效标准。治愈：症状消失，痔核消失或全部萎缩；好转：症状改善，痔核缩小或萎缩不全；未愈：症状和体征均无变化。

2. 结果

E－PPH 组手术时间 5 ~ 10 min，平均 6 min。PPH 组手术时间 5 ~ 15 min，平均 10 min，术后随访半年，结果用 SPSS17 软件分析，两组疗效比较参见表 1。

表 1 两组疗效比较

E－PPH 组疗效与 PPH 组疗效存在显著性差异（$P = 0.025 < 0.05$）。以出血症状为主的患者（E－PPH 组 55

例、PPH 组 45 例）均完全治愈（100%），两组之间治疗效果无明显差异，但对于脱垂症状为主的患者，E－PPH 组治愈 55 例（91.2%），PPH 组治愈 49 例（44%）（$P<0.05$），两组疗效差异显著。E－PPH 组术毕所有患者均有肛门坠胀、急便感，经平卧 6～12 h 后症状好转，无需特殊处理。1 例患者术后半年复查出血回缩不全（2.6%），1 例患者出现症状复发（1.9%），复发患者均年龄较大，而且有长期便秘病史。所有患者无出现肛门狭窄、大出血、感染等并发症。PPH 组 2 例出现肛门狭窄（4.44%）；16 例术中吻合口创面出现不同程度出血需要缝扎止血；需要缝扎止血（35.56%），其中手术 7 天后 3 例大出血需要缝扎止血（6.67%）；术后并发症 PPH 组明显高于 E－PPH 组。

3. 讨论

痔是的常见病，对痔形成的系统认识最早源于 Morgagni（1761）所提出的痔的经典理论，即认为痔是直肠下段静脉曲张导致的结果。由此理论基础引导对痔的治疗倾向于将肿大脱垂的痔核彻底切除。1937 年 Milligan-Morg 提出对痔行外剥内扎术术式，以及后来产生的冷冻、射频、注射等方法均着重于消除肿大的痔核。但事实证明这种切除痔的治疗观念并不能彻底解决痔患者的不适症状，而且术后复发率高，出血量大，患者恢复慢。传统的治疗方式的效果欠佳使人们对痔是静脉曲张导致的结果这一理论产生质疑。1975 年 Thomson 首次提出痔是人人皆有的正常解剖结构这一理论，1994 年 Loder 进一步提出痔发生的肛垫下移学说，从而使痔的治疗观念有了根本的改变，治疗的方式也由过去的消除痔块为目的改变为消除症状为目的，由过去的彻底解剖切除痔改为通过手术将脱垂的肛垫复位。1998 年意大利学者 Longo 利用 PPH（procedure for prolapse and hemorrhoids）术治疗痔取得很好的疗效，进一步证实了痔形成的肛垫理论。经过多年的临床实践证实 PPH 确实是治疗Ⅲ～Ⅳ度重度脱垂痔的首选术式，但由于其手术中金属钉植入体内，对于有出血、脱垂症状的中重度痔患者治疗使用该术式并不切实可行。本组实验证明，东方 PPH 痔上黏膜环形错位套扎吻合术（E－PPH）对中重度痔患者的疗效优越，是紧次于手术的首选术式。套扎法是传统结扎基础上的发展，结扎是用线，而套扎疗法应用的是橡皮胶圈。自 1954 年国外学者 Blaisdell 首次使用胶圈套扎法治疗痔取得良好疗效以来，套扎法经过多年的发展演变，套扎器械从最初的手术钳套套扎发展到套扎器套扎（套扎器又分为拉入式和吸入式）。本组实验使用的东方 PPH 简化了操作，通过调节控制负压的大小使套扎组织的大小、深度更加合适，克服了以前传统套扎法套扎难度大、视野空间小、套扎组织小、深度浅的缺点，从而提高了套扎治疗的疗效。套扎方法也从传统的痔核套扎法改进为痔核根部套扎法和痔上黏膜套扎法，通过对痔核根部套扎阻断痔核的血流供应，从而达到使痔核萎缩的目的。对齿状线上 3～4 cm 的黏膜行套扎使痔上黏膜皱缩上提，局部坏死后形成黏膜下层的炎症粘连，起到固定和上提肛垫的作用。E－PPH 的治疗根据兼顾了痔形成的静脉曲张原理及肛垫下移学说两种理论基础，实践也证明其疗效显著。对于以出血及 3 处以上脱垂症状为主的患者行一次套扎则可，并没有破坏肛垫结构，术后随访 98.0% 患者对疗效满意。

E－PPH 作为治疗中重度痔疮的一种方法，不但具有极佳的疗效，而且操作简单，单人 5～10 min 即可完成，费用低，不用住院及麻醉，患者痛苦轻微，几无并发症，可分期重复操作，值得广泛推广。

东方 PPH 治疗重度痔临床观察（E－PPH）治疗痔疮，与环状切除不同，它是点状处理病灶部位，部分阻断痔疮血供或减少静脉倒流，减少痔的充血肥大或血流瘀带，使痔快萎缩。该技术治疗过程极其简便，仅需 5 至 10 分钟，术后不遗留瘢痕，不破坏直肠与肛管的正常结构和外观。

微痛治疗：E－PPH 痔疮东方 PPH 痔上黏膜环形错位套扎吻合术通过特制的痔疮套扎吻合器，将胶圈套扎于痔的基底部，阻断痔的血液供应，使痔体萎缩、脱落而达到治疗目的。其优势是：精确定位、负压吸引，安全、微痛、治疗效果好。不破坏直肠与肛管的正常结构和外观。患者无需住院、无需开刀，治疗过程出血少、痛苦小、术后创面小，不留任何后遗症。

安全高效：国外大量论文和临床数据表明，E－PPH 痔疮东方 PPH 痔上黏膜环形错位套扎吻合术有效解决痔疮困扰，治疗风险小、并发症少，目前在欧美国家，痔疮治疗 90% 采取 E－PPH 痔疮东方 PPH 痔上黏膜环形错位套扎吻合术。

快速方便：与传统技术相比，E－PPH 痔疮东方 PPH 痔上黏膜环形错位套扎吻合术治疗时间短、治疗过程简单；无需住院、在门诊即可完成治疗；即治即走、治疗微痛，节约您的宝贵时间，基本上不影响正常的工作和生活。

E－PPH 痔疮东方 PPH 痔上黏膜环形错位套扎吻合术是目前国际上非常高效的套扎技术，采用天然橡胶套扎环，以 0.1MPa 的压力不间断吸引病灶处，在极短时间达到吸引部位组织分离、坏死、干结、继而脱落，当痔疮脱落的瞬间压力吸引自动停止，该技术整个过程不用开刀、并具有定向性好、治疗时间短、出血少、安全可靠、无后遗症和并发症等特点。

大量国内外临床论文和数据表明，套扎能有效解决内痔困扰，风险小，并发症低。目前在欧美国家使用的痔疮治疗有90%是使用E－PPH痔疮东方PPH痔上黏膜环形错位套扎吻合术。治疗器械采用高效天然橡胶套扎环，传承E－PPH产品优异品质，保障最佳治疗效果。

多切口外剥内扎硬注加皮桥整形术精细化治疗环状混合痔的临床研究

杜仲代　马志茹　冯　朝　路建中　辛凤英

（内蒙古包头市蒙医中医医院中医肛肠科，内蒙古　包头，014040）

【摘要】目的　探讨采用多切口外剥内扎硬注加皮桥整形术精细化的治疗环状混合痔的临床疗效。方法　我们对2008年1月至2012年3月采用多切口外剥内扎加皮桥整形术治疗环状混合痔与使用传统的外剥内扎术患者的资料进行回顾性比较分析。结果　患者均一次性治愈，随访0.3～2年均无复发，术后肛门平整，无残留皮赘、狭窄及大便失禁。结论　多切口外剥内扎硬注术结合皮桥整形术精细化治疗环状混合痔，并发症的发生率均优于对照组，术后无后遗症，可防止远期复发。

【关键词】环状混合痔；外剥内扎硬注；皮桥整形；疗效

2008年开始，笔者采用多切口外剥内扎硬注加皮桥整形术治疗环状混合痔200例，效果满意，现报告如下：

1. 资料与方法

1.1 临床资料

诊断标准采用1994年国家中医药管理局的《中华人民共和国中医药行业标准中医肛肠科病症诊断疗效标准》，治疗组其中男90例，女110例；年龄18～73岁，病程2～40年，其中环状结缔组织外痔为主115例，环状静脉曲张外痔为主55例，环状嵌顿混合痔为主30例。对照组80例，男45例，女35例，年龄16～70岁，病程1年至40年；环状结缔组织外痔为主45例，环状静脉曲张外痔为主20例，环状嵌顿混合痔为主15例。

1.2 手术方法

肛肠科术前常规准备，清洁灌肠，常规消毒，腰俞穴麻醉，膀胱截石位，常规消毒肛周术野和直肠中下段。指检，再次肛镜检查，适度扩肛，根据内痔的自然分界将混合痔分为4～8瓣，设计手术切口，用中弯止血钳在内痔的根部齿线处钳夹，向外牵拉充分，在痔上黏膜区和（或）痔体黏膜下注射1∶1消痔灵，充分充盈，给予按揉。中弯止血钳钳夹外痔肛缘部近肛管处，向对侧牵拉，根据外痔的大小，皮下肿胀程度，做大小不同的“V形切口，外端指向肛缘，潜行剥离外痔静脉丛血栓，延长“V”形切口内端到齿线附近，用中弯止血钳顺肛管纵轴钳夹外痔残端与内痔基底部“10”号丝线行内痔根部结扎，或在中弯止血钳的中上部做“8”字缝扎，剪除线上0.5cm以上的残端，并给予线上残端注射1∶1消痔灵，以3，5，7，11点为主切口；2，6，9，12点混合痔给予小切口外剥内扎。肛门进行多切口外剥内扎后，肛缘仍残留皮赘或曲张静脉，可用小弯止血钳在其肛缘处钳夹稍沿肛门皮纹向对称牵拉，做小“V”形切口，可适当潜行剥离，对合切口成线形，“V”切口顶端给予结扎；切口部残留较小皮赘可作斜“V”形切口予以整形，如有较大的皮赘可给予横断后，断端修整平整，“1”号丝线间距0.2cm缝合，12点位的皮赘可行修剪后缝合或者搭皮桥术，如6点位赘皮较多时，宜注射1∶1消痔灵后行纵形切开，给予结扎后进行皮桥整形，再进行其他点位混合痔手术。术毕时，仔细检查无活动性出血，肛门狭窄，肛内置太宁栓2枚，肛内填三角形油纱条，塔纱加压包扎，丁字带固定。

对照组按照传统外剥内扎术[3]处理，外剥内扎不超过4处。

1.3 术后处理

术后进普食，静滴抗炎，止血药物1～3天，肛肠科熏洗坐浴，微波理疗，并给予肛肠科常规换药，每日1～2次，直至伤口愈合。

2. 结果

2. 1疗效标准

参照《中医肛肠科病症诊断疗效标准》。治愈：症状消失，痔明显缩小或消失；好转：症状改善，痔缩小；未愈：症状及体征无变化。肛门功能评价参照芬南学者Hiltunen标准执行。正常：肛门对大便、肠液、肠气的控制均正常；肛门部分失禁：肛门对肠液、肠气、稀便不能控制或污染内裤；肛门完全失禁：肛门对成形大便不能控制。

2.2 疗效

治疗组　痊愈180　例，好转20例，平均住院时间12天，平均创面愈合时间18天，肛缘水肿15例，给予中药熏洗，微波理疗后水肿消退，5例水肿局麻下切除。无术后大出血，肛管狭窄，皮赘形成，肛门功能正常。

对照组　痊愈75　例，好转5例，平均住院时间14天，创面愈合时间20天，肛缘水肿12例，给予中药熏洗，微波理疗后水肿无明显消退者，7例水肿给予局麻下切除。术后大出血1例，无肛管狭窄，皮赘形成并发症，肛门功能正常。

3. 讨论

环状混合痔常被称为肛肠科的疑难症，主要困难在于术后肛门功能和外观形态难以兼顾，探索环状混合痔的手术治疗和提高治疗效果是临床医生不懈的追求，PPH手术虽然能明显使肛垫复位，不损伤肛垫，术后痛苦小，有时也结合外剥内扎，但昂贵的手术费用，普通患者难以接受。传统的外剥内扎手术，术中只能做3～4个切口，但环状混合痔病变广泛，切除过少影响手术的彻底性，术后容易残留痔核及赘皮。我们采用多切口外剥内扎硬注结合皮桥整形术，经过多年随访肛门具有完善的功能，完美的外观。达到了一次性手术治愈的目的。

我们经过多年总结，认为采用本方法精细化的进行治疗，应注意如下几点：1. 入院后：完善相关检查，术中麻醉后应再次检查，设计好手术方案，术时应进行扩肛，可有效的松解肛门括约肌，促进水肿的吸收。2. 注射时：若并有直肠黏膜内脱垂时或痔脱垂明显，可采用痔上黏膜高位注射，或者痔上黏膜多点结扎术；痔上动脉搏动明显，痔出血较多时，可采用痔上动脉结扎术。痔上黏膜注射和结扎可在痔上区形成瘢痕组织，使直肠黏膜与肌层固定；痔体注射，可使痔体硬化、萎缩、闭塞痔血管，加强远期疗效；残端注射，可防止其残端滑脱，加快坏死脱落，以防脱疮期出血。痔上黏膜注射和痔体注射后宜行局部按摩，使药液均匀散开，以免术后形成硬结 3. 外剥内扎：先处理较大的混合痔常以3、5、7、11点位为主切口，主切口的结扎点位宜稍高，其他点位稍低，特别是6、12点位宜偏低，可达到齿形结扎的目的，避免肛门狭窄。结扎时，钳夹内痔两侧宜对称，使其黏膜无张力，结扎到内痔基底部。外剥时中弯止血钳应钳夹在外痔的肛管部，轻柔的顺肛管皮纹方向对侧牵拉，避免牵拉过重导致肛门变形；"V"形切口的外端向肛缘，不宜过深，宽度稍小于痔体，长约超过外痔0.3cm，皮桥黏膜桥至少保留0.3cm宽，若痔脱垂明显时，可在齿线下0.5cm处行结扎，内痔过长则结扎相对较长，"8"字缝扎后可以给予结扎。内外痔部分分段明星，内痔可多点结扎，然后在其外痔多"V"切口，切口尖端行结扎。减少不必要的牵拉，钳夹。4 皮桥整形：整形时使其肛门皮瓣无重叠，对合成线形，使其肛门两侧皮肤无缺损。潜行剥离时，以不外露肛门括约肌，彻底清除血栓静脉丛，肛门平整为度。肛缘轻微不规则处，可作浅"V"形切口切除，结扎其内端，可减少出血，利于切口对合成线形；外痔冗长，可在齿线下0.5cm处横断皮桥，修至平整，"1"号丝线无张力缝合，主切口旁突起不规则，作斜"V"形切口，修剪至平整；肛门后侧外痔明显突起，可在内痔区完成注射后，根据突起偏向，首先作肛管纵形切开上至齿线上0.2cm，下至肛缘外2cm～3cm切口，直接切除多余部分，进行整形，再行内痔部分结扎，可以松解部分括约肌，也利于扩大术野，便于其他混合痔操作。12点位突起可皮桥离断后缝合或搭皮桥。要求术中操作轻柔，尽量减少对肛缘皮肤的牵拉、外翻、钳夹，可明显减少肛门术后切口水肿。5 术毕时：再次观察肛门形态，确认是否需要切口延长，修整，缝合。检查无活动性出血，肛内能纳两指，如肛管皮肤缺损达二分之一以上，宜做侧位或后位括约肌松解术，后位切口不宜缝合，如检查黏膜张力高成弦状时，宜给予结扎处稍修剪，置纱条时，宜对合切口平整，后位切口用三角形纱条，肛内内层用三角形纱条，外层成卷状，肛缘塔纱丁字带固定24小时，利于肛缘切口对合粘连，避免切口移位及出血。6. 术后：给予抗炎、止血、止痛，润肠通便，并予以熏洗坐浴、微波理疗等有利于恢复，换药时动作轻柔，尽量减少对肛门不良刺激。3～4天拆线。如果有明显水肿，应及时在术后4～10天在局麻下修整，避免赘皮形成。

安氏疗法治疗内痔混合痔的体会

李运福　邓东海　李辉　朱锐昌　罗艳萍

（广东省东莞市桥头人民医院普外科，广东　东莞，523523）

芍倍注射液（原名安氏化痔液）具有收敛化瘀等作用。我院于2006年8月至2012年1月间，采用安氏疗法治疗痔疮1048例，效果满意，总结如下。

1. 临床资料

1.1 一般资料　本组男782例，女266例，年龄14~92岁，平均36.6岁。病史最长25年，最短2个月。内痔187例，其中Ⅰ期32例，Ⅱ期59例，Ⅲ期96例；混合痔861例，其中Ⅰ期152例，Ⅱ期186例，Ⅲ期523例；属静脉曲张型108例，结缔组织型94例；合并出现痔核嵌顿383例。既往治疗：药物治疗476例，注射治疗114例，手术治疗298例，PPH12例，激光治疗91例。

1.2 治疗方法

1.2.1 术前准备：手术前一天下午口服比沙可定肠溶片10mg，饮水2000ml，手术当天行洁肠水疗一次；对于精神过度紧张患者于术前半小时肌肉注射苯巴比妥钠0.1g；术前半小时静脉滴注头孢唑林2g。

1.2.2 手术操作

1.2.2.1 单纯内痔注射术

适用于Ⅰ~Ⅲ期内痔及静脉曲张型混合痔患者。取右侧屈膝卧位，术野碘伏常规消毒敷孔巾，用0.5%的利多卡因作肛门局部麻醉（利多卡因与0.9%氯化纳注射液按1:3配制），碘伏棉球消毒肛管，置入肛门镜显露痔核，按安氏[1]提出的“先小后大，见痔进针，退针给药，饱满为度”的十六字注射原则，用带5号长针头的5ml注射器抽取预先准备好的1:1芍倍注射液于痔核表面中心隆起部位注射。如为Ⅲ期内痔和静脉曲张型混合痔，伴有大便解不尽症状者，还于痔上区注射，使松弛的黏膜萎缩拉紧，以消除术前出现的症状。注射量为15~40ml。

1.2.2.2 小切口外痔剥离内痔注射术

适用于Ⅰ期混合痔患者。所取体位、消毒、麻醉同单纯内痔注射术。麻醉成功后，碘伏棉球消毒肛管，用中弯钳轻轻提起外痔部分，持剪刀在外痔基底部作放射状小切口至齿线上0.5cm处，中弯钳钳夹基底部，10丝线结扎，切除外痔核及皮赘；内痔核注射方法同内痔注射术。内痔核注射完毕，5ml注射器抽取预先配制好的亚甲蓝注射液于放射状的小切口作点状注射防止术后疼痛。视术中创面渗血情况，必要时予凡士林纱填塞肛管压迫止血，“丁”字型绷带包扎。

1.2.2.3 外痔剥离内痔结扎+注射术

适用于Ⅱ期混合痔。所取体位、消毒、麻醉同单纯内痔注射术。麻醉成功后，碘伏棉球消毒肛管，选择外痔隆起最明显处作为外剥内扎部位，用中弯钳轻轻提起每个中心段外痔部分，持剪刀在外痔基底部作放射状小切口至齿线上0.5cm处，中弯钳钳夹基底部及内痔核下部的2/3组织，10丝线结扎，切除外痔核及内痔核下部的2/3。内痔核注射方法同内痔注射术。创面点状注射亚甲蓝溶液，视术中创面渗血情况，必要时予凡士林纱填塞肛管压迫止血，“丁”字型绷带包扎。

1.2.2.4 环状混合痔分段式外痔剥离、2/3内痔结扎加注射术

适用于Ⅲ期混合痔和混合痔发生嵌顿患者。所取体位、消毒、麻醉同单纯内痔注射术。麻醉成功后，碘伏棉球消毒肛管，以3、7、11点的外痔隆起最明显处作为外剥内扎部位；用中弯钳轻轻提起每个中心段外痔部分，持剪刀在外痔基底部作放射状小切口至齿线上0.5cm处，中弯钳钳夹基底部及内痔核下部的2/3组织，10丝线结扎，切除外痔核及内痔核下部的2/3。修剪外痔切口皮下静脉丛，合并有皮下血栓者一并剥离干净。剥离时，切口要细、浅、长，并可视术中情况，必要时于直视下切断肛门外括约肌皮下部及浅部的部分肌纤维和部分内括约肌；每个小切口间留有足够皮桥及黏膜桥，如皮桥隆起，肛门外形未能恢复形似“太阳光芒”的放射状，每个皮桥中心可作梭形修剪。内痔核注射方法同内痔注射术。创面点状注射亚甲蓝溶液，视术中创面渗血情况，必要时予凡士林纱填塞肛管压迫止血，“丁”字型绷带包扎。

1.2.3 术后处理

①适当应用抗菌药物3~5天；

②卧床休息24小时，控制排便24~48小时；

③每天经肛门注入庆大霉素16万单位或0.5%甲硝唑溶液4ml，外涂痔疮膏后经肛门塞入化痔栓一枚；

④如为混合痔，用马齿苋等9味中药煎水2000ml加食醋100ml坐浴，1~2次/天，15分钟/次，坐浴后进行肛门熏蒸。⑤上述③④处理方法持续1周。

1.2.4 疗效判断标准

治愈：症状（便血、脱出或疼痛）消失，肛门镜检查，内痔核消失；

有效：症状消失，肛门镜检查，内痔核萎缩；

显效：症状改善，肛门镜检查，内痔核未见萎缩；

无效：症状无改善，肛门镜检查，内痔核治疗前后无明显变化。

2. **结果**

治愈981例，占93.6%；有效61例，占5.8%，显效6例，无效0例，有效率100%。疗程3～15天，平均5.3天；本组病例均获得随访，随访最长时间5年，最短半年，平均10.3个月，除12例间中出现便血外，余均无便血、脱出或疼痛的表现。

3. **讨论**

目前对于痔疮的治疗，治疗的方法有手术切除、痔上黏膜环切、激光、微波和注射等。手术切除是目前痔疮最可靠的治疗手段，但创伤大，且术后疼痛难忍，大多数病人不乐于接受；痔上黏膜环切，是使用吻合器环形切除痔疮上端的一段直肠黏膜，通过向上牵拉使痔疮变小而达到治疗目的，但费用贵，大多数病人难以支付，基层医院难以广泛开展；激光和微波，因适用范围小，且并发症重，临床已较少用；注射疗法较之手术具有痛苦少，恢复快等优点，因而在临床上仍广泛流行，但目前所使用的药物多为坏死剂和硬化剂，硬化剂主要是在局部产生无菌性炎症使血管闭塞，通过纤维硬化粘连而达到防止痔脱出、出血的目的；坏死脱落剂主要是药物直接作用于组织，引起蛋白质变性，同时又作用于血管和血液有形成分，使之形成血栓阻断远端组织的血液供应。注射坏死剂和硬化剂虽然能获得一定的治疗效果，但其术后容易出现大出血、直肠狭窄、直肠阴道瘘等并发症，个别病例还可出现脏器的损坏甚至引起死亡。针对上述各方法的优缺点，以求达到手术切除的治疗效果，而却没有手术切除的痛苦，北京中日友好医院肛肠治疗中心主任安阿玥教授，根据“酸可收敛，涩可固脱”的中医理论，研制发明了芍倍注射液而应用于临床治疗肛肠病取得了良好的治疗效果，应用芍倍注射液进行肛肠病治疗的方法，临床上称为安氏疗法。

据报道，该药作用于组织不发生明显的炎症、出血、坏死等改变，其直接作用是引起组织发生一种非炎症性的蛋白凝固样变性，且这种变性可逆，容易“复活”，可原位修复，无疤痕形成，注射后除短时间内有轻微局部刺激症状外，未发现有痔核坏死出血、肛门狭窄等并发症和后遗症，治愈率达98%。王氏在临床应用芍倍注射液治疗痔的观察中，证实了该药的疗效，并与硬化剂消痔灵比较，发现了该药的种种优点。本组1048例，治愈981例，占93.6%；有效61例，占5.8%，显效6例，有效率100%。与王氏报道疗效相似。作者在应用芍倍注射液治疗痔的临床观察中，发现该药除具有显效快、痛苦少、疗效高的特点外，还有疗程短、恢复快及治疗范围广的优点。本组疗程3～15天，平均5.3天，且对既往作过其他治疗无效的991例均取得了良好的效果。作者在具体操作过程中，发现如要获得更高疗效，应注意如下几点：①注射时，必须遵循安阿玥教授提出的“先小后大，见痔进针，退针给药，饱满为度”的十六字注射原则，方能准确掌握注射的深度及注射的用量，同时可防止小痔核的遗留；②对于术前有大便解不尽症状或痔疮病史较长者，必须于痔上区注射，使松驰的黏膜萎缩拉紧，方能消除术前出现的症状；③外痔核需要手术剥除者，所作切口必须呈“太阳光芒”的放射状，且切口需要细、浅、长，方能利于引流而避免肛门水肿的出现。④术后如肛门出现水肿，坐浴中药加入食醋，必要时加入食盐可利于水肿的消退。⑤创面如无明显的渗血，尽量不要往肛门内置入凡士林纱等止血物填塞，以减轻术后肛门疼痛。

痔软化剂注射术+改良外剥内扎术治疗环状混合痔的疗效评估与分析

张晓飞　黄德荣　刘　歆　王　莹　李辉军　仲芳玉

（江西省赣州市中医院，江西　赣州，341000）

【摘要】目的：评估痔软化剂注射术+改良外剥内扎术治疗环状混合痔的临床疗效并进行分析。方法：将符合研究标准的环状混合痔患者80例，以痔软化剂注射术+改良外剥内扎术治疗，治疗后分别于术后第3天，术后第30天对环状状混合痔的总体治疗效果及治疗过程出现的疼痛、水肿，硬结形成与否、肛门坠胀、肛门狭窄进行统计分析。结果：术后第3天只有1例重度疼痛，需口服止痛药或卧床休息，有7例中度疼痛，能完成基本的生理需求，余病例均生活未受明显影响；术后第30天痊愈72例，好转8例，无效0例，仅有5例有明显的皮赘残留，而无其他不良后遗症、并发症。结论：痔软化剂注射术+改良外剥内扎术治疗环状混合痔是行之有效的治疗方法，疗效满意，后遗症并发症少，费用相对低，操作安全，值得推广。

【关键词】环状混合痔；软化剂注射术；改良外剥内扎术

1. 资料与方法

1.1 一般资料

本组80例环状混合痔均为本院住院患者，环状内痔Ⅱ度6例，Ⅲ度31例，Ⅳ度43例；其中男性52例，女性28例，年龄26~63岁，病史4年至20余年。无合并有心血管、脑血管和造血系统等严重原发性疾病，精神病患者，2年内未接受肛管直肠手术；观察过程中均无违背试验方案，无新发重大疾病，未出现家庭或社会重大事件，无身体意外事件。

1.2 方法

术前准备：术前当晚给予清洁灌肠，排空大便，术晨禁食。

手术操作：

A. 患者取侧卧位，骶麻或者腰麻，常规消毒，铺洞巾。

B. 指诊再次鉴别诊断息肉痔及锁肛痔、了解术前肛门大小。

C. 插入肛门镜，确定分段外剥内扎的痔核位置，基本设定上下错位齿状结扎内痔核及软化剂注射点位。

D. 优先选择内痔核最大的相应位点的外痔区取放射状切口，钝性+锐性分离至齿线上0.5~1cm处，以组织钳钳夹内痔核，10号丝线8字贯穿缝扎痔核基底部，同法处理相邻痔核，但结扎处应上下错位1cm左右，切口两侧潜行剥离静脉团及血栓，若为环形结缔组织外痔则在保留0.5cm皮桥的前提下，以高突部位为中心翼形剪去外痔并潜行剥离其下静脉团。

E. 软化剂注射法：（1）将芍倍注射液1∶1的比例以0.5%利多卡因稀释一倍（2）注射部位：未结扎的内痔、皮桥上端黏膜、松弛的直肠下端黏膜（3）按先小后大的顺序，于痔核表面中心隆起部位斜刺约45度进针，遇肌性抵抗感后退针给药，每处注射量以痔核均匀、饱满、充盈，表面黏膜颜色呈粉红色为度，每处用量3ml~5ml。

F. 最后术者左手食指伸入肛内，检查肛管长短及肛门大小，对肛门偏小、偏紧者予以适度肛门松解扩大。

G. 检查无活动性出血，以0.75%罗哌卡因注射液9份：1份1%亚甲蓝液术口长效麻醉，再纱布覆盖，胶布压迫固定，术毕。

2. 结果

2.1 术后第3天

A. 疼痛：疼痛程度参照由Budzynski提出的六点行为评分法：①无疼痛—0分；②有疼痛，但可被轻易忽视—1分；③有疼痛，无法忽视，不干扰日常生活—2分；④有疼痛，无法忽视，干扰注意力—3分；⑤有疼痛，无法忽视，所有日常生活都受影响，但能完成基本的生理需求，如进食、排便等—4分；⑥存在记录疼痛，无法忽视，需休息或卧床休息—5分。

分数 个数	0	1	2	3	4	5
80（个）	1	22	31	1	7	1

B. 水肿19例，发生率23.1%。

C. 硬结形成0例。

D. 肛门坠胀51例，发生率31.9%.

2.2 术后第30天：总体疗效评定标准，参照2000年中华外科学会肛肠学组制定的《痔诊治暂行标准》执行，（1）治愈：症状消失，痔核消失，无并发症；（2）好转：症状改善，痔核缩小；（3）无效：症状体征均无明显改善。

术后第30天痊愈72例，治愈率90%，好转8例，有效率100%，无效0例；愈合过程中有狭窄3例，发生率为3.75%，扩肛5次后痊愈；有明显皮赘残留者5例，发生率为6.25%；肛门坠胀0例；肛门失禁0例；硬结形成0例；黏膜外翻0例。

4. 讨论

环状混合痔是临床较难治性疾病，是痔疮发展的最后阶段。由于长期的内痔脱出易导致肛门括约肌松弛，收缩无力，致脱出的内痔回纳困难，而内痔的长期反复脱出受肛门或内裤外界机械摩擦刺激，常引起组织增生，水肿膨大而使其还纳更加困难，形成恶性循环，因此，环状混合痔均需手术治疗。

目前国内主流的治疗环状混合痔方法：外剥内扎术、硬化剂注射术+外剥内扎术、PPH 手术+外痔切除术等。传统外剥内扎术，结扎过多会引起肛门狭窄变形或疤痕形成，如果遗留过多则治疗不彻底，疗效不尽人意。由于环形内痔硬化剂注射范围广，操作稍有不当，则容易引起广泛的组织破坏引起肛门狭窄，PPH 手术治疗环形内痔不失为一种较好办法，但其吻合器价格昂贵，而且近年来 PPH 手术并发症已经出现，如直肠穿孔、直肠狭窄、直肠阴道瘘、盆腔脓毒血症、持续的严重疼痛和急便感等。

痔软化剂注射术突破了传统以硬化剂或坏死剂治疗内痔的理论范畴，芍倍注射液作用于痔组织无明显炎症、出血、坏死等改变，引起组织发生一种非炎症性的蛋白凝固样变形，大多无疤痕或硬结形成，即痔软化剂注射后，痔体不发生硬化而痔体消失、局部柔软，从而使患者术后肛门坠胀感、肛管狭窄发生率大大降低。改良外剥内扎术采用的是齿状分段结扎+部分外痔翼形切除+括约肌部分切断几个方法结合降低了术后水肿、疼痛、肛管狭窄及肛门皮肤缺损发生的可能及程度。该技术操作相对简便，并发症后遗症少，价格相对便宜，疗效满意。开展该技术4年来，未见复发病例。

外剥内扎高位悬吊括约肌松解术治疗急性嵌顿痔临床观察

彭旭东　李　刚　陈富军　李成书　骆川云

（四川省成都市龙泉驿区第一人民医院肛肠科，四川　成都，610100）

【摘要】为了探讨急性嵌顿痔最佳微创的手术治疗方法，提高疗效，缩短伤口愈合时间，减少术后肛门疼痛、水肿、狭窄形成，降低复发率，将96例急性嵌顿痔患者随机分为治疗组和对照组各48例，对照组行传统经典的外剥内扎术（Milligan ~ Morgan），治疗组采用外剥内扎高位悬吊括约肌松解术、口服自拟中药方痔科消肿止痛汤，并对两组患者的手术有效率、伤口愈合时间、术后疼痛、水肿、狭窄、尿潴留，随访6个月后复发情况进行比较。结果提示：治疗组在提高手术有效率、缩短伤口愈合时间，减轻术后疼痛、减少术后并发症、降低复发率等方面优于对照组。

【关键词】痔；手术；中药；疗效观察

急性嵌顿痔的临床治疗方法较多，最常用的经典术式是外剥内扎术（Milligan ~ Morgan）。2009 ~ 2011 年，我们将96例急性嵌顿痔随机分为2组，治疗组（48例）采用外剥内扎高位悬吊括约肌松解术配合自拟痔科消肿止痛汤口服；对照组（48例）采用传统外剥内扎术（Milligan ~ Morgan），随访6个月，观察临床疗效，现报告如下：

1. 资料与方法

1.1 临床资料

96例急性嵌顿痔均符合1994年国家中医药管理局制定的《中华人民共和国中医药行业标准》有关急性嵌顿痔诊断标准。男性52例，女性44例；年龄21 ~ 65岁，痔病病史2 ~ 30年，痔嵌顿时间1 ~ 6d，其中合并糖尿病6例，冠心病8例，高血压9例，既往有便血、痔核脱出病史，其中12例患者有痔手术史。两组患者的性别、年龄等基本情况无统计学意义（$P > 0.05$），具有可比性。

1.2 治疗方法

治疗组：

手术方法：暴露内痔，以碘伏消毒后，按史兆歧内痔四步注射法，用1∶1消痔灵注射液均匀注射于痔核内，使痔核黏膜突起变为白色，3、7、11点位置较大的痔核在痔基底部加大注射量，一般需1∶1消痔灵注射液15ml左右，注射完毕后用食指按摩内痔痔核1 ~ 2min，观察无明显出血后，仔细观察痔核大小、部位和齿线上下关系，设计切口、肛管皮桥和黏膜桥的部位、数量，分段处理各痔核，用组织钳分别夹住3、7、11点齿线下肛管皮肤，观察嵌顿痔大小形态设计手术切口，通常以3、7、11点作梭形切口为主切口，用组织钳提起皮瓣，手术剪完全剥离外痔静脉丛至齿线或稍上方0.3cm，注意切口经过齿线时尽可能采用小切口或线性切口，保留齿线的完整性，钝性或锐性剥离痔静脉团、血栓，切断不规则的纤维化组织，提起外痔组织及内痔，选用相应大小的组织钳，从内外痔根部钳夹，用大圆针10号丝线于血管钳下内痔上1/3行∞字贯穿结扎后，剪去内外痔被结扎的2/3组织，钳夹提起已缝扎的痔核残端用10号丝线或可吸收缝线贯穿齿线上结扎基底部向上牵拉离位半荷包或∞字缝扎悬吊，使肛垫组织上提固定，再于悬吊缝线周围注射1∶1消痔灵注射液。注意悬吊的黏膜部位不要在同一平面，痔嵌顿脱出明显处则悬吊位置较高，且高位悬吊痔核不能超过3处，注意保留悬吊痔核之间足够的黏膜桥和高低错落关系，最大限度的保留齿线和皮桥，避免术后肛管狭窄的发生。观察3、7、11点内外痔结扎悬吊后嵌顿痔情况，如2、5、6、9、10等点位，内外痔仍有突起，可做小切口行外剥内扎术，若为小的内痔以1∶1消痔灵注射液注射处理，或者只做辅助性减压切口，同时彻底剥离其曲张静脉丛，主辅切口之间充分保留正常的直场黏膜和肛管皮肤。然后在3、7、11点，以小弯止血钳挑出部分内外括约肌并剪断，如松解程度不够，，以术者食指深入肛内做引导，用直尖手术剪伸入切口，剪断部分肛门括约肌，特别是内括约肌，以在麻醉状态下肛门能轻松容纳术者的中、食指且肛门四周均匀松解为度。如切口有活动性出血时予缝合止血，修剪各主辅切口及切口皮下组织，对合肛周皮瓣，既要防止术后留存皮桥过多，引流不畅导致水肿，造成二次修剪；又要防止皮桥太少，而致肛管狭窄。分别以细丝线间断缝合，固定于创面肌层，缝线宜少且不必过紧，尽量使主辅切口平整为度。术后以马应龙麝香痔疮膏、太宁栓外用，凡士林及碘伏纱布塞肛。注意填塞敷料不宜过多，外用塔形纱布加压包扎，宽胶布固定。

术后处理：术后患者进半流质饮食，2天后为正常饮食（忌食辛辣之品），控制大便1~2天，术后3天给予抗感染止血对症治疗，便后予高锰酸钾液坐浴，常规肛肠科消毒换药处理，口服自拟中药方，痔科消肿止痛汤（组成：蒲公英30g、菊花15g、穿心莲15g、马齿苋15g、赤芍12g、白芍12g、枳壳12g、细辛9g、丹参9g、桃仁9g、红花9g、甘草各3g），一日一剂，临床根据患者寒热虚实加减化裁。

对照组：

按传统经典的痔外剥内扎术（Milligan~Morgan）处理急性嵌顿痔，根据情况于2、3、5、7、9、11点位行外剥内扎术。术后以马应龙麝香痔疮膏注入，太宁栓1枚塞肛，术后处理及口服中药同治疗组。

1.3 统计学方法　统计学计量采用U检验，其中两组的术后疼痛例数、术后水肿、出血、肛门狭窄情况及复发率等计数采用X^2检验进行统计学分析处理。

2. 结果

2.1 疗效判定标准按《中医病症诊断疗效标准》　痊愈：症状消失，痔体消失；好转：症状改善，痔体缩小；未愈：症状体征均无变化。

2.2 观察指标　肛门疼痛程度分轻度（不用任何镇痛药）、中度（口服镇痛药）、重度（需肌注镇痛药）；肛门水肿为术后再次修剪的手术病例；肛门狭窄按1995年国家中医药管理局制定《直肠肛门狭窄诊断标准》执行。

2.3 所有患者均6个月后随访，两组有效率、复发率，伤口愈合时间、术后并发症及见表1。治疗组有效率高（P<0.05）、伤口愈合时间短，术后疼痛、水肿轻、肛门无狭窄及复发率低等方面有优势，有显著性差异（P<0.01）。

表1　两组疗效及并发症比较

组别	例数	有效率	创口愈合时间（d）	术后疼痛（例）			肛门水肿（例）	肛门狭窄（例）	尿潴留（例）	复发率
				轻度	中度	重度				
治疗组	48	95.8%*（46例）	15.0±3.1**	32**	15	1**	3**	0**	9	6.3%*（3例）
对照组	48	81.3%（39例）	26.0±4.2	1	28	19	16	12	12	22.9%（11例）

*P<0.05　**P<0.01 VS 对照组

3. 讨论

急性嵌顿痔是肛肠外科急症之一，病情较严重，有广泛的水肿、炎性坏死及血栓形成，保守治疗时间长，痛苦大，不能缓解肛管内括约肌痉挛，影响血液和淋巴回流，疼痛和水肿加剧，有时可能因贻误治疗时机而发生坏死、感染等严重并发症。是否急诊手术，业内学者各有异议，观点不一。但也有学者认为可以进行急诊手术。依据A. E. laurence对切除的急性嵌顿的观察结果：当痔核表面完整时，有栓塞和炎症，也很轻微；既使痔表面有溃疡形成，一般也很表浅，虽有炎症出现，但深部组织、附近黏膜、外括约肌皮下部却没有显著改变，因此急性嵌顿痔的嵌顿、炎症和血栓形成不会增加手术难度和并发症，因此，笔者认为尽快行急性嵌顿痔切除术，解除肛管内括约肌痉挛，显得尤为必要。

但是急性嵌顿痔的手术方式繁多，术式不断更新，手术难度在于既要保留足够的肛门皮桥及黏膜桥的同时又不残留痔组织，又要防止肛门狭窄的出现。痔手术切除范围过大易出现术后肛门狭窄，控便能力下降，创面愈合时间长，及术后肛门疼痛等不良后果，如切除范围过小，易出现肛门残余组织水肿、疼痛、复发等情况。急性嵌顿痔单纯行传统的外剥内扎术（Milligan ~ Morgan）者，外痔较大，切口也较大，术后疼痛、水肿和肛门狭窄的发生率高。

我们依据痔的新概念、痔的解剖学的新进展和肛垫下移学说，遵循现代治疗痔 的重要原则特设计外剥内扎高位悬吊括约肌松解术用于急性嵌顿痔手术治疗，改进的目的是更加符合生理，减轻或消除症状的同时，减少患者痛苦，缩短伤口愈合时间，减少术后可能出现的并发症。创伤小、痛苦轻、恢复快的手术方式将成为痔手术发展的方向，我们倾向于张东铭采取的可切而不可多切的观点，既能防止肛门狭窄，又能解除肛门失禁之虑。外剥内扎注射加多切口括约肌松解术是结合肛管衬垫下移学说和保留肛管齿线组织精细控便功能而设计的新术式，特别注重保护肛垫的正常结构，比 PPH（痔上黏膜环切吻合术）更好地保留了直肠下段的黏膜桥，既剥离嵌顿痔的痔体组织，有效地防止肛缘水肿及皮赘残留，半荷包或∞字缝扎悬吊阻断了痔核的血液供应，减少出血，使术后肛垫的供血减少，痔块逐渐萎缩，通过缝扎线的异物刺激作用，加强痔组织与黏膜下层、肌层及内括约肌粘连固定，使肛垫重新复位上提，使其不再脱出和下移，既保持了肛管的完整性，还避免术后肛门坠胀黏膜外翻等后遗症，术中切除的黏膜组织和齿线区肛管皮肤较少，创面损伤小，最大限度保留 Treitz 肌，缝扎悬吊后对齿线上的黏膜切口有效封闭，有效地保护齿线区的痛、温觉等神经功能，保留肛管精细控便排便能力，避免术后肛门溢液及黏膜撕裂损伤后创面难以修复的情况发生。在急性嵌顿痔手术时切断部分肛门外括约肌及内括约肌肌束，解除内括约肌持续性痉挛，降低了内括约肌的压力，缓解肛管因多处痔核外剥内扎术后的肛管高压状态，使疼痛缓解，恢复正常的血液淋巴循环，减轻肛缘水肿及肛门狭窄的发生，利于大便排出。多切口松解括约肌，较之于单切口或侧切口松解，使松解的程度更均匀，不会使肛门偏曲或畸形，起到肛门整形的作用，使愈合后肛门更加美观。

外剥内扎高位悬吊括约肌松解术用于急性嵌顿痔手术，其独特之处在于高位悬吊和多切口括约肌松解，较之于传统经典的外剥内扎术（Milligan ~ Morgan），有较大的优势，既达到 PPH 术（痔上黏膜环切吻合术）的手术效果，又免除 PPH 术后肛管狭窄和肛门坠胀的后遗症。术中内痔注射消痔灵注射液具有收敛、止血作用，配合术后口服自拟中药痔科消肿止痛汤，清热解毒、行气化瘀、止痛消肿，中西医结合治疗，相得益彰。

通过临床观察外剥内扎高位悬吊括约肌松解术治疗急性嵌顿痔具有疗效确切，疼痛损伤小，术后切口愈合快，术后无肛门狭窄，水肿少，无排便困难，复发率低，且肛门术后外形美观，是一种安全、经济、有效，并发症少的术式，特别值得临床推广应用。

自动痔套扎术（RPH）治疗混合痔的临床研究

房栩丞

（新疆维吾尔自治区昌吉回族自治州中医医院肛肠科，新疆　昌吉，831100）

【摘要】目的　观察和评价自动痔套扎术（RPH）联合外痔小切口保留齿线手术治疗混合痔的临床疗效。方法　采用 RPH 联合外痔小切口保留齿线手术治疗混合痔 60 例（治疗组），与同期单纯采用外剥内扎法治疗 60 例（对照组）做比较，随访观察并评价其治疗效果。结果　治疗组与对照组的治愈率分别为 98.3% 和 96.7%，治疗组疗效与对照组（$P>0.05$），无统计学意义；同期对比治疗组与对照组在手术时间、术后疼痛指数，术后并发症、创面愈合时间方面具有统计学意义（$P<0.05$），在术后便血及肛门坠胀感方面没有显著性差异（$P>0.05$）。结论　RPH 联合外痔小切口手术疗效确切、安全，并发症少、操作简便，值得临床推广。

【关键词】痔套扎术；自动痔疮套扎器；手术治疗；临床研究

近年来随着医疗事业的发展，随着 RPH 技术在混合痔手术中的引进，其便捷高效的治疗方法，获得广大医生和患者的接受。在临床上如何提高混合痔手术后疗效，保持肛管正常形态和功能，减少术后水肿、疼痛等诸多并发症，是临床的一大难点。2010 年 3 月至 2011 年 9 月，我们把（RPH）痔套扎吻合器应用于混合痔的治疗，取得良好效果，总结报告如下。

1. 资料与方法

1.1　临床资料

1.1.1 本次所有观察病例为我科 2010 年 3 月至 2011 年 9 月住院的混合痔患者 120 例，均符合 2000 年中华医学会外科分会肛肠外科学组制定的《痔诊治暂行标准》。

（1）便血及肛门部肿物，可有肛门坠胀、异物感或疼痛；

（2）可伴有局部分泌物或瘙痒；

（3）肛管内齿线上下同一方位出现肿物（齿线下亦可为赘皮）；

1.1.2 纳入标准

（1）符合“混合痔”的诊断标准和临床表现

（2）年龄24～76岁，男58例，女74例，平均年龄35.6岁

（3）病程1～30年，平均病史6.3年

1.1.3 排除标准：

（1）混合痔中内痔部分符合Ⅰ期内痔表现者；

（2）合并肛门直肠肿瘤者

（3）Ⅳ度痔病患者、血糖未控制的糖尿病患者、血压未控制的高血压患者、孕妇、晚期肝硬化患者。

1.1.4 我科将病例随机分为治疗组60例，男31例，女29例，采用RPH联合外痔小切口手术治疗。对照组60例，男27例，女33例，行传统外剥内扎术；经统计学分析，两组病例术前在性别、年龄、病程的差异均无统计学意义，两组具有可比性。

1.2 治疗方法

治疗组：患者取左侧卧位，常规消毒铺布，局麻、骶麻或连续硬膜外麻醉，插入喇叭口肛门镜，消毒直肠与肛管，显露齿线和内痔块，将负压吸引接头与外源负压抽吸器连接，经肛门镜置入自动痔疮套扎枪管，在肛内3、7和11点齿线上方1～3cm分点分层套扎痔核，应避免在同一平面套扎过多痔核，防止术后肛管狭窄，套扎点下缘至少应距齿线1cm，切勿套扎住齿线或肛管皮肤。否则可引起剧痛或重度坠胀感，严重者可导致出血与感染。每次套扎视痔核脱垂程度以3～5个点为宜。如套扎的组织太小，须重复操作，保证有效套扎，以免胶圈过早脱落，反而造成损伤及出血。套扎完毕后，肛垫自然上提，根据外痔大小及自然分段设计切口，做放射状梭形小切口切除外痔，切至对应位置齿线下0.5cm处。部分静脉曲张性外痔在肛垫上提后缩小可无需处理。术后处理：术后使用抗生素3d，保持大便通畅，配合使用中药坐浴、外用药膏、肛门药栓。

对照组：采用传统外剥内扎术手术方式，术后处理同治疗组。

1.3 观察指标观察手术时间、术后疼痛指数、并发症、创面愈合时间、术后便血情况。

1.4 术后疼痛指标采用视觉模拟疼痛评分法（VAS），实行0～10分制，0分为无疼痛，10分为极度疼痛，由患者自行在画有10cm标尺的卡片上记录。

1. 5疗效评定标准参照1975年全国肛肠学术会议制订的统一标准。痊愈：症状（便血、脱出或疼痛）消失，检查痔核消失；好转：治疗后症状明显改善，检查痔核明显缩小；无效：症状和体征与治疗前无变化。

1.6 统计学分析采用t检验和u检验。

2. 结果

两组患者手术过程顺利。手术时间、术后疼痛指数、并发症、创面愈合时间、治愈率情况、术后便血情况，见表1。

表1　两组临床疗效比较

分组	例数	手术时间（min）	疼痛指数	创面愈合时间	治愈率（n/%）
治疗组	60	18.9±4.4	2.93	14±3.1	59/98.3
对照组	60	23.5±4.7	4.1	18±4.2	58/96.7
P		<0.05	<0.05	<0.05	>0.05

表2　两组术后并发症的比较

分组（n）	术后并发症（n/%）	疼痛（n）	水肿（n）	肛门狭窄（n）	尿潴留（n）	出血（n）	肛门坠胀（n）
治疗组（n=60）	25/41.6	20	3	0	0	0	5
对照组（n=60）	37/61.1	31	8	1	1	1	6

表 1 两组患者治疗结果比较 P 值为治疗组与对照组各项比较与对照组相比，治疗组治愈率与对照组相比（P＞0.05），无统计学意义。治疗组在手术时间、疼痛指数和创面愈合时间与对照组比较，具有统计学意义（P＜0.05）。表 2 为两组术后并发症具体评估项目对比，两组在术后并发症发生率方面治疗组治愈率优于对照组（P＜0.05），具有统计学意义。其中出血指术后肛门每次排出鲜血或暗红血块 50ml 以上。但以术后患者有便后手纸染血或偶有滴血现象作为便血评定，患者在术后便血及肛门坠胀感方面经卡方检验没有显著性差异（P＞0.05）。

3. 讨论

自动痔套扎术（RPH）是传统胶圈套扎术经技术改良后而兴起的一种痔病新疗法。其原理是通过套扎器的自动套扎去除内痔组织及松弛过多的痔上黏膜，采用标准范围的负压，套扎适宜的组织，避免钳夹结扎因钳夹深度选择不当造成的肌肉损伤。该法借助瘢痕收缩，将肛垫上提固定在较高位置，同时利用胶圈的弹性绞勒阻断内痔的血供，达到消除痔出血和脱垂的症状，适用于各期内痔和混合痔的内痔部分。传统外剥内扎术即 Millian ~ Morgan 术的学术基础是静脉曲张学说，是目前临床上最为常用的手术方式。但其术后并发症较多，因手术损伤较大导致疼痛剧烈且持续时间长，局部血液、淋巴液回流障碍伤口易水肿，创面愈合缓慢等缺点。张东铭认为正常肛管上皮由 3 段组成，齿线下有丰富的感觉神经末梢，可辨别直肠内容物性状；齿线是排便运动的诱发区，对排便有着极其重要的作用；对维持大便自制有重要意义。临床实践发现，传统的外剥内扎术，因其对齿线组织的破坏，造成肛门部不适，患者术后多有负面影响，因此采用自动痔套扎术（RPH）联合外痔小切口保留齿线手术的方法。在同样保持传统手术的高治愈率的同时，达到减少混合痔术后并发症，减少住院时间的目的。本组临床观察结果显示，治疗组 60 例 59 例（98.3%）治愈，对照组 60 例 58 例（96.7%）治愈，治疗组治愈率与对照组相比（P＞0.05），无统计学意义。治疗组在手术时间、疼痛指数、术后并发症和创面愈合时间与对照组比较，具有统计学意义（P＜0.05）。以术后患者有便后手纸染血或偶有滴血现象作为便血评定，患者在术后便血及肛门坠胀感方面经卡方检验没有显著性差异（P＞0.0 5）。由此可见，RPH 手术是肛肠科微创手术的一种，具有①操作简便快捷，局麻下即可实施；②内外分治保留了齿线区功能，保证排便通畅，减少术后并发症，如肛门疼痛、肛管狭窄、尿潴留、肛门感觉性失禁等；③具备套扎萎缩痔核和上提肛管双重功效，远期疗效好，复发率低；④术后恢复时间短，并发症少，可明显减轻患者术后痛苦，缩短手术时间，降低手术风险，缩短住院天数。由此可见，自动痔套扎术（RPH）联合外痔小切口保留齿线手术治疗混合痔是一种安全有效的方法，值得临床推广应用。

神阙穴位艾灸用于混合痔术后的疗效观察

董先政　鲁龙生

（湖南省怀化市中医院痔瘘科，湖南　怀化，418000）

【摘要】目的　观察神阙穴位艾灸用于混合痔术后的临床疗效。方法　将 60 例混合痔术后患者，按就诊顺序号随机分配至艾灸组、空白组，每组均 30 例，7 天为一疗程，共观察 14 天。结果　艾灸组总有效率为 83.33%，空白组总有效率为 36.67%，艾灸组与空白组总有效率相比，差异有非常显著性意义（P＜0.01）。结论　艾灸组在减轻混合痔术后患者疼痛、坠胀、腹胀，通畅大便，促进创面肉芽生长方面，疗效优于空白组，且在疗程中无明显不良反应，值得临床推广。

【关键词】混合痔；神阙；疗效

混合痔是临床常见病、多发病。手术治疗是其主要方法之一。术后常可并发伤口疼痛、坠胀、大便困难、腹胀、创面肉芽愈合不良等等。笔者于 2012 年 1 月 ~2012 年 6 月将神阙穴位艾灸用于混合痔术后患者，并设空白组作为对照，取得了满意的临床疗效，现报告如下：

1. 资料与方法

1.1 临床资料

病例来源于怀化市中医院痔瘘科 2012 年 1 月 ~2012 年 6 月的住院患者，参照《肛肠病的诊断标准（2002 年，试行草案）》，将 60 例混合痔术后患者，按就诊顺序号随机分配至艾灸组、空白组，每组均 30 例。经统计学检验，两组患者在性别、年龄、病程分布上均无显著性差异（P＞0.05），见表 1。

表1　患者一般情况比较

组别	例数	性别（例）		年龄（岁）			病程（年）		
		男	女	最小	最大	平均值	最短	最长	平均值
艾灸组	30	18	12	21	62	39.37±11.28	1	12	6.20±0.42
空白组	30	19	11	20	65	42.27±11.50	3	11	6.08±2.97

1.2 治疗方法

1.2.1 艾灸组

艾条（南阳绿莹艾草生物制品有限公司，规格：18mm×200mm×10 支，批号：2010~0707），3~5cm 艾柱一壮点燃置入 10cm×10cm×10cm 艾灸盒内，直接放在混合痔术后患者神阙穴上，每日 1 次，每次 15~20 分钟，7 天为一疗程，共观察 14 天。注意避免灼伤患者皮肤和点燃床被。患者在艾灸过程中皮肤若出现皮疹、水泡等情况，可暂停使用并做相关治疗。

1.2.2 空白组

10cm×10cm×10cm 艾灸盒内放未点燃艾条，直接放在混合痔术后患者神阙穴上，每日 1 次，每次 15~20 分钟，7 天为一疗程，共观察 14 天。分别在疗前及疗程中第 7、14 天统计疼痛、坠胀、大便困难、腹胀、创面肉芽愈合得分情况，同时观察有无不良反应，综合判断疗效。

1.3 疗效判断方法

1.3.1 疗效判断分值

为使临床疗效判断更准确，将疼痛、坠胀、大便困难、腹胀、创面肉芽愈合情况根据轻重程度进行量化，评定分值。(1) 疼痛：0 分（轻）：无疼痛或轻微；2 分（中）：疼痛明显；4 分（重）：疼痛难以忍受；(2) 坠胀：0 分（轻）：无坠胀或轻微；2 分（中）：坠胀明显；4 分（重）：坠胀难以忍受；(3) 大便困难：0 分（轻）：大便通畅，不需要清洁灌肠；2 分（中）：大便欠通畅，需清洁灌肠 1~2 次；4 分（重）：大便困难，需清洁灌肠 3~5 次；(4) 腹胀：0 分（轻）：无腹胀或轻微；2 分（中）：腹胀明显；4 分（重）：腹胀难以忍受；(5) 创面肉芽：0 分（轻）：创面肉芽生长良好；2 分（中）：创面肉芽生长一般；4 分（重）：创面肉芽生长较差。

1.3.2 疗效判断标准

参照《中华人民共和国中医药行业标准·中医肛肠科病证诊断疗效标准》和卫生部<新药（中药）临床指导原则）的标准拟定。显效：无疼痛、坠胀、腹胀或轻微，大便通畅，不需要清洁灌肠，创面肉芽愈合良好，疗后积分总和比治疗前积分下降≥75%；有效：疼痛、坠胀、腹胀明显，大便欠通畅，需清洁灌肠 1~2 次，创面肉芽愈合一般，疗后积分总和比治疗前积分下降≥25%~75%；无效：疼痛、坠胀、腹胀难以忍受，大便困难，需清洁灌肠 3~5 次，创面肉芽愈合较差，疗后积分总和比治疗前积分下降<25%或加重。

1.4 统计分析

计数资料以（n,%）表示，采用 x^2 检验；计量资料以平均值±标准值（$\bar{x}\pm s$）表示，采用单因素方差分析或 t 检验。

2. 结果

2.1 两组疗前疗后疼痛、坠胀、大便、腹胀、创面肉芽积分疗效比较，见表 2。

表2　两组疗前疗后疼痛、坠胀、大便、腹胀、创面肉芽积分比较（分）

	艾灸组		空白组		P 值
	疗前	疗后	疗前	疗后	
疼　痛	48	12	46	26	<0.05
坠　胀	44	8	48	28	<0.05
大　便	40	10	44	22	<0.05
腹　胀	46	6	46	20	<0.05
创面愈合	42	8	46	24	<0.05

由表 2 可知，艾灸组在减轻混合痔术后患者疼痛、坠胀、腹胀，通畅大便，促进创面肉芽生长方面，疗效优于空白组，经统计学检验，差异有统计学意义。

2.2 两组总体疗效比较，见表3。

表3　两组总体疗效比较（例）

组别	例数	显效	有效	无效	总有效率（%）
艾灸组	30	11	14	5	83.33
空白组	30	2	9	19	36.67

由表3可知，艾灸组总有效率为83.33%，空白组总有效率为36.67%，艾灸组与空白组总有效率相比，差异有非常显著性意义（$P<0.01$）。

2.3 两组疗程中不良反应比较，见表4。

表4　两组疗程中不良反应比较（例）

组别	例数	皮疹	水泡	发生率（%）
艾灸组	30	1	0	3.33
空白组	30	0	0	0.00

由表4可知，两组疗程中不良反应无显著性差异（$P>0.05$）。

3. 讨论

混合痔术后伤口疼痛、坠胀、大便困难、腹胀、创面肉芽愈合不良产生的原因是手术导致胃肠生理机能不协调，人体内气血运行机制遭到破坏而引起。

手术损伤肛门部的脉络，致其气血瘀滞不通，不通则疼痛、坠胀，加手术敷料填塞伤口的压迫止血，胃肠气机出入受阻，升降失常，腹胀于内，大肠传导功能失常，大便燥结难解，燥结患者排便时疼痛、坠胀明显，排便努挣创面肉芽充血、水肿明显，势必影响创面愈合。

本文发现神阙穴位艾灸可以减轻混合痔术后患者疼痛、坠胀、腹胀，通畅大便，促进创面肉芽生长，探讨其原因可能为：神厥穴，为任脉之要穴，任脉为阴脉之海，循行于胸腹正中，上连心脏，中经脾胃，下通肝肾，与督脉一源三歧，故有“脐通百脉”之说。加之，脐部表皮角质最薄，屏障功能弱，敏感度高，通透性好，脐部周围有腹壁上、下动静脉及丰富的毛细血管，血液供应丰富，此处艾灸，灸火的温和热力可以直达于胃肠，激发胃肠神经、体液诸系统，一则胃肠出入、升降有序，腹胀便消，二则胃肠蠕动增加，大肠传导功能正常，配合多食新鲜蔬菜水果，大便燥结可自除。

同时，脐通百脉，艾叶温经通络之功，通过神阙穴直达于肛门部血脉，肛门部气血运行通畅，疼痛、坠胀自除。手术创面气血运行通畅，肉芽炎症、水肿便消，肉芽就可快速生长，疗程中无明显不良反应，艾叶取材方便，灸神阙穴操作简单，患者容易接受，疗效确切，值得推广。

微整形混合痔内扎外剥术的临床运用观察

沈云天　张　波　冯红武　马巧玲

（西安马应龙肛肠医院，陕西　西安，710016）

【摘要】目的　观察微整形混合痔内扎外剥术的术后效果。方法　选择151例混合痔患者，随机分为治疗组75例，对照组76例，治疗组行微整形混合痔内扎外剥术，对照组仅做“V”形切口混合痔外剥内扎术。结果　采用微整形混合痔内扎外剥术，较对照组术后疼痛明显减轻，病程明显缩短，术后肛门功能良好，发生大出血几率低。结论　微整形混合痔内扎外剥术治疗混合痔较传统混合痔内扎外剥术，术后恢复快，疼痛轻，出血少，不良事件发生几率低，是一种值得推荐的痔手术方法。

【关键词】混合痔；微整形

混合痔外剥内扎术是混合痔手术治疗的经典术式，我院在现代微创、美容理论指导下，针对混合痔的手术治疗上不断改良。现将151例混合痔患者，采用放射状切口外剥内扎、内痔残端消痔灵注射等技巧，形成的微整形混合痔手术和传统混合痔内扎外剥手术进行效果观察，发现能缩短病程，且术后疤痕小，肛门功能良好，能明显减轻病人的痛苦。现总结如下：

1. 资料与方法

1.1 一般资料

151 例患者均在鞍区麻醉下行混合痔外剥内扎术，并排除合并糖尿病、乙肝、结核等全身慢性消耗性疾病的患者。151 例病例随机分为治疗组和对照组，其中治疗组 75 例，男性 35 例，女性 40 例；年龄在 42.80 + 11.20 岁；病程 7.20 + 5.84 年；对照组 76 例，男性 37 例，女 39 例，年龄 42.59 + 11.31 岁，病程 7.73 + 4.94 年。两组一般资料无显著性差异。

1.2 治疗方法

治疗组：麻醉成功后取截石位，术区常规消毒铺巾，术区 0.1% 肾上腺素液 15ml 局部注射减少出血，探查混合痔的分布，根据内痔与外痔部分的整体关系，设计切口位置。作放射状切口至齿线，彻底剥除外痔组织，弯钳钳夹相应点内痔基底部，10 号丝线基底部“8”字缝扎，适量 1：1 消痔灵液于结扎内痔残端内注射，直至内痔黏膜水肿色变白，剪除结扎部分上 1/2 ~ 2/3 部分。查看外痔切口若切缘皮肤过多重叠，剪除多余皮肤，使其成放射状直线形，同法处理其他点处混合痔。并保持各内痔结扎点不在同一平面。术毕检查伤口无活动性出血，肛门松紧度适宜，2% 双氧水消毒伤口，美兰和布比卡因混合液肛周皮下注射，肛内置入甲硝唑栓 2 枚，碘伏纱条填塞，无菌纱块加压包扎，“丁”字带固定。术后给予预防感染、止血、每日换药等治疗；对照组，外痔切口选择“V”形切口，内痔结扎处不做消痔灵注射，余方法同上。

1.3 观察指标

（1）疼痛指标：以视觉模糊评分法（visual analogue scale，VAS）评估术后首次排便，术后 5，7，10d 的疼痛程度。（2）愈合指标：以肛缘为基线，等分 12 份，肉眼评估创面所占肛缘比例，比较术后、术后 1 周，术后 2 周创面比率。（3）肛门外形功能指标：术后 1 月、3 月复查，询问肛门感觉、控便能力、肛门渗液、肛门狭窄、皮赘残留情况，进行四级三度 5 分法进行统计。详见表 1。（4）术后出血指标：将出血分为四级三度五分法统计，详见表 1，观察术后 24h、7、14、21d 的出血程度。

表 1　肛门外观、功能及出血分度计分表

分级	0 级	Ⅰ级（轻度）	Ⅱ级（中度）	Ⅲ级（重度）
计分	0	1	3	5
肛门感觉	无异常	偶有蚁行感或针刺感	肛门干涩伴感觉迟钝	有疼痛感
控便能力	良好	摒便时间缩短	有遗粪情况	有失禁情况
肛门渗液	无渗液	肛门偶有遗液	肛门潮湿伴瘙痒	潮湿、瘙痒伴皮损
肛门狭窄	无狭窄	肛门弹性下降，但不影响排便	排干便困难	排便困难
皮赘残留	无皮赘	松弛时有皮赘，分肛后消失，无自觉症状	可见皮赘，分肛后不消失，肛门有轻度异物感	可见明显皮赘，有触痛及明显异物感和疼痛感
术后出血	无出血	毛细血管渗血（换药时出血）	小血管出血（便后滴血）	小动脉出血（术后大出血）

2. 结果

2.1 疼痛情况　治疗组术后疼痛程度明显低于对照组。

表 2　两组术后疼痛评分（$\bar{x} \pm s$）

组别	例数	术后首次排便	术后 5d	术后 7d	术后 10d
治疗组	75	1.77 ± 1.31	0.62 ± 0.12	0.14 ± 0.06	0.07 ± 0.02
对照组	76	3.03 ± 0.78	2.97 ± 0.23	1.92 ± 0.21	0.09 ± 0.03
U		7.169	78.859	71.015	4.826
P		<0.01	<0.01	<0.01	<0.01

2.2 创口愈合情况　治疗组内痔结扎线脱落早于对照组，治疗组多为术后 4 ~ 6 天，对照组多为7 ~ 12 天，治

疗组创面愈合明显快于对照组，并且对照组在术后一周时，多会出现保留皮桥融化现象，导致创面扩大。

表3　两组术后创面评分（$\bar{x} \pm s$）

组别	例数	术后	术后 1w	术后 2w
治疗组	75	0.37 ±0.12	0.25 ±0.14	0.07 ±0.06
对照组	76	0.45 ±0.13	0.49 ±0.18	0.13 ±0.11
U		3.93	9.152	4.168
P		<0.01	<0.01	<0.01

2.3 肛门外观与功能情况　治疗组在术后外形与功能方面优于对照组。对照组出现渗液及肛门狭窄症状患者多为复杂环形混合痔。

表4　肛门外观与功能情况

组别	例数	感觉异常		控便能力		肛门渗液		肛门狭窄		皮赘残留	
		1m	2m	1m	2m	1m	2m	1m	2m	1m	2m
治疗组	75	0.91 ± 0.72	0.26 ± 0.44	0.13 ± 0.34	0.06 ± 0.24	0.10 ± 0.30	0.07 ± 0.27	0.21 ± 0.63	0.07 ± 0.27	0.25 ± 0.47	0.10 ± 0.26
对照组	76	1.46 ± 1.01	0.48 ± 0.73	0.38 ± 0.84	0.23 ± 0.58	0.30 ± 0.80	0.27 ± 0.66	0.59 ± 1.40	0.28 ± 0.84	0.65 ± 1.17	0.30 ± 0.78
U		3.86	2.24	2.40	2.35	2.03	2.44	2.15	2.07	276	2.11
P		<0.01	<0.05	<0.05	<0.05	<0.05	<0.05	<0.05	<0.05	<0.01	<0.05

2.4 术后出血情况

治疗组在术后出血方面24h内无显著差异，7、14、21d的出血程度优于对照组。

表5　术后出血情况

组别	24h	7d	14d	21d
治疗组	0.01 ±0.11	0.22 ±0.53	0.09 ±0.21	0.02 ±0.16
对照组	0.03 ±0.19	0.57 ±1.03	0.29 ±0.41	0.13 ±0.34
U	0.79	2.63	3.77	2.54
P	>0.05	<0.01	<0.01	<0.05

3. 讨论

伤口愈合是创伤后人体皮肤和表皮组织再生的自然过程，伤口愈合非常重要，愈合的快慢关系到治疗的结果；另外，肛门的功能非常重要，如何更好地保护肛门功能，是历代学者不断追溯的问题。传统的混合痔外剥内扎术，是目前广大学者认同的经典术式，在遇到复杂环形混合痔时，切除肛管皮肤过多，或多或少易产生渗液及肛门狭窄等后遗症。而我院根据肛门微创美容手术理论，利用放射状切口外剥内扎、内痔残端消痔灵注射的微整形混合痔内扎外剥术较之传统内扎外剥术在临床收到良好疗效。

3.1 微创理念整体缩小手术打击，带来术后临床益处

微创理论就是以最小的伤害，达到手术目的。因此在微创理念的指导下，微整形混合痔内扎外剥术首先缩小手术创面。传统的肛肠手术伤口一般属于二期愈合，这是由于肛肠手术伤口多不缝合，为开放式伤口，愈合的时间较长。创面也容易受到粪便等刺激，造成创面坏死组织多或感染，局部组织继续发生变性、坏死，炎症反应明显。导致术后疼痛较剧烈，且时间较长；伤口愈合缓慢，甚至常出现术后保留皮桥融合。微整形混合痔内扎外剥术，贯彻微创、美容的手术理念，尽可能的减少对组织的损伤，并且尽量保护皮肤，使创面呈线状。可以减少刺激面，降低疼痛。痔核剥除后，外痔皮肤原位覆盖，类似自体植皮，术后加压包扎，皮片和创面之间毛细血管建立直接关系，加速创面愈合，从而使创面达到一期愈合，缩短修复时间，减少瘢痕形成，减轻术后不良事件的发

生几率。

3.2 线性放射状切口选择，保证充分引流。

肛肠手术后疼痛的一个重要原因是创面残留异物刺激。近年来的研究表明，外周敏化和中枢敏化过程在疼痛的发生机制中起着重要作用。其中外周敏化（peripheral sensitization）是指在组织损伤和炎症反应时，受损部位的细胞如肥大细胞、巨噬细胞和淋巴细胞等释放多种炎症介质。同时，伤害性刺激本身也可导致神经源性炎症反应，进一步促进炎症介质释放。这些因素使平时低强度的阈下刺激也可导致疼痛，这就是“外周敏化”过程。外周敏化发生后可表现为：①静息疼痛或自发性疼痛（spontaneous pain）：指在无外周伤害性刺激情况下所产生的痛觉，系由外周伤害性感受器自主激活所致；②原发性痛觉过敏（prima～ ry hyperalgesia）：尽管疼痛刺激轻微，但疼痛反应剧烈，系因感受器对伤害性刺激反应过强所致；③异常疼痛（al10dynia）：受非伤害性刺激如轻压时即可引起疼痛。而微整形手术不仅缩小手术创面，更重要的是保持放射状直线性创面，减少异物残留几率，同时便于创面分泌物引流，减少局部炎症反应，抑制外周敏化作用，从而减轻疼痛。放射状切口组织缺损少，肛管组织及括约肌松弛，从而降低肛管腔周围的静息压，使肛管内炎症渗出液能充分引流，术后感染几率低，创面愈合快。放射状切口，使创面全部为肛管皮肤黏膜覆盖，术后瘢痕小，极少发生瘢痕收缩形成的肛门狭窄。此外保留了直肠肛管移行上皮，大幅度降低了感觉性肛门失禁，切口直达齿线，充分覆盖，避免黏膜外翻，也减少了因黏膜外翻而引起的肛门遗液。由于皮片的留存，减少了术后创面血管受到肠液等化学刺激的几率，降低血管脆性，降低术后出血的发生。

3.3 原位结扎，残端消痔灵注射，预防术后不良事件发生。

原位结扎内痔，去除内痔核主要部分，保留部分周边痔组织，结合消痔灵残端注射，达到内痔完全结扎的效果，但将少了术后不良事件的发生和程度。手术时，由于麻醉和患者疾病的急性阶段，会使内痔周边组织同时出现水肿充血，如果将其均认为内痔，予以切除，将会导致手术损伤扩大，不利于患者术后恢复。因此我们的手术，仅去除内痔核主要部分，保留部分周边痔组织，减少由于结扎过多，导致的缝线切割、早脱落，大出血的发生。还可以有效预防术后肛门狭窄和遗液等情况的出现。要求原位结扎又可以减少皮肤牵拉，降低术后疼痛，减小术后皮肤黏膜张力，预防皮桥自溶的发生。消痔灵系由五倍子、明矾等的有效成分配制而成的注射剂，是一种肛肠科常用注射硬化剂，具有收敛、抑菌等作用，能使小动脉内血栓形成加快，且毒性较小。内痔残端注射消痔灵后，在物理性质方面，膨胀残端，减少结扎线脱落几率。在病理生理方面，硬化剂注入痔核，产生无菌性炎症，血管闭塞，减少出血的发生，同时在结扎痔核的基础上促进痔核缺血坏死脱落，结扎线较早脱落，缩短了因结扎线所致的牵拉痛[3]。同时药物的渗透作用结扎内痔外周，减少局部血液供应，在保证肛垫功能完全的前提下，预防痔的复发。

综上所述，经过多方面观察，微整形混合痔内扎外剥术治疗混合痔较传统混合痔内扎外剥术，术后恢复快，疼痛轻，出血少，不良事件发生几率低，是一种值得推荐的痔手术方法。

痔上黏膜环形错位套扎吻合术

陈少明

（上海市浦东新区浦南医院外科，上海，200125）

1. 痔上黏膜环形错位套扎术及原理

痔上黏膜环形错位套扎术是最新套扎方法（陈氏套扎术原理）（图 17～55～图 17～57）：利用套扎吻合器（RPH）在齿线上 2～4 厘米的直肠黏膜上（PPH 环切钉合术环切平面处）上下错位 2～4 厘米进行环形一周套扎 8～12 个强力乳胶圈，通过器械作用紧紧套扎在痔上黏膜的基底部，形成机械性的缩窄，使组织缺血坏死，继而脱落，最后创面逐渐修复痊愈。借瘢痕收缩将肛垫上提。由于同时套扎阻断直肠黏膜下供应痔的部分动脉，术后痔血供减少，肥大和充血的肛垫趋于萎缩变小。利用了 PPH 手术断流、悬吊的原理，又避免 PPH 手术金属钉植入人体组织中带来的弊端。

2. 手术适应证

符合“中华医学会外科分会结直肠外科学组制定的标准”中的Ⅲ、Ⅳ期脱垂的内痔、内痔为主的环型混合痔、嵌顿性内痔（应在炎症消退后再行本手术）、直肠黏膜脱垂。

3. **治疗方法**

用套扎吻合器（RPH）在痔上 2 ~ 4 厘米处的直肠黏膜处（PPH 环切钉合术）的平面上下错位 2 厘米进行环形一周套扎 8 ~ 12 个强力乳胶圈，通过器械作用紧紧套扎在痔上黏膜的基底部，形成机械性的缩窄，使组织缺血坏死，继而脱落，最后创面逐渐修复痊愈。借瘢痕收缩将肛垫上提。由于同时套扎阻断直肠黏膜下供应痔的部分动脉，术后痔血供减少，肥大和充血的肛垫趋于萎缩变小。

4. **几种方法比较**

1）痔上黏膜环切钉合术（The East Rubber band ligation and coincide of dislocation for Prolapse and Hemorrhoid 简称 E－PPH）的原理：

1975 年 Thomson 首次提出肛垫的概念，经过众多学者的不断完善，肛垫指的是“位于直肠末端的组织垫，为平滑肌纤维、结缔组织及血管丛构成的复合体，其功能是协助肛门括约肌完善肛门的闭锁”；痔是“由于支持组织松弛导致肛垫下移，因下移而出现充血、水肿、肥大和出血而形成”。以此为基础，1994 年 Londer 等提出了肛垫下移学说，并依据此学说原理设计发明研制痔上黏膜环切术钉合吻合器，此学说和吻合器受到许多国内外学者的支持，在我国肛肠外科学界亦逐渐得到普及和推广。

利用特制的吻合器经肛门在脱垂的痔上 3 厘米环状切除直肠下端黏膜及黏膜下组织，同时完成对远近端肠壁黏膜断端的吻合，将脱垂的内痔悬吊上拉，恢复原来肛垫的正常解剖位置。由于同时切断直肠黏膜下供应痔的部分动脉，术后痔血供减少，肥大和充血的肛垫趋于萎缩变小。

此手术由过去的以摧毁消除痔核为目的，改为消除症状为目的。由过去尽可能彻底的在解剖学上将痔切除的方法，改为通过手术将脱垂的肛垫复位，并在手术的过程中尽可能保留肛垫的结构，以达到术后不影响或尽可能少地影响精细控便能力的目的。与传统手术相比该手术的优点是：手术简单，手术时间短，术中出血少；治疗环形内痔脱垂和痔引起的出血效果明显；术后肛门部疼痛轻，时间短，远期并发症少；术后住院时间短，恢复正常生活和工作早。

痔上黏膜环切钉合术存在的问题、缺点：据国内资料统计：

（1）尿潴留发生率为 25.0%，可能与腰麻及术后肛门疼痛引起膀胱逼尿肌松弛和膀胱颈括约肌痉挛所致。因此术后注意防治尿潴留对于老年病人必要时留置尿管。

（2）肛门疼痛发生率为 45.8%，可能与术中扩肛引起轻度肛门皮肤损伤有关。

（3）出血主要位于吻合口部位出血 45%。吻合后要认真检查吻合口处是否有活动性出血对于有搏动泌性出血应局部丝线缝合

（4）吻合口狭窄或漏等并发症较少见。环切后吻合口在一个平面上，容易形成直肠狭窄后遗症，临床发生率占 2 ~ 3%；

（5）金属钉如果裸露直肠黏膜下，发生术后吻合钉排异外出，出血、下坠感等并发症。

2）传统胶圈套扎：

套扎法是在传统结扎基础上的发展，可理解为是改进了的弹性结扎疗法。因为套扎具有“简、便、廉、验”的特点，术后肛门疼痛、排便困难、水肿等较其他手术治疗痔疮明显减少，至今在国内外被广泛应用，主要适用于Ⅰ、Ⅱ、Ⅲ期内痔及混合痔的内痔部分。

国外报道了使用特制的吸引套扎器械治疗内痔的方法，方法简单、无痛，使用的特制橡皮圈效果明显优于其他套扎疗法使用的橡皮圈。国内许瑞云[10]等报道应用自动痔疮套扎器（RPH）对 156 例轻中度痔患者施行自动痔疮套扎术，满意者 149 例，基本满意 6 例，不满意 1 例。

3）痔上黏膜环形错位套扎术（RPH 原理，保护肛垫）：

临床观察发现：

（1）弹力胶圈套扎具备 PPH 功能

1）套扎后有断流痔上血管功能；

2）套扎后有上提肛垫功能（悬吊）。

（2）弹力胶圈套扎还有 PPH 不具备优势

1）无金属钉植入体内缺陷；

2）痔上黏膜错位套扎吻合，避免单平面痔上黏膜环切钉合术后发生狭窄的可能。

但是传统的套扎仅仅只对痔核体，虽然最新的套扎是倒三角即在痔核上方直肠黏膜和痔核呈倒三角的地方套扎直肠黏膜，个体的痔核倒三角套扎（老方法阴影，破坏肛垫），仍然和 PPH 手术环形切除钉合的悬吊、断流效

果比较的力度不够！

所以，针对PPH手术的缺陷和传统套扎术的不足，通过积极创新，弥补缺陷，我们设计——套扎吻合器痔上黏膜环周错位套扎术式（The East Rubber band ligation and coincide of dislocation for Prolapse and Hemorrhoid 简称 E－PPH。

利用负压把痔上黏膜组织吸入套扎器内再套入高弹力橡皮筋，由弹力橡皮圈的收缩压榨使套扎部分缺血坏死、闭合无伤口性脱落。施行痔上黏膜一周的错位套扎，即达到了PPH手术的一周环切钉合后痔上血管断流作用、使痔核萎缩；同时一周错位套扎后，使套扎的组织坏死脱落尤如PPH环切2厘米痔上黏膜的悬吊功能；同时保留了肛垫组织的优点，又避免了PPH手术单平面环切钉合术可能发生的直肠狭窄；同时也避免了遗留植入体内的金属异物的副作用。

痔疮是人类的一种常见病和多发病，一直困扰着人类的生活，严重影响着人类的健康，能够找到一种新的术式，在保障疗效，降低或避免目前的术式的风险，弥补目前PPH术式的缺陷，将会对发展肛肠学科，对人类治疗痔疮产生积极的作用。

肛垫上直肠黏膜切除荷包缝合包埋悬吊并消痔灵注射术治疗脱垂痔10例治验

汪草原

（武汉马应龙肛肠医院，湖北　武汉，420070）

【关键词】肛垫上直肠黏膜、选择性切除、包埋悬吊、消痔灵注射、脱垂痔

自上世纪70年代中后期美国学者汤母逊提出内痔是肛垫的病变所致之学说问世后，做内痔手术要注重保护好肛垫的观点就成为了一种潮流，由此而出现的“痔上直肠黏膜环切吻合术（即PPH）”便自国外向国内流行推广开来了。但因其对肛垫上直肠黏膜无选择性地扩大化切除并吻合之“半不讲道理”的做法，造成术后环状吻合口的斑痕化而使肛管狭窄，导致做二次手术（扩肛术）的现象屡见不鲜，为此，为更合理地运用“保护肛垫说”的理论以避免PPH术如此现象的发生，于是在20世纪末，Morinaga K（日本）报告了一种治疗痔的新技术——超声多普勒引导下痔动脉结扎术（Doppler guided hemorrhoid artery ligation，简称DG～HAL），作为一种有选择性地悬吊病变的肛垫和简便、安全、有效及低侵袭性的微创外科治疗手段，据说在日本、欧美等发达国家取得了成功，获得了比较满意的疗效，因而，该术式近些年来也开始在我国开展流行了。但因其手术所用设备较贵，手术费用也较高，故难以在基层医疗单位开展运用；且笔者发现术中所使用的可吸收线因被肠腺的分泌液浸泡而疲软松弛，致使被悬掉而没被去除掉痔核上的直肠黏膜（其实，经笔者实践观察，其和脱垂痔被悬掉的效果也不是很明显）有不少发生松脱，而致内痔脱垂复发。对此，笔者提取其选择性地悬吊病变的肛垫和PPH术中切除并吻合肛垫上的直肠黏膜之两者的合理部分，另劈溪径，试创了一种肛垫上直肠黏膜切除荷包缝合包埋悬吊并消痔灵注射之组合术来治疗脱出性内痔，共治疗了10例，均取得了满意的疗效。现将其手术方式及其治疗原理的分析报告如下，以冀同仁斧正。

1. 临床资料

本组病例是从2003年9月笔者采用自创的上述“切埋吊注”之组合术开始，至2010年8月，符合本术式适应证（即仅为Ⅱ或Ⅲ期之膀胱截石位3、7、11点脱出的非花圈状的内痔），且自愿接受该方法治疗的住院患者共10例（均符合2004年中华医学会外科分会肛肠外科学组制订的《痔临床诊治指南（草案）》中内痔诊断标准），其中男5例，女5例，年龄最小50岁，最大82岁，平均66岁；其中Ⅱ期内痔6例，Ⅲ期内痔4例。

2. 治疗方法

2.1 术前准备　术前检查同一般痔的手术。做血和尿及大便常规、心电图、肝肾功能、“凝血四项”等五个项目的检查，术晨灌肠以排空大便。

2.1.1 体位与麻醉　若是3、7、11点的母痔均有肛垫下移征，则患者先取右侧卧位，再行左侧卧位；或一次性选择折刀位手术；若仅一侧有肛垫脱出，则只取患侧卧位；采用骶麻或连硬外麻醉。

2.1.2 手术步骤　麻醉成功后，用0.5%的碘伏常规消毒术野的肛周皮肤，铺无菌孔巾。肛窥镜检查和指检后，行手法扩肛，并用0.5%的碘伏常规消毒肛管直肠；将消毒过的钢制半月形肛窥镜（或PPH术用的缝扎器之

半月形肛窥镜）插入肛门至不可能再插深入为止，再用0.5%的碘伏消毒一遍肛管直肠，然后用无菌干棉球擦净碘伏液。若三处母痔区都有肛垫下移，则先做3点母痔上的直肠黏膜手术：用组织钳在痔核上3厘米左右处夹提起直肠黏膜，再用中弯血管钳夹住其一个≥（即稍小于或等于）痔核大小的黏膜；用带有坚固的1/2弯针的“3～0”的可吸收线在该被夹起的黏膜之钳尖的底下进针后，在钳尖处打紧结，线两端再绕到被夹起的黏膜之钳底后头，打此结时令助手稍松钳（即钳不要离开被夹起的黏膜），收线打紧此结后，再令助手夹紧钳，线两端再饶过钳尖底部回至钳底后部，紧线松钳打完这一“回”字结后剪线；在线结头上约0.3～0.5厘米处剪去被缝扎的黏膜，再用此针线在此结头下穿过，饶过其上后打结，行完此贯穿缝合一针后剪线；还续用带针的3个0的可吸收线，在距此结的周围0.8厘米左右做一荷包缝合，用棉球醮碘伏液消毒被剪去的黏膜残端后，令助手用蚊式弯血管钳夹住此残端，像做普通阑尾手术包埋其残端般地收紧线包埋此残端后剪线，再在包埋线外的黏膜上间断性地加缝两针。如此这般地再做7点和11点母痔上的黏膜手术（注意：每做一处这样的手术前，都要用0.5%的碘伏进行充分地消毒）；三处黏膜扎、切、包埋完后，再用2：1的消痔灵（即2份消痔灵加1份1%的利多卡因）液对已经上述疗法而被上提了的痔核之本体和其黏膜固有层及齿线上的洞状静脉区行“消痔灵注射术”，并充分按摩使药液扩散开，检查无出血征后，塞入2枚马应龙麝香痔疮栓术毕。

2.1.3 术后处嘱　术后8h开始进食，常规应用3～5d抗菌药物。术后按1、3、6、12之四个月段的时间进行电话随访、询查。

3. 治疗结果

10例患者均治愈，电话回访至今未见有复发者，且术后均排便通畅。

4. 讨论

4.1 关于设计“切埋吊注”组合术的缘由

因许多同行介绍或报道说DG～HAL有选择性的悬吊痔核上的黏膜，是所述之理较为合理且安全有效的治疗方法。而笔者用此法（且还正是怀疑其疗效是否可靠而再加以对痔核注消痔灵）所治疗的10例脱垂性内痔，便有3例在不长的时间内又复发脱出，对他们复查后发现，可吸收的“2～0或3～0”的羊肠线都被肠壁腺体的分泌液浸泡得疲软松弛了，使被悬吊上去的直肠黏膜又发生松脱，进而致被注射了消痔灵液的病变肛垫（即痔核）随排便之力的作用复又发生了下移脱垂，这就使笔者回想起了自己2003年9月起对一个肝硬化合并有脱垂痔的患者所临时想出的灵光一现的“切埋吊注”的权宜之计的疗法（没想到事后发现此疗法效果还不错），有了进一步挖掘、探讨、改进、提高的想法，赋诸于进一步的临床实践而获得了好于DG～HAL并消痔灵术的疗效。

4.2 关于提起痔核上的黏膜缝合并切除且加包埋的作用效果

笔者以为，因在行DG～HAL时是没有夹提起痔核上的黏膜，只是用可吸收线对其进行“8”字缝合，且笔者在操作中发现，其对痔上黏膜和痔核本身的悬吊作用不是太大，远不如PPH的悬吊的效果明显，加上对缝合不满意处还再加缝合，则其所缝合的线相对于间断缝合所用的线料要长一些，这对于肠黏膜分泌比较多的患者来说是不利的，反而增加了被肠腺分泌液浸泡其成疲软松弛发生的可能度，则没被切除且没被悬吊起多少的直肠黏膜就自然会松脱而致痔核复发脱垂。为此，笔者考虑夹提起痔核上的≥痔核大小的黏膜缝扎并切除之，并在其减去的残端上下还补加贯穿缝合一针，这样即能很明显地悬吊起脱垂的痔核，又因贯穿缝合一针的线料很短而能防止前头的缝扎线料的过长而可能发生的被减去的黏膜残端的松脱或出血；复加对其残端再行荷包缝合包埋，此即可再进一步悬吊痔核，又可加强防止残端的出血，以及防范残端的术后感染；而在包埋线外的黏膜上再间断性地加缝两针，也是防范荷包缝合的线料相对过长而可能发生的疲软松脱。

4.3 关于缝切埋吊后再对痔核行消痔灵注射的目的

PPH术也好，单纯行DG～HAL术也好，虽都说是其结扎了痔上动脉而阻断了痔核的供血，能使痔核自行萎缩，但笔者临床实践发现其并非都是如此，国内有杂志报道其内痔复发者不在少数，笔者认为，原因可能是肛垫周围的血供非常丰富，或其周围可重健侧支循环之故。因它们都没有真正处理病变的肛垫（即脱垂的痔核），故笔者在行悬吊术后，还对痔核再行消灵注射，以真正硬化萎缩之。

总之，“切埋吊注”之组合术，即避免了PPH术之不出血则已，出血一般就是大出血的风险，以及无选择性地扩大化切除肛垫上的直肠黏膜所带来的术后之弊端，又确实明显地悬吊起了脱垂的痔核，且还可对痔核行消痔灵注射以使其硬化萎缩而真正治疗了内痔，这是PPH术和单纯行DG～HAL术所不及的，同时，本疗法安全、可靠、价廉，适宜于广大患者人群，是一种很适合于基层条件状况下的医疗单位参考运用的治痔方法。

消痔灵疗法和套扎吻合微创治疗技术推广应用

于庆环[1]　陈少明[2]

（1. 上海浦东新区迎博医院，上海　浦东，201204；上海浦南医院，上海　浦东，200125）

【摘要】痔疮套扎术是国内外公认的治疗痔疮最有效的疗法之一。在欧美，它已成为治疗痔疮的首选方法，应用极为广泛。但传统痔疮套扎器结构简陋，胶圈只能单发。上海众仁科技发明和研制的一次性多套自动痔疮套扎器（专利：ZL200620047425.9 又称东方 PPH）及其配套技术“痔上黏膜环周错套术（E－PPH）”，是世界上首个使痔疮套扎实现了全自动化的器械。它与传统套扎术相比，具有胶圈不仅连发而且首个自动射出，操作简便，疗效好，并发症少等优点。

注射硬化方法有近百年历史．目前国外对注射方法的概念，一般指注射硬化方法。这种方法简易安全，不破坏直肠肛管微细解剖结构和生理功能。国外一般公认较好的硬化剂是5%石灰酸植物油，但主要适用内痔出血、早期内痔。如果注射硬化方法能比较圆满的解决Ⅲ、Ⅳ期痔的治疗，就具备了创造性、新颖性和实用性的技术革新条件，基本代替手术方法，是一种具有起点较高的具有突破性的科研课题。中国传统医学治痔有2000多年历史。根据中医“酸可收敛，涩可因脱”治疗法则，选用中药五倍子和白矾的有效成分，制成消痔灵注射水溶液。治疗方法依据肛垫下移说和中医治痔收敛固脱法相结合，治疗Ⅰ痔采用痔的黏膜下层注射，对Ⅱ、’、Ⅲ’、Ⅳ‘痔采用注射（1）直肠上动脉分枝；（2）痔的黏膜下层；（3）痔的黏膜固有层；（4）齿线上方的窦状静脉下极为主要方法。此法不损伤黏膜肛管，使松弛的 Treitz 纤维和 Parks 韧带粘连固定，肛垫粘连固定。闭塞或基本闭塞直肠上动脉分枝和闭塞扩张的窦状静脉。通过中等度纤维化，使痔萎缩消失。

研究背景：

（一）本项研究选题背景

据我国一些地区对5万多人口普查，痔的发病率占46%，有些地区成人中占70%。欧美、日本调查发病率在40～60%。许多患者因内痔脱出、便血、疼痛，影响了健康与工作。关于内痔病因和治疗方法，国内外一直进行着深入研究。治疗方法较多，每种方法都有其优缺点。近百年来国外对Ⅲ、Ⅳ期痔的治疗仍以手术为主。最早认为比较理想的手术方法是环状切除术（Whitenead 法及其变法，1882）。

近十多年来，痔的定义改为肛垫病理性肥大，并阐明痔的本质。为保护肛垫，研究新的注射硬化法治疗Ⅲ、Ⅳ期痔提供了依据。根据中国传统医学“酸可收敛，涩可因脱”治则和采用中药非手术治疗痔的宝贵经验，由五倍子、明矾有效成分为主制成的消痔灵硬化剂，治疗Ⅲ、Ⅳ期待，在肛垫下移说理论指导下，根据痔的病理特点，采用注射：1. 直肠上动脉分支；2. 黏膜下层；3. 黏膜固有层4. 窦状静脉下极。通过闭塞直肠上动脉分支和窦状静脉使痔硬化萎缩消失。1987～1996年治疗21361例ⅢⅣ期痔，治愈2114804（99.00%），好转203例（0.95%），改用手术法治疗10例（0.05%）。3年后随访620例，复发6例（0. 97%）。本法是治疗Ⅲ、Ⅳ期痔，保护与固定肛垫，不损伤 Treitz 纤维和 Parks 韧带，较理想的治疗方法。

痔是肛垫病理性肥大。肛垫是固定黏膜肛管重要解剖结构，协助括约肌关闭肛门。手术切除痔，也同时切除肛垫和肛管痔变组织。术后肛门疼痛、大小便困难、创面发炎水肿、继发性大出血、肛门松弛或肛门狭窄等问题不能满意解决。这与手术切除肛垫，破坏 Treitz 纤维，损伤 Parks 韧带有关。研究注射硬化疗法，不损伤黏膜肛管，保护与固定肛垫。通过闭塞直肠上动脉分枝和窦状静脉（动脉血），使痔萎缩消失。这是治疗Ⅲ、Ⅳ期痔新课题。本文从消痔灵（中国传统医学五倍子、白矾提取的有效成份制成水溶液硬化剂）和注射新方法的研究背景，以及20年来进展情况，作一概述。

（二）痔本质研究概况

痔病因、病理是指导治疗方针的基础。百余年来对痔病因、病理研究以20世纪60年代为界线，前期指导痔治疗方针以静脉扩张说（Star 1873）为主。后期指导痔治疗方针以肛垫下移说（Thomson 1975）为主。两者理论截然不同，尤其治疗Ⅲ’、Ⅳ’痔，前者主张是手术，后者主张要保护肛垫，不要轻易切除。但如何保护肛垫，在国外尚未提出较理想治疗方法，反映出方法更新滞后于痔病因、病理研究的进展。

1. 静脉扩张说十多年来已被淘汰。手术后出现的问题不能满意解决。

静脉扩张说（Star 1973），提出痔是黏膜下层静脉丛（内痔静脉丛）瘀血。认为痔发生与人体直立（四足动物无痔），直肠上静脉无静脉瓣、肛门括约肌收缩、静脉回流受阻有关。把痔看成纯粹外科疾病，主张烧灼、切除是彻底治疗方法。这与19世纪中期无菌术和麻醉术兴起，发展手术作为外科主流有关。经典术式是环切术（Whitehead 1882）。20世纪30年代又出现结扎切除术（Milligan－Morgan1937）。这二种术式（及其变法）成为手术主要方法，在学术上对各自优缺点曾争论多年。但是，环切术严重破坏黏膜肛管微细解剖结构和排便生理功能，术后发生～系列合并症（肛门疼痛、创面感染、继发性大出血等）和后遗症（肛门松弛、黏膜脱出、黏液外溢等）。结扎切除术因保留三个黏膜肛管皮桥，仅切除肥厚肛垫的痔变区（切除主痔核，保留副痔核），损伤较轻。但术后肛门疼痛、大小便困难、创面发炎水肿、继发性出血（0.5%以上）、创面愈合时间长（20－40日），以及肛门狭窄或肛门松弛、黏液外溢等后遗症一直不能理想解决。这些问题是手术破坏了黏膜肛管微细解剖结构和固定肛门生理功能。也与静脉扩张说引导治痔是手术方法有关。20多年来，对痔病因、病理深入研究，基本阐明了痔本质证实静脉扩张说错误，予以废弃。环切术也因手术复杂，合并症和后遗症多，尤其造成难以治疗的肛门松弛，此术式近十多年来已被淘汰。所以切除术作为治疗Ⅲ'、Ⅳ'痔首选方法是否合适，已引起一些学者的关注。

2. 肛垫下移说（Thomson 1975）基本阐明了痔本质。理论上提出治疗痔，保护肛垫重要性。

20世纪60年代病因说：(1) 直肠海绵体说（Stelzner 1963）：提出窦状静脉瘀血（动脉血），直肠上动脉供血过剩是痔发生主要原因。Stelzner连续组织切片发现，直肠末端的黏膜下层有呈海绵状结构的动静脉直接吻合血管网。Staubes－and（1963）用X线造影法、Thomso n（197）用乳胶注射法，都证实动静脉直接吻合的血管存在。Thomsom称此类血管为"窦状静脉"。Thulesius（I973）对痔作气血分析发现痔血氧分压接近动脉血，进一步支持直肠海绵体说。海绵体可容纳大量动脉血液，直立、负重或用力排便时，供血量增多，体积增大。如从平卧位转直立住，肛垫血管内压可从22.5～24.5kPa（230～250 H_2O），迅速上升58.5～73.5kPa（600～750mmH_2O）。由于海绵体供血量大大超过本身代谢需要，Sagar PM等提出，肛垫功能是协助括约肌关闭肛门的动力学组成部分。(肛垫下移说（Thomso 1979)：Thomson在直肠海绵体病因学基础上提出肛垫下移说。认为肛垫黏膜下移，Treitz肌纤维松弛，窦状静脉（血液成分是动脉血）瘀血，直肠上动脉供血过剩是内痔发生原因。肛垫位于右前、右后和左侧三处黏膜肥厚区。由黏膜层和黏膜下层，Treitz肌纤维（联合纵肌内侧分枝穿过内括约肌入黏膜下层，与黏膜肌板连结），窦状静脉（呈细小球状或过曲状。位于Treitz肌纤维之间）和直肠上动脉分枝组成。肛垫在胚胎7周已形成。肛垫黏膜上皮内感觉神经末梢器（Krause球、Goigi－Maszzoni、Racinian小体），可随直肠肛管内压变化，参与排使反射。窦状静脉（血液成分是动脉血）可通过血管关闭或开放，调节动脉血．容量和胆垫体积变化，维持肛门口的开放与关闭。肛垫中的网络结构主要是Treitez纤维与黏膜肌板连结，有固定黏膜肛管作用。随年龄增长和排便作用，到成年肛垫黏膜开始下移，Teirtez纤维开始松弛，窦状静脉（动脉血）瘀血，促使直肠主动脉供血过剩，产生内痔。Thomson提出对痔不要轻易切除，防止切除肛垫引起肛门松地等后遗症。肛垫下移说受到Hass（1983）、Alexanden－wiliams（1982）。Bermstein（1983）、Melzier（1994）等著名学者支持。1983年在德国科伦堡第9届国际肛肠会议上，对痔的定义进行修正，由"痔是黏膜肛管的静脉瘤样病变"（美国实用肛门直肠病学，Buie，1938），改为"痔是肛垫窦状静脉（动脉血）瘀血所致的病理性肥大"。但是，指导各期痔的治疗方针未提出新的措施。

痔发生发展和各期病理特点，探讨治疗基本方针肛垫下移说（Thomson1975）提出痔的病因和病理。但是，对痔发展过程和各期病理特点，以及如何运用此学说指导痔治疗方针，论述如下：

Ⅰ'痔：肛垫黏膜下移，Treitz肌纤维松弛，窦状静脉（动静脉直接吻合，血液成分是动脉血）瘀血扩张。病变仅限于齿线上方的黏膜下层。右前、左侧、右后的肛垫病理性肥大。

Ⅱ'痔；肛垫明显松弛下移，Treitz肌纤维松弛、断裂，窦状静脉明显向上扩张，直肠上动脉供血过剩，黏膜肌板断裂。后期，黏膜下层扩张的窦状静脉一部分血管向黏膜固有层发展。痔间质弹力纤维减少，纤维结缔组织增生。三个主痔区（右前、左侧、右后）肛垫明显肥大，常有副痔核（相当截石位2、5、9点。即与直肠上动脉左侧分枝、直肠上动脉右后分校的侧支循环有关）。

Ⅲo痔：肛垫进一步松弛下移，Treitz肌纤维松弛、退化、黏膜肌板断裂。肛垫全部痔变（下至齿线，上至直肠柱顶端的黏膜区）。黏膜下层扩张的窦状静脉，一部分向黏膜固有层发展。Parks韧带松弛，使扩张窦状静脉向齿线以下肛管皮下伸延。直肠上动脉分枝供血过剩，指诊常可触到右前、左侧、右后动脉搏动。痔间质纤维结缔组织增生。除主痔核（右前、左侧、右后）外，并有副痔核（相当截石位2、5、9点或并有12、6点，即与直肠主动脉左侧上下分枝、右后分枝，或并有左侧前分枝、右后分枝的侧支循环有关）。或痔是环状，下蹲或排便时痔脱出呈混合痔血管瘤样改变。

Ⅳ'痔：肛垫下移呈混合痔改变，有部分脱出肛门外，不能复位。Treitz纤维退化、断裂。Parks韧带和皱皮肌纤维（联合纵肌下行分枝纤维，穿过外括约肌皮下层与肛缘皮下连结）松弛。黏膜下层高度扩张的窦状静脉，除一部分向黏膜固有层发展外，还明显向肛管皮下和肛缘皮下扩延。黏膜肌板断裂并产生纤维组织增生性肥厚。直肠上动脉供血过剩，指诊可以触到右前、左侧、右后动脉搏动。痔常呈环状混合痔改变。混合痔的内痔，黏膜上皮有纤维性组织增生；混合痔的外痔呈静脉曲张型（Ⅳ。型），进一步发展成基本纤维化的皮赘型（Ⅳ。型）。

关于探讨新的治疗方针与治疗方法，应在肛垫下移说基本理论指导下，保护与固定肛垫，理想的治疗方法是注射硬化法。不破坏黏膜肛管和肛垫生理功能。通过无菌性致炎作用产生纤维化，闭塞或基本闭塞直肠上动脉分枝血管（右前、右后和左侧）。闭塞扩张的窦状静脉（动脉血），使松弛的 Treitz 纤维和松弛的 Parks 韧带粘连固定，达到痔萎缩消失。对Ⅳ’痔在注射硬化法基础上，仅切除混合痔的肛缘皮赘外痔（原则上不切除肛管皮肤和齿线）。对巨大Ⅳ’环状痔可采用注射硬化法为主，手术法为辅。不断充实和完善肛垫下移说理论，指导痔治疗采用注射硬化法为主的治疗方针。这是研究的课题。

近 50 年来认为理想治疗方法是内痔结扎外痔剥离术（Miligan 法及其变法）近 20 年来手术强调先行直肠上动脉结扎。手术方法的优点是病灶彻底切除，缺点是手术后的合并症和后遗症较多。因此，学者们一致认为手术治疗三期内痔和混合痔，完全不产生合并症、后遗症的手术是不存在的。

手术后带来的问题一

总体上说，手术后带来的问题，大致表现以下方面：1. 术后疼痛：一般都有不同程度的疼痛。如手术损伤肛管皮肤有痛区和联合纵肌分支纤维引起内括约肌痉挛所致的持续性疼痛。2. 排尿困难主要原因是由于疼痛引起肛门括约肌痉挛，肛门在挛缩情况下排尿是不会通畅的（其神经反射是骶 2～4 神经同时支配肛门 和尿道，肛门部疼痛常引起尿道括约肌痉挛）有的因尿潴留需导尿，增加了泌尿道感染机会。

手术后带来的问题二

（3）排便困难，正常的粪便贮存在乙状结肠的最下部。一般在晨起发生“起立反射“，早饭后发生“胃结肠反射”。这二种反射都可以使结肠产生入蠕动波，肠内压增高，产生排便反射，排出粪便。由于术后排便疼痛，不敢排便，使干硬的粪便在直肠嵌塞，加重了排便困难。（4）感染性水肿多见于外痔切除的开放性创口。这与创缘保留死腔、创缘附近静脉丛未切除或缝合部位感染有关，甚至炎性水肿所致的组织增生形成大皮赘，常需再行手术切除。

手术后带来的问题三

（5）继发性大出血除因手术止血不全，术后发生出血外，继发性大出血（创面的血栓脱落引起）见于术后 7～14 天。出血量常在 500 毫升以上，需作紧急止血或并用抗休克处理。（6）肛门狭窄多见于内痔结扎外痔切除术，过多的切除黏膜桥和肛管皮肤桥。

手术后带来的问题四

（7）肛门松弛多见于环切术 2～3 年以后发生。其原因是黏膜肛管皮肤的全周性切除，损伤联合纵肌分支纤维，失去对肛门的固定作用，易发生肛门松弛，黏液外溢，直肠黏膜脱出。（8）特殊感染最可怕的感染是破伤风、气性坏疽。因有坏死组织存在，引流不畅，破伤风杆菌、产气杆菌，在缺氧坏死条件下感染，甚至因抢救不及时造成死亡。（9）手术后创口愈合时间较长：内痔结扎外痔切除术，一般愈合也需 20～30 天。

综合手术后所出现的种种问题

综合手术后所出现的种种问题。其原因都是手术本身所造成的，是手术破坏了直肠肛管微细解剖结构损伤了直肠肛管功能。解决手术后发生的不良反应、合并症和后遗症，理想的治疗方法是探索一种非手术方法，这就是消痔灵注射硬化疗法选题背景。

注射治疗痔疮的一次革命

消痔灵注射液及其四步注射疗法是已故的我国著名的肛肠病学家史兆岐教授的一项发明是对一百年来注射治疗痔疮的一次改革和革命。

注射疗法的演变 1

自 Morgan 1869 年首先用硫酸亚铁溶液注入痔核内治疗痔至今，采用局部注射药物治疗痔已有一百余年历史。注射疗法是一种简单易行而又相对易于推广的重要的实用疗法。一般来说，注射疗法对内痔所引起的症状都有治疗作用。但实践表明，这种疗法对早期出血和没有明显脱出的内痔是有效的，对大型痔核及脱垂的治疗则是暂时的。

注射疗法的演变 2

因此，选择适当的病例是提高疗效的首要问题。其次，在药物的选择上，凡是可以引起痔组织产生无菌性炎症反应的药物都可以用来做注射药物，寻找一种药源广泛，无任何毒副作用而又疗效显著的理想的注射药液，始终是肛肠科医师十分关注的研究课题。第三，注射的深浅度。最适当的是将药液注入黏膜下层内，过浅则注入黏膜层，会导致黏膜坏死脱落而遗留一浅性溃疡，过深会刺入肠壁肌层，可引起疼痛，甚至可发生脓肿。第四，注射的剂量。各种注射药液所需的剂量不同，

注射疗法的演变 3

Thomson 等人指出：如果首次注射无效，那么其后再作注射极少会成功，因此首次注射应用大剂量。第五，注射数目。一般每次可注射 2～3 个痔核，间隔 7～10 天后可注射第二次。此外，操作者的技术熟练程度也是影响疗效的一个重要因素。

注射疗法经受住了历史的考验，成为世界公认的疗法。长期实践证实其具有安全、有效、简便、价廉、无痛苦的优点，在内痔的治疗方法中有着重要的价值。

消痔灵注射治疗开创了非手术治疗理想方法，消痔灵注射疗法治疗三期内痔治愈率达 99% 以上

（三）消痔灵注射硬化法

中国传统医学治痔有 2000 多年历史。仅治痔，有近百种天然植物等药物，采用“收敛固脱内服法和外用法”、“结扎法”等治疗积累了宝贵经验。肛肠专科在中国 95% 以上都集中在中医院，采用中医和中西医结合方法治疗痔等肛肠疾病。由于西医治痔手术法对黏膜肛管损伤较大，术后合并症和后遗症较多，一直未能成为中国医生治痔的主流。根据中医“酸可收敛，涩可因脱”治疗法则，选用中药五倍子和白矾的有效成分，制成消痔灵注射水溶液。治疗方法依据肛垫下移说和中医治痔收敛固脱法相结合，治疗Ⅰ痔采用痔的黏膜下层注射，对Ⅱ、'、Ⅲ'、Ⅳ'痔采用注射（1）直肠上动脉分枝；（2）痔的黏膜下层；（3）痔的黏膜固有层；（4）齿线上方的窦状静脉下极为主要方法。此法不损伤黏膜肛管，使松弛的 Treitz 纤维和 Parks 韧带粘连固定，肛垫粘连固定。闭塞或基本闭塞直肠上动脉分枝和闭塞扩张的窦状静脉。通过中等度纤维化，使痔萎缩消失。

把消痔灵注射作为治疗首选方法

把消痔灵注射的非手术方法作为治疗Ⅲ、Ⅳ期痔的首选方法，是考虑到注射硬化方法的优点，它可避免因手术所产生的合并症和后遗症的发生。

1. 消痔灵配方、药效作用

配方：鞣酸（五倍子提取）、硫酸钾铝（白矾提取）、枸橼酸钠、右旋糖酐、甘油、蒸馏水适量，经特殊工艺制成 10ml 注射水溶液（消痔灵的换代产品—精制消痔灵，由吉林省集安市制药厂生产）。

药效：(1) 硬化（中等度纤维化）作用：动物实验证实消痔灵注射后产生无菌性致炎反应，组织发生中等度纤维化。(2) 小血管收缩作用：DC－001 离体器官测定器测定消痔灵液对离体家兔有明显收缩作用（P＜0 01）。(3) 小血管闭塞作用：动物致炎试验表明消痔灵对小血管致炎作用有亲和性，小静脉血栓形成，小动脉发生增生性内膜炎，血栓形成，血管闭塞。④直肠上动脉分枝血管闭塞作用：对人 7 例Ⅲ'痔注射后，Doppler 血流计测定直肠上动脉分枝血管血流图。进行注射后即刻、3 日、7 日、14 日、30 目测定。动脉血流量明显减少，最后基本阻断血流量。提示消痔灵液闭塞或基本闭塞直肠上动脉分枝血管。(5) 抑菌作用：倾注法、试管法试验。消痔灵原液或稀释 1/2 液，对大肠杆菌、副大肠杆菌、福氏痢疾杆菌、伤寒杆菌、绿脓杆菌有抑菌作用。(6) 药效安全无毒副作用：急性毒性试验，LD50。＝7.8 土 0.61ml/kg（消痔灵注入小鼠尾静脉）。慢性毒性试验，6 只狗，每天皮下注射消痔灵 0.8ml/kg（相当人用药量 2 倍），连续给药 10 日，停药 14 日，测给药前、给药后 N2 日、24 日 GPT、BUN、Cr 值正常。1～3 个月活杀，取心、肝、肾、脑病理切片，无异常发现。]

注射硬化方法有近百年历史

注射硬化方法有近百年历史．目前国外对注射方法的概念，一般指注射硬化方法。这种方法简易安全，不破坏直肠肛管微细解剖结构和生理功能。国外一般公认较好的硬化剂是 5% 石灰酸植物油，但主要适用内痔出血、早期内痔。如果注射硬化方法能比较圆满的解决Ⅲ、Ⅳ期痔的治疗，就具备了创造性、新颖性和实用性的技术革新条件，基本代替手术方法，是一种具有起点较高的具有突破性的科研课题。

传统医学治疗痔疾积累了丰富的经验

中国传统医学治疗痔疾积累了丰富的经验。早在两千年前，《黄帝内经》记载：“筋脉横解，肠辟为痔“，已看到内痔发生与血管扩张，排便异常有关。《素问》对内痔脱出、脱肛提出了“下者举之．”的非手术治则。根据中医“酸可收敛，涩可固脱”的理论，历代医书介绍了有关的理法方药。《本草纲目》“治脱肛（直肠脱垂）、阴挺（子宫脱垂）取其酸涩而收也“。《丹溪心法 >“五倍子、朴硝……煎汽熏洗治痔“。《图书集成》“五倍子末三钱，白矾一块，煎汤，先熏洗再取未掺肛托入“。

中医常用的五倍子、明矾等为硬化剂

五倍子的主要成分是鞣酸，对组织有较强的收敛作用，使蛋白激固，血管收缩。并对多种细菌有抑制和有较

强抗渗透出作用。广安门医院对明矾的主要成分硫酸钾铝在水溶液中的铝离子作过较全面的实验与临床研究，其药理作用主要是对注射后的局部组织产生较强的致炎作用，是组织发生纤维化的理想药物。中医常用的五倍子、明矾等为硬化剂深入的研究提供了较理想药物。综合国内外文献和长期临床实践。

解决好三个基本问题：

在研究注射硬化方法治疗三期内痔和混合痔的选题上，必须在理论和技术上解决好三个基本问题：

第一、理想的硬化剂应具有较强的收敛、止血、抑菌作用。注射内痔后所产生的无菌性致炎反应，急性炎症期要尽量缩短，以减轻组织水肿、充血、渗出的程度，从而防止坏死的发生。慢性炎症期反应要温和，以轻、中度纤维化使痔萎缩消失又可防止明显硬结的发生。尤其是对痔血管要产生动静脉血管无菌性炎症，血栓形成，闭塞血管。

第二、在选出硬化剂的基础上，必须探索出浓度与剂量的关系，找出最佳期的“密码“。任何一种硬化剂都不是绝对的起到硬化作用，也不是绝对不会引起坏死。浓度和剂量不够，硬化作用不明显，治疗效果不佳。浓度和剂量过高易引起坏死。

第三、国外注射硬化方法，都是将药液注射到内痔的黏膜下层，因此疗效低。要提高疗效必须研究内痔发生、发展，尤其Ⅲ期痔和继发Ⅳ期痔的静脉曲张混合痔的病理改变，提出新的操作方法。为此，我们从中医中药人手，为探索一种理想的硬化剂，选出五倍子提取的鞣酸，医用明矾（硫酸钾铝）为主要成分，配制成消痔灵注射液。又根据内痔发生的新理论和Ⅱ、Ⅲ、Ⅳ期痔的病理特点，提出直肠上动脉区，痔的黏膜下层，黏膜固有层和窦状静脉区的四步注射法。经过实验研究、临床研究和扩大临床验证取得到了预想的效果。

2. 消痔灵的药理作用，大致有四个方面

第一，直接对痔血管产生栓塞。消痔灵注射后即刻反应是血管收缩，进一步对局部的血管产生无菌性动静脉血管炎，动脉内膜增生，动静脉血栓形成，闭塞血管。这种作用是与痔间质无菌性的致炎反应同时进行的。从400多张病理片观察和动物试验证实对血管的闭塞作用是直接引起的，不是组织间质纤维化压迫血管继发血管闭塞的作用。消痔灵直接可引起血管闭塞，对血管作用有亲和性，是一种较理想的血管闭塞剂和粘连剂，对保证疗效和防止复发有重要意义。

第二，作为一种理想的硬化剂，在药理作用上减轻急性炎症的反应是必备的基本条件。如急性期过长，所产生的水肿、充血、渗出，不仅可以出现不适的临床症状（发烧、肛门坠痛），而且易发生痔的坏死。消痔灵所致的急性炎症期间很短，炎性反应又轻，保证了用药的安全。

第三，对静脉曲张型混合痔的治疗，在消痔灵四步注射法基础上，加大第四步（窦状静脉区）注射量可使松弛 Parks 韧带产生纤维性粘连固定，可以阻断内痔通向外痔的血流，使Ⅳ期痔的外痔呈皮赘型，仅剪除皮赘（不损伤肛管皮肤和齿线）不产生合并症。

第四，在慢性炎症或中，五倍子鞣酸和硫酸钾铝有协同作用，但反应温和可使组织以轻度和中度纤维而达到硬化作用，为局部组织不产生明显硬结提供了可靠保证。

3. 消痔灵四步注射法的理论基础

认为内痔发生是内痔静脉丛扩张和瘀血，与动脉无关。强调人体的直立，地心吸引力，直肠上静脉无静脉瓣等因素是发生内痔的主要原因，把痔看成是一种纯粹的病理产物，只有对病灶清除才能根治。仅对内痔出血和1期痔可采用注射等方法治疗。随着研究的深入，近20年来发现门静脉高压的患者，痔的发生率并未有显著增加，又通过痔的气血分析证实是动脉血。

消痔灵注射方法重点是闭塞直肠上动脉和窦状静脉；以及使痔硬化萎缩消失并达到痔区的黏膜层、黏膜下层与肌层粘连固定。

因此，按照注射顺序采用四步注射法。第一步是向母痔上方黏膜下层的直肠上动脉区注射，通过动脉血管无菌性致炎作用，血管栓塞，闭塞血管，并使黏膜层和黏膜下层粘连，可阻断或基本阻断进入内痔的动脉血流。第四步是向齿线稍上方的最低部位注射，闭塞内痔起始部的窦状静脉扩张血管。第二步和第三步注射是指对痔本体组织的注射。初期内痔仅将药液注射到痔的黏膜下层。内痔发展到中期、晚期阶段，必须行痔的黏膜下层和黏膜固有层二个部位的注射，即第二、三步注射。

我们通过内痔病理组织切片观察，Ⅰ期痔，痔血管丛位于黏膜下层。Ⅱ期痔，痔血管丛不仅集中在黏膜下层，而且有一部分向上穿过黏膜肌层分布在黏膜固有层。Ⅲ、Ⅳ期痔的黏膜下层有高度痔血管丛扩张，同时痔的黏膜固有层也有明显痔血管丛增生，黏膜肌层也发生纤维性肥厚并将黏膜下层和黏膜固有层的痔血管丛分开。因此，对Ⅱ、Ⅲ、Ⅳ期痔要向此两层注射使痔体充分着药以达到痔本体的全面硬化，萎缩消失。

痔的诊断按 Goliher 四期分类法。但是消痔灵使用的浓度和注射剂量与痔病理分型有关。内痔的病理分型分为血管肿型、静脉曲张和纤维化型。外痔分为静脉曲张型和结缔组织型（此外，尚可根据有无炎症分为炎性内痔和嵌顿性内痔、以及炎性外痔和血栓性外痔）。注射时一定要参考痔的病理分型以决定注射的浓度和剂量。

内痔核注射量关系

内痔病理分型

血管肿呈粉红色或草霉状突起多见于Ⅰ期痔

静脉曲张型外观上呈淡紫色或蚓蚯状，多见于Ⅱ、Ⅲ期痔。

纤维化型：内痔表面有白膜附着，黏膜肌层发生增生性肥厚，多见于病程长的Ⅲ、Ⅳ期痔。

注射剂量

关于Ⅲ期痔继发成Ⅳ期痔与 Parks 韧带松弛与肛门静脉串通有关

肛门解剖

痔的分类

parks 韧带作为“隔障”

Ⅲ期内痔继发Ⅳ期的静脉曲张混合痔与 Parks 韧带松弛有关。

消痔灵的药理作用

在四步注射中，加大第四步注射量，不仅药液集中在窦状静脉处，而且也注射到 Parks 韧带附近。消痔灵的药理作用不仅使内痔硬化萎缩消失而且能使松弛的 Parks 韧带粘连固定，阻断内痔通往外痔的血液，使静脉曲张型混合痔的外痔随内痔消失而同时消失。

关于对Ⅳ期外痔部分呈结缔组织型（皮赘）的治疗问题：

因此，需要在消痔灵注射后再行局麻下将外痔皮赘切除。

齿线以下肛管皮肤区和肛缘的皮赘性外痔，在手术切除时尽量不要损伤肛管皮肤和齿线，这是因为肛管皮肤大面积切除是导致肛门狭窄，又因正常的肛管皮肤与 Parks 韧带附着较紧密，肛管皮肤损伤常导致内括约肌痉挛，肛门挛缩，创口引流不畅，愈合时间较长。

对 IV 期痔的外痔皮赘（结缔组织型）的处理

我们的经验是在消痔灵注射基础上，外痔部分用止血钳提起，用弯剪刀将外痔剪除。但剪除的范围只限于在肛缘处皮赘，尽量不剪除肛管皮肤。由于消痔灵的药理作用，可以使内痔和肛管皮肤处的痔变消失。剪除处的创面仅限于在肛缘附近。由于不损伤肛管皮肤造成的创面较小，损伤组织较轻使创口愈合较快，又可以防止损伤肛管皮肤所发生的疼痛和肛门狭窄。

关于消痔灵注射顺序

关于消痔灵注射顺序

3. 再行副痔核注射。副痔核部位按直肠上动脉分枝（右前、右后和左侧）的分枝所在部位常位于截右位 2、5、9 或并有 12、6 点部位，需行每个副痔核注射。副痔核呈血管肿型仅注射到黏膜下层。静脉曲张型和纤维化型，需行黏膜下层和黏膜固有层注射。4. 最后行第四步注射。如是Ⅲ期痔，一般需要主痔核的最低部位——齿线上方处的窦状静脉区注射。每个主痔核的窦状静脉区注药 2~3 毫升

如果是静脉曲张型混合痔要加大第四步注射量。

如果环状内痔或环状静脉曲张型混合痔，不易分清每个痔核时，应参考上述注射步骤在相应的部位进行注射。甚至增加对副痔核的窦状静脉区注射量。除非常掌握本疗法有相当经验，消痔灵使用浓度可根据病理分型，痔核大小有所改变外，一般可按 1 比 1 浓度，据痔核的大小和病理分型仅在注射量有所区别。Ⅰ期痔注射量稍大痔核体积。Ⅱ期痔（静脉曲张型）注射量 20~30 毫升。Ⅲ期痔（静脉曲张型）注射量 40 毫升。Ⅳ期痔（外痔呈静脉曲张型）注射量 50~60 毫升。

（四）专用器械和注射用具

消痔灵注射方法必须使用专用器械和注射用具。一定要使用喇叭状肛门镜（视野清楚，便于操作，不可使用其他肛门镜）。5 毫升注射器配有 7 号针头（局麻用），5 号针头（注射消痔灵用，针头 5 厘米长，针尖细，注射时有手传导感）。搪瓷圆杯（内有 40 毫升刻度）、中号弯止血钳、l 比 1 浓度的消痔灵液、l% 普鲁卡因（或 075% 利多卡因）、碘酒、酒精、洗必泰溶液、石蜡油、棉球、纱布块、凡士林纱条。

消痔灵四步注射疗法（下）

（五）治疗方法

1. 治疗前排空大便（或外用盐水 1000 毫升灌肠）。

2. 局部麻醉，Ⅰ、Ⅱ、Ⅲ、Ⅳ期痔需有1%普鲁卡因或0.75%利多卡因作肛门周围的局部麻醉。局麻目的是使肛门括约肌松弛，视野暴露清楚，便于操作和准确注射。良好的麻醉，治疗后可避免出现肛门括约肌痉挛所致的肛门坠胀。

局麻采用四点麻醉法。

分别在肛门后、左、右、前距肛缘0.5～1cm处进针。先在肛门后侧进针3～4cm，边进针边注药。加强肛门后侧局麻是为了保证良好的肛门松弛（因此处有肛尾韧带，肛门外括约肌收缩力较强，要求麻药较多麻醉面较大）再分别从肛门左侧、右侧进针，进针3～4cm，边进针边注药，最后在肛门前方进针注药。男性有前列腺，女性有肠外与阴道相邻，要求此部位进针不要过深避免刺入前列腺或阴道后壁。局麻药量为15～20ml。

3. 操作方法：

初学者要求最少进镜五次。

第一次看清病变。第二次、第三次、第四次分别看清右前、右后、左侧的三个主痔区病变。第五次进镜重点看到痔核数量和病理分型（此次进镜在退镜时可采用旋转退镜法）。消痔灵四步注射法均采用1比1浓度（1份消痔灵加1份1%普鲁卡因或0.5%利多卡因）。

第一步注射：

进入肛镜后，使肛镜前端一定位于胸腔中央看清四周黏膜。以防肛镜偏向前侧发生定位错误。分别在右前、右后、左侧三个主痔核上方进针，要偏向黏膜下层的斜上方1～2cm，每处注药2～3ml使药液分布在直肠主动脉处。如同时并有直肠黏膜内脱垂，在第一步注射前在松弛的黏膜下层行多点注射。

痔黏膜固有层的注药量是第二步注射量的1/2～1/3，其注药量合适的标志是痔黏膜表面稍呈突起状。第二步注射，一般向斜上方进针3～4厘米到痔的黏膜下层的最低部位开始注药使药液充满到黏膜下层。不可以注药量不足就退针，以防痔核萎缩不全。第三步注药量不可注射过多以防发生表线性坏死。

第二、三步注射后，行副痔核注射。根据副痔核大小和病理分型决定注药量的多少。一般每个副痔核的注药量要稍大于痔核的体积。如副痔核为血管肿型仅在痔黏膜下层注药，药量大致与痔体积相等。如为静脉曲张型和纤维化型需行痔黏膜下层和黏膜固有层注药，药量稍大于痔体积。如为纤维化型注药量应大于静脉曲张型注药量。

最后，行第四步注射

四步注射进针法

操作中的问题

消痔灵四步注射疗法影像示范

点击播放

（六）注射后的辅助治疗与注意事项

为预防感染，注射后可给患者消炎药3～5天（如复方新话明一日二次，每次二片）。注射后要求患者多饮水，尽早排尿。注射后最好控制一天排便，第二天再排便。饮食以吃软食为宜。一般不换药。

（七）治疗反应与疗效

注射后尚无明显不良反应。注射后不影响一般活动。在注药后数小时内可能有肛门坠胀外，无其他不适应反应。大小便正常，体温正常。治疗后第一次排便就无痔脱出，5～7天痔萎缩消失。疗效：1977～1979年，广安门医院和19个医疗单位应用消痔灵方法，至1979年12月鉴定会时，治疗1168例Ⅲ期痔和Ⅳ期静脉曲张混合痔，基本一次注射，治愈率96 4%，好转率3.9%。

疗效标准：1. 治愈：大使时无痔脱出，无便血。肛门镜检查痔萎缩消失。2. 好转：大便时无痔脱出。肛门镜检查仍有部分内痔存在。3. 无效：同治疗前比较无明显变化。

1980年经消痔灵配方与工艺改进，在注射方法上又进一步完善，通过广安门医院治疗10万多例的观察，治愈率达99%以上。通过一单位66例治疗后二年以上的复查，复发率占1%，局部无硬结，肛门功能正常，远期疗效是满意的。

除治疗内痔出血、各期内痔（尤其是ⅢⅣ期痔）外，还适用于治疗直肠黏膜脱垂、直肠全层脱垂、鼻息肉、下鼻甲肥厚、海绵状血管瘤、胃出血、食道静脉曲张症（肝硬化所致）、腋臭等疾病。

我们了解到有的医生在使用中，由于对消痔灵药理作用、四步注射法理论基础和如何使用不够了解，因误治而产生一些问题。主要有以下几个方面

1. 适应证选择不当：对急性发炎嵌领性内痔、炎性血栓外痔、皮赘外痔不是注射的适应证。

2. 操作方法错误：不能用钳将内痔夹住或拉肛门外注射；不进行第一步注射或注药量过大；不了解第二步和第三步注射部位而将药液注射到内痔的表浅部（黏膜固有层）；将药注射到齿线以下肛管痔变部位；不作痔的病理分型，每个痔核注药量相同；或不按第四步法注射仅作主痔核的黏膜下层注射；不是先进针后注药，边退针边注药，而是进针注药。

使用的肛门镜不对（用分叶状或圆筒镜），注药针头不对（不是5号针头），仅注射主痔，不注射副痔核……由于不能正确使用，影响了治疗效果。3. 误治后果有：（1）并发前列腺炎：将针刺入肠壁外前列腺中注药。（2）直肠中段狭窄与第一步注药量过大有关。（3）内痔核残留：操作时痔核显露不清楚，副痔核末注药，或内痔注药量不足。（4）内痔表浅性坏死：第二步和第三步注药均注入黏膜固有层。（5）肛缘水肿：药液误注齿线以下部位。（6）注射部位产生硬结：局部注药量过多，过于集中（只要注射完毕后用手指反复按压注射部位，使药液均匀分散开~般无硬结形成。一旦发生硬结，治疗后3~5个月可吸收消失）。上述均是误治产生的合并症，正确操作是完全可以避免的。

痔疮套扎术是国内外公认的治疗痔疮最有效的疗法之一

在欧美，它已成为治疗痔疮的首选方法，应用极为广泛。但传统痔疮套扎器结构简陋，胶圈只能单发。上海众仁科技发明和研制的一次性多套自动痔疮套扎器（专利：ZL200620047425.9 又称东方 PPH）及其配套技术“痔上黏膜环周错套术（E-PH）”，是世界上首个使痔疮套扎实现了全自动化的器械。它与传统套扎术相比，具有胶圈不仅连发而且首个自动射出，操作简便，疗效好，并发症少等优点。

多环痔核吻合套扎器械包（TY~CTB~10~35 型）特点：1 整个操作全自动化；2. 发射头透明；3. 套扎环自动由弹力科学射出很精确（目前其他类似产品：发射头上的胶圈是由线牵引出去，不精确，容易发生跳环）；4. 胶圈等量发射（无需要类似产品线拉）；5. 胶圈可连发，不会误发；6. 整个负压系统实现全密封（同类产品拉线经过密封系统，破坏了整体密封性）

该套扎器通过接驳负压抽吸系统使整个枪体形成负压，枪口对准痔疮将其吸入枪管，全自动弹力科学发射头硅胶圈并套住痔疮及痔上黏膜组织，可连续进行多次套扎操作。该产品对传统套扎技术进行创新，研究并开发了治疗痔疮的简便化器械，并拥有2项实用新型专利。该产品经过前期产品临床试用后进行改进和更新，更符合临床手术操作与使用。

国家级科技检索单位，国家知识产权局专利检索咨询中心检索报告，该项专利具备：1. 新颖性；2. 创造性。

在上海市浦东新区医务工会科技创新评审会议上该产品获得科技创新成果奖励三等奖，上海市卫生局科技教育处长张勘教授在会上鼓励企业继续保持精益求精的品质，提高产品质量，同时发扬研发创新的精神，加强技术更新，通过优质的产品服务患者、赢得市场。

（一）痔上黏膜环形错位套扎术（东方 PPH 技术）

（The east RubberbandligationofdislocationforProlapseandHemorrhoid 简称 E-PPH）

1. 痔上黏膜环形错位套扎术及原理

痔上黏膜环形错位套扎术是最新套扎方法（图17~55~图17~57）：利用套扎吻合器（RPH）在齿线上2~4厘米的直肠黏膜上（PPH 环切钉合术环切平面处）上下错位2~4厘米进行环形一周套扎8~12个强力乳胶圈，通过器械作用紧紧套扎在痔上黏膜的基底部，形成机械性的缩窄，使组织缺血坏死，继而脱落，最后创面逐渐修复痊愈。借瘢痕收缩将肛垫上提。由于同时套扎阻断直肠黏膜下供应痔的部分动脉，术后痔血供减少，肥大和充血的肛垫趋于萎缩变小。利用了 PPH 手术断流、悬吊的原理，又避免 PPH 手术金属钉植入人体组织中带来的弊端。

2. **手术适应证**　符合“中华医学会外科分会结直肠外科学组制定的标准”中的Ⅲ、Ⅳ期脱垂的内痔、内痔为主的环型混合痔、嵌顿性内痔（应在炎症消退后再行本手术）、直肠黏膜脱垂。

3. **治疗方法**　用套扎吻合器（RPH）在痔上2~4厘米处的直肠黏膜处（PPH 环切钉合术）的平面上下错位2厘米进行环形一周套扎8~12个强力乳胶圈，通过器械作用紧紧套扎在痔上黏膜的基底部，形成机械性的缩窄，使组织缺血坏死，继而脱落，最后创面逐渐修复痊愈。借瘢痕收缩将肛垫上提。由于同时套扎阻断直肠黏膜下供应痔的部分动脉，术后痔血供减少，肥大和充血的肛垫趋于萎缩变小。

4. 几种方法比较

1）痔上黏膜环切钉合术（简称 PPHProcedureforProlapseandHemorrhoid）的原理：

1975年 Thomson[1] 首次提出肛垫的概念，经过众多学者的不断完善，肛垫指的是“位于直肠末端的组织垫，为平滑肌纤维、结缔组织及血管丛构成的复合体，其功能是协助肛门括约肌完善肛门的闭锁”；痔是“由于支持组织松弛导致肛垫下移，因下移而出现充血、水肿、肥大和出血而形成”。以此为基础，1994 年 Londer 等提出了肛垫下移学说，并依据此学说原理设计发明研制痔上黏膜环切术钉合吻合器，此学说和吻合器受到许多国内外学者的支持，在我国肛肠外科学界亦逐渐得到普及和推广。

利用特制的吻合器经肛门在脱垂的痔上 3 厘米环状切除直肠下端黏膜及黏膜下组织，同时完成对远近端肠壁黏膜断端的吻合，将脱垂的内痔悬吊上拉，恢复原来肛垫的正常解剖位置。由于同时切断直肠黏膜下供应痔的部分动脉，术后痔血供减少，肥大和充血的肛垫趋于萎缩变小。

此手术由过去的以摧毁消除痔核为目的，改为消除症状为目的。由过去尽可能彻底的在解剖学上将痔切除的方法，改为通过手术将脱垂的肛垫复位，并在手术的过程中尽可能保留肛垫的结构，以达到术后不影响或尽可能少地影响精细控便能力的目的。与传统手术相比该手术的优点是：手术简单，手术时间短，术中出血少；治疗环形内痔脱垂和痔引起的出血效果明显；术后肛门部疼痛轻，时间短，远期并发症少；术后住院时间短，恢复正常生活和工作早。

痔上黏膜环切钉合术存在的问题、缺点：据国内资料统计：

（1）尿潴留发生率为 25.0%，可能与腰麻及术后肛门疼痛引起膀胱逼尿肌松弛和膀胱颈括约肌痉挛所致。因此术后注意防治尿潴留对于老年病人必要时留置尿管。

（2）肛门疼痛发生率为 45.8%，可能与术中扩肛引起轻度肛门皮肤损伤有关。

（3）出血主要位于吻合口部位出血 45%。吻合后要认真检查吻合口处是否有活动性出血对于有搏动泌性出血应局部丝线缝合

（4）吻合口狭窄或漏等并发症较少见。环切后吻合口在一个平面上，容易形成直肠狭窄后遗症，临床发生率占 2~3%；

（5）金属钉如果裸露直肠黏膜下，发生术后吻合钉排异外出，出血、下坠感等并发症。

2）传统胶圈套扎：

套扎法是在传统结扎基础上的发展，可理解为是改进了的弹性结扎疗法。因为套扎具有“简、便、廉、验”的特点，术后肛门疼痛、排便困难、水肿等较其他手术治疗痔疮明显减少，至今在国内外被广泛应用，主要适用于Ⅰ、Ⅱ、Ⅲ期内痔及混合痔的内痔部分。

国外报道了使用特制的吸引套扎器械治疗内痔的方法，方法简单、无痛，使用的特制橡皮圈效果明显优于其他套扎疗法使用的橡皮圈。国内许瑞云[10]等报道应用自动痔疮套扎器（RPH）对 156 例轻中度痔患者施行自动痔疮套扎术，满意者 149 例，基本满意 6 例，不满意 1 例。

3）痔上黏膜环形错位套扎术（RPH 原理，保护肛垫）：

临床观察发现：

①弹力胶圈套扎具备 PPH 功能：a. 套扎后有断流痔上血管功能；b. 套扎后有上提肛垫功能（悬吊）。

②弹力胶圈套扎还有 PPH 不具备优势：a. 无金属钉植入体内缺陷；b. 痔上黏膜错位套扎吻合，避免单平面痔上黏膜环切钉合术后发生狭窄的可能。

但是传统的套扎仅仅只对痔核体，虽然最新的套扎是倒三角即在痔核上方直肠黏膜和痔核呈倒三角的地方套扎直肠黏膜，个体的痔核倒三角套扎（老方法阴影，破坏肛垫），仍然和 PPH 手术环形切除钉合的悬吊、断流效果比较的力度不够！

所以，针对 PPH 手术的缺陷和传统套扎术的不足，通过积极创新，弥补缺陷，我们设计——套扎吻合器痔上黏膜环周错位套扎术式（简称 Rubberbandligationofdislocationfor Prolapseand Hemorrhoid 简称 RPH）。

利用负压把痔上黏膜组织吸入套扎器内再套入高弹力橡皮筋，由弹力橡皮圈的收缩压榨使套扎部分缺血坏死、闭合无伤口性脱落。施行痔上黏膜一周的错位套扎，即达到了 PPH 手术的一周环切钉合后痔上血管断流作用、使痔核萎缩；同时一周错位套扎后，使套扎的组织坏死脱落尤如 PPH 环切 2 厘米痔上黏膜的悬吊功能；同时保留了肛垫组织的优点，又避免了 PPH 手术单平面环切钉合术可能发生的直肠狭窄；同时也避免了遗留植入体内的金属异物的副作用。

注射和套扎殊途同归，为了进一步提高疗效，现在部分专家采用套扎注射结合，先注射后套扎，先套扎后注射，灵活应用。

痔疮是人类的一种常见病和多发病，一直困扰着人类的生活，严重影响着人类的健康，能够找到一种新的术式，在保障疗效，降低或避免目前的术式的风险，弥补目前 PPH 术式的缺陷，将会对发展肛肠学科，对人类治疗痔疮产生积极的作用。

问题与展望

继续研究的问题：和现代技术结合，特别是和适宜技术，套扎吻合技术结合；解决其他手术疗法的弊端性问题。如 PPH 的选择性切除的漏钉缝扎问题，解决 PPH 对直肠黏膜内脱垂治疗不力情况。注射和套扎吻合灵活掌握，减少手术的后遗症和并发症。

参考文献：略。

整形手术治疗环状混合痔 293 例

崔亚萍　高强强

（陕西中医学院附属医院肛肠科，陕西　西安，712000）

我们采用内括约肌部分离断加充分扩肛后，行环状混合痔外剥内扎术，皮瓣切除整形手术治疗环状混合痔 293 例，取得满意疗效，现报告如下：

1. 临床资料

本组病例均为 2003 年 1 月至 2009 年 4 月我院住院患者，其中男 172 例，女 121 例，年龄 26 ~ 72 岁，平均 41.5 岁，合并内痔大出血伴贫血 11 例占 3.8%，肛乳头瘤 42 例占 14.3%，内痔嵌顿水肿 52 例占 17.7%，含血栓 63 例占 21.5%。

2. 治疗方法

取左侧卧位，采用骶管阻滞麻醉，麻醉成功后，改膀胱截石位，常规消毒肛门术野，采用 3 ~ 4 把组织钳将痔核提起，充分暴露肛门，在肛门后正中位，行内括约肌部分离断术，四指扩肛后，在 6 点位距肛缘 2.5cm 处纵切横缝一针，视痔核的严重程度结扎 3、7、11 点三组痔核或环形痔者行四组结扎。即在内痔基地正中用圆针粗线（7 ~ 10 号丝线）进针，用组织钳将内外痔一并提起，半剥外痔皮缘，防止结扎线滑脱，将各组痔核结扎牢靠，并注意保留肛管皮桥，将所有皮下曲张静脉进行剥离，剥离后的皮瓣有隆起或不整齐者，进行修整缝合，皮瓣间用 4 号丝线缝合。观察无活动型出血，放置凡士林油纱条，消毒棉垫包扎，丁字带固定即可。如合并肛裂者，给扩肛后一次性得到治疗。对年龄较大，肛门松弛者，则不必行扩肛数。

术后处理：控制大便 48 小时，流质饮食 2 天，应用抗菌素 5 ~ 7 天，便后清洁创口，更换敷料，结扎的痔核约 7 日后脱落干净，缝合皮瓣 7 天后拆线。

3. 结果

本组 293 例，术后排便通畅，疼痛轻微，经 1 ~ 5 年随访术后无肛门狭窄、畸形、排便、排气失禁等，肛门功能正常，外观平整美观。

4. 讨论

以往本院采用外剥内扎术和外剥内套扎术的资料统计，出血和滴血者达 14.5%，气液失禁者 5%，有 3.6% 的患者术后肛门水肿有较长时间的肛门刺激症状，采用本法经 1 ~ 5 年随访或复诊，无 1 例肛门狭窄，亦无其他术后并发症，术后肛门部平整无水肿，刺激症状轻微，排便通畅。起到了手术根治的目的，但又避免了手术后易出现的水肿、出血、肛门狭窄、愈合缓慢等并发症和后遗症。

我们根据形成痔的不同学说，参考有关文献，吸取国内外肛肠专家经验，在以往治疗混合痔的基础上，对环状混合痔的治疗方法进行了窍新设计，本术式成功的关键主要在于切断内括约肌和切口皮瓣的修整，切断内括约肌减缓了肛管紧缩，使术后疼痛降低至最低限度，而且无需经常扩肛。混合痔分组分段结扎，将内痔及肛周的外痔、皮赘一并结扎，慢性切割，痔核一边坏死脱落，新肉在底部一边生长，痔核在 7 天左右脱落干净，创面也基本愈合。痔核脱落后，肛缘平整，起到了肛门整形的作用。对于嵌顿痔，本法不必待痔团水肿消失，血栓吸收可立即治疗，这样不仅一次治愈痔核，而且能立即解除病人剧烈疼痛。故整形手术治疗环状混合痔，确实是一种简便易行，不易复发的理想方法。

东方PPH和PPH的比较研究

陈少明[1]　顾培德[1]　于庆环[2]

（1. 上海市浦东新区浦南医院外科，上海，200125；2. 上海市浦东新区迎博医院外科，201204）

【摘要】1994年Londer为保护肛垫借用胃肠管型钉合器设计发明痔上黏膜环切钉合新术式（Procedure for Prolapse and Hemorrhoid 以下简称PPH），此术式以其先进的理念和手术效果在世界范围普及推广应用，通过大量临床观察管型钉合器内的钉子会引发出血、疼痛、直肠狭窄并发症。为解决这一问题，课题组利用特制的套扎吻合器设计痔上黏膜错位套扎吻合术（The East Rubber band ligation and coincide of dislocation for Prolapse and Hemorrhoid 简称东方PPH即E－PPH）。以该新术式E－PPH为治疗组，同时设置PPH阳性对照组，将符合纳入标准的200例住院患者随机分成两组，每组各100例使用相应手术术式治疗，术后观察比较两种术式在手术时间、术后并发症及治愈率等方面的差异。经对比观察该新术式具有以下特征：1）无钉植入套扎吻合；2）避免或减少吻合口出血和狭窄的发生；3）缩短手术时间；4）减少术后并发症和后遗症；5）降低耗材成本—经济。

【关键词】痔上黏膜环形错位套扎术；E－PPH；痔上黏膜环切钉合术；PPH

本课题组以痔上黏膜环形错位套扎术式（The East Rubber band ligation and coincide of dislocation for Prolapse and Hemorrhoid 简称东方PPH即E－PPH）为治疗组，同时设置阳性对照组：痔上黏膜环形切除钉合术（PPH），将符合纳入标准的200例住院患者随机分成两组，每组各100例使用相应手术术式治疗，术后观察比较两种术式在手术时间、术后并发症及治愈率等方面的差异，比较两种术式在手术时间、术后并发症及治愈率等方面的差异。

一、研究方法

（1）研究对象

1）手术适应证：符合"中华医学会外科分会结直肠外科学组制定的标准"中的Ⅲ、Ⅳ期脱垂的内痔、内痔为主的环型混合痔、嵌顿性内痔（应在炎症消退后再行本手术）、直肠黏膜脱垂。

2）纳入标准：符合上述诊断的年龄在18～70岁之间的病人，男女不限，完成知情同意及相关告知。

3）排除标准：伴有肛瘘、肛周脓肿、肛裂、消化道感染性疾病、精神病、糖尿病、严重心脑血管疾病、严重过敏、凝血机能障碍、孕妇、月经期、特异性感染（如结核、克罗恩病、溃疡性结肠炎等）或恶性肿瘤。

4）脱落标准：

脱落的界定：所有填写了知情同意书并筛选合格进入研究的患者，均有权随时退出临床研究，无论何时何因退出，只要没有完成临床试验全程观察，均为脱落病例。

脱落病例的处理：当受试者脱落后，研究者必须写明脱落原因，并尽可能与患者联系，完成所能完成的评估项目，并填写治疗后记录表，尽可能记录最后一次观察时间。

5）一般资料：

时间为2011年1月1日至2012年5月31日之间病例。

治疗组100例，男48，女52，最大年龄70岁，最小19岁，手术中出血4例，术后出血0例，吻合口狭窄0例，术后疼痛16例，治愈率100%，住院总天数501天，住院费项目总费用20125.5元，手术材料项目总费用430688.65元；对照组100例，男52，女48，最大年龄70岁，最小18岁，手术中出血43例，术后出血20例，其中大出血5例二次进手术室止血，吻合口狭窄4例，术后疼痛23例，治愈率100%，住院总天数482天，住院费项目总费用16211元，手术材料项目总费用857961.36元。

6）统计处理：将所有病例的疗效、手术时间、疼痛、出血、组内比较应用t检验，组间比较采用Ridit检验。

统计分析将采用SPSS17.0统计分析软件进行分析。未作特殊说明，统计检验均采用双侧检验，检验水准为0.05。

所有安全性和疗效结果均按组别进行描述，对连续变量描述观察值的例数、均值、标准差、中位数和范围（最小值～最大值），对分类变量描述其每一种类的个数和百分比。在统计分析时，对主要变量缺失值的估计，采用最接近一次观察值的结转（Last Observation Carry Forward，LOCF）方法。

对于连续性变量的组间比较，根据数据是否正态以及方差是否齐同选择方差分析或者Wilcoxon检验。对于组内的前后比较，根据数据是否正态选择配对 t 检验或者 Wilcoxon 检验。对于分类资料的组间比较，根据合计数和最小期望数选择检验或者确切概率法。如果是有序的分类资料则采用 CMH ~ 检验。

（2）手术原理

1）治疗组：利用套扎吻合器（美国库克产品和上海众仁生物医药科技有限公司出品智大夫 多环痔核吻合套扎器）在痔上 2 ~ 4 厘米处的直肠黏膜处（PPH 环切钉合术的平面）上下错位 2 厘米进行环形一周套扎 8 ~ 12 个强力弹力环，通过器械作用紧紧套扎在痔上黏膜的基底部，形成机械性的缩窄，使组织缺血坏死，继而脱落，最后创面逐渐修复痊愈。借瘢痕收缩将肛垫上提。由于同时套扎阻断直肠黏膜下供应痔的部分动脉，术后痔血供减少，肥大和充血的肛垫趋于萎缩变小。

2）对照组：利用特制的管型钉合器（上海金钟牌 上海手术厂产品）经肛门在脱垂的痔上 3 厘米环状切除直肠下端黏膜及黏膜下组织，同时完成对远近端肠壁黏膜断端的吻合，将脱垂的内痔悬吊上拉，恢复原来肛垫的正常解剖位置。由于同时切断直肠黏膜下供应痔的部分动脉，术后痔血供减少，肥大和充血的肛垫趋于萎缩变小。

（3）观察指标设定

手术时间（以麻醉记录上时间为准）

术中出血量（分度：通过测算，标准小纱块 7.5 × 7.5 厘米 12 厚，一块浸透出血 15 毫升，半块浸透出血 7.5 毫升，三分之一块浸透出血 5 毫升，四分之一块浸透出血 4 毫升，五分之一块浸透出血 3 毫升。）治疗组总分 15，对照组总分 17 $p > 0.005$ 无显著差异。

10 例人体直肠黏膜 PPH 切除标本和 10 例 100 公斤猪直肠黏膜 8 个 E – PPH 套扎后组织物立即切除标本计量比较研究。PPH 痔上黏膜标本 10 例，E – PPH 猪直肠黏膜标本 10 例；PPH 痔上黏膜标本平均为 6.5ml，E – PPH 猪直肠黏膜标本平均为 7ml。$p > 0.005$ 无显著差异

二、讨论

1975 年 Thomson 根据大量实例研究对痔的生理基础提出肛垫学说，肛垫指的是“位于直肠末端的组织垫，为平滑肌纤维、结缔组织及血管丛构成的复合体，其功能是协助肛门括约肌完善肛门的闭锁”，肛垫是每个人体的正常组织器官；痔是病理性肛垫，是疾病的病名，是由于肛垫的支持组织松弛导致肛垫下移伴随充血、水肿、肥大和出血等症状。以此为基础，1994 年 Londer 等依据此学说原理设计发明痔上黏膜环切钉合术，并得到世界专科医师和专家学者的认可，在我国肛肠外科学界亦逐渐得到普及和推广。

1. PPH

1.1 痔上黏膜环切钉合术的优点

痔上黏膜环切钉合术（PPH）手术原理由过去的以摧毁消除痔核为目的，改为消除症状为目的。由过去尽可能彻底的在解剖学上将痔切除的方法，改为通过手术将脱垂的肛垫复位、修复恢复原有功能，手术的优点是保留肛垫的结构，达到术后不影响或尽可能少地影响精细控便能力的目的。

本组 PPH 对照组住院时间短，与传统手术相比优点是：手术简单，手术时间短，术中出血少；治疗环形内痔脱垂和痔引起的出血效果明显；术后肛门部疼痛轻，时间短，术后住院时间短，恢复正常生活和工作早。

1.2 痔上黏膜环切钉合术存在的问题

本组 PPH 对照组 100 例中发生手术中出血 43 例，均为器械和金属钉所致吻合口动脉血管出血，均给予 2 ~ 0 可吸收线缝扎止血，术后出血 20 例，其中 5 例出血在 600 ~ 1500ml，手术室二次麻醉下缝扎止血术；发生严重吻合口狭窄 4 例，进行麻醉下疤痕切开扩张术。

. 对 PPH 存在的主要问题总结如下：

* 金属钉植入生物体内，异物刺激，排异反应；

* 吻合口出血，感染，狭窄；

* 环切后吻合口在一个平面上，容易形成直肠狭窄后遗症，临床发生率占 2% ~ 3%；

综上所述：在痔上黏膜环切吻合（PPH）技术中，金属钉的缺陷是显而易见的，创新更好的术式和器械更新替换、淘汰金属钉植入人体是我们的使命和任务，是需要尽快解决。

2. E – PPH

2.1 痔上黏膜环形错位套扎术式（E – PPH）是一项突破性的新技术

本手术是在 PPH 手术环切的同一水平面，对痔上黏膜环形一周的错位闭合性慢性枯切技术，一般 7 天左右完成切除和愈合，这里有 2 个实事性的客观情况：

一次套扎 8～12 环，一个套扎环套扎的组织直径达到 1 厘米以上，一个套扎物直径一厘米，实际套入直肠黏膜组织是 2 厘米，按最少 8 个环计算，套扎了 16 厘米长度的直肠黏膜的组织，达到了直肠平均周经 14 厘米以上。我们应用管型吻合器切除的痔上黏膜组织和对猪直肠黏膜组织套扎 8 个环的组织切去后统计学比较，无显著差异。

该术式科学的创新设计出错位环形套扎，避免在同一个平面可能发生吻合口狭窄的弊端。

治疗组 100 例，手术中出血 4 例，术后出血 0 例，吻合口狭窄 0 例，术后疼痛 16 例，治愈率 100%。

套扎吻合器痔上黏膜环形错位套扎术式（E－PPH），和 PPH 技术一样是保护肛垫的新术式。保留了 PPH 技术的理念和优点，弥补了 PPH 技术中金属钉的缺陷。

3. E－PPH 与 PPH 比较

E－PPH 和 PPH 相同点，都具备功能：1）套扎后立即断流痔上血管功能，2）套扎后有上提肛垫功能；不同点 E－PPH 并发症少 PPH 有出血、金属钉植入、吻合口狭窄等情况发生可能。在卫生经济学方面减少患者手术材料费用支出（2 组手术材料费 P＝0.047）。

项目	E－PPH	PPH
区别		
上提肛垫	+	+
断流血管	+	+
金属钉异物	－	+
吻合口狭窄	－	+
手术中出血	+	+
手术后出血	－	+

东方 PPH 和 PPH 治疗中重度痔疮疗效观察

谢旭东　指导：陈少明

（浙江省松阳县古市医院，浙江　松阳，323400）

【摘要】目的：研究痔上黏膜环形错位套扎吻合术（E－PPH）治疗中重度痔疮的疗效。方法将 72 例中重度（Ⅲ～Ⅳ）痔患者按治疗方式不同分为两组：E－PPH 组行 E－PPH 治疗 39 例，对照组行 PPH 治疗 33 例。其中 E－PPH 组中以出血及 2 处以上脱垂（脱出痔核＞2 个）症状为主的病人只行一次东方 PPH 痔上黏膜环形错位套扎吻合术，环形脱垂患者（脱出痔核＞2 个）一次性痔上黏膜环形错位套扎吻合术；PPH 组环形脱垂患者一次性痔上黏膜环切钉合术。结论 E－PPH 作为治疗中重度痔疮的一种方法，不但具有良好的疗效，而且操作简单，费用低，患者痛苦轻微，几无并发症，可重复操作，值得广泛推广。

【关键词】出血痔；脱垂痔；东方 PPH

1. 资料与方法

1.1 一般资料

2011 年 10 月至 2012 年 5 月共治疗中重度痔疮患者 72 人，E－PPH 组 39 人，其中男 18 例，女 21 例，年龄 26～76 岁，平均 51 岁，按传统分期Ⅱ度 5 例，Ⅲ度 22 例，Ⅳ度 12 例。PPH 组 33 例，其中男 15 例，女 18 例，年龄 26～72 岁，平均 49 岁，按传统分期Ⅱ度 4 例，Ⅲ度 16 例，Ⅳ度 13 例。所有患者病史均＞2 年，患者术前均常规检查血常规及凝血三项，血红蛋白＞80g/L（E－PPH 组有 1 例血红蛋白 65g/L），凝血功能正常。两组患者于年龄、性别、痔分度及主要症状、术前准备均无显著差别（P＞0.05），具有可比性。

1.2 应用器械

东方 PPH（商品名：型号：TY－CTB－10－36，多环痔核吻合套扎器械包，上海众仁生物医药科技有限公司研制出品）；上海生产电动负压吸引器；江苏贝诺公司生产的痔上黏膜环切吻合器。

1.3 手术方法

1.3.1　E－PPH 组

术前准备：术前 30 min 患者予开塞露纳肛诱发排便，保持直肠下段及肛管清洁。检查负压吸引器的密封性，最高负压值须 >0.085kPa。操作方法：患者取侧卧位或截石位，采用联合麻醉或局麻，常规术野消毒铺巾，置入透明扩肛器，碘伏消毒，经透明扩肛器确定齿状线位置，连接东方 PPH 至负压吸引器，再次检查其密封性，将套扎枪头端呈 45 度角于需套扎组织接触，在负压抽吸下将组织吸入枪管内，当负压值到达 0.08～0.10 kPa 范围时（笔者经验至少到达 0.08 kPa），转动开关，将套扎胶圈释放套扎目标组织，打开负压释放开关，可见 0.9～1.3 厘米充血紫淤套扎组织。操作要点：于截石位痔上黏膜 4 厘米平面处，膀胱截石位 3、6、9、12 点黏膜套扎 4 点；在于截石位痔上黏膜 2 厘米平面处，膀胱截石位 1.5、4.5、8.5、10.5 点黏膜套扎 4 点，脱垂明显位置痔核根部套扎 1～2 点，外痔部分电切处理，术后 4 周、12 周门诊复查。所有患者套扎部位须距离齿状线 >1 cm，术毕肛管内置入 1 颗复方角莱酸酯栓。术后注意事项：术毕患者需平卧 6～12 h，当晚进食流质，禁酒、辛辣食物。套扎胶圈于 5～8 d 内可自行脱落，最迟 10 d，未发生迟发出血现象。

1.3.2　PPH 组

术前准备常规禁食及肠道准备，PPH 组治疗操作方法：患者取折刀位或截石位，采用硬膜外或联合麻醉，常规消毒铺巾，置入肛管扩张器，经透明扩肛器确定齿状线位置，肛管碘伏消毒后将在痔上约 3 厘米处用 3～0 可吸收丝线做直肠黏膜下做荷包缝合，完成后置入环切吻合器到荷包线以上，收紧荷包后打结，再将头端中心杆与吻合器对接，用带线器把缝线通过吻合器侧孔引出，适度牵引的同时，旋转收紧吻合器。再击发吻合器，并保持闭合状态越 30 秒，退出吻合器，检查吻合口有无出血，如有用可吸收线行 8 字缝扎止血，较大外痔予以电切。术后住院观察治疗 6～9 天，术后注意事项与处理 E－PPH 组相同。

1.4 疗效评价

患者术后 3～6 个月随访，疗效参照中医肛肠科病证诊断疗效标准。治愈：症状消失，痔核消失或全部萎缩；好转：症状改善，痔核缩小或萎缩不全；未愈：症状和体征均无变化。

1.5 结果

结果 E－PPH 组治愈 38 例，3～6 个月术后随访中，E－PPH 组术后 1 例患者术后 3 个月复查回缩不全，该患者年龄较大，而且有长期便秘病史。E－PPH 组患者术后无肛管疤痕形成、肛门狭窄、出血等并发症。手术时间 5～15 min，平均 11 min。所有患者均有肛门坠胀、急便感，经平卧 6～12 h 后症状好转，无需特殊处理。所有患者无出现肛门狭窄、大出血、感染等并发症。

PPH 组治愈 31 例，手术时间 11～30 min，平均 20 min，术后 3～6 个月术后随访中，1 例出现肛门狭窄；4 例术后 1 周内创面出现不同程度渗血，其中 3 例经局部用药后好转，1 例需要缝扎止血；其中 1 例术后 3 个月内出现大便次数增多及便血。

2. 讨论

1994 年 Loder 进一步提出痔发生的肛垫下移学说，从而使痔的治疗观念有了根本的改变，治疗的方式也由过去的消除痔块为目的改变为消除症状为目的，由过去的彻底解剖切除痔改为通过手术将脱垂的肛垫复位。1998 年意大利学者 Longo［3］利用 PPH（procedure for prolapse and hemorrhoids）术治疗痔取得很好的疗效，进一步证实了痔形成的肛垫理论。经过多年的临床实践证实 PPH 确实是治疗Ⅲ～Ⅳ度重度脱垂痔的首选术式，但由于其手术中金属钉植入体内对人体有害，并发症较多。

本组证明，东方 PPH 痔上黏膜环形错位套扎吻合术（E－PPH）对中重度痔患者的疗效优越，是紧次于手术的首选术式。东方 PPH 简化了操作，通过调节控制负压的大小使套扎组织的大小、深度更加合适，克服了以前传统套扎法套扎难度大、视野空间小、套扎组织小、深度浅的缺点，从而提高了套扎治疗的疗效。套扎方法通过对痔核根部套扎阻断痔核的血流供应，从而达到使痔核萎缩的目的。对齿状线上 3～4 cm 的黏膜行错位一周的套扎吻合使痔上黏膜皱缩上提，局部坏死后形成黏膜下层的炎症粘连，起到固定和上提肛垫的作用代替 PPH，淘汰了金属钉对人体危害。值得广泛推广。

东方 PPH 治疗重度痔疮临床观察，与环状切除不同，它是环周错位处理病灶部位，部分阻断痔疮血供或减少静脉倒流，减少痔的充血肥大或血流瘀带，使痔快萎缩。该技术治疗过程极其简便，仅需 5 至 10 分钟，术后不遗留瘢痕，不破坏直肠与肛管的正常结构和外观。

东方 PPH 痔上黏膜环形错位套扎吻合术通过上海众仁智大夫牌特制的痔疮套扎吻合器，阻断痔的血液供应，使痔体萎缩、脱落而达到治疗目的。其优势是：精确定位、负压吸引，安全、微痛、治疗效果好。不破坏直肠与肛管的正常结构和外观。治疗过程有效解决痔疮，出血少、痛苦小、术后创面小，不留任何后遗症及异物，并发症少。

单结扎疗法治疗内外痔380例临床观察报告

唐斯文

（黑龙江省第二医院外科，黑龙江　哈尔滨，150010）

我院在外剥内扎的基础上，将内痔、外痔单结扎法，配合消痔注射相结合疗法，治疗内外痔收到满意疗效。现将完整资料380例临床观察报告如下：

1. 临床资料

380例中，男198例，女182例，年龄18～85岁，平均47岁；病程2～35年，一期内痔20例、二期内痔176例、三期内痔72例、静脉曲张性外痔43例，结缔组织性外痔52例，血栓性外痔及炎性外痔17例，380例患者中均有不同程度的便血、肿痛、脱出、排便困难等症状。

2. 治疗方法

术前准备：患者取左侧卧位，常规消毒铺巾。局部麻醉，肛门镜下检查内痔点位，做3、7、11点内痔结扎，结扎后内痔局部分别注射1：1消痔灵2～3ML，饱满为度，依次3、7、11点结扎内痔下注射，退镜治疗外痔。用弯钳夹外痔，依次结扎3、7、11点位外痔区。环形外痔其它点位间断小切口切除、缝合。创面下及结扎基底部注射亚甲蓝混合液3～15ML亚甲蓝2ML，0.5%布比卡因5ML，2%利多卡因5ML，一滴肾上腺素组成，直肠腔内用无菌塑料管加纱布填压包扎。

3. 术后治疗

常规应用广谱抗生素5～7天，术后12小时可排便，饮食正常，消痔胶囊，以大便通畅为原则，便后用熏洗剂（艾叶、公英、明矾、芒硝、苦叶、川椒、黄柏、五倍子、地肤子、白鲜皮、黄连）坐浴。自制金黄痔疮膏涂创面，每日2次，常规换药直至痊愈。

4. 治疗结果

本组治疗380例内外痔，380例一次治愈，治愈时间7～13天，平均9.5天；小切口间断切开缝合52例，治愈率100%，术后没有出现尿潴留患者、肛门狭窄失禁等后遗症，疗效确切。

5. 讨论

内外痔是常见的肛门直肠疾病，在我国发病率最高，人称十人九痔，虽说没有达到十人九痔，也达到十人六痔。内外痔治疗成败的关键，在于准确查寻内痔个数，肛乳头等合并症，外痔治疗要求平整度。采用单结扎配合消痔灵注射，避免了复发的可能，同时将结扎点处固定注射，脱核时避免出血，起到了双层保险的作用，外痔采用3、7、11点痔区结扎，其他点位间断切除缝合，避免黏膜外翻等后遗症的出现。操作简单，痛苦小、疗程短，达到一次根治的目的，是保护肛门生理功能，符合现代治疗痔疮的观念。

痔瘘无创性根治术治疗重症痔和肛瘘300例临床报告

吴志勇

（香港中医痔瘘医院，香港）

痔瘘是常见病，痔更是多发病。重症痔的治疗始终有不少缺点或弊病。肛瘘的治疗仍然存在住院时间长，患者痛苦性大，肛门的生理功能和完整结构不能完全获得有效的保护，复发率较高等缺点。为了避免以上的缺点，作者首创发酵中药痔瘘无创根治术获得成功，自1985年始应用于临床，至今已26年了，疗效非常满意，本文回顾性的将2002.4～2006.4随访成功的200例重症痔和100例肛瘘患者的情况报告如下：

1. **临床资料**

1.1 病例来源：本组病例300例，均为2002.4～2006.4本院门诊治疗后随访成功的患者，痔200例，男111例，女89例，男女之比≈1∶0.80。肛瘘100例，男64，女36，男女之比≈1∶0.56。痔年龄最小15岁，最大86岁，平均47岁。病程最短半年，最长56年，平均8.8年。肛瘘年龄最小17岁，最大72岁，平均42岁。病程最短半年，最长12年，平均5.4年。痔114例曾在其它医院或诊所治疗过，用手回纳后自动脱出者177例，其中环状脱垂91例、形成环状混合痔，多瓣脱垂40例，急性嵌顿46例。肛瘘89例曾在大医院做过手术，低位肛瘘66例，高位复杂性肛瘘34例。痔瘘患者11%患有不同程度的心脑血管病、肺、肝、肾、前列腺、妇科病、非特异性溃疡性结肠炎、出血性和凝血性疾病……等无法使用西医治疗手段的患者。部份患者同时患有不同程度的肛裂、肛乳头肥大、肛乳头瘤、肛门尖锐湿疣、克罗恩病（Crohn'sdiseas）等疾病。

1.2 诊断标准：参照2006年中华医学会外科学分会结直肠肛门外科学组等制定的临床诊治指南。

2. **药物的配制**

将痔消草、五倍子……等药材洗净烘干，切碎，紫外线照射消毒，粉碎过100目筛，加菌草酸酶搅拌均匀，放入发酵罐发酵250小时，加蒸馏水稀释搅拌，提取有效成份，制成注射液和散剂，钴60消毒备用。

3. **治疗方法**

肛周和肛管用新洁而灭消毒后，每个痔核均沟涂上治疗液，再撒上治疗散，每个痔核按压3分钟，然后微波照射15分钟，能还纳的尽量还纳。瘘管有明确外口者可从外口灌注药液，然后用药散堵住瘘口，无菌纱布复盖；没有明确外口者，可将药粉直接敷在患处，加服活血化瘀清热解毒的中药平癌灵。

4. **治疗结果**

4.1 治愈标准：治疗后1、2期内痔痔核消失，不再出血，3、4期内痔大部份痔核消失，大便时不再脱出，不再出血；肛瘘则瘘口闭合，瘘管消失，周围软组织消肿；30天后若仍有肿痛、流脓，应再次灌药至痊愈。随访三年不复发。

4.2 治疗结果：痔和低位肛瘘均99%一次性痊愈，1%需2次治疗。34例高位复杂性肛瘘1次性灌药成功者16例，2次灌药成功12例，3次灌药成功6例。痔瘘总治愈率均为100%。痔治疗当天25%患者休息，75%治疗完继续上班；肛瘘87%患者治疗当天休息，13%治疗完继续上班。99%痔瘘患者治疗后的翌日复诊照微波或照周林频谱治疗仪，只有1%的外痔和肛瘘患者需要5～10次复诊。痔瘘患者治疗后有57%有不同程度的1～3小时的里急后重反应，痔患者5%需服一次必理痛止痛药，肛瘘患者9%需服1次止痛药。痔的复发率为1%，肛瘘无复发。痔和肛瘘均无后遗症。

5. **讨论**

痔的治疗方法繁多，但重症痔的治疗往往还不能尽美；肛瘘的治疗除了住院时间长，痛苦性大，外观遭破坏，复发率高，肛门的精细功能未能有效的保护。中华中医药学会肛肠分会秘书长韩宝有感而发的说：我们做了一辈子的肛肠科，一年手术病人一万多例，我们都希望能从微创到无创，减少病人的痛苦和后遗症；这代表了肛肠界的心声。痔瘘无创性根治术的成功，实现了大家的愿望。

痔的发病原理符合中医学理论［气滞血瘀］的典型病机，而肛瘘则是［瘀久成腐穿臀成瘘］。居于上述原理，采用痔消草、乳香、没药活血化瘀，止痛，去腐生肌，佐以五倍子酸涩、收敛、固脱，枯矾燥湿止痒、止血、清热解毒的中草药，经高科技精制成治疗液和治疗散。直接注射到痔核和外敷痔核，使痔核萎缩消失达根治。治疗液直接灌注瘘管，使瘘管自行溶解，被组织吸收排出体外，细胞新生，以达根治。

对于一些反复手术未能治愈的患者，肯定与免疫功能失调有关，女性患者除此之外，还与内分泌的改变有关，我们观察到每逢临近经期时瘘管处肿胀流脓，经期过后渐复原状。此类患者与克罗恩病（Crohn'sdiseas）肛瘘一样，加用免疫调节剂—免疫强生因子，以及中药平癌灵，方能根治。

自1985年以来所有患者均门诊治疗，不影响日常生活，到目前为止，痔和低位肛瘘均99%一次性根治，痔的复发率为1%，肛瘘无复发。许多同时患有心、脑、肝、肾……等重要脏器疾病和出血性疾病、克隆病的患者均能获得有效的治疗，解决了中西医无法解决的难题。对于来自不同的国籍和种族的患者疗效是一样的，本疗法方便于农村、山区、海岛等医疗条件简陋和缺医少药的地方，不受种族、区域等的影响，具有可重复性，比较符合循证医学的要求。26年来大量的病例证实本疗法安全、可靠，是肛肠科的一大突破！

PPH 加芍倍注射液治疗环状混合痔合并直肠黏膜内脱垂临床观察

许志杰　谢亚锋　丁雅婷　张　侨　赵　俐

（南华大学附属第二医院，湖南　衡阳，421001）

【摘要】目的　探讨 PPH 加芍倍注射液治疗环状混合痔合并直肠黏膜内脱垂疗效。方法 206 例环状混合痔患者合并直肠黏膜内脱垂分为两组，治疗组 105 例行 PPH 加芍倍注射液治疗；对照组 101 例行 PPH 治疗。结果　治疗组在痔块再脱出、直肠黏膜内脱垂复发的发病率低于对照组（$P < 0.05$）。结论　PPH 加芍倍注射液治疗环状混合痔合并直肠黏膜内脱垂的有效方法。

【关键词】环状混合痔；直肠黏膜内脱垂；PPH；芍倍注射液

痔上黏膜环切钉合术（procedure for prolapsed hemorrhoid，PPH）治疗环状混合痔有诸多优点，但很多病例合并直肠黏膜内脱垂，仅以 PPH 治疗，术后仍有部分病例吻合口上直肠黏膜脱垂、痔核脱出的现象。鉴于此，2008 年 1 月～2011 年 2 月我院采用 PPH 加芍倍注射液治疗环状混合痔合并直肠黏膜内脱垂，并与仅以 PPH 者进行对比观察，现报告如下

1. 资料与方法

1.1　一般资料 206 例环状混合痔患者合并直肠黏膜内脱垂分为两组，治疗组 105 例行 PPH 加芍倍注射液治疗；对照组 101 例行 PPH 治疗。经统计学处理，两组患者在性别构成、平均年龄差异无显著差异（$P > 0.05$），具有可比性（见表 1）。

1.2　诊断标准 环状混合痔诊断均符合中华医学会外科学分会结直肠肛门外科学组讨论制定的《痔临床诊治指南（2006 版）》[1]。直肠黏膜内脱垂诊断参照《大肠肛门病学》[2]中现代医学诊断排便障碍要点制定：（1）临床表现：有排便时费力，肛门阻塞感，便后肛门坠胀感，多需借助药物协助排便。（2）直肠指诊：直肠黏膜松弛，有皱褶感或松弛滑动感。（3）肛门镜检：直肠下段黏膜壅塞，肠腔仅可见缝隙。排粪造影：直肠下端黏膜成漏斗状或杯口状影像。按脱垂深度分为三度：轻度：3～15mm；中度：16～30mm；重度≥31mm。排除疾病：①妊娠期及哺乳期妇女。②会阴下降、结肠慢传输，重度直肠前突等所致的排便困难。③合并肛瘘、肛周脓肿者。④经检查证实有结、直肠器质性病变者。⑤合并心脑血管、肝、肾及造血系统等严重原发性疾病或精神病患者。经统计学处理，两组患者在环状混合痔分度、直肠黏膜内脱垂分度无显著差异（$P > 0.05$），具有可比性（见表 1）。

表 1　两组患者一般情况比较

组别	性别构成（男/女）	平均年龄（岁）	环状混合痔分度		直肠黏膜内脱垂分度		
			Ⅲ度	Ⅳ度	轻度	中度	重度
治疗组（$n = 105$）	65/40	48.25 ± 15.30	73	32	69	34	2
对照组（$n = 101$）	59/42	50.46 ± 12.56	68	33	72	28	1
P 值	>0.05	>0.05	>0.05		>0.05		

1.3　器械及药品 手术器械采用常州海尔斯医疗器械科技有限公司生产的一次性肛肠吻合器及其组附件，药品采用和力达（信阳）药业有限责任公司生产的芍倍注射液。

1.4 治疗方法　所有病例均行术前常规检查，术前清洁灌肠。麻醉方式采用骶麻或骶麻加局麻。患者体位取截石位。

1.4.1 手术方法　治疗组 PPH 加芍倍注射液治疗：①按 PPH 常规手术程序进行，术时在齿线上 2.5 cm 做单荷包缝合，如患者存在Ⅳ度痔或中度以上直肠黏膜内脱垂则在齿线上 2.5～4cm 做双荷包缝合，荷包间距在 1～2cm 左右，随脱垂程度适量调整，其它步骤常规进行。②吻合口上直肠黏膜下注射，移去 PPH 肛镜件，置入大号喇叭型肛门镜，以 2∶1 芍倍注射液（2 份芍倍注射液加 1 份 2% 利多卡因）15ml，分别于 3、7、11 点吻合口上方 3 cm 以上自上而下作柱状或点状直肠黏膜下注射，至黏膜隆起饱满为止，注射方法按照安阿玥“十六字”原则[3]进行。③术毕肛内放置太宁栓及排气管。对照组按治疗组手术程序①③进行。

1.4.2 术后处理　麻醉恢复后即可进食，要求患者纤维素饮食以建立良好的饮食排便机制，避免刺激性食物，术后控制排便 1 天，注意排便通畅。3～7 天内应用适量抗生素，每日常规换药，置入直肠黏膜保护剂，并发症作

对症处理。

1.5 统计学方法　应用 SPSS10.0 软件进行统计学分析。$P<0.05$ 为差异有统计学意义。

2. 结果

2.1 术后观察指标：两组手术经过顺利，无麻醉意外、大出血及心血管并发症。术后在疼痛（Ⅰ度肛门轻度疼痛不必处理；Ⅱ度肛门疼痛无明显痛苦表情，服一般止痛药可缓解；Ⅲ度肛门疼痛较重有痛苦表情，需阿片类药物方能止痛）、出血（Ⅰ度便后纸上带血或粪便少量带血；Ⅱ度便时较多血液和血块，经一般处理可止血；Ⅲ度便时大量血液和血块，伴失血性休克需特殊处理）、尿潴留、直肠狭窄、痔块再脱出、直肠黏膜内脱垂复发（分度标准同前）方面进行观察及随访，随访时间1月~2年，随访率达100%。

2.2 疗效　两组在术后出血、疼痛、尿潴留、直肠狭窄等方面比较无显著差异（$P>0.05$），治疗组在痔块再脱出、直肠黏膜内脱垂复发的发病率低于对照组（$P<0.05$）（见表2）。

表2　两组术后观察指标的比较

组别	出血			疼痛			尿潴留	直肠狭窄	痔块再脱出	直肠黏膜内脱垂复发		
	Ⅰo	Ⅱo	Ⅲo	Ⅰo	Ⅱo	Ⅲo				轻度	中度	重度
治疗组（$n=105$）	99	6	0	48	36	24	27	2	1	2	0	0
对照组（$n=101$）	93	7	1	41	40	20	24	2	13	15	3	0
P 值	>0.05			>0.05			>0.05	>0.05	<0.05	<0.05		

3. 讨论

痔病的近代概念认为[4]：痔是直肠下端的唇状肉赘或称肛垫（anal cushions），是正常结构。当长期或反复的腹内压增高，干扰了盆底肌的生理功能；再加上 Treitz 肌退行性变或动静脉吻合调节障碍，使肛垫下移，从而产生了痔病的症状。基于此理论，1998年 Longo 等报道通过直肠下端黏膜及黏膜下组织环形切除治疗Ⅲ、Ⅳ度脱垂内痔的新方法，又称 PPH。治疗机制为通过环形切除紧靠肛垫上方的直肠黏膜及黏膜下层组织，将肛垫及肛管部位的组织整体向上悬吊，同时切断位于黏膜和黏膜下层供给肛垫的血管，使术后肛垫的供血减少，痔块逐渐萎缩。PPH 作为治疗重度脱垂性痔的一种新技术，由于具有疗效确切，术后疼痛轻，恢复快等优点，在国际上被迅速采用，取得了较好的疗效，积累了宝贵的经验[5]。

直肠黏膜内脱垂（Internal rectal mucosa prolapse）是指排便过程中近侧直肠黏膜层脱入其远侧肠腔或肛管内，但不超出肛缘，在大便排出后持续存在者，是出口梗阻型便秘的常见类型。其症状以排便梗阻感、肛门坠胀、便次增加、直肠排空不尽为最突出。诊断主要依据症状、直肠指诊、肛门镜检和排粪造影。J. S. Choi[6]等研究显示直肠黏膜内脱垂的程度越重，肛管高压带越短，静息压及收缩压更低，肛管随意弛缓反射更差，直肠感觉更迟钝，直肠容积也更小，更易出现肛门坠胀、便次增加、直肠排空不尽等不适。近年来，有学者将 PPH 术用于治疗直肠黏膜内脱垂，术中环形切除直肠下段松弛的黏膜，使直肠内黏膜得以紧缩、固定，肠腔空间得以扩大，消除排便时的梗阻因素，取得了满意的疗效。

实际上，环状混合痔合并直肠黏膜内脱垂在临床上很常见，由于临床医生认识不足，对并存的直肠黏膜内脱垂容易造成漏诊，满足于痔的诊治，导致手术后黏膜脱垂所致症状不能很好改善。PPH 通过切除松弛的直肠黏膜及结扎黏膜下动脉，上提肛垫，减少血供使痔逐渐萎缩，同时由于直肠黏膜的减少和上提，由直肠黏膜下垂阻塞肛管所致的排便障碍的症状得以缓解或消失，从而达到了一并处理环痔脱出和直肠黏膜脱垂的目的。多宗文献报道 PPH 治疗环状混合痔合并直肠黏膜内脱垂取得较好效果，本文中对照组也有较好疗效。

但病史较长的Ⅲ、Ⅳ度痔大多伴有直肠黏膜内脱垂，其黏膜向下滑移起自直肠上端甚至达乙状结肠，其高度可超过10 cm。PPH 仅仅通过切除有限的直肠黏膜（2~3 cm）向上提肛垫，肛垫上端靠吻合口与肌层产生的粘连固定于直肠的肌层，已松弛断裂的 Treits 肌并未修复，而 PPH 缩短黏膜的作用长度即使用双吻合器也在6 cm 以下[7]，故对合并直肠黏膜内脱垂的重度痔悬吊作用并不确切。吻合口以上的黏膜松弛脱垂仍然存在，排便障碍仍不能有效解除，随着时间的推移及致病因素的持续存在，原已上提的直肠黏膜可能因粘连固定的相对薄弱而再次下移出现复发。Bruscicano 在一项多中心的研究中报道 PPH 术后约11%患者需再次手术[8]。Pasha 等报道超过6个月随访复发率较高[9]。本文中对照组痔块再脱出达12.87%（13/101），直肠黏膜内脱垂复发达17.82%（18/101），同样也说明仅以 PPH 治疗合并直肠黏膜内脱垂的重度痔远期疗效有待改善。

为此，国内诸多学者报道 PPH 加硬化剂注射治疗合并直肠黏膜内脱垂的重度痔取得了满意疗效，作者则采用

PPH 加芍倍注射液亦取得满意效果。芍倍注射液是根据中医“酸可收敛，涩可固脱”的理论，提取中药乌梅、五倍子、芍药的有效成分枸橼酸、没食子酸和芍药苷制成，具有活血化瘀、收敛固涩的功能。其作用机理为通过引起组织发生可逆性非炎症性的蛋白凝固样变性，并原位无瘢痕性修复。芍倍注射液注射后痔及直肠黏膜表面完整保留，黏膜下组织蛋白成分迅速凝固，组织均质化，扩张的静脉收缩，静脉壁结构同样发生蛋白凝固，不伴出血或明显炎症反应，2 天后大部分凝固成分崩解、吸收，在修复过程中无明显肉芽组织或瘢痕形成，均质化的迂曲静脉壁或消失或纤维化致管腔变小，或通过机化管腔闭塞，从而使痔在 3 ~7 天完全萎缩。并且由于其收敛固脱的作用使扩张的血管及肥大的肛垫萎缩，使脱落的肛垫固定。整个过程不发生明显的炎症、出血、坏死等改变，表面黏膜组织不被破坏，不仅提高了疗效且避免了硬化坏死剂注射所致局部硬结、坏死、出血、溃疡形成、肛管狭窄等并发症[3]。本文中治疗组采取 PPH 后吻合口上柱状或点状直肠黏膜下注射芍倍注射液，使直肠黏膜下组织产生可逆性非炎症性的蛋白凝固样变性，使脱出的直肠黏膜与肌层、直肠和周围组织粘连固定，使松弛滑动的直肠黏膜弹性增强，解决了吻合口上松弛黏膜与肌层的滑脱问题。同时使上提的肛垫牢牢固定在正常的解剖位置，不易再次滑脱，取代了 Trietze 肌的作用，有效预防了痔及直肠黏膜脱垂的复发。治疗组在痔块再脱出、直肠黏膜内脱垂复发的发病率明显低于对照组（$P<0.05$），差异有统计学意义。因而，PPH 与芍倍液注射疗法相可优势互补，PPH 切除了冗长、松弛脱垂的直肠黏膜，不能处理吻合口上方松弛脱垂的黏膜，芍倍液注射却能很好地起黏膜固定作用，而且没有硬化坏死剂注射所可能导致的诸多局部并发症，应为环状混合痔合并直肠黏膜内脱垂治疗目前较为理想的术式。当然，两组在术后出血、疼痛、尿潴留、直肠狭窄等方面比较无显著差异（$P>0.05$），说明在 PPH 基础上增加了芍倍液注射，并不会增加由 PPH 术式本身所带来的并发症的几率。

参考文献：略。

多普勒引导下的痔动脉结扎术操作规范

秦澎湃[1]　王业皇[2]　张波[3]　李东冰[4]　蔡而玮[5]

（1. 北京市肛肠医院，北京，100011；2. 南京市中医院，江苏　南京，210000；
3. 东南大学附属中大医院，江苏　南京，210009；4. 中国中医科学院西苑医院，北京，100091；
5. 福建中医药大学附属福建省人民医院，福建　福州，350004）

超声多普勒引导下痔动脉结扎术（Doppler guided hemorrhoidal artery ligation，DG – HAL）是一种集超声波探查、缝扎手术为一体的新型的痔病诊断治疗方法。通过特制的直肠镜探头可快速确定痔动脉的位置，并在导管部分的开口处准确、方便地手术缝扎痔动脉，达到阻断痔体血液供应，迅速止血，使痔体萎缩的目的。DG – HAL 手术是一个低侵袭性的微创外科手术，具有操作简单、安全、有效、疼痛轻、并发症少等优点。

一、适应症

①Ⅰ、Ⅱ度内痔；②Ⅲ、Ⅵ度内痔以出血为主症；③混合痔以内痔出血为主症伴有轻度脱出症状；年老体弱或其他不适合痔外剥内扎手术的痔病患者。

二、禁忌症

①肛门感染；②恶性肿瘤；③单纯的炎性外痔、血栓外痔；④痔病伴有凝血机制障碍；⑤装有心脏起博器的患者。

三、术前准备

（一）术前常规准备

1. 充分告知患者 DG – HAL 手术治疗机理、适应症及其微创微痛、有效安全的特点，消除患者恐惧心理，缓解紧张情绪，最大限度的得到患者的配合，保证手术的顺利完成。

2. 常规术前检查包括血常规、尿常规、大便常规、肝肾功能、血凝四项、心电图等。必要时行电子肠镜检查以排除恶性肿瘤及炎症性肠病。

3. 肛门部备皮（毛发不重者可不备皮），清洗肛门。

4. 术前无需禁食，一般以甘油灌肠剂或肥皂水灌肠，排空大便。

（二）器械准备

1. 手术包（常规消毒）：DG－HAL 手术专用手柄旋钮盖一个、DG－HAL 手术专用推结器 1 根、与探头长度匹配的长柄持针器 1 把、长线剪 1 把、组织剪 1 把、组织钳 1 把、血管钳 1 把、弯盘 1 个、洞巾 1 张（大小以侧卧位时覆盖住下肢及臀部为宜）。

2. 痔动脉超声多普勒诊断仪 1 台。

3. 带有多普勒超声传感器、手术操作窗和内光源的一次性特殊肛门镜超声探头 1 个。（已消毒）。

4. DG－HAL 手术专用手柄 1 个，低温消毒柜、福尔马林熏箱熏蒸或环氧乙烷消毒。

5. 带针缝线：5/8 弧度、27mm、2/0 带针可吸收微乔缝线 2～3 根。

四、手术操作流程

1. 手术人员安排：手术者 1 人，助手 1 人，巡回护士 1 人。

2. 麻醉：局麻或骶麻，肛门松弛者可采用利多卡因凝胶表面麻醉。

3. 体位及仪器摆放位置：体位以左或右侧卧位为宜。痔动脉超声多普勒检查仪推放于术者前侧。

4. 打开手术包，注意勿遮仪器显示屏及功能面板。将消毒好的 DG－HAL 手术专用手柄及一次性肛门镜超声探头放置于打开的手术包内。

5. 消毒：用 0.5% 的碘伏或洗必泰酊常规消毒术野皮肤，铺置无菌巾单，再消毒肛管及直肠下端。

6. 术者将一次性肛门镜超声探头置入 DG－HAL 手术专用手柄中（需注意确认直探头底部的凸出要和手柄的凹槽相一致），把 DG－HAL 手术专用手柄旋钮盖拧紧，由巡回护士将手柄与超声多普勒痔动脉诊断仪接口连接好。

7. 由巡回护士将痔动脉超声多普勒诊断仪总开关打开，显示屏出现操作界面，痔动脉超声多普勒检查仪即开始正常工作。

8. 术者调整好座位高度，在助手的协助下将一次性肛门镜超声探头用无菌液体石蜡油涂抹后，置入肛管直肠内，此时探头位于齿状线上 2～3 厘米处。

9. 术者右手持手柄在最小的侧压下开始小心并缓慢地旋转探头，直至表明探头结扎窗口下方有动脉蠕动的典型多普勒声已达到峰值音量，此时由助手固定手柄及探头，术者用 0.5% 碘伏或 0.5% 洗必泰消毒进针窗口（每进针必须消毒），然后在探头上方结扎窗口处用带针可吸收缝线将黏膜贯穿，提起缝线，并再次用可吸收缝线行“8”字黏膜贯穿，打结后用推线器将线结推入，牢固缝扎（一般需打结 4～5 次）。准确缝扎后多普勒血流声消失或出现明显减弱。

10. 依次旋转探头 360°，发现有痔动脉血流信号予以一一缝扎。

11. 完成第一轮缝扎后，应将一次性肛门镜超声探头退出约 0.5 厘米，再次进行 360°检查，了解痔动脉信号是否消失以确保手术的准确性。如再次探查发现有痔动脉血流声，应予以缝扎。

12. 检查确认后，退出一次性肛门镜超声探头，常规指诊，检查缝线缝扎情况。肛门内放置凡士林油纱布及痔疮栓 1 枚，手术结束。对于女性患者，DG－HAL 手术需注意直肠前侧缝扎进针不能太深防止出现直肠阴道瘘。

13. 对有脱出的内痔，在超声多普勒引导下痔动脉结扎术后，可用可吸收缝线将脱出的内痔核作“8”字或连续缝合 3－4 针，固定于痔核顶端上方的黏膜下层，以达到较好的悬吊效果。

五、术后处理

1. 术后让患者休息约 2 个小时，无异常不适即可回家；或根据需要住院观察 2～3 天。

2. 手术当日应半流饮食，次日正常饮食，忌食辛辣刺激食物。

3. 术后常规应用 3 天抗菌药物，口服或静脉给药均可。

4. 手术当日不宜排便。次日便后温水坐浴，必要时术后 3 天内每日用痔疮栓纳肛。

5. 术后巡回护士应清点器械，并予以清洗。

六、注意事项

1. 术中应严格按照无菌要求进行各种操作。

2. 可吸收带针缝线的针的要求弧度应该与探头的操作窗口相匹配，针的硬度应符合质量标准，防止术中针头的断裂。

3. 适应症应选择恰当。

肛门直肠周围脓肿

浅析肛周脓肿术后分期换药

杨向东　陈小朝　袁学刚

（成都肛肠专科医院/中国 PPH 技术培训中心，四川　成都，610015）

肛周脓肿术后均为开放性伤口。用药换药是否得当，直接影响伤口的愈合，肛肠科医生一直在努力寻找能减轻疼痛、减少出血及分泌物渗出、促进早期愈合的药物和方法，笔者通过临床观察，认为肛周脓肿患者术后伤口变化情况可辨证分为三期，疮疡祛腐期、生肌长肉期、收口敛皮期，依此给予选用恰当药物进行换药处理，效果满意。

1. 治疗方法

行肛周脓肿一期根治术。截石位，肛周常规消毒，骶管麻醉或肛周局部浸润麻醉，肛内消毒，扩肛，经脓肿顶点作放射状切口，排出脓液，食指肛内引导，探针于切口处进入脓腔至内口或最薄弱处探出，沿探针全层开放脓腔，用手指进入脓腔捣毁分隔，延长切口远端略超出脓肿范围，修剪两侧创缘使其不内翻，双氧水冲洗伤口。

2. 换药方法

根据临床表现：肛周脓肿术后创面修改过程可分为初期、中期、后期。即疮疡祛腐期、生肌长肉期、收口敛皮期，遵循中医辨证论治的原则，分别采用不同的药物治疗，以利于术后创面的尽快愈合。

初期（疮疡祛腐期）：应用提脓祛腐之药物透脓祛腐，使疮内蓄积之脓毒早日排出、腐肉迅速脱落。肛周脓肿术后，其脓腔壁仍残留有少量的坏死组织、脂肪及筋膜，换药时先用生理盐水冲洗创面，并用无菌棉球轻轻拭去创面分泌物、黏液；创面脓液较多时，先用无菌棉球蘸除，再用生理盐水棉球轻轻蘸净分泌物，最后用无菌干棉球蘸干后创面，外盖无菌纱布，胶布固定。若腐肉太多，祛除困难，必要时可用刮匙搔刮，或剪刀修剪残留的坏死组织。若创面坏死组织较多，脓液稠厚不易引流，可内置橡皮引流条，并尽量扩开创面，做到引流通畅。脓腔较大时，应用我院特制黄连纱条填塞。换药 1～3D 后，创面可见有乳白色薄膜出现，分泌物增多，周围组织水肿逐渐消退。

中期（生肌长肉期）：术后 3～4D 创面可见肉芽呈殷红色、润泽，肉芽坚实，颗粒较小而均匀、平整，触之易出血，分泌物似血浆。改用紫草油纱条换药，外盖无菌纱布，胶布固定。

后期（收口敛皮期）：术后 7～20D 用生肌散促进生肌长皮，使创面迅速愈合。直接将生肌散敷洒创面，外盖无菌纱布，胶布固定。

3. 讨论

3.1 肛周脓肿术后分期换药的重要性

手术后伤口愈合成功与否，与术后换药息息相关，对肛周脓肿术后换药更有其重要性。由于肛周脓肿多发病急，炎症重，操作不便，加之患者恐惧疼痛或对本病认识不足而不积极配合，或医生对其术后特殊情况掌握不够等因素，往往达不到预期之目的。特别是中医外科对临床用药的要求，无论内服外用均要遵循“辨证施治和分期换药”，具有特殊性。若掌握不够，不但达不到治疗目的，而且还会给患者造成不必要的痛苦和精神负担及经济负担，甚至延误治疗时机，影响愈合时间及疗效。鉴于以上种种原因，要求肛肠科医生特别是基层医生须掌握辨证施治，尤应注意分期换药法在治疗肛周脓肿中的重要性。

3.2 中医辨证分期选药换药施治法的理论依据

中医药在外科换药治疗方面有着悠久历史，远在周秦时代已有专科设立。在临床治疗和理论方面，外科学也有其特点，如在各种局部治疗中，根据“内外统一”的理论，贯穿“整体观念”的原则，而施用内服和外治相结合的疗法，进行辨证施治，不仅指导外科内外结合治疗，而且还对伤口各种不同的具体情况辨证分期选药施治。

肛周脓肿术后创面修复处于中医学疮疡理论之“溃后期”修复，临床应根据肛周脓肿术后病程长短、创面中坏死组织多少、腐脱之难易，辨明肉芽组织的有无及虚实，以“祛腐生肌，煨脓长肉”理论指导具体用药。

A 祛腐生肌：祛腐生肌即使用疡科含有汞的腐蚀药，如红升丹，迅速脱落腐肉，提脓祛腐，使疮疡内蓄之脓毒，得以早日排出。脓腐去后，则使用紫草油润肤生肌，使创面新肉生长。皮肤愈合的规律是“腐去肌生”，“腐”即坏死组织，“肌”即肉芽组织，任何皮肤溃疡在坏死组织未脱以前不会有可见的肉芽组织，一旦坏死组织脱净，肉芽组织将很快从创面上生长出来并逐渐填满缺损。对“腐去肌生”要辨证理解，“腐去肌生”，“肌生腐去”的辨证过程是一个从量变到质变的动态过程，有学者(1)通过光镜和电镜下观察，发现溃疡表现有坏死组织存在，创面上未见肉芽组织，但在其下方新生的毛细血管（肉芽）已经开始生长。一个溃疡创面，如有较多坏死组织时，在使用外用中药祛腐类药之后，脓量明显增加，但其质地较稀，这就是坏死组织已经液化腐脱的结果。

B 煨脓长肉：所谓“煨脓长肉”换药法，是指在疮面愈合的后期阶段，运用外敷中草药膏（散），经皮肤和创面对药物的吸收，促进局部的气血通畅，增强其防御能力，使创口脓液渗出增多，载邪外出，从而达到促进创面生长目的。此法一是提脓祛腐拔毒，增加局部脓液的渗出；二是渗出的脓液有助于创面肉芽、皮肤的生长，祛腐生肌。在肛周脓肿术后换药中期，创面坏死组织脱净后，创面分泌液逐渐黏稠，同时肉芽组织很快生长出来，并逐渐填满缺损。煨脓长肉的主要机理：增强创面的抗感染能力，特别在局部使感染得到有效的控制；促进局部微循环，促进创面血管再生，促进创面细胞增生、分化，充分调动机体的免疫功能。有学者(2)从细胞组织学的角度证实了煨脓长肉的科学性：任何手术后创面的愈合均需要经过创面渗出期、肉芽生长期、上皮生长期等三个阶段，术后创面渗出液中含有大量招引因子能激活机体的吞噬系统，起到抑制局部感染作用，渗出液导致的局部湿润环境及渗出液中含有钾钠等离子均能促进成纤维细胞的生长和增殖，在成纤维细胞填充创口后，上皮细胞由创面边缘逐步覆盖整个创口，直到完成创面的愈合过程。创面愈合过程实质上就是一个细胞激活与增殖，纤维蛋白合成与重组的过程。

3.3 掌握伤口单纯局部变化与整体治疗相结合的关系

伤口局部变化是疾病整体变化的局部表现，在治疗伤口方面除局部治疗外，配合整体治疗可起到积极主动的作用。如伤口突然分泌物多、疼痛，伤口组织发红，除局部原因和某些腔隙存在外，还可能与患者发热或其它部位有急性炎症有关，可进一步检查病变部位，了解变化情况，对症处理，或配合抗生素治疗，或配合中药清热解毒类药治疗；如伤口组织灰白、生长缓慢，应考虑患者气血虚弱之可能，宜选择八珍汤、十全大补汤等加减；如伤口组织颜色正常，未发现伤口窦道、支管，但伤口有分泌物渗出，可考虑有某种细菌感染，影响局部伤口生长，应作分泌物细菌培养加药物敏感试验，一旦查出细菌种类及敏感药物，准确选药，内服、注射或局部伤口外用，均可促其早愈。

一期根治手术治疗高位肛周脓肿91例临床分析

王秦川　高红梅　刘美景

（陕西省榆林市痔瘘医院，陕西　榆林，719000）

【摘要】目的　探讨高位肛周脓肿一期根治手术治疗的临床效果。方法　对91例高位肛周脓肿行一期根治手术治疗进行回顾性分析。结果 87例一次性治愈，占95.7%，住院时间14～26天，平均22天，随访2～3年，无1例复发；后遗肛瘘4例，占4.30%，3～6月后再次感染复发，形成瘘管，行二次手术治愈。结论　一期根治手术治疗高位肛周脓肿具有手术一次成功，避免了切开引流法后遗肛瘘的发生，疗效可靠，疗程短；同时减少病人二次手术的痛苦，亦减轻了病人的经济负担等优点。操作简便，易于掌握，疗效可靠。

【关键词】高位肛周脓肿；一期根治手术

肛周脓肿是肛肠科的常见病、多发病。特别是高位脓肿由于早期症状、体征不明显，极易误诊。长期以来，治疗高位肛周脓肿传统方法多采用切开引流法，待脓腔缩小形成肛瘘后再行第二次手术，疗程较长，后遗症多，给患者带来很大痛苦。回顾我院2005～2010年间对91例高位直肠肛周脓肿采用切开挂线法或主灶切开、对口引流加挂线疗法等灵活术式，一次性手术，一期根治，临床疗效满意，报告如下：

1. 对象和方法

1.1 临床资料

1.1.1 一般资料　本组91例肛周脓肿均符合国家中医药管理局《中医肛肠科病症诊疗标准》，其中，男63例，女28例。年龄17～69岁，平均33.4岁。病程5～16天。脓肿部位：高位马蹄型脓肿17例，直肠后间隙脓肿35例，直肠黏膜下脓肿11例，骨盆直肠间隙脓肿28例，其中合并坐骨直肠间隙脓肿26例。

1.1.2 临床表现　首发症状：畏寒、高热35例，直肠内或肛周坠胀感26例，大小便困难15例，周身乏力、食欲不振11例。局部检查：大部分症状不明显，肛门外观多无异常变化，肛周皮肤无红肿及触痛，少数合并坐骨直肠间隙脓肿者患侧有红肿、压痛、皮温增高。直肠指诊可发现肛门括约肌松弛，直肠内温度增高，患侧肠壁触及隆起的包块，有压痛，甚至有波动感，脉数，高热持续不退，可达40℃左右，全身酸痛，白细胞升高，在14×10^9～30×10^9/L，中性0.8～0.9。

1.2 治疗方法　侧卧位，常规消毒，局麻或骶管麻醉。如肛外红肿明显，一般于红肿明显处作一放射状切口，切开皮肤及皮下组织，用止血钳钝性分离，充分排脓后，食指探查脓腔走行及分离脓腔间隙。如肛外红肿不明显者，术者食指探入肛内，摸清脓腔深浅，范围大小及走向。并仔细查找有无原发口；亦可分叶镜下观察肛隐窝处有无红肿、凹陷性硬结、溢脓，以观察内口的位置。先在患侧肛外距肛缘2.0cm处用长针头穿刺5～7cm，试穿抽脓，待抽出脓汁时将该针头保留在体表，作为标志。于脓肿波动明显处或穿刺针指示部位行放射状梭行切口或弧型切口，切开皮肤及皮下组织，用止血钳钝性分离，充分排脓后，食指探查脓腔走行及分离脓腔间隙，1%双氧水、生理盐水依次冲洗脓腔。若脓腔与两侧坐骨直肠间隙相通，则于手指伸入脓腔，沿脓腔走行方向钝性分离腔隙至脓腔的端点，并作为引导，另一手执刀在端点相应部位作一与肛门呈放射状梭形切口，剪除皮肤及皮下组织，用中弯钳钝性分离切口至脓腔，对口引流部位切口不伤及肛管皮肤和括约肌。两切口之间（或三切口之间）脓腔相通，表面有皮桥存在（此即为主灶切开，对口引流）。再于左手食指探入肛内作引导，右手持尾端丝线缚扎一橡皮筋的球头探针，沿切口基底部缓缓向肛内探查，于脓腔最高点的最薄处齿线上2～3cm处穿出，通过肛门口拉出肛外，两端橡皮筋合拢，松紧适宜结扎（此即为挂线疗法）。若脓腔较深，可放置冲洗引流管，以备术后冲洗，引流。修剪切口使呈“V”字行敞开，彻底止血，凡士林纱条填塞脓腔包扎，术毕。

1.3 术后处理　术后给予适量抗生素应用。每日大便后用肛肠熏洗剂坐浴，清洁后用灭脓拔毒膏、生肌膏纱条填塞主灶创面，支管口仅用油纱条覆盖。若放置冲洗引流管，先予以双氧水、生理盐水冲洗，再上药膏。引流管1周左右拔除，换药直至创面愈合。

2. 结果

2.1 疗效标准　按国家中医药管理局《中医肛肠科病症诊疗标准》。治愈：症状及体征均消失，病灶彻底清除，创面愈合；好转：症状消失或明显改善，病灶基本消除；未愈：症状、体征均无明显改善，病灶存在或后遗肛瘘。

2.2 治疗结果

87例（占95.6%）一次治愈，住院时间14～26天，平均22天。愈后肛门外仅留有梭形或条形瘢痕面，肛门外观不变形，无移位，无缺损及溢液，随访2～3年，无1例复发。后遗肛瘘4例，占4.30%，其中3例因患有Ⅱ型糖尿病，血糖控制不稳定，出现假性愈合，3～6月后再次感染复发，形成瘘管，行二次手术治愈。

3. 讨论

肛周脓肿是指肛管直肠周围间隙及周围软组织发生的急性化脓性感染，是肛肠外科的一种常见病。高位肛周脓肿因脓肿位于肛提肌以上，病史不典型，起病急骤发展迅速，全身症状明显，而局部症状不明显，最容易被误诊，故不可忽视。一旦确诊，就必须及早进行手术治疗。由于高位脓肿治疗难度大，如处理不当，会引起不良后果，应予高度重视。

治疗高位脓肿的传统方法是先单纯行脓肿切开引流术，使其手术后形成肛瘘，再二期行肛瘘手术。一般2～3个月肛瘘形成后再次手术作肛瘘切除或挂线治疗。这不但给病人增加2次手术的痛苦，还使疗程大为延长。据统计，肛周脓肿自溃或切开引流后遗肛瘘发生率97%，亦有一次切开内口法，虽然不会继发肛瘘，但必然会切断肛管直肠环，损伤重要的肛门括约功能，易导致肛门失禁。针对以往术式中破坏肛门括约肌，术后并发症和后遗症多，肛门功能受损和肛门形态破坏严重，病人术后痛苦大、疗程长等问题，我们在继承祖国的医学传统的挂线技术的基础上，结合现代医学理论及微创理论，采用切开挂线法或主灶切开对口引流加挂线疗法等一期根治手术治疗高位脓肿，取得一次手术治愈、预防后遗肛瘘的效果。

手术切口的合理选择，直接影响肛门功能、外观及愈合。主灶切口要够大，原则上脓肿多大切口多长，这样既能充分暴露术野，便于探针或指诊探查和发现内口，又能使切口引流通畅。后位脓肿（直肠后间隙等）多行放射状切口，略偏向一侧避免损伤肛尾韧带，造成肛门向前移位。后马蹄形脓肿多行后位放射状切口，两侧梭形切口，且使三切口相通，保留皮桥不应小于2.0cm。

正确寻找并处理内口是手术成败的关键。所谓“内口”亦即肛周脓肿原发感染灶。而高位“内口”实际上不存在，可能是高位脓肿从直肠黏膜破溃所造成的内盲瘘，所以要在齿线上一周肛隐窝去查找。确定内口的方法有很多，常用的有以下几种：(1) 若患者肛内有脓液排出，则证明内口已破溃，可通过探针探查确定，即为原发内口；(2) 内口未破溃，不能探通，应以左手食指在肛内作引导，寻找指针间的最高点之最薄弱处，此多为原发内口；(3) 若探针确无明显内口，则左手食指探入脓腔最顶端，探针沿食指尖前方最薄弱处黏膜穿出。

严格掌握挂线原则与紧线时间。挂线原则是炎症浸润范围越大，脓腔越深，挂线宜松，反之宜紧。挂线必须在脓腔最高点，最深处，掌握好松紧度，使括约肌与周围组织发生粘连，边勒开边修复，故无出血及肛门失禁等危险。挂线太紧，则脱落快，达不到慢性切割的作用，不利于创面的愈合，且易产生肛门失禁。挂线太松，则切割作用弱，影响疗效。紧线时间：对于脓腔位置较大的脓腔，可推迟紧线时间，利用挂线的持续性引流作用，炎症范围相对缩小，创腔缩小、分泌物减少后再分次紧线。本组 91 例患者紧线 1 次后挂线脱落者 51 例，紧线 2 次者 40 例，脱线时间最短 13 天，最长 21 天，平均 16.6 天。故橡皮筋脱落最佳时间为 13～18 天。

术后换药不可忽视。术后应每日换药一次，换药时应使创面彻底引流，不留死腔。发现内口过早粘连，应予钝性分离，避免形成假性愈合。换药得当与否，关系到创口愈合的快慢，通过换药来观察创腔引流物、创口肉芽的颜色、生长情况决定紧线及脱线时间，若发现异常及时处理，避免脓腔内遗留线头等异物，导致创面愈合困难及日后复发。术后在脓腔未闭合前，须冲洗换药，后视脓腔缩小分泌物减少及创口生长情况逐渐停止冲洗。纱条的大小、多少应根据伤口的大小而决定，填塞过于饱满，不易引流，且患者疼痛感明显，纱条过于细小则引流不充分，肉芽组织不能较好的从创面基底部生长，故纱条应选择适当。早期脓腔引流条要填塞到脓腔顶端，以后逐日退至脓腔下端直至其闭合，必要时在肛内、肛外适当加压以促进创腔闭合。

该术式顺应微创理念，不损伤肛门括约肌，具有手术一次成功，疗程缩短，减少病人 2 次手术的痛苦，减轻了病人的经济负担等优点。同时避免了切开引流术后遗肛瘘的发生，亦避免了一次切开内口法术后出血、肛门失禁等并发症和后遗症。该方法操作简便，易于掌握，疗效可靠。

肛门直肠周围脓肿病情演变与手术治疗

令狐庆　孙　鹏

（1. 南京中医药大学徐州附院，江苏　徐州，221000；2. 徐州医学院，江苏　徐州，221000）

肛门直肠周围脓肿简称肛周脓肿，一般是指肛腺感染后炎症向肛管直肠周围间隙组织蔓延而发生的急慢性化脓性疾病。其发病率约占肛肠疾病的 18.3%。肛周脓肿的发病部位有：肛门皮下脓肿、低位肌间脓肿、坐骨直肠间隙脓肿、肛管后间隙脓肿、直肠黏膜下脓肿、高位肌间脓肿、骨盆直肠间隙腔肿、直肠后间隙脓肿，以上两个或多个病灶可同时兼有。多病灶肛周脓肿则属肛肠科疑难病症范畴。本病任何年龄均可发生，但以 20～40 岁的青壮年居多，婴幼儿也时有发生，男性多于女性。

一、肛周脓肿的发病部位及演变

1. 肛门皮下脓肿

位于肛管皮下或肛周皮下间隙，常发生于肛门边缘，是最常见的一种。脓肿一般较小，全身感染症状不明显。局部疼痛较重，多呈持续性和搏动性疼痛，不敢端坐，呈半蹲坐姿势，步态偏跛，咳嗽或局部受压时，疼痛加重。肛旁有明显红肿、硬结、触痛，如已化脓，则出现波动感，若不及时切开排脓，常有 3 种结局：

①脓肿自然破溃，多由肛周皮肤穿破，形成低位肛瘘；

②脓波向上穿过肛门周围筋膜，扩散到一侧或两侧坐骨直肠间隙，形成坐骨直肠间隙脓肿或低位马蹄形脓肿；

③脓液有时可向内由肛窦穿出，形成内盲瘘。

2. 低位肌间脓肿

位于齿线以下，内、外括约肌之间，脓肿一般不大，全身感染症状很轻，局部持续性和博动性疼痛明显，受压或咳嗽时加重。肛缘红肿不明显，但指诊时肛管内有肿块隆起，压痛明显。

如不及时切开引流，常有 4 种结局：

①脓液向下沿外括约肌皮下部扩散，穿破皮肤，形成低位肛疾；

②脓液向上沿联合纵肌间隔穿入肛提肌上，形成骨盆直肠间隙脓肿。

③脓液沿联合纵肌中间间隔与内侧间隔穿入直肠纵肌与环肌之间，形成高位肌间脓肿；

④脓液向外沿联合纵肌外侧间隔，经外括的肌深部与浅部之间或深部与肛提肌之间，穿入坐骨直肠间隙，形成坐骨直肠间隙脓肿。

3. 坐骨直肠间隙脓肿

是临床常见的一种。位于坐骨直肠间隙内。由于此间隙内充满脂肪组织，血液运行不畅，常是由肌间脓肿的脓液经外括约肌浅部和深部之间向外扩散而形成的。有时也可由其他间隙脓肿扩散到此间隙而形成，脓肿范围广泛且深，初起患者自觉患侧肛管有持续性疼痛、酸胀感，但不甚剧烈。发热、畏寒、头痛、身倦乏力等症状明显。

4. 肛管后间隙脓肿

位于肛管后间隙，大多数是由肛管后部肛窦或肛腺炎症扩散而形成的。肛管后间隙尚有深、浅两个间隙，当炎症沿内括约肌与联合纵肌纤维，沿外括约肌深部与浅部之间或深部与耻骨直肠肌之间进入肛管后间隙时，则形成肛管后深间隙脓肿。如炎症沿外括约肌浅部与皮下部之间进入肛管后浅间隙时，则形成肛管后浅间隙脓肿。由于脓液范围小，很容易被忽视。局部红肿不明显，按压肛门和尾骨尖之间的皮肤时，则有明显压痛。肛内指诊时可在肛管后，肛管直肠环水平面以下触有局限性硬结或肿块，并有明显触痛。

如未及时手术治疗，脓液向四周扩散，常有 4 种结局：

①脓液从肛管后部肛窦穿破，形成内盲瘘；

②脓液向后、向下扩散到肛周皮下间隙，形成肛周皮下脓肿，再穿破皮肤，最终形成低位肛瘘；

③脓液由后部沿肛管两侧向前扩散到单侧或两侧坐骨直肠间隙，形成坐骨直肠间隙脓肿或马蹄形脓肿，如向外穿破皮肤后，则形成低位肛瘘或马蹄形肛瘘；

④脓液向上扩散到肛提肌以上间隙，可形成直肠后间隙脓肿或骨盆直肠间隙脓肿。

5. 直肠黏膜下脓肿

位于直肠黏膜与内括约肌之间的黏膜下间隙内。临床上较少见。此间隙内有痔静脉丛和黏膜肌层。常因内痔注射不当或插丁过深，内痔感染发炎或肛腺感染所引起。患者自觉直肠内有沉重坠胀感，排便和步行时疼痛明显。全身感染症状教明显，肛门外无任何病症可见，故常被误认为感冒。肛内指诊时可触到直肠壁有圆形、椭圆形或条索状隆起，有触痛及波动感，脓肿大时不易触到上缘。这类脓肿向下扩散，由肛窦或直肠黏膜穿入肠腔，偶尔也可穿入肛周皮下间隙形成皮下脓肿。还可进入肛管后间隙，形成肛管后间隙脓肿。但很少发现穿透肠壁进入骨盆直肠间隙内者。

6. 高位肌间脓肿

位于直肠下部、直肠环肌和纵肌之间的结缔组织内。常由肛窦炎、肛管炎、直肠炎、内痔发炎化脓、直肠狭窄和直肠损伤并发感染而形成。初起患者自觉肛内坠张感，逐渐出现胀痛，排便和行走时疼痛加重。全身感染症状较明显。肛外常无任何病症可见。肛内指诊时可在直肠壁上触到圆形隆起，有压病及波动感。窥镜下可见直肠壁有圆形隆起，表面光滑或充血、糜烂，边界整齐清楚，常覆有炎性黏液。

7. 骨盆直肠间隙腔肿

位于骨盆直肠间隙内。多因坐骨直肠间隙脓肿未及时手术引流，脓液向上穿透肛提肌而形成。也有直接由肛窦、肛腺炎症扩散而形成的。由于此间隙顶部为腹膜，容积很大，脓肿深藏在骨盆内，因此全身感染症状甚重，而肛门局部炎症则不明显。患者自觉直肠内有沉重坠胀感，时有便意而排便不畅，有时影响排尿。指诊时可在直肠壁上触有肿块隆起，有压痛及波动感。

如早期未及时手术引流，常有 3 种结局：

①脓夜可进入直肠后间隙并通过直肠后间隙进入对侧骨盆直肠间隙，形成直肠后间隙脓肿或高位马蹄形脓肿；

②脓液有时向下穿过肛提肌进入坐骨直肠间隙内形成脓肿，然后穿破皮肤，形成高位肛瘘；

③脓夜偶可沿腹膜后间隙向上扩散到下腹部形成盆腔脓肿。

8. 直肠后间隙脓肿

于直肠后间隙内，即在直肠后，骶骨前，肛提肌以上，与两侧骨盆直肠间隙以直肠侧韧带相分隔。临床上较少见，大多数是因为坐骨直肠间隙脓肿和肛管后深间隙脓肿未能及时手术引流，脓液向上穿过肛提肌而形成的。也有直接由肛管后肛窦、肛腺炎症扩散到直肠后间隙而形成。临床症状与骨盆直肠间隙脓肿相似。患者常有直肠重坠感，骶尾部钝痛。指诊时按压尾骨与肛门之间可有深部压病，肛内指诊可在直肠后壁触到肿块隆起，有压痛，或有波动感。

二、肛周脓肿的手术治疗

切开引流法是治疗肛周脓肿常用的一种手术方法，也是治疗肛周脓肿其他手术方法的基础。适用于各类脓肿。病灶脓已成，宜早期切开引流，但应根据脓肿部位深浅和病情的缓急选择下述手术方法。

1. 一次性切开法

肛周脓肿其脓液成熟后，宜早期切开引流。如因害怕刀刃之苦，而苟且熬忍，那么脓肿就可能进一步蔓延扩大而加重病情发展。所以，一旦脓成后，即宜手术。此法适用于浅部脓肿，如肛门皮下脓肿、低位肌间脓肿，切口呈放射状，长度应与脓肿等长，使引流通畅，同时寻找齿线处感染的肛隐窝或内口，即将切口与内口之间的组织切开；并剔刮清除，以避免形成肛瘘。且在切开后要保持引流通畅。

2. 一次性切开挂线法（多切口加虚实挂线法）

适用于高位脓肿，如坐骨直肠间隙脓肿：肛管后间隙脓肿：直肠黏膜下脓肿；高位肌间脓肿：直肠后间隙脓肿：肛门直肠后脓肿及马蹄形脓肿等。

操作方法：在小计量鞍麻下，病人取截石位，局部消毒，于脓肿波动明显处，或穿刺抽脓指示部位，作放射状或弧形切口，及多切口，充分排脓后，以食指分离脓腔间隔，注意保护肛门皮肤及肌肉，尽可能地减少肛部括约肌的损伤。然后用双氧水或生理盐水彻底冲洗脓腔，修剪切口扩大成梭形（可切取脓腔壁送病理检查）。然后以球头探针，自脓肿切口探人并沿脓腔底部或近肛管侧壁轻柔地探查内口，另一食指伸入肛内引导协助寻找内口，探通内口后，将球头探针从肛门拉出同时牵引出橡皮筋，浅层切开，深层紧橡皮筋结扎，外周切口之间以弯止血钳通过脓腔拉出宽橡皮筋，将橡皮筋两端收拢结扎予虚挂线，创口内填以三黄油膏纱布条，外敷纱布，宽胶布固定，丁字带加压包扎。

多切口加虚实挂线法治疗多病症肛周脓肿的指导思想：

对于肛周脓肿的治疗，是先切开引流，待继发肛瘘后再行第二次手术治疗，还是一期根治，目前存有争议。肛周脓肿传统的治疗方法为先切开引流，待肛瘘形成后再行二次手术。我们认为此法不但给患者带来再次手术的痛苦，也使疗程迁延过长，加重了患者的经济负担。十年来我们每年对近千例肛周脓肿采用一期根治术，取得了很好的疗效，它使两次手术一次完成，既治愈了肛周脓肿，又避免继发肛瘘。

手术原理是将肛周脓肿采取低切高挂法进行处理。一次性根治术治疗肛周脓肿成功的关键在于：（1）合理设计切口。不同部位、不同类型的脓肿适合不同的手术方法，选择恰当的手术方式和正确的设计切口，可以尽量减少正常组织损伤，避免手术后肛门畸形，缩短疗程。任何切口均应在尽量减少损伤肛门括约肌的前题下，充分暴露脓腔，保证引流通畅。高位脓肿或两个以上脓肿，相距较远者，且脓腔又相通的，选择两个以上的切口作切开挂线，对口引流。（2）准确寻找内口，彻底清除病灶是手术成败的关键。对于肛提肌上脓肿予以挂线处理，这样既处理了内口，又起到了慢性切割和引流作用，使肛门括约肌边切割，边生长，避免了肛门失禁。同时外切口延长，使脓腔内脓液及分泌物引流通畅，避免桥形愈合，达到内外口同期愈合的目的。然而，不是所有脓肿均可作一期手术，对肛提肌上部肛周脓肿或特别是巨大（>5 cm）的并向深部扩散的脓肿不宜作一期手术。一次性肛周脓肿根治术的优点在于手术操作简单，容易掌握，手术成功率高，疗程短，减少了病人二次手术的痛苦，避免了切开引流术后遗肛瘘的发生，术后无肛门失禁和畸形等后遗症。

脓肿手术中应注意的事项：

定位要准确：一般在脓肿切开引流前应先穿刺，待抽出脓液后，再行切开引流。

切口要合理：浅部脓肿可行放射状切口，深部脓肿应行弧形切口，避免损伤括约肌。

引流要彻底：切开脓肿后要用手指去探查脓腔，分开脓腔内的纤维间隔以利引流。

防止肛瘘形成：术中应切开原发性肛隐窝炎即肛瘘内口，可防止肛瘘形成。

3. 分次手术法

适用于体质虚弱或不愿住院治疗的深部脓肿。切口应在压痛或波动明显部位，尽可能靠近肛门，切口呈弧状或放射状，须有足够长度，用三黄油膏纱布条引流，以保持引流通畅。待形成肛瘘后，再按肛瘘处理。

4. 肛周脓肿的术后处理

酌情应用抗生素及缓泻剂，每次便后用中药合剂坐浴，肛创分时段用九一丹、生肌散、青蛤散常规换药。紧挂线一般约 10 天左右自行脱落，10 天后不脱落，可酌情紧线或剪除，外周虚挂皮筋可根据创面生长情况决定是否修剪乃至最后摘除，外以纱布垫加压包扎。此时创面已修复浅平，再经换药后，可迅速愈合，无肛门失禁等后遗症。但须注意术后有否高热、寒战等，如有则应及时处理。

2型糖尿病合并肛周感染性疾病患者的诊治

赵浩翔 陆 明 吴 可 陈 博

（广西桂林市中西结合医院，广西 桂林，541004）

【摘要】目的 探讨糖尿病合并肛周感染性疾病的治疗措施。方法 对65例糖尿病合并肛周感染性疾病患者进行手术治疗，结合抗感染及胰岛素应用的临床资料进行回顾性分析。结果 术后随访6个月至1年，65例均获痊愈，无复发。结论 糖尿病合并肛周感染性疾病一旦确诊，应尽早手术治疗，清除坏死组织，充分引流，严格控制血糖，合理应用抗生素，均可达到理想的疗效。

【关键词】糖尿病；肛周疾病；外科手术

目前我国糖尿病发病率不断增加，其原因是饮食和生活方式的改变，由此引发的肛周感染性疾病也不断增多。此类患者伤口愈合差，治愈时间长，容易感染，并发症多，正确处理两者的关系是其治愈的关键。本文对我院2004年至2011年收治的65例糖尿病合并肛周感染性疾病的患者的资料进行回顾分析。

1. 临床资料

1.1 一般资料 本组65例中男44例，女21例。年龄39~76岁，平均52.2岁。其中肛周脓肿42例，肛瘘20例，嵌顿性痔并发坏死3例。入院就明确诊断有糖尿病患者32例，33例为入院后检查确诊。均符合1999年WHO糖尿病诊断标准。

1.2 治疗方法 本组病例均住院手术治疗。手术方法：术前常规进行血常规，凝血功能，肝肾功能及输血前九项等实验室检查，并适时进行肛门直肠腔内B超检查。低位肛周脓肿采用一次性根治术，高位肛周脓肿采用切开引流挂线术，涉及多个间隙脓肿者加用浮线对口引流术。肛瘘行切除或切开挂线术。嵌顿痔行剥离切除术等。所有病例均短期应用胰岛素治疗，病情稳定后改口服降糖药物（二甲双胍，格列美脲等），将血糖控制在7.0~9.0mmol/L，保持病情稳定。同时，术后应用清热利湿解毒中药熏洗坐浴，结合细菌培养、药敏，术后5天合理应用抗生素（如第三代头孢菌素类联合替硝唑类）抗感染。每日常规换药。此外还要注意支持治疗及保护心肺功能等对症治疗。

2. 结果

65例患者均痊愈出院。本组患者入院时平均血糖13.8±3.6mmol/L，病情控制后为8.2±2.72mmol/L。平均住院时间为18天，其中6例创面肉芽生长不良，经过处理均痊愈。随访6个月至1年无复发及后遗症。

3. 讨论

3.1 糖尿病合并肛周感染性疾病的特点：糖尿病合并肛周感染的机会很多，以肛周脓肿多见。目前认识到糖尿病之所以容易合并感染主要是糖尿病患者免疫功能低下。抗体生成减少，自身抗感染方面缺陷，使得机体抵抗力降低[1]。糖尿病患者一方面由于高血糖的存在，反馈性抑制了生长素的分泌，另一方面糖尿病患者体内胰岛素不足，持久的高血糖症，可使血浆的组织蛋白发生过度非酶糖化反应，蛋白质的构型和功能因而发生异常改变，蛋白质的代谢紊乱，呈现负氮平衡，导致创口不易愈合[2]。本组42例肛周脓肿均为肛腺感染及皮源性感染所致的较大脓肿，20例肛瘘均由肛周脓肿发展而来，3例嵌顿性痔伴有坏死，因此，糖尿病患者一旦感染均应认真对待，而肛肠专科医师往往对有典型“三多一少”症状的糖尿病或有明确糖尿病史者有足够的重视，而对既无症状也无病史的患者易漏诊。对这类隐性糖尿病患者易被忽视，病程较长，危险性更大，严重者易诱发酮症酸中毒，脓毒症等严重情况，甚至引起循环衰竭、昏迷而死亡[3]。

3.2 手术治疗要点：一旦明确诊断应尽早手术治疗，手术治疗的目的是彻底清除或切除炎症坏死病灶，充分引流，以缓解症状，防止病情进一步扩散导致脓毒症的发生。有学者研究外科手术与糖尿病的关系时指出，脓肿切开引流反而会使糖尿病明显改善。另外，糖尿病患者全身应及能力差，手术耐受性差，因此手术时要简单有效，低位脓肿予以一次性根治，高位及马蹄形脓肿应切开引流或挂线，不宜行扩大根治术。而根据肛周感染及糖尿病的病情合理选择手术方法是治愈本病的关键。

3.3 合理使用抗生素：糖尿病患者合并感染后，要给予有效的抗生素治疗，最好根据脓液的培养、药敏试验结果来使用抗生素。其原则是：早期、足量、广谱、联合。时间要比平时长一些。一般肛周感染常见菌多为革兰氏阴性杆菌及脆弱类杆菌（厌氧菌），故可用第三代头孢或奎诺酮类抗生素并联合替硝唑或奥硝唑类更为合理有效。

3.4 胰岛素的应用：糖尿病合并感染时机体处于应激状态，应首选胰岛素控制血糖，在应用过程中，宜先从1/3～1/4量试用，定时监测，根据血糖下降幅度调整剂量，不可急于在短时间内把血糖降至正常范围以下。我们的原则是尽量将血糖控制到接近正常水平。总之，应用胰岛素必须准时、准量，严密监测，随时调整，慎防低血糖发生。

3.5 重视手术创口处置：糖尿病患者抵抗力差，伤口易感染，肉芽生长缓慢，创缘易水肿，术后创口处置换药也是该病痊愈的重要因素之一。在这个过程中我们重视清除创面的坏死组织，保持创面清洁，观察切口的引流情况以及肉芽生长情况。根据病情选用清热利湿解毒的中药如复方黄柏液等熏洗。术后坐浴水温不宜过高，熏洗时间不宜过长，否则可影响创口愈合。换药时操作应轻柔，保证创口引流通畅，对肉芽组织高突者，应及时处理。保持大便通畅，便秘或腹泻均可影响创口愈合。另外，还给予局部微波照射辅助治疗，因微波是一种非极热效应和热效应于一体的治疗仪器，具有增强血液循环，促进细胞新陈代谢，提高酶活性的功能。达到消炎止痛消肿，促进肉芽生长的目的，有利于伤口愈合。

白血病化疗期间肛周感染行手术治疗11例分析

程 飞 刘艳歌

（开封市中医院肛肠科，河南 开封，475000）

【摘要】目的 探讨白血病化疗后致肛周感染行肛肠科常规手术的可行性与安全性。方法 回顾我院2006～2011年来共接收白血病化疗后肛周感染患者11例，根据病情分别给予肛门脓肿根治术6例、肛瘘切除术3例、肛门脓肿切开引流术1例、肛门脓肿管壁搔刮引流术1例。结果 11例患者中10例治愈，1例好转，未有严重的并发症及肛门功能损害，患者对治疗过程满意。结论 对于白血病化疗期间所发生的肛周感染完全可以采用外科手术治疗，手术安全可靠。

【关键词】白血病；化疗；肛周感染；手术

白血病是造血干细胞的恶性克隆性疾病，俗称血癌，我国发病率为2.76/10万[1]。造血干细胞是所有造血细胞和免疫细胞的起源，所以白血病会危害整个血液及免疫系统，甚至全身其他系统。其临床主要表现是：贫血、出血倾向、发热、感染、骨骼疼痛、肝脾和淋巴结肿大等。由于造血干细胞移植的配型成功几率很小以及费用的昂贵，化疗仍是大部分白血病患者的主要治疗手段。因为白血病细胞的增生，抑制了正常白细胞的生长，白血病本身的抗感染能力低，加上化疗对正常白细胞也有杀伤，所以白血病患者在化疗期间容易出现继发感染。常见的感染部位有呼吸道、口腔、皮肤、肛周等，肛周感染在一些文献资料里占继发感染比例为2.82%～5.4%，也有大致10%之说。因为白血病造成全血细胞减少，血小板也在其中，所以白血病患者会有出血倾向，部分医师对白血病患者的肛周感染进行手术治疗时心有疑虑，不建议或者不愿意为患者进行手术治疗。我院在2006～2011年共接收白血病化疗后肛周感染患者11例，全部进行了手术治疗，效果满意，现报告如下。

1. 临床资料与方法

1.1 临床资料

本组资料11例中男7例，女4例，年龄17～48岁，平均28.3岁，均确诊为白血病。其中急性淋巴性白血病4例，急性非淋巴性白血病5例，慢性粒细胞白血病2例，患病时间3月～5年不等。所有患者在内科进行化疗期间发现肛周脓肿或肛瘘急性发作，内科治疗结束后转入我科，肛门脓肿8例，肛瘘急性发作3例。其中2例肛门脓肿感染严重，1例肛门外观正常，大便时肛门有褐色分泌物流出，指诊3～11点直肠环缺失，另1例肛门外观畸形，3点肛缘溃烂缺损，指诊3～5点直肠环缺失，其余病例均为低位肛门脓肿及低位肛瘘。发热患者3例。转科要求所有白血病患者血小板≥60×10^9/L，1例女性患者因贫血输入成份血及血小板后转入，目前我们认为血小板≥60×10^9/L，手术风险可控。

1.2 治疗方法

所有患者均在腰俞穴位麻醉下进行常规肛肠手术治疗，手术方式分别为肛门脓肿根治术、肛瘘切除术、肛门脓肿切开引流术、肛门脓肿管壁搔刮引流术。肛门脓肿感染严重的2例分别采用的是后面的两种术式，未行根治术的原因是防止术后肛门失禁。术后给予患者常规广谱抗生素的同时给予细菌培养和药敏试验，结果回示后更改为敏感抗生素；便后使用我院自制的双乌痔瘘外洗液中药熏洗坐浴；换药时采用甲硝唑注射液冲洗切口，根据切口的生长规律，分别给予碘伏纱条、凡士林纱条、生肌玉红膏纱条对切口换药，切口生长缓慢者辅以康复新液、湿润烧伤膏、复方炉甘石外用散等药物制造纱条换药。

2. 治疗结果

2.1 疗效标准

按照《中医病症诊断疗效标准》[2]中肛瘘疗效标准为治疗依据。治愈：症状及体征消失，创口愈合；好转：症状及体征改善，创口未愈；未愈：症状及体征均无变化。

2.2 疗效

11 例患者中治愈 10 例，好转 1 例，3 例发热病人全部退热，治愈率 91%，有效率 100%。患者住院天数 6～36 天，平均住院天数 18.9 天。11 例患者中除 1 例患者术后出现稍有失气外，其余病例未出现出血、肛门失禁等其他严重术后并发症。1 例患者住院期间出现长期低热，四肢皮肤出现少量疱疹，提示合并病毒感染，使用抗病毒药物阿昔洛韦效差，改用更昔洛韦后症状缓解。

3. 讨论

继发感染现在仍是白血病患者死亡的主要原因之一。肛周感染虽然是局部感染，但是白血病所致的肛周感染有时症状并不典型，肛周也往往是医师最容易忽略的地方，如果不能及时查明感染原因，长时间的局部感染也可以形成脓毒血症，最后危及患者生命。11 例患者中有 2 例患者就是因为化疗中肛周感染后症状不典型，疼痛不明显，仅有酸胀下坠感，也未告知管床医师，虽然使用了抗生素，但是肛周长时间的感染已经造成了无法逆转的肛门功能和解剖形态上的损害。

对于肛瘘和感染面积较小的肛周脓肿，白血病患者与普通患者之间治疗方法并没有明显差异，但对于肛周脓肿感染面积较大的白血病患者手术治疗方法就略显不同。患有严重的肛周脓肿的普通患者在手术后 1～2 小时后可能会出现寒战、高热，甚至神昏的类脓毒血症的全身中毒症状，中医上称之为“走黄”或者“内陷”，是一种急危症。这可能与术中术者挤压了脓肿和新鲜切口吸收了部分毒素有关。普通患者出现此类症状，通过抗炎、退热及对症治疗，一般可以在术后 3～8 小时迅速缓解。但是对于自身免疫力低下、抗感染能力低的白血病患者来说，遇到这种状况就有可能是致命的，会因无法控制的感染导致 MODS，最后死亡。所以对肛周脓肿感染面积较大的白血病患者，先切开引流后根治的分期手术，不失是一种稳妥的手术方案。

对于抗生素的使用，普通肛周感染的患者大多数是经验用药，重要的是手术切口的设计是否能使脓腔充分引流，而对于白血病患者除了手术之外，还要求足量、高效的抗生素，所以血培养、脓液细菌培养和药敏试验非常重要，结果回示后应立即改为敏感抗生素，防止因自身粒细胞减少而使感染无法控制的不良后果。白血病继发感染并不单指的是我们现在讨论的细菌性感染，同时还包括长时间使用抗生素后有可能导致的真菌性感染和免疫缺陷所导致的病毒性感染。11 例患者中就有 1 例女性患者在住院过程中合并有病毒性感染，这就提示我们肛肠外科医师在接收到此类患者后，不能只考虑细菌性感染，同时还要时刻注意是不是有混合感染的可能。

11 例化疗期间肛周感染的白血病患者在术后迅速控制了感染症状及体温，并未出现术后出血、肛门失禁等其他严重的并发症，手术安全可靠，取得了良好疗效，提升了白血病患者的生存质量。

多切口浮线引流加高位置管术治疗高位多间隙肛周脓肿

王晓林[1]　付　皓[1]　余自君[2]　吴莉娟[2]　林琛钦[2]

（1. 成都中医药大学附属医院四川成都 610072；
2. 成都中医药大学 四川成都 610072）

【摘要】目的　探讨多切口浮线引流加高位置管术治疗高位多间隙肛周脓肿的疗效。方法　对 2010 年 3 月至 2011 年 07 月在成都中医药大学附属医院采用多切口浮线引流加高位置管术治疗的 20 例高位多间隙肛周脓肿手术资料进行回顾性研究分析。结果　本组 20 例患者均治愈，随访半年无复发，无肛门失禁、肛门狭窄及肛门变形等并发症，肛门功能均正常。结论　多切口浮线引流加高位置管术是一种较为理想的治疗高位多间隙肛周脓肿的安全有效术式。

【关键词】浮线引流；高位置管；肛周脓肿

高位多间隙肛周脓肿由于波及肛提肌以上间隙，形成高低位贯通的“哑铃形”脓腔较深，切开后若引流不畅，往往会因不能一次根治而多次手术致反复创伤，肛门瘢痕组织增多，甚至导致肛门变形、移位、缺损或不同程度肛门失禁及术后复发等诸多后遗症，是目前肛肠外科领域的难治疾病。我院自2010年3月至2011年07月对20例高位多间隙肛周脓肿采用多切口浮线引流加高位置管术治疗，取得较好的效果，现报告如下：

1. 资料与方法

1.1 一般资料　本组病例共20例，其中男14例，女6例。年龄介于18～65岁之间，平均37岁。诊断标准参照1994年国家中医管理局颁布的《中华人民共和国中医药行业标准》[1]中肛门直肠周围脓肿的诊断部分以及《中国肛肠病学》[2]肛门直肠周围脓肿的诊断标准，即：脓腔穿过外括约肌深部以上（包括深部）且脓腔波及多个肛周间隙者。排除特异性肛周脓肿。

1.2 手术方法　腰俞穴或持硬麻麻醉成功后转截石位，常规消毒会阴部，铺无菌孔巾，消毒肛管及直肠下端。（1）放脓：在脓肿隆起最高、波动感最明显处作一放射性切口，以手指探入脓腔分开纤维间隔，彻底排出脓液，并探查脓腔位置的深浅、波及的范围等。（2）处理内口：用球头探针从切口经脓腔由内口探出，如未探得明显内口时，则选择脓腔与直肠壁最薄弱点的肛窦作为内口处理。在内口对应位置，作放射状切口，切开皮肤和皮下组织，敞开内口，显露肛管直肠环，用橡皮筋在肛直环上作挂线处理。适当向外放射状延长切口并修剪皮缘，形成一底窄顶宽的“V”形切口作为主切口。（3）多切口浮线引流：视脓肿范围，在距肛缘2cm外作2～4个放射状辅助引流切口，并在各切口之间以2～4cm宽的橡皮条进行对口浮线引流。橡皮条的松紧以可轻松来回拉动为度。（4）高位置管：肛提肌以上脓腔为保证引流通畅采取置管引流法，即在脓腔顶端置入乳胶引流管，乳胶引流管在置入前需在上端剪2～4个侧孔，以利冲洗引流，并在肛缘外侧主切口旁予以固定。

1.3 术后处理　进食流质并控制大便2天，并嘱咐其平时注意饮食起居。给予静脉抗感染、止血、补液等对症支持治疗。每日便后予苦参汤加减坐浴，换药时消毒创面，拖动浮线，以聚维酮碘液将橡皮浮线上的分泌物清洗干净。经留置乳胶管注入生理盐水冲洗高位脓腔。主引流口放置复方紫草油纱条，纱条上端应超出切口上缘以保证引流。并结合患者四诊情况，给予中药口服以透脓生肌，保持大便通畅。

2. 结果

所有患者均痊愈出院，随访半年无复发，无肛门失禁、肛门狭窄及肛门变形等并发症，肛门功能均正常。

3. 讨论

肛周脓肿是一种常见且多发的肛肠疾病。由于肛门周围特殊的解剖结构，一旦发生感染，炎症易波及周围间隙，形成深浅不一的多间隙脓肿。手术治疗处理不当会形成肛瘘等后遗症，影响患者生活质量。而高位多间隙脓肿的治疗更是肛肠科的一大难题。其治疗难点不仅包括肛周脓肿治疗的普遍问题，如内口的准确寻找和处理[3]、切口设计等，更涉及高位脓腔彻底引流问题。

多切口浮线引流术是我院总结多年治疗肛周多间隙脓肿的经验基础上而形成的一种治疗治疗肛周多间隙脓肿的有效术式。该术式具有操作简单、损伤小、术后换药方便、病人痛苦少的优点。在保证良好的引流作用下兼顾一期根治多间隙肛周脓肿与最大程度保护肛门正常功能方面具有明显优势。经过多年的推广，多切口浮线引流术已成为当前治疗肛周多间隙脓肿的标准术式。浮线即虚挂线法，是引流和保护肛门括约肌的较好方法[4]。其主要是利用挂线的引流作用和刺激肉芽组织生长的作用，最大程度地保护了肛门，维护了肛门功能的完整性。有学者指出，其不仅保留了传统挂线疗法的优点，又体现了外科手术微创化的发展方向[5]。

多切口浮线引流加高位置管术是多切口浮线引流术在治疗高位多间隙肛周脓肿时的一次改进，其目的在于使肛周多间隙脓肿的高位脓腔得到有效引流。为我院在多切口浮线引流术的基础上通过长期临床实践中总结出的。高位置管是基于中医药捻引流法治疗窦道的原理，《医门补要》中在对肛周脓肿切开或火针烙开后，主张“内插药捻，外贴膏药”。置管即是中医药捻的变形和改进，同时，在高位脓腔顶端置管也符合西医关于彻底引流的要求，使高位脓腔不用扩大伤口而得到彻底引流，从而提高一次性根治率。高位置管有三大优势：（1）持续引流作用，保证了高位脓腔的引流通畅。（2）冲洗作用，保证了每日排便后进入脓腔的粪渣及脓腔分泌物能得以及时清除。（3）异物刺激作用，可促进肉芽组织生长，加速脓腔闭合，从而达到提高深部肛周脓肿治愈率，减少复发的目的。

本术式的注意事项：（1）适应症：本术式适用于高位多间隙肛周脓肿，脓腔较深，引流困难者，如高低复合位的“哑铃形”脓肿。（2）高位置管材料的选择：置管材料以大小适宜的乳胶管为最佳，临床上可选用T形管、导尿管等，因其具有韧性好，不易压闭的优点。（3）拔管的时机：待分泌物明显减少，切口内肉芽生长至切口仅容引流管大小方可拔管，一般12～15天。

高位置管引流使高位脓腔的引流得到了可靠的保证，术后换药冲洗简便，是对多切口浮线引流术治疗高位多间隙肛周脓肿的优化。多切口浮线引流加高位置管术是一种较为理想的治疗高位多间隙肛周脓肿的安全有效术式。

肛周脓肿合并症的治疗体会

薛西林　李朝阳　毛宽荣

（西安马应龙肛肠医院，陕西　西安，710016）

肛周脓肿是肛肠科常见的一种疾病，因为属于急症，能够快速做出准确合理的治疗方案，是作为一名肛肠科医师必备的条件之一。而在治疗其本身的同时，对合并症的处理，常使术者举棋不定，合理准确处理合并症，往往可以达到事半功倍的效果。笔者将在临床中对此类状况的处理情况做以总结，和大家共同分享探讨，现报告如下。

1. 合并痔疮的处理体会

肛周脓肿合并痔疮的发病率最高，至于痔疮是否加重脓肿的发病率尚需进一步观察。对合并痔疮的处理，要从以下几个方面进行分析：（1）脓肿较大但可行根治性切开引流，痔疮若术前无明显症状者，仅行脓肿手术，痔疮择期再行治疗，以免造成创面过大，增加患者痛苦、延长恢复时间；（2）脓肿较大仅行切开引流者，在脓肿切开引流前可对较大痔体进行微创治疗，如注射硬化剂等；（3）脓肿较小但术中发现痔疮较大，无论切开引流或一次根治，对较大痔体争取采取根治术式，防止术后近期痔疮发作；（4）对于年龄较大、体质较差者避免同时治疗痔疮，宜分次治疗。

2. 合并肛裂的处理体会

在脓肿的发病机理中，肛裂引起的直肠后间隙脓肿占有较大比例，因此对于后中的脓肿争取一次根治，同时亦根治了肛裂，因为既切除了肛裂慢性溃疡面同时松解了痉挛的内括约肌，当然合并的外痔和肥大乳头同时予以治疗，根据肛门松紧情况决定是否手法扩肛；若脓肿和肛裂不在同一部位，要看脓肿手术后是否解决了内括约肌，来决定肛裂的具体操作，若脓肿手术已切断内括约肌，仅行肛裂溃疡面的处理即可，若没有切断内括约肌则按肛裂常规术式进行。

3. 合并肛瘘的处理体会

在临床中常会遇到在拟行手术的脓肿临近或对侧，合并有肛瘘的现象，且二者并无关系。对于二者非常接近的情况，可将其创面合二为一，既切除了肛瘘又将脓肿一次根治；对于肛瘘较远或者位于对侧者，要根据该次脓肿和瘘管的具体情况来制定手术方案，若本次脓肿仅行切开引流，可同时行瘘管切除术后再行脓肿手术，若本次脓肿行根治性切开引流，但位置较低，括约肌损伤较小，可同时切除瘘管，不会引起肛门失禁，若脓肿较深，括约肌损伤较重，要考虑脓肿切开、瘘管挂线，或脓肿挂线、瘘管切除，或二者均采用挂线，总之确保肛门自制功能。

4. 合并肛乳头瘤的治疗体会

应先结扎切除肥大乳头后再行脓肿手术，防止医源性感染。

5. 合并肛门皮肤病的治疗体会

合并肛门湿疹时，根据脓肿伤口大小，决定是否单行封闭术或结合肛周皮下神经离断术，若脓肿伤口皮损面积较大则仅行肛周皮肤亚甲蓝封闭术，否则可同时进行封闭和离断手术；若合并肛周尖锐湿疣，原则均可同时进行手术治疗，并配合干扰素局部封闭。

6. 合并结肠炎的治疗体会

若肛周脓肿手术时合并急性结肠炎，要给予有力的抗炎措施，有效控制肠道炎症，避免因大便次数过多而导致脓肿创面继发感染，延缓伤口愈合时间，对于慢性炎症，亦应采取相应措施同时进行治疗。

7. 合并结核和糖尿病的治疗体会

结核性肛周脓肿在手术时一定要做好隔离措施，防止交叉感染，手术方法同常规切开法，但术后应注意全身的抗结核治疗，并要注意查找原发病灶；糖尿病合并肛周脓肿的治疗宜先缓急切开排脓，待血糖控制正常全身情况尚可情况下考虑肛瘘手术，达到治愈目的。

总之，治疗肛周脓肿应根据病情，选择适当的手术方法。全面综合考虑，在治愈肛周脓肿的同时，合理恰当的处理合并症，达到事半功倍的临床效果。

肛周脓肿术式研究与进展

穆云　王顺和　王玉　刘纪锋　牛苏剑

（四川省泸州市人民医院肛肠科，四川　泸州，646000）

肛周脓肿系指肛管直肠周围软组织及其间隙内发生急性化脓感染所形成的脓肿，为肛肠科常见的疾病之一。任何年龄都可发病，20~40 岁是发病高峰期。研究认为肛周脓肿的发生与肛门直肠的解剖结构及感染有关。在长期的临床实践中产生了多种病因学说，包括肛窦肛腺感染学说，中央间隙感染学说，免疫学说和性激素学说等。分类则较复杂，具代表性的有 Eisenhammer 分类法，隅越幸男分类法等。临床上现较常用的是全国中医行业 1995 年标准，即分为肛提肌以下的“低位脓肿”和肛提肌以上的“高位脓肿”，此种分法对临床治疗和评价转归预后情况较有指导意义。

Kodner 曾指出：“疼痛意味着需要引流”。所以肛周脓肿一旦形成应该及时切开引流，缺乏波动感并不是延迟治疗的理由。手术是肛肠科医生的共识，方式则常有多种选择。本文试就肛周脓肿术式与疗效的关系，结合近年有关文献，作综述如下。

1. 肛周脓肿切开引流术

传统认为，肛周脓肿所有症状都可随切开引流而消失，但这种方法常造成术后脓肿复发及肛瘘形成，需再次手术或二期手术。现一般认为它的适应证为：①术中找不到内口所在，一次性根治可能损伤肛门括约肌功能者；②高位脓肿一次性根治有可能损伤过多的耻骨直肠肌和外括约肌深层，从而引起术后大便失禁者；③脓肿范围过大过深，一次性根治易损伤过多的正常组织，破坏肛门局部解剖结构，影响肛门功能者。在上述情况下，其治疗原则为及时排脓，使引流通畅，待术后 2~3 个月左右甚至半年左右在肛瘘形成时再行“根治术”治疗。该术式禁忌证很少，也是各种脓肿术式的基础。缺点是临床上往往过度强调引流通畅，创伤往往较大，使病程迁延漫长，且复发率较高。有数据显示，单纯的脓肿切开引流术，术后脓肿复发或成瘘者超过 90%。

2. 肛周脓肿切开挂线术

挂线疗法是中医的特色疗法，主要起到慢性勒割，异物刺激，引流以及标志的作用。肛周脓肿切开挂线术方法多样，主要包括：

短期引流挂（浮）线：对于范围波及较广的肛周脓肿，可按脓肿范围在肛门括约肌外侧作多个切口，各引流切口间予以挂线处理。

长期引流挂（浮）线：对克罗恩病，结核病，艾滋病，癌肿并感染形成的脓肿，可采用长期引流挂线替代积极的手术治疗。一般挂线时间为 3~6 个月，通过长期通畅的引流，使局部炎症消退。在原有疾病得到有效控制后，再拆除所挂之线，必要时可终身带线。笔者曾经处理一例直肠癌低位吻合术后发生吻合口瘘的病例，在瘘道内口较大，位置高，涉及的组织厚度极大的情况下，作外口段切开后长期挂线，取得较好效果。

切割挂线：在切开脓腔后，内口位置较深者，在脓腔顶端与肠壁最薄弱处穿出，引入橡皮筋，将切口近肛缘端至齿线之间的皮肤、皮下组织切开，勒紧橡皮筋。或在内口明显但位置较深（常包括较多的外括约肌）时，为更好的保护肛门功能，可采用此法。一般 7~10 天脱线。此外，对于婴幼儿型肛周脓肿，如行一次性切开术，则术后可能因婴幼儿特殊生理特点或因不配合致换药时冲洗不彻底，伤口延迟愈合。严重者日后易造成肛门失禁，畸形等后果。采用切割挂线术则一方面换药时冲洗、引流方便，另一方面通过慢性勒割，更好的保护了肛门功能，可以大大提高手术成功率。本术式由于同时处理了内口，其成瘘率较低，但对于位置较深，或较复杂的脓肿，则仍有近 10% 的复发率。原因可能是：①脓腔未充分引流；②内口未准确找到，或脓腔可能存在多个内口；③术后换药冲洗不当。注意到以上环节，可有效降低成瘘率。

陈玉根等对传统切割挂线紧线技术进行改良，设计在脓肿高位挂线组织进行紧线时，在挂入肌肉内之下方放入韧质皮垫，从而改变皮筋紧线后切割组织的受力方向，从而对所挂肌肉产生由上而下，由深及浅的定向切割作用力，称之为定向切割技术。并在临床试验取得初步效果，值得进一步实践和研究。

3. 肛周脓肿切开缝合术

1951 年 Ellis 首创此疗法。经典术式为在脓肿明显处切开，排出脓液后搔刮脓腔壁，直至腔内为腔壁流出的血液充满。将脓腔内血块排出，用手指压迫脓腔，粗三角针绕脓腔行褥式法缝合封闭脓腔。现该术式有多种改良，有学者运用此术式或其改良术式治疗脓肿型肛瘘，认为可以缩短住院时间，减少瘢痕形成，更好保护肛门功能。但更多的学者则担心本法因无菌条件要求较高，有时不易一期愈合而失败，现认为本术式可能对某些特殊类型的肛周脓肿具较大价值。张树峰等报告对 62 例高位肌间脓肿行分段缝扎治疗，全部治愈，无窦道发生。

4. 保留括约肌术式

该法是高野正博根据肛瘘的保留括约肌术式而运用于治疗肛周脓肿的。高野氏报告于 1982 年～1985 年的 4 年间用此法治疗了 314 例，仅 5 例复发。发生出血、肛周皮炎、皮赘增生、创面延期愈合等并发症 8 例。谷云飞等对此作了较多改良，包括保留括约肌挂线术和推移皮瓣挂线术。理论上一方面清除了原发病灶，减少了成瘘率。另一方面通过推移皮瓣有效“降低”内口，使之移到与大气压相近的肛缘附近，避开肛门直肠高压区，减少感染机会。并用肛肠动力学检测结果证明其优于一期根治切开术。

5. 微创材料封堵术

微创材料封堵术的主要方法是采用各种材料封堵内口，使之封闭修复，从而达到治愈目的。1991 年 Hjort rup 首次采用纤维蛋白封闭剂封堵瘘道的方法治疗肛瘘，其治愈率 14～90%，复发率 15～86%．2006 年 Lynn oconnor 首先报导使用猪小肠黏膜下层材料填塞治疗 20 例因克罗恩病所致肛瘘，为治疗肛周脓肿提供了新思路。目前报导较多的封堵材料有脱细胞异体真皮基质（acellular dermal martix，ADM）和医用生物胶蛋白。前者方法是根据脓腔大小修剪材料，将材料拉入内口后缝合，外口开放。后者是作为乳白色凝胶物，经过自带导管系统输送到脓腔顶端，导管边送边退，达到封堵效果。国内赵英武等有小样本报告，据称疗效达到 100%。但尚缺乏大宗病例报告证实。

6. 肛周脓肿负压引流术

负压伤口治疗（NPWT）是近年来开展的一种治疗新方法，包含封闭负压引流（VSD）和负压铺助闭合伤口（VAC）两个关键技术。1993 年德国外科学者 Fleichmann 等提出 VSD 并用于四肢感染性创面的治疗。1997 年美国外科学者 Argenta 等运用封闭负压吸引原理提出 VAC 技术。作用机制是增加血运，减少渗液，达到抑制细菌和促进肉芽生长的作用。郑伟琴等用于肛周脓肿的治疗，采用苏州麦克林医疗器械公司的材料，包括容量为 200ml 的负压球和引流管。每日冲洗甲硝唑并持续负压吸引，俟引流液少于每日 5ml 时拔除引流管。该法具备高效的引流系统，体现为全方位、高负压下被引流区的“零积聚”，具止痛，抗感染，促进创面愈合三大作用。姚健等采用在肛周脓肿隆起处戳微小孔（3mm）两个，置两根一次性使用 14 # Fr 硅胶尿管，一根持续冲洗，另一根持续负压引流，治疗 15 例，平均住院时间 6 天，全部治愈，随访 1～10 个月无复发，亦无肛瘘形成。并总结本法具引流彻底，痛苦小，修复快等特点，值得进一步作临床规范化研究。

7. 小结

目前对于如何选择手术方式，使之既消除病灶，又能最大程度地保护肛门功能，降低成瘘率，真正做到“微创”，成为肛周脓肿手术中需要重视和探讨的问题。脓肿术式的多样化，恰恰证明了医者治疗时须充分考虑脓肿多样性的特点，选择合适的“个体化”术式。同时也激励着今天肛肠科医者探索出更符合患者生理病理特点，更微创，更完美的术式。

参考文献：略。

梭形切开治疗新生儿肛周脓肿 58 例分析

王志民　辛学知

（山东省肛肠病医院，山东　济南，250014）

【摘要】目的　探讨新生儿肛周脓肿的临床特点和治疗方法。方法　回顾性分析 58 例新生儿肛周脓肿的临床资料，采用肛周脓肿梭形切开，联合应用抗生素。结果　58 例新生儿肛周脓肿病例均治愈，随访 6 个月～12 年，无肛门失禁和复发。结论　新生儿肛周脓肿梭形切开治疗效果可靠，且疗效高，疗程短，肛门功能无异常。

【关键词】肛周脓肿；新生儿；梭形切开

新生儿肛周脓肿临床上是较常见的疾病，由于对肛周脓肿和肛瘘病因学的研究不深入，保守治疗效果不理想。我们对 1995～2006 年 58 例新生儿肛周脓肿采用梭形切开，联合应用抗生素的方法，取得很好效果。

1. 资料与方法

1.1 临床资料　本组新生儿肛周脓肿 58 例，均为男性；年龄 18～28d，平均 22d；病程 3～8d。局部有红肿、发硬和压痛，后期脓肿形成则波动明显，破溃后有脓性分泌物渗出，无全身感染症状。52 例为单发脓肿，6 例为 2 个部位脓肿，脓肿部位均位于截石 3 点及 9 点位连线以前。脓肿最大为 3cm×2cm，最小为 0.5cm×1cm，距肛缘 0.3～1cm。本组 58 例术前或术中做细菌培养及药物敏感试验，均有细菌生长，其中需氧菌感染 89.66%（52/58），厌氧菌感染 10.34%（6/58）。需氧菌中，革兰阴性菌 36 株：其中大肠埃希氏菌 22 株，变形杆菌 11 株，克雷伯氏菌 3 株；革兰阳性菌 16 株：其中葡萄球菌 11 株，链球菌 5 株。厌氧菌 6 株：脆弱粪杆菌 5 株，厌氧链球菌 1 株。大部分伴有非细菌性腹泻。

1.2 治疗方法

患儿术前不需肠道准备。取截石位或侧卧位，常规皮肤消毒，行肛周局部麻醉，电刀做放射状切口，其远侧切口应选在脓肿最低位置，并切至脓肿边缘，切口尽可能靠近肛门，但应避免损伤肛门括约肌，切口的长度不少于脓肿的纵轴方向，弯血管钳作分离，放出脓液，脓肿较大者要彻底搔刮脓腔的腐败坏死组织，剪刀修剪皮瓣使创口呈梭形。创面压迫止血，脓腔内填油纱条，保持引流通畅。

术后每天换药 1 次，创口脓液多者，用双氧水或灭滴灵冲洗，油纱条尽量填满创口，且不露出皮肤，以保证脓液引流通畅。由于婴幼儿排便次数多，每次大便后，伤口在中药洗剂稀释液中坐浴，每次 5～10min，不必每次坐浴后换药，注意保持伤口清洁、干燥。术后适当应用抗生素及中药清热解毒剂等，以控制炎症，促进创口愈合。

2. 结果

本组 58 例全部治愈，疗程 8～15d，平均 10d。术后随访 6 个月～7 年，无肛门排便失禁及复发，无后遗肛瘘。

3. 讨论

新生儿体内一段时期母体的雄激素使新生儿皮质腺雄性激素水平较高，由于雄激素作用，使新生儿皮脂腺特别发达，如有感染因素易患肛周脓肿，借此来解释绝大多数患儿为男性的现象。加之，新生儿骶骨曲尚未形成，两侧坐骨结节距离较近，加上肛门内括约肌紧张度较弱，且肛管短，皮肤黏膜娇嫩，抵抗力差，大便时肛管直肠黏膜容易外翻，翻出的黏膜及肛周皮肤易磨擦破损，细菌由此进入直肠黏膜下，使肛腺导管感染或直接进入破损的肛周皮下，形成肛周脓肿。另外，新生儿使用纸尿裤，更换不勤、裹得太紧，很容易被尿和粪便沤着引起肛腺炎，导致急性化脓性感染。

目前国内外肛肠专家对小儿肛周脓肿的治疗持两种不同意见。一种认为保守治疗为妥，其理论根据是小儿脓肿溃破后，随着生长发育，儿童期雄激素水平下降，肛周皮脂腺萎缩，脓肿消散，有自愈的可能性，即便不能自愈，也要等到 10 岁后再行根治手术，以免损伤发育不全的肛门括约肌而影响肛门功能，并增加肛瘘发生的概率。另一部分专家主张早期一次性根治手术，其理论根据是婴幼儿肛门肌肉发育不健全，发生的脓肿大部分位置表浅，如果早期及时进行恰当的手术治疗，短期内治愈率高，不会造成肛门功能障碍，免去多年不愈之苦，甚至发展成复杂性肛瘘。

新生儿肛周脓肿基本都为单纯性，多形成皮下脓肿，皮色暗红，肿胀范围局限，易溃，脓液少而稀薄，全身症状较成人为轻，这提示对于新生儿肛周脓肿的外科治疗应该简单。新生儿肛周脓肿多由母亲换洗尿布时发现，且肿块多已明显，实际发病要比体征早 3～5d。我们认为脓肿一旦形成，应尽早切开，降低局部张力，以阻断其扩散和向四周蔓延。新生儿肛周脓肿传统采取保守治疗或在脓肿波动处单纯切开皮肤，放出浓液，使创口呈线状，也有使用针刺破脓肿放出脓液或抽出脓液。有报道切开脓肿后用探针寻找内口一并切开。我们赞同 Al～Wattar 提出的新生儿肛周脓肿脓腔与肛隐窝不相通的观点，没必要用探针寻找内口一次切开，但切口应足够大，使引流通畅。我们对 58 例新生儿肛周脓肿采用梭形切开，联合应用抗生素，全部治愈，无肛门排便失禁及复发，无后遗肛瘘，此手术方法简便，引流通畅，术后只需清洗伤口，虽创面较大，一次愈合较慢，但瘘管不易复发。

新生儿肛周脓肿手术注意点：①小儿齿状线距肛缘位置较成人近，括约肌位置相对较低，术中扩约肌不要切得过多，因患儿不能控制排便，无法判断有无排便失禁。②梭形切口要足够大，脓肿中的纤维间隔要充分打开，形成一个上宽下窄的创面，不留死腔，使伤口能从基底部开始向上生长，防止引流不畅或皮肤愈合过早形成肛瘘。③换药时观察要仔细，充分暴露创口，擦洗肛周时动作宜轻柔，油纱条尽量填满创口，且不宜堵塞过紧，以免妨碍肉芽从底部生长，要防止桥形粘连，出现假愈合。④术后随时观察切口，每次便后应用温水清洗，清洗要干净，注意油纱条不要高出皮肤，以防止油纱条脱出，保证脓液引流通畅。⑤新生儿组织生长较成人快，因皮肤娇嫩，换药后勿用橡皮膏固定敷料，可用丁字带固定。

准确应用抗生素也是治疗新生儿肛周脓肿的关键。肛周脓肿是以革兰阴性菌感染为主的混合性感染，常见致病菌是大肠杆菌及厌氧菌，故治疗肛周脓肿应选用抗革兰阴性杆菌、抗厌氧菌为主的抗菌药物。脓液培养对抗生素的选择更有直接的指导价值，术后应用足量有效的抗生素。新生儿应用抗生素的原则：①防治用药均应有明确的指征，即感染迹象和感染性疾病；②能用一种时尽量只用一种，对病原菌未明确的严重感染和一种抗菌药物难以控制的严重感染或混合感染，可适当联用两种；③尽可能在病原体培养和药敏试验的基础上选用；④应选择高效、低毒、价廉、使用方便的抗菌药物；⑤新生儿肌注易形成硬结，故一般感染不宜口服时最好采取静脉给药；⑥不要与其他抗生素或其他的药物在输液瓶或注射器中混合使用，以防药物相互作用，增加不良反应。临床常用的抗生素，明确禁忌的抗生素磺胺类（新诺明除外）、四环素类、多黏菌素类、呋喃类、耳毒性大的氨基糖苷类以及喹诺酮类、新霉素、杆菌肽、乙胺丁醇等属绝对禁用药物。一线应用的抗生素，针对革兰阴性菌所致感染，应选择氨苄青霉素或阿莫西林；也可应用哌拉西林、阿洛西林、美洛西林、巴氨西林等。针对革兰阳性球菌所致感染，青霉素仍是目前新生儿期感染性疾病治疗的首选药物。二线应用的抗生素，主要为头孢菌素类。第一代以抗革兰阳性球菌感染为主，以头孢唑啉最常用，其次为头孢拉定、头孢氨苄。第二代为广谱抗生素，最常用的为头孢呋辛，其次为头孢孟多、头孢克洛。第三代抗菌谱更广，特别对革兰阴性菌有效。常用的有头孢噻肟、头孢曲松、头孢他定、头孢哌酮等。第四代对革兰阳性球菌和阴性杆菌有较强作用，常用的有头孢匹罗、头孢唑喃等。大环内酯类抗生素也可作为新生儿抗感染的二线药物。常用的为红霉素，其次为阿奇霉素、美欧卡霉素，一般用于青霉素类过敏或耐药的患儿，抗菌谱类似于青霉素。

新生儿肛周脓肿采用梭形切开，联合应用抗生素，可保证引流充分、通畅，避免假性愈合，不后遗肛瘘，不影响肛门功能。

一次性根治术治疗肛门直肠周围脓肿 120 例临床分析

贾瑞刚　李朝阳　夏航校　杨丽敏

（西安肛肠医院，陕西　西安，710016）

【摘要】目的　探讨一次性根治术治疗肛门直肠周围脓肿的疗效。方法　对 120 例肛门直肠周围脓肿患者行一次性根治术分析术后疗效。结果　本组 120 例患者均一次性治愈，随访 1 年无复发和形成肛瘘。结论　一次性根治术治疗肛门直肠周围脓肿疗效肯定，值得临床推广。

【关键词】肛门直肠周围脓肿；一次性根治术；疗效观察

肛门直肠周围脓肿简称肛周脓肿，一般是指肛腺感染后炎症向肛管直肠周围间隙组织蔓延而发生的化脓性疾病。中医称为肛门直肠周围痈疽。多见于 20～40 岁的青壮年，男性多于女性。本病起病急骤，疼痛剧烈，常需急症手术切开引流，否则耽误手术可使病情加重和复杂。但切开引流术后治愈的较少，大部分遗留肛瘘。我院本科于 2010 年 1 月至 6 月共收治 146 例肛管直肠周围脓肿，其中 120 例患者行一次性根治术，既达到了切开引流解决患者肿痛的目的，又达到了一次手术治愈，避免二次手术痛苦，疗效满意。现报告如下：

1. 临床资料

1.1 一般资料：

本组病例 120 例，男 108 例，女 12 例；年龄 10 月至 68 岁，平均 34 岁，平均住院时间 15.87 天。其中肛周皮下脓肿 95 例（占 79.17%）；坐骨直肠窝脓肿 16 例（其中左侧 5 例，右侧 2 例，双侧及肛管后深间隙脓肿 9 例，占 13.33%）；括约肌间隙脓肿 6 例（占 5%）；黏膜下脓肿 1 例（占 0.83%）；骨盆直肠窝及直肠后间隙脓肿 2 例（占 1.67%）。

1.2 手术方法：

鞍麻成功后，取截石位，常规消毒铺巾。肛周脓肿寻找内口采取压迫排脓法，双合诊法，肛门镜检查，探针检查等，于肛周脓肿隆起最明显处或波动感最明显处作一放射状切口，右手食指伸入脓腔仔细探查其大小，分离所有纤维间隔，排出脓液；再将左手食指伸入肛内，右手持探针仔细探查，从内口引出，沿探针切开皮肤、皮下组织至脓腔，清除脓腔内脓液及坏死组织，清除内口处感染组织，3% 双氧水、0.2% 甲硝唑、0.9% 氯化钠反复冲洗脓腔。如内口位于肛管直肠环以下，可以直接切开；如位于肛管直肠环以上，已穿透肠壁或仅隔一层黏膜时，可行高位挂线，低位切开；如脓腔与肠壁有较厚间隔时，高位可清除脓液及坏死组织后旷置，低位切开；如脓腔范围较大，除主切口外，可做一至数个引流切口，切口间可挂橡皮筋以保证引流通畅；对合并有痔核者，可一并处理。术后修整创面呈口大底小形，利于引流，创面彻底止血，碘伏纱条引流，塔形纱布加压，丁字带固定。术后给予抗感染，止血，中药坐浴，中医辨证换药等治疗，对挂线者于一周左右需检查橡皮筋松紧情况，必要时再度收紧。

2. 治疗效果

2.1 疗效标准：治愈：症状及体征均消失，伤口愈合；好转：症状改善，病灶或伤口缩小；未愈：症状及体征均无变化。

2.2 结果：本组病例术后创面愈合时间平均在 30 天左右，全部一期愈合，一年内无复发或形成肛瘘，治愈率为 100%。

3. 讨论

肛管直肠周围脓肿是肛肠科常见病，现代医学认为肛腺感染是肛管直肠周围脓肿最为常见的发病原因。肛管直肠周围脓肿传统的治疗方法是脓肿单纯切开引流，但术后脓肿复发和形成肛瘘的比率较高，达 42% ~65%，大多需手术治疗。但目前已有越来越多的学者推荐一次根治术的方法处理肛周脓肿，以避免二次手术的痛苦。结合本组临床资料，我们认为一次性根治术成功有以下几个关键的问题：（1）正确寻找内口及处理内口：能否找到脓肿的原发病灶（内口）是脓肿根治术成功与否的关键。对于肛周皮下脓肿及坐骨直肠窝脓肿寻找内口相对来说比较容易；高位脓肿寻找内口一定要耐心、仔细探查，忌用暴力，防止造成假性内口。术中寻找内口的方法：①压迫排脓法：即用双叶肛门镜或扩张器暴露脓肿部位的肛隐窝，然后压迫脓肿，仔细观察脓液排出的部位，即内口所在。②双合诊法：用食指插入肛管，拇指在皮肤，触摸脓肿波动最明显，皮肤及黏膜最薄区，即是内口及外口的位置。③肛门镜检查：一般原发病灶处有隐窝炎，局部充血明显，隐窝加深形成凹陷，可见脓性分泌物或肛乳头炎。④探针探查法：在双叶肛镜下探查脓肿部位的肛隐窝，感染隐窝多凹陷加深，探针进入容易，如有脓液溢出即是内口；也可切脓肿后由脓腔内探查，用食指在肛管内触摸，探针头下最薄，只隔一层黏膜处即是内口；但要切忌盲目乱戳，人为造成假性内口，使手术失败。（2）准确判断肛周脓肿的位置非常重要。对肛管直肠环以下的脓肿采用一次性切开内口手术的疗效十分满意，也非常的安全；对于高位脓肿（肛管直肠环以上）采用一次性切开挂线手术治疗，不但能取得一次性根治的疗效，而且避免伤及肛管直肠环而引起肛门括约肌功能减弱或失禁的并发症。（3）手术切口的设计：低位脓肿做放射状切口，由内口切至脓腔边缘，并适当切除两侧炎性皮缘，使创面呈口大底小的“V”形，以保证引流通畅；高位脓肿或多间隙脓肿要全部、彻底清除脓腔所有脓腔间隔，多采用肛周弧形切口，也可采用多切口引流法，切口间可挂橡皮筋以利于引流。（4）术后换药：至关重要。①定期作肛门指诊，了解伤口愈合情况。②术后创面愈合的快慢，甚至手术的成败，都取决于术后伤口引流是否通畅。因为在手术后麻药作用消失以后，换药时肛门伤口往往较痛，引流条不能放到位，使伤口内的坏死组织无法及时引流出来，而伤口外面皮肤愈合较快，形成桥性愈合，残余脓腔致使手术失败。总之，脓腔清创、消除所有脓腔纤维间隔、引流通畅、彻底切开或切除内口，是手术成功的关键，术后仔细观察伤口愈合情况，防止再次感染或假性愈合是预防肛瘘形成的重要一环。

切开挂线术一次根治肛周脓肿的体会

庞　东

（广西北海市合浦县中医院肛肠科，广西　北海，536100）

肛周脓肿是肛肠科的常见病之一，临床类型较多而复杂。如果延误治疗。或不恰当的处理常可导致局部的组织破坏，形式久经不愈的瘘管。所以及早发现及时正确合理掌握肛周脓肿的切开引流是必然治疗方法。我科于 2005 至 2011 年对 113 例肛周脓肿采用切开挂线术一次根治治疗取得满意的疗效。报告如下。

1. 临床资料

本组 113 例患者中，男 98 例，女 15 例，最小 17 岁，最大 76 岁，以 22 ~47 岁年龄组发病率最高，病程平均 9

天左右，脓肿分类：肛门周围皮下脓肿 62 例，坐骨直肠间隙脓肿 48 例，直肠后间隙脓肿 3 例。

2. 治疗方法

未破溃的脓肿可用粗针头在脓肿波动最明显处刺入脓腔吸取脓液，再缓缓注入美蓝水剂，观察肛窦处如有美蓝着色处，此处即为内口所在，应彻底冲洗脓腔，用软质探针，左手食指插入肛内作“双合诊”，协助寻找内口，在探针头指感最薄处或指诊肛窦处有硬结或凹陷处引出探针。

3. 切开挂线，脓肿切开创口要大，使引流充分，对浅位脓肿可行一次性内口切开、清创；对深位脓肿（指肛提肌以上），应先切断部分内括约肌、外括约肌的皮下部，扩大创口，刮净脓腔坏死组织，呈喇叭形，引流通畅，用橡皮筋连接探针，从内口引出，勒紧两段结扎，创口用止血油纱布填塞，外敷纱布固定即可，术后可酌情选用抗生素、润肠通便剂，便后用 1∶5000 高锰酸钾水或中药坐浴，深位挂线的，可在 7～12 天紧线一次，至脱落，再用消炎生肌膏换药至伤口愈合。术后换药要特别注意防止创面粘连，假性愈合。

本组 113 例，均一次治愈，原发部位未出现红肿、流脓现象，经 1～6 个月随访观察，未发现遗留肛瘘。

4. 讨论

切开挂线法的作用机理实际上是一种慢性切开和持久充分的对口引流，由于挂线的紧缩刺激使括约肌与其周围组织发生粘连而不致造成肛门失禁的危险，另外挂线的紧缩作用可使较大的血管慢性栓塞，避免了术中、术后大出血，伤口愈合从基底部位逐渐生长，防止了桥形愈合，不致后遗肛瘘。

根据现代医学认为肛周脓肿的原发病灶在于肛窦的原理。治愈肛周脓肿及肛瘘在于清除脓腔及处理内口子。正确找到并处理好内口是切开挂线术成功的关键，寻找内口可采取肛窦指诊法，肛镜直视法，美兰染色法以及探针检查法，仔细探查出内口，切忌盲目探查，造成假道而失败。内口的处理应将感染的肛窦，腺管一并切除。

本法操作简便，易掌握，一般无并发症及后遗症，经临界床观察 113 例患者治愈达百分之百，与过去的治疗肛周脓肿先切开排脓，待脓腔缩小后再做肛瘘手术相比疗程短。从根本上解决了病人二次手术造成的痛苦与经济负担，是目前根治肛周脓肿比较理想的一种手术疗法。

肛　瘘

中医治疗小儿肛瘘30例临床研究

张虹玺　指导：田振国教授

（辽宁省肛肠医院　辽宁沈阳　110003）

【摘要】目的　观察中医治疗方法对小儿肛瘘的疗效。方法　采用中医传统切开挂线疗法配合中药换药、熏洗坐浴对30例小儿肛瘘进行治疗。结果　全部治愈，且无手术后肛门失禁、狭窄、变形等并发症。结论　中医药方法治疗本病疗效确切，术后复发率、并发症发生率极低。

【关键词】小儿；肛瘘；中医药；治疗

小儿肛瘘是肛肠科和儿科常见病种，我院多年来采用传统中医药治疗方法进行治疗，取得满意疗效，现将临床研究报告如下。

1. 临床资料

随机选择我院自2003年6月～2007年6月的住院治疗小儿肛瘘患者30例，其中男性27例，女性3例；年龄2.5个月～6岁；病程13天～3年。单纯性24例，复杂性6例。

诊断标准：参照中华人民共和国中医药行业标准《中医病证诊断疗效标准》（ZY/T001.7—94）。

2. 治疗方法

2.1 中医传统切开挂线手术方法：全部病例采用基础麻醉，麻醉满意后取截石位于手术床上，常规消毒铺巾，观察肛外瘘口位置及个数，球头探针自肛瘘外口插入，将左手小手指轻轻伸入肛门，球头探针在小手指的触摸导引下，缓缓插入瘘管，自病变肛瘘内口处探出。在肛瘘外口处取放射状梭形切口，切开皮肤及皮下组织至肛缘处，瘘管日久，管壁纤维化程度严重患儿可切除部分肛瘘管壁。用球头挥针带入橡皮筋同时退出球头探针，将橡皮筋两端对抗拉紧，根据病情决定橡皮筋的松紧程度，用7号线扎紧，防止松动脱落，并留引线在肛外以备标记或日后牵引橡皮筋用。将皮缘修剪整齐，尽量多保留皮肤组织，充分止血，凡士林纱条置创面，塔形纱布包扎术区，用小型丁字带固定。低位高位均采用此术式。

2.2 术后中药治疗方法：术后每日二次中药一效散（辽药制字Z07010105）调香油成一效膏换药，换药前硝矾洗剂（辽药制字Z07010102）熏洗坐浴，所有中药均为我院院内制剂。依据病情在5～7天紧线一次，一般2周内可自行脱落为宜。每次换药要注意创面、皮缘情况，防止假性愈合，尤其挂线脱落后，更应密切观察病情，待创面愈合后即可出院。术后注意调整患儿大便情况，防止腹泻和便秘。

3. 结果

参照中华人民共和国中医药行业标准《中医病证诊断疗效标准》（ZY/T001.7—94）。本组30例治愈率100%，平均住院14天，术后随访6个月无复发。

4. 讨论

肛瘘在中医的病名最早见于《山海经·中山经》，治疗中手术挂线我国也早有记载，首见于明代《古今医统》引《永类钤方》挂线术："至于成漏穿肠……必用永类钤方挂线法，庶可除根"。小儿肛瘘患者95%以上是男孩，女孩少见；80%为单纯性，20%为复杂性。本病的病因病机，中医著作中少见记载，依据部分论著阐述认为本病病因可能与"胎毒"有关。西医对本病的发病目前多有争论，有学者认为本病是先天形成，是一种少见的肛门直肠畸形，而另有学者认为本病是后天获得性疾病，为隐窝感染所致，多为新生儿时肛周脓肿留下的后遗症，95%的肛瘘源于肛腺感染。

我院采用中医传统治疗手段治疗本病，手术方法简单易操作，但术中必须注意几个问题：① 小儿脏腑稚嫩，形气未充，为稚阴稚阳之体，各种生理功能尚未成熟，易受外伤，因此，术中应着重注意保护肛门部各层组织，避免损伤过大而影响肛门功能。②内口的探查，小儿肛周肌肉组织疏松，发育不健全，另肛管细窄，感染的内口不易扪清，应以左手小指在肛内引导探针缓慢轻柔进行探查，如确不清时，对应肛管齿线上的区域即可诊为内口，③小儿肛瘘手术一律挂橡皮筋，这是手术成败的关键，因为小儿换药不配合，肉芽组织生和迅速，易形成假性愈合。挂橡皮筋的结扎宜松不宜紧，保证引流通畅，避免过早脱落，起到轻微切割作用即可，5~7天可依病情紧线一次，深挂者可再紧1~2次，平均脱落时间在10天左右。④内口与外口之间应留有黏膜条及少许皮肤，以利于引流通畅和防止创口愈合过快，而形成假性愈合，减轻术后疼痛，防止挂线两侧皮肤内凹产生不完全必失禁。

在术后中医药治疗方面，还应注意调整患儿便秘、腹泻等症状，防止再次引起肛腺或创面感染而复发本病。术后换药采用一效散（朱砂，冰片、炉甘石，滑石粉）用香油调和成膏外敷于创面，具有滋润创面、消肿、止痛、生肌等功效。用硝矾洗剂（朴硝、明矾、月石）外用熏洗坐浴，具有消肿、止痛、收敛等功效。几种自制中成药依据小儿年龄及病情应用，在术后的愈合过程中充分发挥中医药的生肌、止痛、促愈合的功效。经中药换药后，全部病例创面愈合良好，皮缘生长无异常，橡皮筋正常脱落，治愈率100%。

经临床研究，我院采用中医传统切开挂线手术方法法加上术后中药换药、熏洗、坐浴等，治疗疗效确切，方法简单、安全，患儿痛苦少，且无手术后肛门失禁、狭窄、变形等并发症发生，值得推广应用。

隧道式瘘管剔除术治疗直肠前庭瘘体会

夏航校[1]　李　鹏[2]

（1. 西安马应龙肛肠医院　西安 710016；2. 西安交通大学第二附属医院　西安 710000）

【摘要】目的：探讨直肠前庭瘘手术治疗策略。方法：回顾性分析30例直肠前庭瘘的手术方式、诊治经过以及术后生活质量评估。结果：30例经手术治疗后均顺利愈合。结论：手术时机、术前准备、术式的选择、术后管理是直肠阴道瘘治疗成败的关键。

【关键词】直肠前庭瘘；隧道式瘘管剔除术

直肠前庭瘘是女性肛门直肠畸形的一种类型，治疗不当常给患儿带来很大痛苦，并给患儿及家庭带来经济及心理负担，严重影响其生活质量。我院2006~2011年12月采用经肛门直肠隧道式瘘管剔除、瘘口荷包缝合治疗直肠前庭瘘30例，疗效满意，现报告如下。

1. 临床资料

1.1 临床资料30例，全部病例均为女性，年龄4个月~21y，平均11.7y，在生后10d~5个月发病。瘘管外口直径0.2~0.5cm，最大瘘口约1.1cm×0.7 cm，瘘管内口均位于直肠前壁正中距肛门1.2 cm内。肛门外观正常，经肛门直肠压力测定（合肥奥源科技发展有限公司ZGJ~D3型肛肠压力检测仪）和盆地肌电图（英国牛津Medelecs型 盆地肌电图检测仪）检查评估，肛门括约肌性能正常或大致正常。

1.2 术前准备　术前3d开始进无渣半流质饮食，术前3d口服肠道抗生素，术前1d灌肠，术晨清洁灌肠或行结肠灌洗。乳婴瘘口过大，需手术者，术前1d停止哺乳，喂葡萄糖液，术前2d将肠道抗生素溶于葡萄糖液中喂服。外阴及瘘口处用洁尔阴冲洗消毒。

1.3 手术方法：29例均采用基础全麻+局麻，1例采用腰麻。取截石位，臀部抬高。首先用球头银丝探针探查并置于瘘管中，将干棉球塞入直肠内瘘管内口以上，术毕取出。以瘘管外口为中心，沿瘘口皮肤与黏膜交界处环行切开，用4号丝线缝合切开的瘘口外周皮肤4针，留置牵引线。沿瘘管外周钝锐结合细致分离约0.5cm，1号丝线荷包缝合瘘口，收紧荷包并牢固固定于探针球头之下。适度牵拉瘘管外口皮肤留置的牵引线，沿瘘管周缘向直肠方向分离，操作轻柔，锐性剔除瘘管壁，尽可能保持瘘管壁完整，直至达距内口1cm或更短。向肛门直肠内适度牵引探针，使瘘管呈内翻形，用4~0 Dexon可吸收线在内口基底部做一荷包，收紧荷包，于荷包线上4~0 Dexon可吸收线贯穿8字加强缝合，修剪多余残端。然后再用4~0dexon可吸收线经外口处横行间断缝合已剔除瘘管的创道，修整前庭部瘘口周缘皮肤，4~0 Dexon可吸收线给予对皮缝合。若直肠内瘘口较大，直径超过1cm，沿着瘘口边缘作一横梭形切开，向上游离直肠黏膜，直肠黏膜下先用1∶20000肾上腺素盐水注射，使黏膜隆起以利游离并减少出血，向上游离2~3 cm，以拉至肛缘时无张力为标准。用4~0 Dexon可吸收线在内口基底部做一荷包缝合，切除剔除之瘘管，然后将直肠黏膜下移遮盖原瘘口处，并间断缝合于肛缘皮肤上。术毕肛门置支撑肛管外裹油纱布压迫止血，会因体部加压包扎，术后留置尿管3天，支撑肛管24~48h取出。术后禁食72h，后进流质饮食。如排便正常，术后 1 周可改为普通饮食，坚持便后及时清洗换药，保持外阴清洁。

2. 结果

全部病例均治愈，平均住院时间 13 d。随访 5 个月 ~6 年无瘘复发，肛门无狭窄，排便正常。根据肛门直肠畸形术后患儿生活质量初步评分标准，全部病例 30 例患儿中，生活质量评分优者 26 例，良者 3 例，差者 1 例。

3. 讨论

3.1 病因：直肠前庭瘘是一种常见的直肠肛门畸形，迄今为止其病因不明，部分学者认为先天性发育异常是其主要病因，多数学者认为是后天性感染所致，因肛周皮肤及直肠黏膜防御能力薄弱，肛周或肛腺感染引起的后天性瘘。

3.2 手术方法：直肠前庭瘘修补术有经会阴瘘管切除及直肠内修补两种方法。以往的瘘管根治会阴成形术，手术损伤大，术后护理困难，且切口易感染引起会阴体异常及破坏，术后瘘复发率较高、愈合时间长、瘢痕大、影响美观等缺点。近年来采用经瘘管隧道式剔除术，内口荷包缝合，少数辅助以直肠黏膜封堵，取得满意效果。瘘管完整剔除及直肠内瘘口处理，是保证瘘管治愈的关键。

3.3 注意事项：①术前做好充分的肠道准备。我院常规采用术前 2 d 无渣半流质，术前 1d 流质饮食，当晚和术晨清洁灌肠或结肠灌洗。局部有感染者，应用抗生素治疗；②采用基础全麻加局麻的方法，确保麻醉的安全；③由于手术野小，为防止创面出血影响操作，瘘管周围可用 1：20000 肾上腺素盐水注射，使组织隆起以利剥离，同时减少术中出血。游离瘘管时手法要轻柔，避免穿破管壁，或残留管壁使复发。

本组患儿术后全部治愈，随访无复发，无肛门狭窄，排便正常。对于女性直肠前庭瘘的治疗，不仅要去除病变，而且要提高生活质量，即要使患儿具有正常的肛门、正常的排便功能，能像正常人一样生活、学习、参加社会活动，还要能正常结婚、生育等。笔者认为，该术式具有损伤小、不损伤肛门括约肌及会阴部正常结构、会阴部无伤口瘢痕残留、微创美容等优点，愈合后外阴部不遗留任何疤痕组织，远期疗效满意，是治疗直肠前庭瘘理想的术式。

虚实结合挂线法治疗高位复杂肛瘘 60 例临床观察

王伟涛　贾彦超　王广成　刘　兵

（河南省漯河市中医院肛肠科，河南　漯河，462000）

【摘要】为探讨治疗高位复杂肛瘘较为有效的手术方式，采用虚实结合挂线法手术治疗高位复杂肛瘘中 60 例，并与传统的切开挂线术治疗的 60 例患者比较。结果显示，两组患者在术后疼痛、治愈率方面无明显差异；在治愈时间和术后肛门功能评价方面治疗组优于对照组（$P<0.05$）。结果表明，虚实结合挂线法治疗高位复杂肛瘘在缩短治愈时间、保护肛门功能及肛周皮肤完整性方面有较好效果，值得临床推广。

【关键词】肛瘘；挂线疗法；外科手术；疗效观察

成人肛瘘难于自愈，高位复杂性肛瘘的治疗是肛肠外科临床难点之一，病情复杂，复发率高。其手术治疗方法多种多样，传统的低切高挂术式术后创面、瘢痕面积较大，愈合时间长、肛门形态和功能均有一定改变，部分病人存在不同程度的肛门失禁。为寻求较为合理的治疗方法，我院采用虚实结合挂线法治疗高位肛瘘 60 例，疗效满意，现总结报告如下。

1. 资料与方法

1.1 临床资料　诊断标准：依据全国肛肠学术会议 1975 年制定、并经历届会议修订统一的肛瘘诊断及疗效标准判定。（1）高位单纯性肛瘘：内口在肛门隐窝，仅有 1 个管道，走行在外括约肌深层以上；侵犯耻骨直肠肌/肛提肌以上者；（2）高位复杂性肛瘘：有 2 个以上外口；有 2 个以上管道与内相连或并有支管空腔，其主管通过外括约肌深层以上；侵犯耻骨直肠肌/肛提肌以上者。本组 120 例，随机分成虚实结合挂线组（治疗组）：其中男 46 例，女 14 例，年龄 17 ~60 岁，平均 35.4 岁，病程 3 个月至 10 年；传统挂线组（对照组）：其中男 43 例，女 17 例，年龄 19 ~59 岁，平均 33.6 岁，病程 3 个月至 9 年，两组患者均符合高位肛瘘的诊断标准。两组基本资料经检验无差异（$P>0.05$）。

1.2 治疗方法　两组均采用腰麻，侧卧位，常规消毒铺巾。（1）治疗组：通过指诊、探针探查、美蓝注射等方法查清内口、主管道及支管道的走向、数目和位置。球头探针自外口探查主管道至内口探出，对于肛瘘管道迂曲较长，内口一次探查困难者，可探查至近肛缘约3cm处探头引导下放射状切开肛瘘管腔或脓腔，另一探针自切口处继续探查内口，探针引导下切开表面皮肤、浅层外括约肌和肛管直肠环以下与肛周之间的一段瘘管，切开内口，结扎内口两侧的黏膜瓣，以防止术后出血和复发。顺探针引橡皮筋一根留置肛管直肠环挂线，适当力度结扎之（实挂）。刮匙反复搔刮脓腔，切除主管道外口周围瘢痕及皮肤，尽可能彻底剥离或切除肛瘘管壁，引橡皮筋一根结扎（虚挂），对于管壁光滑、坚硬者可用刀片将其割成鱼鳞状，以利于新鲜肉芽生长。对于瘘管行程较长者，可于行程中多处切口，分段开窗挂线对口引流，各窗口之间留皮桥3～4cm宽以利于引流。后再探查可能存在的其他瘘管分支，同法虚挂橡皮筋引流。对于同时多发肛瘘，低位者做瘘管切除或直接切开，高位者则同虚实结合挂线法处理。术后控制排便24 h，后每日便后清洁换药，旷置瘘管通道生理盐水冲洗，实挂橡皮筋每5～7天紧线一次至脱落，虚挂橡皮筋视引流情况而定，3～5日后换10#丝线双股引流以减小创腔刺激，一周后创面分泌物减少、肉芽新鲜、腔道变窄后拆除。若为多内口高位挂线，则实挂橡皮筋交替结扎紧线，以免肛门功能受损。常规应用抗生素5～7 d。（2）对照组：采用传统低切高挂术，即外括约肌深部以下的主管及支管均切开引流。括约肌以上部分用橡皮筋挂线，创口开放，术后常规应用抗生素及换药，待橡皮筋慢性切断括约肌，创口自然愈合，术前准备、麻醉、体位术后处理与治疗组相同。

1.3 统计学处理　采用SPSS12.0统计软件进行数据分析；定量资料用t检验，定性资料用x^2检验。

2. 结果

2.1 疗效标准判定　依据全国肛肠学术会议制定并经修订统一的肛瘘疗效标准判定。疗效标准：痊愈：症状消失，肛瘘愈合；无效：经治疗后肛瘘未愈；远期治愈：随访2～3年，原部位未见复发。肛门功能评价标准，正常：肛门对大便、肠液、肠气的控制均正常；肛门部分失禁：肛门对肠液、肠气、稀便不能控制或污染内裤；肛门失禁：对成形大便不能控制。

2.2 疗效　两组患者在术后疼痛、治愈率方面无明显差异；在治愈时间和术后肛门功能评价方面治疗组优于对照组（$P<0.05$），见表1。两组术后半年随访肛门功能评价：治疗组术后漏气3例，漏液0例，无57例；对照组术后漏气4例，漏液1例，无55例。

表1　两组疗效比较

组别	例数	治愈	好转	无效	治愈天数（d）	瘢痕面积（cm^2）	治愈率（%）
治疗组	60	57	3	0	25～37	3.6±0.2*	95.0
对照组	60	56	2	1	28～56	7.2±0.4	93.3

* $P<0.05$　VS对照组

3. 讨论

高位肛瘘多是由于直肠肛管周围深部脓肿破溃或切开形成，病变位置高，瘘管结构复杂，由于大多反复肿疼、溃破，常有支管及深部死腔，治疗难度较大，成为难治性外科疾病。若手术方法选择不当，不仅可以引起肛门失禁、肛门畸形，甚至久治不愈，是肛肠科学者一直关注的难题。因此，高位肛瘘治疗的关键是提高治愈率、缩短疗程、降低术后疼痛、减少并发症、防止后遗症的发生。

目前手术仍然是治疗肛瘘的主要手段，高位复杂性肛瘘的治疗中消除瘘管和保护肛门节制功能同样重要，在充分保护肛门功能的前提下，采取综合措施，提高治愈率。因此，必要的术前检查、术前肛门功能的评估、术中内口的正确处理及肛门括约肌功能的保护是高位复杂性肛瘘成功治疗的关键环节。复发性的复杂肛瘘应首先排除结核、Crohn病、溃疡性结肠炎等因素。治疗关键（1）正确寻找和处理内口。内口是引起感染生成肛瘘的入口，依据Goodsall定律，通过指诊、探针探查、美蓝注射等方法查清内口，术前瘘管造影、直肠腔内超声检查可提高内口诊断率。绝大多数内口在肛窦内及其附近，约60～80%在肛管后部中线或两侧相邻肛隐窝内。除了彻底清除内口病灶外，要将其两侧及周围瘢痕结节、可疑肛隐窝、相邻内痔核一并切除，敞开内口保证引流通畅。（2）减少肛门括约肌的损伤。综合应用切开、挂线、开窗、旷置等手段，合理选择手术切口、挂线材料、挂线位置及数量，保护肛门括约肌，防止肛门严重变形、关闭不全和肛门失禁等术后并发症，减轻疼痛、缩短疗程、提高治愈率。（3）正确的术后处理。①坐浴，坐浴可以清洁创面，缓解异常因素刺激引起的肛门括约肌痉挛。②术后换药，术后换药在肛瘘的治疗中至关重要，换药中清洁伤口、冲洗创腔、观察伤口生长情况，必要时修建肉芽和定期指诊，保证伤口的通畅引流，防止桥形愈合导致肛瘘复发。③肛瘘挂线的处理。实挂线的处理：术后为了保证切割括约肌断端有足够的时间粘连固定，必须选择合适的紧线时间，并控制橡皮筋挂线的紧线力度，避免橡皮筋过快或过慢脱落。首次紧线一般在术后7～10天为宜，根据剩余组织的多少决定紧线的力度。对于有多条实挂橡皮筋的肛瘘，一定要渐次逐条紧线，以免多根橡皮筋同时切断肛直环而影响肛门功能；虚挂线的处理：虚挂橡皮筋的处理应视引流情况而定，3～5日后可换10#丝线双股引流以减小创腔刺激，每日抽动、冲洗，以免污物粪便滞留。观察创面分泌物减少、肉芽新鲜、腔道变窄后拆除。笔者经验对于虚挂线拆除，一般10～14天为好。

肛瘘挂线的目的主要是保护肛门功能，传统对照组采用低切高挂术式，在治愈率上与治疗组无明显差异，两种术式都达到了治愈肛瘘的目的。但虚实结合挂线法由于肛瘘瘘管远端旷置挂线（虚挂），保留了较多皮肤，因此在减小术后创伤及瘢痕面积，缩短缩短创面愈合时间、保护肛门形态和功能方面有较大的改善，在愈合时间上也明显缩短。

完全浮线引流法，保留肛瘘道治疗肛瘘可行性思路与方法

龚希峰

（河北省石家庄市元氏县龚式肛肠医院　051130）

肛瘘道是病理变化产生的组织，是由肛周组织反复感染，炎症分泌物长时间刺激，使瘘道内壁纤维化增生而形成管道。临床手术常规是切开瘘道，剔除瘘管。由于在切开瘘道时肛周正常组织包括括约肌受到损伤，术后肛管、肛周瘢痕大，括约肌损伤还会引起肛门失禁等 后遗症，所以很多人都在探索保留瘘道治愈肛瘘的方法。笔者经过十几年的临床试验，对浮线法经过改良，摸索出一套比较成熟的保留瘘道治愈肛瘘的方法，并已作为一种常规术式应用于临床多年，效果显著。具有治愈率高、治愈时间短，对肛周组织及肛门括约肌损伤小，术后肛门外观平整，患者痛苦小的特点。真正实现了肛瘘治疗的微创、微痛、微瘢痕效果，充分表明肛瘘道保留术治疗肛瘘的思路与方法切实可行，值得进一步加深加大研究，早日推广于临床使用。现将有关资料详细叙述如下。

一、瘘道保留适用肛瘘类型及瘘道切开区与瘘道保留区的划分

不是所有类型的瘘道都适用保留瘘道的治疗，而是有的类型肛瘘可以保留瘘道治疗，有的类型的肛瘘必须行切开治疗。为了更准确区分哪些瘘道可以保留，哪些瘘道难以保留，笔者自行把肛周组织设计分为两个区，即瘘道切开区和瘘道保留区，进行判断。（见图一）。判断的方法为：取肛管直肠额状面，沿直肠纵肌从上向下至肛缘皮肤划一条分界线，这条分界线把肛周组织分成内外两部分，分界线以内至肛管皮肤和直肠黏膜之间的区域为瘘道切开区，分界线以外的肛周区域为瘘道保留区。瘘道切开区包括：皮下瘘（脓肿）、黏膜下瘘（脓肿）、低位肌间瘘（脓肿）、高位肌间瘘（脓肿）。瘘道切开区的瘘道，无法实现瘘道保留，唯一的治疗方法，就是行切开术。瘘道保留区包括：低位经括约肌瘘、高位经括约肌瘘、括约肌上瘘、括约肌外瘘以及肛提肌下脓肿、肛提肌上脓肿等肛周皮下一切瘘道、脓腔。凡在瘘道保留区内的瘘道，全部可实现瘘道保留。

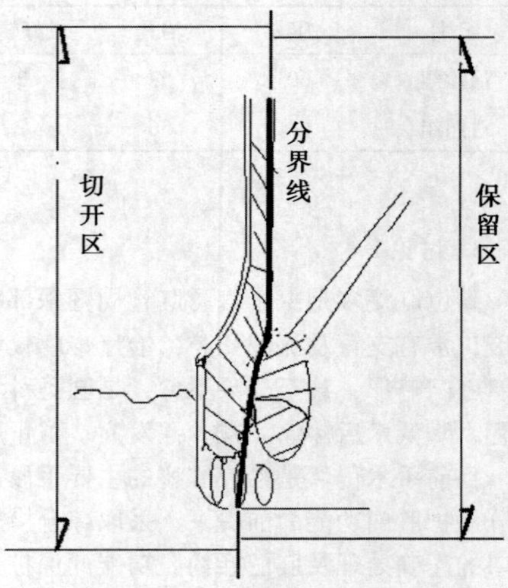

（图一）

二、对肛瘘道治疗关键靶点的命名

为了更方便、准确实施肛瘘道保留术及区别对待不同部位的瘘道，笔者把手术所涉及到肛瘘道部位上的关键治疗点进行细化命名，使治疗更加准确。

（1）内口：肛瘘道在肛缘以里肛管、直肠内的开口称内口。对原始有感染源的瘘道，内口也包括经过内括约肌直到括约肌间隙的那段瘘道，如我们常说单纯放射状切除内口。（见图二）

（2）外口：肛瘘道在肛缘以外肛周皮肤的开口称外口；

（3）外围瘘道：瘘道保留区内，没有内口的瘘道称外围楼道；（见图三）

（4）过肌近内口瘘道：有内口，其瘘道穿越或跨越肛门内外括约肌至肛周的瘘道称过肌近内口瘘道。如：经

括约肌瘘和括约肌上瘘等。一条原始过肌近内口瘘道包括三段：内口、过肌管和肌外瘘道。（见图二）

（5）过肌管：一条过肌近内口瘘道，紧续于内口，穿越或跨越肛门括约肌束的那段瘘道称过肌管，其长度是所穿越肌束的厚度。（见图二）

（6）肌外瘘道：一条过肌近内口瘘道，紧续于过肌管，括约肌之外肛周部分（若有外口则至外口）的那段瘘道称肌外瘘道。（见图二）

（7）对口瘘道：一段瘘道两端均开口于肛周皮肤，这样一种状态的瘘道称对口瘘道；对口瘘道多为人工制造而成，目的是满足浮线引流的需要。（见图四）三、实现肛瘘道保留术的主要技术手段——完全浮线法

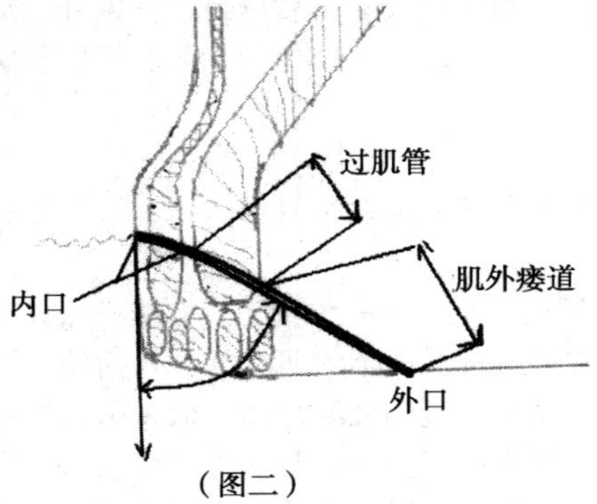

（图二）

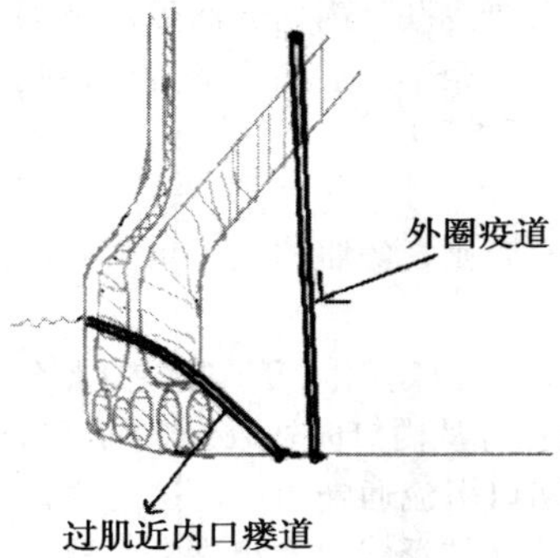

（图三）

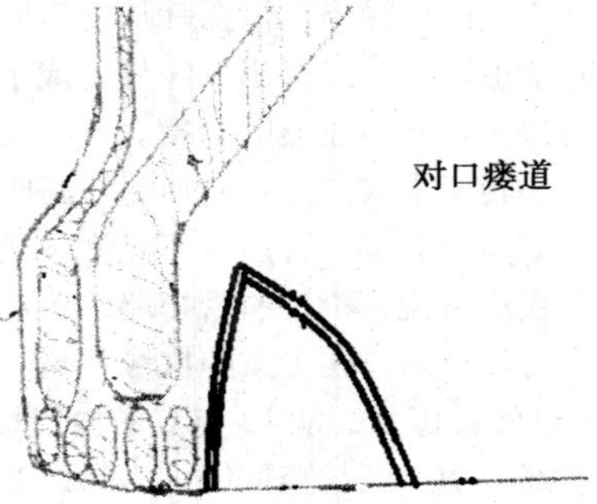

（图四）

完全浮线法的原理：肛周的一段瘘道或一个脓腔，令两端均开口于肛周皮肤，形成对口瘘道，外口不用做大，瘘管不用剔除，瘘道内放置引流物，长期引流，直到瘘道或脓腔完全愈合，再撤出引流物，瘘道旷置自愈。

完全浮线法的使用，必须是一条瘘道建立两个外口（有的瘘道自然存在两个或两个以上的外口），如一条瘘道只有一个外口，需建造一个人工外口及一条人造通道与原瘘道贯通。选择经过去腐生肌的中药浸泡过的10号丝线数根，直径2毫米圆柱状具有一定硬度的光滑乳胶线两根。患者取截石位或侧卧位，常规消毒铺巾，骶管或局部麻醉。探针从一个外口探入，从另一个外口探出，把药丝线（根据瘘道腔的大小，脓液的多少放3～5根）及双根胶线全部引入瘘道内，药丝线，胶线留置于瘘道内。药丝线的两端在瘘道外合并结扎，形成松弛的环状。双根胶线的两端在瘘道外合并，用丝线结扎，亦形成松弛的环状。修剪原外口高出皮肤的增生组织，一条外围瘘道治疗结束。其中药线的作用是去腐生肌，一般留置5～7天可撤出，不作为引流物使用。

应用完全浮线法治疗瘘道应具备的条件和要求

①一条应用浮线引流需要保留的瘘道，不得与肛管内或直肠内相通，要想法设法把引流瘘道与内口隔离，肠容物不再感染瘘道。

②所有未切开的瘘道或脓腔内必须都有引流线通过。若一个胶线引流的瘘道仍然与一个未得到引流的感染腔连通，则瘘道难愈。

③胶线引流时间必须在三周以上，撤除胶线的时间，完全视瘘道内肉芽组织填充情况而定，不必担心撤线较晚变成陈旧性瘘道。待到瘘道已无分 泌物，肉芽组织已完全充满瘘道后再撤线。撤线即意味着瘘道已愈合，否则不撤线。如果没按常规时间闭合（如脓肿引流最早18天开始撤线；肛瘘道三周到四周，）要查找原因。不要希望撤线后再生长。

④为保证足够时间稳定的引流，要把原来只有一个外口的盲端瘘道人为地变成两端均开口于肛周的一种贯通瘘道，我们称其为对口瘘道，所以要善于人为的设计制造新的人造外口和人造通道。

⑤引流外口大小以通过双根胶线为度，没有必要扩大外口，防止损伤更多组织。因为只要引流线存在，外口就不会闭合。

⑥为保证引流效果，经试验引流线选材为圆柱状光滑乳胶线，直径2mm为宜，同时双根并列引入瘘道。

⑦需要撤出胶线时，先撤出一根，隔三天以上再撤另一根。。

⑧在第一个愈合期时若瘘道已受感染，瘘道内会产生水肿肉芽等非正常组织，瘘道难以愈合，在第二个治疗期前要用刮匙清创瘘道，继续浮线引流。辅助治疗：挂线后的前10天内，可对引流瘘道盐水高压冲洗。

四、过肌近内口瘘道如何实现瘘道保留

完全浮线法治疗肛瘘道，只能用于无内口的外围瘘道，即浮线是不能挂于内口的。但在临床中，可以说所有瘘道无不与内口有关，很少有直接的外围瘘道，其实我们的手术过程就是如何把一条过肌近内口瘘道转变成一条

外围瘘道，进而实现瘘道的保留。其中根据肛瘘高低位的不同，有两种转变方式：低位长瘘直接转变，其术式称内切外挂术；高位肛瘘延期转变，其术式称过肌管短路旷置法。

转变术式之一：内切外挂术。

所谓低位长瘘，实际上是过肌管行一次性切开，肛门括约功能不会明显减弱，而且瘘道较长，超过 3cm 者。当放射状切开内口和过肌管后，余下的瘘道其引流口已不在肛内，已经是一个外口，这样就把一条近内口瘘道直接转变成一条外围瘘道了，其瘘道行浮线法处理。此术式称内切外挂术

如 2 点外口距肛缘 3cm，2 点肛窦内口，瘘道穿越外括约肌皮下层，是低位肛瘘。探针从 2 点外口探入瘘道，从 2 点内口探出，沿探针从内口向外切开肛管皮肤、内括约肌下部及部分外括约肌皮下层，切口至肛缘偏外，这时瘘道内口已经移出肛缘外变成了一个外口，余下的肛周瘘道置双根胶线，按完全浮线法处理。修剪肛管放射状切口，自然引流通畅为度。

转变术式之二：过肌管短路旷置术。

高位肛瘘，过肌管不允许一次性切开，否则括约肌损伤严重引起肛门失禁。而是采取过肌管旷置，肌外瘘道浮线法引流，称过肌管短路旷置法

如：外口在 1 点距肛缘 4cm，内口在 12 点肛窦部。瘘道穿越外括约肌浅层，是一个高位直瘘。方法：探针从 1 点外口探入，从 12 点肛窦内口探出，沿探针从内口向外放射状切开肛管皮肤，部分内括约肌和部分外括约肌皮下部，切口延长至肛缘外 1cm，以放射状切口引流通畅为度。这时内口已外移至齿线和肛缘之间，但未引出肛缘之外，即瘘道引流口没有移出肛外，不能直接挂浮线。撤出探针，取头尖锐硬质弧形探针，复从外口探入，至内口后再后撤约 1cm，改变方向，刺透瘘道壁及肛周组织，从肛缘之外肛周皮肤探出，便形成了一个对口瘘道，内置双根胶线浮挂，其中 1cm 长的过肌管被旷置。术后每日换药时盐水从外口高压注入，冲洗瘘道，直至十二点肛管放射口基本愈合，过肌管自闭，（盐水冲洗时，肛管内无液体流出）对口瘘道分泌物已无，则逐根撤除引流胶线。

手术后挂浮线的肌外瘘道还不是一个外围瘘道，因为通过过肌管，仍然与肛内相通。之所以称其为延期转变，是在以后的愈合过程中，过肌管会先期自闭，肠液不再通过过肌管进入肌外瘘道，这时肌外瘘道才会成为一条外围瘘道。

五、讨论

1. 以往保留肛瘘道各方法存在的问题

在治疗肛瘘、肛周脓肿时，要最大限度的减少对肛周组织及肛门括约肌的损伤。保留瘘道即是最小的损伤。为实现这一目标，曾经有过临床实践，如药捻脱管法、脓腔放置引流管法和传统浮线法等。不管是哪一种方法，都存在失败率高的问题，所以难能作为常规术式广泛应用。如药捻脱管法，方法是把具有腐蚀性的中药做成药捻塞入瘘道，对瘘管进行清创。也只能是把坏死组织清理出，而管腔并没有完全愈合，仍然会再度感染；如引流管法，常治疗深位瘘道或脓腔（如常遇到的直肠后间隙和直肠前间隙），因位置较深，切开法难以实现通畅引流，常垂直放置引流管。其存在的问题是：引流管既使缝合固定在伤口周围的组织上，也会过早自行脱出，很难持续留置十天以上，这时深部组织未愈。再则引流管管径很难选择，若管径粗，当撤除引流管后瘘道腔仍然很大，若选管径较细者，则无硬度，无法长时间留置；如传统浮线法中，存在引流线留置时间太短的问题，（外科习惯引流线留置时间不得超过两周）脓腔和瘘道没有完全愈合而结束浮线的通畅引流，外口会先期闭合，故失败率很高，进而很多人否定浮线法的可行性，阻碍了对它深入的研究。笔者经过十多年的临床实践，逐渐完善了浮线法的使用，从材料的选择到操作规则，都有新的要求，已经实现了保留瘘道而令其顺利愈合的目标，进一步证明了浮线法治疗肛瘘的可行性，今天提出完全浮线法，一是区别以往应用不规范的浮线法，再是表示对一条瘘道不切开、不剔除，在不破坏组织的状态下，整个治疗过程，就是浮线引流过程，完全依赖浮线引流实现瘘道的顺利愈合。

2. 完全浮线法中保留瘘道的愈合过程

双胶线引流下的瘘道愈合，是一个创面的内愈合，虽然我们看不到创面，但在双胶线占位存在的状态下，也可看似为一个外创面，肉芽组织会很顺利的增生，充满整个瘘道，它的肉芽生长速度要大于细菌破坏速度，绝不会存在某段瘘道再度感染至腔道扩大者；人体的排异功能，会把一切异物沿着双胶线所占的通道排出体外，不存在其引流间隙小而引流不畅的问题，过程类似于二期愈合，但不同的是，创面几乎不存在再生皮肤覆盖的过程。在撤除胶线前，瘘道已经闭合，这时分泌物已无，瘘道仅剩胶线占位空间，逐根撤除胶线，其间隙自闭。既使有微量分泌物，也会自体吸收的。由于整条瘘道已经没有了未愈合的空腔，所以撤线后没有理由再度感染。

经笔者近十年来的临床试验，完全浮线法治疗外围瘘道和脓腔的成功率与瘘道切开法没有明显区别，而治疗结果却真正实现了微创微瘢痕。

3. 引流工具的使用要点

选择双根胶线引流优点：一是两根胶线之间的间隙有助分泌物的流出；二是双根胶线运动变位会刺激管壁有助于肉芽的生长；引流线要求均匀光滑，防止分泌物淤积于瘘道内；之所以选择引流线直径为2mm，既要满足引流通畅，又要在撤线后瘘道间隙最小化；腐蚀药线的留置目的是药物清创瘘道内腐败组织，刺激肉芽生长，一般留置时间为5天后拔出，不以它为引流工具；胶线引流时间要持续整个瘘道愈合的全过程，瘘道愈合的时间都在三周以上。以往浮线失败率高的原因之一是引流线撤出太早。

4. 完全浮线法可提高保存括约肌术的成功率

保存括约肌术的实质就是过肌管不予剖开，令其旷置自愈。它存在的问题之一是其愈合过程中很难保证足够时间的通畅引流。如从最早的parks法到高野正博法，保存括约肌术的原理和方法是：内口清除；过肌管旷置；肛周的肌外瘘道挖除，伤口做成底小口大的锥形，形成自然引流。过肌管愈合时的分泌物将依赖于此伤口引流。内口越深（如肛管长者）则切口越大，（如肛管后方，为引流通畅，有切除尾骨者）。即便如此，由于肛周组织富有弹性，自然挤压，伤口的深部会过早闭合（很难保证两周以上不会闭合）。若前期于过肌管闭合，则过肌管会再度感染，整个手术失败。

若应用完全浮线法来处理肌外瘘道，只要引流胶线不撤除，肌外瘘道就是一条通畅的引流通道，保证了被旷置过肌管的愈合时间，所以成功率大大提高，肛周组织因创伤小而得到了极大的保护。

因此，应用完全浮线法处理瘘道，保存括约肌术将会变成常态手术。

5. 过肌管短路旷置法存在的问题

过肌管短路旷置，其愈合过程是：过肌管虽然旷置，但外端有双胶线存在的肌外瘘道的通畅引流；组织的弹性作用压迫管壁，也阻止了肠容物的流入。过肌管内肉芽组织增生会先期自然闭合。随后肌外瘘道在没有肠容物污染的前提下，也会顺利愈合。所以大部分过肌管短路旷置术愈合是顺利的。在临床实践中，当遇到过肌管纤维化明显，管径较粗，内口清创后过肌管内口仍在齿线部，过肌管短路旷置法后，仍有过肌管无法闭合至手术失败者。尤其是内口在肛管后方，纤维化组织较多，愈合能力差，常常失败。

所以怎样准确判断一条过肌管的愈合力，及怎样对明显纤维化的过肌管再处理，是我们进一步探索的问题。一旦失败，该采取哪些补救措施。

总之，完全浮线法的成功应用，实现了肛瘘道的保留，不仅让肛周组织的损伤降到了最低，也为保存括约肌术的顺利实施，提高其成功率创造了条件，是肛瘘微创术的基础。希望更多的人认识它，掌握它，研究它，为把肛瘘、肛周脓肿的治疗提高到一个新水平而共同努力。

选择性缝合法在肛瘘术中应用的临床观察

杜仲代

（内蒙古包头市蒙医中医医院肛肠科，内蒙古　包头，014040）

【摘要】目的　探讨选择性缝合法结合应用在肛瘘术中应用的临床疗效。方法　回顾性分析2008年1月至2011年1月我们采用选择性缝合的方法结合在肛瘘术中治疗40例（治疗组），即在肛瘘切除术（或者低切高挂）的基础上采取前侧中侧浅瘘细瘘，全部全程缝合；前侧中侧粗瘘远端缝合，近端敞开引流；马蹄形肛瘘支管缝合，主管敞开引流；后侧直瘘，创面减低缝合；与采用肛瘘切除或者低切高挂治疗的40例（对照组），进行对比，观察两组术后疗效，切口愈合时间，并发症，复发率等。结果　治疗组能够明显缩短疗程，减轻痛苦，后遗症少。结论　选择性缝合法结合在肛瘘术中，不仅能够有效治疗肛瘘，并且可缩短创面愈合时间，很好的保护肛门功能，值得临床推广。

【关键词】肛瘘；缝合；疗效

我们2008年1月开始在肛瘘患者治疗在肛瘘切除术或者肛瘘低切高挂的基础上采取选择性缝合的的方法，取得了满意疗效，现报告如下。

1. 资料与方法

1.1 一般资料　参照1994年国家中医药管理局《中医病症诊断疗效标准》，排除严重心肝肾等功能明显异常，排除血液病、结核性肛瘘、溃疡性结肠炎、克罗恩病、骶前肿物、溃疡性结肠炎患者。患者系包头市蒙医中医医院肛肠科和重庆骑士医院肛肠科住院患者。治疗组男25例，女15例，年龄8~70岁，平均42岁，病程0.5~20年，低位肛瘘34例，高位肛瘘6例。对照组男28例，女12例，年龄10~68岁，平均38岁，病程0.3~18年，低位肛瘘36例，高位肛瘘4例。两组在性别年龄病程合并症等方面无明显差异，具有可比性。

1.2 治疗方法

1.2.1 术前准备　术前完善相关检查，排除手术禁忌症，术前2小时温生理盐水1000清洁灌肠1~2次。

1.2.2 手术方法　腰俞穴麻醉或者肛周神经阻滞麻醉，取膀胱截石位，常规碘伏消毒，铺巾，肛管及直肠中下端反复消毒，肛内指诊，视、触、牵拉、圆头探针检查或者亚甲蓝双氧水染色。并结合瘘管造影和索罗门规则，确定内口位置及肛瘘走行，瘘管与括约肌的关系。用圆头探针从外口探入，另一手食指在肛内接触探针球端，确定内口位置，手术刀沿探针将瘘管（含支管）切开，切至内口，并将内口向上延长0.5~1.0cm，7号丝线结扎内口两侧黏膜。高位瘘管段球头探针沿外口探入，至相应内口，或者瘘管顶端探出，给予橡皮筋挂线。齿线以下（含支管）部分，清除瘘管壁，坏死组织，使创面呈“V”型，双氧水生理盐水反复冲洗。对照组：肛内置马应龙麝香痔疮栓，凡士林纱条填入切口，引流。塔纱加压，丁字带固定。治疗组：用手术刀或剪刀进一步清除外口及周围炎性组织，修剪切口边缘，使之对合良好。前侧中侧细长瘘管全部间断缝合；前侧中侧粗大瘘管远端缝合，肛门近端敞开：复杂瘘支管部分全部间断缝合，主管部分敞开；后侧瘘肛管后侧进行减低缝合，全部缝合时注意肛管和内口处关闭结实，平整，不留空腔。内口结扎线勿包埋在缝合切口内。肛内置痔疮，凡士林纱条填入切口，塔纱加压，丁字带固定。

1.2.3 术后处理　对照组治疗组处理相同，术后流质饮食2天，再普通饮食，控制大便48小时，常规应用抗生素5~7天，便后中医熏洗，雾化，微波，换药。换药时，生理盐水清洗，碘伏消毒，肛内置马应龙麝香痔疮栓，纱条创面引流。缝合创面红肿或者有分泌物可拆线。无异常可5~7天拆线。

2. 结果

参照1994年国家中医药管理局《中医病症诊断疗效标准》，治愈：症状及体征消失，创口愈合；好转：症状及体征改善，创口未愈。未愈：症状及体征均无变化。治疗组：39例一次性手术治愈，疗程最短12天，最长25天，6个月复发1例，可能系支管未完全清除所致，经再次手术治疗痊愈。无肛门狭窄，缺损，肛门失禁等并发症。对照组39例一次性手术治愈，复发1例。经再次手术治愈。疗程最短18天，最长35天，肛门缺损2例。

3. 讨论

传统的肛瘘治疗，常采取肛瘘切开术，切口开放二期愈合，通常切口较多，较大，伤口愈合要经过伤口收缩，肉芽组织增生及上皮生长，多有愈合时间长。我们采取在肛瘘切除或者低切高挂治疗的基础上，结合选择性缝合的方法，缝合后部分或者全部创面被封闭，可以缩小创面，创面对合严密，利于保持正常肛门形态，创面小血管受缝线张力的作用而紧闭，出血少。在排便时大便不直接与创面接触，减少了大便对创面的刺激和损伤，利于为创面提供良好的生长环境。

选择性缝合治疗要点

术前检查：术前应诊断清楚。并完善相关基础检查，必要时进行瘘管造影检查。排除排除血液病、结核性肛瘘、溃疡性结肠炎、克罗恩病、骶前肿物、溃疡性结肠炎患者。并进行可能再次手术治疗的告知。签具同意书。明确内口位置及瘘管走行。对操作术式，心中有数。

术中内口：应再次进行内口位置及瘘管走行的检查，明确与括约肌的关系。不要急于手术，再次进行术式设计。及其相关的告知。内口处理时，应向上适当延长0.5~1.0cm,，利于清除破坏肛窦和肛腺及其肛腺导管。亚甲蓝染色后附近的肛窦有染色，应给予肛窦切开或者结扎，复发再次手术的病人，内口结扎宜宽，相邻肛窦可以一并处理。内口附近的混合痔或者内痔应结扎，以免引流不通畅。形成感染源的可能。

术中缝合：剥离或切除瘘管时，宜适当清除瘘管周围的瘢痕组织，尽量避免损伤正常组织。高位瘘管，在齿线以上的部分宜挂线，利于保护括约肌。缝合前双氧水甲硝唑生理盐水反复冲洗。缝合线宜选择4号或者7号丝线，缝合完毕后再进行打结，切口边缘应对合好。进行缝合时，前侧中侧的浅瘘细瘘在无明显炎症的情况下，宜全部全程缝合。缝合肛管内切口时，宜缝线松紧适度，操作精细，关闭结实，平整，不留空腔。避免内口结扎线包埋在缝合切口。内口炎症明显可选择远端缝合近端（肛管肛缘1~2cm）敞开。前侧中侧粗瘘远端缝合，、近端敞开引流。有出血点宜钳夹止血，深处不使用分层缝合，宜全程贯穿基底缝合，必要时可置橡皮片引流。马蹄形肛瘘支管浅可进行彻底清除后缝合，主管敞开引流；如果支管比较深，宜选择在肛缘放射状切口，清除部分瘘管壁后，进行与主管对口引流。后侧直瘘，创面减低缝合，缝合时，自切口一侧皮缘进针，切口基底部中线出针，即一侧皮缘切口与基底部中线对合、缝合，减低切口，同法处理另一侧。

术后换药：这是治疗成败的关键。医生必须亲自换药，禁止猛擦、猛捅、猛塞。如果缝合线，有红肿或者分泌物，宜及时拆线，形成引流切口。换药时缝合创面无异常，可以5～7天拆线。缝合创面给予碘伏消毒，早期可以适当加压，确保缝合的组织对合良好。挂线橡皮筋术后7天左右可以适当牵拉。换药时要使肉芽组织从基底部向外生长，防止皮肤过早粘连，早期宜用水纱覆盖创面为主，中后期此期应尽量少用消毒剂，宜用油膏类药物覆盖创面为主。以促进愈合。

肛瘘手术治疗的临床探讨

邱胜民　杨继闽　段明戈

（濮阳市油田总医院肛肠科，河南　濮阳，457001）

【摘要】目的　介绍近5年治疗肛瘘采取的切除一期缝合术、切开术、低切高挂术、切挂导管引流术等术式进行临床分析，判断其优劣。方法　将2000年至2005年我院先后治疗的238例肛瘘住院患者，随机分为4组，其中A组72例，采用切除一期缝合术；B组64例，采用切开术；C组76例，采用低切高挂术，D组26例，采用切挂导管引流术，通过术后12至18个月跟踪随访，在治疗时间、治疗费用、创面瘢痕宽度、术后并发症等方面进行判断分析，比较优劣。结果　4组均全部治愈。A组平均愈合时间短，费用少与B组、C组、D组比较均有显著差异（$P<0.05$），而在创面瘢痕宽度上A组、B组均比3、4组明显缩小（$P<0.05$），术后并发症方面也以A组、C组为多，A组、B组未出现肛门功能损伤患者。C组有11例造成肛门凹陷畸形。D组也有8例肛门凹陷畸形。结论A组、B组治愈时间短，费用低，创面瘢痕小，并发症少，术后痛苦轻且处理简单，为治疗肛瘘的首选术式。

【关键词】肛瘘；手术方法；临床分析

肛瘘被国际公认为三大难治性肛门病之一。它是肛管与肛门周围皮肤相通的感染性管道，为肛管、直肠周围间隙发生的急、慢性化脓感染所形成的脓肿，经自行溃破或切开引流后形成，为肛肠科的常见病、多发病。我国约占肛肠发病率的3.6%，在本地区达8%左右，发病年龄在20～40岁，男性多于女性，男女比例为5∶1。肛瘘不能自愈，必须手术治疗，根据不同的类型选择不同的术式。

2000年至2005年将住院收治的238例肛瘘患者，我们采用切除一期缝合术 、切开术、低切高挂术 、切挂导管引流等四种方法治疗，均获治愈，并在临床观察基础上进行分析比较，现总结如下：

1. 临床资料

采用随即双盲法，将患者分成4组，A组72例，采用切除一期缝合术；B组64例，采用切开术；C组76例，采用低切高挂术，D组26例，采用切挂导管引流术。A组72例中，男60例，女12例，年龄18～68岁，平均37.79±11。

70，病程1.5～48月，平均18.73±16.74月。B组64例中，男54例，女10例，年龄23～63岁，平均37.25±11.25，病程0.5～72月，平均21.89±21.37月。C组76例中，男62例，女14例，年龄16～64岁，平均34.95±11.29，病程0.5～120月，平均24.44±31.13月。D组26例中，男22例，女4例，年龄25～62岁，平均37.25±11.25，病程0.5～160月，平均27.42±31.112月。经统计学卡方和方差检验，在性别、年龄、病程分布上均无显著差异（$P>0.05$）具有可比性。

2. 手术方法

2.1. 切除一期缝合术　患者取左侧卧位或者截石位，常规消毒铺巾，用局部麻醉或腰麻。用探针自外口探入，从内口探出，找到内口后，呈放射状切开及皮下组织，显露瘘管。

内口在肛直环以下者，管道从内口到外口全部切开；同时清除内口感染源，瘘管要全部切除，留下新鲜创面；皮肤及皮下脂肪不能切除过多，便于伤口缝合。各层伤口要完全缝合对齐，不留死腔。术中严格无菌操作，防止污染。

2.2. 切开术　手术原则是将瘘管全部切开，并将切口两侧边缘的瘢痕组织充分切除，使引流通畅，切口逐渐愈合。本法仅适用于低位直型或弯型肛瘘 。术中正确探查内口，如仔细探查仍不能找到内口，可将疑有病变的肛窦作为内口处理。切开瘘管并充分切除边缘组织，瘘管切开后应检查有无支管，如发现也应切开。最后修剪伤口边缘，使伤口呈底小口大的"V"字形，便于伤口深部先行愈合。

2.3. 低切高挂术　术中探查发现肛瘘内口在肛直环下1/3以下者，全部切开；内口在肛直环上2/3者，用橡皮筋挂线，同时清除内口感染源，将切开后两侧硬结管壁剪除干净，浅部底层管壁可全切除，深部底层管壁搜刮干净，以底层管壁脂肪组织不露出为度，皮肤创缘修剪平整。

2.4. 切挂导管引流术　适用于马蹄型肛瘘或感染较重肛瘘的治疗。先用有槽探针从两侧外口插入，逐步切开瘘管，直到两侧管道在接近后中线相遇时，再用有槽探针仔细地探查内口。内口多在肛管后中线附近的齿线处，如瘘管在肛管直肠环下方通过，可一次全部切开瘘管和外括约肌皮下部和浅部。如内口过高，瘘管通过肛管直肠环的上方（三间隙），须采用挂线疗法、导管引流。

3. 术后处理

4组患者均给围手术期抗感染治疗5－7天。A组术后2天内尽量控制排便，4组患者均于术后第3天起正常饮食，并多饮水及多食粗纤维食物以协助排便。每次便后用1/5000PP粉溶液或中药坐浴（A组拆线后）及太宁栓纳肛和马应龙痔疮膏外用，且每日局部换药1次；A组患者术后5～7天将缝线拆除。C组患者6～9天脱线或紧线。D组患者术后每日局部换药时，用0.2%甲硝唑液冲洗导管1次，5～7天将导管取出，7～10天脱线。

4. 治疗结果

疗效标准，依照1975年全国肛肠会议标准判定，治愈：症状及体征消失，创口愈合；好转：症状及体征改善，创口未愈；未愈：症状及体征均无变化。

本组病例全部治愈，经12至18个月跟踪随访，无发现复发。A组在疗程、费用、创面瘢痕宽度与B组、C组、D组比较，除A组创面瘢痕宽度P值等于0.88外，其他P值均小于0.05。术后并发症方面也以B组、C组、D组为重。

表1　治疗结果

组别	疗程（天）	费用（元）	创面瘢痕宽度（mm）
A组	10.55±2.25	2500±450	2.05±0.81
B组	13.41±4.50	3080±546	4.14±1.50
C组	15.30±5.16	3420±765	4.08±0.83
D组	20.62±6.42	3843±1088	4.91±0.85
P值	0.000	0.000	0.000

表2　术后并发症

组别	出血	水肿	疼痛	感染	凹陷畸形
A组	0	10	18	6	0
B组	6	0	9	2	5
C组	5	1	21	4	11
D组	2	0	5	1	8

5. 讨论

肛瘘是肛周感染性疾病——肛周脓肿迁延日久或治疗不当而成，基本不能自愈，目前唯一的治疗方法是手术，其目的是：敞开或切除括约肌内脓腔；开放瘘管；引流瘘管分支；最小程度的括约肌损伤，以防止术后排便失禁；瘢痕小，安全愈合。所不同的是手术具体方法有多种，术后效果也有较大差异。如何准确找到内口（疾病的感染源）和高位病灶，手术时如何保护肛门功能是目前临床两个最难解决的问题，前者直接决定疾病能否治愈，后者则决定术后是否留有后遗症。

选择合适的术式是决定肛瘘手术质量好坏的主要因素，即使是同种类型的肛瘘也有多种方法，笔者采用的不同术式治疗同型肛瘘所取得疗效亦有差异，如采用切除缝合法治疗部分低位肛瘘，其创口愈合周期快于切开引流法，但不是所有的低位肛瘘都可采用切除缝合法，因此选择术式时应掌握该方法的手术适应症，否则导致缝合失败，又如采用对口拖线引流法治疗高位马蹄型肛瘘一次性手术成功率高于切开缝合法，其原因主要是横支创口过深，缝合难免留有死腔而致失败，所以对高位肛瘘采用对口拖线引流法是较为可靠的。

术后换药又是手术成败的重要环节，换药可通过对创面分泌物和粪便的冲洗擦拭，使创面清洁，防止污染；换药时纳入的油沙条不仅可使脓液和分泌物引流通畅，还可保护创面；换药时使用的一些药物可以促进创面生长；可及时对有水肿的肉芽进行处理；通过油沙条的填充，可将创口缘分开，以免桥形愈合，防止以后复发。但手术时采取的不同方法，换药处理亦不尽相同，对开放性创口保持引流通畅，创口两侧避免粘连桥合；对缝合创口以无菌换药方法处理，并用足量抗生素；对挂线创口应注意引流通畅及脱线时间，若同期多侧挂线者要按次紧线；对对口引流拖线的创口除保持引流通畅外，还要掌握拆除拖线的时机，一般为10～14天，具体时间要根据患者临床情况而定。

医患沟通要充分，使患者能明确医者的意图，并予以严格执行，患者对治疗方案依从性的好坏，对治疗结果也又较大影响。

9例高位复杂性肛瘘致排便困难治疗体会

陈巧玲　夏航校

（西安马应龙肛肠医院，陕西　西安，710016）

【摘要】目的：探讨高位复杂性肛瘘致排便困难的治疗方法，为今后制定治疗方案提供参考。方法：采用肛瘘切除、瘢痕松解治疗高位复杂性肛瘘致排便困难9例。结果：本组9例均一次治愈，治愈率为100%，未发生肛门失禁、移位等后遗症。结论：肛瘘切除、瘢痕松解不失为治疗高位复杂性肛瘘致排便困难的理想方法。

【关键词】高位复杂性肛瘘；排便困难；肛瘘切除；瘢痕松解；疗效

高位肛瘘导致排便困难，为肛瘘慢性炎性刺激增生形成瘢痕带，导致肠腔狭窄，引起出口梗阻型便秘。临床多表现为粪便变细，次数增多，排便不尽感，肛内有下坠感，间歇性脓血便甚至肛内流脓，并伴有腹痛，食欲减退、乏力等全身症状；肛门指检可触及直肠黏膜有环索状、螺旋状的纤维带，肛门镜检查可见狭窄环的下端变硬、黏膜肥厚。由于病变复杂，长时间排便困难，往往导致患者难言的病痛，生活质量下降，患者往往要求进行手术。自2009年以来，我们采用配合直肠瘢痕松解术治疗高位肛瘘伴排便困难9例，效果满意。现报道如下。

1. 临床资料

自2009年9月自2012年4月我们共收治9例以排便困难为主诉就诊的高位复杂性肛瘘患者。年龄为27～48岁，均为男性，其中瘘道呈前后马蹄形4例，后马蹄形2例，后全马蹄3例，其中内盲瘘6例，1个外口2例，2个外口1例。经直肠腔内超声、CT及病理检查，排除直肠肿瘤、结核性肛瘘及克罗恩病、有慢传输型便秘患者均不例入本观察。

2. 治疗方法

所有患者均在鞍麻下进行手术。取截石位，常规消毒，铺无菌巾，先探查清瘘道走行和主管、内口数目、位置，再用探针从内口穿出，由内口近端切开主管道，并向外延伸到肛缘约2cm处，切除内口周围的病灶，清除内口近端的管壁组织，沿瘘管方向最大可能剥离瘘管，内口远端瘘管管道用刮匙清理管腔内坏死、液化组织后旷置。如支管道末端距主管道较近，则向支管方向稍扩大主管道，如支管道末端距主管道较远，则在支管处改道作一切口开窗引流，两切口皮下对口引流，搔刮清除管道内的腐败组织及分泌物。若支管位置深，在瘘管最深处对应皮肤开窗置一引流管至瘘管腔，方便术后冲洗引流。在直肠纤维环狭窄最明显处，楔形切断宽≤1cm纤维环，手法适当扩肛，切开黏膜用2～0铬制肠线分别横形缝合止血；若一处切口不能充分松解狭窄，可同法在相距上一切口2～3cm处再切断纤维环，直至直肠腔可容纳3指以上。术后用双氧水反复冲洗。手术后3天患者正常饮食，指导每日按时排便，坚持每天严格换药。

3. 结果

本组9例患者全部Ⅰ期治愈，随访2月～2年无复发，排便通畅，无肛门失禁、狭窄、控便不良、排便功能障碍等并发症。

4. 讨论

高位复杂性肛瘘[1]伴直肠狭窄是一种难治性肛瘘，因其瘘管位置较深，走形弯曲通连，内口难以探查，使其诊断和治疗的难度大大增加。肛瘘不能自愈，必须手术治疗。对肛瘘手术方式效果的评价，不仅仅要考虑到手术本身对病灶的去除是否彻底、手术是否成功，更应从患者角度考虑手术在近期及远期生活质量方面对其造成的影响。

便秘原因很多，临床上肛瘘性便秘比较少见。患者往往以排便困难为主诉就诊，未能系统检查、明确查找病因，以内科治疗为主而延误病情。本组患者治疗采用内口切开、扩创、引流以及远端瘘管（包括支管）旷置法治疗，有效避免了传统切开挂线术[2]所致术后愈缓慢问题：根据肛门直肠动力学理论，将肛管高压区以内（肛管直肠环以下至肛管内括约肌下端）的瘘管[3]及内口给予切开扩创引流，消除感染源；对肛管直肠环上方低压区残余的瘘管及管道上端，予以骚刮旷置引流[4]，避免了重复感染。对于有明确外口者应用对口切开旷置法：瘘管管道外口开窗，主管道切口与支管外口之间形成置管对口引流，以减少术中损伤；对肛缘与内口之间瘘管予以切开，同时切除感染的肛腺，以彻底扩创利于引流，减少复发。因为外口均在体表，引流畅通，反复感染的途径已被截断，故能自然闭合而达到治愈的目的[5]。直肠狭窄采用楔形纵切、横形缝合直肠黏膜全层：此法要点为严格控制切开宽度，切开程度以解除直肠紧束感，能容纳3指为宜；松解的创面由内向外呈里小外大的倒“V”形，使引流通畅，避免假性愈合；扩肛时应持续用力，避免暴力损伤直肠黏膜；横形缝合直肠黏膜全层，不留死腔，以免形成血肿引响伤口愈合。综上所述，肛瘘切除、直肠狭窄松解术缩短了愈合时间，防止了肛门狭窄、畸形、移位和失禁等各种并发症，治疗周期短、临床效果好、医疗费用省，体现了“中医微创”的优势。意在将复杂性肛瘘变为单纯性肛瘘，从而降低手术的难度，缩短治疗的时间，术后疤痕最小，完整的保留了肛门括约肌及肛周正常组织，不影响肛门功能，最大限度减小疤痕组织引起的肛管缺损。

本方法治疗肛瘘性便秘关键在于：①明确查找病因，选择合适手术时机：从专科检查明确便秘原因为肛瘘伴直肠狭窄导致出口受阻，且处于非炎症期，患者局部及全身状况良好，排除严重心、肝、肾及血液疾病不能耐受手术者。②处理内口是关键，应用探针查瘘道及内口时要轻柔、细致、耐心，忌粗暴，以防假内口形成。切除不同方向感染的肛门腺导管和微窦道，否则会有复发的可能。主管切口不要太小，确保术后引流畅通，只有引流畅通，其纤维组织管道才会逐渐吸收软化而愈合。③旷置的其余瘘管单行搔刮、冲洗，目的是清除其中坏死组织及分泌物，对于瘘管基底的结缔组织不予完全剔除，可防止感染向周围组织扩散。④狭窄纤维环采用多处纵切横缝法，避免一次切开过多，做完横缝后应检查切口是否平滑，如有兜袋形成必须予以切开并加固缝合，防止引流液积于伤口继发感染。⑤术后3天正常饮食、规律排便，以锻炼直肠功能。每日换药应检查创口有无粘连，保持引流畅通，保证伤口愈合由深到浅、由里及外，防止创缘皮肤过早桥形愈合而形成假性愈合，导致长期不愈或复发。总之，采用内口切开、扩创、引流、瘢痕松解术优点是对组织的损伤较小，简化了手术操作。手术后由于患者肛门局部外形保持较好、创面较小，痛苦就较轻，恢复也越快，愈合时间短；瘢痕松解后，张力带少，首次便感通畅，大大增强了患者配合治疗的信心。本术式治疗高位复杂性肛瘘致排便困难，具有更高的可控性和安全性。

主道切除分期挂线疗法治疗直肠旁瘘16例

马额尔敦　龙　梅　额尔灯毕力格

（内蒙古民族大学附属医院肛肠科，内蒙古　通辽，028000）

近十年内我们采用主道切除分期挂线疗法治疗直肠旁瘘16例，均取得满意效果。

1. 临床资料

本组16例，男10例，女6例，年龄25～55岁，病史2月～5年。完整性直肠旁瘘9例，经括约肌瘘形成的直肠旁瘘7例，其内口均位于离齿状线上2～5cm处。

2. 治疗方法

患者取侧卧位，常规消毒，鞍状麻醉。通过肛镜、指诊、探针等检查，查明瘘管走行、深度、内口位置和数目等。完整性直肠旁瘘手术方法：先用探针从外口探入，至直肠内口穿出，引着探针，以主管道为中心做放射状棱形造口，切除主道及周围疤痕组织，深达肛提肌上方，形成下宽上窄的创口后准备挂线。第Ⅰ期挂线将橡皮筋挂入直肠内口与造口之间并紧线，作用是将直肠内口逐步向下移到肛管，成为括约肌上方瘘。第Ⅱ期挂线按着括约肌上方瘘先造口与肛门之间皮肤、皮下组织切开、然后将橡皮筋挂入其内口与造口之间并紧线，作用是肛管直肠环和内外括约肌全部割断。由经括约肌瘘形成的直肠旁瘘手术方法：手术步骤和分期挂线作用基本同上述，但挂线方法不同。第Ⅰ期挂线将橡皮筋挂入直肠内口和肛管内口（肛窦处）之间并紧线。第Ⅱ期挂线先造口与肛门之间皮肤、皮下组织切开、然后将橡皮筋挂入肛管内口与造口之间并紧线。

3. **治疗结果**

疗效标准 痊愈：直肠旁瘘各切口完全闭合，创面完全修复；未愈：直肠旁瘘内口外口未闭合，管道内仍有分泌物流出。

疗效 本组16例全部治愈，一次手术治愈15例，二次手术治愈1例（术后3个月左右，经直管切开），均无肛门畸形、大便失禁等并发症，术后随访1～5年，无1例复发。

4. **讨论**

直肠旁瘘又叫括约肌外侧瘘，临床上很少见，约占全部肛瘘的2%。由于会阴部外伤或由直肠溃疡、直肠内异物穿破直肠或经括约肌瘘的支管炎症穿破直肠而所致，瘘管由会阴部向上，经过坐骨直肠窝和肛提肌，穿入直肠。本组16例均属于低位直肠旁瘘，其中完整性直肠旁瘘其内口位于离齿状线上2～5cm处、肛管内无内口，由经括约肌瘘形成的直肠旁瘘，有两个内口，一个位于肛管内，是原发内口，另一个位于直肠下部，是继发内口。由于直肠旁瘘的内口位置比肛瘘内口位置较高，如手术处理不当，容易引起各种并发症。据此，我们采用主道切除分期挂线疗法治疗，减少了对肛周组织的损伤，有效的防止肛门畸形和肛门失禁等并发症。实践证明本术式与普通肛瘘切开高位挂线手术方法相比具有后遗症少、手术创伤少、引流通畅、愈合迅速、利于括约肌的保存和修复等优点。如果直肠旁瘘其内口位于离齿状线5cm以上时应做腹部结肠造口转流粪便，使直肠楼口旷置。

164例复发性肛瘘的原因分析和治疗策略

李胜龙 经芳艳 鲍 铭 康 东 孙晓兰

（南方医科大学南方医院肛肠外科，广东 广州，510515）

【摘要】目的 提高肛瘘手术治愈率，减轻患者痛苦。方法 通过对164例肛瘘手术后不愈或复发的原因进行分析，并进行针对性治疗或手术。结果 164例复发性肛瘘经再次手术或针对性治疗后，163例痊愈，治愈率达99.4%，1例克罗恩病因经济原因未能很好控制克罗恩病，肛瘘保守治疗。结论 对于复发性肛瘘术前必须完善各项相关检查，术中正确处理内口及瘘管，术后规范换药，才能有效防范术后再次复发。

临床上将肛瘘手术后6个月原手术部位复发或者创面一直不愈者，称为复发性肛瘘。本文通过对2006年3月至2012年3月间在我院就诊的164例复发性肛瘘患者进行总结，探讨肛瘘手术失败的原因及处理方法，研究出针对性治疗措施，最大限度的降低肛瘘术后复发率。

1. **资料与方法**

1.1 一般资料 164例患者中男101例，女63例；外院术后156例，我院术后8例，年龄18～63岁，平均（31.24±6.72）岁；病程1～85个月，平均（29.12±4.23）个月。

1.2 术前诊断 所有病例均符合中华中医药学会肛肠分会制定的肛瘘诊断标准，曾行过1次或1次以上肛瘘手术，术后6个月切口不愈或原手术部位复发，且现病史中含有“6个月至1年内曾行一次或多次肛瘘手术”，均为我院2006年3月～2012年3月在我科就诊的复发性肛瘘患者，低位肛瘘94例（单纯性36例，其中伴有肺结核4例，克罗恩病2例，复杂性58例），高位肛瘘70例（单纯性23例，复杂性47例）。

1.3 疗效标准 参照国家中医药管理局1994年颁布的《中医病证诊断疗效标准》判定疗效。治愈：症状及体征消失，创口愈合；好转：症状及体征改善，创口未愈；未愈：症状及体征均无变化。

1.4 针对性治疗 伴有肺结核的肛瘘患者，先行抗结核治疗，如果规范治疗半年后未愈，无明显活动性病灶再行手术。克罗恩病所致肛瘘，积极治疗原发病，肛瘘采取保守治疗。

1.5 手术方法 肛瘘的手术方法很多，术者应根据病变的位置、走向、深浅等等进行灵活处理，但应遵循以下基本原则：1. 正确寻找并处理好内口；2. 创面引流要通畅；3. 应尽量保留肛管直肠环，维护肛门功能的完整。低位肛瘘可一次性将所有内口切开，外口间相通瘘道视具体情况采取切开、旷置、挂浮线等方法。高位肛瘘尽量行低位切开扩创高位引流或挂线术：操作时将肛管直肠环下方的瘘管完全敞开并适当扩创，成外大内小创面以利引流通畅，使瘘管从底部长起；如果因瘘管小，外扩创无法达到引流通畅的目的时考虑挂线治疗，挂线时尽量少挂、不挂肛管直肠环组织。术中注意以手指反复进行探查，使打开的创面暴露充分无阻力感，不留死腔，保证引流通畅。

1.6 术后处理

1.6.1 术后换药　术后正常饮食，保持大便通畅，避免大便干硬和腹泻，术后每日排便后及睡前1：5000高锰酸钾液坐浴后外敷药膏，前3天每日换药1次，以后视患者具体情况每3～7d来院换药直到创面愈合。创面深者联合双氧水和洗必泰洗液冲洗，静滴抗生素3～5d后。如支管挂浮线引流，遵循从大到小原则更换引流条，创面肉芽高出皮肤时，予以修剪平整并覆盖油纱。

1.6.2 术后全身治疗　结核性肛瘘患者术后按照原方案继续抗结核治疗；糖尿病患者应用降糖药使血糖控制在正常范围；克罗恩病以药物治疗为主。

1.7 术后复发原因记录及随访　所有病例根据术中情况和后续治疗，分析复发原因并做记录，特殊病例全程拍照跟踪。所有病例术后门诊随访半年以上。

2. 结果

2.1 肛瘘术后复发原因分析　统计结果，肛瘘手术失败的最大原因是手术时未正确找到内口66例，占40.2%；其次是多个内口仅处理了主要内口，遗漏内口及支管未能处理46例，占28.1%；手术时处理不当、残留死腔、引流不畅30例占18.3%；术后换药不规范、桥形愈合11例，占6.7%；伴有特殊慢性疾病6例，其中肺结核4例，克罗恩病2例，占3.7%；异物残留3例，占1.8%；误诊2例（误诊肛周囊肿和坐骨结节囊肿各1例），占1.2%。

2.2 复发性肛瘘经针对性治疗或手术后情况　164例复发性肛瘘一次性手术后痊愈159例，再次手术后治愈2例，3例规范性抗结核治疗1个月后创面自行愈合，2例经肠镜检查和胶囊内镜检查确诊克罗恩病，其中1例使用类克治疗3次后肛瘘自行愈合，另外1例因经济原因未能很好控制克罗恩病，保守治疗。该组患者163例达临床治愈，治愈率达99.4%。

3. 讨论

肛瘘在外科是极为常见而又较难处理的疾病，由于肛瘘本身的复杂性，其术后复发率较高，部分患者经多次手术仍不能痊愈，增加了患者的痛苦和经济负担。因此，研究复发性肛瘘的原因，探讨出行之有效的针对性治疗或手术方法，以降低肛瘘术后复发率具有极为重要的意义。

肛瘘虽然表现为局部病变，但与某些全身疾病有密切联系，绝不能忽视全身检查，如患者有活动性结核，应规范性抗结核治疗；如合并有克罗恩病，应积极治疗原发病。因此对肛瘘患者尤其是复发性肛瘘患者必需进行针对性检查，如胸片、肠镜等等，对某些可疑病例还应做活组织病理检查，以便做出正确诊断。本组病例中有1例结核性肛瘘合并肺结核患者，先后行3次手术后创面仍然迁延不愈，来我院后胸片检查发现肺结核，抗结核治疗1月后创面痊愈。遗憾的是这位患者因多次手术治疗，肛门已经变形并伴有轻度失禁。

形成肛瘘的主要因素是肛腺感染，因此手术的关键是如何处理好内口并彻底清除感染的肛窦和肛腺。对肛瘘无论选择何种手术方式，彻底清除原发感染的肛窦、肛瓣、肛腺管及瘘管壁是肛瘘根治的成功关键。手术时应尽量将瘘管全部切除或切开，必要时亦应将瘘管周围的炎性瘢痕组织一并切除，形成一个上宽下窄敞开的创面，不留残腔，使切口能从基底部开始向外生长愈合，避免瘘管再次形成。

复发性肛瘘患者往往经历一次甚至多次手术，局部解剖层次不清，管腔部分闭合或粘连，有时与正常间隙难以区分，给手术带来一定的困难，特别是高位肛瘘患者，因高位肛瘘瘘管深达肛管直肠环以上，部分患者在以前的手术中肛门括约功能已有不同程度的损伤，因此，在手术过程中需要尽量不去损伤肛管直肠环组织，虽然挂线疗法可以一定程度的保护肛门括约肌功能，但从临床实施结果看，仍然会对肛门括约功能产生较大的损害[4]，形成较大疤痕沟，导致肛门闭合不全，部分出现轻度肛门失禁。

本组70例高位肛瘘我们60例都是采取低位切开高位扩创引流的方法，使创面成外大内小以利引流通畅，使瘘管从底部长起，只有10例因瘘管太小，外扩创无法达到引流通畅的目的时才进行了挂线治疗，而且尽量少挂肛管直肠环组织，只要认为达到了引流通畅的目的即可。

不能认为手术操作成功，则瘘管就可达到治愈，因为术后换药同样重要。患者未完全按照医嘱要求定期来医院换药也是造成肛瘘术后复发的重要原因之一，因肛瘘术后至伤口痊愈一般需要1个月左右时间，我们一般采用术后前3d每天换药，之后根据患者具体情况每3～7d来院换药一次。这样能保证术后愈合过程中创面能自始至终做到引流通畅，避免粘连假性愈合及死腔形成，及时纠正治疗偏差和愈合不利等问题，这需要医者的精心、细心和耐心。至于病人的精神因素、营养状况和医患之间沟通配合在治疗中也是重要的内容。

本组164例全部为肛瘘术后复发者，经综合治疗后163例临床治愈，其中1例克罗恩病肛瘘因经济原因未能很好控制克罗恩病，保守治疗。复发性肛瘘治愈率高达99.4%，随访6个月无复发者，肛门外形和括约功能与术前比较无差异。因此，术前仔细询问病史和查体，完善各项检查，术中正确处理内口及瘘管，术后规范换药并及时发现解除愈合不利因素，肛瘘术后的治愈率可有效的提高，减少患者痛苦。

肛瘘切除远端缝合近端敞开治疗肛门前侧瘘的临床观察

杜仲代 岳春涛

（内蒙古包头市蒙医中医医院肛肠科，内蒙古 包头，014040）

【摘要】目的：观察采用瘘管切除，远端缝合近端敞开引流治疗肛门前侧瘘的临床疗效。方法：对我们2006年至2010年采用瘘管切除远端缝合近端敞开40例（治疗组）与瘘管切除术40例（对照组）治疗的肛门前侧瘘进行回顾性分析。结果：治疗组与对照组平均愈合时间与肛门后遗症发生率有显著差异。结论：采用瘘管切除远端缝合近端敞开治疗肛门前侧瘘具有疗程短，无明显后遗症等优点。

【关键词】肛瘘；缝合；疗效

肛瘘是肛肠科的常见疾病，从2006年至2010年我们采用瘘管切除，远端缝合近端敞开引流应用于肛门前侧瘘的治疗，并与进行肛瘘切除术进行疗效对比分析，取得了满意疗效，现报告如下。

1. 资料与方法

1.1 一般资料：①参照国家中医管理局《中医病症诊断疗效标准》[1]，外口在截石位肛门9～3点肛缘前部分，并且内口截石位在9～3点的肛窦的肛瘘称为肛门前侧瘘。②无严重心肺肝肾等疾病，能够耐受手术者。治疗组患者40例，男28例，女12例，年龄18～65岁，其中低位肛瘘34例，高位肛瘘6例，病程2个月至20年。对照组患者40例，男26例，女14例，年龄20～70岁，其中低位肛瘘32例，高位肛瘘8例，病程3个月至18年。两组在性别、年龄、病程上均无明显差异，具有可比性。

1.2 治疗方法

1.2.1 手术方法：腰俞穴麻醉或者肛周神经组织麻醉，取截石位，常规消毒铺巾，碘伏消毒肛管及直肠中下段，采用视、触、牵拉、亚甲蓝双氧水染色、探针检查、结合瘘管造影等检查，明确内口及瘘管走行与括约肌的关系。术者右手用圆头探针从外口探入，探针通过管道，另一手食指在肛内接触探针球端，确定内口位置，以探针为标志，手术刀沿探针将瘘管（含支管）切开，切至内口。或者沿瘘管条索状方向，切开皮肤，皮下组织，用止血钳钳夹瘘管外口，顺瘘管牵拉，给予瘘管完整游离剔除至内口。清除瘘管壁及腐朽组织，将内口周围感染的肛窦和肛腺及其肛腺导管破坏。并将内口向上延长0.5～1.0cm,，7号丝线结扎内口两侧黏膜。高位齿线以上瘘管段给予橡皮筋挂线。对照组：肛内置马应龙麝香痔疮栓，凡士林纱条填入切口。塔纱加压，丁字带固定。治疗组：用手术刀或剪刀进一步清除周围炎性组织，修剪切口边缘，双氧水、甲硝唑、生理盐水冲洗，瘘管远端缝合，使之对合良好，肛门近端敞开，肛内置马应龙麝香痔疮栓，凡士林纱条填入切口。塔纱加压，丁字带固定。

1.2.2 术后处理 对照组治疗组处理相同，术后流质饮食2天，再普通饮食，控制大便48小时，常规应用抗生素5～7天，便秘患者睡觉前口服麻仁润肠丸。便后给予中药熏洗，雾化，微波，换药。换药时，生理盐水清洗，碘伏消毒，肛内置马应龙麝香痔疮栓，湿润烧伤膏纱条创面引流，缝合创面5～7天拆线。

2. 结果

2.1 疗效评定标准：参照国家中医药管理局《中医病症诊断疗效标准》，治愈：症状及体征消失，创口愈合；好转：症状及体征改善，创口未愈。未愈：症状及体征均无变化。肛门后遗症：肛管缺损，大便失禁，漏气，漏液。

两组疗效比较

组别	人数	治愈	未愈	治愈率（%）	平均愈合时间（d）	肛门功能障碍（例）
治疗组	40	39	1	97.5	15～20	0
对照组	40	39	1	97.5	18～34	4

两组治愈率无明显差异，但治疗组创面愈合时间较对照组明显缩短，肛门功能无障碍。P值<0.05，

3. 讨论

传统治疗前侧肛瘘，通常切口较大，愈合时间长，愈合后肛门瘢痕大，容易致肛管缺损，肛门畸形，术后可能漏气，漏液。采用在肛瘘切除术的基础上进行远端缝合近端敞开引流，具有治愈率高，痛苦小，后遗症少，瘢痕小等优点。

本术式治疗要点如下：

1）内口处理　手术前及手术时进行内口位置及瘘管走行的检查，明确与括约肌的关系。不要急于手术，手术时再次进行术式设计，及其相关的告知。内口处理时，应向上适当延长 0.5～1.0cm，利于清除破坏肛窦和肛腺及其肛腺导管。亚甲蓝染色后附近的肛窦有染色，应给予肛窦切开或者结扎，复发再次手术的病人，内口结扎宜宽，相邻肛窦可以一并处理。内口附近的混合痔或者内痔应结扎，以免引流不通畅，或者形成感染源，可能再次发生肛瘘。

2）缝合处理　彻底清除感染坏死组织，瘘管壁，使创面组织新鲜，手术中彻底止血，出血点宜钳夹，不要结扎，缝合时最好选择 7 号丝线，缝合全程严密缝合，不留空隙，缝合完毕后再进行打结，这样利于保持肛门形态。内口及肛管肛缘 1～2cm 处敞开引流，远端缝合。

3）术后处理　术后换药也是该治疗成功的关键。手术医生应亲自参与换药。重视无菌操作原则，及时观察创面变化，缝合处给予碘伏消毒。缝合创面红肿或者有分泌物可拆线。敞开引流，无异常可 5～7 天拆线。

挂线治疗法治疗小儿肛瘘的体会

全大祥

（四川省成都市第五人民医院，四川　成都，611130）

小儿在解剖和生理上具有一定的特点，各系统发育均未完善，抗病能力差，尤其在小儿腹泻时易引起肛腺感染形成肛周脓肿，最后发展成肛瘘。小儿肛瘘的治疗有其特殊性。我们从 1986 年 1 月～1991 年六月共收治 8 例肛瘘患儿，行肛瘘挂线疗法，疗效满意。

1. 临床资料　8 例肛瘘患儿均为男性，年龄 45 天～13 岁，类型为低位复杂性肛瘘 4 例及低位单纯性肛瘘 4 例。

2. 手术方式　8 例肛瘘患儿中，4 例用骶麻，4 例局部侵润麻醉。在麻醉下用软质探针引导。用一根单股橡皮筋自外口穿过瘘道从内口拉出，切开表面皮肤，然后把橡皮筋从内口通过瘘道拉出外口，再把橡皮筋的两端拉至一起，适当拉紧后，用丝线在近皮肤处结扎。靠外口表面皮肤缝合 1～2 针（5 天左右拆线）。结扎部组织随着血液循环逐渐发生障碍，压迫坏死。橡皮筋对瘘道组织起到边切割边愈合的作用，约术后一周左右橡皮筋自然脱落，伤口完全愈合约 12～15 天左右。

表 1　8 例患儿情况

病例	性别	年龄	诊断	手术方式	麻醉方式	病程
1	男	5 月	低位复杂性肛瘘	挂线	局部侵润	5 月
2	男	45 天	低位单纯性肛瘘	挂线	基础加骶麻	20 天
3	男	5 岁	低位复杂性肛瘘	挂线	基础加骶麻	1 月
4	男	13 岁	低位复杂性肛瘘	挂线	骶麻	2 年
5	男	6 岁	低位单纯性肛瘘	挂线	局部侵润	1 月
6	男	7 岁	低位单纯性肛瘘	挂线	局部侵润	6 年
7	男	2 岁	低位复杂性肛瘘	挂线	基础加骶麻	1 月
8	男	9 岁	低位单纯性肛瘘	挂线	局部侵润	6 月

3. 结果

通过挂线疗法治疗 8 例肛瘘患儿，均痊愈出院。8 例患儿均作随访，术后至今无一例复发，无肛门失禁和其他并发症。

4. 讨论

小儿肛瘘，在小儿科外科学中很少提到，主要讲到小儿先天性肛门畸形，因此小儿肛瘘没有得到及时恰当的治疗，使之形成复杂性肛瘘。造成手术困难。以往大多采取切开，切除治疗，这样容易造成伤口假性愈合、出血损伤严重造成肛门关闭不严等并发症。

我们认为挂线疗法适宜小儿肛瘘治疗。因为损伤小、安全、术中失血少、痛苦小、费用低、特别婴幼儿，因其大便不定时，换药不合作。不能及时换药就有可能造成假性愈合或手术失败。挂线疗法完全可以解决上述问题。所以我们体会到小儿肛瘘不论单纯或复杂性均以挂线治疗为宜，是一种简单易行的治疗方法，值得推广。

罕见的阴囊后壁多发性肛瘘一例

王新中　刘炎宇

（湖南省岳阳市广济医院，湖南　岳阳，418000）

患者男，40岁，因肛旁、会阴反复肿痛伴流脓约2年，以“复杂性肛瘘”收住我科。患者于约2年前无明显诱因出现肛旁肿痛，进行性加重，之后破溃流脓，流出较多脓血后肿痛减轻，患者自行口服消炎药（具体不详）后缓解，此后肛旁肿痛伴流脓反复发作，均未做特殊治疗，肿痛及流脓处逐渐向会阴及阴囊处转移。入院后查体：肛外缘截石位10、2点，距肛门约2cm处各可及一蚕豆大小硬结，挤压后有少量黄色脓液溢出，并可扪及约直径1~2cm条索状质硬肿物从12点处向会阴及阴囊处延伸，至7~15cm可见7个瘘口，瘘口处有明显肉芽组织增生，并全部向皮下凹陷使局部皮肤形成较深凹槽。直肠指诊未扪及明显包块，无明显压痛。行盆腔及肛周MRI发现距肛门约1.5~5cm有多个瘘管向不同方向延伸，后方尖端指向肛门区，前端瘘管已到达阴囊内，说明瘘管走向复杂，牵涉到泌尿系统及生殖系统。用探针检查示会阴及阴囊处距肛门7~15cm的7个瘘管均相通，会合于12点，12点、2点处瘘管也于12点会合，探针进入6cm后进入直肠。

讨论：患者2年前因肛周脓肿破溃后未经手术治疗，反复感染、化脓、破溃形成多个瘘管，但一共9个瘘管，多发于会阴及阴囊，最远距肛门15cm的肛瘘较罕见。临床上对高位复杂性肛瘘手术治疗常较困难，且该患者远端瘘管已到达阴囊内，并有大量结缔组织形成。我科对该患者的治疗采用了近肛门段低切高挂术，阻断瘘管，远端瘘管用高频电刀将瘘管管壁及结缔组织破坏，形成新鲜组织创面，并挂硅胶条引流。术后每日用双氧水和生理盐水冲洗，使之逐渐愈合。笔者体会，对高位复杂性肛瘘的手术除正确处理内口处，并合理地处理瘘管外，还需要术后切口的技术性

换药。本例患者术后肛门功能良好，随访半年未见复发。

“三联术”治疗复杂性肛瘘合并直肠穿孔1例

吴　盟

（郑州丰益肛肠医院，河南　郑州，450000）

【关键词】复杂性肛瘘；直肠穿孔；治疗

患者，男，29岁。以“反复肛门坠胀疼痛一年余”为主诉，门诊经查诊以“肛瘘”收入院。现病史：患者一年前无明显诱因出现肛门坠胀疼痛，在当地医院输液消炎后症状缓解，后反复发作，为求根治遂来我院。既往史：无不良嗜好，否认“肝炎、结核”等传染病史，无糖尿病、慢性溃疡性结肠炎、crohn病史。体格检查：体型瘦小，营养一般，表情忧虑，其他未及阳性体征。专科检查：肛门外观平整，无红肿及溃口。指诊直肠周围广泛胀痛，黏膜光滑，未及明显肿物，指套无染血。肛镜下见6点肛隐窝处有白色脓液溢出。辅助检查：血常规、血糖、传染病四项、凝血四项正常。心电图、胸透正常。直肠内超声、CT、MRI未做 。患者拟于2011.5.26在骶麻下行“肛瘘切开挂线术”。麻醉生效，肛门松弛，扩开肛门，自6点溢脓肛隐窝处向肛外做放射状引流切口，有少量脓液流出。食指探查，脓腔（瘘道）位于肛尾韧带深处，肛管后深间隙，并向左右两侧、向深部蔓延。考虑到脓腔

(瘘道）向两侧蔓延不远，在后位做足够大切口可满足引流需要，故两侧未做开窗引流口。预在其底部置橡皮引流管引流。用刮勺刮腐烂组织时，发现在脓腔偏左侧有一瘘道，沿肛管括约肌间呈弧形走行，形成低位肌间瘘，瘘道直径约0.5cm。走行至3点处转而向上走行，且瘘道变宽大，可容食指通过。食指伸入探查发现其在直肠左前侧形成约1/4圈的高位括约肌间瘘（脓腔），距肛门约6cm高，可刮出较多腐烂组织。并在直肠左前壁（即高位肌间脓腔内）距肛门4cm处摸到一向肠壁外走行窦道口，窦道口仅能容食指尖进入，无法探查其深度。（因未用探针或弯钳等盲目暴力探查，排除医源性损伤造成穿孔的可能。）考虑为高位肌间瘘（脓肿）的末梢瘘管，是因脓液腐蚀肠壁而形成的慢性直肠穿孔。遂在高位肌间瘘（脓肿）的最高点戳穿挂皮筋切割引流。关于穿孔部，考虑其为末梢支管，待高位肌间瘘挂开之后，可向肠腔内引流，故未做处理。修剪创口，置引流管，查无活动出血，包扎术毕。术后常规换药，10天后皮筋自然脱落，查肛镜见高位肌间瘘和低位括约肌间瘘处生长良好。穿孔部处有稀便溢出，探针查其向肠壁外延伸约2.5cm，并刮出腐烂组织。此后，每日便后肛镜下冲洗换药，至术后40天穿孔部窦道深度不减，延期愈合，肛门后位引流切口肉芽不红，也出现生长缓慢，考虑是因穿孔部窦道潴留粪便并污染所致。肛镜下，边退镜边观察，当镜口退至穿孔部窦道口下缘时，有约2ml稀便从瘘道溢出，并发现随肛镜退出，穿孔部窦道口上端松弛黏膜下移，呈“帽状”盖住窦道口，影响引流。肛镜下冲洗窦道刮除腐烂组织，将上端松弛黏膜套扎。窦道用电刀烧灼扩大，使其呈口大底小的“锥形切口”。并在穿孔部窦道口上端的直肠腔内用排气管裹纱布填塞，防止肠腔内残留粪便下流污染潴留切口。以上的“松弛黏膜套扎+锥形切口+堵塞置管法”简称“三联术”。(作者自拟）。此后每日便后肛镜下冲洗、堵塞置管，发现瘘口肉芽过度增生妨碍引流就将其及时电灼。于术后60天直肠穿孔愈合，肛门后位引流切口也随之迅速愈合，术后肛门功能恢复良好，随访3月无复发。

讨论

复杂性肛瘘临床常见，但本例后马蹄形肛瘘（肛管后深间隙+双侧坐骨直肠窝）+低位肌间瘘+高位肌间瘘+直肠穿孔，4种不同类型合而为一少见。且共为同一内口。高位肌间瘘向肠腔内破溃，临床不算少见，但向肠壁外、盆腔内形成穿孔，临床报道不多。而且，只能在高位肌间瘘挂开之后才能探查其深度，处理较为棘手。男性肛管直肠前方邻近膀胱、前列腺、尿道、精囊腺，会阴部组织结构薄弱，一般的切开挂线都不合适，处理不好不但可能造成邻近器官损伤，还可能造成肛门失禁。有专家认为只要彻底处理内口和原发脓肿，其余的病变，如末梢瘘管或直肠穿孔部，即使不处理也能获愈，无须控制排便和中心静脉营养等措施[1]。本例穿孔部窦道虽不粗大，但位置高、窦道深、污浊物潴留，未能自然愈合，究其原因还是引流不畅的问题。只不过本例是一不易被发现的隐性引流不畅。作者采用自拟“三联术”，解决了这些隐性引流不畅的问题，①松弛黏膜套扎：防止松弛黏膜下移覆盖引流口。②锥形切口：口大底小，防止肠壁肌收缩，引流口缩小，使肉芽先从底部长起来。③纱布填塞置管：防止直肠上段残便潴留污染切口。本例虽最终痊愈，但却历经60天二次手术，不但时间长而且给病人造成二次手术的痛苦，如能在第一次手术时解决直肠穿孔部的引流问题，可避免上述情况发生。因此，肛门直肠是一个可运动的组织器官，要动态观察，全面分析考虑，才能及时发现隐性引流不畅的原因，采取针对性处理措施，才能防止延期愈合，及早痊愈。同时希望得到同行专家的批评指导，提出不但合理化，适于基层医院，而且微创、一次性根治、痛苦小、恢复快的方法来。

复杂性肛瘘的诊治策略

黄忠诚[1]　李光义[2]

(1. 湖南省人民医院胃结直肠肛门外科，湖南　长沙，410002；
2. 湖南省肛肠疾病质量控制中心，湖南　长沙，410002)

复杂性肛瘘通常没有明确的定义，通常对有两个以上瘘管或者瘘管较长并弯曲的肛瘘称其为复杂性肛瘘，也有学者认为，只要主瘘管累及肛门直肠环或环以上者亦称之为复杂性肛瘘[1]。复杂性肛瘘的治疗以手术治疗为主，随着医学的进步，对复杂性肛瘘的治疗取得了很多的进步，各种手术方式多种多样，但是术后复发及术后肛门失禁仍然是复杂性肛瘘治疗中的两大难题，一直困扰着广大临床医生。据统计：复杂性肛瘘首次术后复发率约0~18%复发，术后肛门失禁率约为10%[2]，本文从复杂性肛瘘的病理、解剖、诊断、手术方式几个方面，讨论复杂性肛瘘的诊治策略，以提高复杂性肛瘘的疗效。

一、肛瘘的病理基础

肛瘘有原发性内口、瘘管、支管和继发性外口。内口即感染源的入口，多在肛窦内及其附近，后正中线的两侧多见，但也可在直肠下部或肛管的任何部位。瘘管有直有弯，少数具有分支。外口及脓肿溃破处或切开引流的部位，多位于肛管周围皮肤外，由于原发病灶不断经内口进入管道，加之管道迂曲行走于内外括约肌附近，管壁由纤维组织构成，管内有肉芽组织，故经久不愈。如肛瘘反复发作，则应考虑特殊类型肛瘘，如结核性肛瘘、梅毒性肛瘘、溃疡性结肠炎性肛瘘及克罗恩病性肛瘘。

根据肛瘘的病理学基础，为避免肛瘘的复发，在临床治疗过程中，要求我们对肛瘘内口周围炎症纤维组织、疤痕结节切除，向上扩创引流，使瘘管充分愈合。

二、肛门部局部解剖

笔者认为，对肛门部局部解剖的认识是治疗复杂性肛瘘的基础，只有对肛门部局部解剖充分认识、理解，才能对复杂性肛瘘的走形、定位做到心中有数，才能更合理的设计具体手术方式。就肛瘘而言，肛门部局部解剖，重点在于对肛管内面结构及肛门部肌肉的认识。

1. 肛管内面结构

肛管长约4cm，上续直肠，向后下绕尾骨尖终止于肛门。肛管内有6－10条纵向的黏膜皱襞，称肛柱。平肛柱上端的环状线为肛直肠线，相邻肛柱下端之间呈半月形的黏膜皱襞称肛瓣。通过肛柱下端及肛瓣的边缘连成锯齿状的环状线，称齿状线，肛瓣与相邻肛柱围成的小隐窝称肛窦。肛窦内常有粪屑滞留，感染后易致肛窦炎，严重时可形成肛瘘或坐骨直肠窝脓肿等。肛瘘的内瘘口常出现在肛窦处，术中正确定位及处理内瘘口，是治疗复杂性肛瘘的要点之一。

2. 肛门部肌肉

肛门内括约肌：由肛管壁内环形肌层明显增厚形成，属不随意肌，有协助排便的作用，无括约肛门的功能。

肛门外括约肌：为环绕肛门内括约肌周围的横纹肌，按其纤维的部位可分为：1）皮下部：位于肛管下端的皮下，肌束呈环形，前方附于会阴中心腱，后方附于肛尾韧带；2）浅部：在皮下部深面，肌束围绕肛门内括约肌下部，前方附着于会阴中心腱，后方附着于尾骨下部及肛尾韧带；3）深部：肌束呈厚的环行带，围绕肛门内括约肌上部，其深层纤维与耻骨直肠肌混合而不能分隔，其前方的许多纤维交叉进入会阴浅横肌，后方的纤维多附着于肛尾韧带。

耻骨直肠肌：为肛提肌四部分之一，起于耻骨盆面和肛提肌腱弓的部分，肌纤维位于肛提肌其他部分的上方，行向后，绕过直肠肛管交界处的两侧和后方，止于肛管侧壁、后壁及会阴中心腱，并与对侧的肌纤维连接，构成U形袢，还有部分纤维与肛门外括约肌深部的纤维相融合。此肌是肛直肠环的主要组成部分，具有重要的肛门括约肌功能，又可拉直肠肛管交界处向前，阻止粪便由直肠进入肛管，对肛门自制有重要作用，在复杂性肛瘘手术中，切勿伤及此肌束，以免引起肛门失禁。

肛直肠环：肛门内括约肌、肠壁的纵行肌，肛门外括约肌浅、深部和耻骨直肠肌在肛管直肠移行处形成的肌性环。此环在肛管两侧和后方发达，而在肠管前方纤维较少。若手术切断此环，则可引起肛门失禁。

目前按瘘管与肛门部肌肉的关系，将肛瘘分为四类：1）括约肌间肛瘘 瘘管只通过内括约肌，外口常只有一个，距肛缘较近，约3～5cm，少数瘘管向上，在直肠环肌和纵肌之间形成盲端或穿入直肠形成高位括约肌间瘘。2）经括约肌肛瘘 瘘管穿过内括约肌、外括约肌浅部或深部之间，外口常有数个，并有支管相互沟通。外口距肛缘较近，约5cm左右，少数瘘管向上穿过肛提肌至直肠旁结缔组织内，形成骨盆直肠瘘。3）括约肌上肛瘘 瘘管向上穿过肛提肌，然后向下至坐骨直肠窝穿透皮肤。4）括约肌外肛瘘 瘘管穿过肛提肌直接与直肠相同。

三、复杂性肛瘘的诊断

复杂性肛瘘因其内口、外口数量多，窦道走形复杂，术前诊断较为困难，对手术的设计及预后带来了很大的不利影响，因此，术前对复杂性肛瘘内口、外口、窦道走形的诊断与定位，显得尤为重要，常有的诊断与定位方法有：

1. 经验诊断

1.1 视诊法　肛门直肠周围的感染是沿肛门括约肌的走行及淋巴回流方向而蔓延的，故肛瘘外口的位置与瘘管的走行和内口的位置有一定的关系。视诊法主要是根据肛瘘外口的分布确定瘘管的走行和内口位置。

1.2 索罗门定律（Salmon low）患者取截石位，在肛门中央画一横线，如肛瘘外口位于此线前方，且距肛门不超过5cm时，则瘘管较直，内口居同位齿线上，与外口相对；如外口位于此线后方，则瘘管多弯曲不直，内口多居肛门后中位齿线上，不与外口对应。

1.3 哥德索规则（Coodsall rule）　患者取肛门截石位，在肛门中央画一横线，如肛瘘外口位于此线前方或此线上，且距肛缘在2.34－3.81cm时，则瘘管较直，内口居同位齿线区；如外口位于此线后方，则瘘管弯曲，内口居后中位齿线区。如外口距肛缘超过2.34－3.81cm。无论外口位居此线前后，则主管均弯向后中位。

1.4Parks 自然解剖标记　以肛门为中心将肛门会阴部分为8区。即：前中线区、左前区、左区、左后区、后中线区、右后区、右区和右前区。肛门皱襞外3－5cm的范围称内带，5cm以外与肛门有关的区域称外带。如瘘管外口位于内带者，其管道方向呈放射状垂直肛门，大多数内口位于相应的肛隐窝处，内带之肛瘘多局限于肛门前区。如肛瘘外口位于外带者，其管道弯曲，内口大多数位于后中线区。

1.5 触诊法　触诊法包括肛外触诊、肛内触诊和复合触诊。肛外触诊对于表浅肛瘘常可触及硬韧的条索状物，由肛瘘的外口通向肛门直至齿线处内口。初发、短小的结核性肛瘘及高位肛瘘常不能触及条索物。肛内触诊主要是确定内口的位置和了解肛管直肠环硬化的程度。齿线区触及突起或凹陷小结即内口，内口闭锁且无明显结节时不易触清。肛管直肠环若已硬化，则术中可切断，否则将导致肛门失禁。复合触诊即肛门内外的手指配合确定瘘管的走行和内口的位置。

1.6 肛镜检查　肛镜检查主要是确定内口的位置。可直视观察到已感染的肛窦有充血、水肿、隆起或凹陷等炎症反应[3]，感染期压之有分泌物[4]。

1.7 探针法　采用银质的球头探针，从外口沿着瘘管的行径方向缓慢探入，左手示指在肠腔内引导，感觉探针最明显处常为内口所在。也可将探针弯曲成钩状，在肛门镜下从可疑肛窦处探入，若轻易进入0.3cm以上者常为内口[5]。探针检查对于瘘管直，管径较粗的病例探查准确，但对复杂的瘘管探查时容易造成假道或人工内口，引起误诊。

1.8 注射法　注入法分注液法和注气法2种。经典的注液法检查是将一块纱布经肛门镜置入直肠内，从瘘管外口缓慢注入2%的亚甲蓝溶液，取出肛内纱布，如见染色，可证实瘘管的存在和确定内口的部位。注气法为左手示指伸入肛内，右手执注入器紧压于外口，加压注气，如左手示指感气流冲击并有“吱吱”溢气声处，即为肛瘘内口。也可用双氧水注射，利用双氧水分解产生气体的压力可使部分堵塞的瘘管再通，便于亚甲蓝染色。

2. 影像学检查

2.1 造影剂造影　造影剂可选用碘剂，造影剂经外口注入，在X线下观察肛瘘的走行及内口的位置。碘剂造影对通畅性瘘管则效果较好，黄士明等[6]对高位复杂性肛瘘术前采用碘油造影，取得了较好的效果，但对多支管、瘘管不通畅者，则效果欠佳，如 Weisman 则认为：48 %的肛瘘造影能显示术前未预期的管腔。

2.2 腔内超声　能清晰分辨肛瘘主管走向，支管的分布、数量及内口位置，对术中保留括约肌功能，避免肛门失禁具有重要意义。Ratto 等[7]对102例肛瘘患者术前行腔内超声检查，并与术中发现相对比，其符合率为：内口91.2%，原发瘘管94.1%，继发瘘管96.1%，伴发脓肿100%。腔内超声诊断的准确率可随着过氧化氢注射和三维成像技术的应用而提高。Buchanan 等[8]比较过氧化氢增强的三维直肠内超声与普通三维直肠内超声诊断复杂性和复发肛瘘的准确性，认为气体的存在使32 %的原发瘘管和46 %的继发瘘管更加明确，有助于复杂性肛瘘的诊断。

2.3 肛门内镜超声　内镜超声是一种将内镜与超声相结合的综合技术，肛门内镜超声可观察已闭合瘘管，其假阳性率很低，Chao[9]报道为8.6%，王振军等[10]通过在瘘管内注入生理盐水进行检查，认为肛门内镜超声定位已经愈合的肛瘘内口准确、快速、简单，并且患者耐受性好。

2.4 螺旋CT三维重建　通过直接扫描获得的断层CT图像进行三维重建，能清晰观察肛门括约肌、肛提肌、肛旁、盆腔、盆壁的情况和病变范围，可以立体地多角度观察复杂性肛瘘的位置、形态、边缘、长度及其分支，有无与直肠相通，以及死腔、窦道的大小、形态等，为外科医师提供最直观的资料。马海峰等[11]通过CT三维重组技术对肛瘘患者行前瞻性研究，其对肛瘘内口诊断的准确性、敏感性、特异性分别为93.9%，96.17 %和66.7 %。郭献忠等[12]对30例复杂性肛瘘患者术前采用CT三维重建技术检查，内口诊断准确率为75. 9 %；对支管的诊断准确率为94.3 %。

2.5 磁共振成像（MRI）　MRI 软组织分辨率高，能直接三维成像，显示肛瘘瘘管的走行及与括约肌的关系，能准确描绘肛门内外括约肌、肛提肌及耻骨直肠肌的解剖结构并显示肛瘘与肛门周围肌肉的关系并对术后疗效作出正确评估。目前，MRI 已被发达国家学者作为对肛瘘进行评估和分类的金标准。Buchanan 等[13]报道71例复发肛瘘患者再次术前行 MRI 检查，手术所见与 MRI 符合的 40 例，术后再次复发率为 13 %，而手术所见与 MRI 不符的 31 例术后再次复发率为 52 %，并且术后再次复发的部位在 MRI 检查中均有提示；MRI 指导下的手术降低了 75 % 的复发性肛瘘手术术后的再次复发。

3. **肛肠动力学检查**

肛管直肠压力测定（MAP）能准确测试肛门括约肌张力、直肠顺应性、肛管直肠感觉和肛门直肠抑制反射，通过静息压和收缩压，提供肛瘘手术前和手术后生理学数据，可术前评估肛瘘患者的肛门括约肌的功能，有助于手术方式的选择和确定术后括约肌损伤程度，对了解患者术后肛门功能的变化、比较手术方式、评估手术疗效很有意义。张荣在等[14]对 37 例肛瘘患者手术前后用直肠肛管测压法检测直肠肛门反射（RAR）、肛管最大收缩压（AMCP）、肛管最长收缩时间（ALCT）、直肠静息压（RRP）、肛管静息压（ARP）5 项技术指标，并与 30 名正常人进行对比，结果术后 RAR 完全恢复并敏感率提高，与正常人无差异；AMCP 与术前无差异，比正常人明显降低；ALCT 与术前无差异，比正常人延长；RRP 术后降低，与正常人无差异；ARP 术后降低，比正常人亦显著降低。

四、复杂性肛瘘的手术方式

4.1 瘘管切开、瘘管切除术：一般适用于瘘管局限下肛门括约肌皮下部的肛瘘，对于复杂性肛瘘，仅用于部分瘘管或支管的处理。

4.2 肛瘘切开挂线术：瘘管累及大部分外括约肌，为避免失禁采用挂线。因为挂线能引起周围组织炎性反应和纤维化并起到引流作用，一旦切开可防止括约肌回缩不致造成失禁，其复发率为 2 % ~15 %。切开挂线术是复杂性肛瘘手术中最为常用的方法，根据不同瘘管的具体形式不同，由此而派生出很多不同的手术方式，如复杂性肛瘘切开旷置挂线术、复杂性肛瘘开窗引流挂线术、分段剔除瘘管挂线术等术式，其手术要点在于：充分处理内瘘口、挂线缓慢切开瘘道、瘘管充分引流，达到既避免肛门失禁的问题，又使瘘道充分愈合的目的。

4.3 松弛引流挂线术：是复杂性肛瘘常用的方法，特别是高位经括约肌瘘。切开支管，将探针插入主管，沿瘘管走向，切开覆盖的肛门皮肤直到外括约肌。切开内口和外口之间的肛管黏膜与外面伤口会合，用一根 7 – 10 号丝线通过内口绕过外括约肌进行挂线，松松结扎，能有效引流。3 周后肛门旁伤口大部愈合，在局麻或腰麻下，搔爬不健康的肉芽组织，用探针从挂线的内口穿出，将剩余的少量肌肉组织切开，取出挂线，愈合率最低在 75%，复发率 27%。

4.4 勒紧切割挂线：实际上是一种保留括约肌的瘘管切除术，在内外括约肌之间切开覆盖在主管的皮肤肛管和黏膜，在内口处切开内括约肌，显露外括约肌，通过硅胶线或丝线从内口到外口环绕外括约肌挂线，轻柔打结，然后用 Brron 带（或线带）逐渐扎紧挂线。一般每 2 周勒紧一次，其目的是靠挂线对肌肉施加压力，迫使外括约肌缓慢坏死分离，直到将外括约肌勒断为止，使创伤减小到最低程度，避免切断括约肌造成失禁。一般愈合率达 87 %，复发率 6 %，失禁率 10 % ~44%。

另外每当勒紧挂线时病人有明显不舒服感，此法仅适用于高位复杂肛瘘或手术失败多次的病例。

4.5 保留括约肌缝合封闭式手术：此法为瘘管剔除后用可吸收线间断缝合黏膜下组织，肛缘外创口全层间断缝合，置引流皮片。此法能在切开瘘道表面覆盖的组织时保证创面损伤最小，避免切开创面时的盲目性，有利于减轻术后组织水肿，减少皮下积液，消灭死腔，防止术后感染，为创面的一期愈合创造有利条件[15]。但该术式仅适用于低位复杂性肛瘘。

4.6 黏膜徒前瓣（MAF）：MAF 是借助插入瘘管的探针切开皮肤肛管和黏膜直到内口，从切开的内口远端开始游离黏膜和部分内括约肌，做成占直径周径 1/ 3，低宽上窄，呈梯形的中厚层黏膜瓣（包括部分内括约肌），然后缝闭因内括约肌缺损的内口，抬高黏膜瓣覆盖内口，再将瓣缝到肛管末端，外面伤口开放引流，每天冲洗，术后第 1 天给普食，维持软便。Gustafsson（2002）等报告 55 % 术后一期愈合，45 % 复发。Sentovich（2003）报告复发率为 7 % ~9 %，失禁率为 0 ~8 %。3 个大的研究中心报告复发率为 1 % ~16 %，成功率 95 %，仅 10 % 有轻度失禁。此术式仅适用于 TSF 和 SSF。

4.7 脱管瘘切除术：最近土耳其伊斯坦布尔大学 ihsan Tasci 为了降低 CAF 术后复发和失禁，研制一种机电一体小型可操纵的导管，其头部有一类似牙科钻插入瘘管（类似地质取岩的原理）每分钟旋转 150 圈，将瘘管内 2mm 厚的周围肉芽组织、异物等研磨打碎，通过输出管道排出体外，缝闭内口，使肛瘘形成一个圆柱状空腔，促进肉芽组织生长，填充管腔，放置引流促进瘘管愈合。

4.8 关节镜下瘘道切除闭式引流术：该术式利用关节镜引导下切除瘘管、一期缝闭内口和外部创面、内置双套管引流的微创方法，临床应用显示该方法具有创伤小、痛苦轻、恢复快、不影响肛门功能的特点。

4.9 纤维蛋白胶封堵技术（FGST）：Abel（1993）首次报道使用 FGST 治疗阴道直肠瘘和 CAF，方法简单，不切断括约肌。Sentovich S. M.[16]研究纤维蛋白胶用于治疗各型肛瘘 20 例，总成功率为 85%。梁红等[17]用医用生物胶治疗低位肛瘘，治疗组 35 例患者中 2 例经二次手术治愈。此术式能最大限度地减少肛门功能损害，但针对术后复发率问题还需待进一步研究。

4.10HCPT 微创无痛治疗术 该术式融入了高新技术，新一代适用于肛肠的美国 HCPT 电凝电切仪，由检查系统、治疗系统、纤维结肠镜、数码摄像系统组成。其有开机自检、故障报警功能。其治疗系统的最大特点，就是手术病人不出血、痛苦小，避免后遗症和并发症，杜绝复发。

4.11 生物补片内口修补术：Jamshidi R 等[18]报道，7 例因开放性损伤导致的肛瘘患者中，有 6 例予以生物补片（哺乳动物的膜性材料）进行瘘口修补，其中有 5 例瘘口闭合。其优点是：可以对抗肠内高压，切断细菌和感染物由内口进入瘘管的源头，起到

封闭、加固薄弱、底物充填、支架引导等作用。贝绍生等[19]应用脱细胞真皮基质医用组织补片治疗 3 例低位肛瘘，术后 10d 创面基本愈合。但因价格昂贵，目前临床应用并不广泛。

4.12 中医疗法：中医是我国传统医学，经过长期的临床实践，我国传统医学在肛瘘治疗过程中总结出很多宝贵的经验，对肛瘘的治疗起到很好的效果。如箍围药发、掺药法，内服药有：十全大补汤、八珍汤补中益气汤、青蒿鳖甲汤、桃红四物汤等。

五、结语

复杂性肛瘘因其瘘管多、瘘管走形复杂，所致术后肛门失禁、术后复发，长期以来困扰着临床医师及广大患者。虽然，目前多复杂性肛瘘的手术方式多种多样，各种术式各有所长，但笔者通过多年的临床经验认为：要想提高复杂性肛瘘的疗效，首先应对肛瘘的病理、肛门部的解剖有充分的认识，只有遵循了病理、解剖知识，才可以根据具体的病例，设计最适合的治疗方案，才可以在传统的治疗方法基础上，探索更好的治疗方式、方法。当然，面对单个病例，术前对复杂性肛瘘的准确诊断是必不可少的，只有对瘘管走形准确定位，治疗才可以有的放矢，所以我们必须重视复杂性肛瘘的术前诊断。对于各种手术方式、治疗方法，我们应充分理解各种方法的要点，理解复杂性肛瘘的治疗原则：1. 准确寻找并处理内口，彻底清除感染的肛窦、肛腺导管；2. 彻底清除主管、支管及死腔窦道；3. 保护肛门括约肌和肛门的生理功能，正确处理肛管直肠环和肛门括约肌切断的问题。总之，我们在总结过去的同时，应突破临床思维的局限，关注自然科学相关领域的发展，充分利用科学发展的成果，追求更简单、更有效的治疗方法。

参考文献：略。

复杂性肛瘘治疗方法探讨

吴莉娟[1]　贺平[2]

（1. 成都中医药大学，四川　成都，610075；2. 成都肛肠专科医院，四川　成都，610075）

【摘要】本文通过近年来对复杂性肛瘘的手术疗法叙述，旨在对复杂性肛瘘的手术方式进行归纳总结。

【关键字】复杂性肛瘘；手术；治疗

肛瘘，即肛管直肠瘘的简称。是一种常见的肛肠疾病，是指肛管或者直肠因病理原因形成的与肛门周围皮肤相通的一种异常管道。多为肛周脓肿未经治疗或治疗未愈所致。其特征为瘘管内口多位于肛窦内，管道穿过肛门直肠周围组织，外口位于肛周皮肤。发作时常有脓性分泌物从外口流出，急性期每因外口闭合而致局部肿痛；继而在外口处或附近重新溃破出脓，如不及时治疗，病情将会反复发作且出现复杂化的可能。在我国其发病率占肛门直肠疾病的 1.67% ~3.6%，国外约为 8% ~25%，发病高峰在 20 ~40 岁，男性多于女性，比例约为 5 ~6∶1。其病因多为不同原因导致肛窦感染所致，比较熟悉的是肛隐窝腺感染学说、中央间隙感染学说，近期出现了上皮细胞致病学说，有待被认可。此外有人认为肛瘘患病比例的差异主要是性激素的影响，从患病的性别比率上可以得出这样的结论。

国内外现行的肛瘘分类方法达二十余种，目前在国内较普遍使用的分类标准为 1975 年中国衡水会议肛瘘统一

标准分类法：以内外括约肌深部划线为标志，瘘管经过此线以上者为高位，在此线以下者为低位，只有一个内口、瘘管、外口的为单纯性，有两个或以上的内口、或外口、或瘘管的为复杂性。

对于单纯性肛瘘，使用非手术治疗有效，也可采用切开、挂线疗法，治疗上相对来说简单些。然而由于复杂性肛瘘的病变部位多高且深（病灶累及或超过肛直环），主、支管数目多且走行复杂，内口或外口缺如不易辨认，所以复杂性肛瘘的非手术治疗难以达到治愈的目的，而多采用手术治疗。但由于复杂性肛瘘的手术操作难度大，若处理不慎，常可导致肛门括约肌功能不同程度的损害，造成各种后遗症或并发症，如肛门缺损甚畸形、肛门狭窄、肛门不同程度失禁、创面假性愈合、管道残留而致肛瘘的复发或迁延不愈等，有时需要行二期或三期处理。

治疗上中医采用内治法、熏洗法、冲洗法、坐浴法、药捻法、挂线法、药线法等。其中有关药线法治疗肛瘘的记载，明代《古今医统大全》："上用草探一孔，引线系肠外，坠铅锤悬，取速效。药线日下，肠肌随长，僻处既补，水逐线流，未穿疮孔，鹅管内消。"这说明"药线"在肛瘘，尤其在复杂性肛瘘的治疗中有着不可替代的作用。药线的应用既可提高肛瘘的临床疗效，又避免了更多的损伤，可保护肛门的形态和功能。

由于复杂肛瘘的治疗较为困难，因此在治疗过程中出现了许多术式，以期达到治愈的目的。目前为止，肛瘘手术已达20余种。

早在宋代就出现了能够提高人的生活质量并在长期的运用中有很好的疗效的手术方式——挂线疗法。挂线在复杂性肛瘘中的应用因其目的不同而有所不同，其方法及分类多种，从线的作用可分为虚线、实线、浮线、拖线。其优点：此为慢性切割。肛管括约肌虽被切断，但不致因括约肌收缩过多而改变位置，一般不会造成肛门失禁。挂线缺点：（1）切挂组织常常过大，明显增加病人的痛苦，延长治愈时间；（2）切割与基底生长不同步，从而造成创面经久不愈。

与此同时，临床工作者有了更多的尝试，以获得更好的疗效。

李帅军等通过对7中基本手术术式（切开术、切除术、挂线术、缝合术、旷置术、扩创术、引流术）的统计指出，在低位肛瘘手术过程中切开术、扩创术和引流术的使用较多；而在高位肛瘘手术中，切开、扩创、挂线、引流术的使用较多。而由此产生的术式良多，比如陈朝文则提出从肛瘘的解剖学根治、拖线疗法、对口切除旷置结合垫棉法、黏膜肌瓣下移闭合内口引流术、循证医学方面讨论对肛瘘的治疗。张志涛则提出应用挂线和分期瘘管切开术治疗、应用直肠推移瓣内口闭合治疗、应用瘘管清创和注射纤维蛋白胶治疗、HCPT微创无痛治疗等手术治疗，再结合中医保守治疗。

自1961年英国学者Parks等人提出了彻底切除感染的肛隐窝、肛腺导管及肛腺以后，不切断肛门括约肌的肛瘘挖出术式，成为现代治疗肛瘘保存括约肌术式的基础。曹永清等指出，对于肛瘘手术可归为括约肌保留术和切断术两种。其中括约肌切断术式有：挂线术包括挂浮线术、隧道式贯通虚挂引流术、主管切开挂线支管对口引流术、切开挂线旷置术、切挂选择缝合术、高位挂线低位切开缝合术等。保留括约肌术式有：早期的药线法、闭合内口法、内口剜出直肠黏膜移前、生物补片内口修补术、生物蛋白胶封堵术等。刘文清总结出近几年对于肛瘘的手术，特别是高位复杂性肛瘘，指出这些都成为肛瘘保存括约肌术式的衍生。然而这些不断兴起的新术式是否达到预期的目的就有待考证。

吴克明对160例复杂性肛瘘患者随机分组，分别进行开窗留桥对口引流与切开引流挂线治疗，通过医学统计研究复杂性肛瘘采取前者时，痛苦小、愈合快，术后不影响肛门功能。

唐学贵、赵自星、吴映书采用切挂选择缝合术治疗高位复杂性肛瘘，该研究通过临床随机多中心对照，其结果表明，切开、挂线、选择性缝合法治疗高位复杂性肛瘘具有疗效好，痛苦小，疗程短，对直肠感觉和肛门节制功能损伤小，并发症和后遗症少等。

结论：

不难看出，对于复杂肛瘘来说，简单直观、有效的手术才是我们追求的。切开、挂线即是最基础的，也是疗效值得认可的术式。陈朝文就认为，在肛瘘手术中，不管采用什么方法，应掌握以下原则：①充分探查；②充分引流；③尽可能保存肛门功能和外观。

肛瘘手术方法繁多，但在处理复杂性肛瘘上都强调了内口和肛直环的正确处理。对于手术方法的选择，应根据肛瘘的走向、管道空腔的大，分支管道的重叠及途径，部位以及内口与直肠的关系来决定。单纯性低位肛瘘可采取肛瘘切除术或切除缝合术，复杂性低位肛瘘可采取肛瘘切除部分缝合术；高位肛瘘则需行切开挂线术，无内口的可考虑切开旷置术，高位复杂性肛瘘则可采用切开挂线、缝合、对口引流等多种方法同时使用，以保证肛门功能不被破坏。

为了不破坏肛门的功能，甚至有人提出"带瘘生存"一说，但是不被人推崇，这种做法只会是人类的生活质量下降。

展望：

复杂肛瘘的主要治疗手段是手术，其难点在于：①手术创伤大；②外口距肛缘距离远；③内口往往难以判断，容易造成假性内口；④手术容易导致肛管直肠环损伤，造成肛门功能障碍甚至失禁；⑤复发率高，患者难以接受多次手术。不难看出，对于复杂肛瘘的治疗难度很大，但是无论选择何种术式，正确处理内口和原发病灶是手术的关键，其次是切口的引流通畅，这是肛瘘手术成功的重要保证。此外，术后的处理也很重要。因肛门每日排便的特殊生理功能，且是一个细菌众多的区域，所以肛肠术后很容易感染。尽管手术彻底，如果术后换药等护理操作不当亦会出现感染，控制感染对于切口的愈合至关重要。

因此，我们在不断地探索既能保存肛门括约肌的完整性，又能保护肛门功能手术方式的同时，也得在意手术后的换药等。如此才能使得肛瘘患者摆脱痛苦的烦扰，提高生活质量。

参考文献：略。

复杂性高位肛瘘的旷置术的认识

付火保

（江西省星子县中医院，江西　星子，332800）

复杂性高位肛瘘，奇形怪状，有的弯曲，有的直行，管道穿越肛管内外扩约肌，内口在齿线以上，往往有多条管道，统称复杂性高位肛瘘。复杂性高位肛瘘，给手术带来一定麻烦，一有不当，或易复发，或有损伤过大，甚至出现后遗症。采用挂线虽然可取，但对肛管括约肌的损伤仍存，且愈合缓慢。切开缝合术，伤口愈合欠佳，且复发率较高。笔者采用旷置术治疗复杂性高位肛瘘，认为方法可行，以供同道者参考。

手术方法：根据不同部位采用侧卧位，无菌操作鞍麻下先用碘伏肛周皮肤消毒，铺盖洞巾，暴露肛瘘，沿肛瘘周围用电刀切开皮肤，QS 钳挟起肛瘘外口，顺管壁往深处环形剥离至近内口处，用线结扎，将肛瘘管切除取出。检查伤口无活动性出血点，用凡士林油纱块填塞术毕。

术后护理：每天伤口清洁换药填塞，伤口会渐渐由深至浅直至愈合。

疗效观察：本人近年来用此方法治疗复杂性高位肛瘘 6 例，一例因有糖尿病未愈外，其余五例痊愈。病程短者 9 天出院，长者 20 天出院。

典型病例：张 × ×，男，36 岁，星子县五里乡人。2011 年 4 月入院，住院号：1195。患者因五年前肛周红肿热痛而在本乡卫生院行切开排脓术，术后红肿热痛消失，始无介意，但伤口经久难痊愈，时而又红肿流脓血水，时而又愈合，反复发作。总感觉肛门旁有硬物在作怪，今来我院来治疗。住院肛检：肛门外观欠平整，截石位 11 点距肛旁约 3cm 可见一陷下疮口，周围有硬物感，用探针试引有管道斜穿截石位 1 点齿线以上肛隐窝处。对于这样的病例，当时考虑用挂线术从解剖角度那里的神经血管还有“积腺”会有损伤，所以选用旷置术进行手术，住院 16 天病愈出院，疗效满意，近期随访未复发。

认识体会：复杂性高位肛瘘用旷置术解决了对肛管括约肌及肛门皮肤损伤小的特点。且患者痛苦小，病愈快。旷置术适应多种复杂性肛瘘、弯曲瘘，术中最好环形剥离至瘘管基底部先结扎再切除瘘管（无须拆线），使肛内不会有渗液染及刀口，有利于切口组织新生愈合。

肛 裂

A型肉毒素肛门内括约肌侧方注射+病灶扇形小切口切扩引流术治疗Ⅱ、Ⅲ期肛裂的多中心临床研究

何永恒 喻 融

（湖南中医药大学第二附属医院，湖南 长沙，410005）

【摘要】目的 在前期的本中心临床研究基础上，通过多中心临床试验进一步证明A型肉毒素肛门内括约肌侧方注射+病灶扇形小切口切扩引流术治疗Ⅱ、Ⅲ肛裂的安全性和有效性，完善其手术操作步骤及要点。方法 用完全随机、多中心临床研究的设计方法，由三家医院协同完成。符合研究标准的患者共120例，随机分为观察组（A型肉毒素肛门内括约肌侧方注射+病灶扇形小切口切扩引流术）和对照组1（病灶扇形小切口切扩引流术+部分内括约肌侧方切断术），对照组2（肛裂切除扩创术+部分内括约肌侧方切断术）。通过观察伤口愈合时间、术后疼痛积分及术后并发症的发生情况等，结合直肠肛管测压对肛门功能进行评价。结果 3组在术后都无肛门失禁和尿潴留发生；术后痊愈率比较结果：观察组优于两对照组；疼痛积分结果：观察组在术后24h、第一次排便、术后一周疼痛积分均低于两对照组；直肠肛管测压检测结果：术后肛管静息压明显下降；愈合时间结果：观察组愈合时间比两对照组短。结论 本术式具治愈率高、痛苦小、伤口愈合时间短、手术微创化等优点，值得临床推广应用。

【关键词】A型肉毒素；肛门内括约肌侧方注射；扇形小切口；切扩引流；肛裂

我们选择湖南中医药大学附属第二医院、解放军163医院、长沙市中医院三家医院，对A型肉毒素肛门内括约肌侧方注射+病灶扇形小切口切扩引流术进行多中心临床研究，现报道如下。

1. 资料与方法

1.1 一般资料 该研究病例来源于2010年8月～2011年8月期间湖南中医药大学第二附属医院、解放军163医院和长沙市中医院的门诊或者住院的肛裂患者，共120例。病例诊断标准参照2006年中华中医药学会肛肠分会、中华医学会外科学会结直肠肛门外科学组、中国中西医结合学会大肠肛门病专业委员会，制订的《肛裂临床诊治指南》。将所纳入的120例病例按入院先后顺序随机分为观察组、对照组1和对照组2，每组40例。观察组行A型肉毒素肛门内括约肌侧方注射+病灶扇形小切口切扩引流术，对照组1行病灶扇形小切口切扩引流术+部分内括约肌侧方切断术，对照组2行肛裂切除扩创术+部分内括约肌侧方切断术。3组在性别、年龄、病程及肛裂分期方面比较，差异无统计学意义（$P>0.05$），具有可比性，见表1。

表1 三组患者一般情况比较

组别	N（例）	性别（例）		年龄（岁）	病程（月）	分期	
		男	女			Ⅱ	Ⅲ
观察组	40	20	20	36.50±10.24	8.87±4.23	22	18
对照组1	40	21	19	37.47±10.48	9.50±4.15	17	23
对照组2	40	18	22	37.82±9.03	9.97±4.07	20	20

1.2 手术方法 术前准备、麻醉与体位参照《实用肛肠外科手册》[1]。

1.2.1 观察组 采用A型肉毒素肛门内括约肌侧方注射+病灶扇形小切口切扩引流术，具体操作：1）待腰俞麻醉满意后，以络合碘常规消毒肛周3遍，铺无菌孔与巾单，待肛门松弛满意后消毒肛内3遍。2）自肛裂两侧扇形形切开皮肤及皮下组织，扇形切口纵轴与肛裂裂口纵轴重叠，底端起于肛缘外约1.5～2cm，顶端止于齿线上约0.3～0.5cm，底宽依据扇形切口两边宽度而定，做弧形切口。3）用组织钳提起扇形切口外侧端的皮肤及皮下组织，向上锐性分离皮下组织，如有裂痔及肥大肛乳头则一并切除。用内口探针探查肛裂顶端的肛隐窝，如有皮下瘘则一同予以切除，扩创保证充分引流。4）左手食指伸入肛门内作引导，触摸肛门内括约肌，将装有50U A型肉毒素的1ml

注射器，在扇形切口已暴露的内括约肌处进针。5）进针到达内括约肌组织内，扇形向两侧注药，总计注射 1ml（共含 A 型肉毒素 50U）。6）检查创面无活动性出血点，用九华膏纱条覆盖肛裂切口，纱布包扎，胶布加压固定。

1.2.2 对照组 1　采用病灶扇形小切口切扩引流术 + 部分内括约肌侧方切断术，具体操作：（1）～（3）同观察组，（4）～（5）同对照组 2。

1.2.3 对照组 2　采用肛裂切除扩创术 + 部分内括约肌侧方切断术，参照《实用肛肠外科手册》的方法［2］。

1.3 观察指标　①疗效评价标准，参照《中医病证诊断疗效标准》[3]。②肛门失禁，参照《实用肛门手术学》［4］计算例数。③急性尿潴留，参照《外科学》［5］计算例数。④肛缘水肿发生例数⑤术后疼痛评分，采用视觉模拟评分法［6］，评价术后 24 h、术后第 1 次排便、术后 1 周的疼痛情况。⑥直肠肛管压力和容量检测，参照《丁氏肛肠病学》［7］，采用 ZGJ～D3 型肛肠压力检测仪，检测术前 1 d（简称术前）、术后 90 d（简称术后）的肛管静息压、肛管最大收缩压、直肠感觉容量及直肠最大容量。⑦伤口愈合时间：术后第一天至创面愈合的天数。

1.4 统计学方法　应用 SPSS15.0 软件进行统计学分析，计量资料用 ± ±s 表示，组间比较采用方差分析，组内比较采用配对 t 检验，计数资料采用卡方检验和秩和检验。

2. 结果

2.1 术后重大并发症发生情况

三组术后都未发生大出血、直肠阴道瘘、直肠尿道瘘等严重并发症。

2.2 三组患者术后肛门失禁、急性尿潴留和肛缘水肿发生情况比较

表 2　三组患者术后急性尿潴留、肛门失禁和肛缘水肿发生情况比较（率）

组别	急性尿潴留	肛门失禁	术后肛缘水肿
观察组	0	0	2.5%■
对照组 1	0	0	2.5%■
对照组 2	0	0	27.5%

注：与对照组 2 比较，■$P<0.05$。

由表 2 可以看出，三组均无急性尿潴留和肛门失禁的发生；术后的肛缘水肿发生情况，观察组与对照组 1 肛缘水肿发生例数相同，且均低于对照组 2，差异有统计学意义（$P<0.05$）。

2.3 三组患者术后疼痛积分比较

表 3　三组患者术后疼痛积分比较（$\bar{x}\pm s$，分）

组别	n	术后 24 小时	第一次排便	术后一周
观察组	40	2.40 ±1.03☆■	2.10 ±0.63☆■	1.15 ±1.09☆■
对照组 1	40	4.35 ±1.09□	3.95 ±0.84□	2.85 ±1.00□
对照组 2	40	4.65 ±0.94	4.05 ±0.84	2.90 ±1.00

注：与对照组 1 比较，☆$P<0.05$；与对照组 2 比较，■$P<0.05$；对照组 1 与对照组 2 比较，□$P>0.05$。

由表 3 可知，术后 24 小时疼痛积分、术后第一次排便疼痛积分、术后一周疼痛积分，观察组疼痛积分均低于对照组 1 和对照组 2，差异有统计学意义（$P<0.05$）。

2.4 三组患者术前 1 天、术后 90 天直肠肛管测压结果比较

表 4　三组患者术前 1 天、术后 90 天直肠肛管测压结果比较（$\bar{x}\pm s$）

组别	时间	肛管静息压（kPa）	肛管最大收缩压（kPa）	直肠感觉容量（ml）	直肠最大容量（ml）
观察组	术前 1 天	14.82 ±0.96	20.37 ±2.24	36.04 ±1.85	206.42 ±10.33
	术后 90 天	11.12 ±1.27*□●	20.32 ±2.19★	36.06 ±1.72★	206.30 ±9.33★
对照组 1	术前 1 天	14.95 ±0.96	20.11 ±1.66	36.20 ±2.52	207.72 ±9.92
	术后 90 天	9.45 ±0.57*	20.14 ±1.66★	35.76 ±3.77★	207.02 ±7.72★
对照组 2	术前 1 天	14.94 ±1.25	20.35 ±1.91	36.34 ±2.34	206.97 ±9.81
	术后 90 天	9.46 ±0.48*	20.30 ±1.85★	36.46 ±2.12★	207.22 ±9.23★

注：组内比较，*$P<0.05$；组内比较，★$P>0.05$；与对照组 1 术后比较，•$P<0.05$；与对照组 2 术后比较，□$P<0.05$。

由表4可知，三组术后与术前比较，肛管静息压均明显下降，差异有统计学意义（$P<0.05$）。

%1.5 伤口愈合时间

表5　三组患者伤口创面愈合时间比较

组别	例数（n）	最短	最长	平均时间
观察组	40	11	29	18.07 ±3.08▲□
对照组1	40	16	41	28.50 ±4.51★
对照组2	40	17	43	29.00 ±3.73

注：与对照组1比较，▲$P<0.01$；与对照组2比较，□$P<0.01$；对照组1与对照组2比较，★$P>0.05$。

由表5可以看出，观察组愈合时间明显短于对照组1和对照组2，差异有统计学意义（$P<0.01$）。

2.6 临床疗效比较

表6　三组患者临床疗效比较

组别	例数（n）	痊愈	显效	有效	无效	痊愈率（%）
观察组	40	38☆■	2	0	0	95
对照组1	40	35	5	0	0	87.5
对照组2	40	33	7	0	0	82.5

注：与对照组1比较，☆$P<0.05$；与对照组2比较，■$P<0.05$。

由表6可以看出，观察组与对照组1、对照组2相比较，痊愈率高8~13%（$P<0.05$）。

3. 讨论

内括约肌痉挛是造成肛门高压、肛管后正中缺血的根源，治疗肛裂的关键就是解除括约肌痉挛，解除肛裂患者缺血~痉挛~再缺血这一恶性循环[8~10]。A型肉毒素是肉毒杆菌在厌氧环境中产生的一种极其强烈的神经毒素。肛门内括约肌局部注射肉毒素后，通过阻断神经肌肉接头突触前膜乙酰胆碱释放，导致化学性去神经作用及局部肌肉麻痹，从而降低肌肉的紧张度，改善局部供血，达到愈合肛裂的目的。肛门内括约肌麻痹在肉毒素注射后数小时内发生，持续3~4个月，轴突逐渐产生新的神经末梢后，肉毒素的麻痹作用逐渐消失，因此不会对内括约肌产生永久性损伤[11]。病灶扇形小切口切扩引流术采用内浅外深的手法，其目的是防止齿线切口深，损伤内括约肌过多，造成肛门渗液等后遗症的发生。另外内浅外深的切口有利于切口的引流，有减轻肛管内水肿，预防术口化脓性感染的作用，使创口由里向外逐步修复。

肛管静息压中80%~85%是由肛门内括约肌所形成的压力[12]，术后三组肛管静息压均恢复至正常范围内，两对照组切断了部分内括约肌，肛管静息压的构成减小。同时，内括约肌主要是参与排便反射，由此可知，三种术式安全，均不会引起肛门失禁，肯定了此术式的安全性。在前期临床观察的基础上，由3、6、9分别注射改进为扇形小切口处注射，这是因为扇形小切口处已经暴露内括约肌，术式的改进可以防止注射至内括约肌以外的组织，使手术操作更加简单且准确性更高。

该术式在有效消肛裂症状的同时，保护了内括约肌最大可能不受破坏，减小了患者的痛苦，缩短了恢复时间，提高了患者术后的生活质量，不仅有更高的临床疗效而且具有很好的安全性，值得临床推广应用。

参考文献：略。

小针刀内括约肌切断术治疗肛裂109例临床观察

张和平

（河南省焦作市中医院，河南　焦作，454150）

【摘要】为探讨小切口小针刀内括约肌切断术治疗肛裂的效果，回顾性研究分析2003年1月—2008年6月期间采用小切口小针刀内括约肌切断术治疗肛裂的临床资料，Ⅱ期肛裂38例，Ⅲ期肛裂71例。结果显示，109例全部全部治愈，术后均无大便失禁、血肿形成和切口感染出现，无复发。结果表明，小针刀疗法，创面小，痛苦小，疗程短，见效快，治愈率高，操作简便，病人易接受，值得基层医院推广应用。

【关键词】肛裂；小针刀；内括约肌切断术

肛裂是指齿状线以下肛管皮肤的非特异性全层裂开所形成的纵行溃疡，绝大多数位于肛管的后正中线。肛裂是一种常见病、多发病。目前治疗多采用挂线术、侧切术、激光术等疗法，较疼痛，创面大，疗程长，并发症多，复发率高。小针刀疗法，创面小，痛苦小，疗程短，见效快，治愈率高，操作简便，病人易接受。我院自2003年1月~2008年6月我们采用小切口小针刀内括约肌切断术治疗Ⅱ、Ⅲ期肛裂取得良好的效果，现报告如下。

1. 临床资料

1.1 一般资料　按1994年6月国家中医药管理局发布的《中医病证诊断疗效标准脚的肚裂诊断标准（ZY/T001·7~94）分类：Ⅱ期肛裂38例、Ⅲ期肛裂71例；男52例，女57例，年龄13~62岁，平均年龄35岁，病程3个月~10年。并发前哨痔者36例，肛乳头肥大者42例。肛裂位于后正中线者89例。

1.2 治疗方法　术前灌肠1~2次。患者采取截石位，肛门部局麻，待肛门外括约肌松弛后以2指轻度扩肛。用左手食指摸清肛门内括约肌下缘，在其下方0.5cm处沿后正中线向外做长约0.5cm的放射状切口（肛裂位于后正中线者，切口向侧方偏移0.5cm以避免小针刀刺破肛裂创面），右手持小纹式弯曲管钳插入内、外括约肌间沟，在左食指导引下边分离边推进至齿状线下缘，改由助手固定血管钳。术者右手持小针刀，刀刃与肛管皮肤平行，在左食指导引下由原切口潜行刺入肛管皮下至齿状线下缘，避免刺破皮肤，然后针刀旋转90°，用腕力向下压刀尖至钳尖处，沿钳尖向外滑出，一次性完整切断齿状线以下内括约肌，拔出血管钳，此时可在切口处触及∧形凹陷。然后扩肛，能使4指进入即可，避免过度扩肛。压迫创面5~10 min以止血，切口不必缝合。肛裂创面用小刮匙搔刮至露出新鲜创面，再覆盖紫草油纱布。有前哨痔及肛乳头肥大者用肛肠治疗仪电凝基底部待自行脱落。术后口服缓泻剂使大便松软。1 d后或第1次大便后开始用1∶5000高锰酸钾溶液坐浴，每次10~30 min，每日早、中、晚各一次，大便后增加1次。坐浴后肛裂创面涂湿润烧伤膏。

2. 结果

本组109例全部随访，随访时间3~12个月。一般在10~15 d肛裂创面愈合，术后均无大便失禁、血肿形成和切口感染出现。无复发。

3. 讨论

肛裂通常发生在肛门瓣和肛门缘之间，内括约肌最下部浅面。初起只是肛管皮肤裂口，有的裂到皮下组织或括约肌。裂口呈线形或梭形，将肛管扩张，则呈圆形或卵圆形，边缘整齐，底浅有弹性，由纵肌将裂底与内括约肌分开。由于内括约肌常痉挛收缩，裂口供血不足，且受到粪便和肛腺分泌物的刺激、感染，使裂口边缘增厚、周围充血、底硬，可见内括约肌环肌纤维。裂口底部内括约肌纤维变性明显，处于痉挛状态，肛管压力增高。20世纪50年代Eisenhammer首先发现肛裂底部的肌束是内括约肌而不是外括约肌皮下部，提出了肛裂的病因是内括约肌痉挛所致，治疗肛裂应采用内括约肌切断术。观点已被公认，并发展了多种形式的内括约肌切断术。

肛裂的治疗方法很多，Ⅰ期肛裂经过保守治疗多能治愈。Ⅱ、Ⅲ期肛裂多需手术治疗，不同的手术方式各有优缺点，都存在一定的并发症和复发率。张书信等对肛裂4种术式进行了随机对照临床试验研究表明，4种术式在愈合时间上无显著性差异，皮下潜行侧切组出血量最小，疼痛程度最低；而后位内括约肌和外括约肌皮下部切开术，术中出血量最大，疼痛程度最重，但对排便困难的改善最明显，术后复发率最低；直视下侧方内括约肌挑出切断法存在切口感染的潜在危险。

小针刀疗法是一种介于手术方法和非手术疗法之间的闭合性松解术。是在切开性手术方法的基础上结合针刺方法形成的。我们采用的肛裂手术方式是将后切法加以改进，且应用了小针刀，具有内括约肌切断完全、不易损伤外括约肌、创伤小、出血少、并发症少等优点。均在局麻下进行，无需住院，术后仅在观察室观察1~2 h即可离院，减少了病人费用。该术式与以往报道术式有所不同，用纹式钳将内外括约肌分隔开，小针刀从皮下经钳尖将内括约肌切断，操作简单，即使初学者也容易掌握。小切口不需缝合，愈合快。肛裂创面用刮匙刮出新鲜创面，配合应用紫草油纱布、湿润烧伤膏，可以改善创面血运、减轻疼痛，有利于创面愈合。

综上所述，小针刀疗法的优点是治疗过程操作简单，不受任何环境和条件的限制。治疗时切口小，不用缝合，对人体组织的损伤也小，且不易引起感染，无不良反应，病人也无明显痛苦和恐惧感，术后无需休息，治疗时间短，疗程短，患者易于接受。该术式无重大并发症发生，且具有以上优点，值得基层医院推广应用。

按摩扩肛并部分内括约肌下缘离断术治疗肛裂1115例的临床观察

何　伟

（辽宁省丹东市振兴区医院　118000）

【摘要】探讨按摩扩肛并部分内括约肌下缘离断术治疗肛裂的临床疗效 。通过临床观察，结果显示，1115例患者有效率达100%，取得满意疗效。愈合时间平均18天。术后痛苦小。不易复发。

【关键词】肛裂；按摩扩肛；肛门内括约肌

肛裂是一种常见．多发的肛门疾病，在肛肠科疾病就诊中占13.9%，仅次于痔疮，在肛门疾病中占第二位，好发于青壮年，儿童也可发生，老年人较少，临床上女性发病多于男性。肛裂主要表现为肛管皮肤纵行裂伤，是一种非常痛苦的疾病，疼痛．出血．便秘是其临床三大特征。

《医宗金鉴·外科心法要诀》中提出："肛门围绕，折纹破裂，便结者，火燥也。"扼要阐述了因热结肠燥，或因阴虚津亏而致大便秘结，排便用力，使肛门皮肤裂伤，湿热毒邪乘虚侵入皮肤筋络，气血瘀滞，运行不畅而发病；随后又继发感染，逐渐形成慢性、梭形溃疡。现代医学则认为肛裂是由于大便秘结，排便过度用力，引起齿线以下的肛管皮肤裂伤，或因肛管狭窄等造成损伤，继发感染，逐渐形成慢性溃疡而致病。根据祖国医学和现代医学对肛裂研究综述，国内外肛裂的治疗方法很多。我院从2000年至今，采用按摩扩肛并部分内括约肌下缘离断术治疗二．三期肛裂1115例，有效率达100%。现报告如下：

一、一般资料

我院从2000年至今共收治二、三期肛裂病人1115例，占住院总人数的19.6%

本组男332例，女783例；年龄15岁~75岁；病程三个月~31年。肛裂位于后正中712例，前位203例，前后均有128例，三处以上多发性肛裂72例。二期肛裂647例．三期肛裂468例．

二、临床分期

1期肛裂：裂伤新鲜，溃疡边缘整齐，无增厚变硬，尚未形成明显裂痔及肛乳头肥大。

2期肛裂：溃疡反复发作，边缘增厚变硬，不整齐，已形成有裂痔。

3期肛裂：溃疡边缘结缔组织增生，变硬有潜行，裂口上端有肛乳头肥大，下端有裂痔。

三、适应症

二、三期肛裂有裂痔．肛乳头肥大．或肛门狭窄以及伴有皮下瘘者。

四、治疗方法

在骶管麻醉下，取截石位，常规消毒。术者指套涂石蜡油，先用食指与中指轻柔按摩肛缘及肛管组织约一分钟，然后再用两手食指掌面向外扩张肛管（不可暴力扩肛），继而伸入两手中指参与扩肛，扩肛后四指之间缝达1~2指为度（注意个体差异），持续2~3分钟，以见到肛裂伤口扩大，少量鲜血渗出，感肛门松弛为度。局部进一步消毒，将肛裂裂面底部行放射状切口，用弯血管钳将内括约肌挑出，并离断部分内括约肌下缘，向上切至齿线，向下切至肛缘外与尾骨尖之间的2/3处。若前后正中均有肛裂或多发性肛裂，仅需离断后正中内括约肌。对并发的裂痔．肛乳头肥大及溃疡裂面边缘增生的组织以及皮下瘘等一并切除，修剪创缘，呈放射状的梭形切口，使之呈"V"形，以利于术后引流。充分止血，术毕，肛内纳入太宁栓2枚，创面敷消炎生肌纱条压迫固定。术后酌情使用抗生素预防感染，嘱患者保持排便通畅。每日大便后用三矾洗剂坐浴，消炎生肌纱条局部换药。

五、疗效观察

治愈：伤口全部愈合，自觉症状全面消失。

好转：裂口部分愈合，自觉症状明显改善。

无效：肛裂溃疡及自觉症状治疗前后无变化。

治疗效果：治愈例数 1106 例，治愈率达 99.19%

好转例数 9 例，占 0.81%

无效例数 0 例，占 0%

1115 例患者 1106 例治愈，9 例好转，有效率达到 100%。无一利出现肛门失禁。愈合时间平均 18 天。

六、讨论

肛裂多发生于肛管后正中位，其次是前正中位。女性前后位均发生者多见。现代研究认为，肛裂的本质是一种缺血性溃疡病，其发病机制主要是内括约肌痉挛，张力升高导致肛管静息压升高，诱发肛管后正中供血不良，形成缺血性溃疡，也是肛裂持续存在并转为慢性的重要因素。肛裂的主要症状是疼痛，肛裂创面反复被撕裂，可使肛管皮下与内括约肌表面纤维组织增生，产生环形狭窄，使内括约肌痉挛，引起持久性疼痛。我们本着祖国医学" 不通则痛，以通为贵" 的原则，采用按摩扩肛法并部分内外括约肌下缘离断术治疗二．三期肛裂。治疗的关键是解除内括约肌痉挛，改善局部血液供应，促使肛裂创面愈合。离断内括约肌可以解除痉挛状态，肛裂切除病灶，使肛裂慢性溃疡变成了新鲜创面。减少创缘水肿，有利于创面引流和愈合。

术中注意：按摩扩肛，管径大小，术者应注意患者的个体差异，必须轻柔的按摩扩肛，绝不可暴力扩肛，以免造成新的裂创或局部组织损伤后形成瘢痕化。

我们体会术后局部创面的换药，对治愈肛裂也很关键。换药时必须把纱条及药物敷到创面底部。始终保持伤口引流通畅，防止肛外创面早愈或假愈合及愈合迟延而影响疗效。

本疗法操作简单，易于掌握，能彻底清除病灶，术后疼痛轻，手术时间短，创面愈合较快，疗效显著。经临床实践证明，此疗法能解除肛门括约肌痉挛，恢复肛管生理解剖形态，改善局部血液循环开放引流，而很快愈合。我们认为该疗法是治疗肛裂比较理想的术式之一。

封闭配合扩肛治疗肛裂 60 例疗效观察

杜玉军[1]　赵大方[2]　韩生先[3]

（1. 河南省洛阳市洛宁县中医院肛肠科 471700；2. 河南省洛阳市第二中医院肛肠科 471003）

【摘要】为探索肛周及内括约肌长效止痛剂封闭配合扩肛疗法治疗肛裂的疗效观察。我们将此方法用于治疗 60 例急性期肛裂，慢性期肛裂不合并肛乳头肥大及前哨痔患者，观察疗效满意。此方法具有易操作、恢复快、无后遗症，对病人痛苦小、费用低、不需住院、病人易接受等优点。

【关键词】肛裂；封闭；扩肛；疗效观察

肛裂是齿线下肛管皮肤层的小溃疡，其方向与肛管纵轴平行，长约 0.5cm ~ 1.0cm，呈梭形或椭圆形。目前公认引发肛裂的有以下几个因素：①机械因素，②上皮学说，③血管学说，④感染学说，⑤神经肌肉学说(1)。其本质就是缺血性溃疡，是内括约肌痉挛诱发的结果(2)。当前治疗肛裂多采用手术将内括约肌切断，以缓解其痉挛状态；其手术对病人机体的损伤，以及术后出现伤口疼痛、出血、尿潴留等，加上其昂贵的医疗费用，使病人难以接受。

我们采用肛周及内括约肌长效止痛剂封闭配合扩肛法治疗 60 例急性期肛裂，慢性期肛裂不合并肛乳头肥大及前哨痔患者，观察疗效满意。并且此方法易操作、恢复快、无后遗症，对病人痛苦小、费用低、不住院、易接受的特点。现将此方法及体会与同行共讨。

1. 临床资料与方法

1.1 一般资料　60 例肛裂病人以急性期和慢性期肛裂不合并肛乳头肥大及前哨痔。其中男 21 例，女 39 例；年龄 16 岁 ~69 岁，平均 36 岁；病程 1 个月 ~6 年；肛裂位于截石位 6 点 49 例，12 点 11 例。

1.2 方法　取膀胱截石位，肛周常规消毒，取复方盐酸利多卡因 15ml 在 6 点肛裂外缘进针，扇形浸润封闭内、外括约肌及肛裂底部纤维增生区，若是 12 点肛裂，并同时在 12 点裂口外缘进针行裂口基底部封闭，但以后位注射为主。当肛管松弛后，在肛裂后方栉膜带环处为指扩点，当肛管直肠环逐渐松弛，栉膜带并不松弛，大体位于栉膜区的中部，宽约 0.2 ~ 0.3cm。指扩前一般进肛管两指即有勒指感。探查到栉膜带环时再行指扩，为减少造成肛管新创，可将两食指腹间挤挟一段肛管，若遇后方裂，可挤挟举起裂面，压住指扩点再进行扩肛。扩开栉膜带环时，有钝性撕纸样传导感。继之再向肛内伸入两中指，使其压住后方耻骨直肠肌为支点，再用食指适当扩之，以进肛管3～4指为度[3]。指扩后肛管内挤入九华膏，若出血以云南白药粉外敷，丁字带加压固定。术后给予软化大便药物口服，每次便后用高锰酸钾液坐浴5分钟，肛管内挤入九华膏，一般1～2周裂口即可愈合。

2. 结果

2.1 疗效标准　按国家中医药管理局颁布的《中医肛肠科病证诊断疗效标准》执行[4]。痊愈：临床症状消失，肛裂创面完全愈合；显效：临床症状消失，肛裂创面基本愈合；好转：临床症状有改善，肛裂创面愈合欠佳；无效：临床症状无改善，肛裂创面不愈合。

2.2 疗效　60例病人于第一次排大便时均无明显肛门疼痛现象，便血量明显减少；裂口愈合时间约为10天左右。未出现肛周皮下血肿及大便失禁。其中有3例慢性肛裂因经常便秘，于2个月后复发，1例裂口老化较很，创面不愈合，其余裂口全部愈合，随访一年未见复发现象。

3. 讨论及体会

肛裂并非由单一因素所致，而是各种因素长期相互作用的结果。正如Arnous和Denis所言："肛裂可以在一秒钟内发生，但是肛裂形成可能需若干年"[1]。所以合理的治疗方法，正确的临床指导，均能使肛裂病人通过保守治疗而痊愈。临床上一些大夫为了经济效益，往往引导肛裂患者行手术疗法。然而手术对内括约肌断离多少很难掌握，会造成不同程度的肌门失禁。特别是后位切断内括约肌时，伤口愈合慢而且易形成锁洞样不愈合裂口，术后疤痕形成大，有时在疤痕基础上再发肛裂，易后遗不完全性肛门失禁[5]。特别是产后肛裂病人，多产妇肛裂、肛管较短者，术前肛门控制功能欠佳合并腹泻及年老患者。Corby对产后慢性肛裂的妇女的肛门最大静息压进行了测定，结果发现产前产后最大静息压的中位数分别为7.7和6.5kpa，与没有肛裂的对照组相似[5]。所以若切断这些病人的内括约肌，其术后肛门失禁的危险很大。一切合理有效的疗法在于解除缺血—痉挛—更缺血这一恶性循环。复方盐酸利多卡因注射液是一种新型长效止痛剂，止痛效果可维持24～240h，该药是由0.13%薄荷脑，0.8%盐酸利多卡因以及乙醇甘油和水组成的无色澄明液体，其中薄荷脑为中性饱和醇，可与神经细胞膜脂质相互作用，引起膜脂质结构形态改变，使膜膨胀，细胞膜钠通道变窄，阻止钠离子内流，使神经细胞无法形成扩张性动作电位，从而产生神经阻滞作用。肛周注射后可起长效止痛作用，使患者于排便时肛门无疼痛感，缓解了患者恐惧排便的心理作用，避免了隔天排便所引起的便头干燥现象，使便干、裂伤、疼痛这种恶性循环现象消失。同时配合扩肛疗法，扩肛可使肛门内括约肌松弛，解能除肛门内括约肌痉挛，使肛门静息压降低，改善肛门局部缺血状况，从而使肛裂创面愈合。每次便后坐浴再加上消肿止痛、生肌、收口的九华膏外用，又加速了创面的愈合时间。笔者通过对60例病人治疗及观察，发现此方法疗效满意，操作简便，疗效迅速，不手术，患者易于接受，同时又减少了患者的精神负担和经济负担，值得在基层医院推广应用。

在治疗时应注意两点：①行长效止痛剂注射时应避免注射针头直接刺破血管，一定回轴无血时再注药，注射药物不能过于集中，应扇形均匀注射，注射完后给予按摩；②扩肛时不应在肛内反复作顺时针、逆时针的扩张，以免造成肛管多出裂伤。手法要轻柔不过于粗暴及过度扩肛，避免损伤肛管纤维弹性结构直肠纵肌和内括约肌，防止肛周软组织及血管断裂所致肛周皮下血肿及术后排便失禁。

双侧切术治疗陈旧性肛裂附56例报告

干安建

（浙江省宁波健民肛肠医院，浙江　宁波，315000）

【摘要】内括约肌部分切除术对56例陈旧性肛裂，尤肛裂手术后复发的肛裂治疗后有明显效果，患者均治愈，症状及体征消失，创面愈合时间短，术后肛门括约功能不受影响，复发率低，并发症少，远期疗效肯定，是治疗陈旧性肛裂较为理想的术式。

【关键词】肛裂；双侧切术

我院于2008年—2011年肛裂双侧内括约肌部分切除术治疗陈旧性肛裂56例，治愈50例，复发6例，现报告如下：

1. 一般资料

按中华中医药学会肛肠专业委员会制定的肛裂诊断标准，56例均为Ⅲ期肛裂，其中男30例，女26例，年龄

18～65岁，病程2月～15年，曾做过肛裂手术的15例，肛裂部位后位33例，前后位23例，并发哨兵痔48例，肛乳头肥大25例，皮下瘘6例。

治疗方法　术前常规检查，排除手术禁忌症，常规手术前准备，在骶管腔内麻醉，体位为"折刀位"。

2. 手术方法

在肛门右位距肛1.5cm处作0.5cm大小放射性切口，用血管钳挑起部分内括约肌环形纤维0.3cm，用电刀切断，压迫止血，再用同法左位内括约肌切除术。并同时切除哨兵痔、肛裂、肛乳头肥大，后经肛门扩肛术，以二指为宜。创面用止血纱布，云南白药敷料压迫包扎，术毕。术后消炎止血，软化大便，局部敷药5～8天。

3. 结果

疗效标准：1. 治愈：症状消失，创口愈合。2. 好转：症状改善，创口未愈。3. 无效：症状及体征均无变化。本组56例，治愈56例，愈合时间6～20天，平均10天，所有病例均无并发症及后遗症（均无大出血，无肛门狭窄，无肛门失禁及肛门溢液）。

随访6个月～2年，6例复发，经保守治疗后好转，该6名病人均有大便习惯不良，有便秘病史。

4. 讨论

陈旧性肛裂也是Ⅲ期肛裂．

肛裂是发生在齿线下肛管皮肤上皮的纵行裂开，其方向与肛管纵轴平行呈梭形溃疡。陈旧性肛裂并发哨兵痔及肛乳头肥大现代概念认为肛裂的本质是缺血性溃疡，是内括约肌痉挛诱发肛管后位供血不足，日久难以愈合而形成肛裂的病因是内括约肌痉挛和纤维化。

目前治疗肛裂的方法众多，传统扩肛术、内括约肌切断术均有一定疗效，我院对陈旧性肛裂采用双侧切术治疗取得满意效果。体会如下：

（1）麻醉采用腰俞麻醉，肛门括约肌松弛，便于找到纤维化内括约肌（局部麻醉效果不佳）。

（2）应采用俯卧位"折刀位"操作，作左位及右位入刀，无论使用"右指法"或"无指法"都很方便，优于膀胱截石位或右侧卧位。

（3）内括约肌切开及扩肛：切开高度应以齿线为准，切开后扩肛，两指为佳。因多切和过度的扩肛容易引起肛门失禁。用双侧切断术可减少肛裂的复发。扩肛的目的是切开括约肌两个断端，使其不能重新粘连。

（4）对合并哨兵痔、肛乳头肥大、皮下瘘要一起治疗。

总之，治疗肛裂的方法众多，双侧内括约肌切术是众多有效方法之一。我院经过56例的治疗，并于切断部分内括约肌作病理检查，多为慢性炎症或纤维化。经过随访，无明显并发症和后遗症。6例复发与其便秘有关，治愈率为89.29％。

我们体会本疗法操作简单，易于掌握，能清除病灶，松弛肛门内括约肌，术后疼痛轻，并发症少，复发率低，尤其对于手术复发病人是较为理想的治疗方法。

小针刀联合扩肛术治疗肛裂60疗效观察

符发年

（甘肃省天祝县医院，甘肃　天祝县，733200）

【摘要】目的　观察小针刀联合扩肛术治疗肛裂疗效。方法　治疗组小针刀闭合性松解内括约肌配合扩肛术，对照组肛裂切除内括约肌侧切术。结果　两组均治愈，治疗组术后疼痛程度、住院天数及医疗费用明显优于对照组。结论　小针刀联合扩肛术治疗肛裂疗效显著，痛苦小，疗程短，费用低，是值得推广的中医适宜技术。

【关键词】小针刀；闭合性松解内括约肌；扩肛术；肛裂

自2008年1月至2012年1月应用小针刀闭合性松解内括约肌配合扩肛术治疗肛裂60例，效果满意，现报告如下。

1. 资料与方法

1.1 一般资料　根据《中华人民共和国中医药行业标准．中医病证诊断疗效标准》遴选具有手术适应症肛裂120例，其中男性48例，女性72例，随机分为治疗组和对照组。治疗组：60例，年龄18～55岁，病程1年～12

年。对照组：60例，年龄17~60岁，病程1年~10年。肛裂部位：前正中位23例，后正中位78例，前后正中位29例。并发哨兵痔86例，并发肛乳头肥大57例，并发潜行瘘道47例。两组在性别、年龄、病程长短等方面无明显统计学差异。

1.2 治疗方法　治疗组：患者取侧卧位，常规消毒铺巾，局部浸润麻醉，肛管内碘伏消毒，缓慢扩肛至可触及不松弛的环状纤维条索，即为痉挛的内扩约肌。在3点或9点位肛缘外1~1.5cm处作一个针眼后插入小针刀，左手食指伸入肛门，右手持小针刀在左食指的引导下探入内括约肌外侧，纵行松解内括约肌1cm。然后双手食指、中指涂石蜡油，先右食指伸入肛门滑润肛门，然后背向伸入左食指，以肛裂后方内括约肌处为指扩点，用两食指用力扩张肛管，扩肛时，有钝性撕纸样传导感，见肛裂创面扩大、纤维性组织断裂、少量鲜血渗出，继之再向肛门内伸入两中指，使其压住后方耻骨直肠肌为支点，再用食指适当扩之，最大限度以4指远端指间关节进入肛管为度，维持扩张5min。对照组：患者取患者取侧卧位，常规消毒铺巾，局部浸润麻醉，肛管内碘伏消毒，缓慢扩肛至可触及不松弛的环状纤维条索，作一小三角形皮肤切口，切除肛裂创面以及并发的哨兵痔、肥大肛乳头和潜行瘘道后截石位3点或9点位行开放式切口，直视下切断部分内括约肌，切口两侧放射状钳夹切除开放引流。

两组合并有哨兵痔、肥大肛乳头、潜行瘘道一并切除，创面油纱条压迫外加塔形纱垫加压包扎。术后均给予补液抗感染药物3天，于术后次日起每天早晚坐浴、中药熏蒸、创面清洁换药各1次。

2. 结果

2.1 疗效判定标准　痊愈：症状消失，裂口愈合。好转：症状改善，裂口或创面缩小。未愈：症状无改善，裂口无变化。

2.2 两组疗效　两组皆治愈，术后半年随访未见复发。术后疼痛，愈合时间，费用比较见表1

表1　两组术后疼痛、愈合时间、费用比较

分组	例数	无疼痛	轻度疼痛	中度疼痛	重度疼痛	愈合时间（天）	费用（元）
治疗组	60	34	19	7	0	7±1.4	1686.28±36
对照组	60	0	38	13	9	21±2.6	2634.48±24

3. 讨论

肛裂是肛管或肛缘部的皮肤裂伤或裂开，深达肛门内扩约肌表面，它可以从肛缘延伸至肛管齿状线。肛裂形成的主要原因内括约肌痉挛和收缩，由于内括约肌痉挛导致肛管压力增高，肛管后壁血液供应障碍，形成缺血性溃疡，使肛裂长期不能愈合。

由于微创手术创伤小，患者遭受痛苦少，身体的损伤轻，康复速度快，有效减少避免了传统外科手术给患者留下的医源性创伤和合并症。近年来，微创手术备受医师及患者的青睐，微创医学发展迅速。小针刀治疗肛裂能够有效解除内括约肌痉挛，联合扩肛使病理性纤维增生环断裂，内括约肌得以松解宽息，降低肛管压力，局部血运增加，恢复肛管皮肤微循环的正常灌注，使缺血状况改善。且扩肛后内外括约肌暂时麻醉数天到1周，肛裂创面扩大并开放，引流通畅，从而解除疼痛出血，瘙痒，进而修复肛裂。传统手术治疗肛裂为开放性切口，术后因排便、换药等因素刺激创面致疼痛加重，而且愈合时间长，医疗费用高。小针刀将开放性手术变为简单的闭合性手术，借助西医解剖和诊断知识，先进行疾病的定性、定位，再运用祖国医学疗法的小针刀“刺、切、钩、割和挑拨”等手法，以最小的创伤达到最大治疗效果。手术创面小，不伤及无辜组织，保持了肛门结构及功能的完整性。与传统术式相比小针刀是一种安全有效的手术，而且具有疗程短，术后痛苦小，护理简单，医疗费用低廉等优点，值得临床推广，可作为Ⅱ、Ⅲ期肛裂的首选方法。

参考文献：略。

直 肠 脱 垂

PPH 技术在直肠黏膜内脱垂中的应用

王志民　辛学知

（山东省肛肠病医院山东大学附属千佛山医院肛肠科，山东　济南，250014）

【摘要】目的　探讨 PPH 技术治疗直肠黏膜内脱垂的手术方法及疗效。方法　回顾分析 46 例直肠黏膜内脱垂病例均行 PPH 手术，根据排粪造影及指诊情况选择荷包缝合的位置。结果　46 例一次 PPH 术后症状明显缓解。住院时间平均 4.8d，无 1 例出现严重并发症。结论　PPH 技术对于治疗直肠黏膜内脱垂具有明显疗效。

【关键词】PPH；直肠黏膜内脱垂；手术

直肠内脱垂（internal rectal prolapse，IRP）是出口梗阻型便秘的常见原因之一，以女性多见。传统手术治疗疗效不佳，并存在手术操作难度大、术后复发率高等问题。2005 年 7 月至 2007 年 6 月，我们采用 PPH 技术治疗直肠黏膜内脱垂 46 例，疗效显著，现报告如下。

1. 临床资料

1.1 一般资料：本组病人 46 例，男 11 例，女 35 例，年龄 26～59 岁，平均 43.5 岁。病程 1～12 年，平均 3.5 年。病人均有排便困难，肛门处梗阻感，会阴坠胀，便不尽感，伴便柱变细，部分病人需手助排便。经排粪造影证实，并除外结肠慢传输，其中单纯直肠黏膜内脱垂患者 18 例，合并直肠前突 5 例，合并痔病 16 例，合并直肠前突及痔病 7 例。

1.2 手术方法：

术前清洁灌肠，采用骶管麻醉。体位采用截石位或左侧卧位。采用国产海达一次性肛肠吻合器。手术时置入肛镜件，取出扩肛件。尽可能使齿线下移，根据排粪造影和指诊情况确定荷包缝合高度，一般于 3 点位齿线上 3～5cm 处黏膜下作一圈荷包缝合（如第 1 个荷包缝合效果不理想，可在第 1 个荷包线的下方约 0.5～1cm 处作另一个荷包缝合），对合处可过缝一针，在 9 点位贯穿一条 7 号丝线作牵引用。取出缝扎件，将吻合器张开到最大限度，经肛镜件将其抵钉座伸入到环扎处上端，收紧缝线，用勾针件将缝线拉出，适当牵引结扎线，不结扎，使松弛脱垂的黏膜进入吻合器套管内，收紧吻合器并击发，同时完成直肠下端黏膜的切除和缝合。取出吻合器，检查吻合部位是否有出血，如有搏动性出血，应用丝线行“8”字缝扎。切除环行直肠黏膜宽约 2～4cm。

1.3 结果

术后住院时间 3～7d，平均 4.8d。所有病人术后 36～48h 排便，每日 1～2 次软便，45 例病人排便障碍得到了缓解，排便通畅，梗阻感消失；1 例排便改善，肛门坠胀感减轻。随访 40 例 3 月～2 年，未见复发，无肛门狭窄、失禁及直肠阴道瘘发生，所有伴发痔病患者术后痔病症状均得到缓解。

2. 讨论

直肠黏膜内脱垂是指直肠壁下段黏膜与肌层间结缔组织过于松弛，黏膜层下移。其临床表现为便意不尽、肛门坠胀、大便次数增多，严重者有下蹲排便时黏膜自肛门脱出，伴便柱变细，部分病人需手助排便。直肠黏膜内脱垂病人常不同程度伴有直肠前突。除了病人的主诉外，排粪造影检查是至关重要的，它在客观上证实了出口梗阻的确切病因，也为临床手术治疗提供了依据。传统方式以直肠黏膜柱状缝合，硬化剂注射及胶圈套扎术，但易复发。PPH 治疗直肠黏膜内脱垂，是通过环形切除宽约 2cm 黏膜及黏膜下层组织后，使用吻合器将直肠黏膜吻合使其脱垂下移的直肠及黏膜向上悬吊；吻合口形成瘢痕及吻合钉形成的无菌性炎症可使直肠黏膜牢固地固定直肠壁肌层，使直肠恢复正常解剖位置，恢复肛管的通畅性，从而缓解了排便障碍，并且通过悬吊固定直肠黏膜，同时解决了直肠前突的问题，但伴有直肠前突的直肠黏膜内脱垂患者治疗效果明显降低。

直肠黏膜内脱垂手术体会：① 要有良好的麻醉，使肛门充分松弛，防止扩张肛门时引起撕裂造成术后疼痛。采用骶管麻醉可明显降低吻合器收拢击发时的不良反应；术后在麻醉未消失之前，减慢输液速度，可减少导尿的发生。② 肠道消毒要彻底，肛周消毒后肛门内要常规塞入碘伏棉球，手术时置入肛镜件，取出扩肛件后，碘伏液再次消毒直肠2~3次，防止直肠上端内容物污染手术视野。术前点滴使用抗生素，可减少荷包缝合时血肿的发生，提高黏膜切除的完整性。③肛镜件一定要放置到位，超过齿线并固定好。这可对术后疗效起决定性作用。④根据排粪造影及指诊情况选择荷包缝合的位置，一般于齿线上3~5cm处黏膜下作一圈荷包缝合，再在第1个荷包线的下方约0.5~1cm处作另一个荷包缝合。荷包缝合的位置过高手术效果差，治疗不完全，术后仍可出现排便困难现象，缝得过低容易伤及痔静脉丛，切割后易造成出血。⑤缝荷包时其针的刺入深度要适宜，通常应深达黏膜下肌层，过浅可能会因牵拉而撕脱黏膜或黏膜切除后，被环形缝合的黏膜层一旦受到张力即会撕裂、出血，倘如过深会出现直肠全层切割。⑥荷包缝线应松紧适宜，又能在中心杆上下容易滑动，太紧牵拉线下拉受影响，太松可能导致切割不全。我们认为荷包缝合可过缝一针，不打结。⑦我们推荐单荷包缝合，对侧贯穿一条7号丝线作牵引用。如第1个荷包缝合不理想可采用双荷包，因为双荷包缝合2条荷包线很难达到理论上的同一水平，距离太窄会造成2条荷包线有交叉现象，使牵引受力点不在同一水平，距离太宽会造成重叠的痔上黏膜难以进入吻合器空腔中，而出现切下双黏膜环。且双荷包缝合手术操作复杂、易出血。⑧对伴有直肠前突的患者，其直肠阴道壁很薄，当将中心杆收紧后，击发前必须左手食指伸入阴道，检查阴道后壁有无被嵌入吻合器内，以免损伤阴道后壁而引发直肠阴道瘘。⑨旋紧吻合器时，一定要注意吻合器纵轴与直肠保持一致。旋紧后再次确认荷包缝合无误，黏膜完全进入钉仓。吻合器击发后应保持关闭状态约30s左右，有利于更好的止血。⑩术后取出肠道棉球，不要塞入过多凡士林纱条，此时凡士林纱条并不能达到有效止血的目的，反而引起病人术后肛门部坠胀不适，强烈便意感。

PPH治疗直肠内脱垂必须明确诊断，经过严格的非手术治疗后方可考虑，并严掌握适应证。术后注意饮食调节，改变不良的排便习惯，加强功能锻炼，才能防止复发，提高治愈率。

成人完全性直肠脱垂治疗（附12例报告）

赵　彬[1]　刘文泉[1]　安海伟[1]　孙美玲[1]　刘　娜[1]　解　强[2]　张殿林[3]

（1. 葫芦岛肛肠医院，辽宁　葫芦岛，125000；2. 抚顺市沈抚肛肠医院，辽宁　抚顺，113000；3. 辽宁省肿瘤医院，辽宁 沈阳，110042）

【摘要】目的　探讨经腹会阴联合手术治疗成人完全性直肠脱垂的方法及疗效。方法　对我院2000年1月至2012年2月收治12例Ⅲ度成人完全性直肠脱垂，经腹会阴联合手术方法治疗的临床资料回顾性分析。手术方法：入腹腔后，先持续向上牵拉直肠，在膀胱直肠凹陷（或直肠子宫凹陷）的基底部行盆腔前方腹膜与直肠浆肌层间断缝合，一层一层的向上缝合直至消除其凹陷。再将直肠悬吊固定在后腹膜及骶骨岬骨膜上。乙状结肠向左后上方牵拉并悬吊及固定在左侧后腹膜及腰大肌筋膜上。会阴组同时行经肛门内3、9、12点位置纵行钳夹，缝扎脱出之黏膜切除之，并在其下面注射硬化剂。然后再行肛门紧缩术。术后随访6个月至10年无复发和并发症发生。结果　男5例，女7例，年龄18~52岁，平均年龄41岁，均有便秘史，直肠脱垂逐渐加重史，肛门坠胀、肛门松弛、时常脱出于肛门外，每次脱出物必需用手托压才能返纳。结论　经腹会阴联合手术法，手术直视、视野宽敞，暴露的充分、无游离创面，无出血，创伤小，手术特别简单易操作，无风险，手术确切，无副损伤，疗效肯定，效果满意，无复发和并发症，安全可靠值得推广。

【关键词】成人完全性直肠脱垂；手术；腹会阴联合手术；疗效；直肠脱垂

成人完全性直肠脱垂临床多见，治疗方法繁多。2000年1月至2012年2月，我院采用经腹会阴联合手术方法，治疗12例，取得了满意效果，现报告如下。

1. 临床资料

1.1 一般资料 本组12例，男5例、女7例，年龄18~52岁，平均年龄46岁。本组均为Ⅲ度RP病人，都有便秘史，3例接受过消痔灵注射失败者，12例均表现在逢大便比较干燥或便秘时，就发生直肠完全脱垂，不能自行返纳，逐渐加重。不能做体力劳动和增加腹内压活动，并伴有严重的肛门松弛。

1.2 腹会阴联合手术方法

1.21 术前准备：补充水、电解质平衡、纠正贫血、营养支持。肠道准备：术前一日口服番泻叶或25%甘露醇500ml，排净粪块和大量粪渣。

1.22 腹会阴联合手术方法：硬膜外麻醉，取截石位，腹正中切口入腹腔。探查膀胱直肠（或直肠子宫）凹陷，均见到其凹陷有明显扩大，深陷，形成大小不同程度的深窝，伴有小肠肠管坠入，整个盆底平面下沉下降。直肠周围组织松弛，直肠上段的周围组织特别明显，使上段直肠远离骶骨岬，向前向下移位。乙状结肠见有不同程度的冗长，向下移位，坠入其陷凹内。

手术：充分暴露好盆腔、盆底，将直肠持续地向上牵引，首先自深陷的陷窝底部的前腹膜与直肠前壁浆肌层及直肠两侧浆肌层，间断缝合，一层一层的向上缝合，直至消除凹陷，紧缩直肠周围的松弛组织。完成盆底腹膜和直肠周围组织的缝缩成形术[1]，大大的提高了盆底的水平面。再将直肠继续向后上牵引，将直肠两侧浆肌层悬吊和固定在后腹膜和骶骨岬骨膜上。继续把乙状结肠向左后上方牵引并排列好，悬吊固定在左后腹膜和腰大肌筋膜上。术中注意勿成角折叠乙状结肠和输尿管损伤。

会阴部手术：常规消毒会阴部及直肠内，牵开好肛管，嘱患者增加腹内压，使直肠内脱垂的黏膜尽量显现，然后分别在3、6、12点处，于齿状线上1.5cm处始向上纵行钳夹松弛的黏膜4～5cm长，行钳下“8”字缝合结扎，先不剪线，随即予此处黏膜下注射消痔灵1∶1的1～2ml，以黏膜呈现苍白膨胀为度。剪线和剪去止血钳上面的黏膜。避开直肠动脉，要保证两排注射药物间隔2cm的正常黏膜。

肛门紧缩术：肛周常规消毒，手术于4～5点处，以肛门为中心作菱形切口，上至齿状线，下达肛缘外3.0～3.5cm，横径为3.0cm。切开皮肤、皮下、黏膜至肛门外括约肌前面，游离切除之。然后纵行缝合外括约肌及其深部组织两道，以肛门紧缩到容纳1.5指为度。缝合皮下、黏膜、皮腹告术终。

2. 结果

本组病人均行腹会阴联合手术方法，手术时间1.5小时左右，不下胃管，无出血和输尿管等副损伤。术后无粘连性肠梗阻和大便便血、肛门狭窄和排便困难发生。随访6个月至10年无复发。

3. 讨论

RP的真正病因目前仍不太清楚[2]。完全性RP治疗方法繁多，大约有100余种，其中绝大多数是手术方法[3]。但手术是其绝对的适应症，可是至今尚还没有一种公认的手术，可以适应于不同类型的病例[4]，许多文献报道，复发病例是没有选择好的合适的手术方法[5]。

我们总结过去的经验和体会，成人完全性RP是良性疾患，手术不宜过分复杂，首先要选择创伤小，痛苦小，无风险、有效、可靠，无副损伤的、简单易行的多种手术联合的手术方法。避免了单一手术方式复发的弊病。因此，我院2000年1月至2012年2月总结出经腹会阴联合手术方法。首先经腹行盆底腹膜提高缝合术：先持续的向上后方牵拉直肠，行自盆底深陷的陷凹底部的前腹膜与直肠前壁浆肌层及其两侧的浆肌层间断缝合，直至消除深陷的陷凹，又使盆底腹膜完成缝缩成形术[1]，大大提高了盆底的水平面，直肠得到有效的悬吊固定提高，又加强了盆腔对直肠的支承，支持力。防止了直肠下沉下脱，又减少了小肠肠管对直肠前壁的压迫。同时继续向上牵拉直肠，将其固定于后腹膜和骶骨岬骨膜上，将直肠悬吊固定于骶前，防止了直肠下脱下沉，压迫其前壁。再将乙状结肠向左后上方牵拉，将其固定在左侧后腹膜和左腰大肌筋膜上。防止乙状结肠下降、下沉压迫盆底和直肠前壁，防止直肠黏膜脱垂。此种手术方法，完全符合了“吊床”理论采取盆底吊床重建术[6]。手术直视，简单易行，无创面和出血、风险和副损伤。效果肯定、可靠又满意[7]。在国内取代了美英两国常用的人工网带替代物悬吊固定直肠，防止了盆腔感染，又节约费用。

经会阴部手术：在直肠内纵行切除缝扎脱垂黏膜3处（3、9、12点），使留下的黏膜缩短，且紧紧的包绕着直肠肌层，然后立即注射硬化剂[8]，后使留下的肠黏膜紧紧牢固的粘连在直肠肌层固定不动。防止再次脱垂复发。

肛门紧缩术：因完全性RP患者均伴有肛门松弛，此手术使肛门缩小，从而增强肛管对直肠的承托和支持作用[9]。我们采取一处切口紧缩肛门术，手术非常简单易行、快、无出血完全能达到缩肛目的和对直肠的支承及支持作用，切口均一期愈合，无肛门狭窄和失禁。

我院采取上述联合手术治疗方法10余年，随访6个月至10年，无复发、并发症和后遗症。

近年来国外文献相继报道开展腹腔镜微创治疗RP[10]。腹腔镜直肠乙状结肠固定术代表了RP治疗未来的发展方向，有取代传统开腹手术的可能[11]。但在我国因经济、条件所限，几年内还尚不能展开施行。国外文献报导机器人辅助腹腔镜固定术治疗RP[12]。

综上所述：本组经腹会阴联合一期手术方法，其优点：手术直视、术野宽敞、暴露好、充分、手术特别简单易操作、无游离创面、无出血、创伤小、无风险和副损伤、手术确切、时间短。因此，效果肯定、疗效可靠。本组术后恢复特别顺利，无复发和任何并发症发生。所以我们认为此经腹会阴联合手术方法，效果好、无复发、安全可靠，值得推广。

参考文献：略。

PPH加RPH治疗重度直肠黏膜内脱垂的疗效观察

陈洪利[1] 陈 琳[2]

（1. 冠县中医院，山东 冠县，252500；2. 聊城市东昌府区人民医院，山东 聊城，252000）

【摘要】为探讨吻合器痔上黏膜环切（PPH）加吻合口上黏膜吸入套扎（RPH），治疗重度直肠黏膜内脱垂的临床疗效，对21例重度直肠黏膜内脱垂，排便困难、排便不尽感及肛门坠胀症状较重的患者进行此方法治疗，术后观察其临床变化情况，评价治疗效果。术后5~10个月随访，除两例出院一周后，因食生冷出现腹泻、肛门坠胀不适，经过对症治疗后好转外，其余病例全部治愈。结果表明：PPH术加RPH补充治疗重度直肠黏膜内脱垂，使吻合口上松弛黏膜皱缩，肛垫上提，消除便秘、排便不尽感及肛门坠胀症状，是一种理想的治疗方法。

【关键词】重度直肠黏膜内脱垂；痔上黏膜环切吻合术；吸入套扎术

自2009年5月~2009年12月，笔者对21例重度直肠黏膜内脱垂患者，经PPH治疗术后观察吻合口上仍然黏膜松弛的患者，使用RPH补充治疗，5~10个月随访观察，疗效满意，现报告如下。

1. 资料与方法

1.1 临床资料

本组男7例，女14例；年龄42~78岁，平均57岁；病程半年~20年。均为排便造影后显示重度直肠黏膜内脱垂患者，11例患者便秘，需服泻药或开塞露导便，11例女性合并直肠前凸，中度3例，重度8例；合并混合痔15例，肛裂17例。治疗前11例患者曾行内痔结扎术，3例行硬化注射术。全部患者均有不同程度便秘、便频、排便不尽感、肛门坠胀疼痛及骶尾部不适等症状。

1.2 治疗方法

术前肠道准备，选择硬膜外麻醉、骶麻或局麻，取俯卧折刀位，常规消毒，铺无菌巾，稀碘伏棉球反复消毒肛管直肠下段，充分扩肛后，用三把无创伤钳3.7.11点位分别钳夹肛缘，向外牵拉，置入肛管扩张器，取出内栓；用10号丝线缝扎固定。借助半弧形肛镜，直视下在肛管扩张器上1~2CM处，用10号丝线分别于3，9点位黏膜及黏膜下做双荷包缝合。将旋松至最大限度的吻合器头伸入荷包线以上，收紧打结荷包线，并从吻合器侧孔拉出。适力牵拉，旋紧吻合器至安全刻度。打开保险装置并击发，保持吻合器关闭状态20~30秒，完成黏膜切除吻合，旋松吻合器取出。检查有无活动性出血，对出血部位缝扎处理。检查吻合口上黏膜仍有松垂的，施行RPH治疗。方法：消毒吻合口上黏膜，选择美国COOK~HMBL~4套扎器并与吸引系统连接，距吻合环0.5CM上不同平面施点状吸引，负压达到0.08~0.1MPA时释放胶圈套扎，观察黏膜拉紧程度决定套在点数，切记牵拉过紧，一次可套扎3~5个点。术毕放入太宁栓一枚，无菌油纱裹肛管置入肛门，包扎固定。术后次日开始半流质饮食，使用抗生素和止血止痛药对症治疗，每日两枚太宁栓纳肛，住院观察3~5d，排便正常后出院，中药祛毒汤每日坐浴熏洗，一周后做提肛锻练。术后避免重体力劳动、忌食生冷及辛辣刺激性食物一个月。

2. 结果

本组21例，5~10个月随访，两例因为出院一周后食用生冷不洁食物至泄泻，经治疗后仍有肛门坠胀不适及便频，其余患者均排便正常，便秘、便频、肛门坠胀及排便不尽感症状全部治愈。近期效果理想。

2. 讨论

直肠黏膜内脱垂（内套叠IRI）是导致出口梗阻性便秘的常见病因及类型，其发病原因多由于年

老体弱、中期不足、排便习惯久蹲强努或药物性便秘有关。多数女性患者因产伤损及直肠阴道隔形成前壁黏膜袋状突向阴道，便秘久蹲时形成本病的重要因素。直肠黏膜的松弛下垂使直肠黏膜面积增加，会吸收加快肠蠕动减弱而加重便秘，是互为因果的恶性循环，使用保守治疗效果不理想，PPH是通过环形切除齿状线上肠黏膜及黏膜下组织，去除松弛多余的黏膜，达到拉展肠壁，使大便通过顺畅，达到治疗本病的目的。经PPH吻合口上黏膜仍然松弛堆积的患者，治疗后仍然出现不同程度的肛门坠胀症状和排便不尽感，近期疗效与远期疗效不理想。在本组患者全部经PPH不能完全切除松弛黏膜，吻合口上黏膜仍见松弛，采用RPH作补充治疗，于吻合口0.5cm以上不同平面再行点状吸入套扎肠黏膜，套扎后黏膜皱缩，肛垫上提，局部炎症反应致使黏膜、黏膜下层与浅肌

层粘连，肛垫固定于较高位置。此两种方法互补结合治疗重度直肠黏膜内脱垂，治疗效果满意，近期疗效可靠，是一种较理想的治疗方法。

参考文献：略。

可吸收线缩肛配合消痔灵注射治疗直肠脱垂的疗效观察

李朝阳　夏航校　贾瑞刚　高旭波　指导老师：毛宽荣

（西安马应龙肛肠医院，陕西　西安，710016）

【摘要】目的：探讨可吸收线缩肛配合消痔灵注射治疗重度直肠脱垂的疗效观察。方法：对36例Ⅲ度直肠脱垂病人，行消痔灵液直肠黏膜下及周围注射配合可吸收线肛门紧缩。结果：36例患者术后随访6个月~5年，均一次成功。结论：可吸收线缩肛配合消痔灵注射治疗直肠脱垂具有创伤小，并发症少，治疗周期短等优点，疗效肯定。

【关键词】直肠脱垂；可吸收线缩肛；消痔灵液

直肠脱垂是指直肠一层或多层下移、翻出或不翻出于肛门之外的一种疾病。目前国内将直肠脱垂分Ⅲ度，Ⅰ度脱垂：排粪时脱垂长度为3cm，排便后能自行回缩；Ⅱ度脱垂：排粪时直肠全层脱出，长度4~8cm，必须用手压复位；Ⅲ度脱垂：排粪时肛管、直肠、和部分乙状结肠脱出，长度8cm以上，较难复位。尤其重度脱垂是肛门外科颇感棘手的病症。国外普通外科多采用经腹手术治疗，疗效不甚理想。近年来，我院采用消痔灵液直肠黏膜下及周围注射配合可吸收线肛门紧缩术治疗Ⅲ度直肠脱垂36例，疗效满意，现报告如下。

1. 资料及方法

1.1 一股资料：本组病人共36例均为Ⅲ度脱垂，其中男性21例，女性15例，年龄23~78岁。

1.2 检查方法：

1.2.1 视诊：蹲位增加腹压或行排便动作时直肠全层脱出。

1.2.2 触诊：可触到脱垂反折沟，黏膜表面光滑，质较软，肠管还纳后指诊肛管直肠环松弛明显。

1.3 手术方法：

1.3.1 术前1天下午口服泻剂，术前晚和术晨清洁灌肠，会阴备皮。

1.3.2 应用腰麻，取截石位，常规碘伏消毒肛周皮肤及肛管直肠，铺巾。留置导尿。嘱患者做排便动作（需台下人员协助挤压左下腹），可见直肠全层脱出于肛门外。再次生理盐水冲洗、碘伏消毒，配1：1消痔灵液分别于1、3、5、7、9、11点齿线上4.0cm做高位直肠黏膜下柱状注射，每处约注射8ml；将肠管送入盆腔，肛门镜下再分别于2、4、6、8、10、12点齿线上2.0cm做低位直肠黏膜下柱状注射，每处约注射7ml；分别于3、9点肛旁距肛缘约2.0cm处做骨盆直肠间隙注射，每点约15ml。消痔灵液总注射量为120ml。在肛门1、7点距肛缘约2cm处肛周各做一长约1.0cm的放射状切口，用系有2~0可吸收线的弯针从1点处切口探入，呈半圆形通肛门左半侧外括约肌深层的外侧，由7点处切口穿出；再自7点切口探入，呈半圆形通肛门右侧外括约肌深层的外侧，由1点处切口穿出。收紧并结扎，使肛内能容纳两指，再次消毒后，缝合6、12点切口。肛内放置痔疮宁栓及甲硝唑栓各2枚，肛门外无菌纱块覆盖，丁字带加压包扎伤口。3天内流质饮食，卧床休息及控制大便3天以上。

2. 结果

2.1 术后随访6个月~5年，有效率可达100%，病人满意率约96%，基本满意率4%，排便功能无明显异常，再无肠管脱出。

2.2 并发症：术后肛门坠胀感有8例，配合中药熏洗或坐浴至术区痊愈后消失。术后感排便时疼痛明显6例，均在2周内缓解，无肛门失禁、狭窄、缩肛线感染等并发症。

3. 讨论

直肠脱垂为直肠壁部分或全层向下移位所成，前者称黏膜脱垂或不完全性直肠脱垂，后者称完全性直肠脱垂。病因主要有解剖因素和腹压增加等。西医诊断标准：一型：不完全性直肠脱垂即直肠黏膜脱垂，表现为直肠黏膜层脱出肛门外，脱出物呈半球形，表面可见以直肠腔为中心的环状黏膜沟。二型：完全性直肠黏膜脱垂即直肠全层脱垂。脱垂的直肠呈圆锥形，脱出部以直肠腔为中心呈同心圆排列的黏膜环形沟。二型根据脱垂程度分为3度：

Ⅰ度为直肠壶腹内的肠套叠，即急性直肠脱垂。排便造影呈伞状阴影。Ⅱ度为直肠全层脱垂于肛门外，肛管位置正常，不伴有肛门失禁。Ⅲ度为直肠和部分乙状结肠及肛管脱出于肛门外，肛门括约肌功能受损，伴有肛门不全性或完全性失禁。

直肠脱垂有非手术与手术治疗两种方法：非手术治疗应用中医药进行治疗，适应于儿童及轻度脱垂患者。手术疗法有经腹部手术、经肛门硬化剂注射、直肠黏膜结扎、肛门紧缩直肠黏膜缝合术等。经腹手术有传统的开腹手术和当今的腹腔镜手术，疗效较肯定，但骶前神经损伤导致的相应功能障碍，给患者心灵和躯体带来较大的伤害，加之多不进行缩肛手术，术后虽无肠管脱出，但肛门溢液潮湿会给患者带来不便。缩肛术有多种方式，但以环形均匀缩小较为理想，传统有用尼龙条、银丝、丝线等材料进行，但术后长期异物刺激，导致感染而致缩肛失败病例时有发生。笔者采用可吸收线进行缩肛材料，既达到了无菌刺激、形成瘢痕环缩肛的效果，又收到了不留异物避免感染之功效。术后指导患者养成良好的排便习惯，避免便秘，保证手术效果，随诊6个月~5年，疗效满意，完全解除了患者的痛苦，无复发病例。通过数年临床观察和体会，充分肯定了本方法的治疗效果，具有创伤小，并发症少，治疗周期短等优点，患者反映满意。

直肠癌原位人工肛门术后肠管脱垂原因分析及治疗体会

鲁明良　于　鹏　何　瑾

（解放军117医院大肠肛门病中心，江苏　南京，310004）

原位人工肛门相对腹壁人工肛门，更接近人自然生理状态，在减少患者承受的精神压力的同时，更能提高术后生活质量。但肠管脱垂作为原位人工肛门术后常见的并发症则会给患者带来不便甚至痛苦。本文就我院近2年来328例原位人工肛门手术后患者进行分析，总结可能诱发原因及治疗体会。

1. 临床资料

1.1 一般资料　总共收集在本院行直肠癌根治术并原位人工肛门重建术后患者资料328例，其中男性201例，女性127例，平均年龄54岁。其中腺癌172例，黏液腺癌64例，其他类型92例。平均距肛缘3cm。

1.2 肛管脱垂资料　总计70例，占总数21.3%，其中男性46例，占男性患者23%，女性24例，占女性患者19%。平均脱垂长度4cm，发病时间上，1月内18例，1月至2月内44例，2月至半年6例，另1例于术后1年出现，平均发病时间2.2个月。

2. 原因分析

直肠癌人工肛门术后肠脱垂与自然形成的直肠脱垂外观上有相似之处，但直肠癌术后，尤其是行人工肛门重建术，使得直肠周围组织结构发生了完全的变化，故发病原因及表现有所不同。

2.1 从结构上分析　自然形成的直肠脱垂，发病机制上目前有“滑动性疝”及“肠套叠”学说，其特点主要包括①、Douglas陷窝过低；②、直肠周围支持组织松弛，如肛门括约肌松弛等；③、乙状结肠过长。而直肠癌术后，原位人工肛门周围表现可以归结为①、直肠周围支持组织破坏，肛门括约肌、耻骨直肠肌功能丧失②、术后初期降结肠浆膜层表面光滑与人工肛门通道周围组织摩擦力小，活动自由。③、乙状结肠切除，自脾曲韧带下剩余肠管长度有限。对比二者差异，可以解释直肠癌人工肛门重建术后较高的肠发病率，同时脱垂长度较自然形成直肠脱垂明显较短。

2.2 从术中、后处理上分析　该术式腹部部分同Miles手术，不同的是直肠肿瘤切除后，保留了提肌隧道的完整或者进行了重建修复，并将结肠经提肌隧道拖出，通过吻合器吻合于切缘皮肤。该手术过程中，除吻合口周围结肠固定良好外，整个降结肠甚至横结肠均处于游离状态，成为术后结肠脱垂的重要原因。另外术后患者临床痊愈出院后，均鼓励患者进行运动及排便锻炼，根据本院统计资料，多数结肠脱垂发生时间均发生在这个时期，该现象说明患者临床痊愈时，结肠仍未与提肌隧道牢固粘合，而腹腔内游离的结肠也未与侧腹膜充分粘连固定，回顾研究显示该过程的发生可能需要2月或更长时间。

3. 治疗体会

尽管原位人工肛门重建术后肠管脱垂与自然形成直肠脱垂有结构及形态上的不同，但治疗上仍可以参考及借鉴。

3.1 经会阴结肠部分切除术　于吻合口缘上 1.0cm 切开肠壁全层，将多余的肠壁切除后再次吻合，手术方式类似直肠脱垂。与自然直肠脱垂实施切除术不同，由于人工肛门手术时乙状结肠已切除，基本无多余肠管可以继续脱垂，复发可能十分低，目前本院尚未出现术后复发病例。缺点是术后护理困难，基本等同于原位人工肛门手术，有吻合口瘘和狭窄可能。

3.2 黏膜自动吸扎吻合术　将脱垂结肠手法复位后，使用自动吸扎吻合器套扎松弛的肠黏膜，本方法优点是实施简单快捷，创伤小，恢复快，缺点是多数患者需要多次手术，有时症状只能达到缓解，减少脱垂长度，无法彻底解决脱垂问题。

3.3 注射固脱法　将脱垂黏膜或肠壁通过药物注射或其他的治疗方法使其回复原位，达到“固定止脱”的目的。如直肠黏膜下注射，直肠周围注射，并根据黏膜及肛门的松弛情况联合黏膜自动吸扎吻合术。该方法创伤小，但仍有复发率高及易出现感染等问题。

4. 讨论

直肠癌原位人工肛门术作为一种重要的保肛术式已有 60 年历史，资料显示对于提高患者生活质量上具有良好效果。在手术技术的不断成熟，手术方式无重大改进的大环境下，研究重点也相应向减少并发症方面转移，而直肠癌原位人工肛门术后肠管脱垂是一种常见的并发症十分值得研究。本次回顾性研究认为术后肠管脱垂有其手术原因，如术中未能将肠管与提肌隧道有效固定等，同时认为与术后治疗有关，术后 2 月为肠管脱垂高发期，提示即使临床达到愈合，此时肠管与提肌隧道仍未发生牢固粘合，需要设法在该期间内减少促进肠管脱垂的因素。本院将在未来着重于这两方面的研究，探寻手术改进及科学合理的术后恢复方案。对于已经发生的肠管脱垂，实施经会阴结肠部分切除术具有复发率低，手术效果好的特点，但创伤较大，护理困难。对于一般状况较差的患者，可以实施黏膜自动吸扎吻合术及注射固定术以达到缓解症状的目的。

消痔灵注射治疗直肠内脱垂型便秘 148 例临床观察

【摘要】目的　观察使用消痔灵注射治疗直肠内脱垂型便秘的临床疗效。方法　我院 2008 年～2010 年间收治 148 例直肠内脱垂型便秘患者，将这 148 例患者随机分为两组，一组为治疗组，一组为对照组，每组各 74 名患者，对照组患者临床治疗时给予中药治疗，对治疗组患者行消痔灵直肠黏膜下注射的方法进行治疗，对治疗前后以及治疗效果进行分析总结。结论　治疗组患者有 62 例患者被治愈（83.7%）；9 例患者有效（12.2%）；3 例患者无效（4.1%）。总有效率达到 95.9%。而经过治疗后对照组患者中有 51 例被治愈（68.9%），11 例有效（14.9%），12 例无效（16.2%）总有效率为 83.8%。经过统计学处理后两组结果有显著差异（$P<0.05$）。结论　在治疗直肠内脱垂型便秘时，使用消痔灵注射疗法疗法疗程短、无创面、无痛苦、且疗效较好，操作简单，患者也易于接受。

【关键词】注射；消痔灵；直肠内脱垂型便秘

直肠脱垂是一种较为常见的疾病。各种年龄层均可发病，给患者造成较大的痛苦，也给患者生活带来不便。在临床中对直肠脱垂患者的治疗方法中会选用中药治疗，主要是对患者起到润肠通便的作用，但在临床效果方面还是具有一定的局限性。自 2008～2010 年间，笔者使用消痔灵注射治疗直肠内脱垂型便秘患者，疗效较好，现报道如下。

1. 临床资料

1.1 一般资料

我院自 2008 年 3 月至 2010 年 3 月共收治 148 例直肠内脱垂型便秘患者。将其分为治疗组和对照组后，对这 148 例患者的治疗效果进行观察。这 148 例患者中有 59 例男性，89 例女性，年龄 23～78 岁，平均 34 岁；患者病程 21 天～34 年，平均病程为 3 年。治疗组和对照组的患者在性别、年龄等方面无明显差异（$P>0.05$），具有可比性。

1.2 诊断标准

根据二型三度分类法（中华中医药学会肛肠分会在 2002 年颁布直肠脱垂诊断标准）以及国家中医药管理局所制定和颁布的《中医病症诊断疗效标准》中有关便秘的标准进行诊断。

2. 治疗方法

2.1 研究组的患者在治疗时采用直肠黏膜下注射消痔灵的方法，首先让患者保持侧卧位，先对患者进行碘伏消毒，消毒完成后铺好无菌洞巾，对患者行局部浸润麻醉，按1∶1的比例将消痔灵注射液利多卡因（浓度为0.5%）配置好，用注射器抽取配置好的消痔灵注射液，选择直肠脱垂黏膜最高处为注射点进行注射，使用5号针刺入患者黏膜下层后按照1cm的间距、1～2ml的药量开始交错点状注射，直至注射至患者齿线。约注射消痔灵15ml，注射总量控制在20～30ml，对于严重脱垂的患者可以增加药量，一般为40ml左右，在药液注射完毕后将食指深入患者的肛内按摩，这样可以使药液均匀分布有利于患者对药液的充分吸收，可按摩至患者注射局部没有硬结为宜。手术完成后将九华膏沙条纳入患者肛内，用塔形纱布在患者肛外压迫固定，如果患者脱垂情况较为严重，可在一周后对其进行2次注射。

对照组患者给予黄芪润肠汤，该汤剂是由白术、黄芪、火麻仁等中药组成。中药用水煎服，患者在每日早晚两次服用，一般临床治疗是半个月为一疗程。

2.2 注射的注意事项

①在对患者进行注射消痔灵时要注意避免注射过深或者过浅，如果注射过深达到患者肌层，可能会造成局部肌组织的坏死感染；过浅也不行，容易造成黏膜破溃或者充血，导致患者术后出血。②注射时的进针点不能靠齿线过近，如果离齿线过近药液容易渗透到齿线下，可能会导致患者出现肛门局部肿痛的问题。③注射消痔灵时要各处均匀注射，避免在一处注射药液过多，此外，为了防止药液进入血管，在每次注射的时候要注意回抽注射器。④如果注射后药液过于集中，可能会导致药液集中的部位产生硬结，导致强烈的炎症反应，引起术后患者肛门坠涨等问题，要避免此类情况的发生，就要在注射后用食指按摩患者的注射区，使药液均匀的分布。⑤在各个注射点之间保持一定宽度的正常黏膜，并且保持其弹性，这样可以避免术后瘢痕挛缩导致直肠狭窄，加重排便不畅。⑥注射药液时要注意不能让针尖刺入患者肠腔，误伤周围的血管以及组织，引起其他临床并发症。

2.3 观察方法

对患者在治疗前后的直肠脱垂程度、排便时间、次数、排便不适感、治疗后显效痊愈的时间进行观察和统计。

3. 结果

3.1 疗效标准

根据《中药新药临床研究指导原则》以及《中华人民共和国中医药行业标准、中医肛肠科病症诊断疗效标准》中关于便秘和脱肛的疗效标准，我们将其疗效评定标准定为：①治愈：患者便秘体征、症状消失；②有效：患者便秘体征、症状均有好转；③无效：患者便秘体征、症状无明显改善或者根本无改善甚至加重。

3.2 结果

对参数使用均数±标准差表示（$-X \pm s$）组件比较使用t检验，使用SPSS13.0软件分析数据，$P<0.05$为有显著性差异。如下表。

表1 治疗组和对照组的治疗效果分析（$—X \pm s$）

组别	n	治愈（%）	有效（%）	无效（%）	总有效率（%）
治疗组	74	62（83.7）	9（12.2）	3（4.1）	71（95.9）
对照组	74	51（68.9）	11（14.9）	12 16.2）	62（83.8）

注：治疗组整体疗效好于对照组，$P<0.05$。

4. 讨论

直肠内脱垂也叫做直肠内套叠，直肠内脱垂是导致功能性出口梗阻性便秘的一个主要原因。统计显示，直肠内脱垂、耻骨直肠肌综合征以及盆地痉挛综合征是导致男性患者便秘原因中排在前三位的因素，所占比例分别为78.33%、24.14%和15.76%。而女性患者便秘的原因中排在前三位的是直肠内脱垂、会阴下垂综合征以及直肠前突，所占比例分别达到90.91%、68.47%以及52.32%。不管是男性便秘患者还是女性便秘患者，直肠内脱垂都是主要病因。而采用注射消痔灵的疗法治疗直肠内脱垂型便秘具有疗程短、效果好、无痛苦、无创面、易于患者接受的特点。

我们传统中医认为直肠脱垂的病因是“中气下陷，气血不足”，少数由湿热下注所致。而根据我国传统医学“酸主收”、“下者举之”、“涩固脱”等相关理论，选用消痔灵治疗便秘较为对症。消痔灵的主要成分是从明矾中提取的硫酸钾铝以及从五倍子中提取的鞣酸，是一种中药制剂的硬化剂。消痔灵有止血、收敛、抑菌、凝固蛋白等作用。此疗法的原理是讲消痔灵硬化剂通过患者直肠黏膜下注射，药物在注入患者直肠黏膜下层后，会使黏膜的局部组织发生无菌性炎症，继而发生组织纤维黏膜化而使得肌层和直肠黏膜粘连形成瘢痕，这样就可以对患者脱垂的部位起到框架固定的作用，解决出口梗阻，有助于排便的通畅，从而达到治疗便秘的目的，使脱垂黏膜完全消失。除此之外，纤维化还可以加强已经松弛的直肠侧韧带，从而固定直肠。在临床治疗中我们还发现，对患者注射药液会引起患者提肛肌收缩，患者已经脱出的肛管往往自行还纳，这表明消痔灵可以促使人体提肛肌收缩，能够改善盆地的薄弱问题。在本研究的患者中有85.1%（126例）的患者在治疗后第二天即可见到效果，排便通畅，肛门坠胀堵塞的感觉也得到有效缓解。有12.2%的患者在二次注射后达到治愈，注射消痔灵可以使患者便秘的体征与症状缓解消失，使脱垂黏膜恢复至正常水平，从而达到治愈的目的。

消痔灵注射治疗直肠脱垂65例的临床观察

刘岩松　何　伟

（辽宁省丹东市肛肠病医院，辽宁　丹东，118000）

我院自1991年以来，共收治直肠脱垂65例，均采用中药消痔灵注射治疗，疗效满意，现报告如下。

【关键词】消痔灵；注射治疗；直肠脱垂

1. 临床资料

65例患者中，男性39例，女性26例。年龄6岁~75岁，病程1年~30余年，Ⅰ度直肠脱垂22例，Ⅱ度直肠脱垂31例，Ⅲ度直肠脱垂12例。

临床表现：排便时有肿物自肛门脱出，轻者便后能自行还纳，重者需手法还纳。

专科取蹲位检查：可见直肠黏膜，直肠全层，直肠和部分乙状结肠及肛管脱出肛门外。

诊断按1975年全国肛肠外科疾病防治会议制订的直肠脱垂的诊断及疗效标准执行。

适应症：Ⅰ、Ⅱ、Ⅲ度直肠脱垂。

禁忌症：急慢性直肠炎，肛周感染，肛门直肠恶性肿瘤等。

2. 治疗方法

术前准备：手术前三日应用肠道抑菌药物，手术前一日半流食，术日晨禁食，备皮．清洁洗肠。

病人行骶管麻醉。麻醉满意后取截石位，肛门周围皮肤用碘酒．酒精消毒，肛管直肠内用0.1%新洁尔灭消毒，配制好1∶1浓度消痔灵进行注射。

对于Ⅰ度直肠脱垂者，可行直肠黏膜下多点注射法。在齿线上1.5cm处作一平面，选前、后、左、右四个点，药物注射于黏膜下层，每点注药0.5ml；点距0.5~1cm。距第一水平面上1.5cm处又作一水平面，选与第一水平面四个注射点交错的四个点，依同法注射。之后再距第二水平面上1.0cm处又作一水平面，再选与第二水平面四个注射点交错的四个点，注射深浅．药量同上。

对于Ⅱ.Ⅲ度直肠脱垂的病人采取直肠黏膜柱状注射，直肠周围注射及直肠后间隙注射。

具体步骤：

第一步：嘱患者用力向下屏气，做排便状，最大程度地暴露脱出的直肠。于2.5.8点位黏膜下层呈纵轴柱状注射。

用7.5cm腰穿针，针尖进入黏膜下层时有落空感，回吸无血，应边退针边注药，每条柱状可注入药物10~15ml。注射完毕后将脱出的直肠还纳回肠腔。

第二步：右侧骨盆直肠间隙注射：在截石位9点肛门皮缘外1.5cm处，先用腰穿针作皮下穿刺，经肛门外括约肌至提肛肌，当通过提肛肌有落空感时，即进入骨盆直肠间隙。此时，用左手食指伸入直肠做引导，触摸针尖部位，证实针位于直肠壁外侧，针尖可自由滑动而无固定，深度5~7cm，未穿直肠时，再将腰穿针全部刺入，回吸无血。在准确定位后再将药液注入骨盆直肠间隙，注药时应边退针边注药，使药呈扇形均匀分布，一侧给药量10~15ml

第三步：左侧骨盆直肠间隙注射：更换腰穿针头及手套后，依前法在左侧截石位3点处穿刺定位并注药，一侧给药量10~15ml。。

第四步：直肠后间隙注射：更换腰穿针头及手套。在肛门与尾骨尖皮肤中点穿刺，针刺沿骶骨曲进行。为使穿刺部位正确，用另一只手食指伸入直肠做引导，针约进入6cm，证实针未穿通直肠壁，未穿通骶骨前筋膜，活动于直肠后壁，即表示已达直肠后间隙，方可边退针边注药，药量约6~10ml。

注射完毕后直肠消毒，肛管直肠内放置消炎栓及四黄纱条，外敷无菌敷料，胶布固定。

注意事项及术后处理：

1. 成人消痔灵用量（体重按70公斤计算），一次总量不超过80～100ml为宜。14岁以下的儿童，按公斤体重计算，酌减药量为宜。

2. 手术中必须严格执行无菌操作技术。为避免损伤尿生殖隔．前列腺．尿道．膀胱．子宫后壁．阴道前壁，一般不宜在截石位12点部位注射给药。

3. 术后五日内应卧床休息，调整好饮食，防止便秘。

4. 术后当天禁食，给予抗炎补液和补中益气丸辅助治疗，48小时内控制排便，第一次排便禁止蹲厕，避免增加腹

压。

3. 疗效观察

应用消痔灵直肠周围注射65例，治愈58例，好转7例，未愈0例，总有效率100%。

治疗后反应

观察65例病人注射本药后，有4例肛门局部有轻度疼痛，伴恶心不适感，其他肛门局部有不同程度的坠胀感，1～2天后自行缓解，无一例感染和出血。

4. 讨论

直肠脱垂又称脱肛，我国是世界上最早记述直肠脱垂的国家。中国医学早在汉代《五十二病方》中对脱肛治疗就有记载。中医认为，脱肛的病因是全身气血双虚的局部表现。“气血双虚，湿热下注，不能收涩；气虚下陷，中气不足，不能提升；肾肺双虚，寒热洞泄，不能固涩”所致。根据中国医药学“酸可收敛，涩可固脱”的理论，我院应用消痔灵注射治疗直肠脱垂65例，疗效满意。

消痔灵是一种较理想的硬化剂，注入黏膜下层后，通过药物的致炎作用和异物刺激作用，引起无菌性炎症反应，使黏膜下层与肌层粘连固定。在直肠脱垂中，肛门周围注射可使直肠各间隙产生无菌性炎症，组织间隙发生纤维化，使直肠外壁与直肠支持组织粘连，发生固定，起到支持作用。消痔灵注射在两侧骨盆直肠间隙，使直肠与直肠侧韧带粘连固定；消痔灵注射在直肠后间隙，使直肠与骶前筋膜粘连固；消痔灵注射在直肠黏膜下层，使松弛的直肠黏膜与肌层粘连固定，从而达到治疗目的。

应用消痔灵注射治疗直肠脱垂，只要病例选择恰当，注射部位准确，药物适量，就能达到满意满意的疗效。

本疗法具有痛苦小，副作用少，治愈率高，疗程短等优点，易于临床使用。

综合疗法治疗直肠脱垂的临床疗效观察

安书卷　丁晓玲　吴瑞芬　安巧花

（新郑肛肠病医院，河南　新郑，451150）

【摘要】目的　探讨综合疗法治疗直肠脱垂的临床疗效。方法　采用经肛门直肠黏膜点状结扎、消痔灵注射及肛门紧缩术治疗成人完全性直肠脱垂24例，观察其术后疗效及并发症，并跟踪随访6个月至3年。结果　21例痊愈，占87.5%，3例轻度复发，均无严重并发症出现。结论　经肛门直肠黏膜点状结扎、消痔灵注射及肛门紧缩术治疗成人完全性直肠脱垂，效果好、痛苦小、并发症少。是一种微创、安全可靠的手术方法，值得推广。

【关键词】直肠脱垂；直肠黏膜柱状注射；肛门紧缩术

直肠脱垂是指直肠黏膜、肛管和部分乙状结肠向下移位，脱出于肛门外的一种慢性疾病，轻者大便时直肠黏膜脱出，下坠腹痛，便之不净，重者可发生直肠脱垂的黏膜充血、水肿，甚至发生黏膜溃疡出血等临床表现。成人直肠脱垂临床上多为完全性脱垂，常伴有肛门功能不良，可导致大便失禁和便秘的发生。我院2005～2011年共收治（Ⅱ、Ⅲ）老年直肠脱垂患者24例，均采用直肠黏膜点状结扎加肛门紧缩术治疗，取得满意效果，现报告如下。

1. 资料与方法

1.1 一般资料

完全性直肠脱垂患者 24 例，男 15 例，女 9 例，平均年龄 53 ~ 76 岁，平均年龄 61 岁。病程 1 ~ 14 年，平均 5.8 年。脱出长度 3 ~ 18cm，Ⅱ度直肠脱垂 17 例，Ⅲ度直肠脱垂 7 例。全组患者均有不同程度的肛门松弛、收缩无力、便后需手法复位。

诊断标准：参照 1975 年全国肛肠学术会议统一将直肠脱垂分为 3 度。Ⅰ度：当增加腹压时，直肠在壶腹形成套叠，但尚未脱出肛外。Ⅱ度：直肠全层脱垂，在排便或增加腹压时直肠全层脱垂肛门外，但肛管位置正常。脱出长度 2 ~ 6cm，便后脱出部分不能自行复位。直肠黏膜伴溃疡、糜烂、肛门括约肌松弛，因而常有带血及黏液分泌物流出肛门肛门外。Ⅲ度：指直肠全层、肛管脱垂，可伴有部分乙状结肠脱垂。不仅在排便时直肠脱出，甚至咳嗽、行走、久站、久坐都可以脱至肛门外。长达 6cm 以上，脱出部分的黏膜糜烂、触之肥厚失去弹性，肛门括约肌松弛，肛门不全失禁。

1.2 手术方法

术前 3d 流质饮食，手术当日禁食，术前晚及术晨清洁灌肠，会阴部常规备皮。患者取截石位，常规消毒术野，铺无菌单，在骶管麻醉下使脱垂的肠管完全脱出肛门外，充分消毒后，将脱垂的肠管尽量下拉，从脱出肠管顶端开始，用爱丽斯钳提起黏膜和浅肌层，用止血钳夹松弛的肠黏膜，并以 10 号丝线结扎，结扎线上半圆形黏膜包块直径约 0.5 ~ 0.1cm，残端注射 1：1 消痔灵注射液，使黏膜膨胀、颜色变白。每结扎一圈时肠管逐渐回缩，间隔 1cm 左右结扎第二圈，直到脱出肠管全部缩入肛门内。将 1：1 消痔灵注射液 30 ~ 40ml，取肛门 3、7、11 点位柱状注射黏膜下层。邻近圈的结扎点要注意交错开，形成正三角形状，不要在同个水平上。免引起肠腔狭窄。最后"V"形切开肛缘后侧皮肤，分离出内括约肌，用 2 ~ 0 羊肠线予以折叠缝合，并紧缩封闭外括约肌浅层三角间隙，肛门大小可容一食指即可。肛内填入包裹凡士林纱块的排气管，外敷纱布，胶布 Y 形固定，并留置导尿处理。术后 3d 内半流质饮食，控制排便，可静脉给予营养药物或口服补中益气丸。术后给予抗生素预防感染。半月内注意卧床休息，注意饮食调节，避免腹泻、便秘、临厕努责、久蹲、剧烈活动及提取重物等过度增加腹压的活动。3 月内避免重体力劳动。

1.3 疗效评价标准

按中医肛肠科病证诊断疗效标准执行。治愈：症状及体征消失，肛门括约肌功能良好。即直肠恢复正常位置，排便或增加腹压时直肠不脱出肛门外。排粪造影正常，无黏膜内脱垂，直肠内套叠发生。好转：症状及体征改善。即排便时稍有轻度直肠黏膜脱垂于肛门外，无直肠全层套叠。排粪造影显示直肠黏膜内脱垂。未愈：症状及体征均无变化。其中治愈与好转均属有效，未愈为无效。

2. 结果

本组 24 例患者经手术治疗后，临床症状消失，排粪造影显示正常，其中 21 例（87.5%）术后随访 6 个月至 3 年无复发，另有 3 例（12.5%）有轻度复发，主要表现在脱垂及肛门控制能力改善不足，但较术前有明显好转。总有效率达 100%。术后均无肠瘘、狭窄、出血等并发症及后遗症。

3. 讨论

完全性直肠脱垂为肛肠科较为常见的难治性疾病，其发生率约为 0.53% ~ 1.9%。长期的完全性直肠脱垂将会导致阴部神经损伤而产生肛门失禁、溃疡、出血、狭窄及坏死等症状。近百年来，国内对直肠脱垂进行了较深入的研究，取得一定进展，目前有两种可接受的理论，一种是滑动学说，认为本病是由于直肠膀胱（子宫）凹陷太深。腹压持续增加时，直肠前壁较后壁压力重，故易被压于直肠壶腹内，使直肠逐渐脱出肛门外。另一种是肠套叠学说，认为本病是由于直肠在乙状结肠和直肠交界处的固定点组织松弛，使直肠侧韧带固定直肠的作用减弱，导致直肠由乙状结肠和直肠交界处向下套叠于直肠内或脱出肛门外。由于对病因的认识不同，故治疗方法多种多样。非手术治疗有直肠黏膜下层硬化注射、直肠周围硬化注射等，手术有经腹手术直肠悬吊固定术、直肠骶骨部固定术等。经腹手术疗效肯定，但易并发腹腔感染、出血、肠梗阻、肠麻痹、肠梗阻甚至死亡，有时后遗肠粘连而腹痛、排便困难、肛门失禁等。对于年龄较大的患者还可增加心血管、深静脉栓塞和并发肺部感染的危险，同时也存在一定的复发率。

我们通过黏膜点状结扎使结扎黏膜坏死脱落，形成瘢痕，使肌层及黏膜层固定。柱状注射消痔灵引起较强的无菌性炎症，导致形成异物胶原纤维化，而使直肠黏膜层与肌层粘连固定。一方面通过药物的收敛作用使直肠黏膜强力回缩不再脱垂，另一方面注射以后引起局部纤维化的粘连，使松弛变弱的直肠周围组织及肌纤维化而得以加强，从而牵拉固定直肠。同时配合肛门紧缩术，使松弛的肛门功能得以恢复。通过我们临床观察认为本术式操作简单，疗效可靠，而且减少或避免了开腹手术的痛苦和引起的一系列并发症，认为是目前治疗Ⅱ、Ⅲ度直肠脱垂比较理想的

注射固脱、肛门紧缩术治疗重度直肠脱垂1例

杨玉瀚

（成都中医药大学2011级硕士研究生，四川　成都，610075）

【关键词】直肠脱垂、注射固脱、肛门紧缩

1. 临床资料

患者蔡某，女，53岁，因“肛门内肿物脱出20余年，加重1年”为主诉入院。大便时肿物脱出肛门，便后肿物不可自行还纳，大便规律，排便通畅，无便血及肛门疼痛，无腹胀、腹痛，未做系统治疗。视诊：左侧卧位，肛门呈散开状，蹲位直肠全层脱出，脱出物长达10cm，呈圆柱状。指诊：肛门松弛无力，脱出物触之较韧。入院症见：肛门肿物脱出肛外，无疼痛，纳眠可，二便调，体重近期无明显变化。

入院查体：患者入院查体心肺腹及辅助检查等未见明异常。专科检查：肛门居中，肛门口可见圆形、红色、便面光滑的直肠黏膜成“螺旋状”皱襞，脱出物大小约10cm×2cm×1cm，触之柔韧，余（—）。根据患者的病史、症状、体征和专科检查可诊断为Ⅲ度直肠脱垂。

2. 治疗方法

2.1 注射固脱术

（1）直肠黏膜下注射：麻醉成功后患者取截石位，常规消毒铺巾，适度扩肛，嘱患者用力摒气做排便动作，使直肠尽可能多的脱出肛外，碘伏棉球反复消毒脱出直肠，将消毒后的直肠纳入肛门复位，复位后使直肠平整，取消痔灵注射液1∶1稀释液（消痔灵：0.5%利多卡因1∶1），用5ml注射器装满药液连接6号针头（心内科注射针头，长约10cm～15cm），选择皮肤与黏膜交界处进针，同时避开截石位3、7、11点位，左手食指伸入肠管作引导，使针体在左手食指引导下循黏膜下层上行，当针体完全进入，边推药边退针，在黏膜下层行柱状注射，每点注射约2～4ml，点与点的距离约0.5cm～1cm，每次注射操作左手食指必须伸入肛门作引导，以防穿破肠壁，保证行针在黏膜下层均匀注药，注射完毕后再次消毒肠腔。

2.2 缩肛术　在肛门前方和后方约1.5cm处，分别纵行切开皮肤0.5cm，以探针从前方切口穿人，沿肛缘牵引双股0号羊肠线在后位切口穿出，两侧同法进行，然后收紧肠线，以仅容示指为准双重打结，小切口缝合。

2.3 术后处理　术后7天予以流质饮食及控制大便，静脉滴注抗生素3天，卧床休息，第一次排便前口服福松，嘱患者严禁用力排便以巩固手术疗效。

3. 讨论

直肠脱垂属肛肠科常见病和疑难病症，常见于小儿及老年体质虚弱者，目前直肠脱垂有两种学说为主，主要以1912年Moschcowitz提出的滑动性疝学说和1968年瑞典Broden肠套叠学说。①滑动性疝学说：是指直肠与膀胱（女性为子宫）之间形成的Douglas陷凹很深，在腹内压增加的情况下，加上盆底组织松弛，将覆盖于腹膜部分的直肠前壁压于直肠壶腹内，直肠前壁突然肠腔，形成滑动疝，经肛门脱出。脱出直肠主要为直肠前壁。②肠套叠学说：认为直肠脱垂非滑动性疝，而是乙状结肠、直肠套叠。先是直肠乙状结肠交界处和直肠上段出现环形套叠，由于反复向下牵拉，乙状结肠、直肠的固定点损伤下降，直肠逐渐移向远端，当肠套叠到达直肠侧韧带时，因有筋膜附着，套叠通过较为困难，反复的腹内压增加，久而久之侧韧带松弛，套叠不断下行直至脱出肛门。脱出直肠前壁和后壁等长，呈圆筒形。Theuerkoauf（1970年）采用特殊的X线活动摄影术，观察了2例患者，证实了套叠发生在直肠正常固定点最高点的近端。美国直肠病学会（1975年）也提出，直肠全层脱出多在乙状结肠和直肠交界处。黄乃健等提出直肠脱垂的实质是直肠与直肠套叠，位置比较恒定，脱垂平面多在直肠壶腹部。刘建宁提出直肠脱出一则需要有一定长度和游离度的乙状结肠方可产生叠套及滑动；二则冗长的肠管要没有过大阻制力的通道方可脱出。

直肠长期反复的脱出，导致肛门周围括约肌松弛，肌力下降，即使在直肠脱垂的早期亦会发生，所以常用针对加强缩窄肛门的手术配合治疗，以增强肛门括约肌的张力，恢复肛门正常大小，提高了肛管对直肠的支撑作用，进一步防止直肠脱出。

炎症性肠病

白芍七物颗粒治疗大鼠溃疡性结肠炎的实验研究

何永恒　胡晓丹

（湖南中医药大学第二附属医院，湖南　长沙，410005）

【摘要】目的　探讨白芍七物颗粒对溃疡性结肠炎的治疗作用及作用机制。方法　将60只大鼠随机分为正常组、模型组、美沙拉嗪颗粒组、白芍七物颗粒剂高剂量组、白芍七物颗粒剂中剂量组、白芍七物颗粒剂低剂量组，造模给药后，观察大鼠一般情况，体重变化，大便性状，便血情况；血清TNF~a、IL~10含量；结肠黏膜形态学和病理学检查。结果　白芍七物颗粒高、中剂量组能明显改善大鼠体重下降（$P<0.01$）；能明显减轻UC大鼠CMDI评分（$P<0.01$）；能明显降低UC大鼠血清TNF~a含量，增加UC大鼠血清IL~10含量（$P<0.01$）；病理切片显示，白芍七物颗粒高、中剂量能显著改善UC大鼠局部黏膜溃疡、损伤及炎症反应。结论　白芍七物颗粒通过调节促炎因子和抗炎因子的平衡发挥治疗溃疡性结肠炎的作用。

【关键词】白芍七物颗粒剂；溃疡性结肠炎；实验研究

溃疡性结肠炎（ulcerative colitis，UC）已被世界卫生组织确定为现代难治疾病，亦是结肠肿瘤发生的主要危险因子之一[1]。为进一步探讨白芍七物颗粒对溃疡性结肠炎的治疗作用及治疗机制，我们进行了实验研究。

1. 材料和方法

1.1 材料

1.1.1 实验动物　SD大鼠60只，雌雄各半，体重180±20g，由中南大学实验动物学部提供。许可证号：SCXK（湘）2009~0004，动物合格证号：20113479。

1.1.2 药物制备及剂量计算　白芍七物颗粒：由湖南春光九汇现代中药有限公司提供，专利号：201210087608.3。开水冲泡，分别制成含生药0.66g·ml^{-1}、1.32g·ml^{-1}和2.64g·ml^{-1}的水溶液。

阳性对照药美沙拉嗪颗粒（艾迪莎：法国爱的发制药有限公司生产，批号：H20100727）：用蒸馏水配成0.042mg·ml^{-1}混悬液。

以上药液配好以后装瓶，4℃冰箱保存备用。

1.1.3 主要试剂

2，4，6一三硝基苯磺酸（2，4，6 trinitro benzeI1esulfonic acid，TNBS）：Sigma公司生产，5%（w/v）水溶液，批号：P2297。

无水乙醇：湖南汇虹试剂有限公司生产，批号：20100531。

10%水合氯醛、10%甲醛溶液，石蜡，HE染色剂：由湖南中医药大学病理实验室提供。

大鼠TNF~α酶联免疫法检测试剂盒，大鼠IL~10酶联免疫法检测试剂盒：美国（R&D）Elisa kit公司生产，批号201109，201111。

1.2 实验方法

1.2.1 动物分组　60只大鼠随机分成正常组、模型组、白芍七物颗粒高剂量组（高剂量组）、白芍七物颗粒中剂量组（中剂量组）、白芍七物颗粒低剂量组（低剂量组）、美沙拉嗪颗粒组（阳性药对照组），每组10只，雌雄各半。

1.2.2 动物造模　除正常组外，其余各组均参照文献[2]，采用2，4，6~三硝基苯磺酸（TNBS）法造模，造模大鼠禁食不禁水24h，以10%水合氯醛腹腔麻醉（3ml/kg），硅胶输液管涂上凡士林后，一次性将TNBS（100mg/kg）和50%乙醇溶液（1∶1，v/v）0.25ml溶液轻缓注入距大鼠肛门约7~8cm深的肠腔内，将大鼠倒置，捏紧肛门5min，使造模剂充分渗入大鼠的肠腔，后将大鼠平放，使其自然苏醒，给予正常饮食。正常组大鼠禁食不禁水24h后，肠道注入等体积生理盐水。

造模后第2天，大鼠逐渐出现精神倦息，扎堆，懒动，饮食量下降，毛发发黄无光泽，体重减轻，大便稀溏或黏液脓血便，肛周臭秽。造模3天后，随机抽取2只模型组大鼠处死后，迅速剖腹，分离结肠，沿肠系膜缘剪开肠腔，冰生理盐水冲洗，距肛门约 7～8 cm 处有肉眼可见的溃疡面，病理检查确认有充血、水肿、炎细胞浸润、杯状细胞减少、隐窝脓肿、腺体破坏及典型的溃疡形成等一系列溃疡性结肠炎的病理改变。说明造模成功。

1.2.3 药物治疗　确定大鼠造模成功后，各组大鼠开始灌胃给药，连续 14 天，白芍七物颗粒低、中、高剂量组大鼠按体表面积[3]折算成成人等效剂量的 1、2、4 倍给药，即含生药 $6.6g\cdot kg^{-1}\ d^{-1}$，$13.2g\cdot kg^{-1}\ d^{-1}$，$26.4g\cdot kg^{-1}\ d^{-1}$，阳性药对照组大鼠按体表面积折算成成人等效剂量给药，即 $0.42g\cdot kg^{-1}\ d^{-1}$。正常组每天每只灌入 10ml/kg 生理盐水。

1.2.4 观察指标

1.2.4.1 动物的一般情况及体重变化：观察并记录实验期间各组大鼠精神状态、摄食饮水情况、活动度、反应性、毛色光泽度、二便等。记录各组大鼠治疗前，治疗 7 天后，治疗 14 天后体重情况。

1.2.4.2 TNF～a 、IL～10 的测定：各组大鼠给药 14d 后禁食不禁水 24h，称取大鼠体重，脱颈椎法处死，行断头取血，离心取上层血清，采用酶联免疫法[4]测定 TNF～a 、IL～10。

1.2.4.3 结肠组织学损伤评分（CMDI）：各组大鼠给药 l4 d 断头取血后，剖腹，从肛门向上分离结肠，取直肠和盲肠之间的全部结肠，沿肠系膜缘剪开肠腔，用冰生理盐水冲洗干净肠腔内残留物，平铺于白板上，根据结肠黏膜的色泽、溃疡、出血点、充血情况等参考文献[5～6]评分标准进行大体形态评分。

1.2.4.4 结肠黏膜病理学观察：于结肠病变最明显部位取 0.5cm 结肠组织，用 10% 甲醛液固定、标号、石蜡包埋，制作常规病理切片，HE 染色后在光镜下进行观察。

1.3 统计方法

各组实验数据以均数 ± 标准差（$x\pm s$）表示，各治疗组均数间两两比较采用单因素方差分析法 q 检验，$p<0.05$ 表示有统计学意义。等级资料用秩和检验。数据处理采用 spssl6.0。

2. 结果

2.1 对大鼠的一般情况的影响　造模大鼠逐渐出现精神倦怠甚至萎靡，懒动，反应迟钝，毛色发黄无光泽，松散易脱落，体重减轻，大便稀溏并偶黏液血便或脓液血便。各治疗组大鼠经过 14 天治疗后，其精神状态、食量、活动情况、毛色、大便、体重等均有不同程度的改善，其中白芍七物颗粒高剂量组大鼠体重明显增加，大便多呈颗粒状，一般情况与正常组相近。模型组一般情况有所改善，但无治疗组大鼠明显。

2.2 大鼠体重变化

表 2　各组大鼠体重变化（g，$\bar{x}\pm s$）

组别	给药前	给药 7 天后	给药 14 天后
正常组	206 ±23.6	264.5 ±15.0	315.7 ±36.1
模型组	211.3 ±21.2	224.1 ±21.4◆	251.2 ±23.4
阳性对照组	215.3 ±28.8	243.4 ±31.4	279.2 ±31.7
低剂量组	207.5 ±21.2	230.1 ±18.9	261.3 ±23.5
中剂量组	216.5 ±32.5	244.6 ±27.3	281.6 ±25.1●
高剂量组	204.6 ±21.4	241.6 ±29.1	303.5 ±17.9●

注：与模型组相比：●P<0.05；与正常组比较：◆P<0.05

白芍七物颗粒高、中剂量能明显抑制 UC 大鼠体重减轻，$P<0.05$。

2.3 各组大鼠血清中 TNF～α、IL～10 含量的变化情况

表 3　各组大鼠血清 IL～10 含量比较（ng/l，$x\pm s$）

组别	N	IL～10 含量	TNF～a 含量
正常组	10	58.19 ±1.15●	34.01 ±1.55●
模型组	8	25.83 ±0.72	73.70 ±1.51
阳性对照组	10	42.10 ±1.74●	45.89 ±0.75●
低剂量组	10	26.79 ±0.59▲	73.96 ±0.78▲
中剂量组	10	50.30 ±1.50●★	45.34 ±0.77●★
高剂量组	10	56.40 ±1.16●★	38.95 ±0.97●★

注：与模型组相比：▲P>0.05；●P<0.01；与阳性对照组比较：★P<0.01

白芍七物颗粒高、中剂量能显著降低 UC 大鼠结肠组织促炎细胞因子 TNF ~ a 的含量，增加抗炎因子 IL ~ 10 的含量，$P < 0.01$。

2.4 病理形态学观察：

2.4.1 形态学观察

表 4　各组大鼠 CMDI 评分的比较

组别	例数	结肠大体形态学评分						秩和值
		0	1	2	3	4	5	
正常组	10	0	1	0	0	0	0	64.5●
模型组	8	9	0	1	1	5	1	379
阳性对照组	10	0	1	2	5	2	0	360.5○
低剂量组	10	0	0	1	5	4	0	424▲
中剂量组	10	0	2	5	2	1	0	286●△
高剂量组	10	1	5	3	1	0	0	130.5●★

注：与模型组相比：▲$P > 0.05$；○$P < 0.05$，●$P < 0.01$；与阳性对照组比较：△$P > 0.05$，★$P < 0.05$

白芍七物颗粒高剂量组大鼠结肠黏膜大体形态学评分明显低于与美沙拉嗪颗粒组，$P < 0.01$，说明白芍七物颗粒高剂量能有效改善结肠黏膜病变。

2.4.2 HE 染色病理组织学观察

2.4.2.1 空白组：结肠黏膜层、黏膜下层、肌层、浆膜层四层结构清晰，均无炎细胞浸润及溃疡形成。见图 1

2.4.2.2 模型组：黏膜多处糜烂、点状坏死，出血，部分肠上皮破溃、脱落，腺体破坏，杯状细胞减少，固有层内大量炎性细胞浸润及隐窝脓肿，血管扩张充血明显，可见肉芽组织增生和溃疡形成。见图 2

2.4.2.3 低剂量组：结肠黏膜不完整，表面可见变性、坏死的上皮细胞脱落，腺体排列轻度不规则，黏膜下层少量炎性细胞浸润，血管扩张充血较轻，部分肉芽组织增生，但无明显变性坏死。见图 3

2.4.2.4 中剂量组和阳性对照组黏膜上皮未见明显剥脱，但局部上皮腺体层数稍少，排列紊乱，间质慢性炎细胞浸润。见图 4、图 5

2.4.2.5 高剂量：可见大鼠结肠结构完整，黏膜上皮由杯状细胞组成，腺体排列较规则，黏膜下无明显充血，散在炎细胞浸润。

3. 讨论

TNF ~ a 是公认的能介导 UC 发病的细胞因子，是机体炎症反应与免疫反应应答的重要调节因子[7]。TNF ~ a 可通过上调趋化因子 IL ~ 8 的表达；增加内皮细胞主要组织相容性复合体（MHC）I 类抗原、ICAM ~ 1 的表达，IL ~ 1、GM ~ CSF 的分泌；在 IL ~ 6 参与下，诱导凝血酶形成，降低肠道黏膜的屏障功能；生成白三烯和氧自由基、并且诱导一氧化氮合成等多种途径参与 UC 发病，为溃疡性结肠炎发病机制中的启动因子[8]。

IL ~ 10 又名细胞因子合成抑制因子，主要由 Th2 细胞、巨噬细胞和单核细胞产生，其具有免疫调节作用，能够有力地下调 Thl 型细胞因子及促炎性细胞因子的分泌。Kucharzik 等[9]研究发现，活动期 UC 患者血清 IL ~ 10 浓度增高，在疾病静止期 IL ~ 10 没有明显的增高，所以认为在活动期增多的血清 IL ~ 10 是对抗急性炎症反应的一种自然抑制物。有研究认为 IL ~ 10 可能是溃疡性结肠炎的保护性因素，UC 患者结肠黏膜 IL ~ 10 水平能够反应疾病的活动情况和转归[10]。

刘河间《原病式》指出："诸泻痢皆属于湿，湿热甚于肠胃之内，而肠胃怫郁，以致气液不得宣通而成"。可见湿热在泻痢的发病中占有重要地位。作者通过长期的临床实践认为溃疡性结肠炎发病主因为湿热，湿热滞于大肠，熏蒸肠道，与气血相搏结，使肠道传导失司，气滞血瘀肠络失和，血败肉腐而成。故其病理环节的关键在于湿热、气滞、血瘀；局部病理表现特征为"肠疡"。治宜清热燥湿、调和气血。故自拟白芍七物颗粒。

方中白芍柔肝理脾、调和气血而止泻痢腹痛（《医学启源》：安脾经，治腹痛，收胃气，止泻利，和血，固腠理，泻肝，补脾胃。《滇南本草》：泻脾热，止腹疼，止水泻，收肝气逆疼，调养心肝脾经血，舒经降气，止肝气疼痛。）为君药。黄芩、黄连、黄柏性味苦寒，入大肠经，清热燥湿解毒以为臣。白芍酸苦，敛阴和营，润燥补脾，缓急止痛，"三黄"苦寒燥湿，清大肠湿热。君臣配伍，一益太阴之虚，一泄下焦湿热，酸收苦坚，以敛肠胃之气，具有坚阴止痛、清热止利的功效。方中当归为佐，其养血活血佐助白芍养血和营，体现了“行血则便脓自愈”之义；两药相伍，一甘温而润，一性凉而滋；一辛香性开，走而不守，一酸敛性合，守而不走，使辛而不散，酸而不敛，开合相得，动静相宜，养血补血之功最佳。同时当归性辛温，可佐制三黄之苦寒降泄，一寒一热，寒温并施，避免了纯用苦寒药，伤阳败胃之弊。木香、大腹皮性辛温，行气止痛除后重，配伍清热燥湿之“三黄”，以调理大肠之气滞，鼓舞脾胃之气机，即所谓“调气则后重即除”之意。诸药合用，湿去热清，气血调和，故下痢可愈。

白芍七物颗粒降低 UC 大鼠结肠组织 TNF ~ a 的含量，增加 IL ~ 10 的含量，可能是治疗 UC 的机理之一。高、中剂量组作用最为明显（$P < 0.01$）。

溃疡性结肠炎的中医药外治研究进展

张苏闽[1] 杨 旭[2] 李 梅[2]

（1. 南京市中医院，江苏 南京 210001；2. 南京中医药大学，江苏 南京 210029）

【摘要】从中药灌肠、中药栓剂、针灸治疗等多个角度阐述了中医药外治法对溃疡性结肠炎的临床及实验研究进展，认为中医药外治法治疗本病具有疗效确切、复发率低、毒副作用小等特点，但尚未形成规范化的治疗和完整的疗效评估方案等。

【关键词】溃疡性结肠炎；中医药外治；进展

溃疡性结肠炎（ulcerative colitis，UC）称慢性非特异性溃疡性结肠炎，简称溃结，是一种原因不明的直肠和结肠炎性病变。西医治疗本病多采用水杨酸制剂、肾上腺皮质激素、免疫抑制剂等，有一定疗效，但存在不良反应大、价格昂贵等问题。而中医药治疗本病具有疗效确切、复发率低、毒副作用小等特点，且渐成体系，尤其是中医药外治法显不出中医药治疗本病的优越性以及广阔的前景。现将溃疡性结肠炎的中医药外治法的进展综述如下。

1. 中药灌肠

中药灌肠一方面可使药物直接作用于肠壁，充分接触病灶，提高病变部位的血药浓度，使药物被迅速吸收，充分发挥药物的局部治疗作用；另一方面，药物经结直肠吸收后，大部分可绕过肝脏进入大循环，对全身发挥治疗作用；亦可避免或减少消化液、消化酶等对药物的影响和破坏，减轻药物对胃肠道的刺激及避免了口服中药的苦涩感。

1.1 传统灌肠　传统灌肠的方法多采用针筒推注式或滴注式，使药液直接作用于病变局部而发挥治疗作用。邓叶芬等[1]采用自拟中药煎煮液灌肠治疗 UC，有效率及各项指标明显优于口服柳氮磺吡啶（SASP），且有统计学意义。唐尚友等[2]采用白头翁汤为主方，随症加减，对 68 例 UC 患者进行灌肠治疗，总有效率为 94.1%。贾瑞霞等[3]使用中药煎剂分早、晚两次以直肠推注法保留灌肠治疗 58 例 UC 患者 2 个疗程后，总有效率为 94.8 %。中药灌肠液多为自拟方剂或传统方剂的加减运用，其中主要为医生的经验方，目前尚未形成公认的规范和标准。

1.2 气药灌肠　气药灌肠法治疗 UC 临床疗效和电子肠镜下溃疡病变改善疗效较好，尤其对乙状结肠以上难治性 UC 疗效确切，林锡芬等[4]用该法治疗慢性 UC 患者 36 例，治疗组总有效率为 97.2%，显著高于对照组。张苏闽等[5]用气药灌肠法治疗 UC 患者 28 例，得出类似结论。

2. 中药栓剂

UC 病变主要累及直肠和远端结肠，据统计，有 70.2% 发病在近肛门的直肠、乙状结肠段[6]用栓剂直肠给药可使之与病灶直接接触，有研究报道，其吸收的药物 50% ~75% 可不经肝脏而直接进人体循环，减少了肝脏内解毒过程对药效的影

响，且方法简单，使用方便，更易为广大患者接受。

2.1 实验研究　谢建群等[7]把 64 只大鼠随机分为 4 组，分别为正常组、模型组、SASP 组、清肠栓组，每组各 16 只，除正常组外，其余大鼠用 5%2，4，6 ~ 三硝基苯磺酸 100 mg/kg 灌肠建立大鼠 UC 模型后，分别予 0.9% 生理盐水、SASP、清肠栓处理 7d 后，处死大鼠，运用电镜，免疫组化染色、RT ~ PCR 及 Western ~ blot 等技术，分别检测 UC 大鼠结肠黏膜固有层淋巴细胞凋亡及固有层淋巴细胞 caspase ~ 3 的表达。结论是清肠栓组结肠黏膜固有层淋巴细胞凋亡呈上升趋势，其结肠黏膜固有层淋巴细胞上 caspase ~ 3 的表达率上升。施斌等[8]用相似的方法探

讨清肠栓治疗 UC 的作用机制，得出的结论是清肠栓可能通过调节 Bcl~2 及 Bax 二者之间的比例变化，诱导淋巴细胞凋亡，发挥治疗 UC 的作用。另有研究发现清肠栓能促进结肠组织抑炎细胞因子 IL~4，IL~10 mRNA 的表达[9]。中药栓剂仅适用于轻、中度左半结肠以下，特别是直肠、乙状结肠等部位的 UC，对于相对高位的 UC 疗效欠佳，而泡腾栓的出现使栓剂扩大了适用范围。陈英群等[10~12]通过动物实验探讨中药清肠泡腾栓治疗 UC 的免疫学疗效机制，发现清肠泡腾栓明显降低结肠上清 TNF~α 含量以及 IL~8 mRNA 阳性表达，在抑制促炎细胞因子方面具有确切的优势，但对 IL~13 的调控作用不明显，与模型对照组比较差异无统计学意义（$P>0.05$）。

2.2 临床进展　马贵同等[13]用自制中药清肠栓（由马齿苋、青黛散、参三七等组成）治疗 UC 患者总有效率为 92.2%，明显优于 SASP 对照组。他对经清肠栓治疗的 253 例 UC 病例进行了回顾总结，也得出了上述结论[14]。蒋志洪等[15]使用溃结栓直肠给药治疗 30 例 UC 患者，对照组予 SASP 栓剂直肠给药，均以 15d 为 1 疗程，共治疗 2 个疗程后，治疗组在腹泻、黏液脓血便、里急后重等临床主要症状及结肠黏膜镜检、肠黏膜病理活检的有效率均较对照组提高。

3. 针灸治疗

3.1 针刺及温针灸　近年来，针灸治疗 UC 的临床与实验研究都表明，针灸治疗本病疗效确切。马红学[16]用针刺治疗 UC72 例，对照组 50 例用 SASP 配合甲硝唑治疗，治疗组总有效率为 86.1%，对照组总有效率为 64.6%；两组比较，疗效差异有统计学意义（$P<0.05$）。温针灸（针灸并用的方式）治疗本病疗效明显，目前为多数临床医师所采用。李淑芝等[17]选取足三里、上巨虚等穴，用温针灸治疗 45 例 UC 患者，总有效率为 95.5%。何邦广等[18]使用本法治疗脾虚型 UC，总有效率为 90%，且无不良反应。

3.2 穴位埋线　穴位理线疗法是通过羊肠线在穴位内的生理物理作用和生物化学变化，将其刺激信息和能量经经络传入体内，以达“疏其血气，令其条达”治疗疾病的目的，穴位理线的操作实际上包含了穴位封闭、针刺、刺血、机体组织损伤后的后作用、留针及组织疗法等多种刺激效应，是一种融多种疗法、多种效应于一体的复合性治疗方法[19]。朱荣等[20]认为本法对 UC 具有良好的治疗作用，能促进患者淋巴细胞凋亡，同时对 SASP 治疗 UC 具有协同作用。田自力等[21]发现采用本法配合服用 SASP 治疗 UC 患者疗效明显优于仅予 SASP。

3.3 穴位注射　穴位注射治疗 UC，一方面加强了穴位的刺激作用，临床观察注射药物后穴位酸痛胀麻等感觉强烈，针刺无法达到这种强度；另一方面强化了药物的作用，能同时发挥药物和穴位两方面作用，以增强机体免疫作用。赵先亮等[22]选用黄芪注射液对 UC 患者进行穴位注射，天枢、大肠俞各注入 1ml，足三里注入药液 0.5ml，隔天 1 次，10d 为 1 个疗程，两疗程间休息 4d，3 个疗程后观察疗效，总有效率为 97.5%。欧邦金等[23]用本法治疗 UC，药用复方当归注射液，人胎盘组织液各 1ml，总有效率为 96.6%。

3.4 穴位敷贴　穴位敷贴运用中医学的皮部理论，使药物作用于穴位的体表皮肤上，发挥局部治疗整体起效的作用。丁若望等[24]用蒲公英、败酱草等研末装入布袋，外敷于神阙、命门穴，共治疗 102 例 UC 患者，总有效率为 92.2%。康宜兵等[25]采用肠炎清加穴位敷贴治疗 UC 患者，并从临床疗效、肠镜下疗效方面进行对照观察、随访发现有效率明显提高。

4. 其它疗法

王培[26]认为推拿按摩能有效地解除大脑皮层和皮层下中枢的功能紊乱，调整植物神经功能，抑制迷走神经的兴奋，缓解肠道平滑肌的痉挛，从而减少黏膜及黏膜下层的液体过量分泌，改善肠管局部微循环，有利溃疡组织的修复。周荃芝等[27]采用青炉散（青黛、炉甘石、花蕊石等药）创面喷洒治疗 UC 患者，结果疗效明显。李巍[28]超短波电疗机、磁疗机的电极，置于腹部结肠病变体表投影处及相应背部，分别进行治疗，配合中药保留灌肠，共治疗 23 例，近期痊愈 12 例，有效 9 例，无效 2 例，总有效率为 91.3%。

5. 讨论

溃疡性结肠炎是医学界公认的难治疾病之一，其病情缠绵难愈，易复发，且有癌变倾向，治疗上有较大难度。本病在中医学中属于“泄泻”、“休息痢”等范畴，中医药充分运用辨证论治这一诊疗特色，凭其独特的诊疗手段，辨病与辨证相结合，采取个体化的治疗方案。在方法上采取多学科相结合，在给药途径上内外并用，加之标本兼治的辨治思维，随症加减的灵活用药特点，在临床治疗中具有疗效明显、复发率低和毒副作用小的良好疗效。

中医药外治法亦以中医学整体观念和辨证论治思想原则为指导，审证求因、审因论治，运用各种不同的方法将药物或手法、器具等施于皮肤、孔窍、腧穴等部位，发挥疏通经络、解毒化瘀等作用，使失去平衡的脏腑阴阳得以重新调整和改善，从而促进机体功能的恢复，以达病愈之目的。中医药外治法治疗 UC 的临床和实验研究客观上完善了中医药学的内涵，为寻求治疗 UC 的新法新药提供了思路、方法和实验依据，但近年来中医药外治法用于治疗 UC 的方法及方药众多，所选方药较为凌乱、种类繁多、疗效不一，尚未形成一种公认疗效确切的方法及方药。相关性研究以临床的回顾性总结较多，而前瞻性实验研究偏少；研究目的和观察指标的相对局限，在某种程度上也限制了中医药外治法研究的广度和深度临床报道的每种方法在短期内可能取得一定的疗效，但是远期疗效观察少有报道，而 UC 治疗的难点在于其症状的反复发作性，故远期疗效对 UC 的治疗尤为重要，相关性疗法及方药的远期疗效的评估工作目前甚少，以致许多中医药外治法很难在临床推广使用。故如何恰当运用循证医学的相关方法，按照严格的科研设计、吸纳新的实验技术和方法进行相关的临床和实验研究，筛选出疗效确切的中药方剂，探索总结出 UC 中医药外治法的规范化治疗方案及完整的疗效评估方案，更好的用于 UC 的防治，将是我们今后努力的方向。

参考文献：略。

溃疡性结肠炎的中医药治疗

杨向东　陈小朝　赵　明

（成都肛肠专科医院/中国 PPH 技术培训中心，四川　成都，610000）

溃疡性结肠炎（Ulcerative Colitis，UC）是一种病因、发病机制未明的慢性非特异性结肠炎症性疾病，可见于任何年龄，但以 20 ~ 30 岁最多见，现已被世界卫生组织列为现代难治病之一[1]。现代医学认为，UC 与遗传、免疫失调有关，遗传基因缺陷，肠黏膜屏障的破坏，免疫反应的异常导致了 UC 的发生[2]。由于现代人生活方式的改变、工作压力的增大，溃疡性结肠炎的发病率逐渐增高，现代医学的治疗尚无特异的治疗方法，主要采用糖皮质激素、柳氮磺胺吡啶、免疫抑制剂等药物治疗，疗效不甚理想，副反应大，症状迁延，复发率高。

而近年来，中医药治疗溃疡性结肠炎取得了很大的进展，经实践证实具有疗效确切、不良反应少、安全持久等特点，显示出中医药治疗溃疡性结肠炎广阔的前景，突现出明显优势[3]，具有重要的临床意义。

1. 中医药治疗，重在辨明病机

1.1 病机复杂，病程缠绵　据笔者考证，溃疡性结肠炎以腹泻、脓血便、腹痛和里急后重为主要临床表现，其病名在中医典籍中无记载可考，但从其临床表现来看，当属“泄泻”、“肠风”、“久痢”、“肠澼”等范畴。病因复杂，有外感、饮食、情志、脾虚等不同，情志因素是主要诱因，临证亦有寒、热、虚、实之别。但总的来说脾虚为本，湿热为标，始终存在着脾虚湿蕴的病机变化。脾胃运化失职，湿浊内蕴，久而化热，下注大肠，气血凝滞，脂络受伤，肠道传导失司，病位虽然在肠，但根源却在脾胃。脾虚是本病发生的主要因素，湿热蕴热是溃疡性结肠炎局部病理变化的关键环节，气滞、血瘀是疾病发生发展过程中的重要病理环节，脾肾虚衰是本病的必然转归。脾虚与湿、热、滞、瘀交合，中夹情志因素，相互影响，致使本病缠绵难愈，易反复发作。

目前对于溃疡性结肠炎的病机，许多医生做了理论研究，如路广晁[4]认为，脾虚湿蕴、热毒瘀阻是本病的基本病机；脾虚是其本，湿热、气滞、血瘀为其标。王幼立等[5]认为脾虚“不及游溢”是溃疡性结肠炎发生的主要病机。沈洪[6]提出从肺、脾论治溃疡性结肠炎的新观点，认为本病属肺脾同病，除了既往认知的湿、热病理因素外，痰也是本病的重要病理因素之一。李军祥[7]认为病理变化主要是湿热之邪壅滞肠间，与气血相搏结，脂膜和血络受伤，腐败化为脓血。病机关键是气血失调。于玫等[8]认为瘀血是本病发病的始动因素，气血壅滞是发作期的核心病机，瘀血内阻是缓解期的主要病理因素，是复发的宿根。

1.2 病机与疗效　鉴于溃疡性结肠炎病因病机复杂，证候变化多端，因此在治疗唯有根据病机分期、分型论治，整体辨证用药，更需要内服中药与其他中医治疗方式合理配合，同时兼顾整体调理与局部用药的治疗方法。目前中医多以自拟方分型、分期治疗。如周玉和[9]将溃疡性结肠炎分为肝脾不和、气滞湿郁、脾虚湿盛、寒热夹杂，分别施以疏肝理气，和脾化湿、温运脾湿、调和寒热法治疗，临床总有效率达 93. 5%。王奎平[10]采用辨证结合辨病分期治疗，发作期治以清热化湿，行气活血导滞；缓解期治以健脾益气，佐以清热化湿，行气化滞，选用相应方药进行治疗。结果临床有效率达 100%。

2. 溃疡性结肠炎中医药治疗方法

2.1 中药内服治疗

2.1.1 基本方加减治疗　谢志彬等[11]采用健脾清肠汤（党参、白术、茯苓、甘草、黄芪、制半夏、陈皮、马齿苋、五倍子）加减治疗本病 78 例，总有效率 91. 02%。李鲜[12]采用资生丸随证加减治疗本病，取得满意疗效，总有效率87%。张洪俊[13]运用抑木扶土、止泻涩肠的加味痛泻要方治疗溃疡性结肠炎32例，有效率93.7%。林芝韵[14]受《内经》“风胜湿”的启发，自拟祛风胜湿汤（防风、白芷、升麻、葛根、芍药、木香、徐长卿、白及、茯苓）加减治疗溃疡性结肠炎30例，有效率为83.33%。

临证加减时，配伍用药同样是决定疗效的关键，如步玉如[15]认为：对于泄泻初期兼表证及湿盛或脾虚下陷者，配伍风药，有利于取得良好的疗效。

2.1.2 自拟方治疗　梁巧霞等[16]认为，脾胃虚弱，湿热蕴蒸，肠络受损是本病病机，其中脾胃虚弱是根本。自拟健脾清肠护膜汤治疗溃疡性结肠炎67例，并与西药治疗的38例进行疗效对比。结果治疗组有效率为92.54%，对照组有效率为65.79%。王正国[17]自拟养肠补溃汤（黄芪、党参、炒白术、黄连、败酱草、陈皮、薏苡仁、白头翁、苦参、白芍、秦皮、枳壳）随证加减治疗本病42例，总有效率86.30%。

2.1.3 中成药治疗　郑秀芳[18]采用自制的芪茶益肠胶囊（黄芪、白芍、儿茶、凤尾草、黄连等）治疗本病30例，疗效显著。刘振琦等[19]采用中药肠炎康胶囊（黄连、黄芩、白头翁、败酱草、黄芪、茯苓、薏苡仁、白术、柴胡、白芍、陈皮、厚朴、当归等）治疗本病60例，总有效率94%。

2.2 灌肠治疗　周放明[20]采用中西医结合灌肠治疗溃疡性结肠炎30例，疗效满意。对照组药物：SASP 2g、泼尼松龙20mg、山莨菪碱10mg、庆大霉素16万U、1%普鲁卡因20ml，5%甲硝唑150ml。治疗组药物：黄连5g，云南白药4g，白芍、白及、煨木香、地榆各10g，马齿苋、白头翁、黄芩各12g，炮姜、赤芍各8g。加水500ml，水煎20min，取汁150ml，纳入SASP 2g、泼尼松龙20mg。治疗组总有效率高于对照组（$P < 0.05$）。邓叶芬等[23]采用自拟中药方煎煮液灌肠治疗本病。药物为蒲公英30g，银花30g，连翘20g，野菊花20g，生地黄20g，地榆20g，甘草10g。治疗组总有效率为92.3%。张宏[21]采用自拟黄蓝饮（黄芪、绞股蓝、炒薏苡仁各30g，柴胡、郁金、蒲黄、白芍、赤石脂、乌梅各15g，半枝莲30g，野菊花15g）灌肠治疗溃疡性结肠炎取得满意效果。若见便下脓血、下痢急迫、腹痛腹胀、舌红、苔黄腻、脉滑数等，加苦参、黄连、赤芍、白芍、白头翁、仙鹤草、白芷；晨起肠鸣即泻，便如清水、便血色淡、面色苍白、气短神疲、畏寒肢冷、舌淡、苔白滑、脉沉弱等，加党参、肉豆蔻、肉桂、金樱子、五倍子、仙灵脾、河子、黄柏、白花蛇舌草，总有效率为88%。叶东海等[22]选用清热利湿，活血化瘀，生肌收敛中药煎剂保留灌肠。灌肠治疗通过局部用药提高结肠黏膜局部的药物浓度，有利于病灶修复，且避免了整体应用收敛药物恋邪之弊，可弥补整体辨证用药之不足。

2.3 其他疗法　溃疡性结肠炎的中医药治疗，尚有针刺、隔药灸等治法。如刘炳锐等[23]选神阙穴敷药加灸治疗。朱世楷以中药口服、灌肠、脐外敷的三位一体治疗，采用具有穿透力强、吸收快特点的脐部外敷给药方法，使用脐部外敷经验方（公丁香、艾叶、补骨脂、肉桂、木鳖子、柳树皮、五倍子等）扶正升阳、温中止泻[27]。实现了多种中医药治疗方式的合理配搭，应当予以重视。

综上所述，目前中医学对溃疡性结肠炎的辩证体系日趋精细，据此处方用药，疗效可靠，中医药治疗方式多样，多种方式均疗效肯定。近年来中医药在治疗溃疡性结肠炎方面虽然取得了一定的进展，但仍存在一些需要进一步探讨和解决的问题：

①临床溃疡性结肠炎的分型和疗效评定缺乏统一、公认、具有可比性的标准。中医药治疗溃疡性结肠炎缺乏科学的、规范化、多中心、大样本的临床研究。基础实验研究较少而临床疗效观察较多，其中近期疗效观察多，远期疗效观察的报道少。许多临床研究设计不够严谨，缺乏对照组，且对照试验结果缺乏说服力。

②中药内服治疗报道较多，中药其他方式给药、针灸推拿治疗报道较少。各种治疗方式缺乏系统的整合，精于内服汤剂处方的医者往往不擅针灸，长于外治、局部治疗的医者则不擅汤剂处方。因此，笔者认为，有必要对中医理论指导下的临床诊断、治疗加以重视，深入研究，进而构建一套中医药各种治疗方式合理搭配、充分发挥各自优势，有效治疗溃疡性结肠炎的实施原则。

参考文献：略。

溃愈散对溃疡性结肠炎患者血清细胞因子 IL~6、IL~8 的影响

赵　刚　张立泽　乔翠霞

（青岛大学医学院附属医院肛肠科，山东　青岛，266003）

【摘要】目的　观察纯中药制剂溃愈散对溃疡性结肠炎的临床疗效并探讨其作用机制。方法　将120例溃疡性

结肠炎患者随机分为治疗组60例，采用溃愈散保留灌肠治疗，1天1次，15天为一个疗程；对照组60例，柳氮磺胺吡啶片口服，2g/次，1天3次，15天为一个疗程。所有患者1个疗程后休息7天进行下一疗程治疗，3个疗程后进行评价。观察其临床综合疗效、主要症状、结肠镜镜检积分的改善情况，以及治疗前后患者血清IL~6、IL~8的水平变化，对治疗后两组完全缓解及有效病例随防6个月，观察其复发率。结果　治疗组总有效率为93.33%，优于对照组78.33%（P<0.05）；治疗后治疗组较对照组在腹泻、脓血便的改善上更为明显（P<0.05），能明显降低UC患者血清IL~6、IL~8的水平（P<0.01）；结肠镜镜检积分显示两组治疗后充血、糜烂、溃疡均有明显改善，但是治疗组明显优于对照组（P<0.05）；随访6个月，治疗组复发率低于对照组，且差异有统计学意义（P<0.05）。结论　溃愈散通过下调溃疡性结肠炎患者IL~6、IL~8的水平治疗溃疡性结肠炎，缓解率高、复发率低、安全性好、依从性佳，是一种安全而有效的疗法。

【关键词】溃愈散；溃疡性结肠炎；IL~6；IL~8

溃疡性结肠炎（ulcerative colitis，UC），又称非特异性溃疡性结肠炎，是一种原因不明的慢性直肠和结肠炎性疾病。因其治愈难度大、病程长，且与结肠癌的发病有关，被世界卫生组织列为现代难治病之一。目前西医治疗药物是氨基水杨酸类、皮质类固醇激素和免疫调节剂，但停药后易复发，长期应用副反应多。2008年9月~2010年3月我们采用纯中药制剂溃愈散治疗UC，临床疗效满意，现报告如下。

1. 资料与方法

1.1 临床资料　选自我院2008年9月一2010年3月肛肠科门诊、住院患者共120例，所有患者符合国家中医药管理局颁布的《中医病症诊断疗效标准》，符合气虚血瘀证标准，并参照2000年成都全国炎症性肠病学术研讨会制定标准确诊，且病情程度为轻中度的初发型、慢性复发型或慢性持续型活动期患者；年龄在18岁以上。所有观察病例随机分为对照组和治疗组，每组60人，一般情况比较见表1，各组之间无明显差异（P>0.05）。

表1　观察病例比较表

组别	数量	性别		年龄（岁）			病程（年）			主要发病部位				
		男	女	≤30	30~60	≥60	≤5	5~10	≥10	直肠	直乙结肠	左半结肠（脾曲以远）	广泛结肠（脾曲以近）	全结肠
对照组	60	32	28	16	42	2	21	26	13	23	19	9	6	3
治疗组	60	27	33	14	41	5	17	32	11	22	21	10	3	4

注：经t检验及单因素方差分析，P>0.05，各组之间无明显差异。

1.2 排除标准

①病变类型为急性暴发型，病情程度为重度或缓解期患者；②细菌性痢疾、阿米巴痢、慢性血吸虫病、肠结核等感染性结肠炎及克罗恩病、缺血性肠炎、放射性肠炎患者；③体温≥37.5℃或有严重并发症；④一周内已使用其他相关药物；⑤对磺胺类药物过敏、过敏体质、或已知对本药成分过敏者；⑥具有严重心、肝、肺、肾、血液等疾病；⑦妊娠或哺乳期妇女，精神病患者；⑧怀疑或确有酒精、药物滥用史者。

1.3 终止治疗标准

①有严重不良反应者；②观察期间发生其他医疗行为者；③不能坚持或自动停止试验者。

1.4 治疗方法

治疗组给予溃愈散保留灌肠，基本方药组成：黄芪20g、黄连10g、三七粉3g、血竭10g、青黛3g、乌贼骨10g、白芨15g。灌肠液制备及灌肠方法：上药除三七粉、青黛，加水煎后浓缩至100ml，用双层纱布过滤去渣，治疗时加热温度为35℃~36℃，根据病情每次取上述灌肠液80~100ml，加入三七粉、青黛，晚睡前保留灌肠，灌肠前嘱患者排出大小便，取侧卧位垫高臀部，肛管插入深度10ml左右，灌入药液，拔出肛管后取左侧、仰、卧位各60min。高位溃疡性结肠炎患者使用结肠灌注机，药物每次保留8~10小时。疗程：1天1次，15天为一个疗程，1个疗程后休息7天进行下一疗程治疗，3个疗程后进行评价。对照组：采用现行公认的治疗溃疡性结肠炎常用的柳氮磺胺吡啶（SASP）对照。方法：SASP口服，2g/次，1天3次，15天为一个疗程，1个疗程后休息7天进行下一疗程治疗，3个疗程后进行评价。

1.5 观察指标及疗效判定标准

1.5.1 疗效评定标准：

参照2000年成都全国炎症性肠病学术研讨会制定标准自行制定。临床治愈：临床主要症状消失，肠镜检查黏膜病变恢复正常，或溃疡病灶已形成瘢痕。显效：临床主要症状基本消失，肠黏膜轻度炎症及部分假息肉形成。有效：临床主要症状好转，肠黏膜病变有所好转。无效：临床症状及内镜等检查均无改善。

1.5.2 观察指标

（1）症状改善情况，记录治疗前后患者腹痛、腹泻、脓血便等症状情况。

（2）肠镜表现，记录两组于治疗前及疗程结束后肠镜表现以评价疗效，参考 Roth 分级法，自拟结肠镜检查记分标准。

表2　结肠镜检查评分标准

肠镜表现	评分			
	0 分	2 分	4 分	6 分
充血	无	血管纹理增粗	血管纹理不清，紊乱	血管纹理消失
糜烂	无	轻度糜烂，不出血	可伴有出血	触之有明显出血
溃疡	无	散在分布，数量 < 3 个，周边轻度红肿，	散在分布，数量 > 3 个，周边明显红肿	表面布满脓苔，周边显著红肿
假性息肉	无	散在分布，数量 < 10 个，累积局部肠段，	分布多，数量 > 10 个，累积局部肠段	分布多，数量 > 10 个，累积多个肠段。

（3）血清细胞因子 IL～6、IL～8 变化：两组患者治疗前后及健康对照组各空腹抽静脉血 5ml，分离出血清，低温冰箱保存，检测血清 IL～6、IL～8 的水平。检测试剂盒由军事医学科学院邦定生物公司提供，采用双抗体夹心 ELISA 法检测，严格按照试剂盒说明书进行操作。

1.6 统计学处理

全部的数据均以 $x \pm s$ 表示，利用 SPSS 14.0 统计分析软件包对全部数据进行组间 t 检验及单因素方差分析，$P < 0.05$ 为有统计学意义。

2. 结果

2.1 临床综合疗效

两组患者临床综合疗效及完全缓解率比较，经 x^2 检验，$P < 0.05$，有统计学意义，可认为治疗组的临床疗效优于对照组，见表3。

表3　两组临床综合疗效（%）

组别	n	临床治愈	显效	有效	无效	总有效率
治疗组	60	35（58.33%）	12	9	4	93.33%
对照组	60	19（31.67%）	16	12	13	78.33%

注：经 t 检验及单因素方差分析，$P < 0.05$，两组之间显著性差异。

2.2 两组治疗前后腹痛、腹泻及脓血便比较

两组治疗前后腹痛、腹泻及脓血便改善情况比较见表4，显示：溃愈散在治疗溃疡性结肠炎发作期的腹泻、腹痛、黏液脓血便等主症方面疗效显著，尤其在减轻患者腹泻、脓血便的疗效方面明显优于照组（$P < 0.05$），在改善腹痛方面与对照组比较，差异无统计学意义（$P > 0.05$）。

表4　两组治疗前后症状改善情况比较

		腹痛*				腹泻△				脓血便△			
		无	轻	中	重	无	轻	中	重	无	轻	中	重
治疗组	治疗前	0	20	34	6	4	22	26	8	4	16	28	12
（n = 60）	治疗后	36	10	12	2	44	8	6	2	44	8	8	0
对照组	治疗前	2	14	40	4	2	18	30	10	6	18	22	14
（n = 60）	治疗后	12	30	14	4	8	2	10	4	36	8	10	6

注：治疗后，与对照组相比 $^{\triangle}P < 0.05$，$^{*}P > 0.05$。

2.3 两组治疗前后 IL~6、IL~8 变化

治疗组、对照组治疗前后及健康对照组的 IL~6、IL~8 变化：两组治疗前血清 IL~6、IL~8 水平均明显高于健康对照组（P<0.01），治疗后血清 IL~6、IL~8 水平明显下降。治疗组治疗后血清IL~6、IL~8 水平与健康对照组比较差异无统计学意义（P>0.05），但对照组治疗后血清 IL~6、IL~8 水平仍高于对照组（P<0.01），见表5。

表5　两组治疗前后及健康对照组的 IL~6、IL~8 水平变化比较

组别	n	IL~6		IL~8	
		治疗前	治疗后	治疗前	治疗后
治疗组	60	169.7±20.5△	64.3±6.7*	287.3±21.1△	157.±11.4*
对照组	60	165.9±19.2△	116.4±12*△	281.1±19.8△	206.7±7.8*△
健康对照组	30	64.1±10.9		154.8±7.6	

注：与健康对照组相比：治疗前△P<0.01，治疗后*P>0.05，*△P<0.01。

2.4 两组治疗前后结肠镜检查积分情况

两组治疗前后结肠镜检查积分比较见表6，两组治疗后充血、糜烂、溃疡均有明显改善，但是治疗组在改善结肠黏膜充血、糜烂、溃疡疗效方面明显优于对照组，P<0.05；而两组对治疗息肉的疗效均不明显，两组比较，差异无统计学意义（P>0.05）。

表6　两组治疗前后结肠镜检查积分比较

肠镜表现	治疗组		对照组	
	治疗前	治疗后	治疗前	治疗后
充血	3.80±1.42	1.17±1.43*	3.73±1.56	2.11±1.98
糜烂	5.08±2.25	2.18±1.61*	4.62±1.42	1.77±1.86
溃疡	4.64±1.72	1.52±1.42*	4.46±1.77	2.59±2.01
假性息肉	5.02±1.73	3.25±1.01△	4.6±1.57	3.20±1.11

注：与对照组治疗后比较：*P<0.05，△P>0.05。

2.5 治疗组疗效与病变部位的关系

治疗组中，直肠及直乙结肠病变者综合疗效总有效率为100%，其他部位病变者综合疗效总有效率为76.47%，两者疗效比较差异有统计学意义（P<0.05），提示溃愈散对直肠、乙状结肠病变疗效更好，见表7。

表7　治疗组疗效与病变部位的关系

病变部位	n	疗效判定				总有效率（%）
		完全缓解	显效	有效	无效	
直肠	22	17	4	1	0	100
直乙结肠	21	15	5	1	0	100
其他部位病变	17	3	3	7	4	76.47

注：经t检验及单因素方差分析，P<0.05。

2.6 临床远期疗效

对两组治疗后完全缓解及有效病例随防6个月，比较两组复发率。结果表明，治疗组复发率低于对照组，且差异有统计学意义（P<0.05），提示溃愈散抗 UC 复发疗效优于 SASP，见表8。

表 8　两组远期疗效比较表

组别	n	复发	复发率（%）
治疗组	56	7	12.5
对照组	47	19	40.43

注：经 t 检验及单因素方差分析，P<0.05，两组之间显著性差异。

2.7 安全性评价

治疗组不良反应发生 1 例，主要为肛门坠胀、轻度腹痛，未作处理，自行缓解。对照组，药物不良反应发生共计 11 例，发生率为 18.33%，主要有皮疹、谷丙转氨酶或谷草转氨酶升高、恶心、腹胀。两组药物不良反应发生率治疗组明显少于对照组（P<0.05），说明溃愈散灌肠治疗 UC 安全性良好。

3. 讨论

溃疡性结肠炎是一种非特异性的慢性结肠炎，临床发病率逐年升高，病因和发病机制至今仍不清楚。西医治疗 UC 一般采用水杨酸制剂、糖皮质激素、免疫抑制剂，然而上述药物具有明显的毒副反应，给患者带来许多痛苦，一些患者常常难以忍受其毒副反应而被迫停止用药，给治疗用药造成较大的限制和困难。

中医近 20 年来对本病的临床研究有了较大的进展。UC 属中医“久泻”、“肠澼”、“久痢”、“腹痛”、“肠风”、“脏毒”等范畴。近年来通过大量临床及实验研究对该病的中医病因病机认识渐趋一致，多数学者认为该病的病因病机主要为：感受外邪，脾胃受损，运化失司，水湿内停，日久化热，湿热蕴结，阻滞气血，气滞血瘀，使肠道传导失司而成本病。正如《景岳全书·泄泻》中载：“泄泻之本，无不由于脾胃。”王清任日：“元气既虚，必不能达于血管，血管无气，必停留而瘀。”故治疗应标本兼顾，内外兼施，既要健脾益气以治其本，又要清热利湿、活血化瘀以治其标。笔者通过临床多年研究，结合中医的理法方药及现代药理研究，经多次筛选，研制出纯中药制剂——溃愈散。方中黄芪为君，补气升阳，托毒排脓，现代药理研究表明，黄芪含有多种氨基酸，能提高免疫力，促进溃疡愈合，阻止溃疡复发，对免疫功能低下具有增强以及双向调节作用，还能抗菌及抑制病毒生长，增强病毒诱导干扰素能力，具有激素样作用，可促进机体代谢，并且能显著降低血液流变学指标，其性质与强度和丹参注射液相同；黄连燥湿清热，凉血解毒而止大便脓血；三七粉化瘀止血，祛腐生肌，并能止血而不留瘀，能够改善肠道局部血液循环；血竭止血散瘀，消肿止痛，祛瘀生新，有抗炎、镇痛、免疫调节作用；青黛清热解毒，生肌愈溃，抑菌作用；乌贼骨收敛止血，消肿生肌，制酸敛疮，促进溃疡愈合；白及消肿，生肌。诸药合用，共奏健脾益气、清热利湿、活血化瘀之功效。

本次研究显示：溃愈散治疗 UC，临床综合疗效 93.33%，完全缓解率 58.33%，与对照组相比，P<0.05，有统计学意义。在治疗 UC 发作期的腹泻、黏液脓血便等主症方面明显优于对照组，推测本方煎剂具有良好的抑菌杀菌作用，可减轻局部肠道感染，减少炎性渗出，从而缓解腹泻、黏液脓血便症状。通过肠镜观察，溃愈散在改善肠黏膜局部充血、糜烂、溃疡方面优于对照组，提示该方对减轻局炎症反应损伤程度，促进局部组织修复的作用优于对照组。对两组治疗后完全缓解及有效病例随访 6 个月，治疗组复发率 12.5%，对照组复发率 40.43%，提示溃愈散抗 UC 复发疗效优于 SASP。另外，研究结果显示溃愈散适用于轻、中度左半结肠以下，特别是直、乙状结肠等低位 UC 患者，对于相对高位的疗效欠佳。

UC 病因及发病机制的研究已经历了近百年历史，但其确切的发病机制仍未完全阐明。考虑为感染、免疫、遗传和环境等综合因素所致，近年来研究表明免疫异常在其发病中占重要地位。UC 患者免疫系统调节异常，主要表现在不能下调免疫激活所致的促炎细胞因子，如 IL~1、IL~6、IL~8、TNF~a 等。大量研究资料显示，在 UC 发生和发展过程中细胞因子通过各种机制，使炎症加重并持续存在，最终造成肠组织慢性损伤。因此，检测细胞因子对评估 UC 活动有重要意义。近年研究认为促炎症性细胞因子 IL~6 和 IL~8 在 UC 的发病机制中起了重要的作用。IL~8 是一种低分子量蛋白质，约 8kD，主要由单核细胞、内皮细胞、表皮细胞及 T 淋巴细胞产生，是一种很强的中性粒细胞趋化因子，中性粒细胞与 IL~8 接触后发生形态学变化，定向游走到反应部位并释放一系列活性产物，这些作用可导致机体局部炎症反应，达到损伤细胞的目的。IL~6 是由单核巨噬细胞产生的多向性的细胞因子，它可由活化的 T 细胞、B 细胞、纤维母细胞、内皮细胞等产生，可以加强终末 B 细胞的分化、介导免疫球蛋白的分泌，同时也可提高 T 细胞的活化信号及促进细胞毒 T 细胞及 NK 细胞溶解细胞的能力。有文献报道，UC 患者 IL~6 水平升高，它可以同 IL~8、TNF 和其他炎症因子一同视为炎症介质，导致 UC 活动期的特征性炎症反应。

本研究通过检测 120 例 UC 患者治疗前后 IL~6、IL~8 的水平及 30 例健康者的 IL~6、IL~8 的水平，发现 UC 患者血清 IL~6、IL~8 明显增高，并随病情的好转而下降，进一步证实这些细胞因子参与了 UC 的病理过程且与病情轻重相关。本研究中，两组患者治疗前血清 IL~6、IL~8 水平均明显高于健康对照组（$P<0.01$），治疗后血清 IL~6、IL~8 水平明显下降。治疗组治疗后血清 IL~6、IL~8 水平与健康对照组比较差异无统计学意义（$P>0.05$），但对照组治疗后血清 IL~6、IL~8 水平仍高于对照组（$P<0.01$），证实溃愈散降低血清 IL~6、IL~8 水平的作用优于 SASP。溃愈散能通过下调 UC 患者 IL~6、IL~8 的水平而达到治疗效果，可能是溃愈散治疗 UC 的作用机制之一。

通过临床观察，UC 患者病变多位于直肠与乙状结肠，所以中药保留灌肠治疗该病可使药物直达病所，提高病变部位的药物浓度，明显延长药物与病变部位的作用时间，改善局部血液循环，修复肠道溃疡面，同时经直肠给药可避免和减少消化液和消化酶、肝脏对药物作用的影响和破坏，有利于药物发挥作用。本研究证实：溃愈散灌肠可降低血清 IL~6、IL~8 水平，治疗 UC 具有疗效好、复发率低、安全性好、依从性佳等优点，能控制 UC 发作和维持缓解治疗，有新药开发价值。

溃疡性结直肠炎的手术治疗

杨向东　陈小朝　赵　明

（成都肛肠专科医院/中国 PPH 技术培训中心，四川　成都，610000）

1. 概述

溃疡性结直肠炎（ ulcerative colitis，UC ）是一种原因不明的主要发生在结直肠黏膜层的炎症性病变，以弥漫性、浅表性结直肠溃疡为主要病理改变，左半结肠受累多见，但可累及全结肠和直肠。以腹痛、腹泻、黏液脓血便为主要症状。根据流行病学资料提示，UC 的发病率在国内外有逐年增高的趋势，此病反复发作，迁延数月、数年乃至数十年，严重影响患者的正常工作和生活。尽管近年来在遗传学、免疫学以及环境因素等方面对溃疡性结肠炎发病机制的研究有了很大进展，但其病因和发病机制尚未明确，仅在研究过程中发现 UC 发病可能与免疫异常、感染、遗传、过敏及神经因素有关。

2. 溃疡性结直肠炎的手术治疗进展

在 IPPA 手术出现之前，全结直肠切除术能够彻底的治疗溃疡性结肠炎，但是该术式存在创伤大、术后并发症多，病人术后生活质量差等缺点，无论从医生角度还是病人角度，对于选择该术式还存在较大的顾虑，因此外科手术在治疗溃疡性结直肠炎方面，长期处于次要地位。

20 世纪以来，对溃疡性结直肠炎的治疗从灌洗到回肠贮袋肛门吻合术，手术方法一直在不断改进。随着科技进步，人们对溃疡性结直肠炎的病因及预防有了更深刻的认识，手术方法也日臻完善。由于外科技术的进步和围手术期管理技术的发展，全结肠、直肠切除术后的病死率明显降低，使溃疡性结直肠炎外科治疗的作用受到了更多的关注。外科技术水平的提高和贮袋构建有较好的排便控制作用，手术不应再作为一种被迫选择的治疗方案，在药物疗效不佳时即应早期考虑手术，并争取进行彻底性的全结肠、直肠切除术，这样可以大大缩短患者治疗时间，改善预后。

3. 溃疡性结直肠炎的手术治疗

3.1 溃疡性结直肠炎的手术治疗指征

3.1.1 现行手术指征　目前公认，在出现以下情况时，溃疡性结直肠炎需要手术治疗。其中，择期手术的适应症包括：（1）慢性持续性经内科治疗无效而反复发作者；（2）全大肠炎性变者；（3）高龄患者；（4）已经癌变或怀疑癌变的病例者；（5）有局部合并症者；（6）有全身性合并症者；（7）因本病而导致发育障碍者。急症手术的适应症包括：（1）病情急剧恶化；（2）并发肠穿孔；（3）急性肠扩张；（4）大量出血。

综合考虑以上各种因素，最引人注目的是早期发现癌变的问题。流行病学调查数据表明，溃疡性结直肠炎发生大肠癌，为一般人口的 7 — 11 倍。因溃疡性结直肠炎与大肠癌的症状相似，且溃疡性结直肠炎的癌变病理呈多发性，形态扁平，CEA 及大肠细胞学检查，特异性不高假阳性较多，一般很难早期发现。既使纤维结肠镜检也因检查困难取材谨慎，导致癌变的发现率受到影响。溃疡性结直肠炎的癌变，组织学上多为分化较低的黏液腺癌，恶性程度较高。总的来说，鉴于溃疡性结直肠炎癌变难以早期发现，且恶性程度高，择期手术治疗是防止癌变最有效的治疗方式。

3.1.2 其他手术相关指征　临床上一般认为病变广泛，病程十年以上的青少年患者应警惕癌变的发生，同时，为了避免青少年时期的生长发育障碍，应考虑尽早手术。老年患者自身免疫力低下，一旦出现症状，相同情况下病情重于年轻人；老年患者往往伴有肠道菌群失调及肠道动力障碍，使原有病情加重；老年患者疼痛反应迟钝，往往症状与病情不符；老年患者病程较长，病情反复。许文安等调查研究60岁以上老年人溃疡性结直肠炎252例，发现老年人所患溃疡性结直肠炎临床症状无明显特异性，但病情相对较重；结肠镜下病变范围以直乙状结肠及左半结肠多见；病理学改变无明显特异性，但异型增生的发生率较高，应加以重视，考虑尽早手术。

姜氏等认为，溃疡性结直肠炎患者，在尚未出现明显外科并发症的时候，若血清类粘蛋白的初始值显著较高，而血清白蛋白及血红蛋自的初始值较低，经内科治疗后血沉无明显降低，且大便次数无明显减少之患者，应及早考虑某种方式的外科手术治疗。对于病变范围较小，而血清类粘蛋白值相对较高的患者，更应早期手术治疗，以免延误手术时机而使病情复杂化。

总之，我们认为凡是上述患者，应本着早期发现早期治疗的原则，采取积极的手术态度。

3.2 溃疡性结直肠炎手术方式评价

目前UC的外科治疗有5种基本的手术方式：(1)结直肠切除加回肠造口，(2)结肠全切或次全切除直肠保留(回直肠吻合或升结肠直肠吻合)，(3)全结、直肠切除回肠肛管吻合，(4)全结、直肠切除回肠贮袋造口(Kock造口)，(5)全结、直肠切除回肠贮袋肛管吻合术。手术方式的选择应根据病人的年龄、病变部位及有无癌变等来进行。由于病人通常有明显腹泻，因此围手术期处理十分重要，多用1天肠道准备法，或在手术头天晚或当天早晨进行清洁灌肠。

3.2.1 结直肠切除加回肠造口与全结、直肠切除回肠贮袋造口　结直肠切除加回肠造口多用于全结肠型UC或长期服用激素，病情严重的病人。该手术操作并不困难，因不是恶性肿瘤，故无需行淋巴清扫。切除结肠时可在结肠血管的主干部位钳夹、切断、结扎。这样不仅创伤小，而且可节约手术时间。在切除直肠时，应靠近直肠外膜进行，这样只切除了直肠，保留了直肠周围组织，盆腔残留的组织较多，有利于愈合，同时避免了骶前神经和盆神经的损伤。笔者认为，此法优于经骶前脏层、壁层筋膜之间切除直肠。

Kock自制性回肠造口（即全结、直肠切除回肠贮袋造口）国内应用较少，术后大部分病人能完全控制气体及粪便，无造口周围皮肤刺激或不良气味，但因腹部仍有造口，并需每日多次插入导管引导排便排气，病人仍多感不便。且有30%的病人还会出现出血、炎症、造口旁疝等并发症。这种手术时切除全部结肠和直肠，做永久性回肠造口术，理论上是根治性手术，也是治疗本病的传统手术治疗方式。

术后一般无复发，绝大多数病人能在术后维持良好的健康状态。虽然结直肠切除是彻底的治疗方法，但病人常难以接受。这种手术会给病人带来一个长期人工肛门的不便，术后的永久性回肠造口不易管理，同时造成男性性功能的障碍。

3.2.2 结肠全切或次全切除回、直肠或升、直肠吻合

此类手术以全结肠切除十回肠直肠吻合术为主，该术式相对简单，易于操作，可以避免重建人工肛门，但是保留下来的直肠有炎症复发的可能，炎症可能向回肠蔓延的缺点。但残留的直肠结肠仍有发生溃疡的可能且有癌变的隐患，其中约有7%的病人可发生癌变，手术后应定期取活组织检查直肠黏膜有无发育异常。另外，由于直肠存在活动性病变，还可能影响回－直肠吻合口的愈合，而存在发生吻合口瘘的可能。因此仅适用于升结肠或直肠病变不严重，且病人有条件定期密切随访者，该手术目前已很少应用。

3.2.3 全结、直肠切除回肠肛管吻合术

即全结肠切除＋直肠黏膜剥除＋回肠肛管吻合术，适用于肛门括约肌功能正常的病人，从理论上讲，该术式是最理想的术式，因该术式保留了前两个术式的优点，而避免了上两个术式的缺点。但该手术术式操作复杂，易发生缝合不全、骨盆脓肿等并发症，有时更需要临时性的做回肠造瘘。回肠肛管吻合的最大缺点是大便次数多，病人难以承受，因此自从IPAA手术应用临床以来，该手术正被逐渐淘汰。

3.2.4 与全结、直肠切除回肠贮袋肛管吻合术

该术式是一种较为理想的术式，自从1978年IPAA手术应用临床以来，使一大部分UC病人摆脱了造口之苦。由于贮袋的制作技术要求较高，因此需有一定经验的医生来完成。具体的贮袋类型应根据回肠系膜的游离程度、病人盆腔的宽窄，医生的经验及习惯来选择。贮袋容积的大小与术后功能有很大关系。J形及H形贮袋为双袢型，操作相对简单，但其容积小，术后大便次数较多。S形贮袋为3袢型，容积较大，术后大便次数较少，但手术操作相对复杂，且贮袋炎发生率高。W形贮袋为4袢，容积最大，术后功能最好，但手术操作也最复杂。目前应用较多的是J形贮袋，并已很少保留直肠肛管。IPAA手术多用于60岁以下或肛门括约肌功能良好者。对部分老年病人，贮袋手术失败的病人，选择全大肠切除回肠造口术仍不失为一种理想的手术。

为保证贮袋血供良好，系膜长度应足够，回肠袢无张力，应注意：(1)尽量靠近盲肠切断回肠，以保留回结肠动脉分支；(2)游离小肠系膜根部至十二指肠横部；(3)保证贮袋的顶端能达到耻骨联合下6cm。肠管必须保持无

张力，保留边缘血管，依靠边缘血管供血，防止贮袋发生缺血。（4）术中贮袋操作使用强生公司产品直线型切割缝合器，可缩短贮存袋操作手术时间，减少贮袋瘘的发生。虽然目前IPAA作为标准术式而被广泛接受，而且随着双吻合器，三吻合器的广泛应用手术也变得更快捷、便利并大大改善了手术后的效果，但要恢复比较理想的肠道功能和大便次数仍需大约1年左右的时间，因此病人仍应有承受大便次数多，甚至大便失禁的思想准备。

对于一般情况差的虚弱病人，或长期使用免疫抑制剂的病人，为减少并发症，建议分期手术或行预防性造口。理想的肛管吻合位置一直存在争议，一方面在肛管顶部横断直肠能保留所有肛管的感觉上皮，并且极可能对改善术后的控便功能有利；另一方面，有人担心保留的一小部分直肠肛管柱状上皮可能会使炎性病变组织残留，有导致不典型增生和恶变的危险。Jeong对222例病人远端吻合圈的情况进行了病理分析，根据病理结果将病人分为两组：其中一组病人远端吻合圈包括鳞状上皮或移行上皮，另一组病人对肛管移行区进行保留，病理检查只见柱状上皮。分别对两组病人的术后功能进行了评价，结果远端吻合圈的病理类型对功能恢复并无多大影响。另一项随访210例行IPAA手术者（至少5年）肛管移行区的病理活检，仅7例病人在术后4～51个月出现肛管移行区的非典型增生。因此，至少在目前5～10年的随访结果中，保留肛管移行区不会增加癌变的发生，但必须密切随访，如果反复活检发现有肛管上皮非典型增生，应切除肛管移行区，并行新的回肠贮袋肛管吻合。

在使用双吻合器过程中，对于骨盆狭小或肥胖的病人，很难将55mm闭合器放置在距齿线2cm以内的位置，从而使直肠黏膜切除不完全。因此，如果病情允许，建议采用30mm的残端闭合器和33mm的管状吻合器，这样可以保证将闭合直肠残端角上残留的一小部分直肠黏膜完全切除，避免留下癌变的隐患。

4. 讨论与总结

目前，终需手术治疗者仅占UC病例的10%～20%。对于其中某些UC病例的治疗，我们主张采取更为积极进取的态度。Von Flue等指出：UC通过结肠切除是可以治愈的。外科治疗是一种重要选择，这在治疗上应该及早考虑而不是作为一种后期的选择。对于伴严重并发症的UC，手术治疗已无争议。手术指证中有一项是内科治疗无效，如何理解掌握和应用“无效”这一指证则有一定困难。对于某些频繁复发或慢性活动的UC，药物治疗虽也有一定的效果，病人长期反复采用激素及SASP/5－ASA，但症状并未能彻底控制，生活质量差，承担了较重的医疗费用负担，历时多年后，结肠病变仍不断发展，终于不得不行手术治疗。这些病人也不能说治疗完全无效。他们症状不重，似可勉强坚持工作或学习，要及时做出采用手术治疗的决定，无论医生或病人都可能会感到困难和犹豫。“长期内科治疗效果差，难以维持正常生活和工作”或许是这一指证较明确的含义。

资料显示，现今可供选择的最佳手术是全结直肠切除回肠贮袋肛管吻合术，即康复性直一结肠切除术（Restorative proctocolectomy）。但具体做法上尚有不同意见。有人认为金标准手术为结直肠切除伴回肛贮袋吻合术（IPAA，Ileal pouch—anal anastomosis），能消除本病及其肠外表现、消除肿瘤发生、并且重建患者控制大便的能力。贮袋指利用造口处的肠曲作一小袋样结构，具暂时贮存大便功能。有人则主张作末端回肠断端永久性回肠造口，其短期及长期的并发症均较IPAA少。经过一段时间后，大便可接近成形，特别是现有的肠造口袋已较前改进，使用方便，生活工作可以正常或接近正常。新近文献更倾向于IPAA，认为它是治疗UC的最佳选择，是过得硬的手术。IPAA虽然仍然有一些并发症，但总的评价是好的，它使病人消除了UC，提高了生活质量，90%的病人对IPAA的结果满意。Hahnloser等报道409例病人，术前及术后每年评估，直到术后15年时，91%病人保持了同样的工作，另外，社交活动、运动、旅游、性生活，在术后均获改善。

我们认为，对于药物不能彻底治愈，或癌变风险较大的UC，需要尽早通过外科手术彻底冶愈。早期手术治疗，可以有效避免因延误手术时机引起的病情复杂化。特别是对于久治不愈，病情顽固的青少年患者，症状不重但病程较长、病理改变严重的老年患者，及时实施手术治疗，对预防癌变有重要意义。

参考文献：略。

硝黄合剂保留灌肠治疗溃疡性结肠炎90例

李云霞[1]　梁东升[2]　梁　晨[1]

（1. 平顶山市中医院，河南　平顶山，467000；
2. 平顶山市第二人民医院，河南　平顶山，467000）

【摘要】目的：观察硝黄合剂保留灌肠治疗溃疡性结肠炎的疗效。方法：选用自拟方硝黄合剂保留灌肠治疗溃疡性结肠炎。结果：总有效率 93.3% 以上。结论：中药硝黄合剂保留灌肠治疗溃疡性结肠炎疗效可靠。

【关键词】溃疡性结肠炎；中医治疗；溃结合剂

慢性溃疡性结肠炎是一个全世界都有的疾病，但以西方国家更为常见。目前已被列为世界难治性疾病，本病愈后常易复发，并与结肠癌关系密切，已受到医学界的普遍重视，我国近年发病率有显著增高趋势。其发病率在 5 ~12/10 万，流行率 50 ~150/10 万。女性略多于男性。发病年龄呈双峰状分布，第一个峰在 15 ~30 岁，第二个峰则在 50 ~70 岁，并以第一个峰发病为多，在 15% ~40% 病人中有慢性溃疡性结肠炎或克隆病的家族史。其临床特点为一种原因不明的以直肠、结肠黏膜非特异性炎症、溃疡形成为主的病变。主要症状有腹痛、腹泻、里急后重、黏液脓血便。病程迁延，常反复发作。部分病人可有关节、皮肤、眼、口及肝、胆等肠外表现。本病的诊断多依赖于结肠镜和病理学检查。临床类型分为慢性复发型、慢性持续型、急性暴发型、初发型四种，其主要并发症有大出血、穿孔、中毒性巨结肠及癌变等。中医学认为本病属于"痢疾"、"泄泻"、"肠风"、"下利"等范畴。西医治疗本病有停药后易复发，长期用药副作用多，顽固病例疗效不理想等缺点，中医药在治疗溃疡性结肠炎上有显著的优势。近几年来本人用溃结合剂肛滴取得满意效果，现报道如下：

1. 临床资料

所选病例均为我院门诊及住院病人，我们将临床上所治疗的数百余例患者中，筛选出 90 例，并与常规西药灌肠治疗组 30 例进行对比观察，治疗组 90 例以"硝黄合剂"保留灌肠治疗。其中男 50 例，女 40 例，年龄最大 73 岁，最小 18 岁，平均年龄 45.5 岁。病程最长 12 年，最短 3 年。对照组 30 例，采用甲硝唑液内加庆大霉素 16 万、地塞米松 10 毫克保留灌肠治疗；其中男 13 例，女 17 例，年龄最大 65 岁，最小 27 岁，平均年龄 46 岁。病程最长 5 年，最短半年。

2. 治疗方法

2.1 治疗组采用硝黄合剂肛滴，方药组成：芒硝 15 克，：大黄 15 克，黄柏 12 克，苦参 12 克，苍术 10 克，白鲜皮 15 克，地榆 10，当归 15 克，赤芍 15 克，皂刺 15 克，甘草 6 克。便血重者加升麻炭、地榆炭、血余炭、仙鹤草、三七粉等止血药物，黏液重者加白头翁、秦皮、土茯苓等以加强清热燥湿之力。用法：上药按常规方法煎成后取汁 150 毫升，过滤后置输液瓶内，用输血器下端接导尿管，末端插入肛门内约 15 ~20cm，滴速不易太快，否则药液外溢，每天 2 次，便后及睡前最佳。30 天为一个疗程。

2.2 对照组采用甲硝唑液内加庆大霉素 16 万、地塞米松 10 毫克保留灌肠治疗。用法：用输血器上端插入甲硝唑液内，下端接导尿管，末端插入肛门内约 15 –20 公分，滴速不易太快，否则药液外溢，每天 2 次，便后及睡前最佳。30 天为一个疗程。

3. 疗效判定标准《常见疾病的诊断与疗效》判定标准

治愈：症状消失，内镜和 – 或钡灌肠示黏膜病变基本恢复正常或仅遗留疤痕。

好转：症状基本消失或明显减轻，肠镜和 – 钡灌肠示病变减轻。

4. 治疗结果

两组患者临床疗效比较，治疗组，治疗时间最长三个疗程，最短 25 天。治疗 90 例病人中，临床治愈 60 例，好转 24 例，无效 6 例。总有效率 93.3%。对照组中治疗最长时间三个疗程，最短 40 天。临床治愈 14 例，好转 7 例，无效 9 例，总有效率 70%。明显低于治疗组。

治疗结果见表 1

表 1　治疗结果比较　例（%）

组别	n	治愈	好转	无效	有效率
治疗组	90	60	24	6	(93.3)
对照组	30	14	7	9	(70)

5. 随访情况

随访治愈患者停药半年后未在复发，随访好转病人中半年内症状无明显变化。说明硝黄合剂疗效稳定、持久。

6. 典型病例

患者崔某某，女，48 岁，已婚，间断性小腹痛，便脓血半年，血色暗红污秽，量较多，有时行走时能自行溢出肛外，肠镜检查提示：结肠镜 40 公分以下黏膜水肿广泛性糜烂、溃疡，散在溃疡增生物突出肠腔凸凹不平，肠黏膜色暗红。发病来未做过任何治疗，查舌质红，苔黄腻，脉滑数。用硝黄合剂芒硝15克，大黄15克，黄柏12克，苦参12克，苍术10克，白鲜皮15克，地榆10，当归15克，赤芍15克，皂刺15克，甘草6克。加仙鹤草20克、三七粉6克保留灌肠，用药一周后腹痛减轻，大便脓血明显减少，28天肠镜复查结肠黏膜水肿、糜烂、溃疡全部消失，结肠黏膜恢复正常。

7. 讨论

溃疡性结肠炎的病因尚未完全清楚，目前认为本病发病主要由于免疫机制异常，细胞、体液免疫反应均参与，并与遗传因素有关。感染和精神因素可能参与发病。病变主要限于结肠黏膜及黏膜下层的炎症过程。且以溃疡为主，多位于乙状结肠和直肠，也可延伸至降结肠，甚至整个结肠。病理漫长，常反复发作。本病见于任何年龄段，但20~30岁最多见。多为血性腹泻或脓血便，每日2~4次，严重者血水样便，每日10次以上。可有左下腹或下腹部阵发性痉挛性绞痛，伴有便意或里急后重。偶有恶心、呕吐、上腹不适、发热等症状。病人往往表现营养不良状态、消瘦贫血。血常规检查见血红蛋白减少，中性粒细胞增高。血沉增快。血清白蛋白降低球蛋白升高。严重者电解质紊乱，低血钾。大便外观有黏液脓血，镜下见红白细胞及脓细胞。结肠检查见病变部位肠管弥漫性充血、水肿糜烂、浅小溃疡，附有脓苔，或可见肠管增厚、狭窄、假息肉。钡灌肠可见黏膜皱襞粗乱或细颗粒改变，多发性浅龛影或小的充盈缺损，肠管缩短，结肠袋消失可呈管状等。中医认为溃疡性结肠炎的致病因素为湿邪，湿伤于下，病位在大肠，于脾胃关系密切，久病伤及肝肾，总以本虚标实，虚实夹杂为主，其标在大肠“湿、热、瘀、毒”为标证主因；其本在脾肾，以肾阳虚衰为本中之本。因此治疗上以硝黄合剂清热燥湿，散瘀解毒为治疗大法，方中芒硝咸寒，咸以软坚，寒能清热，故芒硝具有泻下、软坚、清火消肿之功；单用外敷治痈肿疮毒，煎汤外洗治痔疮肿痛，为痔瘘科常用外用药。大黄味苦性寒泻热通便、凉血解毒、行瘀破积。现代研究大黄外用有抗菌、收敛、清火消肿的作用，对多数革兰氏阳性菌和革兰氏阴性菌均有抑制作用。与芒硝相须为用治疗痈肿疮毒疗效最佳。黄柏清热燥湿、泻火解毒、退虚热，本品外用功专解毒疗疮，现代药理研究有抗菌消炎作用，苦参、苍术、白藓皮清热燥湿，祛风杀虫、利尿，三药合用治湿热疮毒，煎汤外洗不仅有抗菌消炎作用，还有止痒、收敛、减少渗出的功能，地榆，凉血止血，解毒敛疮，外用有当归、赤芍活血化瘀，凉血，消肿止痛；甘草调和诸药。全方共凑清热燥湿，散瘀解毒之功。

综合疗法治疗溃疡性结肠炎76例疗效观察

闫守月　邱胜民　吕　辉

（河南省濮阳市油田总医院肛肠科，河南　濮阳，457001）

溃疡性结肠炎（ulcerative colitis。UC）多见于20~40岁的青壮年，男女发病率无明显差异[1]，临床表现以腹泻、腹痛、黏液脓血变和里急后重为主要症状，是一种以病程较长、反复发作、缠绵难愈为特点的常见病。本病恶变率为3%~5%[2]，属肛肠科难治性疾病之一。我科自2008年3月至2010年3月运用综合疗法治疗UC，取得了满意疗效，现总结报道如下：

1. 资料和方法

1.1 对象　选取2008年3月至2010年3月在我科就诊的76例溃疡性结肠炎患者，诊断符合2000年成都全国炎症性肠病会议修改的UC诊断标准[3]。其中男48例，女28例，年龄21~65岁，平均33.3岁；病程为4个月至17年，平均（6.1±5.6）年。

1.2 分组　随机将76例分为治疗组44例，其中男26例，女18例。年龄20~65岁，平均34.2岁；病程4个月至17年，平均（6.3±5.7）年。对照组32例，其中男24例，女8例，年龄21~62岁，平均33.1岁；病程5个月至16年，平均（6.2±5.6）年。两组患者的年龄、性别、病程、临床表现严重程度和结肠镜下炎症程度及范围均无显著差异（$P>0.05$），具有可比性。

1.3 治疗方法　治疗组给予患者美沙拉嗪肠溶片口服（葵花药业集团佳木斯鹿灵制药有限公司生产，国药准字：H19980148），每次1.0g，4次/d，餐前1~1.5h服用，双歧杆菌四联活菌片口服（杭州龙达新科生物制药有限公司，国药准字S2006001），每次2片，3次/d，餐后服用，复方阿嗪米特肠溶片口服（扬州一洋制药有限公司，国药准字S4003001），每次2片，3次/d，餐后服用。同时给予康复新灌肠，康复新液50ml内加入生理盐水50ml内，嘱患者取左侧卧位，将药液注入结肠内保留灌肠（压力要低），要求药液在肠腔内保留2~3小时，每晚一次，2 周为一个疗程。对照组单服美沙拉嗪肠溶片。

1.4 疗效指标

1.4.1 症状　按照治疗前后的腹泻、腹痛、黏液便或血便以及里急后重感。分别以轻、中、重度记 1 分、2 分、3 分。

1.4.2 肠镜检查　按照治疗前后纤维结肠镜下所见的血管征象、黏膜脆性、出血及脓性分泌物附着、黏膜糜烂、溃疡等。正常为 0 分；血管网模糊，黏膜轻度充血水肿，触之易出血记 1 分；黏膜中度充血水肿，表面有脓性分泌物，并可见散在糜烂、出血、溃疡记 3 分；黏膜重度充血水肿，血管网消失，可见到糜烂，溃疡分布多，表面布满脓苔记 5 分。

1.5 疗效判断标准　参照《中药新药临床研究指导原则》评定疗效。总有效率 = 有效 + 显效 + 近期治愈/总例数 × 100%。近期治愈：临床症状消失，结肠镜检查黏膜恢复正常；显效：临床症状及结肠镜下表现改善 75% 以上；有效：临床症状及结肠镜下表现改善 50%；无效：经治疗临床症状及结肠镜下表现无改善，甚至加重。

1.6 统计学方法　疗效评定均用配对检验，定量数据资料用均数 ± 标准差（ ±s）表示，用 t 检验。

2. 结果

2.1 两组疗效比较　治疗组 44 例，近期治愈 18 例（41%），显效 19 例（43%），有效 7 例（16%），无效 0 例（0%），总有效率 100%；对照组 32 例，近期治愈 10 例（31%），显效 8 例（25%），有效 7 例（22%），无效 7 例（22%），总有效率 78%。两组病例总有效率比较，前者明显高于后者，差异有显著性（$P < 0.05$）。

2.2 两组治疗前后症状及结肠镜检查积分比较见表 1，两组病例治疗前的症状及结肠镜检查积分差异无显著性，两组病例治疗后的症状及结肠镜检查积分差异无显著性，两组病例治疗前后的症状和镜检积分差异有显著性，治疗组症状缓解和结肠镜下表现黏膜康复程度明显优于对照组（$P < 0.05$）。

表 1　两组患者治疗前后症状积分和结肠镜检查积分比较

组别	例数	症状积分		t 值	镜检积分		t 值
		治疗前	治疗后		治疗前	治疗后	
治疗组	44	13.46 ± 3.11	4.13 ± 3.83 *	13.34	11.54 ± 2.97	3.93 ± 3.01 *	12.71
对照组	32	12.95 ± 3.22	7.94 ± 4.66 *	4.33	12.12 ± 3.02	5.22 ± 3.99 *	9.57
t 值		0.8	~4.45		~0.92	~1.81	
P 值		> 0.5	> 0.45		> 0.5	> 0.5	

注：* 与本组治疗前比较均有显著差异性（$P < 0.05$）

3. 讨论

随着我国经济的发展和生活环境的改善，尤其是结肠镜广泛应用以来，伴随着 UC 的诊断完善，UC 的发病率近年来明显增高，但其病因及发病机制目前尚不太明确。大多数学者认为病因有自身免疫因素也有遗传因素，感染和精神因素只是诱因，因此在治疗方面大多是以阻断感染因子、遗传易感性、免疫异常等为目标，且多选用水杨酸类药物、皮质激素和免疫抑制剂等。70 年来，常用药物是柳氮磺吡啶肠溶片，虽有确切的临床疗效，但使用者大多出现不良反应，以致患者不能坚持治疗。美沙拉嗪肠溶片核心为 5 ~ 氨基水杨酸（5 ~ ASA），在胃和小肠不吸收、不分解，定向在回肠末端和结肠释出，滞留在肠内与肠上皮接触而发挥抗炎作用，为目前最常用的 5 ~ ASA 制剂，是国际公认的 UC、节段性回肠炎的首选药物。近年来，人们对肠道细菌在 UC 发病机制中所起的作用有了进一步的认识，由此促进的了对微生态制剂在 UC 治疗中的作用的研究。研究发现益生菌与致病菌竞争上皮细胞的位点，刺激上皮细胞分泌黏液素，使其在黏膜和微生物之间形成保护层，防止栖生菌移位。双歧杆菌四联活菌片为肠道菌群调节药物，可直接补充人体正常生理细菌，在肠道形成生物屏障，抑制肠道中某些致病菌，促进肠道蠕动，调整肠道菌群平衡；激发机体免疫力；参与维生素的合成，促进营养物质的消化和吸收，防止有害菌群对肠道黏膜的损害，促进肠道溃疡面的愈合；患者在 UC 状态下，肠道消化酶较正常分泌减少，尤其是胰消化酶更为减少，患者消化功能降低，导致肠道功能失常，使患者 UC 加重。阿嗪米特为一种促进胆汁分泌药物，它可以增加胆汁的液体量，增加胆汁中固体成份的分泌。胰酶内含淀粉酶、蛋白酶和脂肪酶，可以用于改善碳水化合物、脂肪、蛋白质的消化与吸收，恢复机体的正常消化机能。它还具有改善胀气和肠道中菌丛混乱而引起的酶失调作用。二甲基硅油有减少气体作用．可使胃肠道的气体减少到最低。康复新液是一种从生物体中提 取、以多元醇类为主要成分的特殊物质，具有极强的促进血管新生和肉芽组织增生的作用。四种药物的联合应用，对消化道黏膜有很强的覆盖能力，并通过与黏液蛋白相互结合修复，提高了消化道黏膜屏障对攻击因子的防御功能。既能保护结肠黏膜的炎性创面，又能促进创面处的血管新生和肉芽组织增生，使炎性创面很快恢复、愈合。运用综合疗法治疗UC和单纯运用西药治疗UC的有效率分别为100%和78%（$P<0.05$），前者明显高于后者。两组病例治疗前症状积分和镜检积分差别均无显著性（$P>0.05$），而治疗后的症状积分分别为4.13±3.83和7.94±4.66，镜检积分分别为3.93±3.01和5.22±3.99，虽然两组病例治疗后的症状积分和镜检积分无显著差别（$P>0.05$），但同组病例治疗前和治疗后的症状积分和镜检积分则治疗组明显高于对照组（$P<0.05$）。综合上述分析和研究结果表明，综合疗法比单纯应用美沙拉嗪肠溶片在溃疡性结肠炎的治疗中，效果更为显著，说明综合治疗的方法是行之有效的，值得推广应用。

中医适宜技术在慢性溃疡性结肠炎治疗中的临床运用

李　周　蔡　斌　刘　洋

（益阳市第一中医医院，湖南　益阳，413000）

【摘要】目的：观察中药保留灌肠、中医穴位注射法、艾灸法三联中医外治法治疗慢性溃疡性结肠炎（UC）临床疗效。方法：将确诊的UC120例随机分为治疗组和对照组，各60例。对照组采用SASP治疗，柳氮磺胺吡啶口服加溶液灌肠一个月；治疗组运用科室协定中药灌肠法（以内窥镜下不同黏膜病变特点为辨证依据进行组方，中药保留灌肠治疗）同时给予辨证穴位注射疗法、艾灸治疗。结果：治疗组总有效率明显优于对照组（$P<0.01$），治疗组在迅速减轻疾病症状、提高身体体质、缩短治疗疗程等方面均明显优于对照组（$P<0.01$）。结论：中药灌肠、穴位注射、艾灸等中医适宜技术方法能明显提高慢性溃疡性结肠炎的治疗效果，体现出中医辨证治疗的精髓，可作为慢性溃疡性结肠炎的基本治疗方法运用于临床。

【关键词】慢性溃疡性结肠炎；保留灌肠；穴位注射；艾灸法；辨证论治

慢性非特异性溃疡性结肠炎（UC）属于祖国医学"大瘕泻"范畴，是一种主要侵犯直肠、结肠黏膜层导致黏膜充血、水肿、溃疡形成的弥漫性非特异性肠道炎症性疾病，病因不明，目前尚无理想的治疗方法。我院之前多采取中西药内服，配合西药柳氮磺胺吡啶+甲硝唑溶液灌肠治疗，2011年开始运用中药辩证灌肠治疗，配合穴位注射、艾灸法，特选择120名慢性肠炎患者做分组对照治疗，疗效显著。现报告如下。

1. 一般资料

共观察120例，均来自益阳市第一中医医院肛肠科2011年10月至2012年5月住院病人。随机分为治疗组、对照组两组，每组各60例。治疗组男性26例，女性34例；年龄25~60岁，病程1~20年。对照组男性25例，女性35例，年龄26~60岁；病程1~20年。以上资料，差异无统计学意义（P〉0.05），具有可比性。

2. 主要症状

本组主要症状有：左下腹痛、腹泻、大便带泡沫黏液、便血、肛门坠胀、嗳气、纳呆、腹冷。治疗组中左下腹痛35例、腹泻60例、黏液泡沫便26例、便血10例、肛门坠胀15例、嗳气12例、纳呆48例、腹冷38例；对照组左下腹痛32例、腹泻60、黏液泡沫便26例、便血12例、肛门坠胀14例、嗳气11例、纳呆46例、腹冷37例.

2.1 诊断标准　按1993年太远市召开的全国慢性非感染肠道疾病学术讨论会上制定的诊断和治疗标准拟定。

2.2 临床表现　有持续或反复发作的腹泻、黏液脓血便伴腹痛、里急后重和不同程度的全身症状。

2.3 结肠镜检查　病变多从直肠开始，呈连续性、弥漫性分布。黏膜充血水肿、易脆、出血及脓性分泌物，亦常见黏膜粗糙，呈细颗粒状。病变明显处可见多发性糜烂或溃疡。可见结肠袋囊变浅、变钝或消失，假性息肉及桥型黏膜等。钡剂灌肠检查主要改变：黏膜粗乱及（或）颗粒样改变；肠管边缘呈锯齿样或毛刺样肠壁多发性小充盈缺损；肠管段缩、袋囊消失呈铅管装。

2.4 纳入病例标准　年龄在25~60岁住院病人，符合中西医诊断标准，所有病例均有腹泻主要症状，多伴有不同程度的腹痛、里急后重等症状，身体不合并其他基础疾病，能遵循医嘱，定期复诊者。

2.5 排除病例标准　（1）不符合诊断标准的，排除急性腹泻者（2）孕妇、哺乳期妇女或治疗期间可能怀孕者：（3）病情复杂，其他肛肠疾病需要治疗者（4）具有严重的原发性心血管病变、肺结核疾病、糖尿病的病人。（5）患者因惧怕穴位注射和艾灸不接受治疗者或中途退出者。

3. **治疗方法**

3.1 治疗组

（1）中药保留灌肠。灌肠基本方：白花蛇舌草 20 克 白及 30 克 白头翁 15 克 五倍子 10 克 土茯苓 20 克。加减方法：（以内镜所示肠黏膜病变为依据）肠黏膜有出血者加云南白药 1 克；肠黏膜充血、水肿者加苍术 40 克；肠黏膜广泛性糜烂、溃疡者白及加至 50 克；肠黏膜红白相间或肠管痉挛、狭窄者加乌梅 30 克 丹参 30 克。

（2）穴位注射和艾灸选穴主穴：大肠俞、天枢、足三里、神阙（仅对于艾灸取穴）。配穴：下腹胀痛加中脘、内关；大便带泡沫黏液、大便不爽加上巨虚、阴陵泉；嗳气、纳呆加脾俞、气海。

（3）穴位注射常用药：参芪注射液 2～4 毫升、当归 2 毫升、维生素 B 族 2 毫升；

（4）穴位注射操作方法：运用五号牙科注射器，按分侧注射、中西药分成两组进行，每次最多注射 6 个穴位，每个穴位每次用药约 0.5 毫升。每日一次，左右穴位交替，连用 10 天。

（5）艾灸疗法施灸方法：用隔盐姜施灸穴位。操作方法：取神阙穴，用纯净食盐填敷于脐部，于盐上置一 0.2～0.3 厘米厚的姜片，中间以针刺数孔，上置艾塔施灸。当患者感烫时，可将姜片稍提起，稍停后放下再灸。当艾炷燃尽，易灸。每次艾灸 7～10 壮。每日 1 次，10 次为 1 疗程。其他配穴采取悬灸法。

3.2 对照组：采用西药柳氮磺胺吡啶（SASP）内服，配合柳氮磺胺吡啶 + 甲硝唑溶液灌肠，或甲硝唑 50 毫升 + 庆大霉素 16 万单位 + 地塞米松 5 毫克直肠滴注。以上二组均以 10 天为一疗程。两组均治疗 3 个疗程。

4. **疗效观察**

4.1 总体疗效标准　参照国家中医药管理局制定的《中医肛肠科病症疗效标准》。痊愈：临床症状消失，肠镜等检查肠黏膜病变恢复正常。好转：临床症状减轻，肠镜检等检查肠黏膜病变较前明显改善，大便常规检查有少量的红、白细胞。无效：治疗前后临床症状和肠镜等检查无改变或无明显改善。

4.2 疗效性观测　症状观察：左下腹痛、腹泻、大便带泡沫黏液、大便不爽、肛门坠胀、嗳气、纳呆、腹冷等。体征检查下腹或左下腹压痛，黏膜充血水肿、易脆、出血及脓性分泌物，肠黏膜充血糜烂，结肠袋囊变浅，分泌物等情况。

4.3 安全性观测　治疗组均在治疗前后各作一次检查，包括一般检项目，血、尿、大便常规化验，电子肛门直肠镜检查，肝、肾功能、电解质检查。

5. **结果**

5.1 两组总疗效比较：见表 1

表 1　两组总疗效对比 例（%）

组别	痊愈 例（%）	显效 例（%）	有效 例（%）	无效 例（%）	总有效率 例（%）
治疗组	18（30.0）	31（51.7）	8（13.3）	3（5.0）	60（95）
对照组	3（5.0）	22（36.7）	20（33.3）	15（20.0）	60（75）

注：与对照组比较，$P<0.05$

5.2 症状改善情况：见表 2

表 2　两组症状体征改善情况比较　例（%）

症状、体征	治疗组 n	治疗组 消失（%）	对照组 n	对照组 消失（%）
腹痛	35	32（91.4）	32	20（62.5）
腹泻	60	50（83.3）	60	34（56.7）
大便不爽带泡沫	26	22（84.6）	26	12（46.2）
便血	10	9（90.0）	12	5（41.7）
肛门坠胀	15	14（93.3）	14	8（57.1）
嗳气	12	10（83.3）	11	3（27.3）
纳呆	48	40（83.3）	46	0（0）
腹冷	38	38（100）	37	0（0）

注：与对照组比较，ape < 0.01

5.3 安全性观察　其中60例治疗前后进行了相关检查，包括血常规、肝肾功能均无异常变化，用药过程中无皮肤过敏、湿疹等不良反应。

6. 讨论

UC是一种病变主要在大肠黏膜和黏膜下层，可形成糜烂、溃疡、原因不明的弥漫性非特异性炎症性疾病，病位多在直肠、乙状结肠。肠镜检查显示以及病理组织学特征，符合祖国医学外科疮疡类的“大瘕泻”“久泻”等范畴。中医认为UC是由湿热、机体脾胃虚弱或饮食不节或忧思导致脾胃损伤所致，也因肝木克土，郁久化生湿热，或寒湿之邪与气血蕴结于大肠，阻滞脉络，血腐肉败而成。病程较长，常见本虚标实，寒热错杂之证，脾胃虚弱为本，湿热郁结为标，临床中患者缠绵难愈，常表现出一派脾胃虚寒、肾阳失于温煦、命门火衰、下关不固诸证。

中医外治法随中医的发展源远流长。清代吴师机在《理瀹骈文》中云：“外治之理即内治之理，外治之药即内治之药，所异者法耳”。中医外治法在现代临床中以其适应证广、给药简便、使用安全、收效迅速、无毒副作用、经济实惠、易于推广等诸多优势越来越受重视。特别是在全国中医医院推行中医适宜技术的新形势下，中医外治法在我院肛肠科的治疗中占有相当重要的地位。针对UC在肛肠科就诊住院治疗中所占比例逐年增加，西医疗效疗效不够显著整个实际状况，我们将中医适宜技术中的中药灌注疗法、穴位注射疗法、艾灸疗法运用到对UC的治疗中来，取得了很好的临床效果。

中药灌注疗法采取清热、解毒、利湿为主选药组方，并根据肠镜结果辨证加减，局部黏膜的特征性病理改变“微观辨证”。主方中配入大量白及，可使药液黏稠度增加，有利于药物覆盖于肠黏膜溃疡面，使血细胞快速凝聚，形成人工血栓，可达到良好止血生肌目的；苍术燥湿功能可使水肿的黏膜得到修复；丹参的活血功能，乌梅的收敛功能均可缓解肠管痉挛。

穴位注射疗法发挥了中西药物与腧穴的双重作用以调节和改善机体的功能状态和病理状态。穴位注射能将针刺的物理刺激、药物的效能及腧穴的调整作用结合起来促使人体恢复正常的功能状态。艾灸疗法则是提高人体免疫力、恢复阳虚型体质温阳功能行之有效的、安全的中医外治法。

根据祖国医学的经络与脏腑相关学说认为：大肠俞可调节和促进脾胃大肠功能的恢复；募穴天枢能替脾胃大肠充养气血和输送营养物质，滋养脏腑。俞募相配，脏腑功能得复，肠体得到濡养，可达到祛腐生新、促进肠道溃疡愈合的疗效。足三里是早已被公认的肠胃保健穴位，有足够的古今理论和实例支持。中医认为，艾灸神阙、足三里能温补脾阳肾阳，行气温通之力显著，对消除慢性肠炎患者所表现出来的腹痛、腹泻、嗳气、纳呆、腹冷等症状起到了很有力的辅助作用。

中西医结合保留灌肠治疗慢性溃疡性结肠炎

左凤敏

（贵州省遵义医学院，贵州　遵义，563000）

【摘要】目的：观察中西药结合保留灌肠治疗慢性溃疡性结肠炎的疗效。方法：将病人随机分为两组，即西药组和中西药结合保留灌肠组。结果：中西药结合保留灌肠组疗效优于西药组。结论：用中西药结合保留灌肠治疗慢性溃疡性结肠炎疗效较好。

【关键词】慢性溃疡性结肠炎；中西药结合；保留灌肠

慢性溃疡性结肠炎是一种侵犯大肠黏膜及黏膜下层的慢性非特异性炎症，是一种原因不明的慢性直肠和结肠炎性疾病，目前临床上尚无特效治疗方法，单纯西药治疗只能控制疾病的急性发作，减轻症状，而且疗程较长。我们采用中药配合西药保留灌肠治疗慢性溃疡性结肠炎40例，并与单纯西药组进行对照，疗效较为满意，现报告如下。

1. 资料与方法

临床资料：病例为我院确诊的慢性溃疡性结肠炎80例，全部为门诊病例，且全部做了纤维结肠镜或乙状结肠镜检查活检病理确诊，全部患者均按2002年全国慢性非感染性肠道疾病学术研讨会制定的炎性肠病的诊断标准[1]。观察组40例，男25例，女15例，年龄30~75岁，病程4个月至10年，病情程度：轻度10例、中度25例、重度5例。对照组40例，男22例，女18例，年龄22~65岁，病程5个月至12年，病情程度：轻度9例，中度26例，重度5例。两组以上特征差异无统计学意义（$P<0.05$），具有可比性。

2. **治疗方法**

2.1 方药观察组予中西药灌肠，方用大黄 15g，黄连 12g，地榆 15g，丹参 15g，冰片 4g，云南白药 2g，珍珠层粉 2g，水煎取汁 150ml，庆大霉素注射液 16 万 u，地塞米松注射液 10mg（症状改善后减量至停用）混匀。对照组单纯用生理盐水 50ml 加甲硝唑片 0.4，黄连素片 0.2 庆大霉素注射液 16 万 u，地塞米松注射液 10mg 混匀。

2.2 灌肠方法：两组灌肠前均排空粪便，取左侧卧位，用 14 号导尿管润滑后插入肛门内 15～20cm，药液温度为 37～41℃，灌完后卧床休息 1h，4h 内尽量不排便，每日一次，10d 为一疗程，中间休息 5d 后进行第 2 个疗程治疗。2 个疗程结束后，行电子结肠镜检查。

3. **结果**

3.1 疗效评定标准：治愈：症状消失，肠镜复查原黏膜充血、水肿、糜烂、溃疡等完全消失或瘢痕期停药观察 6 个月无复发。显效：肠镜复查肠黏膜轻度炎症反应及部分假息肉形成。有效 ：症状明显改善，肠镜复查原黏膜炎症明显消退，呈中度炎症反应，轻度糜烂，或溃疡明显缩小。无效：症状及肠镜复查原黏膜病变均无明显改善。

3.2 治疗结果：观察组轻度治愈 10 例，中度治愈 23 例，显效 2 例，重度治愈 3 例，显效 1 例，有效 1 例。对照组轻度治愈 9 例，显效 1 例，中度治愈 20 例，显效 3 例，有效 2 例，重度治愈 1 例，显效 2 例，有效 3 例。

四、讨论

4.1 药物作用机制：现代医学认为本病病因尚未完全明确，一般认为与免疫异常、氧自由基损伤及感染，精神因素有关。中医则认为为外感六淫，内伤饮食及情志劳倦等诸因素作用于已虚之体；损伤脾胃，运化失常，湿邪内生，郁久生热，热伤血络，迫于大肠，传导失调，凝滞气血，血瘀是其局部病理变化。本方以大黄黄连清热燥湿，地榆凉血止血，丹参活血化瘀，冰片散郁火、消肿止痛，云南白药有化瘀止血、活血止痛、解毒消肿作用，珍珠粉具有清热解毒去腐生肌之功用[2]。中西药联合保留灌肠可使药物直接作用于病灶，更有利于消炎、止血、保护肠黏膜、促进病变黏膜的修复，继而促进溃疡的愈合。

4.2 护理

4.2.1 心理护理：此类患者多神志忧郁、精神不振，因此在护理上要了解患者的思想状况，多与其谈心，给予安慰，解除其忧虑，使患者心情舒畅，同时还要注意劳逸适度、避免恼怒 、郁闷和精神过度紧张。向患者解释病情，以减少其顾虑，帮助患者树立战胜疾病的信心。为患者创造一个安静、优美的环境，保证充分的休息和睡眠，以便更好地配合治疗。

4.2.2 饮食护理：饮食宜吃温热易消化少渣少油、富含营养、有足够热量的食物，宜少量多餐，补充多种维生素。在急性发作期，可给清淡流质、半流质饮食，避免冷饮，多吃水果及富含纤维素的食物，忌食牛乳和牛乳品，忌辛辣、煎炸食物，戒烟酒，不饮浓茶及咖啡等刺激性食品。

4.2.3 中西药联合保留灌肠护理：灌肠前做好解释工作，让患者了解灌肠的目的、药物的作用、操作方法和注意事项，使其积极配合操作。每次灌肠药量不超过 100ml，灌肠前了解病变的部位，以便灌肠时采用适宜的卧位和插管深度，插管时动作宜轻柔。操作时若患者感觉腹胀或有便意，嘱其张口呼吸，放松腹肌，降低腹腔内压，解除肠道痉挛，拔管时动作轻柔，完毕嘱其平卧 1h，并抬高臀部，以便药液充分吸收，灌肠后注意观察其不良反应。

本研究表明，中西药联合应用，发挥各自优势，且通过灌肠给药，既能经肠道吸收作用于全身，又能直接作用于肠道，从而收到较好的治疗效果，是治疗慢性溃疡性结肠炎较理想方法，值得临床推广应用。

慢性结肠炎中医辨证论治体会

朱　哲

（陕西省宝鸡肛肠病研究所，陕西　宝鸡，721000）

慢性结肠炎属肛肛科疑难病症，是中医学“泄泻”、“痢疾”等范畴。现代医学认为，其发病与自身免疫遗质和炎症介质等因素有关，故治疗治疗效果欠佳以肾上腺皮质激素、氨基水杨酸制剂、硫唑嘌呤等免疫抑制剂为主，但仅能争取病情缓解，疗效欠佳，。近年来中医治疗本病的效果越来越受到医者的重视和肯定。笔者从事中医肛肠 30 余年自 2001 年以来结合中医学理论，临床实践对本病辨证施治，取得满意效果，现总结如下。

1. **病因病机**

本病为湿热邪毒客于肠胃；不当饮食，伤于脾胃；或七情内伤，肝失疏泄，横犯脾土，以致酿湿生热，壅滞肠间。故而病之初起，缘于邪气（湿热为主），客于肠道，，化腐可为脓血。病情如未能及时控制，则进一步发展，湿困伤气，而致脾胃虚弱，湿困则脾阳不振，泻痢日久，则气虚及阳，阴损及阳，出现脾阳不足，中气下陷。病势缠绵，反复不愈，多年实践笔者认为本病是与饮食，情志，精神压力有关，且逐年上升，呈年化，呈为现代社会病，因引起同行的重视

2. 辨证论治

分为 湿热蕴结型，木旺克土型，脾胃虚热型，中气下陷型，寒热错杂型，脾肾阳虚型

2.1 湿热蕴结型　本型是因饮食失节，脾失健运，水化为湿，谷反为滞，湿滞内停或起居不适，外邪乘虚而入，损及脾胃，内外相加，导致湿热蕴结肠道，而见腹痛，腹泻，便下粘冻脓血，舌苔黄腻，脉滑数或濡数；可兼有肛门灼热、身热、腹痛、口苦口臭、小便短赤等症。治法：清热解毒、调和气血。方以白头翁汤加减。

案例1：患者，男，36岁，2003年6月10日就诊。主因间断腹痛腹泻脓血便2年，加重20 d，在本院做结肠镜检查。肠镜下见：肠黏膜出血糜烂，溃疡形，现脉象滑数，舌苔淡黄腻，舌质红。中医辨证属湿热蕴结型，治疗以清热利湿为主。给予白头翁汤加减：白头翁15g，败酱草20g，炒黄连10g，葛根20g，秦皮10g，乌梅15g，白芍15g，枳实10g，炒白术10g，茯苓30g，炙甘草5g，肉豆蔻10g，地榆20g，木香10g，金银花12g。水煎服，每日1剂。随证加减，连用20余剂，脓血便基本消失，继用10余剂后，腹痛消失，大便基本正常。

按：本方重用乌梅酸涩止泻，合白芍柔肝抑木；败酱草、黄连、金银花苦寒清化湿热、解毒祛瘀；木香、秦皮、白芍、地榆调气行血；枳实、炒白术、茯苓、肉豆蔻、炙甘草、葛根健脾升清、除湿止泻。诸药相配，共奏清热化湿、调气行血之功。

2.2　木旺克土型　本型是因情志不舒，肝郁化火，或过食辛辣厚味，内热蕴生，木郁克土，中焦失运，水湿不化，湿与热相合下迫大肠而成痛泻。其特点为晨起时发作，来势较急，泻后痛止，往往病程较长，缠绵不愈，发作与情志关系密切，腹泻前有情绪紧张或抑郁恼怒等诱因，胸胁胀闷，喜太息，嗳气不爽，食少，腹胀，矢气较频，舌淡红，苔薄白，脉弦或弦细。治法：抑肝扶脾。方以痛泻要方加减。

案例2：患者，女，44岁，2007年8月21日就诊。诉黏液便，下腹痛反复发作近8个月，加重3周，证见：胸胁胀闷，喜太息，食少，腹胀，腹痛则泻，泻后痛减，舌淡红，苔薄白，脉弦细。中医辨证属木旺克土型。治法：抑肝扶脾。给予痛泻要方加减：荆芥炭10g，防风10g，黄连10g，黄芩10g，白芍20g，陈皮10g，冬瓜皮30g，炒白术15g，灶心土（煎汤代水）60g，木香（后下）9g，甘草10g。水煎服，每日1剂。服药14剂后腹痛明显好转，黏液减轻，胸胁胀闷消失。调理月余，欣然而归。

按：方中荆芥炭、防风为辛温之品，取其辛散之性，藉其开郁之功，且与黄芩、黄连之性寒相互监制，以防过激。荆芥炒炭由解表之药一变为血中之气药。白芍酸甘化阴，入肝经，既可防辛散以耗阴液，又可以此养肝体，而助肝用。白术健脾燥湿，陈皮理气燥湿，二药合用顺乎脾脏生理特性，共调中焦。黄连、黄芩清泻郁火，清肠且可坚阴；冬瓜皮分利湿热，引湿由小便而去；灶心土安中助脾，且有收敛之性，其特点涩而不致留邪，性温无助邪之弊。诸药合用，从疏郁泻火、调和脾胃、清化湿热多方面入手，使郁火得以发泄，肝脾调和，痛泻自止。该证候类型在轻中度活动期溃疡性结肠炎患者中亦不少见，在黏液脓血便不甚明显且发作与情绪关系明显时多属该证候类型。

2.3　脾胃虚弱型　本型是因脾虚运化无力，或饮食劳累损伤脾胃，或感受湿邪，脾胃壅滞等因素致脾失健运，湿聚大肠，大肠气血阻滞，传导失司而出现泻痢腹痛诸症。临床表现为，神疲乏力，纳差，舌苔薄白，脉细弱。治法：健脾益气、收敛止泻。方以参苓白术散加减。

案例3：患者，男，64岁，教师，2007年9月18日就诊。有溃疡性结肠炎病史多年，现证：神疲乏力，腹胀，纳差，舌淡胖、边有齿痕，苔薄白，脉细弱。中医辨证属脾胃虚弱型，治以健脾益气、收敛止泻。方以参苓白术散加减：党参15g，茯苓10g，白术10g，山药30g，炒白扁豆10g，薏苡仁20g，沙参12g，莲子20g，防风10g，砂仁10g，甘草5g，鸡内金8g，焦山楂12g，赤石脂20g，石榴皮10g，海螵蛸12g，白芍15g。每日1剂，水煎服。另配本院制剂固肠胶囊3粒，每日3次。7剂后，大便次数减为1~2次，基本成形，黏液也明显减少，腹痛消失，自我感觉良好。坚持服上药月余，大便正常，每日1行，停药观察6个月，临床痊愈。

按：方中山药、炒白扁豆、薏苡仁、莲子、沙参健脾；党参、茯苓、白术、甘草益气化湿；砂仁、鸡内金、焦山楂化瘀消积；赤石脂、海螵蛸涩肠止泻、排脓生肌；白芍敛肝阴；佐以防风疏调肝脾、缓急止痛。诸药相伍，共奏健脾益气、收敛止泻之功。

2.4　中气下陷型　本型是因脾虚运化无力，或饮食劳累损伤脾胃，或感受湿邪，脾胃壅滞，或情志伤肝，木郁土壅等，致脾失健运，湿聚大肠，湿伤阳气，脾气下陷，大肠气血阻滞，传导失司而出现泻痢腹痛，食少纳差，

食后脘腹胀闷不舒，腹部隐痛喜按，少气懒言，肢体倦怠，面色萎黄，舌质淡、胖大或边有齿痕，苔薄白，脉细弱或濡缓。治法：补中益气、除湿升阳。方以补中益气汤加减。

案例4：患者，男，66岁，退休职员，2006年7月16日就诊。10年前在外院诊为溃疡性结肠炎，近年曾多次复发，近1个月来，大便溏薄夹黏液，以白色为多，和少量脓血，大便日4～5次，每溏薄夹黏液，腹部隐痛喜按，少气懒言，肢体倦怠，面色萎黄，舌质淡、胖大、边有齿痕，苔薄白，脉沉细。中医辨证属中气下陷型。治法：补中益气、除湿升阳。方以补中益气汤加减：黄芪、党参各30g，苍术、白术各10g，陈皮、柴胡、升麻各10g，当归8g，甘草6g，茯苓10g，血余炭10g，薏苡仁12g，赤石脂10g，黄连6g，五味子12g，麦冬15g，灶心土60g。每日1剂，水煎服。7剂后，大便次数减为1～2次，基本成形，黏液也明显减少，腹痛消失，守方随证加减，巩固月余，大便正常，已无脓血，停药调养。

按：本案属脾胃气虚，中气下陷。故药用补中益气汤益气升清、健脾止泻；加茯苓健脾利湿；薏苡仁清热利湿，兼可健脾；血余炭止血；赤石脂涩肠止泻；厚朴理气燥湿；少佐黄连清热燥湿；苍术健脾燥湿；麦冬、五味子养血敛阴；灶心土温中摄血。诸药合用，具有益气升阳、和阴止血之效。

2.5　寒热错杂型　本型是因长期反复发作，水谷精微生化乏源，阴阳气血损伤。临床表现为下痢时发时止，临厕腹痛里急，大便夹有黏液或赤色，伴纳呆，疲倦乏力，舌淡，苔白腻或黄腻，脉濡软或虚数。治法：温阳健脾、养血止血。方以黄土汤加减。

案例5：患者，男，46岁，干部，2006年5月12日就诊。有溃疡性结肠炎病史6年余，现证：临厕腹痛里急，大便夹有黏液和少量脓血，口苦，疲倦乏力，怕凉，纳差，小便略黄，自觉低热，舌淡，苔白腻厚，脉濡软。中医辨证属寒热错杂型。治以温阳健脾、养血止血。处方以黄土汤加减：白术20g，灶心土30g，干地黄15g，炮附子4g，阿胶（烊化）10g，黄芩10g，甘草10g，白芍30g，延胡索12g，木香10g，赤石脂30g，地榆炭10g。每日1剂，水煎服。服药7剂后，症状明显改善，守方随证加减，坚持服上方加减30余剂，大便如常，精神愉快，食量大增。1个月后肠镜复查示：浅表溃疡愈合，片状出血点消失，肠黏膜恢复正常。

按：黄土汤出自《金匮要略》，具有温阳健脾、养血止血之功效。方中以灶心土温中止血为君药；配以白术、附子温脾阳而补中气，助君药以复统摄之权；佐以生地黄、阿胶滋阴养血、止血；配苦寒之黄芩以制术附之辛温；甘草调药和中为使药。诸药配合，标本兼治，寒热并用，温阳而不伤阴、滋阴而不碍阳。更随证加减，以白芍缓急止痛；木香行气导滞；赤石脂涩肠止泻。溃疡性结肠炎便下脓血，耗血伤阴，发作日久，必伤及阳。脾阳不足，统摄失权，下血亦甚，故本方尤适于以便血为主的慢性迁延性溃疡性结肠炎。

2.6　脾肾阳虚型　本型是因泻痢日久，气虚及阳，出现脾阳不足，下及于肾，则出现脾肾两虚，最后导致脾肾阳虚。临床表现为久泻不愈，大便清稀或完谷不化，腰膝酸软，食少纳呆，舌质淡胖大、有齿痕，苔白，脉细沉；可兼有五更泻、脐中腹痛，喜温喜按，形寒肢冷，腹胀肠鸣，少气懒言，面色苍白。治以温补脾肾、涩肠止泻，方以四神丸加减。

案例6：患者，女，56岁，2007年5月16日就诊。诉间断腹痛、腹泻、脓血便4年，加重2周。证见：腰膝酸软，晨起必泻，食少纳呆，舌质淡、胖大、有齿痕，苔白，脉细沉。中医辨证属脾肾阳虚型。治法：温补脾肾、涩肠止泻。方以四神丸加减：附片6g，肉豆蔻10g，补骨脂12g，吴茱萸10g，五味子10g，党参15g，白术10g，甘草6g，干姜6g，炒黄连10g，葛根20g，秦皮10g。每日1剂，水煎服。配合保留灌肠，灌肠方：苦参6g，黄柏6g，秦皮10g，地愉10g，仙鹤草15g，五倍子3g，枯矾0.3g，白及10g。每剂煎液浓缩至100ml，每日1次。连用10余日，下痢赤白明显减轻，大便每日1～2次，基本成形，偶有赤白。守方随证加减，巩固月余，大便正常，已无脓血，停药调养。

按：本案证属脾肾虚寒，固摄无权，故方用四神丸温肾暖脾、固肠止泻；更加附子大辛大热，温补脾肾之阳，祛除寒邪，效力更增。清代著名医家汪昂认为："久泻皆由肾命火衰，不能专责脾胃，故大补下焦元阳，使火旺土强，则能制水而不复妄行矣。"故本案在四神丸的基础上，加附子、党参、白术、甘草、干姜，则其温肾暖脾、固肠止泻之功更佳。另用中药保留灌肠可使药物直达病所，在病变活动期用之奏效迅速。

3. 体会

3.1 本病初起证见腹痛，便下脓血黏液，舌苔黄腻，多属实证、热证，治宜清热化湿解毒，兼以调气行血导滞，忌用收涩止泻之品。病程日久，多为虚证。若属脾阳虚不振，寒湿停滞于中焦，治宜温中理脾；若见久痢不止，脾肾不固，治宜温补固涩，慎用攻伐之品；若见虚实夹杂，则宜攻补兼施；若痢久时发时止，多因治疗不当，止涩太早，以致正虚邪恋，治宜扶正祛邪。总之，治疗本病一般说来初期宜通，久病宜涩，下痢赤多重用血药，白多重用气药。初期证候多属湿热，久病多从寒化。但须始终以照顾胃气为本，注意饮食、情志、起居冷暖之调节。

3.2 本病与社会经济快速发展人们思想压力具增有关。

3.3 与饭食习惯。生活方式。环境污染。粮食。蔬菜污染有关。应引起社会的关注。

中药口服配合中药保留灌肠治疗溃疡性结肠炎

贾玉良[1] 安书强[2] 贾乱德[1] 贾晓娟[1] 贾晓朝[3] 贾晓静[3] 李一萌[3] 赵卓卓[3]

（1. 赵县痔瘘专科医院，河北赵县 051530；2. 武警河北总队医院，石家庄 050081；
3. 河北省赵县新寨店镇卫生院，河北赵县 051530）

溃疡性结肠炎是一种慢性非特异性结肠炎症，病因及发病机制复杂，具体病因及发病机制至今研究颇多，它是一个局限在结肠黏膜和黏膜下层的疾病，起病缓慢，多呈慢性、迁延性易反复发作，甚至持续性加重，患者痛苦较大。中医学认为本病属于痢疾、泄泻等范畴，其病在肠，涉及脾、胃、肾，其病主要为脏腑气血阴阳的失调，主张进行辨证治疗，整体调理。我院采用口服中药配合中药保留灌肠治疗溃疡性结肠炎，现报道如下：

1. 临床资料

1.1 一般资料　选择我院 2008 年 12 月～2011 年 12 月经结肠镜检查均符合 2012 年中华医学会肛肠分会制定的溃疡性结肠炎诊断标准，溃疡性结肠炎 320 例男 178 例，女 142 例，平均年龄 52.64±21.75 岁。临床症状及体征：腹痛和腹泻最为常见，腹痛位于左下腹，通常为隐痛、绞痛，便后可缓解，腹泻以黏液血便最为常见，里急后重，每日 3～5 次严重者每日 10 余次，部分伴有食欲不振，恶心，呕吐，腹胀等。

1.2 临床治疗方法　采用口服中药配合中药保留灌肠治疗：

1.2.1 中药口服：脾胃气虚，功能失调，宜补中益气（黄芪、炙甘草、人参、白术、当归、陈皮、升麻、柴胡）；肝脾气滞，宜健脾温中，清肠燥湿（枳实、白卜子、茯苓、猪苓、泽夕、桂枝）；脾肾阳气虚弱，宜温中益气、止泻（肉豆蔻、吴茱萸、补骨脂、五味子、干姜、大枣）；湿热邪毒蕴育胃肠，宜清热解毒，健脾和胃（黄连、公英、黄芩）。

1.2.2 中药保留灌肠：中药以清热解毒，疏肝健脾，燥湿和中，为主。处方：白芍、防风、广木香、陈皮、白术、茯苓、黄连、黄柏、当归、秦皮、公英。灌肠方法：每剂煎 100ml，睡前嘱病人排空大便，头低臀高膝胸位，用注射器和一次性的导尿管抽取配好的药液，缓慢推入直肠，约 10cm，10 天为 1 个疗程，1 个疗程隔 1 周进行第 2 疗程，2 个疗程后复查肠镜，治疗期间饮食营养丰富，平衡饮食，忌食辛辣、生冷、油腻食物。

1.3 疗效判定标准：参照中医肛肠科疾病诊断疗效标准及中华医学会外科学分会肛肠外科学组专题研讨会制定的珍珠标准及结合本研究实际情况制定以下疗效判定标准：治愈：主要症状消失，肠镜检查肠黏膜恢复正常；显效：临床主要症状明显减轻，肠镜检查肠黏膜病变较前明显改善；无效：治疗前后主要症状和肠镜检查无明显改善。

2. 结果

2 个疗程后进行临床疗效判断，临床治愈 272 例，治愈率 85.0%；显效 307 例，95.9%；无效 13 例，无效率 4%。

3. 讨论

溃疡性结肠炎是一种原因尚不明确的慢性结肠炎症，病变主要位于结肠、直肠的黏膜层，以溃疡为主，主要症状有腹泻、脓血便、腹痛、病程迁延，反复发作，难以彻底治愈，单纯西医治疗效果不理想，且副作用较多，中药口服加灌肠治疗溃疡性结肠炎，可进行辨证治疗，进行整体调理，灌肠可使药物直达病灶，肠道溃疡得到保护，促进修复，改善肠道血液循环，消除局部炎症，使药物吸收更为完整。本院采用中药口服加灌肠治疗溃疡性结肠炎，效果肯定，值得临床推广。

中西药结合治疗溃疡性结肠炎的临床体会

杨丽敏　指导：贾瑞刚

（西安马应龙肛肠医院，陕西　西安，710016）

【摘要】目的：观察中西药在治疗溃疡性结肠炎的临床疗效。方法：对 15 例溃疡性结肠炎患者给予中药黄连解毒汤，庆大霉素＋地塞米松＋蒙脱石散＋生理盐水保留灌肠治疗，并口服柳氮磺吡啶，观察其临床效果。结果：15 例患者，完全缓解 9 例（60%），显效 4 例（26.7%），有效 2 例（13.3%），总有效率为 100%。结论：采用中西药结合的方法在治疗溃疡性结肠炎疗效显著，方便易行，花费较少，值得推广。

【关键词】溃疡性结肠炎；中西药保留灌肠；临床治疗体会

溃疡性结肠炎（UC）是一种病因尚不十分清楚的直肠和结肠慢性非特异性炎症性疾病。病变主要限于黏膜与黏膜下层。病变位于大肠，呈连续性弥漫性分布。多数在直肠乙状结肠，可扩展至降结肠、横结肠，也可累及全结肠。临床表现为腹泻、黏液脓血便、腹痛为主要症状。病情轻重不等，多呈反复发作的慢性病程。本病可发生于任何年龄，多见于 20～40 岁，男女发病无明显差别。近年来，本病患病率有所增加，严重危害了人们的健康。中西药结合治疗具有较大的优势。我院采取口服柳氮磺吡啶（简称 SASP）、中西药结合保留灌肠治疗溃疡性结肠炎，取得了满意的治疗效果，现将我科 2010 年 9 月至 2011 年 6 月治疗的 15 例溃疡性结肠炎患者治疗情况，总结如下：

1. 资料与方法

1.1 一般资料　诊断标准参照 2010 年中国中西医结合学会消化系统疾病专业委员会制定的《溃疡性结肠炎中西医结合诊疗指南（草案）》中的标准，经电子结肠镜检查，病变局限于乙状结肠及直肠者，且中医辨证为大肠湿证者。入选病例全部来自我科 2010 年 9 月至 2011 年 6 月住院患者，共 15 例，其中男性 9 例，女性 6 例，年龄为：13 岁～60 岁，平均年龄：36 岁±1.5 岁。病程 6 个月至 7 年。患者均以腹泻、黏液脓血便、腹痛，部分患者有不同程度的里急后重感。

1.2 治疗方法：①柳氮磺吡啶片，每次 0.5～1.0g，每日 3 次口服，患者如不能耐受，可改用美沙拉嗪口服；②每日晨起解便后取黄连解毒汤 50～150ml，加温至 37℃～40℃保留灌肠；③每晚睡前取混匀后的庆大霉素 8～16 万 u＋地塞米松 5～10mg＋蒙脱石散 3.0～6.0＋生理盐水 50～150ml 混合药液，加温至 37℃～40℃后保留灌肠。中西药保留灌肠每日各一次，每次灌肠后取左侧卧位，并垫高臀部，每次保留时间不少于 6 小时，同时行左下腹红外线治疗。根据患者病情严重程度、药物疗效和患者的耐受情况调整药物的用量。其中地塞米松在病情好转后改为每周 2～3 次，疗程为 1～3 月。

2. 结果

2.1 疗效评定标准　根据 2010 年中国中西医结合学会消化系统疾病专业委员会制定的《溃疡性结肠炎中西医结合诊疗指南（草案）》中的疗效标准。①完全缓解：临床症状消失，肠镜复查黏膜病变基本消失或主要症状及肠黏膜病变活动指数总分值降低≥95%。②显效：临床主要症状明显缓解，肠镜复查黏膜病变明显减轻或主要症状及肠黏膜病变活动指数总分值降低≥70%。③有效：临床主要症状有所缓解，肠镜复查黏膜病变有所减轻或主要症状及肠黏膜病变活动指数总分值降低≥30%。④无效：经治疗后临床症状、内镜及病理检查结果均无改善或加重，或主要症状及肠黏膜病变活动指数总分值降低＜30%。

2.2 疗效　治疗患者 15 例，完全缓解 9 例（60%），显效 4 例（26.7%），有效 2 例（13.3%），总有效率为 100%。

3. 讨论

溃疡性结肠炎（UC）是炎症性肠病之一，其病因和发病机制尚未完全明确，可能与环境因素、遗传因素、感染因素、免疫因素等有关。目前对其病因及发病机制的认识可概括为：环境因素作用于遗传易感者，在肠道菌丛（或者目前尚未明确的特异性微生物）的参与下，启动了肠道免疫及非免疫系统，最终导致免疫反应和炎症过程。而治疗也主要是针对其病因和发病机制的重要环节。柳氮磺吡啶（SASP）是临床上常用的氨基水杨酸制剂，口服后大部分到达结肠，在肠道细菌作用下分解为 5～氨基水杨酸（简称 5～ASA）和磺胺吡啶，前者是主要有效成份，其滞留在结肠内与肠上皮接触而发挥抗炎作用。其作用机制可能与抑制前列腺素合成，清除氧自由基，抑制免疫反应有关。其不良反应有两类：一类与剂量相关的不良反应，如恶心呕吐、食欲减退等，餐后服用可减轻反应；另一类与过敏有关，如粒细胞减少，再障等，因此服药期间需定期复查血象，一旦出现此类不良反应，应改用其他药物。对 SASP 不能耐受者可选用 5～ASA 的特殊制剂，如美沙拉嗪等。溃疡性结肠炎病变多发生于直肠和乙状结肠，当腹泻迁延不愈后肠黏膜均有不同程度的病理改变，绒毛萎缩、糜烂、溃疡，严重者黏膜坏死。而灌肠液中庆大霉素能抑制肠道细菌；蒙脱石散能减少大便次数，保护肠黏膜；地塞米松具有强大抗炎、抗过敏、抗毒、抑制免疫等药物。通过灌肠使用这些药物作用于病变部位，以达到消炎抑菌，止泻，改善局部炎症、充血水肿的状态，促进病变修复之功效，从而解除患者腹泻腹痛、黏液脓血便等病痛。

中医学认为，溃疡性结肠炎病机属本虚标实，本虚以脾虚为主，标实以大肠湿热为重，局部病机主要表现为湿热内蕴。中药黄连解毒汤中黄连、黄柏、黄芩均性寒、味苦、功效清热燥湿、泻火凉血，栀子通泻三焦火热，兼解毒、止血凉血之功。若患者出血较多时可加入适量云南白药以加强止血。现代医学认为该组方有促进坏死肠黏膜脱落，抑菌消炎等作用，从而使临床症状得到改善。

保留灌肠能使药物直达病所，使药物发挥最大功效，同时配合口服药物、局部理疗等治疗，疗效更佳。其中灌肠管插入深度以15cm以上，减少药液对直肠的刺激，有利于药液与结直肠黏膜的充分接触；灌肠后立即采取左侧卧位并垫高臀部以使药液向近端结肠流动，扩大与结肠的接触面积，防止药液流出，使其在肠内保留时间延长；灌肠后左下腹红外线照射有助于药液的吸收，从而达到有效的治疗目的。在治疗期间，要注意溃疡性结肠炎的一般治疗，如强调休息，忌食辛辣刺激、生冷、油腻之品，忌饮酒，应进食富含营养的少渣饮食，保持心情舒畅，增强机体抗病能力，也是治疗非常重度的一环。

实践证明，采用中西药结合的方法在治疗溃疡性结肠炎方面疗效显著，方便易行，花费较少，值得推广。

溃疡性结肠炎的治疗135例

张宝山

（内蒙古兴安盟蒙医医院肛肠科，内蒙古　兴安盟，137400）

溃疡性结肠炎是一种非特异性炎性肠病，病变主要影响结肠黏膜，且以结肠为主。病变早期表现是结肠黏膜充血、水中、出血等。此后病变是结肠基底部的隐窝炎，隐窝上皮细胞损伤，多核细胞侵润，形成隐窝脓肿，小脓肿融合、扩大，产生溃疡。除活动期有急性炎症和黏膜溃疡外，主要是非特异性慢性炎症，血管内膜炎，血管壁纤维性增厚、透明性变、管腔狭窄、局部血液循环障碍。

关于本病的病因，有的认为是细菌、病毒或真菌感染所致；有的认为是植物神经功能紊乱；也有人认为与遗传有关；还有人认为溶菌酶的破坏，或食物过敏所致等。由于现代人生活方式的改变、工作压力的增大，溃疡性结肠炎的发病率逐渐增高，现代医学的治疗尚无特异的治疗方法，主要采用糖皮质激素、柳氮磺胺吡啶、免疫抑制剂等药物治疗，疗效不甚理想，副反应大，症状迁延，复发力高。

而近年来，中医治疗溃疡性结肠炎取得了很大的进展，经实验证实具有疗效确切、不良反应少、安全持久等特点，显示出中医药治疗溃疡性结肠炎广阔的前景，突现出明显优势，具有重要的临床意义。

1. 临床资料

本组男93例，女42例；年龄18～67岁，青壮年占75%；病程3个月～5年，一年以上者占73%。

2. 药方及治疗方法：

（一）党参15克、黄芪15克、山药20克、薏苡仁15克、补骨脂15克、附子10克、当归10克、白芨15克、五倍子10克、茯苓15克、肉桂5克。

（二）治疗方法：脾肾阳虚型，证见黎明泄泻，泻后痛减，赤白痢下，腰酸腿凉，食欲不振，疲乏无力，舌苔薄白，脉沉细无力；治则：温补脾肾，涩肠止泻。以上药物混匀，加入6倍左右水侵泡约1.5小时，然后置火上煎煮二次，每次约1小时，合并两次煎液再浓缩至1/2量，放置沉淀24小时，再虹吸清液，继续浓缩，重复操作一次，达到200毫升，每天晚上临睡前保留灌肠，给药后应持胸膝卧位半小时，再取左侧卧位，后偶侧卧位，臀部应垫高。在给药后一般应静卧四小时以上。两周为一疗程，休息二天继续应用。一般用药2～3个疗程。

3. 疗效标准与结果：

（一）疗效标准：近期痊愈，临床症状消失，大便常规化验正常，肠镜检查结肠黏膜、糜烂或溃疡已恢复正常或留有疤痕。显效，临床主要症状消失，大便常规化验正常，肠镜检查结肠黏膜充血，水中消失，糜烂或溃疡而较前明显改善。无效：临床症状、大便常规、肠镜等检查均无明显变化。

（二）结果：本组135例，基本治愈92例，占68.1%，显效40例，无效3例，总有效率97.8%，并对本组获近期治疗的92例进行随访，随访时间，一年以内21例，1～2年65例，3～4年15例，随访结果有6例复发，复发率为7%。

4. 讨论

对于溃疡性结肠炎多数学者认为与自身免疫因素和遗传因素有关，诱发因素是肠道感染和精神因素，故主张中药保留灌肠治疗。根据本病腹泻、腹痛及反复发作的临床表现，属中医的"泄泻"、"痢疾"范畴，是因感受外邪，内伤饮食，脾胃先虚而后湿热郁结大肠，伤及血络故有写下脓血黏液等症状。本症是本虚表实，脾肾两虚为本，湿热困扰为标的一种难治性疾病，治疗上应以扶正固本，补脾益肾为重点。方用党参、黄芪现代药物研究：具有强壮身体，提高调节机体免疫力，增强身体抵抗力，促进肠道黏膜溃疡愈合的作用，又有强健脾胃，益气补虚作用；山药、附子、当归，有抗菌、消炎、镇静及促进非特异性免疫功能，山药成分中的尿囊素局部应用可促进溃疡面的愈合；茯苓、薏苡仁渗湿扶脾固肠；肉桂能够缓和胃肠刺激，增强消化机能、排除消化道积气，缓解肠道痉挛性疼痛作用；五倍子、补骨脂补肾温阳暖脾止泻作用。全方有组成具益气升阳，补肾健脾，祛湿止泻的作用，故治疗溃疡性结肠炎取得满意疗效。

新型免疫抑制剂在炎性肠病中的应用

胡金玉　徐子鹏

（长春鹏程胃肠医院，吉林　长春，130000）

【摘要】为探索新型免疫抑制剂在炎性肠病方面的耐受性、不良反应、疗效，本文以大样本、开放式随机选择300例中重度溃疡性结肠炎并将其分为三组，分别观察吗替麦考酚酯、他克莫司、环孢菌素A的疗效差异、耐受性与不良反应率。

【关键词】新型免疫抑制剂；吗替麦考酚酯；他克莫司；环孢菌素A

1977年Azad等人报道柳氮磺胺批定（SASP）治疗炎性肠病（IBD）的有效成份为五氨基水杨酸（5～ASA）以来[1]，多种5～ASA缓释剂型（美沙拉嗪系列）相继问世并广泛被用来治疗IBD，但5～ASA的化学性质活泼，其缓释剂型受个体差异和制剂工艺水平的影响，表现出疗效的差异性[2]。1982年Campiri等报道两分子的5～ASA的氮键偶联物——奥柳氮的药代学与药效学[3]，显示奥柳氮有较低的血药浓度（60ug/ml）和较高的粪便浓度(35%)，但仍有较多的尿回收率44%[4]，提示奥柳氮有可能在回肠裂解并有较多的吸收，因而出现较多的胃痛、腹痛、腹泻等不耐受的患者，十余年没有得到广泛的临床使用。1998年Green等报道了巴柳氮的药代学及药效学，认为巴柳氮的裂解速率与裂解部位较为适宜，因而有较好的耐受性[5]，但在这些依从性较好的患者群中，疗效仍没有突破性进展。2010年Bultman等系统回顾生物制剂英夫利昔（IFX）临床疗效数据[6]，这种昂贵的生物制剂也只有56%的缓释率，并出现死亡等严重的不良后果。因此，寻找和发现治疗IBD的化学制剂是医药学者的主要课题。

1. 材料和方法

按入院顺序随机将300例IBD患者分成三个治疗组，前100例为吗替麦考酚酯（MMP）治疗组，中100例为他克莫司（TCL）治疗组，后100例为环孢菌素A（C_SA）治疗组，上述药品均为国药集团川抗制药有限公司生产。

本试验全部使用口服剂型，MMP组为0.5g　Bid，Tcl为2mg　Bid，CsA组为100mg　Bid，是器官移植常规剂量的1/2量。在口服三天之内出现食欲不振、腹痛、腹泻、手足麻木，全身酸痛者视为不耐受人员，被剔除出治疗组。治疗7天以上、15天以内出现白细胞下降至正常值以下，肝肾功能异常，神经系统异常者视为不良反应率，也被剔除出治疗组。根据肠上皮细胞的生长周期，设定40天为一疗程。所有治疗组患者均在治疗后第一周，第二周、第五周进行血常规、肝肾功能检查。

疗效评估：三组观察病例治疗前后均按中华医学会IBD诊疗规范共识（济南标准）进行疾病活动指数（Sutherland　DAI）计分评估（表2）[7]，这种数值化评估较为科学且利于计算和统计，但欠缺主体指标概念，本文特加一项内镜单一指标。内镜下黏膜溃烂愈合，水肿消退，色泽基本正常者为完全缓解（临床治愈）；尚有黏膜色红肿脆为显著缓解；仍有散在出血点瘀斑者为部份缓解；只要还有点片状糜烂溃疡者均列为无效。

2. 结果

不耐受者与不良反应率：100例MMP治疗组中有91例顺利完成40天疗程观察，掉队的9例患者中有5例服药后出现头痛、腹痛、腰腿痛等不适症状被列为不耐受者，另有4例服药7天以上15天以内并出现肝肾功能异常、手足麻木、共济失调等神经指标，故被列入药物不良反应。100例TCL治疗组掉队30例、出现19例不耐受性(19%）和7例不良反应率（7%），最多的是腹痛、腹泻加重及肝肾功能及血常规异常，另有4例因经济原因而中断用药，但在坚持40天治疗者中还是体现出很好的治疗价值，100例CsA治疗组中有90例顺利完成40天疗程观察，退队的10例中有3例疗效不佳而停药，另有7例出现肌肉酸痛，皮肤丘疹等原因而停药，掉队原因详见表1。

表1 MMP、Tcl、CsA治疗组掉队原因一览表

	total	不耐受	不良反应	其他原因	剩余
MMP	100	5	2	2	91
TCL	100	10	9	11	70
CsA	100	4	3	3	90

疗效观察：91例MMP组在治疗前后的疾病活动指数（DAI），从8.70 ± 下降至3.53 $\bar{x} \pm s$ 具有显著差异，内镜下完全缓解率高达60%，说明MMP治疗中重度溃疡性结肠炎的疗效是令人满意的；70例TCL组的DAI也从8.68 x^2 下降至3.77 $\bar{x}$ ±s，内镜下完全缓解率达52%同样具有显著差异；CsA组的DAI从7.64 ± 下降至4.81 ±（$p<0.4$），内镜下完全缓解率45%也是具有统计学意义的。三个治疗组相互间的疗效比：MMP组完全缓解率60% vs 52% vs 45%无显著差异。

在TCL治疗组中有4例克罗恩氏病，本文没有单列统计，患者接受40天TCL治疗后腹部包块、疼痛、不全梗阻、发热、贫血等症状都明显缓解或消失，说明TCL治疗克罗恩氏病的疗效是卓越的。具体结果参见表2、表3、表4。

表2 疾病活动指数（Sutherland DAI）

项目	计分			
	0	1	2	3
腹泻频次	正常	1~2次/d	3~4次/d	5次以上/d
肠道出血	无	黏液血便	脓血便	血水样便
黏膜表现	正常	糜烂出血点	散在溃疡	弥漫性溃疡
医师综合评估	正常	轻度	中度	重度

记分范围0~12分，3~5分为轻度，6~10分为中度，11~12分为重度。

表3 三组患者治疗前后的DAI变化

治疗组	DAI	0	1	2	3	4	5	6	7	8	9	10	11	12	total	$\bar{x}$
MMP组	治疗前	0	0	0	0	8	20	48	84	96	144	190	154	48	792	8.70
	N	0	0	0	0	2	4	8	12	12	16	19	14	4	91	
	治疗后	0	23	34	45	36	40	36	35	24	18	20	11	0	32.2	3.53
	N	0	23	17	15	9	8	6	5	3	2	2	1	0	91	
TCL组	治疗前	0	0	0	0	8	10	30	63	88	135	160	66	48	608	8.68
	N	0	0	0	0	2	2	5	9	11	15	16	6	4	70	
	治疗后	0	0	50	39	52	40	18	21	16	18	10	0	0	264	3.77
	N			25	13	13	8	3	3	2	2	1	0	0	70	
CsA组	治疗前	0	0	0	0	32	40	60	105	136	144	80	55	36	688	7.64
	N	0	0	0	0	8	8	10	15	17	16	8	5	3	90	
	治疗后	0	0	0	2	140	0	0	28	32	27	20	22	2	433	4.81
	N	0	0	0	4	35	0	5	4	4	3	2	2	1	90	

表 4　三组病例的内镜下疗效统计

	完全缓解	显著缓解	部分缓解	无效
MMP 组 N = 91	55（60%）	21（23%）	12（13%）	3（3.4%）
TCL 组 N = 70	52（74%）	14（20%）	4（5.7%）	0
CSA 组 N = 90	41（45%）	32（36%）	12（13%）	5（5.6%）

3. 讨论

在治疗 IBD 过程中，临床医生首先遇到的第一道难题是如何尽快诱导病情缓解，在最短的时间内控制住急性活动期症状，阻止免疫性损伤的持续进展；当疾病得到缓解后要解决第二道难题，如何避免反跳，维持长期缓解、促使疾病转归。Blonski 等系统地回顾了几十年来 IBD 的药物治疗概况[8]，5～ASA 类药物在治疗急性活动期 IBD 很难奏效，是公认的“缓解维持药”[9]，5～ASA 类属于抑制炎性介质白细胞三稀（LTB4）生成的抗炎药，不具备阻断自身免疫途径作用，在临床上常借助甾体和抗生素来控制急性发作症状。

MMP、TCL、CsA 是用来抑制器官移植后的排斥反应，它们作为新型免疫制剂是通过多种方式影响人体免疫系统而发挥强大效应[10]。首先，它们对淋巴细胞具有高度的选择性、非竞争性和可逆性的、而对其他快速分裂的细胞抑制作用较弱，就安全性而言远远胜过甲氨蝶呤（MTX）和硫唑嘌呤（AZA），这也是在治疗 IBD 中无大样本观察 MTX 和 ASA 的主要原因之一。MMP 特异性地抑制淋巴细胞和树突细胞嘌呤从头合成途径中的次黄嘌呤核苷酸脱氢酶（IMPDH）的活性，因而具有强大的抑制淋巴细胞增殖作用，一旦出现毒性作用，停药后很快恢复。临床试验中也证实了这一点[12]。

本项临床试验同国外个别小样本零星报告不相一致[11]，可能与起始剂量有关，每天 2g 的高剂量容易把药物的不耐受性、毒副反应和疗效混淆，得出不正确的结论。

在临床实践中不仅要了解所观察的药物的药理、毒理、药效学特征，还要探索合理的剂量与疗程以及个体化差异，力争理论与实践相结合，剂量与个体化相结合。本实验的疗程设计仅为 40 天，实际是不够的，大多数 IBD 患者还需要继续治疗及为了预防复发或反跳而用安全性更好的药物进行更替，做好长期的“维持缓解”。

MMP 等药使用治疗 IBD 并取得满意的疗效，这是 IBD 的药物疗法的一个进步，不仅观察到它对急性活动 IBD 有效，而且对广泛性肉芽增生的纤维化阶段的 IBD 也有转归的作用，使得一部分难治疗性 IBD 免除一刀之苦。

参考文献：略。

介入注射治疗溃疡性结肠炎

张思龙　徐子鹏

（长春鹏程胃肠医院，吉林　长春，130022）

我院在肠镜下行大肠黏膜介入注射，治疗溃疡性结肠炎 41 例，现报告如下：

1. 治疗方法

在肠镜下插入注射导管，从直肠末端开始，由下而上地分期阶梯式的将药物注射于黏膜下层，以黏膜均匀隆起为适度，每隔 10 天注射一次，40 天（4 次）为一个疗程。缓解后改为吗替麦考酚酯或美沙拉嗪（德国进口）口服维持。

2. 药物配伍

抽取 0.375% 布匹卡因 20ml，吗替麦考酚酯 500mg，甲氨蝶呤 30mg，654－2 10mg，妥布霉素 8 万 U，奥扎格雷钠 80mg，右旋糖酐溶液加至 100ml。方解：布匹卡因用于黏膜麻醉，吗替麦考酚酯与甲氨蝶呤为高效免疫抑制剂用于阻断自身免疫损伤性进展；654－2 为解痉剂，妥布霉素用于预防注射感染，奥扎格雷钠为抗凝剂，用于拮抗 UC 患者的高凝状态和微血栓形成的病理机制，右旋糖酐作为吸收阻滞剂使用。

3. 结果

本治疗组 41 例，接受第一次注射就明显缓解者达 34 例，有效率约为 83%，接受第二次注射者也为 41 例，显著缓解率上升至 37 例，约为 90%；接受第三次注射者 37 例，达到临床症状完全缓解者 33 例，约为 89%；另有 4

例出现不良反应，不再进行介入注射；接受第四次注射者34例，完全缓解者31例，约为91%。有3例病人未进行第四次注射，其中2例因出现不良反应而中断注射，另一例自认为“痊愈”不接受第四次注射。41例患者接受2次注射，37例接受3次注射，34例接受4次注射。在注射过程有7例出现过不同程度的不良反应，2例为肝肾功能一过性异常；3例白细胞下降，经使用升白细胞药后很快恢复；2例神经系统稍有异常，表现为步态不稳、手足麻木，上述不良反应均为一过性。

依据中华医学会第七次全国消化病学术会议，有关IBD的“济南会议诊治共识”，将疗效评估数值化，41例患者接受介入注射前的UC活动指数（Sutherland DAI）计分均数为8.5～11.5，治疗后计分均数为1.3～5.0，疗效令人满意。40天后对接受不同注射次数的41例病人复查肠镜见溃疡糜烂面愈合者34例，高达83%，也就是说内镜下完全缓解率高是本疗法的特点。

4. 讨论

UC有一个共同的特点，溃疡性病变大多从肛管直肠开始并向近端蔓延，根据病人个体体内的免疫平衡状态，病变通常会被节制在某种范围或某种程度上，并且有一定的自限性和自愈率，但也有个别患者病变进展迅速，甚至在2～3月之内形成全大肠溃疡，肉芽（息肉）增生，继之肠管纤维化。经过治疗的UC在缓解的过程中也有规律，通常溃疡是从近端向远端退缩愈合，最后，往往剩下直肠这段最难治愈的“溃疡根据地”，这种病理学上的机制有待于后人探索。

本项临床研究直击UC的根据地，采用多药联用于局部病变，强烈地干预直肠段黏膜层的持续性免疫损伤。实践表明，介入注射不仅使局部病变很快修复，而且使得已侵犯至近端结肠的炎症肠段也明显向远端退缩。该疗法使用了高效免疫抑制剂等贵重药，为解决长期使用的经济承受力和不良反应率，特设计为局部给药的介入注射，其优点一是局部浓度高，血药浓度低，副作用小；二是本法雷同于冲击疗法，迅速干预与阻断免疫损伤途径，中止病情的活动期进展并促进缓解与转归；三是本疗法药物配伍中加入阻滞剂，除了快速吸收一部分，还有慢吸收的一部分，用以在注射期间维持疾病的缓解。

溃疡性结肠炎血液的高凝状态及药物应用

朱天龙　徐子鹏

（长春鹏程胃肠医院，吉林　长春，130022）

溃疡性结肠炎（UC）经常并发血栓栓塞性疾病后，UC患者的凝血机制异常才受到重视，1936年Bargen等首先报道，在其1500例UC中，有18例出现血栓栓塞的临床症状，而有亚临床表现的患者远多于18例，最终死于UC的43例患者的尸检中发现14例发生血栓栓塞现象，发生率高达32.6%[1]。他们认为血液成分的改变、血流瘀阻和感染是血栓形成的原因。UC患者肠道炎症介质中的TNF～a可诱导局部小血管内皮细胞表达能够引起血凝的因子，并使血小板与内皮细胞粘附形成血栓，封闭血管。并非所有的UC患者都并发血栓栓塞性疾病，即使是无血栓栓塞并发症，UC患者的血液仍处于高凝状态。多项研究证实[2～5]，UC患者血液中促凝血酶原激酶、凝血因子Ⅷ、纤维蛋白原、血小板等物质增多或活动度增强及抗凝血酶Ⅲ水平降低导致血液的高凝状态。炎性肠病IBD患者在疾病活动期有凝血级联反应的激活，并且从开始药物治疗直到病情缓解均有这种高凝状态的存在。并发血小板增多症的IBD患者常出现病情恶化。

这种高凝状态和血小板的激活和聚集可加重肠道炎症反应，使肠道炎症加重，而肠道炎症反应也加重这种高凝状态。肠道局部的高凝状态使肠道局部血流淤滞、缓慢，严重影响了局部营养及O_2的供应，对已受损伤的黏膜无疑是雪上加霜，血小板激活后聚集，特别是供应黏膜层的“星状”微动脉中心发生血栓，所供应的局部黏膜直接产生点状溃疡，相邻的部位相继出现血栓就产生片状溃疡。这可能是溃疡形成的原因之一并已从组织学上证实[7]，激活的血小板表面所表达的特异性粘附分子P～选择素可以促进中性粒细胞的聚集，中性粒细胞释放炎症介质，加重炎症反应[8]。血小板激活后可以释放花生四烯酸衍生物、血栓素、血小板因子4（PF4）扩大炎症反应。现知PF4对中性粒细胞、单核细胞和嗜酸性粒细胞均有趋化作用，并可产生氧自由基。所有这些介质（PF4、血栓素B2、PAF、氧自由基等）在IBD中均有不等度升高，由血小板产生的血小板衍生因子（PDGF）也是中性粒细胞和成纤维细胞的趋化因子，不仅与炎症的起始有关，还参与了愈合、纤维化和狭窄的形成[9]。

基于以上原因，很多学者建议应用抗凝药物。抗凝药物不仅改善UC患者的血液高凝状态，而且还有抗炎作用。抗凝药物在心脑血管疾病方面应用甚广，其种类也较多，但在UC患者中所应用的抗凝药物报道较少。

肝素应用于UC的试验首先被报道。在其临床试验中发现，普通肝素对UC患者无效，低分子肝素钠在常规治疗的基础上应用，其疗效优于安慰剂，且有抗炎作用。Gaffney等在对10例中重度UC患者的治疗中发现，适量肝素（4例为每日静注30 000～36 000U，另6例为每日2次皮下注射10 000U）与柳氮黄胺吡啶联合应用可使患者症状明显好转[10]。有报道在常规治疗基础上，给予低分子肝素钠5 000U皮下注射2次/d，连续应用10d后发现32例UC患者的治疗显效率较对照组有显著差异[11]。其抗凝机制为通过其本身带负电荷的极性中心与抗凝血酶（AT）结合后，提高AT活性；使凝血因子减少；拮抗血小板活化作用。低分子肝素钠对难治性UC患者有效，在应用柳氮类药物、激素及免疫抑制剂无效的患者，单纯用低分子肝素钠可缓解症状[12]。

更多学者倾向于应用川芎嗪和阿魏酸钠，认为可能成为UC治疗的新方向之一。川芎嗪对小鼠实验性结肠炎P～选择素表达减低[13]，动物实验显示川芎嗪还具有促进肠黏膜固有层单个核细胞（LPMC）凋亡、干预Thl/Th2动态平衡的作用[14]，很多医院已经将川芎嗪作为辅助治疗应用于UC患者[15]。川芎嗪是中药川芎（伞形科蒿属植物）的根茎中提取的活性成分，化学结构为四甲基吡嗪，其药理作用复杂，主要有抗凝、扩血管、改善微循环、拮抗内皮素、保护血管内皮、抗氧化和钙拮抗等作用。本院在对100例UC患者应用川芎嗪作为辅助治疗，每日0.1g，连续应用2周与未用抗凝药物相比较，症状改善较快，且脓血便症状首先消失；未见其负面影响。

阿魏酸钠（SF）又名当归素，是传统中药当归的主要药物成分之一，化学名为3～甲氧基～4羟基～苯丙烯酸钠。SF是一种选择性TXA2合成酶抑制剂，能明显现抑制TXB2生成，从而改善TXA2与PG12的平衡失调，且经SF治疗后血小板活化标志物血小板颗粒膜蛋白明显下降，先是SF能抑制血小板活化；进一步研究显示SF还具有较强的抗氧化作用，均对UC具有明显缓解治疗作用[16]。

其他的活血药物很多学者建议应用，特别是中药，如丹参，有研究联合SASP及中药丹参治疗活动期UC46例，6周后血液流变学指标明显改善，收到了很好的效果，从而提出改善血液流变障碍的药物应作为活动期UC的常规措施之一[17]。川芎嗪、阿魏酸钠、丹参等制剂药性柔和安全，除纠正高凝状态，还具有扩血管功能，有效改善微循环，安全性好。相对于使用降纤酶，尿激酶，奥扎格雷钠、舒血宁，戊聚糖钠等烈性抗凝溶栓药较为安全，较为适应基层医院广泛使用。

近年来，本院常规地将抗生素，高效免疫抑制剂（吗替麦考）、抗凝药（奥扎格雷钠）"三联疗法"用于急性发作期UC患者，取得理想的快速缓解效果。UC患者肠道局部持续性免疫损伤和微血栓形成已被证实，在对UC患者的治疗中，抗生素、免疫抑制剂、抗凝药物的选择、作用机理、用药剂量、疗程设计仍有待于进一步临床探索[18]。

参考文献：略。

双白升麻汤治疗直肠炎临床观察

符春平

（贵州省黔南州中医院，贵州　黔南，558000）

【摘要】目的　观察双白升麻汤治疗直肠炎的疗效。方法　以双白升麻汤为基本方，对不同类型和兼证的直肠炎进行加减口服治疗，观察临床疗效。结果　76例患者，治愈52例，好转19例，无效5例，有效率%92。结论　双白升麻汤加减治疗直肠炎方法简便，疗效肯定。

【关键词】双白升麻汤；直肠炎；中医药治疗

直肠炎轻者仅黏膜发炎，重者炎症累及黏膜下层、肌层，甚至直肠周围组织；有时只是一部分直肠黏膜受累，有时直肠黏膜全部发炎，也可累及结肠部分黏膜都有炎症。主要表现为便秘与腹泻交替，便中含有黏液及血丝，大便时肛门口灼痛，直肠会阴部坠胀，有排便困难，排便不尽感。因分泌物刺激，肛门周围表皮脱落，有时成裂口发痒，下腹部胀满不适，食欲不振，日久神疲乏力，体重减轻，大便正常或只有少许黏液。往往反复难愈，患者精神负担较重，影响正常生活，非常痛苦，笔者自2001年～2007年门诊直肠炎患者采用双白升麻汤治疗取得较好疗效，现报道如下：

1. 临床资料

1.1 一般资料　共收集76例门诊患者的资料，均为我院门诊病人，其中男性32例，女性44例，年龄16岁～

67 岁，平均 43 岁，病程最短 1 周，最长 20 年，平均半年。

1.2 自拟诊断标准　（1）症状：便秘与腹泻交替，便中含有黏液及血丝，大便时肛门口灼痛，直肠会阴部坠胀，有排便困难，排便不尽感。（2）指诊：可触到直肠黏膜弹性减弱，粗糙呈颗粒状突起或有疤痕。（3）直肠镜检查：急性直肠炎可见黏膜水肿、肥厚，色黄白，被覆黏液，擦去黏液，可见黏膜表面不光滑，个别部位有糜烂；慢性直肠炎可见黏膜肿胀、肥厚，表面呈粗糙颗粒，有少量黏液；萎缩性直肠炎可见黏膜干燥、色灰白，黏膜下可见血管网。（4）实验室检查：细菌培养和活体组织检查，可确定病因诊断。（5）排除肛乳头肥大、直肠肿物、肛周及肛内脓肿、细菌性痢疾等。

2. **治疗方法**　双白升麻汤基本方：白头翁 15g、白芍 15g、升麻 12g、甘草 9g。加减：大便伴脓血加黄柏、黄芩；腹泻加炒乌梅；便秘加大黄、槐角；虚秘加当归、火麻仁、肉苁蓉；病程日久，脾虚下陷加黄芪、葛根；气郁加柴胡；肛管或直肠溃疡加白芨。用法：上药加水适量，三煎取汁混合为 300ml，分三次服，每日一剂，连续用药一周为一疗程。

3. **疗效观察**

3.1 疗效标准　治愈：临床症状消失，指诊直肠黏膜有弹性，镜检直肠黏膜光滑，血管网清晰；显效：临床症状减轻，指诊直肠黏膜弹性有一定恢复，或疤痕软化，镜检直肠黏膜光滑或仍有少许充血；无效：症状体征未见明显好转。

3.2 治疗结果　治疗两个疗程后统计疗效，治愈 52 例，好转 19 例，无效 5 例，有效率%92。

4. **典型病例**

谭某某，女，32 岁，因肛门坠胀，大便不尽感 10 余年于 2003 年 2 月 16 日求治于我院。症见肛门坠胀，便意频频，临厕便难，排便不净，量少，时有黏液，无大便变细等症，西医抗炎治疗无效，指诊肛门通畅，未触及肿物，直肠前壁可扪及颗粒状结节，指套无血迹，肛门镜检见直肠黏膜充血，大便常规正常，舌质红，苔薄黄，脉弦。诊断为直肠炎，证属湿热下注，以双白升麻汤加鬼针草 15g、葛根 15g、黄芩 12g 水煎服，每天一剂，连服一周，症状消失，大便自然，继续巩固治疗一周，复查肛门镜，直肠通常，直肠黏膜光滑，临床治愈。

4. **讨论**

直肠炎是直肠部位的特异性或非特异性炎症，累及直肠中下段者较多见，故多数有肛门坠胀等直肠刺激症状，兼见黏液脓血便，与直肠癌的症状相似，加之治疗效果差，病人精神紧张，非常痛苦。西医主要以抗感染为主，对于有特异性感染的患者有一定的疗效，但由于肠道的特殊性，往往反复发作，迁延难愈，至后期由于耐药等因素，往往越治疗效越差；非特异性炎症西医没有很好的治疗方法，直肠黏膜水肿者，用生理盐水、鞣酸、高锰酸钾溶液灌洗直肠。黏膜糜烂者，涂醋酸可的松溶液或硝酸银溶液。括约肌、肛提肌痉挛者，将温橄榄油注入直肠内。直肠黏膜萎缩变干者，每晚于直肠内注入薄荷油适量，但都不能取得肯定的疗效。祖国医学对本病没有一个对应的诊断，往往诊断为腹泻、便秘、痢疾等，病机上认为与“湿热内蕴”、“饮食停滞”、“脾胃虚弱” 和 “虫积湿滞” 有关，不能完全解释局部的病理转归，所以治疗就不能达到预期的疗效。笔者认为本病病机是湿热下注于肠道，影响气机的上升，日久湿热入于血分，出现直肠黏膜僵硬、萎缩，甚至出现疤痕和溃疡等等，湿热一直贯穿始终，解决直肠肛门的下坠感为治疗目标。双白升麻汤以白头翁汤中的白头翁清热利湿、凉血解毒为君，《本草正义》引何廉臣《实用药物学》谓能“升举脾胃清气，使不下陷”，《本草问答》亦谓其“功在升举后重”[1]。故本品既能利湿，又能升举下陷的气机，现代药理研究它具有抗菌作用[2]。以白芍用芍药汤之义以收敛止泻，用麻子仁丸之义滋阴润肠以通便为臣，具有通便和止泻的双重作用，《注解伤寒论》谓“芍药之酸，收阴气而泻邪气”。升麻具有升阳举陷，清热解毒的作用，助白头翁白芍以解毒止泻，升举下陷的气机以除肛门坠胀，是为佐药。甘草配白芍酸甘化阴缓急止痛，并能调和诸药是为使药。本方配伍严谨，切中病机，是治疗急慢性直肠炎的基础方。急性期以脓血便为主者加黄芩黄柏以清热利湿，泄泻加炒乌梅秦皮以收涩止泻，实秘加槐角大黄以通便，虚秘加当归、火麻仁、肉苁蓉以润肠，若气机抑郁、情绪紧张加柴胡既能疏肝、又能升提气机，均是常法。总之，本病治疗的关键在于清除湿热、升提气机，用药不能纯温纯补，日久气虚下陷者也不能单独使用补中之类，仍以本方为主加黄芪党参即可，若湿热不重，桔梗、葛根等升提气机之品也可选配。

放射性肠炎

自拟“仙及汤”加味治疗放射性肠炎验案

赵富明

（西安马应龙肛肠医院，陕西　西安，710016）

肛肠临证多年，常遇放射性结直肠炎：患者以“腹痛、黏液血便”为主证，诊治辗转多家医院，疲惫、煎熬、迷茫之影使我动情。吾根据该病主证，病机发展、转归，自拟“仙乃汤”辨证化裁，收效满意，供同道参考指正。

仙芨汤组方：

仙鹤草 30g	白及 15g	炒白术 10g	白槿花 10g
桔梗 10g	茯苓 12g	白芍 10g	乌梅炭 6g
木香 6g	槟榔 2g		

典型病例一：

崔某，男，70 岁，西安电缆场退休职工。2009 年患膀胱癌在某医院行膀胱镜下手术及放化疗，次年 3 月，大便时带血，偶有黏液便，自以为“痔”，未重视，用“马应龙痔疮栓、九华膏”入肛无效，后入某三甲医院以“放射性肠炎”为诊断住院治疗 17 日后好转出院。5 月初，连续便血近一周，恐及直肠癌，行电子结肠镜及盆腔 CT 扫描，排除肠道肿瘤后来本院求治。5 月 14 日来诊，面色晄白无华、眼睑浮肿、气短懒言、纳食不香、肛门下坠，时下黏液便及鲜血，舌体胖、舌质淡、苔薄白。脉沉细无力。

专科检查：肛门居中，肛缘赘皮包块，肛管黏膜红白相兼，齿线上 6cm 处可见 0. 3cm × 0. 3cm 溃疡面，上附白色黏液。棉签擦拭有少许渗血。

辩证：脾失健运，气不摄血，治以“仙芨汤”加参芪固之。

处方：	仙鹤草 30g	白及 15g	西洋参 10g	黄芪 24g
	白槿花 10g	茯苓 12g	炒白术 10g	桔梗 10g
	乌梅炭 6g	藕节炭 10g	炙甘草 8g	

水煎，分温三服，一日一剂，共 6 剂。

另以云南白药粉 1. 5g 入康复新液 30ml，直肠滴注，一日一次。

5 月 21 日复诊，经上治疗一周，便下黏液鲜血减少大半，气息增而脉显有力，继服 6 剂而诸症除，后以补中益气丸调服月余，巩固疗效，追诊一年病情稳定。

典型病例二：

田某，女，54 岁，澄城寺前镇人，患宫颈息肉，左侧卵巢癌，于 2008 年 3 月在当地医院进行“子宫次全切除术”、“左侧卵巢切除术”及“周围淋巴结清扫术”。

术后半年 13 次放疗后，间断便血腹痛，多家医院按“放射性结直肠炎“治疗，前医多予甲硝唑、庆大霉素、地塞米松灌肠，静点维生素 C、止血敏、立止血、脂肪乳、氨基酸等及口服中药治疗，少效。患者消沉，家属备棺，2009 年春节邀余探视。

刻诊，面色黧黑、形瘦神疲，水米不进，口干，少腹时胀时痛，按如面团、磐石，喜温惧按，大便时通时结，常下黏液淤血块，左股肿胀；舌质暗，苔边瘀斑，齿痕显露；脉沉、短、涩，瘀血之候是矣。

在病家未行肛门镜检查，指检：肛管紧张，仅容一指，肌痉挛触痛明显，直肠前臂增厚，质硬，退指污血染指。

辩证：瘀阻下焦，脾虚湿困，“仙及汤”和“少腹逐瘀汤”化裁治之。

处方：	仙鹤草 20g	白及 15g	五灵脂 10g	制没药 8g
	川芎 10g	桃仁 10g	元胡 12g	炮姜 6g

炒白术 12g　赤芍 10g　王不留行 12g　肉桂 6g
木香 6g　生山楂 20g　生大黄 5g

水煎，口服，日一剂，6 剂。

2009 年 3 月 4 号，来院复诊，喜告曰："进食佳，大便利而腹痛减矣"！肛门镜检：直肠黏膜苍白，前壁增厚，触痛减轻，距肛缘 3cm 上可见 0.4cm×0.3cm 溃疡，上覆少许黏液脓血。药症相符，稍事加减，继服 6 剂。另用康复新液 20ml 直肠滴入，一日一次。

3 月 14 号三诊，精神体力倍增，诸症皆减。后以升阳益胃、六君化裁调治月余，而获痊愈，随访一年病情稳定。

典型病例三：

刘某，男，46 岁，蒲城人，直肠癌保肛术后放疗 3 月，黏液脓血便月余。

2010 年 5 月 7 日初诊，头晕如蒙，纳差腹痛，口粘口干，欲饮不多，心烦干呕，肛门灼热坠胀，大便腥臭，泻下赤白相间，有时状若鱼冻，小便黄，舌质红，苔黄腻，脉滑数。

专科检查：肛门居中，肛管黏膜潮红，部分糜烂，齿线上 2cm 处可见黏膜浅表溃疡两处，有脓性黏液附着。

辩证：湿热蕴结，气机不畅。

治则：清热化湿，调气行血。

处方：仙鹤草 20g　白及 10g　煨葛根 10g　金银花 8g
生白术 12g　白槿皮 10g　白芍 12g　当归 10g
石榴皮 12g　槟榔 10g　木香 12g　生甘草 6g
桔梗 6g

水煎，口服，日一剂，6 剂。

另以本院制剂黄连液（黄连、黄柏、秦皮、栀子）20ml，直肠滴入，一日一次。

5 月 15 日复诊：肛门灼热，泄下赤白消失，舌苔转白，小便清，减石榴皮加焦山楂调治月余而收全效。

临床体会：

放射性肠炎，属祖国医学"便血"、"腹痛"、"久痢"、"虚劳"等范畴。特别是肿瘤患者，病程迁久，精血暗耗，临床多用放、化治疗。更易耗气伤津，损伤脾气，累及肠道则气滞血瘀，运化失司。灼伤肠络则下痢赤白，腹痛便结；病久多虚多瘀，发展演变引起肠管及相邻组织纤维化、狭窄与粘连。

中医治疗，首辨虚实寒热，紧扣脾胃肠络、湿热互结、多虚多瘀之病机，谨记气化则湿化，理血则脓血自愈，调气则后重自除之诊疗大法。谨防独清热而湿愈重，独治湿而热愈炽之弊，证病结合，随机侧重，芳化湿热，健脾强胃，活化瘀血扶正祛邪，方显祖国医学辨证施治之精髓。

自拟"仙及汤"避三黄直折苦寒之弊，重用仙鹤味辛而涩。聚止血、治血、止泻之用，仙鹤草又名脱力草，江南民间用治脱力劳伤，又具明显强壮作用；伍白及敛疮止血；桔梗升提肺气，愈疡排脓；方中白槿擅治痢疾，古典赞誉其泄化肠间湿热；炒白术补脾助运，湿热逗留则气滞，少用槟榔，木青调之；湿热伤营，白芍和之。病久下焦气化不固，择用乌梅炭，藕节以固之；王不留行，通经下乳，善治肠风下血，在放射性肠炎瘀血证侯中选用，常收效满意，体现了"瘀血不去，新血难安，况疡愈乎"之内涵。

经吾多年临床验证，"仙及汤"在放射性肠炎的治疗中，通过辨证加减，疗效显著，值得借鉴。

放射性急性直肠炎药物黏膜下注射及保留灌肠的治疗（附 9 例报告）

赵　彬[1]　安海伟[1]　孟宪武[1]　刘文泉[1]　孙美玲[1]　刘　娜[1]　解　强[2]　张殿林[3]

（1. 葫芦岛肛肠医院，辽宁　葫芦岛，125000；2. 抚顺市沈抚肛肠医院，辽宁　抚顺，113000；
3. 辽宁省肿瘤医院，辽宁　沈阳，110042）

【摘要】目的　观察用药物黏膜下注射及保留灌肠对放射性急性直肠炎的疗效。方法　对我院 2001 年 1 月至 2011 年 2 月收治 9 例放射性急性直肠炎患者，用药物于直肠溃疡黏膜下注射和保留灌肠治疗疗效观察及评价分析。结果　男 3 例、女 6 例，平均年龄 55 岁，本组患者均有腹痛、里急后重、便频 7～10 次/日、先腹泻、后转为血便、黏液血便、肛门坠痛、乏力、低热、贫血、消瘦，精神恍惚、忧郁、厌世等。纤维结肠镜检查，全有直肠黏膜充血、水肿、糜烂、溃疡和出血点，直肠前壁最为严重，均取病理活检明确诊断。结论　经此法治疗半个月后症状明显减轻，1.5 个月基本痊愈，2 个月完全痊愈，直肠镜检黏膜完全恢复正常，此法简单易行、疗效可靠、效果满意、无毒副反应、无复发。

【关键词】放射性急性直肠炎；黏膜下注射；疗效观察；放射治疗

放射性急性直肠炎目前治疗方法较多，疗效不太理想，有副反应，给患者带来严重思想负担和病痛。我院自 2001 年 1 月至 2011 年 2 月采用药物在经纤维结肠镜下直肠的溃疡黏膜下行点网状注射及口服与保留灌肠的方法，治疗 9 例，取得了可靠满意的效果，现报告如下。

1. 临床资料

1.1 一般资料　本组 9 例、男 3 例、女 6 例，年龄 41～64 岁，平均年龄 55 岁，均为放射性急性直肠炎。直肠癌术后 5 例、宫颈癌 3 例、子宫内膜癌 1 例。放射剂量为 40～60 Gy，多数在放射治疗的 2～3 周后发生腹痛、腹泻、便频 7～10 次/日、后转为血便、黏液血便、里急后重，肛门坠痛。并伴有乏力、低热、贫血、消瘦、精神恍惚、忧郁、厌世等。纤维结肠镜检查：直肠黏膜充血，水肿、糜烂、散在小溃疡，取病理活检均诊断明确。

1.2 治疗方法

1.21 入院边行营养支持、补充各种维生素、纠正水、电解质平衡、抗感染治疗，边完善常规各种检查，纤维结肠镜检，取病理活检，明确诊断。病情允许即行用 WF 型软性内镜注射针在经纤维结肠镜，于直肠的溃疡黏膜下注射“中药结肠注射液”0.5～0.6ml，呈点网状注射，点间相隔 2.5cm 远，然后每半月注射一次，共三次。每日口服内服结肠散及用外用结肠散保留灌肠一次。在灌肠时病人选侧卧位，导尿管插入肛门内 15cm，注药时，手要轻，缓慢地注入外用结肠散稀释液 50ml，以免刺激直肠壁而产生便意，甚至致保留灌肠失败。然后嘱患者左右侧卧位各 20min，后令病人俯卧位 60min 左右。此方法治疗，对直肠黏膜起到消炎、减轻充血、水肿、减少渗出，保护黏膜，促溃疡愈合。症状很快减轻，便频、黏液血便、里急后重也明显好转，患者思想负担得到解决，对治疗有了一定的希望和充满信心。

2. 结果

本组病人，用此方法治疗半个月后症状明显减轻，一个月后腹痛、里急后重、肛门坠痛消失，便次明显减少，无血便、低热。食欲恢复并且有了力量，1.5 个月基本痊愈，大便也基本恢复正常，2 个月完全痊愈，排正常便，复查纤维结肠镜：黏膜完全恢复了正常、无充血、水肿、溃疡和糜烂。随访 6 个月至 10 年无复发和并发症。

3. 讨论

放射性急性直肠炎，依据放射治疗史和临床表现及纤维结肠镜所见，就可从明确诊断、确定病变性质与部位[1]急性放射性直肠炎是放射治疗之日起 3 个月内发生的放射性反应[2]。它是放射性治疗盆腔、腹腔或腹膜后恶性肿瘤所见的常见的肠道并发症，发生率为 6.4%～21.6%[3]，随着放疗技术的广泛开展及放化疗的联合应用[4]，放疗已成为恶性肿瘤综合治疗的一个重要部分，其发生率也有明显上升趋势[5]，近年来文献报道，发生率在 50% 以上[6]。急性放射性肠炎目前治疗方法繁多，但疗效不甚理想，病人思想负担非常大，很痛苦，比较难治[7]。

我院总结 2001 年 1 月至 2011 年 2 月用中药结肠注射液于溃疡黏膜下，点网状注射及内服结肠散、外用的结肠散保留灌肠，9 例患者，治疗结果均取得了显效[8]；临床症状消失，结肠镜检肠黏膜恢复正常。本组此疗法特点：（1）保证直肠整个黏膜全部接受到高浓度，一定药物剂量的直接表面作用（2）作用时间得到充分保证 1.5 小时（3）局部严重病变部位（溃疡和严重糜烂出血）黏膜下注射药物，也保证得到了高浓度，一定剂量的药，这样反复注射注射 3 次（4）使之黏膜表面及黏膜下得充分可靠的保护、消炎、抗感染、促进黏膜及其黏膜下血管再生，改善创面黏膜微循环（5）迅速消除炎症、充血、水肿，溃疡和严重糜烂之黏膜较快得到愈合（6）临床症状如腹痛、里急后重、肛门坠痛、便频、黏液血便很快得到缓解和消除（7）未见不良反应（8）疗效可靠，效果满意（9）无毒副作用（10）无复发（11）此中药容易配制（12）经济、费用低（13）简单易行，值得推广。中医学中将本病归属于“下痢”、“便血”等范畴[9]，其治疗主要是针对直肠黏膜充血水肿期及溃疡期症状，治疗越早效果越好。内服及外用结肠散灌肠及黏膜下注射制剂主要成分为黄柏、黄连、金银花、败酱草、连翘等。这些药物多为味苦、性寒，归肾、膀胱经，具有清热燥湿，泻火解毒、生肌止血、消肿止痛，和里缓急及降压的作用[10]。它们其抗菌作用具有广谱抗菌；对化脓性细菌的抑菌性强，尤其对金黄色葡萄球菌、表皮葡萄球菌、化脓性链球菌等革兰氏阳性菌有较好的抑菌效果，对绿脓杆菌也有抑制作用。迅速消除炎症、充血、水肿、促进血管再生、改善创面微循环，促进肉芽组织生长和加速溃疡创面，黏膜腐烂的愈合，另外还能增长单核巨噬细胞功能，提高非特异性免疫力[10]。克服了单独的用中药保留灌肠治愈率低、慢、复发率高的弊端。

综上所述，用此方法治疗放射性急性直肠炎，方法简单易行、无痛苦、疗程时间较短，2个月患者均痊愈、疗效可靠，效果满意、无毒副反应、无复发、此中药方剂易配制、费用低，经济实惠，值得推广。

参考文献：略。

肠易激综合征

中西医结合治疗肠易激综合征 12 例临床分析

孟凡良

（成都金牛交大路诊所，四川　成都，610031）

【摘要】目的　胃肠动力学改变是 IBS 发生的主要原因之一。我们根据多年的临床实践，对 IBS 从祖国医学认为该病的病机主要是肝气郁滞。因肝属木，喜条达而主疏泄，脾气得之而能升发，胃气得之而能和降，饮食得以纳化，糟粕得以下行。若情志所伤，肝气郁结，失于疏泄，则木郁而土壅，大肠传导失职，糟粕内停，从而导致便秘。方法　采用中西医治疗该病的关键是疏肝理气，润肠通便。用舒肝建胃丸与复方黄连素片加西药诸药合用。结果　恰好共奏疏肝理气，润肠通便之功，故治疗该病效果良好。临床疗效观察结果亦表明，疏肝理气润肠汤加西药疗效优于单用西药，且该方价格低廉，无明显不良反应，对 IBS 有良好的治疗作用。

【关键词】肠易激综合征；中西药；临床分析

肠易激综合征〔IBS〕胃肠道常见的功能性疾病，其特点是肠壁无结构上的炎症病理改变，但整个肠道对各种刺激的生理反应有反常的现象；临床表现为腹痛、腹胀、便秘、腹泻及腹泻与便秘交替，有时粪便中含有大量黏液。祖国医学理论认为本病乃“脾虚肝实”所致，脾虚易为肝木侮克，气机壅滞，升降失常以致腹泻或便秘。本病虽然不属于肠道器质性病变，但在严重时可以影响病人的生活和工作，一般不危及生命。由于本病无特征性的病理改变，缺乏客观的检查指标，因此，发病率无可靠的统计。一般多见于成人，在 20 ~ 50 岁之间发病，50 岁以后首次发病极少。男性略多于女性。经综合性的治疗，大部分病例可以缓解，但仍可复发。

1. 临床资料与方法

从 2004 年 1 月至 2007 年 1 月在门诊就诊 12 例 IBS 均符合 2003 年第一次全国 IBS 大会拟定的 IBS 临床诊断标准，男性 4 例，女性 7 例，平均年龄 37 岁〔29 ~ 54 岁〕，病程半年 ~ 5 年，平均 3 年，其中便秘为主型 7 例，腹泻型 5 例。治疗前停用其他药物，便秘型用舒肝建胃丸每次 6g 加硝苯地平 10mg、谷维素 20mg、维生素 B_1 20mg 均一天三次，6 周为一疗程，治疗期间戒刺激性食物，如无好转停药半月后可再继服一疗程。

腹泻型 IBS 患者，仍停用其他药物，用复方黄连素 4 片、硝苯地平 10mg、谷维素 20mg、维生素 B_1 20mg、葡萄糖酸钙 1g、次碳酸铋庆大霉素胶囊 2 片（10d 后改服诺氟沙星 0.2 或痢特灵 0.1 以免二重感染）、乳酸菌素片 4 片（与以上药间隔 2h 服用），均一天三次，30d 为一疗程，治疗期间戒刺激性食物，如无好转停药 7d 后可再继服一疗程。

疗效判断：

显效：1. 大便次数恢复正常（每日少于 2 次）。

2. 粪便性状正常（表现为成形软便）。

3. 排便无不适感，无里急后重或腹部轻度疼痛。

4. 大便常规检查正常。

有效：上述指标在服后 3 ~ 7 天内达到或比原来状况已有好转。但未恢复正常。

无效：治疗前后无明显差别。

结果　一个疗程，显效 9 例，有效 3 例，一般服药 5 ~ 7 天后，大便成形，腹胀、腹痛、腹泻、便秘等症状逐渐轻。其中 6 例观察一年以上无复发，余 6 例在复发期即服第二疗程药后症状逐渐减轻好转。

2. 讨论

根据中医的疏肝开郁、导滞和中，便秘型用舒肝建胃丸〔成分为：厚扑、香附、白芍、柴胡、青皮、香橼、陈皮、檀香、豆蔻 、枳壳、鸡内金、槟榔、延胡索、五灵脂，牵牛子、〕和硝苯地平（可阻断钙离子进入细胞内，解除结肠平滑肌痉挛）、谷维素（调节植物神经紊乱）、V ~ B_1〔促进新陈代谢〕，对于腹泻为主 IBS 患者用复方黄连素加 V ~ B_1、谷维素、葡萄糖酸钙（维持神经正常兴奋，减缓肠蠕动）、次碳酸铋庆大霉素胶囊与乳酸菌素片即调节肠道植物神经功能，又维持食物在肠道代谢正常。治疗的 12 例患者，曾多次按结肠炎或便秘治疗，但效果不佳，做各种检查未查出明显器质性病变。经用本疗法，取得较好临床效果。并且属非处方药具有价格低，各地药房均可买到。由于病例不多，临床需进一步观察疗效因此在临床中可能有腹泻与便秘交替者要结合患者实际来辨证施治与调节药物。

目前对 IBS 的病因和发病机理尚未完全明确。精神因素在本病的发生和发展中起重要作用，大多数病人〔20 ~50 岁时〕由于社会竞争激烈使精神状态高度的变化往往引起疾病的发作或加重，如过度劳累、情绪紧张、家庭纠纷、生活和工作上的困难等均可干扰高级神经的正常活动，影响植物神经功能，引起肠道的功能紊乱。此外，饮食不节、食物过敏、气候变化、肠道感染、外科手术等均可构成本病的不良刺激因素，起到诱发或加重症状的作用，这可能是由于上述刺激改变了肠道的反应性所致。

本病的病程呈慢性或反复性发作。其中以结肠运动功能障碍为主但功能障碍可能不限于结肠，也有小肠功能障碍。病人表现阵发性肠绞痛。腹痛的发作和持续时间常不规则，一般多在进食后或冷饮后发作或加重，排便、排气或腹部热敷后缓解。腹痛在夜间熟睡时极少发作。疼痛部位主要在右下腹，少数位于脐旁或其他部位。结肠痉挛时，肠推进性蠕动减弱，多引起便秘，同时伴有腹胀及频繁的排气。少数病人由于结肠分泌功能障碍引起经常或间歇的腹泻，便意很急，多在早晚餐前后发生，夜间少见。粪呈糊状，含有大量黏液。若结肠的运动功能及分泌功能均发生障碍时，便秘和腹泻不规则地间歇交替。此外，患者常有上腹部饱满、厌食、恶心等消化不良的症状和心跳、气短、胸闷、面红、手足多汗等植物神经调节不平衡的表现。虽然腹痛和腹泻等症状严重地影响劳动与生活，但病人一般并无体重减轻和脱水现象。

在治疗上由于 IBS 肠道功能失调和全身表现构成的一系列临床综合征，临床表现比较复杂，但没有特异性，缺乏可靠的检查诊断指标，因此，在没有充分排除肠道器质性疾病之前诊断比较困难，应该十分慎重，切忌草率武断。要详尽地听取和分析病人对疾病的诉述，仔细地进行体格检查，根据病情，选做血尿常规、粪便化验、肠道 X 射线、内窥镜等检查，在确实排除了肠道各种器质性疾病之后，方可考虑有肠道激惹综合征的可能性。在拟诊本病之后，还应密切随访、复查，经过一段时间的观察后才能肯定诊断。在诊断本病的过程中应注意与以下器质性疾病鉴别，如溃疡性结肠炎、节段性回肠炎、肠道肿瘤、肠道息肉症、肠道憩室、小肠吸收不良综合征、胆道及胰腺疾病、慢性铅中毒等。

由于 IBS 是一种功能性疾病，不能单纯依赖药物或其他某种方法达到治愈的目的，应采取综合性的治疗措施。让病人了解本病的基本知识，消除思想顾虑和恐惧心理，提高对疾病治愈的信心。鼓励病人参加适当的体育运动，培养良好的饮食习惯，增强体质。在药物治疗上，可以针对不同的临床症状，给予对症治疗。IBS 病是一种慢性病，易于经常复发，但预后良好，不会诱发癌变。目前，对肠道激惹综合征的处理是治疗与保养并重，特别重要的是要注意心理平衡，善于调节情绪，做到乐观开朗，使自己经常处于生气勃勃，兴奋愉快的状态。要尽可能避免长期压抑，忧虑等不良情绪，增强自己的社会适应能力。同时，要保证充足的睡眠，积极参加体育锻炼。，注意饮食保养，多进食容易消化的食物，避免生冷、油腻、刺激性和易产气的食物。

痛泻要方结合心理疏导治疗肠易激综合征的疗效观察

赵文周　吴瑞芬　安巧花

（新郑肛肠病医院，河南　新郑，451150）

【摘要】目的：探讨痛泻要方结合心理疏导治疗肠易激综合征的临床疗效观察。方法：根据辨证论治原则，采用口服中药汤剂痛泻要方结合心理疏导治疗肠易激综合征 92 例，观察其临床疗效。结果：显效 78 例，占 84.7%；好转 11 例，占 11.9%；无效（临床症状无改善）3 例，占 3.3%，总有效率 96.7%。结论：痛泻要方结合心理疏导治疗肠易激综合征疗效好。

【关键词】痛泻药方；心理疏导；肠易激综合征

肠易激综合征（irritable bowel syndrome，IBS）是一种以腹痛、腹胀、排便习惯改变和大便形状异常、黏液便为主要临床表现的综合征，归属于中医“泻泄”、“腹痛”、“便秘”范畴，其发病多因情志失调或饮食不节，影响脾胃升降和肝胆疏泄功能，出现大肠传导功能紊乱。据报道，在门诊 IBS 占胃肠道疾病的 30% ~50%，约占消化道门诊的1/3～1/2。近年来发病率呈上升趋势。我院应用痛泻要方加味结合心理疏导治疗肠易激综合征92例，疗效满意，现报告如下。

1. 资料

1.1 临床资料　本组男56例，女36例；年龄12～73岁，病程0.5～30年。以腹泻为主要表现者46例，便秘为主者17例，腹泻与便秘交替发作者29例。全部病例均有腹痛，排便后可不同程度缓解。X线钡剂灌肠无阳性发现或结肠有激若现象。电子结肠镜可见：直肠、乙状结肠或左半结肠镜下见肠黏膜充血、水肿、黏液附着，直、乙结肠交界处可见肠腔痉挛。无肠黏膜溃疡出血及糜烂。

1.2 入选病例　所有病例均严格按照1999年修订的罗马Ⅱ标准执行。（1）在过去的12个月内至少有12周（可以呈非连续性）存在腹部不适或腹痛，并伴有以下至少2项：1症状在排便后缓解；2症状发生伴随排便次数的改变；3症状发生伴随大便性状的改变。（2）下列症状可协助诊断：1排便次数异常（每日3次以上或每周3次以下）；2大便性状异常（大便稀或干结）；3排便过程异常（排便费力、排便不尽感）；4黏液便；5腹部胀气或腹胀感。

2. 治疗方法

2.1 中医辨证施治

辨证属肝郁脾虚为主　症型：气急易怒，郁闷不乐，精神紧张，恐癌心理。气滞抑郁病情复发或加重。肠鸣矢气、腹痛即泻、泻后痛减、胸腹胀满、便下黏液、舌质红，苔薄白，脉弦细

治则：疏肝理气，活血化瘀，调心安神

代表方：痛泻药方加结肠宁（医院经验方）

白术20g 白芍15g 防风15g 陈皮10g 酸枣仁20g 石菖蒲20g

气虚加党参、黄芪、茯苓；血瘀加元胡、五灵脂、蒲黄；虚寒肠鸣加肉蔻、吴茱萸、小茴香；黏液便者选白头翁、苍术、胡连、土茯苓；便秘加麻子仁、柏子仁、杏仁

用法：每日一剂，分两次煎服，一个月为一疗程。

2.2 心理疏导

由于IBS的发病及复发与情绪波动、精神因素密切。通过对患者进行健康教育，使患者正确认识IBS的本质、消除心理障碍，调整生活规律，治疗精神创伤是非常重要的。同时，患者要少食多餐忌生冷辛辣厚味食物，多食纤维食物，养成定时排便习惯。对易过敏食物如奶制品、豆制品、海产品应避免食用。祖国医学非常重视心理治疗。解除顾虑、紧张、抑郁、焦虑、悲伤对治疗IBS尤为重要，有时会产生药物所起不到的效果。

2.3 传统的中药保留灌肠：锡类散为主方辨证，加解痉药。

2.4 疗效评定标准　治疗结束后，按症状变化评价疗效，分显效、好转、和无效。（1）显效：腹部不适、腹胀、疼痛及腹泻等症状消失，大便性状转为正常。（2）好转：腹部不适、腹胀、疼痛及腹泻等症状较治疗前减轻，（3）无效：腹部不适、腹胀、疼痛及腹泻等症状未改善，大便性状与治疗前无差别。

3. 治疗结果

经过1～3个疗程的治疗，显效（临床症状完全消失）78例，占84.7%；好转（临床症状基本消失）11例，占11.9%；无效（临床症状无改善）3例，占3.3%，总有效率96.7%

4. 讨论

IBS是一种临床上常见的慢性或反复发作性胃功能紊乱性疾病，该病缺乏可解释症状的形态学改变和生化异常。研究发现，IBS的发生存在以下相关因素：肠道对炎症、食物的反应性改变，胃肠道的动力学异常，内脏神经功能失调，以及对疼痛感觉的超反应性，社会心理因素的躯体性反应等。IBS发病机制复杂，目前主要是根据患者的临床表现给予合适的对症治疗。

IBS属中医学“腹痛”、“泄泻”、“便秘”等范畴，肝郁脾虚是其基本病机，土虚木乘，肝脾不和，运化失常，遂成痛泻。本研究以痛泻要方为主方，随证加减，补脾胜湿而止泻，柔肝理气而止痛，使健脾肝和，痛泻则止。IBS本身是一种心理疾病，与心理精神因素密切相关，心理疏导是以建立个人正确认知为目标，通过健康教育和行为技术指导，达到正确认知，缓解或消除心理障碍及躯体症状。单纯西医对症治疗效果不尽人意，我院采取中药痛泻要方加味结合心理疏导及保留灌肠综合治疗肠易激综合征，基本达到了标本兼治，全面地为患者解决了病痛。

便　秘

白术七物颗粒治疗结肠慢传输型便秘的多中心临床研究

何永恒[1]　林仁敬[1]　李正兴[2]　胡　捷[3]

（1. 湖南中医药大学附二院国家重点肛肠科，湖南　长沙，410005；
2. 长沙市中医院肛肠科，湖南　长沙，410002；
3. 解放军163医院肛肠科，湖南　长沙，410000）

【摘要】目的　研究白术七物颗粒治疗结肠慢传输型便秘的疗效。方法　口服白术七物颗粒与便通胶囊、莫沙比利进行对照研究。结果　白术七物颗粒组治愈27例，显效7例，有效3例，无效3例，总有效率为92.50%；便通胶囊组治愈24例，显效8例，有效3例，无效5例，总有效率87.50%，莫沙比利组治愈25例，显效7例，有效4例，无效4例，总有效率90.00%，白术七物颗粒组与便通胶囊组、莫沙比利组有显著差异（$P<0.05$）。结论　白术七物颗粒在临床综合疗效、证候疗效、结肠慢传输试验疗效方面，均优于便通胶囊和莫沙比利片，是治疗结肠慢传输型便秘（气阴两虚兼气滞证）安全有效方剂。

【关键词】结肠慢传输型便秘；白术七物颗粒；临床研究

结肠慢传输性便秘（STC）系指由于结肠动力障碍，使肠道内容物滞留于结肠或通过结肠缓慢的便秘，是功能性便秘中最常见的一种类型，发病率逐年上升，但目前其病因及发病机制尚不完全明了，治疗困难。我们采用白术七物颗粒治疗STC（气阴两虚兼气滞证）40例，并与便通胶囊治疗40例、莫沙比利片治疗40例对照观察，疗效差异显著。

1. 资料与方法

1.1 一般资料

所有观察对象均为2011年7月至2012年1月期间湖南中医药大学第二附属医院、长沙市中医院、解放军163医院肛肠科的门诊或住院病人，共120例，随机分为3组。经统计学分析，三组患者性别、年龄、病程和治疗前积分差异无统计学意义（$P>0.05$），均有可比性。

1.2 诊断标准

1.2.1 西医诊断标准参照《功能性胃肠病的罗马Ⅲ诊断标准》。

1.2.2 纳入标准①符合上述诊断标准并排除出口梗阻型便秘；②年龄在20～60岁的男女患者；③知情同意，志愿受试。

1.2.3 排除标准①年龄在20岁以下，或60岁以上患者；②合并有心脑血管、肝、肾、肺和造血系统等严重原发疾病不能耐受该治疗方法治疗者；③消化道其它严重合并病者，如严重溃疡病，肠吸收不良缘合征等；④合并有传染性疾病如乙型肝炎、性病（梅毒、尖锐湿庆等）及进行性脏腑结核患者；⑤处于妊娠期、月经期、哺乳期的女性患者；⑥一年内接受其它肛门病手术的治疗者；⑦不能合作者如精神病患者；⑧过敏体质患者。

1.2.4 中医诊断标准（气阴两虚兼气滞证）参照《中药新药临床研究指导原则》。气阴两虚兼气滞证 ：主症：排便时间延长、大便性状改变、排便困难；次症：口燥咽干、神疲乏力、腹胀、五心烦热、腹胀痞闷；舌象：舌质红嫩或淡，舌苔白、黄或腻；脉象：脉弦细或细数

1.3 治疗方法

1.3.1 治疗组 予白术七物颗粒（专利号：201210057943.9）加开水400ml，每次200ml，每日两次。

1.3.2 对照组 对照组1口服便通胶囊（武汉健民药业集团股份有限公司，批号：Z19990071），一次3粒，一日2次。

对照组2口服莫沙比利（5 mg/片，江苏豪森药业有限公司生产，批号：H19990315），每次，每日3次。

1.3.3 疗程　三组均1周为1个疗程，共治疗2个疗程。

1.4 疗效标准　三组临床症状积分和临床疗效标准参照“我国慢性便秘的诊治指南”。

1.5 结肠传输试验　全部病例均于治疗前后进行结肠传输试验。用不透 x 线标志物，早餐时随试验餐吞服含有 20 个标志物，在服标志物后 72h 拍摄腹片，记录三组治疗前后不透 x 线标志物残留粒数。

1.6 观察指标 观察三组临床症状积分、临床疗效和不透 x 线标志物残留数变化。

1.7 统计学方法 计数资料用 x^2 检验，等级资料用秩和检验，多组均数之间显著性差异检验采用方差分析。所有统计过程在统计软件 SPSS16.0 下进行。

2. 结果

2.1 两组患者治疗前后积分比较，见表 1。

表 1　三组治疗前后积分比较

组别	例数	治疗前	治疗后
白术七物颗粒组	40	27.37 ± 1.35 *△	7.86 ± 1.17 *△
便通胶囊组	40	27.40 ± 1.06	9.57 ± 0.89 *
莫沙比利组	40	26.87 ± 1.39	9.21 ± 2.03

注：本组治疗前比较，* $P<0.05$；与对照组治疗后比较，△ $P<0.05$。

由表 4 可见，经检验，*△ $P>0.05$，三组患者治疗前积分差异无统计学意义，有可比性。三组治疗后临床症状积分均较本组治疗前降低（$P<0.05$）；白术七物颗粒组治疗后临床症状积分低于便通胶囊组、莫沙比利组（$P<0.05$）。

2.2 两组临床疗效比较，见表 2。

表 2　两组治疗前后疗效比较

组别	例数	治愈	显效	有效	无效	治愈率	总有效率
白术七物颗粒组	40	27	7	3	3	67.50%	92.50%
便通胶囊组	40	24	8	3	5	60.00%	87.50%
莫沙比利组	40	25	7	4	4	62.50%	90.00%

白术七物颗粒组与便通胶囊组治愈率比较 $P<0.01$；总有效率比较 $P<0.01$，白术七物颗粒组与莫沙比利组治愈率比较 $P<0.01$；总有效率比较 $P<0.01$。临床疗效比较方面白术七物颗粒组优于便通胶囊组和莫沙比利组。

在 6 周的治疗及随访过程中，白术七物颗粒组出现 1 例上腹部不适；便通胶囊组出现 1 例恶心，莫沙比利组出现 3 例出现上腹部不适，减少剂量后不良反应减轻或消失而能坚服药。经 x^2 检验，$P>0.05$ 三组治疗后不良反应无统计学意义。

2.3 三组治疗前后不透 x 线标志物残留数比较 见表 3。

表 3　三组治疗前后不透 x 线标志物残留数比较

组别	例数	治疗前	治疗后
白术七物颗粒组	40	15.46 ± 2.13	4.36 ± 1.32 *△
便通胶囊组	40	15.27 ± 1.59	6.53 ± 1.57 *
莫沙比利组	40	15.52 ± 2.42	5.33 ± 1.02

注：本组治疗前比较，* $P<0.05$；与便通胶囊组、莫沙比利组治疗后比较，△ $P<0.05$。

由表 3 可见，三组治疗后不透 x 线标志物残留数均较本组治疗前减少（$P<0.05$）；治疗组治疗后不透 x 线标志物残留数少于便通胶囊组、莫沙比利组（$P<0.05$）。

3. 讨论

STC 的病因至今尚未明确，发病机制复杂。目前许多研究表明，STC 的病因及发病机理与 Cajal 间质细胞、肠神经系统、平滑肌纤维、胶质细胞源性神经营养因子及精神、心理、药物等因素有关。

STC 属中医学虚秘范畴，临床上多以脾气亏虚、阴血不足、气机失调论治，其发病主要与脾 、肝、胃、大肠等脏腑功能失调相关，尤以脾、大肠为主，即脾之气虚，使运化不足，中焦气机升降失常，致大肠传导失司为主要病机。

白术七物颗粒针对其病机，方中重用生白术益气健脾，使脾滞得运为君药；生地黄滋阴清热、生津养血，木香性温祛寒，入脾而宽中尤其善行胃肠之气，且能助生白术使脾气得运；槟榔、沉香、乌药皆性辛温，长于行气温中，共为臣药，佐以升麻，升举阳气，取其行气运下之中而有升举之意。诸药合用，益气养阴，行气运下，使脾滞得运，俯气得通，便秘自除。故为治疗结肠慢传输便秘的有效选方之一。

4. 结论

白术七物颗粒治疗结肠慢传输型便秘在临床症状积分、临床疗效、结肠慢传输试验疗效方面，优于便通胶囊和莫沙比利片，是治疗结肠慢传输型便秘（气阴两虚兼气滞证）安全有效方剂。

中西医结合经验性疗法对功能性便秘患者临床疗效及生活质量的影响研究

耿学斯　肖秋平

（福建中医药大学附属第三临床医学院，福建　厦门，361009）

功能性便秘（Function Constipation，FC）是指缺乏器质性病变，没有结构异常或代谢障碍，又排除肠易激综合征的慢性便秘。病程较长，长期使用药物，疗效甚微，精神负担加重，便秘已严重影响患者生活质量，且多伴有异常的心理状态，主要表现为抑郁和焦虑[1]。生活质量评价作为一项心理社会学指标对慢性便秘的诊断治疗及疗效的评价也显得越来越重要[2]。本研究目的是评价中西医结合经验性疗法对慢性功能性便秘的临床疗效及生活质量的影响。

1. 临床资料

1.1 西医诊断标准　参照2006年国际功能性胃肠病的罗马Ⅲ关于功能性便秘的诊断标准[3]。①必须包括以下2项或2以上：a. 至少25%的排便感到费力；b. 至少25 %的排便为干球状便或硬便；c. 至少25%的排便有不尽感；d. 至少25%的排便有肛门直肠梗阻感或阻塞感；e. 至少25%的排便需要手法帮助（如用手指帮助排便、盆底支持）f. 排便次数＜3次/周。②在不使用泻药时很少出现稀便。③没有足够的证据诊断IBS。诊断前症状出现至少6个月，且近3个月症状符合以上诊断标准。

1.2 中医证型诊断标准　参照《中药新药临床研究指导原则》进行辨证分型[4]。

1.3 纳入标准　①年龄18～75岁；②性别不限；③符合西医诊断标准及中医症候诊断标准；④常见的治疗措施疗效不佳，和（或）对泻剂依赖和滥用；⑤所有患者均进行了病史询问、体格检查、三大常规及大便隐血试验⑥在详细了解患者病情后，和患者仔细讨论进一步的诊治方案，包括其目的和注意事项等，取得患者同意。

1.4 排除标准　①有报警征象者（如不明原因的腹痛、便血、大便隐血阳性、贫血、消瘦等）行影像学、结肠镜等检查证实由结直肠器质性原因引起的便秘；②孤立性直肠溃疡性便秘；③具有明显外科手术治疗指标的慢性便秘患者；④明确病因的继发性便秘；⑤严重的全身或腹腔内疼痛及心肝肾功能不全者；⑥慢性疾病如甲亢、甲低及糖尿病患者等；⑦伴有其他疾病仍在服药者。

1.5 终止标准　①治疗期间因伴随症状而不能坚持者；②未遵嘱服药者；③失访者。

1.6 病例来源　全部病例均来自2009年11月～2011年8月厦门市中医院肛肠科门诊CFC患者。

2. 研究方法

2.1 治疗方法：根据纳入患者不同症状，参照《中药新药临床研究指导原则》进行辨证分型[4]。在本院经验方肠道行舟方的基础上辨证加减，同时辅以福松、太宁栓治疗。用药方法：中药由本院药剂科统一代煎。每日1剂，分早晚2次口服。福松：每次1袋冲服，每日1次。太宁栓：睡前纳肛。基本方：玄参15g，麦冬15g，火麻仁15g，枳实15g，炒白术20g，槟榔15g。辨证加减：热结肠胃型加炒栀子、杏仁等；肝郁气滞型加川楝子、莱菔子、厚朴等；阴寒凝滞型加肉苁蓉、肉桂等；阴血亏虚型加当归、熟地等；中气亏虚型加黄芪、党参等；脾肾阳虚型加肉苁蓉、肉桂、制附子等；阴津亏虚型加生地、沙参等；气血两虚型加黄芪、当归等。

患者治疗期间忌食生冷、油腻、辛辣之物，并停用其他治疗便秘或影响胃肠动力的药物，1 周 1 个疗程，服用 4 个疗程,。治疗过程中，达到每日有效通便后逐渐减量维持疗效。观察治疗前、疗程结束随访 3 个月患者症状体征的前后变化。

2.2 疗效评价及生活质量观察方法

2.2.1 疗效评价指标　根据中华医学会外科学分会肛肠外科学组于 2005 年制定的《便秘症状和疗效评估》[5] 制定症状量化指标，详见表 1

表 1　便秘症状量化评分表

症状	排便困难、过度用力排便	粪便性状	排便时间/（min/次）	不尽、坠胀感	频率/（次/d）	腹胀
0 分	无	B：7～4	<10	无	1～2	无
1 分	偶尔	B：3	10～15	偶有	3	偶有
2 分	时有	B：2	15～25	时有	4～5	时有
3 分	经常	B：1	>25	经常	>5	经常

注：①粪便性状：按照大便性状 Bristol（表中以“B”表示）标准，1 型：分散坚果样大便；2 型：硬结状蜡肠样大便；3 型：表面有裂缝的蜡肠样便；4 型：表面光滑、柔软的蜡肠便；5 型：分散团块样软便；6 型：糊状便；7 型：水样便。

观察并记录主要症状缓解情况，以症状积分表示。计算治疗前、疗程结束后随访 3 个月的症状积分。

2.2.2 生活质量评定　采用慢性便秘特异性量表便秘状况评估量表[6]（The Patient Assessment of Constipation Quality of Life questionnaire，PAC～QOL）。PAC～QOL 量表包括 28 个条目 4 个维度，即躯体不适，心理社会不适，担心和焦虑、满意度。得分越高，表示生活质量越低。

2.3 安全性评价标准　1 级：安全，无任何不良反应；2 级：比较安全，如有不良反应，不需做任何处理可继续给药；3 级：有安全性问题，有中等程度的不良反应，做处理后可继续给药；4 级：因不良反应中止试验。

2.4 质量控制　所有研究对象均由 2 名副主任以上资历医师按照诊断标准做出明确诊断。全部调查均由一人以统一的方法完成，被调查对象当面自己独立完成调查内容。由专人逐一对资料的完整性、正确性进行检查，然后进行统计学分析。

2.5 统计学处理　疗程结束时及随访期间发现无效病例应停止随访，予相应的治疗方案治疗，并作为无效病例纳入统计。所得数据采用频数或百分数表示，用 spss13.0 统计软件处理。计数资料用四格表 x^2 检验，计量资料用 t 检验，疗效分析采用 Wilcoxon Mann～Whiney 秩和检验，便秘症状总积分与生活质量积分之间的关系采用 Pearson 相关分析。

3. **结果**

3.1 试验完成情况　本组共纳入病例 40 例，男 15 例，女 25 例；年龄 18～75 岁，平均（50+2.18）岁；病程 1～30 年，平均（10.88+1.20）年。共有 2 例脱落，脱落率为 5%。无剔除病例，脱落病例按无效病例统计，最终进入疗效性、安全性分析集 40 例。除 2 例脱落病例，共回收 38 份调查量表，有效回收率 95%。

3.2 疗效评价标准　参照《中药新药临床研究指导原则》[4] 拟定。痊愈：随访 3 个月，大便正常，或恢复至病前水平，其它症状全部消失，疗效指数≥95%。显效：随访 3 个月，便秘明显改善，间隔时间及便质接近正常；或大便稍干而排便间隔时间在 72 小时以内，其它症状大部分消失，66%≤疗效指数<95%。有效：随访 3 个月，排便间隔时间缩短 1 天，或便质干结改善，其它症状均有好转，33%≤疗效指数<66%。无效：便秘及其它症状均无改善，疗效指数<33%。

疗效指数=［（治疗前总积分—治疗后总积分）/治疗前总积分］×100 %（尼莫地平法）

有效率=（痊愈+显效+有效）/总统计病例数×100%

3.3 中西医结合方法经验性治疗 4 周后，随访 3 个月，痊愈 6 例，显效 9 例，有效 10 例，无效 15 例，治愈率 15%，总有效率 67.5%。

3.4 中西医结合方法经验性治疗后，停药随访 3 个月便秘主要症状积分及总积分与治疗前比较均有显著性差异（P<0.05）。详见表 2

表2　治疗前及随访3个月主要症状积分总积分

测评时间	N	排便困难、过度用力排便	粪便性状	排便时间	不尽、坠胀感	频率	腹　胀
治疗前	40	2.95 +0.035	1.70 +0.157	1.98 +0.170	2.33 +0.173	1.50 +0.152	1.58 +0.199
疗程结束	40	0.38 +0.122	0.23 +0.098	0.35 +0.105	0.35 +0.116	0.13 +0.053	0.20 +0.103
随访1周	40	0.85 +0.181	0.45 +0.129	0.58 +0.129	0.55 +0.143	0.20 +0.082	0.33 +0.126
随访1个月	40	1.30 +0.190	0.78 +0.150	0.85 +0.154	0.85 +0.170	0.35 +0.116	0.53 +0.148
随访3个月	40	1.64 +0.185#	0.95 +0.156#	1.05 +0.151#	0.97 +0.174#	0.49 +0.127#	0.62 +0.154#

注：与治疗前比较，#P<0.05；与疗程结束时比较，*P<0.05。

3.5 治疗前及停药后随访3个月，FC患者生活质量自评，并与健康人群[7]比较，详见表3

表3　治疗前及随访3个月PAC～QOL评分

测评时间	N	躯体不适	心理社会不适	担心和焦虑	满意度	总均分
治疗前	38	7.68 +0.37#	17.79 +0.90#	24.84 +1.19#	13.29 +0.67#	63.34 +2.40#
随访3个月	38	4.34 +0.67*#	12.56 +1.03*#	14.56 +1.79*#	6.33 +0.77*#	35.19 +3.66*#
健康人群	/	1.92 +2.41	9.04 +5.84	11.86 +7.20	4.10 +3.98	26.92 +17.72

注：与健康人群比较，#P<0.05；与治疗前比较，*P<0.05

3.6 治疗前及停药后随访3个月，便秘主要症状总积分与PAC～QOL总积分行相关性分析。详见表4

表4　便秘主要症状总积分与PAC～QOL总积分的相关性

测评时间	N	便秘症状总积分	PAC～QOL总均分	R	P
治疗前	38	12.05 +0.47	63.34 +2.40	0.969	0.000
随访3个月	38	5.45 +0.703	35.19 +3.66	0.849	0.001

3.7 安全性结果　2例次不良事件为下腹痛，1例次为腹泻，均为轻度，未采取措施。下腹痛、腹泻判断为与试验药物可能有关，经剂量减少后逐渐缓解。

4. 讨论

慢性功能性便秘是一种心身疾病，其病因复杂，起病缓慢，病程较长，治疗困难，而且治疗后患者很难完全恢复到病前的健康状态，或是容易反复。虽然慢性便秘不直接导致死亡，但对人体的危害不可轻视，已成为影响现代人生活的重要病症。因此，对FC的治疗，要求临床症状的改善，注重整体生活质量的提高。生活质量评价较好地克服了传统的生理、生化和药物疗效指标的局限性，是对各种治疗方案疗效评价体系有益的、必要的补充，成为广泛关注的评价指标和治疗目标[8]。FC健康相关生活质量评价已成为临床疗效研究的重要内容，评定最好和最合适的方法是询问患者，通常使用标准化的和合乎科学设计的问卷以达到这一目的，PAC～QOL是国内外研究慢性便秘常用的特异性评价量表之一。

本研究结果显示中西医结合经验性治疗FC，可以有效改善患者临床症状，其短期疗效显著，可较长期保持疗效。随访3个月，6例临床治愈，9例临床症状明显改善，10例临床症状有较好的改善，总有效率达67.5%；随访期间，便秘症状总积分较治疗前有显著性差异，且随访1个月及3个月有效率及便秘症状总积分比较均无显著性差异，说明中西医结合经验性疗法治疗FC，能明显改善患者便秘症状，具有相对稳定的中远期疗效。本研究在具有行气润肠的自拟方的基础上辨证加减个体化治疗，体现中医辨证论治的特点，且处方中不含有刺激性药物，可较长期辨证施治；充分考虑FC大多数为混合型，病因复杂不明确，联合福松能够迅速改善便秘症状，逐步建立接近自然、正常的排便规律；太宁栓能有效缓解出口梗阻性便秘，重建排便反射，有效缓解盆底肌群不协调收缩，三者联合应用，能增强中药增液行气、润肠通便的功效，对保持远期疗效具有显著作用[9]。笔者进一步采用PAC～QOL量表观察中西医结合三联疗法对FC患者生活质量的影响。结果发现，与治疗前比较，随访3个月，各维度生活质量均有明显改善。但与健康人群比较，各维度仍有明显升高，表明FC患者对便秘症状的担心及焦虑程度较健康人群更严重，对排便困难、排便时间、排便频率及腹胀、腹痛、肛门下坠等伴随症状的满意度更低，显示FC患者整体生活质量明显减低。

本研究将治疗前后临床便秘主要症状总积分与 PAC～QOL 自评积分行相关性分析发现，症状总积分与 PAC～QOL 自评积分成直线正相关，表明 FC 患者症状越严重，生活质量越低。FC 对生活质量的影响程度与症状严重度有密切的关联。中西医结合三联方案能有效改善 FC 患者生活质量，亦表明便秘患者生活质量评分能反映出临床方案疗效状况，可作为临床疗效的一个参考指标。

参考文献：略。

中西医结合微创治疗结肠慢传输型便秘的临床研究

张和平

（焦作市中医院外四科，河南　焦作 453000）

【摘要】目的　探讨中西医结合微创治疗结肠慢传输型便秘的可行性、有效性。方法　回顾分析 2008 年 4 月至 2010 年 4 月在中国人民解放军第 150 中心医院全军肛肠外科研究所诊治的 150 例结肠慢传输型便秘患者，分别采取普通开腹手术和腹腔镜手术及围手术期的西医和中西医结合治疗，分析三种治疗的治愈率和并发症发生率、复发率的情况。结果　①普通开腹手术＋西医组、腹腔镜手术＋西医组的和腹腔镜手术＋中西医结合组治愈率分别为 82%（41/50），84%（42/50），98%（49/50），三组比较差异有统计学意义（$\chi^2=7.197$，$P=0.027$）。②并发症发生率分别为 16%（8/50）、4%（2/50）和 2%（1/50），三组比较差异有统计学意义（$\chi^2=7.207$，$P=0.029$）。③三年复发率分别是 17.1%（7/41）、16.7%（7/42）、2%（1/49），三组比较差异有统计学意义（$\chi^2=7.627$，$P=0.020$），结论　①腹腔镜手术较传统开腹手术，治愈率高，并发症少。②腹腔镜手术＋中西医结合治疗是治疗结肠慢传输型便秘行之有效的首选方法，其治愈率高，并发症少，复发率低。

【关键词】慢传输型便秘；中西医结合；腹腔镜；治疗

结肠慢传输型便秘是临床上较为常见而治疗颇为困难的肠道动力性病症。流行病学调查发现功能性便秘在我国的发病率约为 10%～15%，而其中结肠慢传输型便秘占 45.5%。传统药物以对症治疗为主，易产生依赖性，停药后便秘又复发。手术治疗术式不一，且并发症多，一般都是严重影响患者生活质量时不得已而为之。现将笔者所在研究所对 STC 患者实施手术治疗情况报告如下。

1. 资料与方法

1.1 一般资料　选取 2008 年 4 月～2010 年 4 月在中国人民解放军第 150 中心医院全军肛肠外科研究所住院治疗的慢性传输性便秘的患者，普通开腹手术组平均年龄 42 岁（25～65），病程约 11.8 年；腹腔镜手术＋西医组平均年龄 46 岁（18～70），病程约 12.5 年；腹腔镜手术＋中西医组平均年龄 48 岁（22～77），病程 14.7 年，男女之比是 2∶1。临床表现：无明显诱因出现排便不畅，便时费力，排便不净感明显，大便 1 次/3－5 天，大便较干，无黑便，无黏液脓血便，无里急后重，无腹痛、恶心、呕吐，无发热、黄疸等伴随症状。纳入标准，全部符合罗马Ⅲ标准。三组病例一般资料经统计学处理无显著性差异（$P>0.05$），具有可比性。

1.2 辅助检查　钡灌肠检查发现 69 例乙状结肠冗长，56 例横结肠下垂，纤维结肠镜检发现结肠黑病变 8 例，结肠息肉 3 例，盆腔造影显示盆底疝 1 例，排粪造影：54 例显示直肠黏膜脱垂，其中 22 例合并耻骨直肠肌痉挛和直肠前突，单纯直肠重度前突 11 例。

2. 治疗方法

根据结肠运输试验的结果选择，如果结肠运输试验 24 小时内标志物全部进入结肠的，选择结肠全切除。24 小时内标志物部分或全部没有进入结肠的选择结肠次全切除。

2.1 普通开腹手术　①麻醉成功后患者取截石位，取左下腹经腹直肌切口进入腹腔，行结肠次全切除术。升结肠，横结肠，降结肠，部分乙状结肠切除治疗。②回肠，乙状结肠吻合术，小肠，乙状结肠端端吻合治疗。

2.2 腹腔镜全切除术手术方法① 麻醉、体位 采用气管插管全身麻醉。病人取截石位，两腿尽量放低。根据手术进程调整体位，② 切口位置 完全腹腔镜全结肠切除术可采用 4～5 个穿刺切口，一般位于脐、右上腹、右下腹、左下腹。为便于使用腔镜下切割缝合器行回肠直肠吻合，右下腹采用 12mm 套管；因可能更换镜头、超声刀套管位置，其他穿刺口也均采用 10mm 或 12mm，若采用腹腔镜辅助或手助腹腔镜全结肠切除术，则不需 12mm 套管，可多采用 5mm 套管。辅助或手助切口常选下腹正中或右下腹，长 5～7 cm。③ 探查 建立气腹、安置套管后，30°腹腔镜经脐部入腹常规探查。④ 游离全结肠 根据病变位置，先正常后异常、先容易后困难的次序分离全结肠。⑤

标本移出，在完成全结肠游离后，扩大右下腹穿刺切口至 3~4 cm，经辅助切口移出标本；也有将结肠从开放的直肠经肛管拖出，将安置了抵钉座的回肠还纳入腹腔，关闭直肠残端完成吻合，不作腹部小切口。⑥ 重建肠道连续性 采用吻合器重建。

2.3 腹腔镜次全切除术手术方法① 手术准备同上② 实施 用超声刀切断供应乙状结肠及降结肠动静脉，分离乙状结肠系膜及降结肠内侧腹膜，分离降结肠左结肠旁沟腹膜，至此乙状结肠及降结肠完全游离，同法游离横结肠及升结肠。取下腹正中切口约6cm，依次切口皮肤各层，进入腹腔，将游离结肠移出腹腔，于乙状结肠末端闭合器闭合肠管，切断肠管，闭合器于盲肠预断处闭合，切断盲肠，移走标本，小针细线间断缝合浆肌层包埋加固。

3. 结果

3.1 普通开腹手术＋西医组治愈率41 例，好转9 例，治愈率82%；腹腔镜手术＋西医结合组治愈42 例，好转8 例，治愈率84%；腹腔镜手术＋中西医结合组治愈49 例，好转1 例，治愈率98%，三组比较差异有统计学意义（$\chi^2=7.197$ $P=0.$ PO27，$P<0.05$）。

3.2 腹腔镜手术＋中西医组有1 例发生胸腔积血，分析可能与患者伴有原发性血小板减少性紫癜有关，发生率为2%（1/50）；腹腔镜手术＋西医组有1 例腹痛，1 例粘连性肠梗阻，腹腔镜手术＋西医组并发症发生率为4%（2/50），可能与病人体质和术后活动时间较晚等有关；普通开腹手术＋西医组发生1 例切口裂开，2 例粘连性肠梗阻，腹痛2 例，1 例腹泻和1 例肛门失禁，普通开腹手术并发症发生率为16%（8/50），可能与术中手术情况和术后用药及术后下床活动时间和活动量有关（$\chi^2=7.$，207 $P=0.$ PO29，$P<0.05$）。

3.3 一年后随访，普通开腹手术＋西医组复发7 例，复发率17.1%；腹腔镜手术＋西医组复发7 例，复发率是16.7%；腹腔镜手术＋中西医组复发1 例，复发率为2%；中西医结合非手术组复发9 例，复发率28.1%，三组复发率相比差异有统计学意义（$\chi^2=7.6277$ $P=0.$ O20，$P<0.05$）。

表1　三组治疗方式治疗效果对照

治疗方式	n（例）	治愈	好转	腹腔积血	腹痛	切口裂开	肠梗阻	腹泻	肛门失禁	复发
开腹手术＋西医组	50	41	9		2	1	2	1	1	7
腹腔镜手术＋西医组腹	50	42	8		1		1			7
腔镜手术＋中西医组	50	49	1	1						1

4. 讨论

目前临床上对便秘的保守治疗主要有一般治疗：通过改变生活、饮食、生活行为、习惯等的辅助治疗手段；药物治疗：主要是一些西药泄剂和中药缓泻剂通过改善消化道症状治疗便秘。以及生物反馈治疗等。在一定程度上缓解便秘的紧张，但都不能从根本上治疗便秘。

中西医结合微创治疗方案集多种治疗方法于一体，有步骤，递进性地展开治疗。根据患者病情发展的不同阶段选择不同阶段的治疗，亦可两种或多种方法同时兼用以达到更好的疗效，坚持中西并用，先保守后手术的治疗原则。该方案中医药物治疗有别于传统中医。传统中医治疗慢传输型便秘多从虚辨证包括气虚、血虚、阴虚、阳虚，亦或从五脏辨证。中西医结合微创治疗方案根据虚秘的分型辨证治疗。此外，腹腔镜微创治疗慢传输型便秘是近几年来提出的一种较新的治疗方法。较以往传统开腹手术针对手术治疗，是一种更加安全、有效的治疗方式，一般作为最后的治疗方法。

“中西医结合微创治疗慢传输型便秘”采用中西医结合非手术治疗，改善便秘，降低复发率；采用腹腔镜微创手术较普通开腹手术，可以提高治愈率，降低并发症的发生。围手术期应用中医中药辨证施治治疗，减少并发症，降低复发率。中西医结合腹腔镜微创治疗慢传输型便秘，综合应用、充分发挥各种治疗方法的优势，相互弥补不足，可取得更优越的疗效。

“中西医结合微创治疗慢传输性便秘方案”较单纯的一种方法治疗更能达到满意的效果。中西医结合微创治疗较中西医结合非手术治疗在整体调理的基础上切除冗余结肠，彻底去除病因，明显提高治愈率和降低复发率。中西医结合微创治疗较传统手术治疗不但减少并发症的发生，更是从根源上解除了便秘，降低复发率；所以中西医结合腹腔镜微创治疗既能结合现代科技的新技术为人类的健康服务，又能把祖国的传统医学与现代科技相结合，更好的促进医学科学的发展，更好的为人类的健康服务。由于本研究病例数相对较少，得出的结论也较局限，远期疗效尚待在病例不断积累的基础上，进一步观察。

STARR 手术治疗完全性直肠脱垂的体会

邓建中　彭　翔　余　思　曹金鹏　林义办　朱佳成

（佛山市第一人民医院肛肠诊疗中心，广东　佛山，528000）

【摘要】目的　探讨 STARR 手术治疗完全性直肠脱垂的临床效果。方法　对我院 12 例采用 STARR 手术治疗的完全性直肠脱垂的病例进行分析。结果　9 例伴排便困难，3 例伴大便失禁。平均手术时间（62 ±15）min，切除直肠标本平均长度（5.2 ±0.3）cm，平均出血量（38 ±12）ml。所有病人术后均未使用止痛药，术后 6 小时即可起床活动。平均术后住院时间（7.0 ±0.9）d。中位随访时间 30m。无术后死亡，无严重并发症发生。9 例排便困难中 7 例得到不同程度改善。3 例大便失禁明显改善。结论　STARR 手术对治疗轻中度完全性直肠脱垂具有具有手术创伤小、恢复快、并发症少、住院时间短、肛门直肠功能恢复较好及术后复发率低等优点，且操作简单易学。

【关键词】直肠脱垂；STARR 手术

直肠脱垂是指肛管、直肠黏膜、直肠全层向下移位而突出于肛门外的一种疾病，其治疗一直是肛肠外科医生面对的一个难题。虽然治疗方法很多，但总体疗效不甚理想。佛山市第一人民医院 2007 年 10 月 ~2011 年 12 月采用吻合器经肛直肠切除术（stapled transanal rectal resection，STARR）治疗 12 例完全性直肠脱垂病人，并取得满意的疗效，现报道如下。

1. 资料与方法

1.1 一般资料

本组男 2 例，女 10 例，年龄 30 ~82 岁，平均（58 ±11）岁。病程 2 个月 ~20 年。脱出长度：3 ~6cm，平均（4.4 ±1.1）cm。临床症状除肛门肿物脱出外，9 例伴排便困难，3 例伴大便失禁（经常污粪），另外有 3 例伴肛周疼痛或瘙痒，2 例伴直肠出血，1 例合并子宫阴道脱垂。排便困难 9 例均行结肠传输试验检查，7 例结肠传输功能正常，2 例提示结肠传输功能障碍。所有病人均肠镜排除肠道器质病变。

1.2 手术方法

常规肠道准备，采用骶麻或硬外麻。左侧卧位，术野消毒铺巾。采用美国强生公司生产的痔吻合器（PPH ~03）。将脱垂直肠复位后用扩肛器内栓轻柔地扩肛，置入环形肛管扩张器并缝扎固定于肛周皮肤上，嘱患者用力做排便动作，用组织钳夹住脱出的直肠并牵出肛门外。于 12 点到 6 点（前壁）用 7 号丝线作脱垂直肠尖部深达肌层的 8 字缝合，共 5 针，用压舌板从肛管扩张器对侧侧孔插入直肠内 8 ~10cm，挡住对侧直肠壁（后壁），置入圆形痔吻合器，牵拉线从吻合器两侧侧孔拉出，拉紧牵拉线，关闭击发吻合器，全层切除前半圈直肠壁。采用同法切除后半圈直肠壁，如有“猫耳朵”状黏膜连接则予剪开并缝扎，用可吸收线缝扎吻合口出血点，肛内填塞止血纱。

1.3 术后处理

术后应用抗生素 3 天。术后禁食 1 天，流质 3 天，半流 2 天后恢复普食。

2. 结果

手术时间 40 ~90 min，平均（62 ±15）min。切除直肠标本长度为 4.0 ~6.0 cm，平均为（5.2 ±0.3）cm。术中出血量 10 ~80ml，平均（38 ±12）ml。所有病人术后均未使用止痛药，当晚即可起床活动。3 例术后因尿潴留需留置尿管。术后住院时间 6 ~9 d，平均（7.0 ±0.9）d。随访时间 3 ~53m，中位随访时间 30m。无术后死亡，无严重并发症发生。9 例排便困难中 7 例得到不同程度改善，合并结肠传输功能障碍 2 例则排便困难症状改善不明显。3 例大便失禁明显改善（偶有污粪）。直肠出血、肛周瘙痒疼痛等症状均消失。合并子宫阴道脱垂 1 例术后 3 月再行了阴式子宫切除。1 例术后 6 月因复发而行了腹腔镜直肠悬吊固定术。

3. 讨论

完全性直肠脱垂的治疗以手术为主。直肠脱垂的手术方法很多，经文献报导的超过 100 种。手术途径有的经腹腔，有的经肛门，也有采用两种途径联合的。但由于缺乏随机对照研究，到目前为止仍无公认最有效的方法，亦没有一种固定方法适合所有病例。传统的经肛手术（直肠周围硬化剂注射术、直肠黏膜排列结扎术或缝扎术、

Altemeier 手术和 Delorme 手术）虽然创伤小、恢复快，但它不能纠正盆底的解剖异常，因而术后肛门直肠功能恢复较差、复发率高，目前主要应用于身体状况较差的老年患者。经腹手术虽然术后复发率低、肛门直肠功能恢复也较好，但手术操作复杂、创伤大、并发症多、住院时间也较长。

Longo 于 2004 年首先报道吻合器经肛门直肠切除术（STARR 术）用于治疗出口梗阻型便秘，原理是使用两把痔吻合器，切除远端冗长脱垂的直肠，重建正常的直肠解剖，恢复正常的排便反射。一些研究[2~4]也证实了 STARR 术治疗直肠前突或直肠内套叠引起的排便梗阻综合征具有良好的疗效。我们在应用过程中，发现其对治疗轻中度完全性直肠脱垂亦具有良好效果，即具有手术创伤小、恢复快、并发症少、住院时间短、肛门直肠功能恢复较好及术后复发率低等优点，且操作简单易学。

但要保证手术效果，需注意以下几方面：①病人的选择。我们建议选择直肠脱出长度不超过 5cm 病例，以免脱出肠管切除不足而导致术后复发。本组唯一术后复发 1 例病人术前直肠脱出长度达 6cm。②直肠牵拉线的肛门外缝合。我们先用组织钳将脱垂直肠牵出肛门外，再行脱出直肠尖端 8 字缝合作牵引，无需肛镜缝扎器，视野清楚，操作简单、缝合确切，不易损伤肠外脏器。③预防副损伤。缝牵拉线时要用手指触捏拉出的直肠壁以确认无其他肠外组织（疝到盆底的小肠、膀胱、阴道），以免被缝针穿过而引起损伤。女性患者击发吻合器前应检查阴道后壁是否被牵拉到吻合器内，以免阴道后壁损伤而引发直肠阴道瘘。④对侧肠壁的遮挡保护。置入吻合器前，我们通过肛管扩张器两侧孔插入两个压舌板遮挡保护对侧肠黏膜，这样既可以准确切除牵拉侧直肠壁，避免过多对侧肠壁黏膜嵌入吻合器内而影响直肠全层切除，又可以防止“猫耳朵”状黏膜桥的形成而影响手术效果。⑤合并有结肠传输功能障碍的病人，如身体条件许可，经腹手术仍是最佳选择，这样可同时解决合并的其它结肠异常而提高手术疗效。

两种术式治疗直肠前突疗效比较

曹 蓉 黄凌化 陆显斌 黄虹 高啟泰 朱丽玲

（广东省佛山市南海区第二人民医院肛肠科，广东 佛山，528251）

【摘要】目的 比较两种术式的优缺点。方法 对 2004~2011 年采用经阴道修补直肠前突术式和 PPH 术式在有效例数、手术时间、术中出血量、住院时间、住院费用、恢复工作时间、术后疗效等指标的资料对比分析。结果 PPH 术式在手术时间、术中出血量、住院时间、恢复工作时间等方面优于经阴道修补直肠前突术式，两种术式有效率相近。结论 PPH 术式治疗直肠前突是一种有效方法，手术简单，疗效好。

【关键词】两种术式；治疗；直肠前突

直肠前突（rectocele RC）又称直肠前膨出，是出口梗阻性便秘的常见病因之一。直肠前突的治疗方法多种多样，手术治疗的目的是缓解症状和纠正解剖异常。治疗直肠前突的手术方式很多，为探讨合适的术式，对 2004 年至 2011 年在我院采用经阴道修补直肠前突术式和 PPH 术式治疗的病例进行对比，现将结果报告如下：

1. 资料和方法

1.1 一般资料：本组 60 例患者均为经产妇，随机分成治疗组和对照组各 30 例，经阴道修补直肠前突术式组年龄 24~72 岁，平均 40 岁，病程 2~27 年，平均 11 年，排粪造影显示中度 RC（≥1.6cm 或 <3cm）13 例，重度 RC（>3cm）17 例，单纯 RC8 例，合并直肠黏膜内脱垂 16 例，合并会阴下降 2 例，合并痔 18 例。PPH 术式组年龄 21~74 岁，平均 38 岁，病程 3~25 年，平均 9 年，排粪造影（≥1.6cm 或 <3cm）10 例，重度 RC（>3cm）20 例，单纯 RC10 例，合并直肠黏膜内脱垂 18 例，合并会阴下降 4 例，合并痔 20 例，两组患者在年龄、病程、直肠前突分度方面差异均无统计学意义（$P>0.05$），具有可比性。

1.2 诊断标准：全部病例按“顽固性便秘”或“习惯性便秘”经中西医结合保守治疗半年以上无效，符合 1992 年第七次全国肛肠学术会议拟定的功能性出口梗阻性便秘的诊断标准。

（1）临床表现：主要表现为大便干结，排便次数减少，排便困难，并伴有肛门阻塞感，排便不尽感，排便时间延长，部分病人需手助排便。

（2）直肠指诊：直肠下端前壁扪及向前凹陷，嘱患者做用力排便动作，该凹陷加深，部分患者可在前突凹陷内触及滞留粪便。

（3）排粪造影：直肠呈囊袋状突向前方，钡剂通过肛管困难．前突的形态多为囊袋状、鹅头状、土丘状，边缘光滑。

1.3. 排除标准：排除中、重度 RC 合并有严重的高血压、心脏病、糖尿病、肝肾功能不全、精神障碍等患者；排除经直肠指诊、结肠传输试验、排粪造影检查，患有慢传输型便秘、耻骨直肠肌痉挛、盆地肌痉挛综合征的患者。

1.4 治疗方法：术前晚及术日晨用甲硝唑和碘伏冲洗阴道，常规灌肠，骶管麻醉，取截石位，常规消毒铺巾。

（1）经阴道修补直肠前突组：用 T 型拉沟暴露阴道后壁，参照排粪造影 X 片，直肠指诊进一步明确直肠阴道壁薄弱区域大小，设计切口长度，切口一般超出囊袋约 1.5～2cm，长约 6～8cm，在拟行切口区阴道黏膜下注射含肾上腺素灭菌用水 15ml，钝性分离与锐性分离相结合至完全暴露囊袋颈口，用 2～0 微乔线将囊袋行上下横行折叠缝合（横缝）6～7 针，深度应包括阴道括约肌、直肠纵肌、部分环肌、肛提肌、切忌缝针穿透直肠黏膜。用 2～0 微乔线间断缝合（纵缝）阴道黏膜，置碘伏纱布，外敷纱布，胶布 T 型固定，导尿并留置尿管。

（2）PPH 术式组：PPH 采用美国强生公司 PPH01 痔切除吻合器，包括 33mm 吻合器（HCS33）、带线器（ST100）、环形肛管扩张（AD33）、肛镜缝扎器（PSA33）。手术时置入肛管扩张器，取出内栓，借助肛镜缝扎器于齿线上约 3～5cm 处黏膜下作一圈荷包缝合，再在第 1 荷包线下方约 0.5～1cm 处作另一荷包缝合，然后在直肠前壁齿线上 4cm 处作半圆形荷包，取出肛镜缝扎器，将吻合器张开到最大限度，经肛管扩张器将其头端伸入到环扎处上端，收紧缝线并打结，用拉线器将缝线拉出，适当牵引结扎线，使松弛脱垂的黏膜进入吻合器套管内，收紧吻合器，检查阴道后壁击发，同时完成直肠下端黏膜的切除和缝合，取出吻合器，检查吻合部分是否有出血，如有搏动性出血，用丝线性“8”字缝扎，若患者同时合并内痔、直肠黏膜内脱垂，则一并处理。

1.5. 统计学方法：采用 SPSS10.0 软件对数据进行统计分析，手术前后各症状量化积分的比较，采用 t 检验，$P<0.05$ 为差异有统计学意义。

2. 结果

2.1 疗效标准：按 1992 年第七次全国肛肠学术会议拟定的疗效标准，即痊愈：临床症状消失，排粪造影显示正常。显效：临床症状明显改变，排粪造影显示好转。有效：临床症状改善，排粪造影显示改善。无效：临床症状及排粪造影均无变化。

2.2

表 1　两组手术时间等 6 项指标比较

组别	例数	有效例数	手术时间（min）	术中出血量（ml）	住院时间（d）	费用（元）	恢复工作时间（月）
经阴道修补							
直肠前突术式	30	29	62±3.6	32±3.0	10±1.8	3268±27.1	2.8±3.0
PPH 术式	30	27	36±4.2	10±1.7	11±1.3	8082±62.2	2.2±2.3
P		>0.05	<0.05	<0.05	>0.05	<0.05	>0.05

表 2　两组手术前后临床症状比较

组别		例数	排便频率	排便感	肛门坠胀	排便时间
经阴道修补						
直肠前突术式	术前	30	3.65±0.42	3.40±0.31	4.24±0.36	8.26±0.57
	术后	30	1.05±0.23	1.27±0.19	1.02±0.11	1.67±0.31
P			<0.05	<0.05	<0.05	<0.05
PPH 术式	术前	30	3.70±0.42	3.42±0.28	4.05±0.39	8.23±0.52
	术后	30	1.26±0.36	2.08±0.16	1.43±0.14	1.87±0.28
P			<0.05	<0.05	<0.05	<0.05

表3　两组患者术后7天、6月疗效比较（例.%）

组别	例数	术后7天				术后6月			
		痊愈	显效	有效	无效	痊愈	显效	有效	无效
经阴道修补直肠前突术式	30	12（40.0）	10（33.3）	6（20.0）	2（6.7）	18（60.0）	6（20.0）	5（16.7）	1（3.3）
PPH术式	30	18（60.0）	6（20.0）	2（6.7）	4（13.3）	24（80.0）	2（6.7）	3（10.0）	3（10.0）
P		<0.05				<0.05			

表4　两组患者术后1年、3年疗效比较（例.%）

组别	例数	术后1年				术后3年			
		痊愈	显效	有效	无效	痊愈	显效	有效	无效
经阴道修补直肠前突术式	30	24（80.0）	4（13.3）	1（3.3）	1（3.3）	26（86.7）	2（6.7）	1（3.3）	1（3.3）
PPH术式	30	24（80.0）	2（6.7）	3（10.0）	3（10.0）	24（80.0）	2（6.7）	3（10.0）	3（10.0）
P		<0.05				<0.05			

3. 讨论

3.1 便秘是多发病常见病，而出口梗阻性便秘是近十多年来随盆底功能检查技术不断发展而作出的诊断，直肠前突是其中最常见的一种疾病，其病理改变实际上是直肠前壁和阴道后壁的疝，多见于中老年妇女。因女性的直肠前壁仅有直肠前壁和阴道后壁组成的直肠阴道膈，该膈主要由盆骨内筋膜构成，内有肛提肌中线交叉纤维组织，其组织结构较为薄弱。直肠阴道膈由于分娩、发育不良、营养不良、筋膜退变及其长期不良的排便习惯致使腹压增高，尤其是分娩时可使肛提肌裂隙中的交叉纤维破坏撕伤，从而降低直肠阴道膈强度，使其直肠阴道膈松弛，影响其抵抗排便水平分力而逐渐向前突出，造成直肠前壁易于向前方突出。前突的存在使即将排除的粪条改变了力的方向，直接挤向前突内，而不朝向肛门，故出现顽固性的大便排除困难，时间延长排空不全，直肠会阴坠胀及肛门阻塞感等一系列梗阻症状，部分患者长期依赖口服泻药或灌肠、或用手插入阴道助压排便，此梗阻症状又迫使患者不断用力排便，其结果是进一步加重直肠前突形成便秘的恶性循环。

3.2　20世纪90年代初，国内肛肠界开展手术治疗直肠前突，早期多采用经直肠入路修补术，近年来根据直肠前突的病理特点有设计了经阴道入路修补术。国外有学者主张只要有直肠前突存在，无症状者亦应手术修补，因为此病是进行性的，最终必将出现症状。直肠前突的手术原则为修补薄弱缺损区，重建直肠前壁，恢复直肠正常解剖形态。经阴道修补直肠前突术式，即可消除直肠前突，又可去掉多余的阴道黏膜，消除突出囊袋，修补缺损，消除薄弱区域，形成支持直肠末端前壁的坚强屏障，减轻对阴道膈和阴部神经的过度伸屈和牵拉，改善粪便下行时在肛管处的力学角度，进而恢复正常的排便功能，使排便通畅。该术式优点是手术解剖层次清晰，不易造成副损伤，痛苦小，愈合快，费用低，便于护理。PPH术式是在直肠前突的区域利用PPH有效地环形切除一定宽度的直肠黏膜和黏膜下层组织（为加大直肠前方的牵拉力度，切除的直肠黏膜稍宽），缩小了直肠前突的深度，增加了直肠前壁的张力，悬吊提拉了松弛的支持黏膜，使直肠前壁成为一个紧绷的界面，达到了消除前突囊袋，修补缺损，消除薄弱区域的目的。吻合口位于直肠阴道膈的薄弱区，吻合时不可避免地对肌层有所损伤，使吻合后的黏膜下层与肌层产生瘢痕粘连，加之钛钉的异物刺激因素，使局部瘢痕化，有效增加了直肠前壁的强度，降到了直肠前壁的顺应性，提高了治疗效果。该术式优点是操作简单，术中出血量少，住院时间短，恢复工作时间短。

3.3 两种术式治疗直肠前突有效率无明显差异性，PPH术式操作简单，术中出血量少，住院时间短，恢复工作时间短，疗效好，值得临床推广。

生物反馈治疗出口梗阻型便秘的进展

钱　新[1]　王建民[2]

（1. 安徽省中医学院庐阳区五里拐门诊部，安徽　合肥，230000；
2. 安徽省中医学院第一附属医院肛肠科，安徽　合肥，230000）

【摘要】出口梗阻型便秘是由于腹部、肛门直肠及骨盆底部的肌肉不协调导致粪便排出障碍，是临床医生面临的一个难题。在老年患者中尤其常见，其中许多患者经常规内科治疗无效。生物反馈疗法是利用现代生理科学仪器，通过人体内生理或病理信息的自身反馈，使患者经过特殊训练后，进行有意识的“意念”控制和心理训练，从而消除病理过程、恢复身心健康的新型治疗方法，其疗效肯定。

【关键词】生物反馈；便秘；机制；病因病理；综述

便秘是一种常见消化道症状，随着当今人们生活节奏的增快，生活水平不断提高，便秘人数也在不断增加，且其发病率却逐渐增高，尤其是出口梗阻性便秘（ Out let obst ruct ive const ipation）（也叫直肠性便秘）是引起便秘最主要的原因[1]，也是常见的一种疾病，已成为影响现代人生活质量的重要因素之一，该病发病率高，治疗颇为棘手。以排便困难、排便不尽感、里急后重、大便干燥或不干燥亦难排出为主证。尽管便秘很少直接导致住院或死亡，但由于慢性便秘患者长期排便困难，许多患者不得不依赖药物排便。这不仅有药物的副作用，还得长期忍受痛苦，极大地影响了患者的工作和生活。肌电图指导下的生物反馈是一种新兴的生物行为治疗方法，其原理是应用生物反馈机制，用专门设备，采集患者自身生理活动信息加以处理、放大，用人们熟悉的视觉或听觉信号显示，让患者根据其观察到的自身生理活动信息调整生理活动。生物反馈疗法（Biofeedback therapy）又称生物回授疗法，或称植物神经学习法，是在行为疗法的基础上发展起来的一种新型心理治疗技术和方法。它利用现代生理科学仪器，通过人体内生理或病理信息的自身反馈，消除病理过程、使患者身心健康。新兴的生物反馈治疗具有简便、非侵入性、无副作用、易忍受、治疗费用低、门诊治疗等优点。本文对生物反馈治疗出口梗阻型便秘的现状及展望做一综述，希望能为临床医生提供一定的参考。

1. 出口梗阻型便秘的病因病理

1.1 病因

引起便秘的原因很多，常见的有（1）盆底肌协调障碍（ PFD）：　由于盆底肌的不协调收缩，主要是肛门外括约肌（EAS）呈反向性收缩或松弛不良，盆底肌电活动增加导致排便困难或排便不畅；在慢性便秘的患者中，25% ~50% 的儿童和成人发现有盆底肌协同失调。（2）肛门内括约肌功能障碍（ IASD）：由于肛门内括约肌（ IAS）抑制反射缺失或不完全，肛门内括约肌静息压（ IASP）持续增高不松弛，或两者同时存在导致排便困难，但需排除神经节细胞缺失所致的 IASD。（3）精神心理障碍：由于环境改变、心理紧张、抑郁、烦闷等心理因素导致的排便困难。陈仲恒[2]用排粪造影检查 103 例出口梗阻型便秘，其分析结果认为引起便秘的多是一些比较常见的功能性出口梗阻疾病，耻骨直肠肌综合征是是导致出口梗阻的常见因素之一，其中以直肠前突、会阴下降及直肠内套叠等疾病较常见。直肠前突及会阴下降是女性的常见病，已婚生育的妇女居多。然而，直肠前突和会阴下降常与其它情况并存，而单纯直肠前突和会阴下降较少见。其结果显示，70 例直肠前突者只有 6 例表现为单纯直肠前突，仅占直肠前突总数的 8.6%，占总例数 5.8%；65 例会阴下降者只有 9 例表现为会阴下降，仅占会阴下降总数 13.8%，占总例数 8.7%。其结果还表明，功能性出口梗阻往往是多种功能性异常并存，如直肠前突伴直肠内套叠、直肠前突伴会阴下降直肠前突伴直肠内套叠和会阴下降等等。

1.2 病理生理

出口梗阻型便秘，又称盆底肌功能不良，包括直肠前突、直肠内脱垂、会阴下降、直肠内套迭、盆底痉挛综合征等。其中直肠前突和直肠黏膜脱垂居多，直肠前突又与一种或多种异常共存居多。直肠前突引起排便困难，长期排便困难引起腹压过高，导致盆底肌群薄弱、松弛、张力下降，出现会阴下降、肠疝等一系列续发病，续发病又进一步加重便秘，形成恶性循环[3]。直肠前突为直肠前壁呈囊袋状向前突出。在女性多见，女性直肠前壁由直肠阴道隔支持，主要由盆底筋膜组成，该隔松弛直肠前壁易向前突出。经产妇与老年妇女，由于阴部松弛及产伤，子宫后倾使直肠角发生变化，更进一步使直肠前突严重。粪便易积于前突囊内，产生排便困难及排便不尽症状。直肠黏膜脱垂在出口梗阻型便秘中也是主要病种。

2. **生物反馈疗法**

2.1 概念

20世纪20年代美国的Jacobson通过肌电描记方法使患者从肌电活动中了解自己肌肉收缩和舒张的程度，可帮助患者进行渐进性放松训练。1968年，美国生理学家Miller[4]证明了通过行为的控制可以治疗疾病。对操作性条件反射的研究证明，通过学习，内脏活动可以达到一定程度的随意控制，而且神经心理学及有关学科研究的进展也证明了这种随意控制是有大脑功能结构基础的。这一研究成果对生物反馈的发展有重要贡献，奠定了生物反馈训练的理论基础。生物反馈能够治疗便秘与其理论基础有关。

生物反馈（biofeedback）是现代物理治疗学的一项新技术，它涉及物理医学、控制论、生理学、心理学等多学科应用。生物反馈疗法一般是指应用电子仪器将人们通常情况下意识不到的生理活动和生理功能（如肌电、肌张力、关节活动度、皮温和血压等）变化，转变为可以被人感觉到的信号（如声、光及图像等），再让患者根据这些信号学会控制自身不随意功能的治疗或训练方法。

2.2 机制

正常排便机制是：粪便进入直肠，引起直肠机械性扩张，直肠内压升高，通过直肠壁内反射，内括约肌张力下降，肛管压力降低，盆底肌、外括约肌张力下降，肛管压力降低，盆底肌、外括约肌反射性收缩防止粪便失禁。同时，粪便压迫盆底，如环境允许，则可有意识地解除盆底肌、外括约肌反射性收缩，在其他肌肉、腹压协助下完成排便。生物反馈治疗排便功能障碍最早由Engel等[5]于1974年报告。生物反馈的目的在于控制部位根据其传来信息作出判断，并对修正所发出的控制信息起反馈调节作用。生物反馈训练利用专门设备，把人体内许多器官的生理活动信息加以记录、放大，并处理成大脑皮层容易理解的信号（通常以视觉或听觉的形式）加以显示。由于仪器具有很高的灵敏度，因此，能使人们观察到体内那些微妙的心理、生理变化的动态过程，受训者感知后，通过大脑皮层、下丘脑产生神经和体液变化，调整生理反应，形成生物反馈通路。

3. **生物反馈训练治疗出口梗阻型便秘**

3.1 设备

运用于生物反馈治疗的设备有：肌电反馈仪、皮肤湿度反馈仪、皮电反馈仪、脑电反馈仪及脉搏反馈仪等。仪器的操作者需经过专业训练，以保证结果的可靠性和科学性。利用测压反馈、肌电图反馈或二者组合为有效的生物反馈治疗提供感性的信息。测压反馈治疗系统主要包括压力传感探针、换能器、主机及显示器。通过测压传感器、肌电图电极传来的信息输入放大器，经过监测器和计算机等一系列的处理转换为人们熟悉的视觉或听觉信号显示，使受训者准确的看到或听到自身生理活动。

3.2 原理

人的神经系统有两种：一种是随意的或躯体性神经系统，控制骨骼肌的运动；另一种是不随意的或自主性神经系统，调节心，血管，胃，内分泌腺等内脏器官的活动．生物反馈疗法是根据操作性条件反射的原理建立起来的一种心理治疗方法，它是利用仪器将个体在通常情况下意识不到的与心理生理过程有关的某些生物信息，如肌电活动、皮肤温度、心率、血压、脑电等反映出来，以视觉或听觉的方式显示给个体，训练个体通过对这些信息的认识，学会有意识地控制自身的心理生理活动，从而达到调整机体、防治疾病的目的。因此，生物反馈是行为治疗的发展，它更强调个体在防病治病中的主观能动作用。生理学认为机体具有非意识层的皮层下中枢的自身调节及维持机体内环境稳态的功能，且生物反馈以操作条件反射为理论基础，所以，排便反射与便秘的关系是生物反馈治疗便秘的病理生理基础。

3.3 适应症

（1）出口梗阻型便秘（2）神经系统功能性病变与某些器质性病变所引起的局部肌肉痉挛、抽动、不全麻痹，如嚼肌痉挛、痉挛性斜颈、磨牙、面肌抽动与瘫痪、口吃、职业性肌痉挛、遗尿症、大便失禁等；（3）焦虑症、恐怖症及与精神紧张有关的一些身心疾病；（4）紧张性头痛、血管性头痛；（5）高血压、原发性高血压、心律不齐；（6）偏头痛；（7）其他，如雷诺氏病、消化性溃疡、哮喘病、性功能障碍等。能缓解紧张、焦虑状态、抑郁状态、治疗失眠。

临床中对酒癖、药瘾、咬指甲、手淫等给予行为矫正，对紧张性头痛、偏头痛、哮喘、焦虑症、恐怖症、雷诺氏病、失眠症、癫痫、高血压、心律紊乱、腰背痛、神经性皮炎、慢性荨麻疹、慢性疼痛、痛经、糖尿病、类风湿关节炎、书写痉挛、中风康复、痉挛性斜颈、儿童多动症、消化性溃疡等有一定的疗效。

3.4 方法

治疗前首先向患者仔细解释检查指标中存在的问题和病因病理，盆底的解剖生理，然后解释反馈治疗的方法、步骤、治疗效果和疗程，使其配合治疗。常用的形式有测压法和肌电图法[6]（1）测压法即动力学法：患者坐在有孔椅上，将肛观直肠测压导管的探头插入肛管内并固定于最大压力处。嘱患者作排便动作，可见压力曲线上升，此为反常收缩。教患者设法使排便时压力曲线不上升或下降。从中学习放松盆底肌，纠正排便动作，反复训练直至排便时肛管压力下降。（2）肌电图法即电生理法：同样坐在有孔椅上，将塞形电极塞入肛内，开启肌电图仪，患者可以看到排便时反常的肌电活动。让患者设法使排便时反常的肌电活动减少或消失，如此反复训练。每次治疗约需 45 m in，进行 20 ~ 35 次排便训练，每周治疗 2 ~3 次。10 次为一疗程。治疗间期嘱其在家中进行同步反复练习，养成定时排便习惯，鼓励多进食含有纤维素较多的食物、蔬菜和水果。多饮水，适当参加体力劳动和体育锻炼，以增加腹肌和肛提肌等的肌力。

4. 生物反馈治疗出口梗阻型便秘的临床运用

生物反馈应用于盆底功能紊乱导致的出口梗阻型便秘：出口梗阻型便秘是由肛门外括约肌障碍所致，直肠敏感性降低、直肠肛门反射减弱、直肠肛管动力异常均可导致便秘[7]。生物反馈疗法正是纠正这种不协调排便行为的训练法，主要用于治疗肛门括约肌失调症和盆底肌、肛门外括约肌排便时矛盾收缩导致的出口梗阻型便秘[8]。国内外已有许多相关报道，在美国，便秘影响着大约 415 万人的健康生活，患者主要是女性和老年人，数据表明大约 50% 的患者为盆底功能紊乱所引起。丁淑彦等[9]采用生物反馈法治疗功能性便秘 32 例，治疗 1 个疗程后，治愈 6 例，显效 11 例，有效 8 例，无效 7 例（出口梗阻型便秘患者 2 例、慢传输型患者 5 例），总有效率为 78、1%。廖江涛等[10]选取 89 例出口梗阻型功能性便秘患者，进行 1 个疗程的生物反馈治疗，比较治疗前后患者的临床症状、肛门直肠测压、盆底肌电图及结肠通过时间的变化。结果：经生物反馈治疗后，患者便秘临床症状的有效率为 77. 53%，治疗后伴随症状、盆底肌反常收缩较治疗前明显减少（均 $P < 0.01$），治疗后患者排便紧迫感阈值有下降（$P = 0.01$），胃肠道通过实验较治疗前显著改善（$P < 0.05$）。许江勇[11]对 30 例患者共治疗 112 次。治疗 3 次以内 13 例（ 显效 0 例，有效 9 例，无效 4 例，有效率为 69. 23% ）。治疗 5 次 12 例（ 显效 1 例，有效 8 例，无效 3 例，有效率 75% ）。治疗 6 ~10 次 5 例（ 显效 2 例，有效 2 例，无效 1 例，有效率 80% ）。治疗 15 次 1 例，为显效。总有效率为 76. 66%。治疗前所有患者均存在盆底肌与腹前斜肌的矛盾运动，治疗后矛盾运动消失。生物反馈训练治疗慢性功能性便秘疗效肯定，为功能性便秘的首选治疗。有研究发现[12][13]在行生物反馈治疗后，不仅有效治疗患者功能性便秘，而且有助于患者心理障碍的改善。卞红磊等[14]选择老年便秘患者进行反馈治疗训练，总有效率为 66. 67 % 。Patankar[15]报道利用肌电图等客观参数评估生物反馈治疗便秘的疗效，结果发现 83% 的病人治疗后客观参数明显改善。Rao 等[16]对 25 例出口梗阻型便秘患者的研究表明，不仅主观症状有所好转，排便次数增加，而且 75% 的患者病理生理紊乱亦得到纠正，肌电图、肛门直肠测压及球囊逼出实验的客观参数明显改善。Byrne[17]对 239 例患者进行了电话生物反馈与面对面生物反馈两种训练方式的比较，发现两组各个指标间均无显著差异。说明充分利用家庭训练这种形式可以起到与门诊治疗同样的效果。Richard[18]指出通过网络进行医者指导和患者购买 CD 自主学习生物反馈课程可以避免车马劳顿，是一种更为自由、便捷、廉价的治疗方式．突显了在家训练的非门诊化优势。即使是门诊训练后也需要在家中继续利用仪器或脱离仪器自行训练，因此便携式家用生物反馈仪是值得推广的[19]。Mason[20]则证实心理因素也影响生物反馈疗效。这就需要患者的恒心、医者的心理激励。Heymen[21]提出对心理疾患也可以用生物反馈做进一步的、更有计划的干预治疗。王绍臣[22]等对 42 例耻骨直肠肌失迟缓型便秘的患者采用生物反馈电刺激模式：20 分钟每次，3 次每天，15 次每周，均治疗 2 周，结果显示：随诊 3 个月，患者排便症状改善，显效 9 例，有效 27 例，无效 6 例，总有效率 85. 71%。陈艳妮[23]等用生物反馈治疗 38 例出口梗阻型便秘后，临床症状和肛管肌电图均得到极大改善，有效率分别为 84. 21% 和 71. 05%。冯菁[24]等选择内括约肌失迟缓型便秘患者 50 例，用生物反馈疗法结合心理护理治疗，结果表明：生物反馈疗法结合心理护理治疗内括约肌失迟缓型便秘疗效肯定。徐静芳[25]等对 32 例出口梗阻型便秘患者进行生物反馈结合聚乙二醇口服治疗，结果显示：临床症状改善明显，排便次数增加，排便时间减少，排便不尽感减轻，大便性状改善，总有效率为 78. 12%。虽然 Karlbom 等[26]认为生物反馈疗法应当作为耻骨直肠肌痉挛所致便秘的首选方法。但也是生物反馈治疗出口梗阻型便秘的有效方法[27]。且国内外研究也表明，生物反馈训练对出口梗阻型便秘的疗效较好[28~29]。特别是一些发达国家已将生物反馈训练作为出口梗塞型便秘的一种常规方法[30]。国外 Emmanuel 等[31]也观察了 49 例患者，表明生物反馈治疗的影响是大于盆底的，生物反馈治疗成功的结果是和提高大脑神经支配的肠活动以及提高肠传输能力相联系的，这种影响只在肠，而对心血管的自律性没有影响。由此可见生物反馈治疗有冠心病的出口梗阻性便秘患者。生物反馈训练联合指法扩肛可促进出口梗阻型便秘患者肠蠕动功能，养成定时排便的习惯，可在临床推广应用[32]。也有研究者运用外用太宁栓结合生物反馈治疗了出口梗阻性便秘患者 40 例，结果疗效确切、稳定，值得进一步推广[33]。其车前番泻颗粒联合生物反馈治疗方案改善患者临床症状优于单独生

物反馈（BF）治疗，是 出口梗阻性便秘的有效治疗方案[34]。越来越多的研究[35]表明生物反馈疗效优于缓泻剂，已成为出口梗阻型便秘有效的一线治疗。短疗程生物反馈训练治疗慢性功能性便秘既可取得较好的疗效，又无使用缓泻剂的副作用，无痛苦，尤其适用那些工作繁忙，无时间经常来医院治疗的便秘患者[36]。生物反馈训练通过对耻骨直肠肌和肛门外括约肌进行再训练，重建和改善患者盆底肌肌肉的力量和协调性，对 FC 有较好的疗效。通过对 119 例 FC 患者进行生物反馈训练，从临床症状上看，大多数患者每周排便次数粪便性状、排便费力感和排便时间均有不同程度的改善，症状积分下降[37]。Rao 等[38]进行随机对照研究发现，对于伴有排便协同功能失调的便秘患儿，生物反馈疗法较标准治疗方法（ 饮食、运动、服用缓泻剂）更有可改善协同功能失调，促使自发排便运动增加，可作为该类患儿的首选治疗。de Jong 等[39]经过 6 ~ 10 个月的研究证实，对于存在盆底肌矛盾运动的排便功能失调患儿，生物反馈有效有研究表明，在儿童 FC 中生物反馈疗法加以传统治疗（ 泻药）疗效好于仅用传统治疗[40] Emmanuel[41]等予 22 例 STC 患者 5 次生物反馈治疗后，14 例患者主观症状、排便次数改善，13 例 CTT 恢复正常。生物反馈治疗可以改善功能性便秘患者的临床症状，但对于不同类型，疗效不同[42]。对于 OOC 生物反馈训练可松弛痉挛的盆底肌张力，将盆底肌松弛和大便推进协调起来，利于排便，同时还可锻炼腹肌力量协助排便[43]。

5. 生物反馈疗法治疗出口梗阻型便秘的展望

目前便秘的治疗方法主要有：饮食疗法，生物反馈疗法，药物疗法，手术疗法，治疗的药物主要有：刺激性泻剂、润滑性泻剂、容积性泻剂，以上几类药物在治疗便秘方面都取得了一定疗效，但由于其安全性能差，不良反应多且造成患者对药物的依赖性增加，所以在一定程度上制约了临床使用，饮食疗法效果常不明显，手术治疗创伤性大，费用高，国外多主张生物反馈疗法，生物反馈训练是一种新兴生物行为治疗方法，其治疗便秘的疗效是肯定的，成功率平均 73% ~76%[44]，国内出口梗阻型便秘的疗效 71%[45]。Emmanuel 等[46]表明生物反馈治疗成功与提高大脑神经支配的肠活动及肠传输能力相联系，这可能是生物反馈治疗慢传输型便秘有效的原因。国外有文献报道，生物反馈治疗不仅影响盆底肌的状况，而且尚能通过神经通路影响大脑对肠道功能的调控，如改变胃肠道的传输及直肠敏感性等[47]。有研究示[48]，生物反馈的治疗效果与患者的性别、年龄、病程、肛直肠压力、盆底肌功能等无密切关系，影响生物反馈治疗效果的主要因素是患者的依从性。与传统治疗相比，它具有相对非侵入性、易忍受、治疗费用低、门诊治疗等优点，至今尚无应用生物反馈治疗而造成并发症和死亡的报道，目前已被证明是西医传统疗法之外的一种治疗和预防便秘的新方法。便秘病因复杂，症状顽固，多年困扰着临床医生，传统的增加纤维素和水分的摄入量毕竟是有限的，长期服用接触性泻剂可以引起结肠壁神经丛的病理改变。随着生物反馈技术不断的成熟与发展，越来越多的治疗已开始应用该技术。Storrie 等[49]提出，生物反馈训练应作为特发性便秘的首选治疗，并强调了特发性便秘具有重要的心理因素，指出生物反馈训练本质上也是一种行为和心理治疗．因此很多学者将其推荐为治疗功能性便秘和肛门失禁的安全有效的方法，尤其是药物、手术治疗无效的患者值得试用，为一些肛直肠功能性疾病的非药物治疗提供了一种新的途径。但是，生物反馈治疗功能性排便异常的疗效取决于多方面因素，正确的掌握适应证是取得良好疗效的基础；同时训练中有一个“认识自我”、“改变自我”的过程，故动机和信心也是获得生物反馈疗效的重要条件。

参考文献：略。

“升清降浊法”在便秘治疗中的应用

张燕生　高　杰　李　薇　江春蕾　马建华　玄权哲　孙连祺　刘仍海

（北京中医药大学东方医院肛肠外科，北京，100078）

人的生命在于运动，而机体内在运动的表现形式之一，就是清阳与浊气的升降有序，正如《素问·阴阳应象大论》中所云：“故清阳为天，浊阴为地。地气上为云，天气下为雨；雨出地气，云出天气。故清阳出上窍，浊阴出下窍；清阳发腠理，浊阴走五脏；清阳实四支，浊阴归六腑。”在消化系统中若清浊升降失常则表现为腹胀嗳气、腹泻便溏、便秘溲短等症。我们在实践中发现“便秘（结肠传输缓慢型）”的病机与清阳不升，浊阴不降有关，故以“升清降浊”为法，治疗结肠传输缓慢型便秘取得了满意的效果。

一、辨证论治

1. 便秘，心下痞结证

证候：大便延迟，甚无便意，便如羊矢，心下痞满，两胁胀痛，嗳气频繁，矢气不多，舌苔薄白，舌质暗淡，脉弦涩。

治则：升清降浊，辛开苦降

方药：半夏泻心汤加减

2. 便秘，脾虚失运证

证候：大便意减，多日一行，腹胀嗳气，矢气不多，心下痞满，身困乏力，面色不润，舌苔薄白，舌质色淡，脉沉细弱。

治则：升清降浊，健脾养血

方药：半夏泻心汤合当归补血汤加减

3. 便秘，脾肾阳虚证

证候：便意不显，矢气不多，大便延迟，腹满嗳气，畏寒肢冷，小便清长，舌淡苔薄白，脉沉迟。

治则：升清降浊，健脾温肾

方药：半夏泻心汤合四神丸加减

二、讨论

“便秘”在历史上有很多名称。有以症状命名者如“大便难”、“大便秘”、“便閟”、“后不利”“闭”；有以性质命名者如“阴结”、“阳结”；有以病因命名者如“大便燥结”、“风秘”、“热秘”、“虚秘”、“气秘”、“湿秘”；有以脏腑不和命名者如“脾约”等等。众多学者认为“便秘”一词首见于清《杂病源流犀烛》，但据我初步考证“便秘”应首出于明代薛立斋的《外科发挥》，此书将“便秘”单立一门论述，强调“便秘”的病机多为气血不足，治疗应以益气补血为法。

古今医书在“便秘”的治疗上的记载无外乎通里攻下，清热解毒，润肠通便，补益气血，健脾益肾等等。对“便秘”中的“虚秘”（结肠传输缓慢型）多认为气血不足，脾肾两亏，肝脾不和等多种原因所导致。但在临床多年的实践中我发现机体的阴阳失和，气机的“升降失常”才是“虚秘”（结肠传输缓慢型）的病机之本。

之所以说机体的阴阳失和，气机的“升降失常”才是“虚秘”（结肠传输缓慢型）的病机之本？这是在学习《素问·阴阳应象大论》后，对上述条文的理解所得出的结论。文中认为自然界中阳主升、阴主降，这是阴阳运动的基本特征。在天地演化的过程中，阳气质地清轻主升，阴气质地厚浊主降，清阳上升形成天，浊阴下降形成地。地气上升化为云，天上水气下降变为雨；雨虽来源于天气，但实出地气所化之云；云虽为地气上升而成，但实出天气所化之雨。天地云雨阴阳互化而互根。人身亦然，其清阳者上升出于五官七窍、向外宣发而敷布于肌肤四肢；浊阴者向下出于前后二阴之窍、向内沉降而为精血津液。内经《素问·阴阳应象大论》中以云雨的形成和机制，描述了自然界阴阳二气的升降、互根和转化过程；从而认为人体的生命活动也不外乎是阴阳二气的升降、交感、交融或交泰的运动过程，并借此也揭示了人体气血、精气、卫气、糟粕等代谢和转化过程。也就是说当阴阳失和，气机升降失常，机体的代谢和转化过程势必产生障碍。

我认为内经《素问·阴阳应象大论》中对三“清”、三“浊”所指有所不同：在“清阳出上窍，浊阴出下窍”中，清阳指饮食所化之精微，其轻清上升化为呼吸之气，并布散于头面七窍，以成发声、视觉、嗅觉、味觉、听觉等功能。其糟粕重浊沉降，由前后二阴排出；在“清阳发腠理，浊阴走五脏”中，清阳为饮食所化之精微，其轻清部分外行于腠理肌表，其浓稠部分内注于五脏。此清阳指卫气，浊阴指精血精液；在“清阳实四支，浊阴归六腑”中，清阳即饮食物化生的精气，充养于四肢。其代谢后的糟粕，由六腑排出。能够促使顺利完成这一转化过程的当责之与“脾”，因为脾居中州，主运化，是清、浊输布的枢纽。

“结肠传输缓慢型便秘”临床表现与证候符合“清气不升，浊气不降”的中医学病机。当脾的功能减弱时，其运化、输布的功能必将出现障碍，由六腑排出糟粕及浊阴出下窍的功能就会不畅甚或停滞。具体表现在大肠传导失职的状况就是“便秘”的发生。因此我们从“升清降浊法”的思路入手，运用辛温之半夏为君，健脾燥湿，散结除痞，又善降逆止呕。臣以干姜之辛热以温中散寒，辅醒脾健运之力；黄芩黄连之苦寒以沉降泄热，散结开痞。以上四味相伍，具有寒热平调，辛开苦降之用。然寒热错杂，又缘于中虚失运，故方中又以人参、大枣甘温益气，以补脾虚，为佐药。使以甘草补脾和中而调诸药。综合全方，寒热互用以和其阴阳，苦辛并进以调其升降，补泻兼施以顾其虚实，是为本方的配伍特点。如此辛开苦降，脾运得复，升降有序，输布复常，从而达到腹胀得消，嗳气得止，便秘得通。若时间较久，后天失养，气血不足者，可合用当归补血汤或四物汤，方中可重用黄芪；阳气不足者，可合用四神丸或附子粳米汤加减。若症状中兼有失眠多梦，可酌加炒枣仁、菖蒲、远志；兼有左下腹隐痛，可酌加元胡、川楝子；若兼见情绪低落者，可酌加郁金、柴胡；若矢气不多，可酌加苏梗、莱菔子。

临床上运用“升清降浊”理论治疗的疾病较多，体现了中医治病求本的基本理念，弘扬、丰富“升清降浊”的内涵，具有重要的临床指导意义和实用价值。

结肠造瘘术在重度慢性顽固性便秘外科治疗中的应用研究

乔峰妮　曹暂剑　杨向东

（成都肛肠专科医院，四川　成都，610075）

【摘要】目的：为重度顽固性便秘外科治疗提供一种临床思路；方法：选择性应用结肠造瘘术治疗重度顽固性便秘。结论：临床疗效肯定，避免了结肠切除术后诸多的并发症。需严格掌握手术适应症，并充分做好医患沟通，严禁在便秘外科滥用该术式。

【关键词】结肠造瘘术；重度慢性顽固性便秘

便秘是最常见的慢性消化道症状，严重影响着人们正常的生活，并随之产生了许多伴随疾病，危害人们的健康。随着社会人口的老龄化，现代生活节奏和饮食习惯的改变等，便秘的发病率明显增高，便秘所带来的不适的症状越来越威胁到患者的工作和生活。便秘的治疗正困扰着相关专业医生。成都肛肠专科医院临床勇于实践探索，并克服重重困难，在成都率先注册成立了中国便秘联谊会，得到了业界便秘专家的认可，并提出了针对慢性顽固性便秘患者，一旦确诊，经正规疗程的中医、西医、中西医结合保守诊治无效的，应尽早地实施外科干预。杨向东教授首次提出便秘分期论治的观点，在临床中取得了一定的成效。但是我们在临床上仍遇到部分病人手术疗效不尽满意，因此应用结肠造瘘术解除了困扰患者术后的诸多不适，排便功能正常，让患者增强了生活的信心，值得临床借鉴。

1. 便秘的定义

便秘不是一种疾病，而是一种可见于多种疾病的一个症状群。传统概念注重便次、排便量的多少或者便质情况。我们认为排便间隔时间虽长，或排便数量不多，但只要排便过程顺利，又不伴不适者，就应视为个人生理现象，而不能一概视为便秘。当排便过程费力，排便时间延长，或虽有便意而欲排不排，或便后不爽，或肛门坠胀者，可诊断为便秘。相反，若具有上述症状，即使每日排便一次或多次，也应视为便秘。

慢性便秘是指病史超过2年，或幼年即发病。顽固性便秘是指经过正规药物等非手术方法难以奏效。

2. 便秘的分期论治

杨向东教授认为：根据便秘的发生和发展规律，对便秘进行分度，初步提出了便秘分度的相关指标，同时主张根据便秘的程度进行分度治疗，以期规范医疗行为，规避医疗纠纷。并将便秘分为轻、中、重三度。轻度便秘是指排便过程费力，时间延长，或虽有便意而欲排不排，或便后不爽，或肛门坠胀等；不使用泻剂则7天内自发性排空粪便少于2次。中度便秘是指排便过程费力，时间延长，或虽有便意而欲排不排，或便后不爽，或肛门坠胀等，不使用泻剂则长期便意差甚至无便意。重度便秘是指除外与中度便秘同样的症状体征及实验室检查指标等，还伴有明显的精神症状，根据精神症状的严重程度又分为A期和B期。A期是患者有焦虑、抑郁等精神、心理改变（汉密尔顿抑郁量表（HAMD）≥ 17分且<35分、汉密尔顿焦虑量表（HAMA）≥ 14分）。B期是患者有明显的焦虑、抑郁等精神心理改变，且符合焦虑症、抑郁症等精神科诊断标准（由临床经验丰富的精神科专业医师对抑郁焦虑障碍进行SCID检查，按DSM～4诊断标准诊断心境障碍、抑郁症或焦虑症，或汉密尔顿抑郁量表（HAMD）≥ 35分）。针对轻度便秘，治疗方案主张使用泻剂、胃肠动力药、生物反馈治疗、中药辨证施治。中度便秘一旦确诊，主张尽早手术治疗。结肠型便秘治疗方案包括：a全结肠切除术；b次全结肠切除术；c结肠旷置术；d选择性结肠切除术。直肠型便秘治疗方案：经肛系列手术均可开展，混合型便秘行腹会阴联合手术方案。重度便秘的治疗主张手术、中医中药、对中重度便秘强调心理治疗，综合治疗，内外结合，身心结合，并为此我院创立了胃肠心理工作室，专业从事胃肠疾病患者心理疏导。

3. 重度慢性顽固性便秘的外科治疗

针对中重度便秘，一旦确诊，我院主张尽早手术治疗。目前业界手术治疗方法很多，国内外报道治疗中～重度便秘的术式有以下3种：1）全结肠切除，加回肠直肠吻合术，这是国外治疗STC的首选方法，其成功率为58～100%，但有一定的病患，如1/3病人有顽固性腹泻，10%病人便秘复发。2）结肠次全切除加盲肠或升结肠半开直肠吻合术，由于保留了盲肠及回盲瓣，手术简易，一般认为，本手术可减少腹泻及其他并发症，但有人认为留下的盲肠常发生扩张致腹痛，因盲肠炎和反流导致回肠炎而引起腹泻。因此必须符合以下条件：盲肠不扩张，且功能及压力必须大于肛管舒张时压力，以利排便。3）结肠次全切除术及回肠与乙状结肠吻合术：术后排便次数平均每天2～8次，但有并发症者占60%。4）结肠部分切除术：效果最差，不宜采用。5）选择性结肠切除术：具有以下优点；①比较正确切除病理改变的肠段；②保留适当的功能肠段；③临床治愈率高；④避免了术后腹泻的可能，不至于从一个极端走向另一个极端。因此是治疗重度慢性顽固性便秘的一种好的术式。

我院结直肠外科通过长期的临床实践，对便秘的基础理论研究及外科治疗，得到患者的认可，疗效确切。但便秘外科手术并发症：如术后肠粘连、腹泻、术后复发、无穷主诉等等，仍困扰着我们。中医中药的辅助治疗在一定程度上使这些问题得到改善，但有些病人的不适症状是无法通过上述保守治疗如中医药、理疗、生物反馈、心理干预治疗等手段来消除，针对部分患者必须改变临床手术思路，寻求一种更佳的术式，提出了便秘外科使用结肠造瘘术治疗重度功能性便秘，并在临床上勇于实践。

3.1 结肠造瘘术治疗慢性顽固行便秘的适应症：1）符合上述重度顽固性便秘的诊断标准；2）患者有多次肠道的手术史；3）高龄并伴有严重的高血压、糖尿病、冠心病等内科病史；4）多次肛门手术，肛门功能可能受损者。

3.2 手术技巧：1）针对具体病例，结合结肠运输试验、消化道造影及病史、症状、选择不同的造瘘部位；2）造瘘方法：可采用桥式双腔造瘘，单腔近端肠管造瘘远端封闭旷置腹腔；3）针对单腔造瘘远端封闭旷置腹腔，为确保术后排便功能的恢复，减轻远端旷置肠管因肠道分泌物、细菌等形成粪石样改变而引起腹胀、腹痛等不适，对横结肠以上肠管造瘘必要时加行结肠部分切除，乙状结肠以下肠管旷置因其引起上述症状可通过经肛灌肠解决或通过肠镜行粪石取出。

3.3 术后注意事项：防止造瘘口狭窄，注意造瘘口黏膜脱出。

3.4 术后处理：乙状结肠桥式造瘘术后引出的肠端，一般在术后2～3日开放。术后强调综合治疗，内外结合，身心结合。中医中药的辅助治疗可能决定手术治疗的成败。术后第一天起自胃管灌服中药，早期以通腑为主，腑气通后以疏肝解郁、理气健脾为主。B期患者若处于精神疾病急性期，先行心理干预治疗后再行手术治疗。注意局部皮肤保护清洁，避免外翻的肠黏膜与衣物磨擦。

讨论：

重度慢性顽固性便秘发病率逐渐增高，影响和危害越来越严重，临床医生治疗非常棘手，有“良性癌症”之谓。目前重度慢性顽固性便秘治疗中我们发现患者多患有严重的身体痛苦，具有不同程度的精神异常，因便秘自杀死亡的报道屡见不鲜，这样导致家庭和局部社会团体受牵连。目前尽管全世界各大医疗机构对便秘的外科治疗研究都非常重视，但便秘的外科治疗仍然是或者永远是困扰便秘外科医生的紧箍咒。

我们在临床选择性应用结肠造瘘术治疗重度慢性顽固性便秘，让患者解除了对术后因排便困难带来的心理障碍，减少了对肠粘连、肠梗阻等担忧和恐惧，重树了排便的信心，临床总结行造瘘术的患者术前症状基本消失，造瘘口带来的不便患者基本能够接受，患者重回正常生活的道路，避免了常规手术诸多并发症引起不适给患者带来的痛苦，这给重度慢性顽固性便秘患者提供了一种新的手术方法，让重度慢性顽固性便秘患者，尤其是为被便秘折磨多年的中老年患者增强生活信心、保全生命提供了帮助。

由于盆底的解剖结构极其复杂，重建盆底消化道后的功能状态存在极大的不确定性，直肠反射性排便受盆底复杂解剖结构的影响所导致的排便排气不充分，直肠感觉功能异常所致的诸多不适感都可以消除。尤其是中老年患者，久患便秘，药物刺激，排便方式（用力努挣、用手辅助损伤等）甚至多次手术往往导致盆底结构进行性损害，使下消化道重建、盆底重建变得异常困难，都迎刃而解。虽然该手术方法看似改变了患者的排便习惯，但对患者打断了因排便刺激所引起的腹痛、腹胀、坠胀等导致的恐惧及怕排便的恶性链条，使患者回归健康排便心态。在便秘外科手术实践中，只要注重结肠造瘘术应用指征，会给患者尤其是中高龄患者，便秘病史长、症状重、或伴有不同程度的精神神经症状，或者有过多次手术史，或伴有严重的内科疾患，或卧床患者带来较好疗效。无论便秘的何种术式，都依赖于严格的术前检查，全面的医患沟通，严格掌握手术适应症，以避免医患纠纷，或给患者带来更大的身心痛苦。

中医治疗耻骨直肠肌综合征32例临床观察

穆　云　牛苏剑　王　玉　指导：王顺和

（四川省泸州市人民医院肛肠科，四川　泸州，646000）

［摘要］目的：探讨中医治疗耻骨直肠肌综合征的临床应用价值。方法：自2005年8月到2009年3月对32例耻骨直肠肌综合征病人采用中医治疗。结果：采用中医疗法治疗，22例有效。疗程12～42天（平均21天），有效率68.8%；随访0.5～1年，未复发。结论：中医疗法治疗耻骨直肠肌综合征疗效满意。

【关键词】中医治疗；耻骨直肠肌综合征

耻骨直肠肌综合征（ puborectal muscle syndrome，PRS）是一种以耻骨直肠肌痉挛性肥厚，致使盆底出口处梗阻为特征的排便障碍性疾病，是出口梗阻性便秘的原因之一。由于多种原因，目前外科手术治疗并发症较多，且远期疗效并不满意。为探求中医治疗耻骨直肠肌综合征的有效方法，于2005年8月～2009年5月，在我院四川省名中医王顺和主任医师的指导下，我们根据中医辨证论治的原则，采用中医疗法治疗耻骨直肠肌综合征32例，临床疗效满意，现报道如下。

1. 资料与方法

1.1 临床资料

本组共32例，均为自愿接受中医治疗的肛肠科患者。男12例，女20例，年龄19～74（平均42）岁，病程8月～25年，中位8年。对RPS的诊断目前尚无统一的诊断标准，诊断方法参考罗马Ⅲ便秘诊断有关标准：（1）经过肠镜检查排除结、直肠和肛门器质性疾病；（2）经结肠传输试验和排粪造影存在“搁架征”。结合病史、直肠指诊，肛管压力测定，水囊逼出试验，参考CT，MRI即可诊断。

1.2 治疗方法

1.2.1 健康教育，改变生活方式

使患者了解到该病病程是一种慢性病程，为取得满意的疗效必须改变以往不健康的生活方式。如饮食习惯，增加膳食纤维及饮水，养成良好的排便习惯。

1.2.2 中医辨证论治

实秘型10例：症见大便干结，艰涩，或便出不爽，肠鸣矢气，伴口干口臭，胸胁满闷，嗳气频作，食少纳呆，舌红苔黄燥，脉弦滑。治法：清热祛湿，顺气导滞。方药：麻仁丸合六磨汤加减（经验方）。药选：麻仁10g，杏仁10g，枳壳10g，川朴10g，木香10g，栀子15g，条芩10g，桃仁10g，红花10g，赤芍10g，白芍15g，甘草5g。

虚秘型22例：症见大便干或不干，临厕努挣，便难排出，心悸气短，头晕耳鸣，面白神疲，腰膝酸软，舌淡苔薄白，脉弱或细数。

治法：健脾润肠，增液通便。方药：二术汤加减（经验方）。药选：白术30g，苍术15g，，肉苁蓉20g，枳壳10g，当归15g，葛根30g，桃仁10g，赤芍15g，白芍15g，甘草5g。

3. 疗效观察

3.1 临床疗效标准：治愈：症状消失，排粪造影示耻骨直肠肌肥厚消失；显效：症状显著改善，排粪造影亦示显著改善；无效：症状无缓解，排粪造影无明显改善。

3.2 采用上述中医疗法治疗，疗程12～42天（平均21天），结果12例治愈，显效10例，无效10例，有效率68.8%。随访0.5～1年，有效者未复发。

4. 讨论

耻骨直肠肌综合征最早由Wasserman在1964年报道并命名，共组织学特征为耻骨直肠肌纤维肥大，或局部伴有炎性反应。本综合征病因目前并不十分清楚，可能与先天发育异常、炎症和滥用泻药有关。目前认为，耻骨直肠肌周围感染是该病的最常见原因，粪便通过时引起的局部疼痛造成了耻骨直肠肌反射性收缩，久之形成痉挛；同时局部炎症也可使耻骨直肠肌纤维水肿、纤维化，形成瘢痕并刺激肌纤维肥大，使耻骨直肠肌失去舒张功能，最终导致肛门出口处梗阻，出现排便障碍。

自1964年Wasserman开展第一例耻骨直肠肌综合征手术以来，到上世纪90年代初国内肛肠医生纷纷开展手

术，在耻骨直肠肌综合征所引起出口梗阻性便秘的治疗方面取得了可喜的成绩。但仍未能有效地解决术后疼痛、出血、感染、手术瘢痕形成而造成便秘再发等问题。特别是盆底整体理论被广大肛肠科医师接受，单纯耻骨直肠肌部分切除的局限性已引起广泛关注。

耻骨直肠肌综合征在中医属“便秘”范畴，《内经》中已认识到与脾胃受寒，肠中有热有关，如《素问·厥论》曰：“太阴之厥，则腹满嗔胀，后不利。”《素问·举痛论》曰：“热气留于小肠，肠中痛，瘅热焦渴，则坚干不得出，故痛而闭不通矣。”仲景对便秘已有了较全面的认识，提出了寒热虚实不同的病机，设立了泻下、润下以及蜜煎导诸法，有的方药至今仍为临床治便秘所采用。

现今认为，便秘总由大肠传导失职，以虚为主，虚实夹杂。实秘为邪滞胃肠、壅塞不通；虚秘为肠失温润、推动无力，所以并非单纯通下所能治，而当分虚实，辨证论治。实者以驱邪为主，泻热、通导为主，辅以顺气导滞之品，标本兼治，邪去便通；虚者以养正为先，滋阴养血，益气温阳为治本之法，辅以甘温润肠之药，标本兼治，正盛便通。遣方用药中，均酌加活血化瘀药，颇值思量。且笔者地处川南，川南湿度较大，人皆喜辛辣厚味，湿热易自内生而下注大肠魄门。肝经下行而绕二阴，故便秘可从肝（经）论治。

总之，医者应把握辨证用药是中医治疗便秘的最大特点，以通为主，以降为顺，以平为期，以稳为序。治疗时反对见秘就泻的简单处理，方能作到灵活妥帖，效如桴鼓。同时应重视饮食及良好生活习惯的重要性。

中西医结合非手术治疗结肠慢传输型便秘的临床研究

张和平

（焦作市中医院，河南 焦作，454150）

【摘要】目的 评价中西医结合非手术治疗结肠慢传输型便秘可行性、有效性。方法 收集中国人民解放军第150中心医院全军肛肠外科研究所2008年4月至2010年4月诊治的80例结肠慢传输型便秘患者，分别采取渗透性泻剂西药福松和莫沙必利联合治疗西医非手术治疗40例、在应用西医治疗的基础上，针对气虚、血虚和寒凝的患者采取中医中药辩证施治非手术治疗40例。对比分析两种治疗方法的治愈率和复发率。结果 ①西医非手术组与中西医结合非手术组的治愈率分别为57.5%（23/40）和80%（32/40），两组比较差异有统计学意义（$x^2=4.713$，$P=0.030$）。④西医非手术组、中西医结合非手术组复发率分别是56.5%（13/23），28.1%（13/32），两组比较差异有统计学意义（$x^2=4.496$，$P=0.034$）；结论 中西医结合非手术治疗结肠慢传输型便秘较西医非手术治疗，治愈率高，复发率低。

【关键词】慢传输型便秘；中西医结合；治疗

结肠慢传输型便秘是临床上较为常见而治疗颇为困难的肠道动力性病症。流行病学调查发现功能性便秘在我国的发病率约为10%～15%，而其中结肠慢传输型便秘占45.5%。传统药物以对症治疗为主，易产生依赖性，停药后便秘又复发。慢传输型便秘属于中医“虚秘”的范畴，虚秘旨在以虚为本，调理肺、脾、肾三脏功能，而复大肠传导之职。现将笔者所在研究所对STC患者实施中西医结合非手术治疗情况报告如下。

1. 资料与方法

1.1 一般资料 选取2007年2月～2010年2月在中国人民解放军第150中心医院全军肛肠外科研究所住院治疗的单纯慢性传输性便秘的患者西医非手术组平均年龄38岁（19～60），病程约6.9年；中西医结合非手术组平均年龄40岁（17～62）年龄18～77岁，病程约8.7年；男女之比是2∶1。临床表现：无明显诱因出现排便不畅，便时费力，排便不净感明显，大便1次/3－5天，大便较干，无黑便，无黏液脓血便，无里急后重，无腹痛、恶心、呕吐，无发热、黄疸等伴随症状。纳入标准，全部符合罗马Ⅲ标准。两组病例一般资料经统计学处理无显著性差异（P＞0.05），具有可比性。

1.2 辅助检查 80例STC患者中53例表现全结肠传输障碍，11例以乙状结肠传输障碍为主。8例以左半结肠传输障碍为主，8例以右半结肠传输障碍为主。钡灌肠检查发现28例乙状结肠冗长，19例横结肠下垂。纤维结肠镜检发现结肠黑病变8例，结肠息肉3例。盆腔造影显示盆底疝1例。排粪造影：1例显示直肠黏膜脱垂，其中1例合并耻骨直肠肌痉挛和直肠前突，单纯直肠重度前突7例。

2. 治疗方法

2.1 西医非手术组 莫沙比利5mg/次，3次/天，渗透性泻剂福松（聚乙二醇4000）20mg/次，1次/天，4周为一个疗程。

2.2 中西医结合辩证分型施治，中医认为慢传输型便秘多为虚症便秘。

①津液不足型～增液汤 治以：滋阴补血，清热生津，云长通便，方用增液汤（东岳方）。药物：当归，川芎各12g，白芍，生地黄、肉苁蓉、何首乌、瓜蒌仁、槐花、女贞子、柏子仁各15g，锁阳20g，水煎服。

②脾肾两虚～培元丹 治以：补脾益肾，滋阴增液，云长通便，方用培元丹（东岳方）。药物：当归、锁阳各12g，白芍、何首乌、女贞子、熟地黄、莱菔子各15g，韭菜子、核桃泥、焦三仙、火麻仁各20g，生甘草9g。

③血虚肠燥～秘包汤 方用：秘宝汤（东岳方）。药物：当归、肉苁蓉、何首乌、杭白芍、槐花、莱菔子、焦三仙、火麻仁各15g，郁李仁、柏子仁、瓜蒌仁、炙杏仁、锁阳各20g，陈皮12g，生甘草9g。

2.3 疗效评定标准

治愈：每隔1～2天排便1次，排出通畅，勿需借助缓泻药物；

好转：排便时间间隔较治疗前缩短，自觉症状减轻，偶需服用缓泻药物；

无效：全身及局部症状均无改善。

2.4 统计学处理

利用SPSSl7.0统计软件进行统计学分析，率的比较采用卡方检验进行，$P<0.05$ 为统计学上差异有显

3. 结果

80例患者随机分为西医非手术组和中西医结合非手术治疗组后，西医非手术组治愈23例，好转16例，无效1例，治愈率为57.5%；中西医结合非手术组治愈32例，好转8例，治愈率80%，两组治愈率相比差异有统计学意义（P<0.05）。一年后随访，西医非手术组复发13例，复发率为56.5%；中西医结合非手术组复发9例，复发率28.1%，两组复发率相比差异有统计学意义（P<0.05）。

表1　西医非手术组和中西医结合非手术治疗组治愈率的比较分析

组别	n	治愈率（%）	χ^2	P
西医非手术治疗组	40	57.5%（23/40）		
中西医结合非手术治疗组	40	80%（32/40）		
			4.731	0.030

表2　西医非手术组和中西医结合非手术治疗组复发率的比较分析

组别	n	复发率（%）	χ^2	P
西医非手术组	23	56.5%（13/23）		
中西医结合非手术组	32	28.1%（9/32）		
			4.496	0.034

3. 讨论

便秘的保守治疗，慢传输型便秘以药物对症治疗为主，易产生依赖性，停药后便秘又复发。慢传输型便秘在中医属于“虚秘”的范畴，在治疗上采取辩证论治，虚秘旨在以虚为本，调理肺、脾、肾三脏功能，而复大肠传导之职。中药汤剂口服治疗该病疗程长，见效慢。中药保留灌肠，使药物通过肠黏膜吸收，刺激肠壁，加快肠蠕动。长期使用，可能会引起肠麻痹，使结肠对正常的生理排便反射引起的感觉刺激反应迟钝而加重便秘。针灸是治疗该病的常规疗法，环保、无害、简单、无毒副作用，可以普及推广。总之，中医作为保守治疗，仍有其较大的优点，对于老年体弱，体质较差或不能接受手术治疗的病人可谓是一种安全无创简单易行且有效的方法，为很多人所接受。

“中西医结合非手术治疗慢传输型便秘”采用中西医结合非手术治疗，在西医治疗的基础上，辩证施治，既可改善便秘，避免单纯中医中药治疗的弊端，降低复发率，中西医结合非手术治疗效果明显优于西医非手术治疗，是避免非手术治疗中转手术的保护性因素。

功能性便秘的中医治疗概况

秦　瑶　聂广军

（沈阳马应龙兴华肛肠医院，辽宁　沈阳，110021）

【摘要】为了了解近年来中医治疗功能性便秘的疗效及成果，本文通过对历年各医家的研究资料及主要成果进行归纳整理、分析总结从而阐述了功能性便秘的中医治疗效果，结果显示中医治疗功能性便秘有着毒副作用用低、疗效显著等优点。

【关键词】功能性便秘；中医

功能性便秘是便秘的常见类型，主要表现为排便周期延长，或粪质干结不易排出，或粪质不干结，虽有便意但排出不畅，从中医学角度讲，功能性便秘属于邪气外侵或久病体虚导致大肠传导失常所致，长期便秘对患者的身心都造成危害，现就近年来中医治疗功能性便秘的情况作如下综述。

1. 诊断要点及分型

目前功能性便秘还没有统一的分型标准，2006 年中医药学会脾胃病分会《中医消化病诊疗指南》将功能性便秘分证论治分为五型：

①肠道实热证：主症表现为大便干结，口干口臭，面红身热，小便短赤，舌红苔黄燥，脉滑数。

②肠道气滞证：主症表现为大便干结或不干，便出不畅或欲便不得出，腹胀矢气，胸胁胀闷，嗳气纳差，舌苔薄白，脉弦细。

③脾气虚弱证：主症表现为大便不干硬，虽有便意但排出困难，用力努挣则汗出短气，面色晄白，便后乏力，神疲气怯，少气懒言，舌淡苔白，脉细弱。

④脾肾阳虚证：主症表现为大便秘结，排出困难，，小便清长，面白无华，腹中冷痛，畏寒肢冷，舌淡苔白润，脉沉迟。

⑤阴虚肠燥证：主症表现为大便干结如羊屎状，口干少津，心烦少眠，潮热盗汗，舌红少苔，脉细数。

排除器质性便秘，如炎症、肿瘤等引起的便秘，以及内分泌失调如糖尿病、甲状腺功能减退或甲状旁腺功能亢进等疾病过程中出现的便秘。

2. 治疗原则

实者以祛邪为主，宜泻热、通导；虚者以扶正为主，当益气温阳滋阴。邪去正盛则大便通，忌一味运用通下药使得正虚邪恋、津伤肠燥加重便秘。

3. 中药辨证治疗

中医辨证治疗便秘注重整体观念，徐中一根据患者年龄、体质、伴随症状及舌脉的不同将功能性便秘分为虚秘、实秘两大证型，阴虚者以增液汤滋阴润燥通便；阳虚者以济川煎温阳润肠通便；气虚者以黄芪汤健脾益气润肠；气秘者以六磨汤疏肝顺气润肠；热秘者以麻仁丸泻热导滞，润肠通便。张耀认为功能性便秘病性属本虚标实，治疗上应以补为主、补中兼消，其拟通便汤（白术、党参、枳实、黄精、肉苁蓉、决明子、生首乌、石菖蒲），有健脾补肺益肾、行气导滞通便之功。刘毅等以黄芪、党参、白术、柴胡、升麻、陈皮、当归、枳壳、厚朴、大黄等药物治疗脾肾气虚型老年功能性便秘 47 例，疗效显著。宣建明将功能性便秘分为气滞湿阻、胃热燥结、肝脾不和和阴血不足 4 型，气滞湿阻用四逆散加减，胃热燥结自拟清胃泻热通便汤（炒竹茹、炒枳壳、黄芩、黄连、发辫下、陈皮、厚朴、炒莱菔子、桃仁、杏仁、制大黄、生甘草），肝脾不和用逍遥散加减，阴血不足自拟滋阴养血润肠方（生何首乌、当归、白芍、白术、桑葚子、炒决明子、生地、玄参、炒枳壳、川楝子、炒莱菔子、桃仁、杏仁、酸枣仁）。张惠萍将便秘分为热秘、气秘、虚秘、冷秘 4 型。热秘用麻仁丸加减治疗，气秘用六磨汤加减治疗，虚秘用黄芪汤加减治疗，冷秘用济川煎加减治疗。在治疗功能性便秘时，应因证择方，因人施药。脾虚型便秘，大剂量用生白术 30 ~ 60g 以健脾补气通便；血虚肠燥者大剂量用生白芍、火麻仁以补血润肠通便；肾阴虚者重用何首乌、生地以补肾滋润通便；肾阳虚者重用肉苁蓉以温补肾阳通便；脾气虚重用生黄芪 30 ~ 50g；痰热壅肺、肺失宣降者加用杏仁、黄芩、栝楼仁以宣肺清热通便；大肠实热者用大黄、虎杖以清热泻腑通便；久病多瘀者则用桃仁、酒大黄以活血化瘀通便；肝郁气滞者重用郁金、枳实以疏肝理气通便。

4. **中药基本方加减治疗**

便秘的病位在大肠，但与肺脾胃肝肾等脏腑有密切关系，所以个医家在辨证论治时要调理各脏腑的功能来治疗便秘。苏仁意用补肾润肠汤（肉苁蓉、当归、何首乌、生地、生白术、大腹皮、火麻仁、桃仁、枳壳，津枯血少者加女贞子、生黄芪、白芍，内热炽盛者加玄参、麦冬、黄芩，脾肾阴虚者加升麻、牛膝、肉桂）治疗老年性便秘38例，总有效率73.68%。吴日明取“利小便而实大便”的反意，参照《本草衍义》的桑螵蛸散，自拟固肾缩尿方（桑螵蛸12g，龙骨、龟板、巴戟天、核桃仁各15g，当归、石菖蒲、炙远志各10g，党参、茯苓各20g）治疗慢性功能性便秘62例，通过补肾固涩小便，水液偏渗肠道，使肠道得到湿润、濡养而有助于排便。此方与西沙必利作对照，结果治疗组总有效率为87.1%，对照组总有效率为39.6%。

5. **针灸推拿治疗**

由于体针、耳针及推拿等理疗方式具体有无毒副作用等优点，越来越受到患者的亲赖，曾燕芬用耳穴贴压加针刺治疗FC48例，取天枢、上巨虚、大肠俞、支沟等，治愈率66.7%。梁谊深等用按揉法、扪法及捏法沿双侧足太阳膀胱经第1条侧线（脊柱正中线旁开1.5寸）进行，再于双侧大肠俞穴行穴位注射（实秘用复方丹参注射液，虚秘偏气虚者用黄芪注射液，虚秘偏阳虚者用鹿茸精注射液，虚秘偏阴虚者用参麦注射液），疗效满意。廖琴等以平补平泻法针刺双侧大肠腧、足三里、天枢、支沟、上巨虚穴，治疗2周后痊愈87.5%，好转9.4%。王群红等选耳穴胃、大肠、小肠、交感压丸，经≤1个疗程的治疗（3次~10次），痊愈70%，好转20%。王玉中以穴位埋线治疗慢传输性便秘28例，取穴上巨虚（双）、下巨虚（双）、足三里（双）、天枢（双）、水道（双）、归来（双）、关元、气海，第1次治疗后有效率92.8%。郭保全等[13]以加味增液汤直肠点滴治疗老年性便秘58例，效果显著。

6. **讨论**

祖国医学对于功能性便秘的治疗非常显著并取得良好的成果，各种治疗方法同西药相比有副作用少及成本低等优势，但还有很多问题需要解决。

首先是诊断标准不统一：各医家在诊断功能性便秘时，往往仅靠患者主观症状及自己的临床经验，没有统一的标准，如目前国际Rome Ⅲ标准。在治疗效果上更是没有严格的对比及标准，缺乏规范化、大样本、多中心的随机、盲法、对照的长期追踪观察实验。其次，中医治疗功能性便秘的临床研究相对较多，实验基础研究相对较少。广大中医药工作者要充分的利用祖国医学的优势通过现代科学技术使中医药治疗功能性便秘领域将有广阔的发展前景。

参考文献：略。

直肠黏膜硬化剂注射治疗直肠黏膜内脱垂所致的出口梗阻型便秘

芦　斌　聂广军

（沈阳马应龙兴华肛肠医院，辽宁　沈阳，110000）

【摘要】为探讨直肠黏膜内脱垂所致的出口梗阻型便秘行直肠黏膜硬化剂注射术的治疗效果，回顾性分析行直肠黏膜硬化剂注射术38例临床资料，结果显示，便秘症状完全消失28例（占73.7%），症状明显改善7例（占18.4%），无效3例（占7.9%）。结果表明，直肠周围硬化剂注射术治疗直肠黏膜内脱垂所致的出口梗阻型便秘疗疗效可靠，疗程短，恢复快，明显减轻了患者的痛苦。

【关键词】直肠黏膜内脱垂　出口梗阻型便秘　硬化剂注射

直肠黏膜内脱垂（internal rectal prolapse，IRP）是出口梗阻型便秘的常见原因之一，尤以女性多见（占67.8%）[1]。主要表现为排便困难、排便时间延长、肛门坠胀、大便变细及重复排便等症状。我院2009年5月至今采用消痔灵直肠黏膜柱状注射治疗直肠黏膜内脱垂所致的出口梗阻型便秘患者共38例，收到了良好的效果，现报告如下。

1. **一般资料**

本组38例，男12例，女26例；年龄28~67岁，平均45岁；病程3~16年，平均5年。主要表现为排便时会阴胀满，每日排便1~5次，排便时间每次20~40min，排便费力，有排便不尽感。直肠指诊：可感觉到直肠腔内黏膜松弛堆积。直肠镜检可见直肠松弛的黏膜充满镜腔视野，伴有轻度充血水肿。术前行排粪造影示：轻度 9 例，中度 22 例，重度 7 例。既往手术史：9 例行混合痔外剥内扎术。

2. 治疗方法

术前常规开塞露灌肠，采用骶麻及局麻，取右侧卧位，肛周常规消毒。手术步骤：①肛门松弛后，用肛门镜扩大肛门，直视下观察直肠黏膜脱垂程度；②距肛缘 1.5cm 处（截石位 3、6、9 时位），用 7 号腰穿针穿透皮层，进针应平行肛管，经肛门外括约肌至肛提肌，当通过肛提肌有落空感时，即进入骨盆直肠间隙，应使针斜向外侧。此时，用左手食指伸人肛内做引导．触摸针尖针身部位，确认腰穿针位于直肠壁外侧，准确定位后回抽无血再注入 1∶1 消痔灵注射液，注药时应边退针边注药，使药液呈柱状均匀分布，注药量 10ml；③有直肠前突者于 12 点位前突最明显处加强注射，重度前突者配合前壁黏膜缝扎加强直肠前壁固定效果。④术毕肛内止痛栓 2 枚，止血、止痛中药油纱条适量。术后半流食 4 天，控制排便 24 小时，必要时抗菌素静滴或口服。

3. 结果

本组治疗 38 例，手术时间 20～40 分钟，住院时间 7～14 天，平均 10 天。术后随访 1～24 个月，症状完全消失 28 例（占 73.7%），每日大便 1～2 次，每次不超过 5min。症状明显改善 7 例（占 18.4%），1～2 天排便一次，偶有排便费力，排便不尽感，饮食调节后即可缓解。无效 3 例（占 7.9%）。31 例轻中度直肠内脱垂复查排粪造影，其中 27 例直肠内脱垂消失；7 例重度直肠内脱垂复查排粪造影，4 例内脱垂消失，3 例减轻。

4. 讨论

直肠黏膜内脱垂的手术方法有直肠黏膜套扎术、直肠黏膜尖端缝扎加高位注射术、直肠减容术、Delorme 手术、Ripstern 手术、功能性直肠悬吊术等。近年来随着 PPH（Procedure for Prolapse and Hemorrhoids）技术的引进，治疗直肠黏膜内脱垂效果肯定的，但存在费用较高的问题。单纯注射疗法应用于直肠黏膜内脱垂的治疗也取得了良好疗效，经过不断改进注射药物及注射方法，已逐渐形成较为成熟的理论和方法，取得了满意的临床效果。

消痔灵为中药制剂，主要成分是从五倍子中提取的鞣酸和从明矾中提取的硫酸钾铝，是理想的硬化剂，具有收敛、止血、凝固蛋白、抑菌的作用。药液注入直肠黏膜下层，通过产生无菌性炎症，引起局部组织纤维化。临床应用 1∶1 消痔灵注射安全有效，改良方法将药液分三组柱状注射入直肠黏膜下层，形成三组柱状瘢痕，使黏膜与肌层粘连，从而起到框架固定作用，扩大直肠有效通过面积，促进排便通畅。各柱状瘢痕之间留有一定宽度的正常黏膜，保持其弹性，防止术后瘢痕挛缩引起直肠狭窄，反而加重排便不畅。直肠黏膜内脱垂发病机理尚不明确，但多数学者认为直肠黏膜脱垂开始于直肠上段，临床注射高度应在齿线上 12～15cm。注射位置较低时，上端残余脱垂黏膜也易引起出口梗阻症状。

采用此法手术需注意以下几点：①手术时严格按无菌规程操作，并注射于黏膜下层，如注射到肌层，易造成局部坏死感染以至出现其他并发症等。②局部注射药物要均匀，不可在一处过多地注药，每次注射时要回抽注射器，防止药液入血。③注射后要采用食指手指按压注射区，使药液分散均匀，避免因局部药物集中，炎症反应强烈，引起术后肛门坠胀、便意强烈等不适。

功能性出口梗阻性便秘的中医辨证论治

朱　超

（鹿邑县中医院，河南　鹿邑，477200）

【摘要】对功能性出口梗阻性便秘，运用中医整体辩证结合局部肛诊，总结为魄门湿热型、痰气互结型、肺脾两虚型、脾肾虚弱型 4 种证型论治。

【关键词】功能障碍性便秘；辨证论治

功能性出口梗阻性便秘（Funtional oulet obstructive constipation FOOC）又称直肠性便秘，指由于直肠、肛管及其周围组织生理性改变，引起粪便通过直肠和肛管时受阻，导致排便障碍，属功能性便秘的范畴。患者常以大便干燥或不干，排便困难、费力，肛门下坠，便意频繁，便后有后重不尽感为主诉。其发生机制认为与肛门括约肌功能协调异常或直肠对排便反射阈值异常有关。随着医学研究的深入，功能性出口梗阻性便秘越来越受到人们的重视。西医目前在功能性出口梗阻性便秘的治疗上缺乏有效的药物，且依靠西药和手术治疗本病也带来诸多问题[1]。笔者运用中医整体辩证治疗本病有明显优势并取得取得了一定的心得体会，现整理成文，以期与大家共勉。

祖国医学中并没有功能性出口梗阻性便秘这一术语，这是随着现代西医专科检查手段的发展以及人们对慢性便秘认识的逐渐深入而提出的概念[2]。根据其临床表现，可归属于中医“便秘”，“大便难”，“便闭”，“肠痺”范畴，虽然病位在魄门，属大肠最下端，但与五脏功能失调密不可分，此如《圣济总录 大便秘涩》言：“大便秘涩，盖非一证，皆荣卫不调，阴阳之气相持也。”因此在直肠肛门功能障碍性便秘的治疗当整体辩证，灵活施治，并重视局部肛门指诊对辩证的指导作用[3]。笔者多年来运用整体辩证结合局部肛诊总结以下4型。

1. 魄门湿热型

症见：大便干或软而粘滞，排出困难，便后肛门不爽，有烁热感或有后重便意感，或伴有腹痛胀，口干欲饮，口苦口臭，舌质淡红，舌苔白腻微黄，脉滑或濡。肛门指诊：感手指受周围组织压力较大，直肠四壁相贴，手指转动涩滞，指套有稠厚黏液或有粪便与黏液混合物，肛内温略高。此似痢非痢，多由嗜食辛辣厚味，内生湿热，以湿热下注，蕴结魄门，致魄门气机雍滞，开阖不利。临床多见于直肠炎，肛窦炎等疾病。证属魄门湿热，腑气不畅。治以升阳除湿，活血祛毒。方选升阳除湿防风汤合三仁汤加减，药用：葛根18g，黄柏12g，黄连12g，生薏苡仁30g，杏仁10g，苍术10g，紫苏子10g，厚朴12g，滑石30g，寇仁9g，桔梗9g，枳实12g，槟榔9g，甘草9g。

本证以大便软粘，排出困难，便后不爽，有烁热感或有后重便意感为主要表现，似痢非痢，实则湿滞魄门致其气机不畅。治疗如李东垣《脾胃论》所言：“……如大便闭塞，或里急后重数至圊而不能便……慎勿利之，利之则必致病重，反郁结不通也。”取升阳除湿防风汤举起阳，则阴气自降；三仁汤以宣上、畅中、化湿，加黄柏、黄连以清湿热；诸药合用则阳升湿除，魄门顺畅。

2. 痰气互结型

症见：大便不畅，欲便不得，或大便先干后溏，排出困难，或肛门坠胀，或胀满如物梗阻，便意频频，解之不出，伴有胃脘胀满，或胁腹窜胀气下至魄门而不出，心烦急躁，纳食减少，食后腹胀，舌质淡，舌苔白，脉弦细。肛门指诊：感手指受肛门紧缩，难以容指，手指转动涩滞，肛门内括约肌及直肠环增厚，直肠腔内空旷，一般无便残留。此多由七情内伤，或思虑过度，木郁土滞，气机郁滞，郁而生痰，痰阻脉络，痰气互结于魄门致其开阖不利，失其正常启闭。临床多见于肛门失迟缓征等疾病。证属肝郁气滞，痰气互结。治以行气开郁，化痰散结 方选半夏厚朴汤合六么汤加减，药用：半夏18g，厚朴12g，紫苏12g，杏仁10g，栝楼10g，厚朴12g，桔梗9g，枳实12g，槟榔9g，木香9g，甘草9g。

“肺气上通于喉咙，下通于魄门”，痰气上阻于咽为梅核气，下阻于魄门则为大便秘涩，便意频频。故取半夏厚朴汤以理气化痰，六磨汤下气开结，二方合用则气顺痰消而便频、秘涩诸症得除。

3. 肺脾两虚型

症见：大便干或溏，数日一行，排便费力，肛门下坠，常临厕虚努，挣则汗出气短，排便后有便意不净感，伴有面白或委黄，短气喘咳，咳则小便自溢，神疲乏力，口淡无味，舌质淡，舌体胖有齿印，舌苔白滑，脉细弱或细数。肛门指诊：感手指受周围组织明显挤压，直肠黏膜松弛、堆积，肠腔内常有少量软便或溏便滞留，肛门周围肌肉组织松弛。此多见于素体虚弱，久病多产，久站久坐之人。证属脾肺虚弱，正气不足，肺气不足失其宣降，脾气虚弱化源不足，大肠传导无力，气机不运，升举乏力，中气下陷致魄门舒缩无力，启闭失常。治以补肺健脾，宣肺升阳，方用补肺汤合润肠汤加减，药用 黄芪20g，白术50g，党参15g，当归12g，桔梗12g，瓜蒌15g，杏仁12g，柴胡9g，升麻6g，陈皮9g，炙甘草9g。

肺主一身之气，为水之上源，与大肠相表里，脾为气血化生之源，气机升降枢纽；肺气不足则失其宣降，脾气虚弱则化源不足，致魄门舒缩无力，启闭失常。补肺则“开上窍以通下窍”使“脏通而腑通”；健脾则气机得以斡旋，大肠传导有力。肺气充足，脾气健运则魄门舒缩有力，启闭正常。

4. 脾肾虚弱型

症见：大便数日不排，无便意，大便干涩，排出困难，努挣乏力，排时汗出，便后疲惫不堪，肛门下坠；伴头晕耳鸣，心悸气喘，腰腰膝酸软，舌质淡，舌苔白厚，脉沉迟。肛门指诊：感肛门周围肌肉组织松弛直肠四壁相贴，直肠腔内干涩，肛内温略高，可及干硬粪便拥塞直肠，用力排干便不能下移，直肠及括约肌收缩乏力。此多见老年病人，或长期滥用泻药患者。脾肾两虚，温养无权，脾虚则运化失常，肾虚则二便失司，阴虚者肠燥津乏，阳虚者肠失温润，气化无力，魄门启闭失常。治以补益脾肾，培土通便。方选六味地黄汤合补中益气汤加减，药用：党参18g，黄芪20g，生白术50g，山药15g，，当归12g，肉苁蓉15g，熟地15g，何首乌30g，桔梗12g，瓜蒌

15g，杏仁 12g，柴胡 9g，升麻 6g，陈皮 9g，炙甘草 9g。

老年人脏腑本已虚衰，以脾肾虚弱为甚，如若调摄不当，或长期滥用苦寒泻药，更伤脾肾二脏；六味地黄汤补肾固本，补中益气汤健脾升阳，二方共用则气化有力，魄门启闭正常。

总之对功能性出口梗阻性便秘，运用中医整体辨证结合局部肛诊，其总的治疗原则虽然是以通下为主，但要分清脏腑，细辨虚实，上下结合，整体辨证，实则泻之虚则补之，勿犯虚虚实实之戒；断不可图一时之快，呈孟浪之勇而滥用攻下之剂，亦不可见肌肉松弛、黏膜内脱垂就用升提固脱之剂，见肌肉紧张而妄投破气伤阴之药。

通腑开郁法治疗慢性便秘临床观察

杨玉刚

（开封市中医院肛肠科，河南　开封市，475000）

【摘要】目的：探讨运用通腑开郁法治疗慢性便秘的临床疗效。方法：将 277 例慢性便秘患者随机分为 2 组。治疗组 138 例，采用通腑开郁法治疗；对照组 139 例，服用麻仁软胶囊。观察 2 组疗效情况。结果：治疗组总有效率 91.3%，对照组 76.26%，2 组具有显著性差异（$P<0.05$）。结论：运用通腑开郁法治疗慢性便秘有较好疗效。

【关键词】慢性便秘；中医药疗法；通腑开郁；临床观察

慢性便秘是消化系统常见病之一，给患者带来了极大的痛苦。便秘的发生发展与精神心理因素关系密切[1]。全国著名肛肠病专家杨向东教授从医近 30 年，贯通中西，擅长治疗各类消化系统疾病及肛肠疾病，对慢性便秘的中西医治疗尤为专精。2010 年 7 月～20011 年 7 月，在杨向东教授指导下，我们运用通腑开郁法治疗慢性便秘 277 例，取得了较好的疗效，现报道如下。

1. 临床资料与方法

1.1 一般资料

选择开封市中医院肛肠科 2010 年 7 月至 2011 年 7 月间的慢性便秘住院病例。随机分为 2 组：治疗组 138 例，其中男 67 例，女 71 例；年龄 18～60 岁，平均 35.4 岁；病程 2 年～30 年，平均 15.7 年。对照组 139 例，其中男 69 例，女 70 例；年龄 18～60 岁，平均 36.1 岁；病程 2 年～30 年，平均 15.3 年。2 组性别、年龄、病程无显著性差异（$P>0.05$）。具有可比性。

1.2 诊断标准

参照《中医病症诊断疗效标准》：排便时间延长，3 天以上 1 次，粪便干燥坚硬；重者大便艰难，干燥如栗，可伴少腹胀急、神倦乏力、胃纳减退等症；排除肠道器质性病变。

1.3 治疗方法

治疗组：采用通腑开郁法，方选增液承气汤合柴胡疏肝散加减，方药组成为：玄参 30 克，麦冬 24 克，生地 24 克，柴胡 12 克，陈皮 9 克，川芎 6 克，大黄 9 克，芒硝 5 克，香附 6 克，枳壳 6 克，芍药 6 克，炙甘草 12 克，辨证加减：气虚甚加人参；脘腹胀痛加厚朴、延胡索。气逆呕吐甚者加半夏；胃热者加麻子仁丸。每日 1 剂，水煎取汁 200 ml，早晚分服。对照组：服用麻仁软胶囊（国药准字 Z10940031，天津市中央药业有限公司生产）1.2mg，口服，2 次/日。2 组均连续服药 1 个月，1 个月后进行疗效判断。

2. 治疗结果

2.1 疗效标准

参照《中医病症诊断疗效标准》。治愈：2 天以内排便 1 次。便质转润，解时通畅，短期无复发；有效：3 天排便 1 次，便质转润，排便欠畅；无效：症状无改善。

2.2 结果

见表 1　2 组临床疗效比较（例）

	总例数	治愈	有效	无效	总有效率（%）
治疗组	138	98	28	12	91.30*
对照组	139	46	60	33	76.26

注：与对照组比较 *$P<0.05$

3. **讨论**

便秘是由多种病因引起的常见病症，中医称为大便难、脾约、便秘、大便燥结、肠结等，《内经》曰：“水谷者，常并居于胃中，成糟粕而俱下于大肠。”“大肠者，传导之官，变化出焉。”巢元方在《诸病源候论》中说：“大便难者，由五脏不调，阴阳偏有虚寒，谓三焦不和，则冷热并结故也。”又曰：“肾脏受邪，虚而不能制小便，则小便利，津液枯燥，肠胃干涩，故大便难。”可见大肠的正常传导功能有赖于其它脏腑功能的协调。著名医家徐春甫《古今医统大全》认为：“六腑不通则五脏之气壅滞不平……六腑为肠胃最要，肠胃结滞，则气不流通，气不流通则逆上，而为头痛耳鸣者矣。”他论及便秘的危害：“若转输之官失职，致使心肺之阳不降，肝肾之阴不升，而成天地不交之否，清浊相淆，而成壅塞。”中医认为大肠传导有赖于气机的通畅，肝主疏泄。故便秘与大肠传导有密切关系。《素灵微蕴·噎膈解》云：“饮食消腐，其权在脾；粪溺疏泄，其职在肝。”肝之功能正常，疏泄有度，则气机升降出人有序，糟粕下降，故大便有常。若肝气郁结，疏泄不及，气机郁结，导致脾胃升降失常，气机不能推动水谷糟粕在肠胃中运行，停留过久而为便秘，正如《金匮要略·便秘》云：“气内滞，而物不行也。”六腑以通为用，如精神紧张、肝气不疏致大肠气机阻滞。通降失常，传导失职，糟粕内停而致便秘。慢性便秘日久，则肾阴不足，肠失濡养，便干不行；肾阳不足，肠失温煦，传运无力，大便不通。或脾失健运，气血生化不足，传送无力，糟粕内停，则大便难行。肺与大肠相表里，肺失肃降，津液无法向下布散，肠液津枯，大便干燥导致便秘。所以说本病病位虽在大肠，但与肾、肝、脾、肺功能失调密切相关，尤其是肝。便秘为病之标，肾、肝、脾、肺功能失调为病之本。临床上除了排便困难，大便干燥外，多伴有心烦易怒、情绪淡漠或妄动、面色发白或萎黄、舌红苔少、脉弦数或沉弦等症状，中医辨证为津亏肠燥、无水舟停、肝气郁结，属本虚标实之证。

在慢性便秘的治疗上，《景岳全书·秘结》篇告诫医者“凡属老人、虚人、阴脏人与产后、病后、多汗后或亡血失血、大吐大泻之后，多有病为燥结者，盖此非气血之亏即津液之耗，凡此之类，皆须详察虚实，不可轻用芒硝、大黄、巴豆、牵牛、芫花、大戟等药及承气、神穹等剂，虽今日暂得通快，而重虚其虚，以致根本日竭，则明日之结必将更甚，愈无可用之药矣”。因此，慢性便秘不能机械的采用下法，治疗上应遵循“标本兼治”原则，宜养阴生津润燥，泄热通便。使用增液承气汤合柴胡疏肝散加减内服，取玄参、麦冬、生地滋阴增液、润肠通便，此亦“增水行舟”之意；大黄、芒硝软坚润燥，泄热通便。柴胡疏肝散出自《景岳全书》，有条达肝气、行气解郁之功，主治肝气郁结所致诸症，方中用四逆散去枳实，加陈皮、枳壳、川芎、香附，增强了行气疏肝解郁作用，服用后可使肝气条达、气机流畅，有助于脾升胃降功能之恢复，使水谷精微、糟粕郁滞输布有道，故治疗便秘可收到较满意疗效。诸药合用，共奏通调腑气、益气养阴、润肠通便、疏肝解郁之功。全方补中有通，通不伤正，避免了一味攻下而犯虚虚之戒。

当然，能够准确运用中医理论对便秘进行辨证施治，诚然会疗效卓著，然而若对其认识仅仅局限从中医古籍中找寻理论依据，而忽视现代医学对便秘的研究和认识，难免会固步自封，犯盲人摸象的错误。现代医学认为慢性便秘指便秘病史超过2年，或年幼时即已发病，经一般药物及非手术方法难以奏效的便秘。结合便秘临床表现特点、体征及结肠运输试验、钡灌肠、排粪造影、电子结肠镜、肛管直肠压力测定等辅助检查，常可更清楚的诊断慢性便秘。慢性便秘可以由多种疾病引起，随着医学模式由传统的生物医学模式向生物一心理~社会医学模式的转变，以及我国人群饮食结构的改变，精神、心理和社会因素的影响，便秘发病率逐渐上升，慢性便秘导致精神心理障碍的患者也与日俱增。因此，如何做到既能治疗便秘，又能干预患者的精神心理障碍，是当前治疗慢性便秘的迫切任务。由此，杨向东教授运用中医理论，结合现代医学知识，提出了“通腑开郁法治疗慢性便秘”的方法，一举两得，经过多年的临床实践，取得了满意的治疗效果，为临床医生治疗慢性便秘提供了参考的新的思路和方法。

顽固性结肠慢传输型便秘（STC）诊治之我见

李树年　刘　志

（南京医科大学附属淮安一院，江苏　南京，223300）

便秘是一种以大便干燥，有便意但不能排便，排便努挣，便次减少或排便不尽，每周排便次数少于3次，排便困难，同时可伴肛门直肠坠胀感，据国内外研究报道显示，本病为世界范围内的常见病，西方患病率占人群20%左右，患者的生活质量受到不同程度的影响，由此导致的粪性结肠穿孔，结、直肠占位性病变，肛门及肛周病变，心脑血管疾病加重，甚至猝死，心理障碍等，严重危及人们的身体健康。

诊断标准：推荐采用目前国际认同的1999年提出的“便秘罗马Ⅱ诊断标准”。

在过去的12个月中，至少有12周（这12周不一定是连续的）有以下症状中的两个或两个以上：a. 排便费力，b. 排出硬质粪便，c. 便不尽感，d. 肛门直肠阻塞感，e. 手法辅助排便，f. 排便<3次/周。

排除标准：消化道肿瘤累及消化道的系统性疾病，如神经肌肉的病变，内分泌及代谢性疾病，系统性硬化症，神经系统疾病，严重精神障碍等，以及明确病因的继发性便秘。

治疗原则：治疗目的是消除、改善患者症状，提高生活质量，治疗原则是在建立良好的医患关系基础上，告知患者2~3天不排便是无害的，解除患者的顾虑，提高治疗的信心，积极配合治疗，是极其重要的一步。

膳食纤维类制剂应为治疗的一线药物，特别是膳食纤维摄入不足的患者，饮食纤维中的不消化物质通过提高粪便的吸水性能和促进细菌繁殖而增加粪便容量。

治疗方法：作者自拟润肠利魄汤治疗顽固性结肠慢传输型便秘120例。基本方：火麻仁，当归，何首乌，大芸，锁阳，瓜蒌仁，玄参，生地，枳壳，知母。患者服药后，大便渐软，2~3日排便一次，渐为1~2日一次，症状逐渐缓解，排便日一次，畅解，将上方改为一帖服两日，平稳两周后，改为一帖服两日停一日，然后改为隔日服半帖，渐至停药后仍排便正常，此治法应循序递减，勿操之过急。治疗结果：有效80%以上。

讨论：

顽固性结肠慢传输型便秘（STC）是以结肠动力减弱，传输时间延长为特点，患者大多为高龄、病后体弱，有长期服用刺激性泻药病史，《医宗正传》云：“……年高血少，津液枯涸，或因有所脱血，津液暴竭，或新产之妇，气血虚耗，以致肠胃枯涩，遂成便秘，先贤早就将津枯肠燥责之为便秘之因，本方名为润肠利魄汤，魄门者，肛门也。生地，玄参，知母滋阴补液，火麻仁，瓜蒌仁，何首乌，当归润肠增液，枳壳宽肠下气，促进蠕动，老年性便秘，多见脾虚津亏，肾阳虚衰，内寒阻塞。肾阴肾阳为一身阴液及阳气之根本，肾主二便，方内用苁蓉，锁阳配伍诸药，一滋肾阴，二助肾阳，使阴阳平调，正气恢复，腑行乃便畅也。

另，若大便排艰，日久不愈，伴有严重消瘦（恶液质）者，则应及早检查，以排除肠道恶性病变之可能。

浅谈中西医结合诊治出口梗阻型便秘

杨丽梅

（吉林市中西医结合肛肠医院，吉林，132000）

【摘要】随着人们生活水平不断提高，生活节奏和人们的饮食习惯、排便习惯、多胎分娩、先天发育缺陷、老年退行性改变等造成出口性便秘日趋增多。2010年我院收治便秘人数116人次，其中男性2人，女性114人，收住院74人。全体74人术后随访6个月~2年，痊愈69例，5例有效，有效率100%，平均住院12天，无后遗症。

【关键字】中西医结合；治便秘

临床资料：74例（女72例，男2例）年龄34岁~72岁，病程2~20年，直肠钡剂造影检查前突突度16~40mm，直肠前突内脱垂62例，耻直肌肥厚12人，肛直角≤90°。

1. 诊断标准

1.1 排便困难，肛门梗阻感、排便不净、下坠。2~7天排便一次，干硬或手指插入阴道方能助排便或口服润肠通便药助排便。

1.2 肛内指诊直肠前壁薄弱区，嘱病人增加腹压时伴有夹指感，肛管紧张度增高，耻直肌肥厚，子宫后倾，钡剂造影肛管直肠环有切迹，肛直角变小。直肠下段呈囊袋状突向前方。

1.3 肛镜检查：肛镜末端黏膜堆积。

1.4 均有口服导泻药史，排便时长超30分钟以上。

2. 治疗原则

上述病人均采取保守治疗半年，无效方可采取手术治疗。具体方法：

（1）嘱其饮食调节，多饮水，每天饮水1.5~2L。多吃粗纤维食物性食物性食物，每天摄入25克以上。不吃辛辣刺激性食物。（2）养成定点排便习惯，每日取我院自制2号洗剂坐浴熏洗，每日1次，目的促进肛门括约肌松弛，有利于粪便排出。并肛内置入我院自制氯霉素栓。润滑粪便利于排出（3）改善腹部肌张力、加强体育锻炼，特别是顺时针按摩腹部，每日两次，每次十分钟。（4）药物治疗：麻仁润肠丸、蓖麻油、补中益气丸日两次口服。不长期用，间断使用。更年期雌激素缺乏可给予尼尔雌醇，1毫克阴道上药日一次，上述综合治疗方法应用半年，效果不显著者可选择手术治疗。

3. 手术治疗

3.1 前突修补术：

经阴道手术：术前综合辅助检查，预防感染，截石位骶麻，常规消毒，拉钩暴露阴道后壁，取2%利多卡因5ml加入1‰肾上腺素1~2滴。扇形阴道后壁黏膜下麻醉以利于分离组织，沿阴道后壁正中做纵切口，梯形钝性剥离至前突囊袋的边缘区域给予切除，范围高出突出范围深大肛提肌，缝合肛提肌使损伤的肛提肌修复缝合3~4针4~0号丝线间断缝合。用2号可吸收线沿阴道下方肌层组织做荷包缝合，闭合囊袋，由内向外，顺序打结，查无出血，局部消毒，凡士林纱条填塞压迫。合并内痔、肛裂可经肛门做肛门侧位内括约肌切断术，常规消毒，距肛缘1.0cm做切口，挑出部分内括约肌切断并扩肛减压，合并内痔的常规消毒，肛管直肠下段用止血钳纵形夹持内痔核，以7号丝线“8”字贯穿结扎，根据痔核分期分别黏膜下注射1ml硬化剂支持固定内痔。

3.2 耻直肌“V”型切除术：

术前2天进软食，术前清洁肠道，应用抗生素，常规消毒，在肛缘6点以外2.5cm做约5cm切口至尾骨尖下缘，逐层切开深达筋膜，术者左手食指伸入肛门向上顶起耻骨直肠肌，右手持钳分离，自尾骨尖下方，耻直肌下缘在耻直肌后面与直肠壁之间向下游离达外括约肌深部上缘，然后沿耻骨直肠肌与括约肌交界处将耻直肌下缘游离约2cm，用刀把止血钳夹持被游离的耻直肌在止血钳内侧将其切除1.5cm~2.0cm，断端结扎缝合。指诊直肠内触及“v”形缺损即成功，局部消毒下放置橡皮条引流，无出血，缝合皮下组织及皮肤，7天拆线

3.3 合并直肠黏膜松弛行结扎注射术，方法术前准备同前‘弯钳分别纵形夹持齿线上1、5、7、11点直肠黏膜、7号丝线贯穿结扎，残端黏膜下注射“新六号”（院内制剂）（结扎点要根据松弛程度）

疗效判断标准：按1992年第七次全国肛肠学术会议的疗效标准

治愈：术后排便每日一次，通畅、规律、无下坠及排不净感。术后2周肛内指诊，检查肛管张力正常，排粪造影“搁架症”消失，用力排便时肛直角明显变大。

有效：术后日排便一次，稍费力，耻直肌张力增加，用力排便时，耻直角明显加大。前突深度变小，黏膜松弛好转。

无效：排便与治疗前无明显区别，排粪造影无明显变化。

全体74人术后随访6~24个月，痊愈69例，5例有效，有效率100%，平均12天无后遗症。

4. 讨论

直肠前突时造成出口梗阻型便秘的常见原因，祖国医学认为便秘发生于燥热内结，气机郁滞，气血两虚。长期中气不足、脾气下陷、气机不畅、故给予补中益气。绝经后期雌激素分泌减少，盆腔肌肉筋膜组织激素依赖性改变，而呈现慢性退行性改变，组织薄弱松弛，阴道直肠的终端距离较近，肛管较短。

不良的排便习惯导致长期腹压增加，均可使薄弱的直肠阴道隔组织扩张形成前突囊袋。前突的存在、使即将排出的便条改变动力的方向，挤向前突内，故出现排便困难，排空不畅，会阴坠胀肛门阻塞感等一系列症状，甚至部分人用手指插入阴道内以助排便，其结果是加重前突。直肠前突形成便秘，恶性循环。针对该病，我们对42例患者采用保守治疗，无效需进行手术治疗。我们根据肛门局部解剖特点，病情的不同及辅助检查，排粪造影，“搁架症”结肠运输实验，排除结肠慢传输性改变。有针对性的综合术式：经阴道、经肛门直肠、经肛门外后方耻骨直肠肌部分切除形成“V”字形切损，指诊肛直角变小。

5. 总结

长期便秘使耻直肌出现病理性改变，保守治疗基本无效，多采用外科手术，以解除肛管狭窄引起的梗阻，而达到治愈的同时嘱病人饮食调节、生活规律、养成良好的排便习惯，以巩固手术效果。总之要根据临床症状，综合治疗远其疗效满意，否则病人远期梗阻更加严重。以上是我几年来的临床工作体会，还有很多不完善的地方，希望广大同仁指教。谢谢！

小儿肠套叠6例临床分析

魏 巍 吕保洲 李相臣 指导：李荣先

（河南省新乡市中心医院，河南 新乡，453000）

【摘要】为探讨小儿肠套叠的类型，诊断，减少误诊，提高治疗效果，回顾性分析小儿肠套叠6例的治疗经过。首诊为急性细菌性菌痢3例，上呼吸道感染1例，肠套叠2例（33.3%）。空气灌肠复位成功2例，失败而转手术4例。本组肠套叠类型回－结肠型3例；回－回肠，结－结肠型各1例。行手法复位4例中，复位后伴肠管坏死，行右半结肠切除，肠吻合1例，伴Meckel憩室切除2例，伴回盲部修补1例。小儿肠套叠早发现，早诊断，早治疗，对空气灌肠复位成功及手术治疗效果都非常重要。直肠指诊检查，简单易行，对肠套叠诊断有特殊意义。

【关键词】肠套叠；小儿；治疗

肠套叠是小儿常见急腹症之一，我院于2000年4月至2001年12月间收治小儿肠套叠6例，现总结报告如下。

1. 临床资料

1.1 一般情况 本组6例，其中男3例，女3例；年龄10个月至10岁，12个月以内4例（66.7%），2岁1例（占16.7%），10岁1例（占16.7%）。就诊季节4～9月4例（66.7%），11～12月2例（33.3%）。

1.2 临床表现及诊断 以阵发性哭闹，腹痛，呕吐，血便和腹部包块等症状中的3项为主。其中阵发性哭闹，腹痛，呕吐2例（33.3%），发热，呕吐，血便4例（66.7%）。

首诊诊断为：急性细菌性菌痢3例，上呼吸道感染1例，肠套叠2例。出现首发症状到就诊时间为24h至7天。首诊后以肠套叠直接收住外科治疗2例，由其他科室转入外科治疗4例，其中儿科2例，传染科2例。

2. 治疗与结果

本组6例均做低压（4.8～8.0kpa）空气灌肠复位，成功2例，失败而转手术治疗4例。肠套叠的类型：回－结肠型4例，回－回肠，结－结肠型各1例。行手法复位4例，复位后伴肠管坏死行右半结肠切除，肠吻合1例，伴Meckel憩室切除2例，伴回盲部修补1例。手术4例患儿术后未出现手术并发症，均痊愈出院，平均住院21天。

3. 讨论

肠套叠的病因至今不明确，小儿肠套叠为婴幼儿时期最常见的急腹症，分为原发性和继发性2种。文献报告，约60%～65%的病例年龄低于1岁。肠套叠终年可见，但以春末夏初发病率较高，这可能与腺病毒引起的上呼吸道及肠道淋巴系统感染有关（1）。

在发病早期，尤其是血便，腹部包块两个主要症状不具备时，往往容易被忽视而当作消化不良或菌痢，肠炎，上呼吸道感染治疗。本组6例中，其中3例首诊为急性细菌性痢疾，1例首诊为上呼吸道感染，肠梗阻分别收住小儿科，传染科治疗。

由于婴幼儿反应性较低，当出现阵发性哭闹，呕吐，血便，腹部包块4大症状之2项者，应怀疑肠套叠的可能，除应认真，仔细地检查患儿腹部情况外，肛门指诊对肠套叠诊断有特殊意义，并且简单易行。本组仅有2例在首诊时做过直肠指诊，误诊的4例均未行直肠指诊，因此对疑诊患儿直肠指诊应列为常规。对某些症状不典型而又怀疑为该病的患儿，应做低压空气灌肠协诊；但对怀疑肠坏死，腹胀严重或空气灌肠，钡剂灌肠失败者，应行剖腹探查。值得注意的是，肠套叠的好发季节及症状可作为鉴别诊断参考，菌痢多好发于夏天，可出现高热，便血多为脓血，腹部无包块。应注意有时腹痛反复发作，患儿可因疲惫无力再哭闹，甚至转为抑制状态，被误认为无腹痛。X线透视下做空气或稀钡低压（4.8～8.0kPa）灌肠是一种简易和有效的肠套叠诊断和整复治疗措施。

PPH 加消痔灵在直肠远端内套术中应用

张海容

（澄城县肛肠病医院，陕西　澄城县，715200）

【摘要】目的：分析在直肠远端内套黏膜环切术中采用 PPH 加消痔灵注射手术的可行性，方法：回顾分析 2006 年 7 月至 2010 年 7 月。31 例直肠远端内套。患者接受 PPH 含硬化剂（消痔灵）柱状注射手术的临床资料，术后随访 6 个月至 2 年，针对 31 例患者症状与大便改善情况。结论：PPH 加消痔灵在直肠远端内套黏膜补切术和消痔灵柱状应为术中安全可行，具有创面小，恢复快，治疗效果肯定。

【关键词】直肠远端内套，吻合器，痔上黏膜环切，消痔灵

直肠远端内套是出口梗阻型便秘中常见的原因之一，其临床症状主要表现为直肠排空困难、费力、肛门阻塞等，大便形状变细，不连续，骶尾部憋胀明显，排便时间延长等，手术前须做指诊、肠镜排除肠道肿瘤，结肠镜慢运输，借助排粪造影等检查确诊。

1. 一般资料

我院 2006 年 7 月至 2010 年 7 月，31 例采用 PPH 环切内套黏膜加消痔灵柱状注射，其中男 5 例，女 26 例，年龄 32 岁～64 岁，平均年龄 45 岁，病程 3～20 年，平均 8 年。所有患者接受排粪造影试验、结肠慢性运输实验、纤维结肠镜检查，手术选择直肠远端内套距肛缘约 6～9cm。31 例患者中，其中单纯内套 12 例，合并痔疮 13 例，直肠前突 6 例，以上手术患者均接受保守治疗 6 个月以上疗效不明显或无效。采用美国强生公司 PPH03 痔切除吻合器、包括吻合器、肛管扩张器、肛镜缝扎器和带针器及常规器械，消痔灵、7 号腰穿针。

2. 手术方法

术前洗肠，采用持序硬腰外麻醉，取截石位，采用 2% 碘伏消毒肛周，扩肛后用稀释碘伏（10：1）消毒肠腔，固定扩张器。一般取，1 点、3 点、7 点、11 点齿上体 3cm 用 10 号丝绒引单荷包缝合为引绒，每针的进针点即前一针的出针点、缝针的三等度须达肌层、后取出缝线器，将吻合器旋开最大程度，经扩肛将其折钉座伸入到荷包绒补上刀，收紧荷包绒，使松弛黏膜在同一水平，牵进吻合器套管内，旋紧吻合器的尾翼至规定的刻度线，女性患者确保阴道后壁未进入吻合器套管内，击收吻合器 30s，反向旋转尾翼、一周后缓解退击吻合器。完后检查吻合口有无活动性出白，必要时缝针加强。后分别于截石位 1 点、3 点、7 点、11 点、药用 1∶1 的消痔灵柱状注射，但消痔灵总量不宜超过 80ml。

3. 结果

所有手术均顺利实施，31 例患者吻合口无狭窄，愈合良好，术后予以禁食，绝对卧床 2 周，饮食结构调理及便时用开塞露辅助，配合做操及功能锻炼等措施，好转出院。平均住院 9 天，一般症状明显缓解时间 2～3 个月，消失在 6 个月左右。术后随诊 6 个月至 3 年内，20 例治愈，7 例好转，4 例无效。

4. 讨论

吻合器在直肠远端内套黏膜环切术中具有可行性及安全性。传统手术（胶圈套扎术、直肠黏膜纵行折叠、黏膜短缩术）采用取点，分段结扎的办法，术后须绝对禁食 5 天、卧床 2 周，结扎线脱落平均 10 天左右，住院日期平均约 15 天。相比之下，运用吻合器具有手术时间短、切除内套黏膜相对完全、恢复快、病发症少的优点。但是，直肠远端内套黏膜切除范围应以排粪造影提供内套情况而定，大部分已超过吻合器黏膜切除范围，用双吻合器可解决。而双吻合器对黏膜切除范围难以把握，术后吻合器在同一平面易形成狭窄环，切除过多因张力原因易发生大出血的危险，且代价大。吻合器的固定作用随着时间的延长而减弱，有再次内套可能，因此配合消痔灵注射，体现以下三方面效果：使直肠黏膜下与肌层粘连；肌层与浆膜层之间的粘连；在直肠与骶骨及直肠周围组织间的粘连。从而使黏膜和周围组织的位置固定，得以加强和持久，防止黏膜再次内套可能。吻合器加消痔灵注射治疗，降低了复发率和并发症率，减轻术后不适提供了一种简便、有效、安全、无痛苦、微创化的治疗方法。

5. 结论

出口梗阻型便秘常见类型—直肠远端内套的手术治疗，从病程、效果上都是肯定的。我国有近千万名患者受到直肠远端内套带来排便困难的痛苦困扰，约有 25% 的患者需要手术，一种简便实用的手术方法显得尤为重要。

吻合器加消痔灵硬化注射直肠远端内套治疗效果令人鼓舞。但是，它与传统手术在效果上无显著性差异，同样存在症状时有时无的情况，内痔吻合器尤其是双吻合器价格昂贵，不能重复使用，需要熟练手术技巧和学习曲线。

外科治疗大肠癌性急性肠梗阻68例总结

黄　熠

（大连大学附属新华医院肛肠科，辽宁　大连，116021）

【摘要】目的　探讨大肠癌性肠梗阻的外科治疗方法。方法　回顾性分析1989年以来收治的68例大肠癌并急性肠梗阻患者的治疗情况，发现经验与教训。结果　行右半结肠一期切除吻合25例、捷径手术1例、左半结肠一期切除吻合31例、Miles术5例、Hartmann术2例、单纯造瘘4例，术后切口感染6例、吻合口漏2例（左半结肠），死亡2例。结论　早期诊断大肠癌是防止梗阻的关键；年青人大肠癌发病率增高、恶性度高、老年人合并症高、危险性高；只要掌握手术适应症，重视围手术期及术中处理，对大肠癌性肠梗阻（包括左半结肠癌和直肠癌）一期切除肠吻合是可行的。

【关键词】大肠癌；急性肠梗阻；外科治疗

我院自1989年以来共收治大肠癌急性肠梗阻68例，取得良好效果，现报告如下：

1. 临床资料

本组病例男39例，女29例，年龄36~82岁之间，平均52.1岁，单纯合并高血压、心脏病、糖尿病36例。

2. 方法与结果

本组患者入院后，经积极完善辅助检查，包括腹平片、B超、CT、经肛门灌肠、电子结肠镜等，确诊为癌性肠梗阻，给予胃肠减压、抗炎，纠正水电解质紊乱及酸失衡，并处理种并发症，如冠心病、高血压、糖尿病、呼吸系统疾病、贫血、低蛋白血症。在患者耐受情况下，基本上于入院后1~3天内手术，其中26例右半结肠癌患者，捷径手术1例，一期切除吻合25例，术后无吻合口漏发生，1例重度感染休克死亡。42例左半结肠癌，4例行单纯造瘘术，5例行麦氏术，2例行Hartmann术，31例行一期切除吻合，术后1例肠麻痹，MOF死亡，6例切口感染，2例吻合口漏，行二次手术。术中给予肠道减压、灌肠，回盲部置蕈状管引流，肛管减压，腹腔引流等措施，术后予抗炎、营养（肠外营养、肠内营养），支持对症治疗。

术后病理证实为腺癌62例，黏液腺癌5例，未分化癌1例。

3. 讨论

3.1 大肠癌临床症状不典型，未引起人们注意，本组大多数患者早期误认为患内痔、肠炎、便秘等，单纯予以对症治疗，而未及时就诊，等发展至肠梗阻时，由于长期消耗，多伴有营养不良、贫血、酸碱失衡、离子紊乱等，延误手术时机，增加手术风险，甚至影响生命。本组2例患者由于未及时就诊，毒素吸收，感染性休克，多器官系统功能衰竭而死，所以提高对大肠癌的早期诊断率，是防止癌性肠梗阻的关键。

3.2 本组患者45岁以下10人，其中35岁以下4例，比例较高（8/65），且术后病理证实为4例黏液腺癌；1例未分化癌，恶性度高，说明大肠癌发病有年轻化、高恶性之趋势，年龄越来越轻趋势明显。

3.3 本组病患60岁以上47例，其中有34例合并心、肺、肝疾病及糖尿病，由于梗阻毒素吸收，营养欠佳，代偿能力差，术后恢复较差，并发症较多，6例发生切口感染（4例为DM患者，2例贫血、营养不良、低蛋白患者），1例因MOF死亡，另1例因感染性休克死亡，所以老年患者合并症多，危险性高，治疗上相对困难，应予以充分认识。

3.4 对于右半结肠癌行一期手术除吻合已被公认为标准术式，这与右半结肠的生理、免疫、解剖均有密切关系，Baker，JR等有报导，我院对25例右半结肠癌行一期切除吻合术后均未发生吻合口漏。

对于左半大肠癌传统观点认为，一期手术术后发生吻合口漏的可能性大，故传统手术为分期手术，即一期造瘘、二期手术切除，我院对42例左半结直肠癌行Miles术5例、单纯造瘘术4例、Hartmann术2例，一期切除吻合术31例（术中给予肠道减压、灌肠、肛管减压等），术后2例发生吻合口漏，吻合口漏的发生率为2/31，低于国内的平均值7.3%，故我们认为一期手术的并发症（主要是吻合口漏）的发生率与分期手术发生率相仿，对左半结肠直肠癌性梗阻行一期手术是可行的，但应注意如下几点：

1）严格掌握手术适应症，手术方案应遵循个体化原则，根据患者全身情况，肿瘤的具体情况及术中肠管的情况分别予以正确对待，对于患者年龄小于80岁，体质尚可，不伴有严重贫血低蛋白及营养不良，无严重心脏病（高血压病三期以内，陈旧性心梗超过半年），糖尿病血糖控制在8～10mmol/L左右，无严重并发症，肝功能为代偿期，无黄疸及腹水，急性肠梗阻不超过3～5天，肿块能切除且位于直肠中段（距肛门5～6mm以上），无肠穿孔肠破裂腹膜炎及癌性腹水，无腹腔内广泛转移，且术中观察梗阻近端肠管血运良好，黏膜红润，小动脉搏动明显，肠蠕动存在，无明显肠管扩张及肠壁菲薄，肠管无明显充血水肿潮红等炎症表现。吻合后肠管张力不大（尤其是系膜缘），肠蠕动时，无明显绷紧痉挛之现象，符合上述条件，尽量一期手术切除肿痛，解除梗阻，提高患者生存质量，减少痛苦，减轻经济负担，但不可强求，本组2例吻合口漏是由于吻合近端肠管炎症水肿明显和吻合后肠管张力大所致，综合条件差的可行Hartmann术，尤其年老体弱者不宜扩大切除。

2）重视用手术期处理：术前纠正贫血及低蛋白血症，给予新鲜血浆、血液、复方氨基酸及白蛋白，使Hb＞10g/l，Tp＞60g/l，ALB＞30g/l；纠正酸碱失衡及离子紊乱，补充钾、镁、磷、钙等多种微量元素及维生素，尤其术后控制饮食期间，定期监测血生化、离子及血气变化，随时调整液体量及成份；处理多种并发症，对于糖尿病监测指法血糖并给予胰岛素，使血糖波动于8～10mmol之间，防止血糖过低，引起脑缺氧，禁食期间胰岛素与糖之间对抗量为1u：4～5g，进食后，通过监测三餐前指法血糖来调整胰岛素用量；抗炎治疗术前2～3天给予头孢哌酮钠及甲硝唑静滴，术中麻醉诱导期给予静注头孢哌酮钠，术后继续抗炎治疗5～7天，抗菌素选择为头孢三代十甲硝唑（抗厌氧菌）。

术后禁食期间予以肠外营养，进食后给予肠内营养，应循序渐进，按禁食水——禁食不禁水——全流食——半流食——普软食的顺序，半流食应于术后5～7天给予，过早饮食，可导致肠内容物多、细菌多、吻合口漏。通过以上途径，可提高患者的耐受力，减少并发症的发生。

3）术中操作十分重要，为了尽快解除梗阻，清除肠内积存内容物，缓解肠管压力，减轻肠壁水肿，减少吻合口漏的机会，我们术中采取许多行之有效的方法，术中给予肠管减压，切开肿瘤段肠管后，用吸引器吸出近端肠管内稀便，同时避免损伤肠黏膜，并用快速手工减压法，即双手交替挤推肠内容物，从小肠向大肠方向推出梗阻近端肠管放置内容物，不能污染周围组织，大部分肠内容物清除后，给予肠道灌洗，自阑尾插管顺式冲洗，分别用温盐水5000毫升，甲硝唑1500毫升二次冲洗，确保吻合成功。对于低位吻合置肛管减压，术后保留10～12天；回盲部置蕈状引流管，术后保留14天左右；并置腹腔引流，可以观察有无粪便及气体流出，判断有无吻合口漏，一旦发生吻合口漏还可以起到引流作用，最后保证良好吻合即“上空、口松、下通”的原则，对于吻合不确切的可在吻合口周围全层加固一周。

总之，通过对68例大肠癌性肠梗阻的治疗，我们深深体会到：应提高对大肠癌性肠梗阻的认识，尤其是年青患者及老年患者，一旦发生急性梗阻，要抓紧时机及早手术，只要充分的术前准备，重视围手术期的治疗，掌握好适应症，正确的术式选择，术中规范操作如肠道减压、灌洗、肛管减压、置引流管、吻合达标，对于大肠癌性急性肠梗阻行一期切除吻合是安全有效的。

慢性便秘的诊治提纲

陈少明[1]　于庆环[2]

（1. 上海浦南医院，上海，200000；2. 上海浦东新区迎博医院，上海，200000）

流行病学：各国关于便秘的调查资料，方法不一。美国人群中便秘患病率的范围在2%到28%之间，我国北京、天津和西安地区对60岁以上老年人的调查显示，我国60岁以上老年人的慢性便秘比率高达15%～20%。而对北京地区18～70岁成年人进行的一项随机、分层、分级调查表明，慢性便秘的发病率为6.07%，女性是男性的4倍以上，且精神因素是高危因子之一。

便秘的危害性：随着饮食结构的改变及精神心理和社会因素的影响，便秘已严重影响了现代人生活质量；且在结肠癌、肝性脑病、乳腺疾病、早老性痴呆等疾病的发生中有重要的作用；在急性心肌梗塞、脑血管意外等症时便秘可导致生命意外；部分便秘和肛肠疾病，如痔、肛裂等均有密切的关系。因此，早期预防和合理治疗便秘，将会大大减轻便秘带来的严重后果和社会负担。

健康人排便习惯多为一日1～2次或1～2日1次排便，粪便多为成形或为软便（如Bristol类型中的4型和5

型），少数健康人的排便次数可达3次/日，或3日1次。粪便呈半成形或呈腊肠样硬便（如 Bristol 类型中的6型和3型）。正常排便需要肠内容物以正常速度通过各段，及时抵达直肠，并能刺激直肠肛门，引起排便反射，排便时盆底肌群协调活动，完成排便。以上任一个环节的故障，均可能引起便秘。因而对便秘患者应了解引起排便故障的环节、机制及有关的病因和诱因，方可能制定合理的治疗方案。

一、慢性便秘的病因

慢性便秘有功能性和器质性病因。器质性病因可以由胃肠道疾病、累及消化道的系统性疾病如糖尿病、硬皮病、神经系统疾病等，许多药物可以引起便秘，如下：

1. 肠管器质性病变如肿瘤、炎症或其他原因引起的肠腔狭窄或梗阻。

2. 直肠、肛门病变：直肠内脱垂、痔病、直肠前膨出、耻骨直肠肌肥厚、骶直分离、盆底病等。

3. 内分泌或代谢性疾病：如糖尿病肠病、甲状腺功能低下、甲状旁腺疾病等。

4. 神经系统疾病：如中枢性脑部疾患、脑卒中、多发硬化、脊髓损伤以及周围神经病变

5. 肠管平滑肌或神经元性病变

6. 结肠神经肌肉病变：假性肠梗阻、先天性巨结肠、巨直肠等。

7. 精神及心理障碍

8. 药物性因素：铝抗酸剂、铁剂、阿片类、抗抑郁剂、抗帕金森氏病药、钙通道拮抗剂、利尿剂以及抗组胺药等。

二、慢性便秘的检查方法及评估

慢性便秘的诊断方法包括病史、体格检查、有关化验、影像学检查和特殊检查方法。

病史：详细了解病史，包括有关便秘的症状及病程、胃肠道症状、伴随症状和疾病，以及用药情况常能提供十分重要的信息。注意（1）、有无报警症状（如便血、贫血、消瘦、发热、黑便、腹痛等），（2）、便秘症状特点（便次、便意、是否困难或不畅以及粪便性状），（3）、伴随的胃肠道症状，（4）、和病因有关的病史，如肠道解剖结构异常或系统疾病，及药物因素引起的便秘，（5）、精神及心理状态及社会因素。

一般检查方法：

（1）肛门直肠指检常能帮助了解粪便嵌塞、肛门狭窄、痔病或直肠脱垂、直肠肿块等症，也可了解肛门括约肌的功能状况。

（2）血常规、便常规、粪便隐血试验是排除结、直肠、肛门器质性病变的重要而又简易的常规。必要时进行有关生化和代谢方面的检查。

（3）对可疑肛门、直肠病变者，直肠镜或乙状结肠镜/结肠镜检查，或钡剂灌肠能直视观察肠道或显示影像学资料。

特殊检查方法：对慢性便秘患者，可以酌情选择以下有关检查。

1. 胃肠通过试验（gastrointestinal transit test，GITT）；

2. 肛门直肠测压（anorectal manometry ARM）；

3. 结肠压力监测：将传感器放置到结肠内，在相对生理的情况下连续24～48h 监测结肠压力变化。对确定有无结肠无力，对治疗有指导意义。

4. 气球排出试验（balloon expulsion test BET）；

5. 排粪造影（barium defecography BD）；

6. 其它：如盆底肌电图，能帮助明确病变是否为肌源性。阴部神经潜伏期测定能显示有无神经传导异常。肛门超声内镜检查可以了解肛门括约肌有无缺损等。

三、慢性便秘的治疗

其治疗原则是根据便秘轻重、病因和类型，进行综合治疗，恢复正常的排便习惯和排便生理。

1. 一般治疗　加强排便的生理教育，建立合理的饮食习惯（如增加膳食纤维含量，增加饮水量）及坚持良好的排便习惯，同时应增加活动。

2. 药物治疗　选用适当的通便药物。选择药物应以少有毒、副作用及药物依赖为原则，常选用的如膨松剂（如麦麸、欧车前等）和渗透性通便剂（如福松、杜秘克）。应用福松治疗功能性便秘的随机对照观察显示，对增加排便次数和改善粪便性状疗效均称好。对慢传输型便秘，还可加用促动力剂，如西沙必利或莫沙必利等。复方

角菜脂酸能对治疗痔源性便秘有效。

3. 心理疗法与生物反馈　中、重度的便秘患者常有焦虑甚至抑郁等心理因素或障碍的表现，应予以认知治疗，使患者消除紧张情绪。生物反馈疗法适用于功能性出口梗阻型便秘。

4. 外科治疗　如经严格的非手术治疗后仍收效不大，且各种特殊检查显示有明确的病理解剖和确凿的功能性异常部位，可考虑手术治疗。

便秘的治疗

陈少明[1]　于庆环[2]

（1. 上海浦南医院，上海，200000；2. 上海浦东新区迎博医院，上海，200000）

由于习惯上对便秘的治疗多采用“泻下通便”的治法。施用最多也最广泛的是“泻下通便”法，凡是各个有药品出售的地方，随便都可以找到数种泻下通便药：容积性泻剂、润滑性泻剂和刺激性泻剂。再从各个版本的药典、药物手册来看通便药的组成，多数药物配方中都含有：容积性泻剂、润滑性泻剂和刺激性泻剂和泻火清热作用的中药。这些药不仅是一些医生给病人滥用，多数病人在便秘时也会自己买来使用。由于这种治疗方法存在着缺陷，便秘不能从根本上得到治疗。于是就要反复或长期施用，多数病人的用药量越来越大，效果却越来越差，甚至是服用泻下通便药也排不出大便，十分痛苦。近几年，随着对出口梗阻型便秘的发现、认识、研究，似乎对难治性便秘又趋向于手术治疗，短期内尚未发现明显的并发症和后遗症，并且取得了明显的效果，但是，远期疗效尚需观察，有关生物反馈疗法和中医中药的辨证施治，应该是一种发展方向应投入多的研究。

1. 便秘的治疗原则

1.1 首先采用严格的非手术治疗：（1）改善生活方式，使其符合胃肠道通过和排便运动生理。增加膳食纤维摄取及饮水量，养成良好的排便习惯。增加运动；（2）调整心理状态，有助于建立正常排便反射；（3）治疗原发病和伴随病，有利于治疗便秘；（4）尽可能避免药物因素，减少诸类药物可能引起的便秘；（5）针对导致便秘的病理生理选用药物治疗，结肠慢传输型便秘应选用肠动力药，合理选用容积性泻剂、润滑性泻剂和刺激性泻剂。应避免滥用泻剂；（6）生物反馈治疗，纠正不当、无效的排便动作；（7）中医辨证施治、中药治疗。

1.2 经过一段时间严格的非手术治疗后收效不大，各种特殊检查显示有明确的病理解剖和确凿的功能性异常部位，可考虑手术治疗。应慎重掌握手术适应证，针对病变选择相应的术式，有多种病变同时存在时应手术解决引起便秘的主要病变，但也同时解决次要的或续发的病变

2. 便秘的治疗方法

2.1 一般的治疗

2.1.1 改变生活方式，如增加膳食纤维摄取及饮水量。应使病人了解慢性特发性便秘是一种慢性病程，为了取得满意的疗效必须改变生活方式，如增加膳食纤维摄取及饮水量。膳食纤维不仅能增加肠内容物的量，而且其在结肠内被细菌腐败时生成对肠黏膜上皮有营养价值的短链脂肪酸，对胃肠道黏膜的正常生长有重要的作用。纤维，是饮食中重要的一个组成部分。可溶性纤维~包括含果胶的物质及水胶状质，均可在食物中找到，像在水果、蔬菜、荚果和燕麦麦麸中。不可溶性纤维，包括纤维素和兰纤维素，在全部的谷类食品中均可找到。从谷类食品到肉类制品，纤维补充品可以促进各类食品的纤维含量。传统增加食品中纤维含量的方法是从谷类食品像小麦、玉米、燕麦中摄取。除了这些还有其它各类食品，像水果、蔬菜和很少用到的大麦。这些都是可食用纤维的来源。几乎没有任何的实例可以证明纤维性通便剂比其他的通便剂的药效强。但是，因为其对于身体的健康有益处及使用的安全性，对于慢性便秘病人的治疗开始用通便剂是合理的。

2.1.2 调整心理状态、养成良好的排便习惯，以及生物反馈治疗。调整心理状态、养成良好的排便习惯，以及生物反馈治疗、纠正不当、无效的排便动作，有助于恢复建立正常的排便反射。生活方式的改变及病人的受教育程度在控制便秘方面是很重要的因素。对于便秘患者，给其介绍病情，保证治疗是治病的开始。对于特殊类型的便秘患者可以用比药效更强的方法。这些方法包括行为疗法、盆底功能障碍生物反馈。

2.2.1 便秘的西药治疗：西药治疗便秘具有服用方便的特点。按照泻下通便的机理，分为四类：

第一类是刺激性泻药。这类泻药及其体内代谢产物直接刺激肠壁，使肠蠕动加强，从而促进粪便排出。如果导片、蓖麻油、大黄等。此类泻药是便秘病人最常自服的药物，如果长期使用能引起肠道应激性降低的副作用，

所以不宜常用。

第二类是稀释性泻药，又称容积性泻药。这类泻药能阻止肠道吸收水分，使肠内容积增大。同时它们口服后很难吸收，能在肠内形成很高的渗透压，使水分和食糜容量增大。由于容量大，肠道被扩张，机械性地刺激肠道，引起肠蠕动增强而排便。这类泻药有硫酸镁、硫酸钠（芒硝）等。

第三类是润滑性泻药。如液体石蜡、食用油等。这类泻药能润滑肠壁、软化大便，使粪便易于排出。液体石蜡口服或灌肠后不被吸收，同时可以阻碍肠中水分的吸收。作为理想的通便剂，但有油渍污染内裤的现象，长期应用可干扰维生素 A、D、K 以及钙、磷的吸收。

第四类药是促肠动力药，在药物治疗慢性特异性便秘方面，应针对导致便秘的病因来选用药物，对结肠慢传输型便秘应选用促肠动力药，如普卡比利（Prucalopride），其促结肠动力的效果较理想。容积性泻剂、润滑性泻剂和刺激性泻剂均有一定的副作用，特别是刺激性泻剂几乎都含有蒽醌类物质，长期服用不但会导致“泻剂依赖”，而且还可能引起结肠黑变病，并损害肠神经系统，使结肠的动力减弱。所以长期使用泻剂亦是导致慢性便秘的一个原因。

对以上泻药可按作用时间选择应用。稀释性泻药作用时间快，服后 4～6 小时即可排出水样粪便，常伴有腹痛，主要用于急性便秘、顽固性便秘，不宜长用，服药后应多饮开水。刺激性泻药作用慢，宜临睡前服用，服后 6～8 小时排便。润滑性泻药适用于年老体弱者，液体石蜡每晚临睡前服 10～20 毫升，第二天早晨起床排便，有利于养成定时排便的条件反射。

妊娠及月经期一般禁用剧烈泻药。肠道器质性病变，如肠梗阻，一般也不用泻药。

2.3 粪便嵌塞的治疗

粪便嵌塞是以结肠完成物质排泄开始治疗的。开始，给大便干燥的病人直肠内注入矿物油灌肠剂。若做进一步治疗，做一个腹部 X 射线片来检查是否有梗阻。若无机械性梗阻可口服聚乙二醇（如：Golytely）直到有疗效(8 升或 8 升以上的聚乙二醇可促进完全排泄)。建议每日口服此药，口服三次。在结肠排空后，改变了的生活习惯、纤维通便剂、生理盐水通便剂、渗透通便剂及灌肠通便剂以及新兴的大肠水疗方法等都可维持正常的排便。在正常的排便习惯形成的几个星期后便可停止服用通便剂了。

2.4 特殊便秘的治疗

2.4.1 婴儿便秘的治疗：对于轻微的、自限性的便秘（婴儿排便困难）最好的治疗方案为仔细观察与父母的耐心教导使婴儿改进其不良的排便习惯。对于需要治疗的便秘。对于肛内温度测定、甘油的使用、含有山梨糖醇的的果汁的服食等是否有利或有害，现在尚不清楚，但最危险的是使用磷酸钠盐灌肠及使用矿物油，它们是婴儿便秘的禁忌。

有些婴儿出生不久，大便就不顺当，隔 1～2 天或 3～4 天才解 1 次。更有甚者，若不予处理则不会排便，常使家长愁上心头。究其原因，大多数与所哺乳类营养成分失调有关。多数因为乳中尤其是牛奶及其制品中蛋白、脂肪过多而碳水化合物不足造成。就蛋白质而沦，当乳中蛋白质过高时，因蛋白质（如牛奶、奶粉中的酪蛋白）较难以消化吸收，多余的就会与钙结合成坚实的粪块。在大众的印象中，脂肪、油酸常能润肠，怎么多了倒会便秘？与我们的想像相反，脂肪多了也可与肠腔中的钙结合成皂块，在婴儿大便中见到的白色奶瓣即是皂块。此外，脂肪分解后形成的短链脂酸，到了大肠可以降低大肠蠕动，大便在那里贮久了，水分被吸收，就留下了干巴巴的粪块。解决这种便秘并不困难，只要每天给婴儿添喂点米汤就可以了，当然必须沥去米汤中的饭粒。幼婴若数日未解便，大便干结，此时应先用甘油栓或小儿开塞露通便。用开塞露一般只要用一半药液即可，挤入后要让药液停留在肠内至少 10～15 分钟，让药液软化粪块才排便。若挤入后立即拉出，是没有达到药效的。

婴儿便秘除上述最常见的原因外，还有一些少见原因：如肛周炎症，或因硬实粪块或手指抠挖造成肛裂，使婴儿排便时肛门疼痛难忍，久而造成继发性便秘，这时粪便表面还会带血。此时除软化大便外，还应勤换尿布，清洁肛周，医治肛裂和皮炎。

另有少见的便秘原因是：先天性巨结肠患儿自出生后即有大便不正常，时而数日不排便，时而拉出大量稀便，腹胀严重。因多有营养不良，皮脂菲薄，腹部常见扩张的肠段蠕动。先天性甲状腺功能不全，又称克汀病或呆小症。患儿除便秘外，还表现为皮肤粗糙，体温低下，少吃懒动；很少啼哭，哭则声如“老鸭叫”；腹胀，面与下肢似肿非肿，面容呆板，舌常外伸。这些便秘要根据病因和进行药物或手术治疗。

2.4.2 少儿的便秘治疗：便秘在儿童中非常常见，估计 5～10% 的儿科病人有便秘或大便失禁症状。根据对儿童病人的调查，显示便秘是胃肠系统中第二位的最常见疾病。对少儿便秘的诊断需要仔细的病史询问，诊断性检查往往并不是非常重要。对于儿童胃肠最常见的习性是随着生活环境的改变而改变以至于出现一些胃肠症状。便秘症状的出现往往开始于儿童首次较为痛苦的排便之后。对于儿童便秘的治疗较困难，它需要医生、父母的长期指导、解释、医治，但最重要的是对小孩排便指导和训练。

对于成年人和儿童，便秘的差别较大，对于90～95%的儿童便秘，患者无明显的器质性病因，发病几率最大是在少儿自己排便训练时发生在2～4岁间。最常见的原因是当儿童经历了第一次较疼痛的排便而致的儿童延迟排便。在最常见的器质性便秘是肛肠异常、甲低、腹腔疾病以及致便秘药物的服用。

儿童便秘较难治疗，经常需要长时间训练和合适的医治。在对小于5岁的便秘患者调查中，50%的在1年内康复，65%－70%在两年内康复。对于到底有多大比例的儿童便秘患者一直延续到成人仍就便秘就不是很清楚了，但对于有巨结肠的成人便秘患者他们往往有少儿时的下腹肠道疾病史。解剖相关疾病：脓肿，肛瘘、肛门狭窄、肛门闭锁等；代谢疾病 ：低钾血症，低镁血症，低磷血症，高钙血症、囊性纤维化等；神经性疾病相关：神经性疾病相关：脑瘫，脊髓脊膜突出；内分泌的疾病：糖尿病，多发性内分泌腺瘤，甲低，高甲状旁腺血症 ；结肠神经原性疾病 ：希尔施普龙病，肠道神经发育异常 ；药物原性的 ：抗胆碱能药，抗高血压药，鸦片类，铁剂 。

2.4.3 妇女产后大便困难的治疗特点：

引起产后大便困难的常见原因有以下几点：

①由于妊娠晚期子宫长大，腹直肌和盆底肌被膨胀的子宫胀松，甚至部分肌纤维断裂，产后腹肌和盆底肌肉松驰，收缩无力，腹压减弱，加之产妇体质虚弱，不能依靠腹压来协助排便，解大便自然发生困难。

②产妇在产后几天内多因卧床休息，活动减少，影响肠子蠕动，不易排便。

③产妇在产后几天内的饮食单调，往往缺乏纤维素食物，尤其缺少粗纤维的含量，这就减少了对消化道的刺激作用，也使肠蠕动减弱，影响排便。

产妇在分娩后，一是应适当地活动，不能长时间卧床。产后头两天应勤翻身，吃饭时应坐起来。两天后应下床活动。二是在饮食上，要多喝汤、饮水。每日进餐应适当配一定比例的杂粮，做到粗、细粮搭配，力求主食多样化。在吃肉、蛋食物的同时，还要吃一些含纤维素多的新鲜蔬菜和水果。三是平时应保持精神愉快、心情舒畅，避免不良的精神刺激，因为不良情绪可使胃酸分泌量下降，肠胃蠕动减慢。

如已患便秘，可用黑芝麻、核桃仁、蜂蜜各60克，先将芝麻、核桃仁捣碎，磨成糊，煮熟后冲入蜂蜜，分2次1日服完，能润滑肠道，通利大便。用上述方法效果不明显者，可服用养血润燥通便的“四物五仁汤”：当归、熟地各15克，白芍10克，川芎5克，桃仁、杏仁、火麻仁、郁李仁、瓜蒌仁各10克，水煎二次分服。

2.4.4 老年便秘的治疗特点：首先，老年便秘言应选用微生态制剂。因为这类制剂不仅可以清除体内“垃圾”，调节肠道菌群平衡，使肠道功能恢复正常，保持大便通畅，还能调节机体免疫功能，且副作用少。常用的有含双歧杆菌、乳酸杆菌和粪链球菌的双歧三联治活菌（培菲康）、丽珠肠乐等。

其次，可根据老年人的体质和病情选用内服缓泻剂。

2.4.4.1 单纯性便秘患者，可选用麻仁丸、通泰胶囊和乳果糖。麻仁丸属润肠通便药，每天1～2次，每次6克。通泰胶囊为天然纤维类植物多糖。首次剂量可加倍，维持剂量为每日3次，每次1～2粒，服用时需充分饮水，以空腹服效果最佳。乳果糖通便温和，便秘时的头两天每天服2～3次，每次10～20克，以后每日1次，每次7～10克。但要注意，糖尿病患者禁用！

2.4.4.2 老年高血压、心衰的便秘患者，除了麻仁丸、乳果糖外，还可选用缓泻剂。如液状石蜡，常用量为15～20毫升，用药后6～8小时出现效果，宜睡前服用，但不宜长期服用。老年糖尿病伴便秘的患者可选用西沙比利，西沙比利可加速胃、肠蠕动，一般用量为每日3～4次，每次5～10毫克，餐前服用，但使用该药时应减量。该药禁止与酮康唑、伊曲康唑、咪康唑、氟康唑、红霉素、克拉霉素等药同服。

2.4.4.3 老年便秘者也可选用润滑肠道的各种栓剂，如开塞露、甘油栓等。开塞露为内含甘油的外用肛门栓剂。在便秘时，塞一支开塞露可使大便软化排出。

几点注意事项

老年便秘者在使用泻药通便时，还必须注意：

（1）长期使用某一种泻药，可造成对泻药的依赖，使直肠黏膜的应激性降低，一旦停药，正常的排埂功能难以恢复。因此，使用泻药最好通便后即停，或与其他通便药交替使用。

（2）忌服有刺激性的泻药，如大黄、芒硝、蓖麻油等。因为这类药在小肠部位即起导泻作用，如果多用可引起腹泻、失水、失钾，导致代谢紊乱。

（3）忌长期服用液状石蜡。长期服用该药，会影响脂溶性维生素的吸收，刺激胃肠道肉芽组织增生。

（4）老年便秘患者应谨慎使用能抑制胃肠道蠕动的镇静剂、抗胆碱药（如阿托品、颠茄、山莨菪碱、普鲁本辛等）和有收敛作用的含铝制剂、钙制剂、可待因等药物，因为老年人对这些药物非常敏感，服用这些药物后可能诱发或加重便秘。

另外，老年人如有心肾功能不全、高血压、肠梗阻和肠出血，禁用刺激性泻药酚酞（果导）。

当然，除了使用一些泻药通便外，老年人还应养成良好的卫生习惯。如每天定时排便，多吃粗粮、蔬菜、瓜果，平时多饮水，增加体力活动等，这都有助于防止便秘的发生。

2.5 便秘的外科治疗

近年来，国内外很多学者针对解剖或功能的病理改变采用外科手术来治疗慢性便秘，如对直肠前膨出的直肠前膨出修补术，内括约肌失弛缓的内括约肌全束部分切除术，耻骨直肠肌肥厚的耻骨直肠肌全束部分切除术，盆底痉挛综合征的闭孔内肌自体移植术以及结肠传输功能障碍的结肠部分切除和全结肠切除术等。但是其远期疗效尚不能令人满意，可能与术前对导致慢性便秘的病因未能认识清楚，仅靠所发现的 1 项或 2 项异常而施行了手术治疗，所以在采用外科手术治疗前，必须经过一段时间严格的非手术治疗。非手术治疗无效或收效不大，并经各种特殊检查显示有明确的病理解剖和确凿的功能性异常部位时，才考虑手术治疗。值得注意的是，导致功能性出口处梗阻常是多种病变并存，手术治疗时除应解决引起功能性出口处梗阻的主要病变以外，同时也要解决次要的或续发的病变。对结肠慢传输型便秘，手术治疗前应最少行 2 次以上的结肠传输功能试验，以明确结肠慢传输的部位。

2.5.1 结肠性便秘：多采用结肠次全切除术。

适应证：①经各种保守疗法长期治疗无效的难治性便秘。②明确为结肠全部或部分功能障碍，如结肠乏力、结肠神经元性损害等。③除外出口梗阻病变。

术式的确立：据临床观察，左半结肠运输迟缓者占大多数，全结肠乏力者少见，既往对左半结肠运输迟缓者行左半结肠切除术后获效不显，而国外报道多的全结肠切除术虽疗效肯定，但术后并发症多，日后营养状况较差，因此，我们一般采用结肠次全切除术，既保证疗效，术后并发症也少，对患者营养状况影响不大，全结肠乏力者同样适用。

2.5.2 出口梗阻性便秘

2.5.2.1 直肠前突。适应证：①以直肠前突为主症经 3 个月非手术治疗无效。②排粪造影示前突内有钡剂潴留，前突Ⅲ度。③手助排便史明显。术式：常用经阴道修补术。操作方法：先用肾上腺素盐水浸润阴道后壁，在后壁作一长椭圆切口，中心位于直肠阴道隔的最薄弱处，术者一食指深入肛内作引导，以薄弱处为中心，在阴道黏膜下向两侧分离，显露薄弱部后继续分离至两侧肛提肌外缘，在薄弱部作荷包缝合至肌层，切除多余的阴道黏膜并缝合。对于伴发的直肠内脱垂可同时采用硬化剂注射疗法。

2.5.2.2 盆底痉挛综合征、耻骨直肠肌综合征，临床的共同特征是排便时盆底横纹肌反射弛缓功能失常（unrelaxed pelvic floor syndrome）。耻骨直肠肌、外括约肌呈反常电活动，大力收缩状态呈干扰相或混—干扰相。肛管直肠压力测定，排便弛缓反向肛管压力曲线上升，肛管静息压升高。治疗常用生物反馈疗法、切开挂线疗法，定期紧线。耻骨直肠肌部分切除术式：从尾骨尖向前作正中切口，暴露尾骨尖，作为耻直肌上缘标志。在直肠壁外分离耻直肌 2cm 切除，断端缝扎，分层缝闭。

2.5.2.3 内括约肌失弛缓症：肛管压力测定，正常肛门抑制反射减弱，肛管舒张压降低，肛管静息压升高。治疗常用手指扩肛、内括约肌切开术。

2.5.2.4 肛门失禁生物反馈：将训练电极插入肛管，让患者根据生物反馈治疗仪转化为直观的视听信号，学习提高肌电水平，达到增强肌力，恢复运动功能的目的。肛门失禁成形术：包括括约肌成形术和皮瓣移植肛管成形术。前者术式较多，目的是将肌肉或筋膜移植于肛管周围，增强或代替括约肌功能。适用于括约肌完全破坏及不能用括经肌修补术治疗的患者。后者适用于感觉性肛门失禁，常用 S 形或 V ~ Y 形皮瓣肛管成形术。肌肉起搏装置：适用于薄肌成形术后。股薄肌经不少于四周的刺激后，使其易疲劳的快反应型纤维（2 型）转变为抗疲劳的慢反应型纤维（1 型），以允许股薄肌代替肛门外括约肌完成持续收缩的功能。

2.6 便秘的中医中药治疗

2.6.1 中医中药治疗：中医中药治疗便秘时是通过辨证论治、治病求本的原则来施方用药。其治疗大法是急者治其本，缓者治其本，实者清热通下或行气导滞；虚者益气养血或生津润燥，或温通开闭。

（1）如出现大便干结，排便困难，排便间隔时间延长，伴有口臭口苦，心烦易怒，腹胀纳呆，小便短赤者属于热秘。治宜泄热通腑，或清热润肠。泄热通腑用调胃承气汤（大黄、芒硝、甘草）；清热润肠用麻子仁丸（大黄、枳实、厚朴、麻仁、杏仁、白芍、白蜜）。如便干行涩、肛裂出血，可加地榆、槐花；如腹胀纳呆，可加大腹皮、焦三仙；如目赤口苦、脉弦滑可配用更衣丸或当归芦荟丸。

（2）如出现大便干结或不干结，欲便不得，排出不畅，每于情绪不好时便秘加重，伴有胸胁痞满，腹中胀痛者属于气秘。治宜顺气行气。方选六磨汤（枳实、木香、乌药、沉香、槟榔、大黄）。另可根据病情配加栀子、瓜蒌、桃仁、杏仁、赤芍等。

(3) 如年高体弱、或久病之人，虽有便意，但临厕努挣乏力，排便艰涩不畅，便质并不干结，便后汗出气短者属气虚便秘。治宜健脾益气。方选黄芪汤（黄芪、甘草、陈皮、麻仁、白蜜）。若气虚下陷，肛门坠迫，屡欲登厕而虚坐努责不下时，可加升麻、柴胡等。

(4) 如产后或手术后大便干燥如球，便次虽然正常，但排便不畅，伴有头眩心悸、面色少华者为血虚便秘。治宜养血润燥。方选润肠丸（当归、生地、桃仁、火麻仁、枳壳）。如兼有腰脊酸软，经少色淡者加制首乌、肉苁蓉等。

(5) 若大便艰涩，难以排出，便质或干或不干，畏寒肢冷，腹中冷气攻痛或腰脊冷痛者属阳虚冷秘。治宜温通开秘。方选济川煎（当归，肉从蓉、牛膝、升麻、枳壳、泽泻）可加首乌、核桃肉、肉桂。若阴寒较甚，可配服半硫丸。

(6) 肛门失禁是由于气血衰退，中气不足，气虚下陷。肛门不能收摄或损伤失治而造成的。内治法：凡中气不足，气虚下陷者，治宜补益中气，用补中益气汤加减；脾虚肠滑而遗者，治宜健脾固涩，选方常用理中汤加坷子；因火盛逼肠而遗者，治宜清热缓急，选方常用芍药甘草汤加黄连。外治法：按摩两侧臀大肌、提肛穴和长强穴等。早晚各作提肛运动一次，每次30min。针灸八、腰俞、白环俞、承山、百会等穴。

2.6.2 便秘的中医手术治疗方法：功能性出口处梗阻型便秘中～重度直肠前突，经直肠作直肠前突修补术，合并黏膜松弛者作黏膜折叠缝合；直肠脱垂，成人重度者采用折叠缝合加黏膜下消痔灵点状注射；轻度者单纯使用消痔灵黏膜下注射，促进萎缩固定，术后控制大便1～3天。小儿直肠脱垂也可行注射疗法。耻骨直肠肌综合征可采用耻骨直肠肌部分切除与生物反馈法结合治疗。

2.6.3 便秘的针灸、按摩、气功治疗

2.6.3.1 针灸：对于习惯性便秘还可采用针灸治疗，可取天枢穴、支沟穴、上巨虚穴。实证用泻法，虚证用补法，寒者加灸法。胃肠燥热者配曲池、合谷、尺泽、内庭等穴；肝郁气滞者配太冲、阳陵泉、气海等穴；气虚者配脾俞、胃俞、大肠俞、足三里等穴；血虚者配三阴交、照海等穴；肾阳虚弱者配肾俞、气海、神阙等穴。也可用大葱切碎捣烂，加醋适量，炒热，烫神阙穴（肚脐部），有一定的效果.

2.6.3 按摩、气功

方法1：患儿仰卧，用四指指面或掌根揉摩中脘及腹部各5分钟，患儿俯卧，用拇指或食、中指自命门到长强直推100次，然后用拇指揉长强300次，实秘者，配用拇指按揉腕背横纹中央之3寸处100次，搓摩胁肋3分钟；虚秘者，配合按摩揉足三里、肾俞各3分钟。本法治疗小儿 便秘。

方法2：患者仰卧，术者先顺时针方法摩腹7～8分钟，再用右手食、中、无名指三指指腹在患者左下腹有硬结的部位反复按揉5分钟；患者俯卧，术者在背部两侧膀胱经俞穴从肝俞推揉至腰骶，往返数遍，然后按揉肾俞、大肠俞、八髎、长强等穴各1分钟；按揉足三里、三阴交各1～2分钟。

方法3：患者取仰卧位，先在其腹部由上而下平按几遍，继之绕脐以单手作顺时针、逆时针方向各摩动数遍，掌下触及腹腔内有硬物时，摩动要缓慢柔和，揉摩时间要长些；腹内变软后，摩动可略快些。然后双手之前掌由脐向外推，然后再由外周向脐内合，再用单掌在脐横线上横搓，再左右侧腹部按升、降结肠走向用滚法绕大圈掖揉，以增强肠胃的蠕动，此外，对重点穴位 进行按摩。如按足三里、揉气海，推揉天枢、关元，按三阴交，推按大横，推膈俞、肝俞，按揉肾俞、长强，拿揉合谷，重推支沟，轻揉照海。

方法4：患者卧位，用一指禅法，配合点按胃俞、大肠俞、中脘、天枢、大横、关元、支沟、上巨虚和公孙等，每次1～2分钟，然后以顺时针方向在腹部作团摩10分钟，每日1次，10次为1疗程。实热证，同时点按肝俞、期门、大巨、内庭等穴；虚寒证，同时点按命门、旨俞、气海、足三里等穴，并在腰骶部和下腹部施以擦法，以透热为度。

3. 便秘的治疗现状

3.1 传统医学疗法的改进　传统医学认为慢性传输型便秘（STC）患者多因脾虚，运化不良而致肠弱，众多医家多采取口服中药煎剂、针灸等治法以求健脾益肾、润肠通便、行气消积之功效。近年有学者在继承传统医药辨证治疗慢性功能性便秘（CFC）的经验基础上，对中药治疗的方法学进行了改进，并取得了显著的效果。葛宗淦等在对口服益气润肠汤与经多功能自动全结肠给药器保留灌肠进行对比研究后，认为保留灌肠不仅可以明显改善便秘症状，而且减少了中药对胃的刺激，效果明显优于口服。朱银萍等将STC辨证分型为实证和虚证，采用以中药芦荟为主的复方煎剂以电脑灌肠仪行高位灌肠，通过治疗前后结肠传输试验对照研究证实STC高位灌肠治疗明显延长了中药在结肠的保留时间，实、虚证STC治疗的总有效率分别达93.1%和93.8%，且明显优于一般保留灌肠。

3.2 生物反馈技术（biofeedback）生物反馈技术即使用声音及可视图像反馈刺激大脑来调控身体的功能，从而训练病人学会控制或阻止便秘的发生。1987 年 Bleijenbery 等首次采用这一技术治疗 10 例便秘患者，7 例得以完全缓解。王军等使用 Medtronic synectics 公司的 SRS Orion PC ~ 12 进行压力介导的生物反馈治疗 30 例和 U ~ Control TMEMG Home Traiiner(ii)进行肌电图介导的生物反馈治疗 10 例，总有效率达 62.5%，Hopkins 症状自评量表（SCL ~90）总分也由治疗前的 47.80 ± 31.27 减少为治疗后的 24.05 ± 20.62，全部病例均至少随访 1 年。研究证实，生物反馈技术不仅是一种简便易行的物理治疗方法，对 CFC 患者的心理治疗亦有一定效果，且远期疗效确切。3.3 手术方法 积极慎重的外科手术治疗原发病是顽固性便秘治疗的首选，这一观点已越来越为肛肠外科医师所认可，许多行之有效的手术方法联合应用使得 CFC 的治疗取得了长足的进步。手术的目的即在于使顽固性便秘患者解剖关系得以恢复以改善排便功能，但不容忽视的问题是目前国内尚无统一的诊断治疗标准，手术治疗指征尚有待进一步完善。

3.3 功能性出口梗阻型便秘（FOOC）的手术问题：凡有症状的 FOOC 均需治疗。首先应行非手术治疗，包括饮食治疗，如粗制主食，大量饮水，多吃富含食物纤维的蔬菜及水果，必要时服缓泻剂；增加体育活动，如腹部按摩等。目前，对手术治疗慢性顽固性便秘仍有争议，Keighley 等认为，手术治疗便秘的地位，有待长期实践结果来确定。因此，应严格掌握手术适应症，唯有经长期正规保守治疗失败者才可考虑手术治疗。外科手术治疗 FOOC 的关键是矫正便轴削弱排便时肛管阻力，增加排便动力以缓解便秘症状。FOOC 原发病众多，且多因素并存，故术前应作全面而完整的诊断，手术治疗时必须纠正检查中所发现的所有异常，以求显著的远期疗效，目前 FOOC 常见原发病手术方法有：（1）直肠前突修补术：常用手术入路有经直肠、经阴道及经会阴入路 3 种，其最终目的在于对阴道直肠间隔的薄弱区予以加固；（2）直肠脱垂及直肠黏膜内套叠：不完全性直肠脱垂及直肠黏膜内套叠可经直肠黏膜下或直肠周围行消痔灵注射液、6% ~8% 明矾注射液或医用 ZT 胶等硬化剂行点状或柱状间隔注射术结合塔式缝合术，完全性直肠脱垂可行 Graham 手术或 Gant ~ Miwa 手术等；（3）耻骨直肠肌肥厚症：耻骨直肠肌切断或部分切除术及外切内挂术等；（4）内括约肌失弛缓症：内括约肌切断木等；（5）盆底失弛缓综合征；挂线疗法作为传统医学治疗高位复杂性肛瘘的经典术式一直沿用至今，现运用于因盆底失弛缓综合征而引起的 FOOC 的治疗，取得了满意的疗效。其根本原因在于通过削弱排便时肛管阻力而缓解便秘症状(ii)这一方法的尝试拓展了传统医学的应用空间，开创和丰富了 CFC 的治疗途径。

耳穴压豆配合芪蓉润肠口服液治疗老年性便秘的临床观察

王爱强　汪用文　王　瑾　黄秀娥　王京文　指导：李葆青

（中国中医科学院望京医院社区服务科，北京，100102）

【摘要】目的　观察耳穴压豆配合芪蓉润肠口服液治疗老年性便秘的临床疗效。方法　将 62 例老年性便秘患者随机分为两组。治疗组采用耳穴压豆配合芪蓉润肠口服液的方法进行治疗，对照组采用芪蓉润肠口服液进行治疗。结果　治疗组疗效明显优于对照组。结论　耳穴压豆配合芪蓉润肠口服液治疗老年性便秘疗效显著。

【关键词】耳穴压豆；芪蓉润肠口服液；老年性便秘

便秘是严重影响老年人健康和生活质量的常见的症状之一，据调查，老年性便秘的发病率约为 20.3%，老年人有不同程度的基础疾病，便秘发生时，不仅存在便秘本身的痛苦症状，同时还存在因用力排便而诱发心脑血管等疾病的可能。便秘对老年人的危害是显而易见的，对老年性便秘的康复治疗必须引起重视。我们运用耳穴压豆配合芪蓉润肠口服液的方法进行治疗老年性便秘，取得了满意疗效，现报道如下。

1. 资料和方法

1.1 选择 2009 年 11 月至 2012 年 7 月我院社区科接诊的老年性便秘病人 62 例，年龄 60 ~ 80 岁，按就诊时间次序随机分为治疗组和对照组。治疗组 32 例，男性 14 例，女性 18 例。对照组 30 例，男性 14 例，女性 16 例。两组年龄、病程、性别资料经统计学分析无显著性差异（$p > 0.05$），具有可比性。

1.2 诊断标准　各组病例均符合中华医学会外科学分会肛肠外科学组制定便秘的诊断标准。

1.3 治疗方法　治疗期间，均正常饮食，除肛门坠胀大便难以排出时可紧急使用开塞露外，禁用任何其他可促进或抑制排便的药物或方法。

1.3.1 治疗组　采用耳穴压豆法配合芪蓉润肠口服液的方法进行治疗。

（1）取双侧耳穴：小肠穴、大肠穴、直肠穴、肺穴、皮质下穴、肝穴、肾穴。

（2）按压顺序：按照小肠穴、大肠穴、直肠穴，肺穴、皮质下穴、肝穴、肾穴顺序按压。

（3）按压方法：患者用手指按压耳穴埋豆处，每次每个穴位按压1 min~3 min，每日按压3次~5次。

（4）治疗时间：3天换贴1次，5次为1个疗程，1个疗程后随访确定疗效。

（5）同时口服芪蓉润肠口服液，每次20ml，每日3次。

1.3.2 对照组　采用芪蓉润肠口服液进行治疗。

口服芪蓉润肠口服液，每次20ml，每日3次。

5天为一疗程，3个疗程后随访确定疗效。

1.4 疗效判断　参照中华人民共和国中医药行业标准《中医病证诊断疗效标准》中有关便秘的疗效评定标准。

治愈：2天以内排便1次，便质转润，解时通畅，短期无复发。

好转：3天以内排便，便质转润，排便欠畅。

未愈：症状无改善。

1.5 统计学分析　采用计算机SPSS17.0统计软件，数据采用卡方检验进行处理。

2. 结果

两组临床疗效比较及统计学处理结果见下表。

两组临床疗效比较 n（%）

组别	治愈	好转	未愈
治疗组	18	11	3
对照组	10	10	10

与对照组比较，治疗组与对照组有显著性差异（$p=0.021$，$p<0.05$），说明治疗组疗效优于对照组。

3. 讨论

耳穴贴压治疗疾病，在我国已有悠久的历史，是中医学独具特色的外治法之一。它是把中医的脏象、经络学说结合起来，运用于耳穴治疗，刺激耳穴，以调整经脉、传导感应、调整虚实，使人体各部的功能活动得到调整，保持相对平衡而达到治疗疾病的目的。现代医学生物全息研究学说认为耳穴是机体信息的反应点和控制点，耳穴贴压刺激相应穴位，阻断了原有的病理性传入冲动，代之以正常的生理调节，致使病患减轻或消失。有人研究发现，以指压耳廓胃区进行上消化道造影观察发现，刺激耳廓胃区，可使胃的功能产生明显的效应，即原蠕动波强者可减弱，原蠕动波弱者可加强。

中医认为老年性便秘的病因病机主要为脾虚、肾虚，兼以气机郁滞，以虚为主，虚实夹杂，采用芪蓉润肠口服液治疗老年性便秘，益气养阴，健脾滋肾，符合老年性便秘的病机特点。但在实践中我们发现，部分老年患者服用芪蓉润肠口服液后自述效果并不理想，究其原因，多为既往长期服用苦寒泻下之品伤正所致。故我们设计本方法，采用耳穴压豆配合芪蓉润肠口服液的方法进行治疗，增加肠动力，促进肠蠕动，不伤正气，使老年性便秘得以康复。

通过本研究我们认识到，耳穴压豆法对老年性便秘有很好的疗效，根据老年人的特点联合应用脏腑辨证取穴、相应部位取穴、现代医学理论取穴原则，并按照肠蠕动的方向进行按压穴位治疗老年性便秘拓展了便秘治疗的方法。与其它方法相比，使用耳穴压豆法治疗老年性便秘安全系数高，容易为老年人接受，对老年性便秘的康复起到了很好的作用。

穴位埋线治疗慢运输型便秘26例临床观察

杨士磊　余传学　王　峰　指导：韦俊武

（安徽省阜阳市中西医结合肛肠医院，安徽　阜阳，236000）

【摘要】为探讨穴位埋线治疗慢运输型便秘的临床疗效，随机选取已确诊为慢运输型便秘26位患者为观察对象。结果显示：92.3%结肠传输功能显著改善。结果表明：穴位埋线治疗慢运输型便秘简便易行、疗效可靠。

【关键词】穴位埋线；便秘

结肠慢运输型便秘（STC）是由于结肠内容物传输缓慢所引起的，症状顽固，随着时间的推移其症状进行性加重。本研究对我科 2011. 1—2011. 6 已确诊为结肠慢运输型便秘的患者 26 例回顾性分析，以探讨穴位埋线治疗慢运输型便秘的临床疗效进行观察，现报告如下：

1. 资料与方法

1. 1 一般资料：26 例中，男性 11 例，女性 15 例，年龄 30 ~ 70 岁，平均 49 岁，病程 3 ~ 20 年，排便时间间隔 3 ~ 7d/次，长期依赖口服药物者 18 例，依靠润滑剂通便者 6 例，不用药物 2 例。26 例治疗者均已行结肠镜检查，排除出口梗阻及器质性病变且进行结肠运输实验，确诊为慢运输型便秘。

1. 2 诊断标准：参照中华人民共和国中医药行业标准《中医病证诊断疗效标准 . 便秘》，并按照功能性便秘罗马Ⅱ诊断标准执行。

1. 3 治疗方法：

1. 3. 1 选材：7 号腰穿针头　无菌羊肠线　生理盐水。

1. 3. 2 选穴：

主穴：两侧足三里、天枢、大肠俞。

配穴：热秘加合谷、内庭；气秘加太冲、中烷；血秘加三阴；冷秘加神阙、关元。

1. 3. 3 操作方法：将羊肠线剪成 1. 5 厘米长，在生理盐水中浸泡 3 分钟置入 7 号腰穿针头的前端，将针心从后端插入。常规选穴局部皮肤消毒，根据不同穴位分别采用舒张进针法或提捏进针法，将针头快速刺入所选穴位，然后将针头缓缓进入所需深度，得气后一边退针一边用针心将羊肠线插入组织内。治疗后观察大便次数，性状等改善情况。

1. 4 疗效判定标准：大便 1 ~ 2 次每天，软便者为显效。大便 2 ~ 3 天每次，干燥，但较治疗前已好转者为有效。治疗前后无差异者为无效。2 治疗结果：26 例患者经治疗后显效者 16 例，有效者 8 例，无效者 2 例。

3. 讨论

结肠慢运输型便秘属功能性便秘，中医属"虚秘"范畴。常见于年老体弱、久病产后、身体虚弱等导致的气血亏虚，均可引起便秘。中医将大肠归属于腑。腑是饮食的通道，即所谓"六腑者，传化物而不藏"。大肠的主要功能为传导糟粕，饮食经脾胃小肠消化吸收后，糟粕进入大肠，然后排出体外。便秘病位虽在大肠，但与脏腑经络、气血津液、精神情志皆有密切关系，是人体阴阳、脏腑、气血失调的局部表现。穴位埋线疗法是在针灸理论的指导下，将医用肠线埋入人体相应穴位而产生一系列治疗效应的中西医结合疗法，该法将人体可吸收线埋入穴位处，达到长效刺激穴位，疏通经络的作用。肺与大肠相表里，其主宣发肃降、通调水道。肺气虚，升降失常，大肠传导失司，故选大肠俞。脾主运化，脾虚不运，大肠传导无力 故选足三里以健脾和胃。肾主无液，司二便，肾精亏耗，则肠道干涩，肾阳不足，气化失常，皆引起大肠传导失司而成便秘，故选天枢。

现代研究表明：穴位埋线治疗慢运输型便秘有三大机理：一，改善大肠运动状态，此作用通过兴奋副交感神经，同时抑制交感神经，促进肠蠕动，增加肠液分泌以润滑大便。二，纠正胃肠道肌电紊乱状态，恢复胃肠道基本电节律，加强大肠的紧张性，使收缩力加强，有利排便。三，解除控制排便反射的大脑皮层的抑制，恢复排便反射。

养血润下汤治疗老年功能性便秘 60 例疗效观察

唐海明

（上海市浦东新区光明中医医院，上海　浦东，201300）

【摘要】目的　观察养血润下汤治疗老年功能性便秘的临床疗效。方法　将 120 例功能性便秘患者随机分成两组，治疗组 60 例采用内服养血润下汤治疗，对照组 60 例采用便通胶囊治疗，15 天为一个疗程，治疗 2 个疗程。结果　治疗组治愈 33 例，好转 23 例，无效 4 例，总有效率 93.3%（95% CI = 83.5% ~ 98.1%）；对照组治愈 11 例，好转 34 例，无效 15 例，总有效率 75.0%（95% CI = 62.1% ~ 84.5%）；两组总有效率比较差异有统计学意义（u = 4.0300，P < 0.0001）。结论　养血润下汤治疗老年功能性便秘的疗效优于便通胶囊。其收益为 OR = 0.21（95% CI = 0.07 ~ 0.69），NNT = 5（95% CI = 3.19 ~ 18.98）。

【关键词】老年功能性便秘；养血润下汤；中医药疗法

2008年1月至2010年3月间，笔者采用自拟"养血润下汤"治疗老年功能性便秘60例，现报道如下：

1. 临床资料

1.1 基本资料　入选全部120例均为同期我院门诊及住院患者，随机分为2组。治疗组60例，其中男性27例，女性33例，年龄60～83岁，平均72.3岁，病程5－17年，平均8.9年。对照组60例，男性29例，女性31例，年龄61－81岁，平均73.5岁，病程7－23年，平均9.4年。两组性别、年龄、病程等资料比较无显著性差异（$P>0.05$），具有可比性。

1.2 诊断标准　依据罗马Ⅲ标准制定。即必须包括下列2个或2个以上的症状：①至少有25%的排便感到费力；②至少25%的排便为块状便或硬便；③至少有25%的排便有排便不尽感；④至少25%的排便有肛门直肠的阻塞感；⑤至少有25%的排便需要人工方法辅助（如指抠、盆底支持）；⑥每周少于3次排便。如果不使用泻药，松散便很少见到。诊断肠易激综合征依据不充分。患者须在诊断前6个月出现症状，在最近的3个月满足诊断标准。[1]全部患者均排除器质性疾病导致的便秘，以及各种影响观察的急、慢性疾病。

2. 治疗方法

2.1 治疗组　以养血滋阴、润肠通便为治则，方用"养血润下汤"药用生熟地各15g，白芍12g，生首乌20g，川朴6g，枳壳6g，当归10g，桃仁10g，炙甘草6g，火麻仁10g，麦冬12g，肉苁蓉15g，生白术30g，气虚加党参30g，炙黄芪30g；腹胀明显加木香9g、砂仁3g；食欲不振加焦楂曲30g。每日1剂，水煎取汁300 ml，分早、晚两次口服。15天为一个疗程，2个疗程后观察疗效。

2.2 对照组：口服便通胶囊（武汉健民药业集团股份有限公司，国药准字Z19990071），每次3粒，每日2次。15天为一个疗程，2个疗程后观察疗效。

3. 疗效观察

3.1 疗效标准　参照《中医病症诊断疗效标准》[2]相关标准。治愈：主要症状消失，2天以内排便1次，便质转润，解时通畅，短期无复发。好转：3天以内排便，便质转润，排便欠畅。无效：症状无改善。

3.2 治疗结果：见表1

表1　两组疗效比较

组别	n	治愈	好转	无效	总有效率（%，95% CI%）	OR（95% CI）	NNT（95% CI）
治疗组	60	33	23	4	93.3①（83.5～98.1）	0.21（0.07～0.69）	5（3.19～18.98）
对照组	60	11	34	15	75.0（62.1～84.5）		

注：①与对照组比较（采用Ridit分析），$u=4.0300$，$P<0.0001$

4. 讨论

功能性便秘是（FC）是一种功能性肠病，表现为持续的排便困难、排便次数减少或排便不尽感，同时不符合肠易激综合征的诊断标准，并满足一定的时间条件，是临床常见病、多发病，其发病率老年人中高达30%[3]。若长期治疗不当或治不及时，也可诱发或加重其他疾病，酿成严重后果。而长期服用泻药，虽可收一时之效，但可能损害肠神经功能，使结肠的动力减弱，反使便秘加重，且如便秘患者长期服用大黄、芦荟等蒽醌类泻剂，不但会导致药物依赖，而且长期服用蒽醌类泻剂被认为是结肠黑变病最主要的原因[4]。

中医学认为本病多因老年人五脏渐衰，脏腑功能减退，气血不足，津液失布，致津枯血虚，脾失健运，大肠失润传导无力所致，为本虚标实之证，不宜使用泻药，愈泻愈虚。正如《万病回春·大便闭》所云："身热烦渴，大便不通者，是热闭也……老人大便不通者，是血气枯燥而闭也。"《证治汇补·秘结》："如少阴不得大便以辛润之，太阴不得大便以苦泄之，阳结者清之，阴结者温之，气滞者疏导之，津少者滋润之。大抵以养血清热为先，急攻通下为次。"故治当养血滋阴，润肠通便。养血润下汤以白芍、当归、生熟地滋阴养血，火麻仁、桃仁润肠通便，枳壳、川朴引气下行，生何首乌养血润肠，麦冬养阴增液，肉苁蓉益肾润肠，生白术健脾助运，甘草调和诸药。全方无攻下通腑类药物，皆属甘温凉润之品，善于调补阴阳，调养奇经，理益脏腑，意在以补药之体作泻药之用，达到润肠通便之功而不伤正，用之于临床，疗效确切，值得推广应用。

耻骨直肠肌综合征合并直肠内脱所致便秘的治疗

刘俊强　李占伟　指导：韩青科

（河南黄金建筑安装公司职工医院，河南　洛阳，471000）

耻骨直肠肌综合征合并直肠内脱所致便秘是个复杂的病理变化过程。近年来，临床发病率呈逐年增多的趋势，也越来越引起国内外肛肠外科学者的重视。若单纯采取保守疗法，靠服用缓泻药物，往往疗效欠佳。我院自 1995 年 10 月起，在中医理论指导下，采取耻骨直肠肌挂线勒开松解术和直肠内脱消痔灵注射术，共治疗本病 64 例，取得了显著疗效，现报告如下。

1. 资料和方法

1.1 临床资料：本组 64 例，男 61 例，占 95.31%；女 3 例，占 4.69%；年龄：35～45 岁 11 例，占 17.19%；46～66 岁 51 例，占 79.69%；67 岁以上 2 例，占 3.13%。病程及合并症：本组病历 64 例病程均在 10～40 年之间；并且全部有耻骨直肠肌肥厚。排粪造影检查：64 例全部都作了排粪造影检查，结果均提示有典型的 X 线表现，即有搁架征。

1.2 治疗方法：本组 64 例全部采用腰俞穴麻醉，取截石位，常规消毒铺巾。

1.2.1 直肠内脱垂阶梯状注射上提固定术：在麻醉显效后，肛内用碘伏消毒后，先用 5ml 注射器接 5 号针头，吸抽 1：1 消痔注射液，选 3，9，12 点位注射。先从 12 点处直肠黏膜下进针，抽无回血方可边退针边注药，每点注药 10ml 左右，3、9 两点用同法注射。致整个肠腔内变为弥漫性肿胀，黏膜粉红色水泡状，表面显露微血管为度。食指伸入肛内按摩，促使药物均匀吸收，防止硬结形成，查无活动性出血点。

2.2 挂线勒开松解法：直肠内脱注射治疗后再作耻骨直肠肌“橡皮筋挂线松解术”。具体选择部位在截石位 6 点即齿线上耻骨直肠肌下缘 1～1.5cm 处，用弯止血钳在此处作缓慢刺入，左手食指在直肠环上 1cm 处，作引导确定穿出部位；右手持止血钳适当用力上顶，使止血钳顶端穿出耻骨直肠肌基底部，露出止血钳头 1cm 长为准，用 10 号丝线一头放进止血钳头内，拉出止血钳，再在 10 号丝线上系两个橡皮圈，复从原伤口拉回；左手食指将两个橡皮圈两端拉紧，在橡皮圈近黏膜处纵穿一 10 号线放置。另在此处用 10 号线环橡皮圈一周扎紧。然后将纵位放置的 10 号线交叉扎死以防橡皮圈滑脱，橡皮圈头不剪断以 10 号线拉出肛门，以作紧线拉出备用。

2. 结果

本组 64 例，术后 6 个月至 2 年随访，痊愈 61 例，占 95.32%；显效 2 例，占 3.12%；差 1 例，占 1.56%；总有效率 100%。疗程 7～8 日。64 例中 61 例术后排便顺利，粪条变粗；2 例术后 2 个月内仍有间断排便不畅之感，饮食加粗纤维食物，适当服些通肠润便药，3 个月后大便顺利如常人；其中 1 例疗效较差，术后 2～3 日大便 1 次，指诊直肠，耻骨直肠肌处通过尚可，作结肠运输试验，提示为结肠运输缓慢。临床观察未发现有后遗症及并发症。

3. 讨论

我科自开展此项手术后，病人术后排便不畅症状均有明显改善，术后回访调查，时间最长五年，均未见复发。出口梗阻型便秘是临床常见病多发病，治疗上大多以润肠通便，口服泻药治疗为主，但效果不佳，停药后易复发，我科自开展此项手术治疗以来，自觉术式简单、有效，病人痛苦小、愈合快，有利于基层医疗机构开展，但对于合并有慢传输型便秘术后需配合中药调整，单纯耻骨直肠肌综合征，合并直肠黏膜内脱效果较好。

硬化剂注射中药内服治疗直肠前突伴直肠内脱垂 21 例临床报告

范　涛　刘军旗　邓　婷

（陕西省礼泉县中西医结合医院肛肠科，陕西　礼泉，713200）

直肠前突是直肠壁向前突入阴道，多见于中老年妇女，据我们多年临床观察直肠前突患者 85% 以上伴有直肠黏膜松驰或黏膜内脱垂，临床症状表现为排便困难，排便时间延长，排便不尽感，便条变细，肛门坠胀，有些患者需用手伸入阴道或放在会阴部向直肠囊袋内加压以助排便，是导致中老年女性出口梗阻性便秘中的一种常见病、多发病。我们于2005年~2010年间通过消痔灵硬化剂注射，中药补中益气汤随症加减，治疗本病取得较好的疗效，现报告如下：

1. **临床资料**

本组均为已婚经产妇，年龄35~67岁，病程2~10年，16例需经常或间断服用泻药、通便药物，主要症状：排便困难、便干，便后有残便感，肛门坠涨。7例排便时需用手压迫阴道后壁或用手挤压肛门。3~7天排便一次者18例。指诊直肠前壁明显向阴道中膨出者15例。

2. **治疗方法**

患者取膝胸位，暴露股部常规消毒，铺无菌消毒巾，0.5%利多卡因10ml于肛门前后扇形麻醉，再行肛门直肠内消毒，在喇叭状肛镜下，查清直肠前突和直肠黏膜松驰的部位、病便程度，看有无痔和肛门直肠其它疾病，以1∶1消痔灵注射液40~60ml（消痔灵注射液和甲硝唑注射液）接5号牙科注射针头于12点位进针沿黏膜下行柱状扇形注射10ml注射药液后要反复按揉，使药液均匀分布，如伴有直肠内脱垂者，观察黏膜脱垂情况，于直肠前壁病灶及周围松驰的黏膜下行条索柱状注射，有合并痔者一起注射，最后肛内放痔疮栓，九华膏纱布加压包扎，给予静滴抗生素治疗。

3. **结果**

本组治愈17例，好转3例，注射后均有轻度坠胀感，24小时内消失，体温37.0℃~38.5℃，2日内消退3例，小便正常，无黏膜坏死，未发生大出血及直肠狭窄。

4. **讨论**

直肠前突伴直肠内脱垂多见于中老年妇女，大部分与生育有关，临床表现以顽固性排便困难为特征，3~5天排便1次，排便时间延长，排便费力，有的粪块嵌入肛门直肠前突内，排粪造影对于确定诊断起重要作用，我们采用消痔灵注射液、甲硝唑注射液按1∶1浓度经直肠内注射直肠前突的黏膜下层和脱垂的黏膜或痔核，使组织发生无菌性炎症，纤维组织增生，直肠和阴道后壁黏膜与肌层粘连固定。从而减少排便时的阻力，有助于大便顺利排出，取得较满意的疗效，方法简单、安全、痛苦小、无创伤、疗程短，远期疗效也较满意。

5. **体会**

应用消痔灵硬化剂注射，涩肠固定的同时应用补中益气汤加减、补脾益气、滋阴清火、随症加减、气虚者重用黄芪、阴虚火旺者用知母、黄柏，血虚者加当归、首乌等，注射与中药内服二者配合标本同治，既治疗内脱垂使其复原，解除了阻挡，又从发病的根本原因上得到治疗。

肠通舒茶治疗中老年便秘260例疗效观察

陈泓锴　彭清玲

（吉首市人民医院，湖南　吉首，416000）

【关键词】便秘；肠通舒茶

便秘是一种极为常见的病症，随着生活水平提高，人们饮食精细食物增多，粗纤维食品摄入过少，导致肠道蠕动力下降。在我国中老年中40%患有不同程度的便秘，国外报道为45%~50%。1998年~2011年，笔者应用自拟肠通舒茶治疗中老年人便秘260例，并与单纯口服麻仁丸治疗108例进行对照观察，现报告如下。

1. **资料与方法**

1.1 一般资料　260例均系我院门诊患者，随即分为2组。治疗组260例，男104例，女156例；年龄38~85岁，平均41.5岁；病程3~10年。对照组108例，男58例，女50例；年龄40~80岁，平均40岁；病程6个月~12年。2组病例一般资料比较无显著性差异（$P>0.05$），具有可比性。

1.2 诊断标准　大便秘结，排便困难，排便时间延长。

1.3 治疗方法

1.3.1 治疗组 将肠通舒茶（药物组成：肉苁蓉20g，生何首乌20g，生黄芪20g，枳实15g，当归10g。以上5

药碾碎，蜂蜜 10g）放入 800ml 口杯中，加 400ml 沸水，盖严，静置 60min，使药汁充分渗出，睡前口服 200ml 清晨口服 200ml，每日晚、早各服一次。

1.3.2 对照组　麻仁丸（湖北诺得胜制药有限公司生产，批号：040801）6g，每日 2 次。

1.3.3 疗程　2 组均 10 日为 1 个疗程，连服 1～3 个疗程。

1.4 疗效标准 痊愈：大便正常，伴随症状消失；显效：大便正常，便后左下腹有轻微不适感；好转：大便干结好转，仍需服药；无效：便秘仍存，需辅助其它药物以缓解大便干结。

2. 结果

2 组疗效比较见表 1.

表 1　2 组疗效比较　例（%）

组别	n	显效	有效	无效	总有效率%
治疗组	260	156（60.00）	94（36.15）	10（3.85）	96.15*
对照组	156	76（48.72）	60（38.46）	20（12.82）	87.18

与对照组比较 * $p < 0.01$

3. 典型病例

张某　男　79 岁，因大便干结反复发作 9 年，来我院门诊就诊，自述 10 年前因患乙状结肠癌，在本院已行手术治疗，病愈后，出现大便干结如羊粪样，大便量少，便时乏力、虚汗出。舌质淡红，苔白少津，脉细，诊断为便秘，气虚津亏，给予口服肠通舒茶 3 个月疗程后大便正常，诸症消失。

4. 讨论

便秘是由于大肠传导失常，导致大便秘结，排便周期延长或周期不长，但粪质干结，排出艰难，并可伴有疼痛为主要症状的病症，病位在大肠，但与脏腑、气血津液、精神神志有着密切的关系，是人体气血、阴阳、脏腑、情志失调的一种局部表现。

肠通舒茶方中肉苁蓉甘咸温，无毒，入大肠、肾经，补肾益精，润肠通便，补而不峻，通下和缓，为老人体虚、津亏、肾虚便秘要药；生何首乌甘苦平，入心、肝、大肠经，养血益精，润肠通便；黄芪、味甘归肺，补益中气为补气佳品，枳实苦辛微寒，归脾、胃、大肠经，行气消极，理气宽肠；当归甘辛苦温，归肝、心、脾经，补血活血；蜂蜜，甘微寒，甘能缓急，易于入口。全方共奏补益肝肾，养血生津，理气宽肠之功，且补而不滞。

根据临床观察，口服肠通舒茶 4～6h 排便，麻仁丸 8～10h 排便，对于习惯性便秘，中老年人、产后、体虚以及久服泻剂（苦寒泻剂、刺激性泻剂）引起的顽固性便秘，确有良效，并且价廉实惠，服用方便，吸收快，作用时间短，无毒副作用，患者易于接受。

便秘致极端行为 1 例

颜景颖　许武芳　姜雨昕　郑伟琴

（深圳市宝安区福永人民医院肛肠科，广东　深圳，518103）

1. 临床资料

患者，男性，22 岁，未婚，初中文化，因“肛门直肠异物伴疼痛 3 小时”于 2010 年 12 月 10 日下午急诊入院。诉便秘 2 年，3 小时前，因大便困难，焦虑之下见身旁的马桶刷，遂拿起插入肛门，掏出少量干结粪便后，刷杆嵌顿肛内，无法拔出，伴剧烈肛门疼痛。有肛门排气，无腹胀腹痛，无肛门流血，无发热恶寒。查体：急性痛苦面容，呻吟不止，T. 37.3℃，P. 88 次/分，R. 21 次/分，Bp. 113/62mmHg。全腹软，无压痛、反跳痛，未扪及异常包块。一长约 20cm 马桶刷露在肛门外，取出困难，肛周皮肤无血染，站立时肛门疼痛加剧。腹部 X 光片：未见消化道穿孔或梗阻征象。

完善术前准备后，送手术室在腰硬联合麻下急诊行肛门直肠异物取出术。术中见：马桶刷上端挂钩勾住距肛门上约 5cm 直肠后壁组织；自挂钩以下，右侧直肠黏膜及肛管部分组织嵌顿在马桶刷杆凹槽内，充血明显，无明显出血。行肛门后正中内括约肌切断术扩肛后，顺利取出异物。术后予输液抗感染及伤口局部中药熏蒸、理疗、换药等治疗，并每天对其进行健康教育及心理沟通，术后第六天顺利康复出院。电话随访1年未见异常。

2. **讨论**

功能性便秘（functional constipation，FC）是一组以排便次数减少，排便困难或排便不尽感，粪便干结、坚硬为主诉的症候群。根据排便动力学的病理生理机制，可分为慢传输型、出口梗阻型和混合型3类。随着饮食结构的变化及社会心理因素的影响，FC的发病率逐年增高，已成为严重影响现代人生活质量的重要因素之一。西方国家便秘发生率约在2%～28%。我国北京地区的流行病调查显示，其发病率为6.07%，女性为男性的4倍。慢性便秘可引起精神症状，反之，精神因素可加重便秘。因此，外科医生应加强与精神科医生的联系。近年来，精神心理因素对胃肠动力影响的研究成为热点。如Whitehead等研究认为[3]，焦虑情绪可增加盆底肌群的紧张度，导致排便时出现肛管直肠矛盾运动。2002年世界胃肠病学大会（曼谷）制定了胃肠动力性疾病新的分类体系，新分类体系中提出了“心因性动力病”（psychomotor disorder）这一全新概念，它是从神经胃肠病学角度将与身心疾病相关的情感综合征归入此范畴，如抑郁、焦虑、疑病症和应激诱发的疾病等[4,5]。在临床实践工作中，笔者也常发现慢性便秘患者常伴有或多或少的精神神经症状。例如本例患者，因大便不畅困扰已久，焦虑之极竟然企图用马桶刷把粪便挖出，导致陷入进退两难的境地。更有甚者，因长期便秘烦躁不安而跳楼。

由于各型便秘的发病机制不同，临床应综合患者对便秘的自我感受特点及相关检查结果，仔细分析并进行分型后采取相应的治疗措施。特别是，对于部分同时伴焦虑和抑郁的FC患者，应详细调查，判断精神因素和便秘的因果关系，必要时请精神科医生会诊，采取心理行为干预，甚至给予抗抑郁、焦虑药物治疗是非常重要的。对于一般的便秘患者，应采取合理的饮食习惯，增加膳食纤维及水分的摄入量，养成良好的排便习惯，积极参加集体活动。同时持健康心理状态尤为重要。中医理论认为，形乃神之宅，神乃形之主，二者是辨统一的。人体脏腑、气血、形体官 窍等，都要在精神的统一支配下，进行各自正常的功能活动。《素问·上古天真论篇》曰：“恬惔虚无，真气存之，精气内守，病安从来?。”也就是说，只有精神愉快、情志舒畅才能脏腑协调，气血通畅，营养物质源源不断地供应机体的需要，人体的体质才会强壮。正气充足，才能有效地预防疾病的发生。

直肠前突型便秘的治疗新进展

高记华[1]　高　洁[2]　马娟春[3]　陈雪清[1]　高　策[4]　郭娇娇[1]

（1. 河北省中医院，河北　石家庄，050011；
2. 石家庄长安区妇幼保健院，河北　石家庄，050011；
3. 石家庄第八医院，河北　石家庄，050011）

【摘要】目的：探讨直肠前突型便秘的治疗新进展。方法：采取文献回顾法，对目前国内外关于直肠前突型便秘的手术方式进行分析和综述。结果：直肠前突型便秘的手术方式分为传统手术和现代手术。传统手术方式从入路大致分为三大类：经直肠、经阴道、经会阴。就现有的文献报导上述三类手术方式术后疗效无显著差异。新型手术方式包括PPH术和STARR术，纠正直肠前突的同时纠正直肠内脱垂。较传统手术方式操作简单，出血少，并发症少。疗效比传统手术方式较优。结论：便秘多为以直肠前突表现最突出的一种综合性疾病，采用手术三联疗法加术后中药口服与心理治疗的中西医结合综合疗法效果最佳。

【关键词】直肠前突；便秘；综合疗法；综述

直肠前突（Rectocele，RC）又称阴道后壁膨出，是一种早为人知的妇科疾病，因RC导

致出口阻塞引起便秘近年来越来越被更多的肛肠科，外科医生所研究，目前对本病主要采用手术治疗，手术方式众多，但遗憾的是，便秘总是不能达到预期的结果，因此，我们总结了国内外传统手术方式和新型手术方式，来寻求一种最优术式。现综述如下：

1. **传统手术方式**

可以分为经直肠手术修补，经阴道手术修补，经会阴手术修补三种。

1.1 经直肠手术修补

1.1.1 SULIVAN法　在直肠前突黏膜下，用2～0号可吸收线行“烟卷式”（一侧黏膜进针穿进肌层，再从另一侧黏膜出针）间断缝合4～6针，加强直肠肌层的纵行折叠，消除阴道直肠隔薄弱区域。Sultivan治疗151例，随访1.5年，有效率79.5%。

1.1.2 BLOCK 法　根据前突大小用弯止血钳夹直肠阴道隔薄弱区的直肠黏膜，沿止血钳以 2-0 号铬制肠线自齿线上 0.5cm 起向上纵行连续缝合黏膜及肌层，直至耻骨联合水平，两侧包括肛提肌边缘，缝合时注意保持下宽上窄，使折叠组织呈塔形，以免在上端形成黏膜瓣，此法适用于较小的直肠前突。张竑晞[1]等改良此法（切开从尾骨前 3.0cm 至肛直环处皮肤、皮下组织及括约肌，扩大术野，根据肛门大小及有无耻骨直肠肌肥厚决定切断耻骨直肠肌的程度，最多将肛管直肠环切开近 2 / 3）治疗前突患者 21 例，治愈 11 例，显效 6 例，好转 4 例，有效率 80.8%。

1.1.3 胶圈套扎法　用套扎器在齿线上 2cm 外松弛凹陷的直肠前壁薄弱区黏膜横行套扎 3~5 处，纵行套扎 3~4 行，且向上逐渐减少套扎点，使套所部位呈高约 7cm 的等腰三角形。余文芳[2]等用此法治疗前突患者 30 例，痊愈 20 例，显效 6 例，有效 3 例，无效 1 例，总有效率 96.7%。

1.1.4 闭式修补法　扩肛至 4 指，显露直肠前壁，依据直肠前突的宽度和深度，用弯血管钳在直肠前壁纵行钳夹直肠黏膜，在齿线上方 0.5cm，向上至 5~7cm，术者食指插入阴道作引导，用 2~0 号铬制肠线自上而下围绕血管钳连续缝合直肠黏膜和肌层，抽出血管钳，拉紧缝线结扎。缝合时上窄下宽，使被折叠缝合的直肠黏膜、肌层呈宝塔形，缝合后食指可触摸到一条垂直的肌柱。张玉清[3]等用此法治疗前突患者 12 例，11 例症状消失，大便通畅，1 例症状好转，总有效率 100%。

1.1.5 注射法：一般作为手术治疗的辅助方法，也可单独使用。常见如下：

1.1.5.1 硬化剂注射法　肛镜下充暴露松弛的直肠前壁黏膜，用消痔灵液在截石位 10~11、1~2、12 点位分别在齿线上 1cm 斜向进针至黏膜下缓慢推药，做柱状注射，各用 5~6ml，退针后充分按摩。高原[4]等用此法治疗 37 例，随访 5 个月~3 年，治愈 24 例，好转 12 例，总有效率 97.3%，效果显著。

1.5.2 肉毒素注射法　患者左侧卧位在经直肠内超声引导下将总量为 30∪（浓度为 50∪ / ml）的 A 型肉毒素分别注入三个部位，即两侧耻骨直肠肌和外括约肌前部。Maria[5]等以此法治疗 14 例前途患者，一次注射有效率 63.3%，两次注射有效率 100%。但远期疗效只有 50%。1.2 经阴道手术修补

1.2.1 折叠缝合术　于阴道后壁作一纵形切口，切口不得短于囊袋直径，一般 6~8cm，钝性离黏膜至完全暴露前突囊袋颈口，用 1 号丝线上下折叠缝合，缝合深度包括括约肌、直肠纵肌、部分环肌和提肛肌。最后用 2~0 肠线间断缝合黏膜，关闭创面。黄东[6]等用此法治疗直肠前突患者 92 例，随访 2 年，痊愈 70 例，显效 10 例，有效 10 例，总有效率 97.8%

1.2.2 重叠荷包缝合术：于阴道后壁正中直肠阴道隔薄弱区切开阴道黏膜，于黏膜下钝性分离致前突边缘外 1cm 充分暴露直肠阴道隔薄弱区阴道黏膜下的肌肉组织，以前突中心将前突部分为上下左右四个区域，以 3~0 可吸收线分别于四个区域肌层作荷包缝合，每个相邻区域荷包缝合相互交错重叠 0.2~0.5cm，分别结扎，以直肠指诊感觉直肠前壁明显加固，弹性增强为度。剪除多余的阴道黏膜，用 2~0 可吸收线连续锁边缝合。刘大勇 [7] 等回顾性分析采用此法治疗 55 例患者显示：治愈 40 例，显效 9 例，好转 4 例，总有效率 96%。

1.3 经会阴手术

1.3.1 会阴切开法　于肛门与阴道间中点作一横切口约 0.5cm，以血管钳向肛内分离，从肛内凹陷最深处肛窦附近穿出，切开通道，使创面显勺状，结扎创面两侧的齿线上组织。林晖[8]等以此法治疗 42 例，痊愈 30 例，显效 7 例，好转 3 例，总有效率 95.24%

1.3.2 会阴分离缝合法　沿直肠阴道间隙于会阴部皮肤做弧形切口，长约 5~6cm。向上分离直肠阴道隔（一般分离上端达到直肠前突上方）。沿正中线切开阴道后壁黏膜，同时充分游离切开的阴道后壁与直肠间组织，达两侧肛提肌。将膨出的直肠前壁做间断横行缝合（不能穿透肠壁），7~0 丝线缝合两侧肛提肌 4~5 针，切除多余的阴道后壁黏膜，用可吸收线自内向外缝合阴道后壁黏膜。缝合会阴部皮肤。翟春宝[9]等用此法治疗前突患者 32 例，随访 1~2 年，术后均有不同程度改善，未发现明显的手术并发症。

1.3.3 补片无张力修补术　于会阴部肛门外括约肌皮下部前缘，取一弧形切口，长约 3~4cm，切开皮肤后，依次钝性分离会阴浅筋膜及肛提肌中线交叉纤维进入直肠阴道隔，向纵深及两侧做钝性分离，将聚丙烯补片剪成椭圆形，选择相应大小补片置入，无张力修补缺损处，以加强其力量，补片两侧与肛提肌边缘固定，最后缝合皮肤。曹绥平[10]用此法治疗前突患者 26 例，均获痊愈。

2. 现代手术方式

2.1 吻合器直肠黏膜环切钉合术（PPH 术）　将肛管扩张器缝扎固定在肛缘皮肤上，消毒直肠，置入肛管缝扎器，在齿线上 3cm 3 点处顺时针风向行荷包缝合，然后在齿线上 2.5cm9 点处顺时针方向再做一荷包缝合。退出

缝扎器，置入底钉座至直肠荷包以上，分别结扎荷包线，将吻合器身与底钉座芯轴连接，用钩线器将荷包线分别从吻合器身两侧侧孔拉出打结，用手指适度牵拉，同时顺时针方向旋转收紧吻合器，打开保险装置，激发后保持其在闭合状态30秒，将吻合器逆时针方向旋转一周，轻轻拔出。对出血点8字缝扎止血。张萍[11]用此方法治疗直肠前突18例，痊愈10例，显效5例，好转2例，无效1例，总有效率94%。代述东[12]等用PPH联合消痔灵液注射治疗直肠前突32例，痊愈23例，显效4例，有效3例。无效2例，总有效率93.75%，随访12~18个月全部病例症状均未复发。

2.2 经肛吻合器直肠切除术（STARR术）　采用两把PPH吻合器，压舌板一个. 将透明扩肛器缝扎固定在肛门上，先从距齿线上5~6cm 9点位到3点位（顺时针）直肠前壁在黏膜下层做两针半荷包缝合，用压舌板从扩肛器外侧紧贴直肠后壁插入直肠压住直肠后壁黏膜，置入吻合器，将荷包线结扎，不宜过紧，将荷包线引出吻合器侧孔，收紧打结牵拉，旋紧关闭吻合器，女性检查阴道后壁有无凹陷，确认阴道后壁光滑，即可打开保险，启动吻合器切除吻合，旋开吻合器取出，检查吻合口，有活动性出血用1号线8字缝扎止血；剪断吻合口末端黏膜粘连处，再于同法从粘连处两端行直肠后壁半荷包缝合，压舌板挡住直肠前壁黏膜，与同法切除直肠后壁黏膜，最后结扎切除两个吻合口连接处形成的“畸角”状黏膜隆起. 林友彬等用此法治疗直肠前突患者10例，术后随访2~16个月，所有病例排便困难症状缓解，肛门堵塞感消失，直肠指诊直肠袋状凹陷消失。李哲[13]采用此法治疗直肠前突42例，并以同期传统手术治疗直肠前突35例作对照，结果STARR手术组在手术时间、术后住院时间、术后第一天疼痛程度均显著性低于传统手术组，其有效率明显高于传统手术组。汤献忠[14]等用此法治疗前突患者23例，术后随访5~20个月，20例患者排便基本正常，术后3月复查排粪造影，19例患者（4例拒绝检查）直肠前突及直肠黏膜内脱垂得到明显改善。

3. 讨论

顽固性便秘在临床上一直是有待解决的难题，造成便秘的原因很多，近年来借助肠道动力学等先进的检查设备，使针对直肠前突的诊断更为精确，但直肠前突并不是一种孤立性疾病，往往合并有不同程度的直肠黏膜脱垂，内套叠、会阴下降、盆底痉挛、耻骨直肠肌肥厚等伴发病，直肠前突也有可能是以上疾病综合在一起表现最突出的一种疾病，部分还伴有结肠慢传输。大量文献报道传统手术方式不管是经肛门、还是经阴道、经会阴，都是对直肠前突的单纯修补，且均是近期疗效佳，远期疗效差或有待观察，各种手术方式在疗效上无显著差异。直肠前突以外因素导致便秘，单纯纠正了直肠前突，除了不能完全解决便秘，由于女性特有的解剖结构还容易导致前突复发。随着便秘病因学的研究深入，发现心理社会因素在慢性便秘的发病中起着一定的作用，是导致症状的诱发、加重及持续的不可忽视的因素。因此只采取单一治疗直肠前突的手术方法并不能取得理想的效果。

我科通过多年临床经验总结了一套中西医结合诊治便秘的方法，以调动患者整体机能配合手术与药物治疗，取得满意疗效。方法简单安全，副作用少，痛苦小，远期疗效佳。手术三联疗法加术后中药口服与心理治疗。手术三联疗法包括STARR术，消痔灵柱状注射加直肠周围间隙注射，三联疗法最大限度的纠正直肠前突、直肠内脱垂、盆底下降。术后辅以温肾运肠汤口服，其优势不仅在通便方面，而且在解除便秘的同时，可使紊乱的胃肠功能得到调整，患者的体质状况得到改善。再对患者进行心理和行为干预治疗，改善患者精神心理障碍及异常行为，使之形成良好的生活习惯和生活态度。

参考文献：略。

肛窦炎

加味秦艽苍术汤配合微波治疗肛窦炎94例临床观察

靳胜利　杨保华　王丁超

（开封市中医药肛肠科，河南　开封，475000）

【摘要】目的：观察加味秦艽苍术汤配合微波治疗肛窦炎的临床效果。方法：采用加味秦艽苍术汤口服配合微波治疗肛窦炎94例，治疗1~2个疗程，每疗程6天。结果：治疗总有效率85.11%，治愈38例，好转42例，无效14例，随访3月无复发。结论：加味秦艽苍术汤配合微波治疗肛窦炎具有安全、痛苦小、无损伤、疗效显著及复发率低等优点。

【关键词】肛窦炎；加味秦艽苍术汤；微波

肛窦炎是肛隐窝、肛门瓣发生的急、慢性炎症性疾病，又称肛隐窝炎，易诱发肛乳头炎、肛乳头肥大、肛瘘、肛痈等。近年来我们采用加味秦艽苍术汤口服配合微波治疗肛窦炎94例，对疗效进行观察，现报告如下：

1. 一般资料

1.1 病例资料

2007年9月~2009年9月，在我院和濮阳市中医院治疗的肛窦炎患者共94例。女51例，男43例；年龄19~71岁，平均46.3岁；病程2个月至8年，平均7.6个月；急性期23例，慢性期71例，合并其他肛门疾病36例。

1.2 诊断依据：

根据《中国肛肠病学》[1]制定的诊断标准：排便不尽感，肛内隐痛坠胀，排便时加重；肛内灼热刺痛，发胀，下坠感；放射到臀部及会阴部的疼痛；肛门潮湿不洁，痒感；指诊齿线处有触痛；窥肛镜下可见肛瓣充血水肿；轻压肛窦可见有分泌物流出。

2. 治疗方法

2.1 治疗方法

秦艽苍术汤加减处方：秦艽12克，苍术15克，黄柏12克，当归12克，桃仁9克，泽泻12克，槟榔9克，黄连9克，牡丹皮9克，升麻9克，葛根9克。水煎服，每日1剂，日2次。

微波治疗方法：患者排净大便后，取右侧卧位，先在MTI-5型微波治疗仪（南京长城信息系统有限公司生产）的治疗头上套上避孕套，然后插人肛门2~4cm，调节输出功率10~15w，以病人感到温热适应为度，每次20min，早晚各1次。

6天为1个疗程。治疗期间禁食辛辣、酒、煎炒、海腥等刺激性食物。经治疗1疗程后未愈者，停1天，进行第二个疗程，共治疗2个疗程。

2.2 统计学方法：

使用SPSS17.0软件，计数资料采取x2检验，计量资料采取t检验。

3. 治疗结果

3.1 疗效标准：

治愈：肛窦炎的症状消失，指诊病变部位齿线区压痛消失，肛门镜检查肛窦充血水肿破损恢复正常。好转：肛窦炎的症状减轻，指诊病变部位齿线区压痛减轻，肛门镜检查肛窦仍有少许充血水肿。无效：肛窦炎的症状无改善，指诊及肛门镜检查无变化。

3.2 治疗结果：

治疗1~2个疗程后，本组治愈38例，好转42例，无效14例，总有效率85.11%。随访3月，未见反复。

4. 讨论

本病多因饮食不节，过食醇酒厚味、辛辣；或虫积骚扰，湿热内生，下注肛门；或因肠燥便秘，破损染毒，以致气血受阻，故见肛门坠胀疼痛，潮湿瘙痒，局部红肿并见分泌物，舌质多红苔黄腻脉滑，治疗上当以清热利湿，活血行气立法。秦艽苍术汤出自《兰室秘藏》，原方由秦艽、桃仁、皂角仁、苍术、防风、黄柏、当归梢、泽泻、槟榔、大黄等10味药物组成，具有祛湿热，消肿坠之功。正如《兰室秘藏》说："其疾甚者，当以苦寒泻火，以辛温和血润燥，疏风止痛，是其治也。"根据肛窦炎的病因病机，我们在原方基础上去皂角仁、防风、大黄，加丹皮凉血活血，黄连清热燥湿，升麻、柴胡清热兼升举阳气以消坠胀。

本病是肛隐窝、肛门瓣发生的急、慢性炎症性疾病，具有疼痛、水肿、充血等炎症表现。采用微波肛门直肠腔内照射，利用微波对水较强的吸附作用，使组织内的水分子发生剧烈摩擦，产生很强的热效应，以加快局部血液循环，改善毛细血管的通透性，缓解平滑肌痉挛，减轻疼痛，减少渗出。微波具有较强的穿透力，使辐射局部内外一起加热，受热均匀，加快局部代谢，促使血管扩张，淋巴回流，改善微循环，增强局部组织营养，加速组织再生，改善上皮和肉芽组织的生长环境，带走代谢物及致痛炎性物质，减轻对末梢神经的刺激，防止感染，消炎、消肿、止痛。此外，在微波磁力线的作用下，通过改变人体组织内生物电子的能极分布，从而改变血流及体液的物理性状，达到活血化瘀，疏通经络，消肿止痛的效果。

清窦方保留灌肠配合太宁栓纳肛治疗肛窦炎临床疗效观察

黄卫平　林金荣　李　庚　郭　毅

（厦门市中医院，福建　厦门，361000）

【摘要】目的：观察清窦方保留灌肠配合太宁栓纳肛治疗肛窦炎的临床疗效。方法：将80例肛窦炎患者随机分为治疗组与对照组，分别应用清窦方保留灌肠和西药保留灌肠，并予太宁栓纳肛治疗，观察两组临床疗效。结果：经2个疗程治疗，治疗组总有效率为95.0%，对照组为77.5%，两组总有效率比较，差异有统计学意义（$P<0.05$），提示治疗组疗效优于对照组。结论：清窦方保留灌肠配合太宁栓纳肛治疗肛窦炎，效果显著，且安全可靠，无任何副作用，值得推广使用。

【关键词】清窦方；保留灌肠；肛窦

肛窦炎又称为肛隐窝炎，是肛门直肠部位一种重要的潜在性感染灶，与多种肛门直肠病变有关，据统计85%的肛门直肠疾病是由肛窦感染所致。随着生活节奏的加快，工作压力的增加，近年来发病率有所上升，因此加强肛窦炎的诊治在临床中具有积极的意义。笔者从2010年5月至2012年5月采用自拟方清窦方配合太宁栓纳肛治疗肛窦炎，效果显著，现报告如下：

1. 临床资料

1.1 诊断标准 参考《中医外科学》关于肛窦炎的诊断标准：

①临床表现：自觉肛门部不适，肛门坠胀，灼热疼痛或隐痛，排便时加重，疼痛感可放射至臀部或会阴部，或肛门潮湿不洁，瘙痒。

②肛门指诊：肛门口紧缩感，肛隐窝处有压痛、硬结或凹陷，或可触及肿大、压痛的肛乳头。

③肛镜检查：可见肛隐窝和肛乳头红肿，并有脓性分泌物，或有红色肉芽肿胀。

④探针检查：探查肛隐窝时，肛隐窝变深，并有脓液排出。

1.2 纳入标准：符合诊断标准的肛窦炎患者。

1.3 排除标准 妊娠或哺乳期妇女；有结直肠肿瘤病史、UC、CD或严重肠易激综合征（IBS）病史的患者；合并肝、肾及造血系统等严重原发性疾病的患者；精神病患者。

1.4 终止标准 ①治疗期间因伴随症状而不能坚持者；②未遵嘱服药者；③失访者。

1.5 病例来源 全部病例均来自2010年02月~2012年2月厦门中医院肛肠科门诊患者。

2. 研究方法

2.1 治疗方法

2.1.1 治疗组：中药黄柏10g，黄连10g，大黄10g，秦艽10g，桃仁10g，延胡索15g，加水1000ml，先浸泡20min，再煎煮30min，取其药液，自然沉淀后取上清液加温浓缩至200ml，并加入冰片3g融化。患者取侧卧位，取药液50ml，加温至37℃左右用注射器抽取药液，缓缓注人肛内，保留20分钟，1次/晚；排便后温水清洗，予太宁栓塞肛，每次1枚，每日1~2次，1周为1疗程，用药2个疗程，两疗程间隔2天。

2.1.2 对照组：采用0.2%甲硝唑溶液500ml，同上法每晚保留灌肠，余处理同上。

2.2 疗效评价指标：

①主要症状 排便不尽感；肛门坠胀掣痛。

②主要体征 指诊肛窦部压痛、硬结；肛镜下肛窦潮红。

2.3 安全性评价标准 1级：安全，无任何不良反应；2级：比较安全，如有不良反应，不需做任何处理可继续给药；3级：有安全性问题，有中等程度的不良反应，做处理后可继续给药；4级：因不良反应中止试验。

2.4 统计学处理：所得数据采用频数或百分数表示，用spss13.0统计软件处理。计数资料用四格表 x^2 检验，计量资料用t检验，疗效分析采用Wilcoxon Mann – Whiney 秩和检验，$P<0.05$ 为差异有统计学意义。

3. 结果

3.1 试验完成情况

本研究共纳入符合纳入标准、不符合排除标准的病例80例，无剔除、脱落病例。治疗组40例，其中男13例，女27例；年龄18~68岁，平均（45.0±3.12）岁；病程2个月~6年，平均（12.2±4.53）月。对照组40例，其中男18例，女22例；年龄17~71岁，平均（43.2±4.20）岁；病程1个月~11年，平均（14.5±3.12）月。2组患者的一般资料比较差异无统计学意义，具有可比性。

3.2 疗效评价标准。

参照《中医肛肠病学》中肛隐窝炎的疗效判定标准。治愈：主要症状消或明显减轻且专科体征无异常；好转：主要症状较治疗前减轻或专科体征较初诊明显改善；未愈：症状及体征无改善。

3.3 经2个疗程治疗后两组总体疗效比较，详见表1。

表1 治疗2个疗程后两组疗效比较（例）

组别	N	治愈	好转	未愈	总有效率	X^2	P
治疗组	40	27	11	2	3（95.0）	5.165	0.023
对照组	40	12	19	9	3（77.5）		

4. 讨论

肛窦炎是肛肠科常见的一种病症，具有肛门坠胀不适、里急后重，病情迁延难愈，愈后易反复，给患者带来一定的精神负担，病久常出现精神症状、心烦易怒、失眠多梦等。现代医学认为，肛窦开口向上，内含有肛腺，一般呈闭合状态，粪便不易进入，但当腹泻或受损伤时，感染物即可进入，且不容易排出，引起肛窦炎症。肛窦产生炎症后，齿线局部充血水肿、阻塞，使肛腺在正常状态下分泌出来的液体不能顺畅排除，滞留于腺体导管中，从而使肛腺导管阻塞、肿胀，在受到细菌感染时，分泌物不易被清除，为细菌的生长繁殖创造了有利条件，从而加重炎症．形成恶性循环，同时局部的炎症刺激肛门括约肌引起痉挛，导致血液循环不畅。祖国医学认为本病属"脏毒"，《外科正宗》云："夫脏毒者，醇酒厚味，勤劳辛苦，蕴毒流注肛门结成肿块；"《外科全生集》云："脏毒者，纯酒厚味，勤奋辛苦，蕴毒流注肛门。"本病多因因饮食不节，过食膏粱厚味和辛辣醇酒、肥甘厚腻煎炒之品等刺激性食物，致使湿热内生，浊气下注肛肠；或因肛肠湿毒热结，大便干燥，用力怒责，肛管损伤染毒，致使气血淤滞，经络阻塞而成；或因泄泻和痢疾等湿热之邪下注肛门，或因肠燥便秘、虫积骚扰，以致肛门破溃而成。妇女妊娠后胎热结毒，小儿易受胎毒之气，而发本病。其病机可归纳为湿热、热毒之邪蕴聚肛门，气血失和，日久气血壅遏，络脉瘀阻所致。

笔者认为本病主要是热、湿、血瘀三者交结，阻滞下焦所致，治疗上以清泻湿热，活血化瘀为主要治疗原则，同时保护创口免受进一步的侵害。经本研究方案2个疗程的治疗，27例临床治愈，11例症状明显好转，总有效率达95.0%，明显优于对照组，说明采用清窦方保留灌肠配合太宁栓纳肛治疗，可以有效改善患者症状，提高患者生活质量。考虑可能与以下因素有关：（1）汤水有荡涤之功，清窦方中黄柏、黄连清热燥湿、泻火解毒；大黄清热泻火，活血行瘀，解毒通经；秦艽祛风除湿、清热止痛；桃仁、延胡索活血化瘀、消肿止痛；冰片通窍散火，消肿止痛，诸药合用，共奏清热除湿、泻火解毒、散瘀止痛、行血生肌的功效。（2）气血得寒则凝滞、得热则淖泽，方案采用温药保留灌肠直接作用于病灶，加强中药的消炎止痛效果。（3）太宁栓中角菜酸酯为一种网状多糖，在湿温环境中形成有弹性的黏液胶体样凝胶，既可覆盖肛管直肠黏膜表面，又可形成粪便的光滑外衣，保护受损黏膜免受进一步损害；二氧化钛、氧化锌能止痒及减轻肛门直肠黏膜的充血和炎症，有利于损伤黏膜修复的作用。

临床研究中笔者发现多数患者因肛窦炎反复伴消沉情绪，医务人员应向患者及家属解释肛窦炎的相关知识，主要包括病因，临床表现、发病机制、治疗方法和注意事项等；说明焦虑、抑郁、紧张等负性情绪对躯体的不良影响，鼓励病人以积极的态度面对疾病；减轻患者的不良情绪，告知只要坚持，治愈是完全可能的，提高其信心。笔者认为预防是胜于治疗，首先要节制饮食，避免肥甘辛辣之品；其次注意避免过度疲劳，受凉，适当运动，增强免疫功能，同时要注意及时治疗结直肠炎、便秘、腹泻等相关疾病。

参考文献：略。

肛周皮肤病

开窗对口引流术治疗肛周化脓性汗腺炎1例

李倩蕾

（北京马应龙长青肛肠医院，北京，100195）

大汗腺炎多发于腋下、肛门、生殖器、臀部、股部、腹股沟、乳晕、脐部和外耳道等大汗腺分布区。肛周化脓性汗腺炎是肛门周围大汗腺感染后在皮内和皮下组织反复发作，广泛蔓延，形成范围较广的慢性炎症、小脓肿、复杂性窦道和瘘管的病症。在中医学中属蜂窝漏、串臀瘘的范畴。20～40岁身体肥胖多汗的人，易患此病。本病长期不愈有恶变可能，大多发生在病后10～20年。国外Jackman报道，125里肛周化脓性汗腺炎中有4例恶变为鳞癌，发生率3.2%。

病例摘要：患者女性，24岁，体型偏胖。因间断性肛周肿痛伴流脓1年以"肛周化脓性汗腺炎"入院。患者自诉1年前无明前诱因出现肛周肿块伴疼痛，自行破溃后流脓，肿痛症状缓解，此后症状间断发作，伴肛周瘙痒不适，曾先后两次于外院诊断为"肛瘘"，口服抗生素，外用中药，效果不显。为进一步诊治来我院就诊。自发病以来，患者精神、饮食、睡眠良好，小便正常，体重无明显增减。既往体健，否认药物过敏史。专科检查：（截石位）视诊：肛周皮肤色暗红，可见多发硬结及溃口，部分瘢痕化，周围呈褐色，溃口有脓性分泌物附着，病灶呈菱形分布，前至大阴唇中部，后至尾骨尖，两侧均超过坐骨结节约3cm。指诊：溃口周围压痛（+），溃口或硬结之间有条索状物。肛门进指约5cm，未及明显异常。肛镜：未见明显异常。诊断：肛周化脓性汗腺炎。中医：串臀瘘，证候分型：正虚邪恋型。

治疗过程：完善相关检查，腔内彩超示：肛周条索状低回声，与肛管无明显相通。术前准备，在骶管内麻醉下行开窗对口引流术，术式如下：麻醉满意后，取分泌物做细菌培养，持球头探针自溃口向周围轻探，瘘道于皮下层相互交通，与肛门不通，于硬结及溃口处做梭形切口，切口间适度保留皮桥，搔刮瘘道组织，取部分瘘道壁组织送病理检验，切口间经瘘道置入引流橡皮筋，充分止血，予长效止痛剂点状注射于切口周围，敷料加压包扎，术毕。术后分泌物细菌培养结果：棒状杆菌。病理回报示：（肛周）送检组织示复层鳞状上皮下纤维结缔组织内急慢性炎细胞浸润，毛细血管增生。予抗生素静点，中药（祛毒汤）熏洗术区，换药予甲硝唑注射液与硫酸庆大霉素注射液混合液冲洗创面，术后11天，肉芽组织新鲜，间断拆除引流橡皮筋，术后第26天（月经前3天），左侧大阴唇新发小疖肿2个，切开并去除脓栓，术后第38天，截石位1点距肛缘2cm闭合切口红肿，有波动感，在局麻下行切开引流术。在院期间，口服中药：防风、白芷、当归、生黄芪、陈皮、赤芍、生甘草、金银花、连翘、白蒺藜、萆薢、苦参、半夏、滑石粉等以清热利湿，扶正透托，术后第108天，术区创面完全愈合出院。回访6个月，未复发。

讨论与体会：

现代医学认为，本病病因复杂，与体内激素失衡、胚胎发育不良，局部潮湿、吸烟过多、细菌感染等诸多因素有关。有文献报道，此病与雄激素有密切关系，女性患者月经期前常症状加重。发病机理：顶浆分泌腺的分泌物浓缩，阻塞腺管，破裂后分泌到真皮内，继发感染，感染沿淋巴管蔓延，由组织间隙侵入周围皮肤、皮下组织及邻近顶浆分泌腺。大范围顶浆分泌腺继发感染，连成一片，形成窦道和瘘管，皮肤产生纤维变性，生成瘢痕。有的侵及外分泌腺、筋膜、肌肉和淋巴结。若感染扩散，可形成继发脓肿，皮下发生广泛坏死，皮肤溃烂，可扩展到肛门周围、阴囊、阴唇、骶尾部、臀部、腰部和股部。病原菌多为金黄色葡萄球菌、链球菌、厌氧菌和厌氧链球菌，会阴部主要是厌氧链球菌，肛门和生殖器主要是F组链球菌感染。

中医学认为：本病多因正气虚弱，湿热侵渍，下注肛周，蕴结不散；或心脾两虚，健运失司，痰湿内生，结聚肛门而发。

诊断要点：肛周皮肤长期反复发作多发性结节，持续时间最少3个月，不一定排脓或有波动感，但逐渐广泛蔓延，形成许多浅性皮下瘘管、窦道和小脓肿，瘘管和肛管无明显联系，肛管直肠无病变，无肛瘘内口，但有条索状融合的倾向。凡肛周有反复发作化脓感染、破溃和切开引流史者，应考虑此病。

本病极易误诊，应与疖、淋巴结炎、肛瘘等病相鉴别。本病案患者曾先后两次被误诊为"肛瘘"，从而延误病情，使患者遭受更大痛苦，也增加了治愈的难度。临床上也有肛瘘感染合并肛周化脓性汗腺炎的病案，故需仔细探查瘘管与肛门直肠的关系，明确诊断后再行治疗。

手术是根治本病的基本方法，原则是广泛而彻底的切除病灶。如病灶小，可行扩创术，充分切开潜行皮下瘘管或窦道；如病灶广泛，瘘管交通复杂，可采用开窗对口引流术，在清除病灶、引流通畅的前提下，适度保留皮桥，有利于创面愈合，术中需注意开窗切口大小程度，切口过大，损伤组织过多，恢复时间长，肛周皮肤大面积瘢痕化；切口过小，引流不充分，症状反复，延长治疗时间，影响治疗效果。坐骨结节处皮肤尽量保留，如果此处切口较大，愈后瘢痕可能导致端坐时牵拉不适感。

术后可根据药敏试验选用抗生素的种类，换药也可采用抗生素直接冲洗创面，待感染组织引流彻底后，再拆除引流条，防止形成假愈合。本病案中1点闭合切开再次感染，考虑与过早拆除引流皮筋有关。同时，给予中药口服及中药熏洗，可促进创面生长。本病复发率较高，有文献报道复发率为20%～40%，有学者认为复发主因是内分泌腺机能障碍没有纠正，有学者报道中药在治疗本病过程中，改善症状体征有明显作用，可调节体质，巩固疗效，降低复发率。故结合中医辨证论治，祛邪扶正，标本兼顾，亦有治"未病"之功。

双白止痒袋泡洗剂治疗肛门湿疡病112例临床观察

王丽璞[1]　杨新伟[1]　李志新[1]

（河北省保定市第一中医院肛肠科，河北　保定，071000）

肛门湿疡是一种常见的非传染性皮肤病，病变多局限于肛门周围皮肤。相当于肛门湿疹。以瘙痒、分泌物渗出、多形性皮疹、易复发为主要特点，不论男女老幼，均可发病。我科自2010年1月至2011年1月采用自制双白止痒袋泡洗剂熏洗坐浴方法，治疗肛门湿疡112例，收到满意疗效，现报告如下：

1. 临床资料

本组共112例，为我科2010年1月至2011年1月的门诊患者，均符合1994年国家中医药管理局制定的《中医肛肠科病症诊断疗效标准》[1]中肛门湿疡诊断标准。其中男68例，女44例；年龄最小17岁，最大81岁，平均46岁；病程最短1个月，最长10年。

2. 方法

2.1 药物组成与配制

2.1.1 药物组成　白鲜皮60g，白蒺藜60g，黄柏30g，苍术30g，苦参30g，地肤子20g，蛇床子20g，百部30g川椒15g，荆芥15g，防风15g，赤芍25g，当归20g，蜂房30g，紫草20g等。

2.1.2 配制方法　将上述中药充分混合，加工粗粉末20目，选用HB全自动包装机分装入茶叶滤纸袋中热封，每包30克。

2.2 观察方法　双白止痒袋泡洗剂1袋（30g）放入坐浴盆中，冲入1500毫升开水，先熏后洗，待药液温度降至40℃左右时，再坐浴25～30分钟。熏洗于每日便后进行，每日两次，10天为一疗程，观察三个疗程。治疗期间忌食辛辣油腻之品，保持局部清洁卫生。

3. 疗效观察

3.1 疗效判定标准　参照1994年国家中医药管理局制定的《中医肛肠科病症诊断疗效标准》[1]中肛门湿疡疗效分级标准进行判定：治愈，症状消除，局部皮损消失，随访6个月无复发者。好转：症状缓解或消除，皮损部分消失。未愈：用药三个疗程症状与体征无改善。

3.2 疗效统计　经用本方治疗后，治愈91例，治愈率81.2%。其中第一疗程治愈28例，占25%；第二疗程治愈44例，占39.2%；第三疗程治愈19例，占17%；无效0例。双白止痒袋泡洗剂在临床应用过程中，未发现用药后不适感及皮肤刺激，过敏现象；对所有病例进行用药前后的肝功能和肾功能检测，结果无明显变化。

4. 讨论

肛门湿疡属祖国医学"浸淫症""绣球风""风湿疡"之范畴。中医认为本病多由于机体营卫虚疏，卫外不固，感受风邪，风、热、湿邪相合而至，充斥于肌腠而发病；或因饮食不节，过食辛辣炙热之品伤及脾胃，使脾失健运，水湿不化，郁而化热生湿，浸淫肌肤；或湿热邪气内蕴，化热动风，内不得疏泄，外不得透达，郁积于皮毛腠理而致病。据中医辨证分型，分为湿热下注和血虚风燥两型。治疗宜清热燥湿，养血祛风，杀虫止痒。本方中白蒺藜祛风止痒，可抑制金黄色葡萄球菌、大肠杆菌的生长，治身体风痒，燥涩顽痹；白鲜皮祛风、燥湿，清热解毒，对多种致病真菌均有不同程度抑制作用。黄柏、苍术、苦参清热燥湿，地肤子、蛇床子、川椒杀虫止痒，，荆芥、防风祛风止痒，蜂房祛风，攻毒，杀虫。治疗风痹；风气客于皮肤，瘙痒不已。当归、紫草养血活血，取血行风自灭之意。诸药合用，共凑清热燥湿，养血祛风，杀虫止痒之功效。

熏洗是治疗肛门疾病的常用方法。本疗法充分发挥中医优势，使药效直达病所，且利用热力促进局部血运，有利药物的透皮吸收，从而加速痊愈；同时，本着规范中药处方，提高治疗效果，方便使用的目的，精心筛选有效中药制成粗粉剂，吸取茶叶滤纸热封包装的现代包装加工技术，选用茶叶滤纸包装，通透性强，药物粉碎后有效成分充分析出，包装材料价格低廉，袋泡熏洗不用煎煮，用后自感舒适，轻快，柔润，减少不良刺激。本洗剂在规范处方的同时，具有促进皮损快速修复，瘙痒迅速消退，无毒副作用，疗程短，疗效高，携带使用方便等特点。

典型病例

患者王某，女62岁肛门部皮肤瘙痒3年，入夜尤甚，严重影响其睡眠，曾用多种中西药物治疗，效果不明显。经检查肛门皮肤增厚粗糙，呈苔藓样变，弹性减弱或消失，伴有皲裂，颜色灰白色。给予双白止痒袋泡洗剂熏洗坐浴，每日二次，应用2天后瘙痒明显减轻，连续用药二疗程，诸症悉除，夜能安寐，巩固治疗一疗程，一年随访未见复发。

中药熏洗治疗肛门瘙痒疗效观察

贾玉良[1]　安书强[2]　贾乱德[1]　李彦芬[1]　贾晓娟[1]赵卓卓[3]　贾晓朝[3]　贾晓静[3]

（1. 赵县痔瘘专科医院，河北　赵县，051530；
2. 武警河北总队医院，河北　石家庄，050081；
3. 河北省赵县新寨店镇卫生院，河北　赵县，051530）

肛门瘙痒是肛肠外科常见病多发病，临床治疗方法比较多。我院近年来采用中药熏洗治疗肛门瘙痒临床疗效显著，总结报告如下：

1. 临床资料

选自我院2001年8月至2011年8月经临床诊断确诊为肛门瘙痒患者703例男432例，女271例，平均年龄68.21±13.96岁，男女老少皆见，但好发于中老年人。

2. 治疗方法

中药熏洗方，苦参30克（祛风杀虫）、黄柏30克（清热解毒，清热燥湿）、土茯苓30克（除湿、解毒、通利关节）、地丁30克（解毒消肿、清热利湿）、乌蛇30克（祛风湿、通经络）、黄连5克（清热燥湿、泻火解毒）、地肤子30克（清热利湿、祛风止痒）、蛇床子30克（温肾助阳、祛风、燥湿、杀虫）、红花10克（活血通经）、苏木20克（行血、消肿、止痛）、冰片2克（通诸窍、散郁火、去翳明目、消肿止痛）、白鲜皮10克（清热解毒、除湿祛风）、海桐皮10克（祛风湿、通经络、杀虫）等，上述药品适合所有肛门瘙痒病人。水煎，先熏，后洗患处。每日2次，每次20分钟，每日一剂，7天为一疗程。

3. 结果：

10年来我院采用中药熏洗方法，对703例患者进行了疗效观察，1周左右76%患者症状明显减轻，2～3周98%肛周皮肤恢复正常，无肛门皮肤瘙痒，疗效确切，随访半年以上无复发。

4. 讨论：

肛门瘙痒临床表现：是一种自觉症状，引起瘙痒的机制不很明确，典型肛门瘙痒初期一般局限于肛门周围皮肤轻度瘙痒，如长期不愈，瘙痒会蔓延至会阴部，尤其在会阴前后皮肤最重，瘙痒在夜间加重，有时如虫爬蚁走，有时如蚁咬火烤，使病人难以入睡，坐卧不安，病人阴瘙痒难耐而抓痕皮肤，皮肤被抓破则见出血，糜烂、刺痛。

瘙痒与疼痛交加更加难受，病人会引起神经衰弱，精神萎靡等。检查时可见肛门皮肤潮湿或干燥，散在或密集的粟粒状丘疹，局部可见渗液，或可见肛周皮肤粗糙增厚，局部色泽沉着，鳞屑样等变化。中医认为与肛门不洁，虫毒，湿热，血虚等因素有关。

西药治疗肛门瘙痒治标不治本，应用中药熏洗治疗肛门瘙痒疗效明显，熏洗药物直接接触病灶，确保药效及时，准确起效，且疗效持久，无复发的优点，能根除肛门瘙痒。我院采用中药熏洗治疗肛门瘙痒得到了患者的一致好评，值得推广。

中药坐浴配合微波理疗治疗肛周湿疹 83 例

孙二霞

（开封市中医院肛肠科，河南　开封，475000）

【摘要】目的：探讨中药坐浴配合微波理疗对肛周湿疹的治疗价值。方法：将 83 例肛周湿疹患者随机分为两组：治疗组 43 例，为中药坐浴配合微波理疗治疗；对照组 40 例，为 39 皮炎平外用治疗。观察治疗前后症状好转情况。结果：治疗组痊愈和显效的例数明显高于对照组（$P < 0.01$）。结论：中药坐浴配合微波理疗治疗肛周湿疹疗效优于 39 皮炎平外用。

【关键词】中药坐浴；微波；肛周湿疹

肛周湿疹表现为红斑、丘疹、水疱、糜烂，日久皮肤增厚、粗糙，覆以少许鳞屑或结痂，并有不同程度苔藓样变、辐射状皮肤皲裂，伴瘙痒、刺痛，影响患者工作与生活，是肛肠科一种常见多发皮肤病。临床采用中药坐浴配合微波理疗，收到了较好的效果，现报告如下。

1. 资料与方法

1.1 临床资料

1.1.1 资料来源：本组资料采集门诊且符合下述纳入标准的患者。

1.1.2 纳入标准：T 诊断标准：根据患者肛门旁出现病变形态的多形性（红斑、丘疹、水疱、糜烂、结痂、鳞屑、苔藓样变、皲裂等）、湿润性、弥漫性、皮肤增厚和浸润、境界不清、自觉瘙痒、反复发作等，即可诊断为湿疹。

1.1.3 分组：对象　选择来自我院痔瘘门诊 83 例肛门湿疹患者，男 65 例，女 27 例。年龄 18 ~ 66 岁，平均年龄 49 岁。平均病程 1 年 3 个月（1 个月 ~ 3 年）。将 83 例患者平均分成 2 组，治疗组（中药坐浴配合微波）43 例，对照组（39 皮炎平外用）40 例。2 组患者的年龄、性别、病程和湿疹严重程度经统计学处理差异无显著性。

1.2 治疗方法

1.2.1 治疗组：坐浴药处方为黄柏 15 g、白鲜皮 15g、苦参 20 g、苍术 15 g、地肤子 15 g、蛇床子 15 g、五倍子 15 g。上药每剂每日煎 2 次，共取药汁 1000 ml，分 2 次使用，每次取药 500 ml 加热水兑至 1000 ml，待不烫时坐浴 10 ~ 15 min，日 2 次，7 ~ 14 天为 1 疗程；微波采用（南京新技术研究所）微波治疗仪，选用腔外辐射器，取功率 30 ~ 45 W，每次 10 ~ 15min，每日 1 次，7 ~ 14 天为 1 疗程。

1.2.2 对照组：采用 39 皮炎平（复方地塞米松乳膏）外用，每日 2 次，肛周清洁后每次将本品均匀涂于肛周，轻柔 1 min 后再涂一次药，7 ~ 14 天为 1 疗程。

1.2.3 注意事项：治疗期间忌用热水烫洗和高锰酸钾、肥皂等刺激物洗涤患处；禁搔抓患处；忌食辛辣刺激及海鲜等易发物；避免过度劳累及精神刺激。

2. 结果

2.1 疗效标准：痊愈：肛门皮损完全消退，症状消失；显效：肛门皮损消退 80% 以上，症状明显减轻；有效：肛门皮损消退 30% ~ 80%，症状减轻；无效：肛门皮损消退不足 10% 以下或无明显改善，停药后复发。

2.2 治疗结果

2.1 疗效比较 治疗结果见表 1. 两组疗效比较，总有效率治疗组为 86.05 %，对照组为 67.50 %，2 组差异有显著性（$P < 0.01$），治疗组明显优于对照组。

表 1 1 2 组临床疗效比较

组别	N	痊愈/例	显效/例	有效/例	无效/例	总有效率 %
治疗组	43	25	12	4	2	86.05
对照组	40	15	12	9	4	67.50

2.2 不良反应 治疗组无不适反应，且复发率较低；对照组显效快，但停药后复发率高

表 2 1 2 组不良反应比较

组别	全身/例	局部/例	复发率/例
治疗组	0	0	2
对照组	2	3	9

3. 讨论

肛周湿疹，中医称“浸淫疮”、“学风疮”、“风湿疹”、“顽湿”等。乃禀赋不耐，饮食不节，损伤脾胃，湿热内生，外感风邪，风湿热邪浸淫肛门肌肤所致。现代医学认为湿疹属变态反应性疾病，西医一般选用皮质类固醇激素，39 皮炎平虽对消炎、止痒及减少渗出的作用较快，但停用后很快复发。如长期用药易引起许多不良反应：病毒、细菌、真菌等感染加重；表皮和真皮萎缩；创面愈合缓慢；色素沉着；局部过敏及全身反应等。再加上肛区由于特殊的生理位置和环境，故一般皮质类固醇激素不作为首选。更应避免用含卤素的皮质类固醇。中药坐浴疗法是中医传统疗法之一，一方面药物直接作用于肛周局部，药物有效成分透过皮肤或创面组织吸收发挥作用；另一方面，药物借助热力作用，使肛周局部气血经络得到温通，促进血液循环，增强局部组织的抗病能力，使局部功能改善和恢复，再者可保持局部清洁，减少不良刺激，促进创面修复愈合。而微波治疗是一种新型电子技术，具有电磁波特征，能使水分子发生激烈摩擦，产生很强的热效应，能有效改善局部血液循环，加快局部代谢，降低感觉神经兴奋性，改善人体组织内生物电子能极分布，产生一种抗渗出作用，达到活血通络、消肿止痛作用。此外，微波具有较强的穿透力，可以使辐射局部内外一起加热，受热均匀，起到杀菌作用；故选用中药黄柏、白藓皮、苦参、苍术、地肤子、蛇床子、五倍子等，共奏清热泻火解毒、祛风收敛燥湿、除湿杀虫止痒之功。与微波理疗相配合，能消炎止痒、抑制渗出、拮抗增生，具有抗湿疹、抗感染的特征，故疗效优 39 皮炎平外用，同时避免了类固醇类药品的不良反应。

光子治疗仪联合赛霉安散对继发性肛周湿疹的治疗体会

李淑娟 曲建辉 刘 芳 指导：张燕生

（北京马应龙长青肛肠医院，北京，100195）

肛周湿疹是多种内外因素导致的肛门局部皮肤浅层真皮及表皮的炎症。中医属于“湿疡、风痒”范畴。本病局限肛门周围皮肤，以局部瘙痒、潮湿、丘疹、渗液、皮纹增厚、皱褶加深，色泽变浅为主要特征。本病致病因素较多，可发生任何年龄和人群，特点为缠绵难愈，严重影响患者的生活质量。我院针对肛瘘出现肛周湿疹症状的患者采取光子治疗仪联合赛霉安散，取得满意效果。现报道如下：

1. 临床资料

1.1 一般资料

1.1.1 病例 2010～2011 年诊断有肛周湿疹患者纳入观察范围，其中男性 93 例，女性 57 例，术前合并肛周湿疹的有 31 例，术后出现湿疹表现的有 119 例。

1.1.2 致病原因分析及治疗方法

中医认为本病多因风、湿、热邪客于肌肤，血虚生风、湿热浸淫、阴虚血燥所致。西医认为此病病因复杂：（1）与肛肠或肠道疾病有关因素：如直肠脱垂、混合痔反复脱出、肛瘘分泌物及寄生虫的刺激等。（2）变态过敏反应。（3）与日常生活所穿衣裤有关。（4）社会因素及精神压力过大有关。[1]

1.1.3 诊断标准与纳入标准

1.1.3.1 诊断标准：参照国家中医药管理局颁布的《中医病症诊断疗效标准》[2]的评定，症状：肛门周围潮湿、瘙痒不适、夜间明显。急性者肛门处有丘疹、红斑、滋水；慢性者肛门处皮肤灰白色，增厚变粗，呈苔藓样变。

1.1.3.2 纳入标准：①符合肛周湿疹的诊断标准，且为出现湿疹样表现；②年龄在18~65岁之间，性别不限；③无心脑血管、肝肾和造血系统等严重疾病和精神病。

1.1.4 分组及观察指标

1.1.4.1 分组：将符合入选标准的患者，随机分成三组，分别为赛霉安散外用、光子治疗仪照射肛周、两者联合，每组50人，共150人。

1.1.4.2 观察指标（1）渗出液多少；（2）皮损范围；（3）瘙痒程度；（4）自我感觉。

1.1.4.3

A组：用适量赛霉安散喷至肛周皮损病损区范围，以保持局部干燥。每日2次，每次1~2g，疗程10天。

B组：光子治疗仪照射肛周皮损每日一次，每次10分钟，连续照射10天。

C组：A组+B组联合应用。效果显著。

1.1.5 结果与讨论

1.1.5.1 疗效判定

痊愈　皮损全部消失，皮肤色泽恢复正常，自我感觉症状消失。

有效　皮损大部消失，皮肤色泽基本正常，自我感觉症状明显减轻。

无效　皮损消退不明显，皮肤色泽无变化，自我感觉症状无改善。

1.1.5.2 治疗结果

组别	病例	痊愈	有效	无效	有效率
A组	50	20	26	4	92%
B组	50	24	18	8	84%
C组	50	45	3	2	96%

1.1.5.3 讨论

肛周湿疹缠绵难愈容易复发，所以应提高警惕。如伴有失眠、精神紧张、焦虑等症状者应给与心理干预治疗，对缓解患者症状有着积极意义。肛肠疾病引起者应手术治疗原发病。但手术时刺激肛窦及术后长效止痛剂作用导致肛门括约肌控制能力下降引起肠液外溢，或者创面较大，分泌物增多，引起肛周潮湿，瘙痒不适。所以手术时应注意保护正常组织，减少组织创伤，减少渗出液的刺激。另外对术后早期出现肛周潮湿不适者，应引起重视做到未病先防。

赛霉安散成分：石膏、冰片、朱砂（水飞）。功能：清热止血、收敛祛湿、化腐生肌。石膏功效：解肌清热，除烦止渴、清热解毒。冰片功效：通诸窍，散郁火，去翳明目，消肿止痛。朱砂功效：清心镇惊，安神解毒。总之赛霉安散外敷具有收敛燥湿功效，从而有效缓解肛周湿疹样症状。

光子治疗仪进行局部肛周照射，使用高光功率的固定波长红光给患者进行照射治疗，功率10W，有效治疗深度：皮下3~5cm，照射距离创面15~20cm，每日一次，每日10~15分钟。二者均从手术后第一天开始使用。

光子治疗仪有效治疗深度：肛周皮下3~5cm。进行局部照射可增加细胞有氧呼吸、增强细胞代谢活动和有丝分裂，加快局部血液循环，加快病变组织恢复，促进渗液吸收，减少分泌物，减轻炎症，缓解疼痛。促进创面愈合。二者结合能表里同治。

经过临床研究表明，我院对肛周湿疹患者采用光子治疗仪及赛霉安散联合应用，效果满意，值得推广应用。

口服氯雷他定加中药外洗治疗肛门湿疹

王晓光　赵洪飞　徐占民

（辽宁省北票市中医院，辽宁　北票，122100）

2011年2月~10月，我们采用口服氯雷他定加中药外洗治疗肛门湿疹60例，效果满意，现报告如下：

1. 临床资料　本组男16例，女44例；年龄21~60岁。病程1周至6个月。

2. **治疗方法** 口服氯雷他定每次1片，每日早晨1次；中药【白鲜皮30克．马齿见30克，黄柏20克，地肤子30克，蛇床子30克，川椒20克，防风20克，赤勺10克，甘10克】将上药加水2000毫升浸泡15分钟，将液体倒入盆中，同法再煎一次，二次药液混合后，分成二份早晚各用一份，趁热先熏后洗，待水温适宜后，坐浴20~30分钟以上药物连用10天 。

3. **结果** 60例患者临床症状均有不同程度的缓解，其中40例治愈，20例患者临床症状缓解。

4. **讨论** 本病多局限于肛门和肛门周围皮肤，以红斑、丘疹、水疤、渗出、糜烂、结痂、脱屑、瘙痒、皮疹呈多样形易发为主要特点。湿疹分为急性、亚急性和慢性3种。肛门湿疹可泛发于臀部、会阴、阴囊等 处。本病常反复发作，经久不愈。中医学认为，本病多因风、湿 、热 邪客于肌肤；或血虚生风，化燥伤阴，肌肤失养；或脏腑蕴毒，浊气下降，尿粪浸渍；或饮食失节，脾失键运，内蕴湿热所致。【外科正宗】说此证初如栗米，痒而兼痛，，破流黄水，浸淫成片，随处可生。由脾胃湿热，外受风邪，相博而成。氯雷他定其作用为具有选择性的对抗外周H受体的作用，能抗过敏，抗渗出，用于湿疹的治疗有一定的作用；白鲜皮、蛇床子，外用袪湿止痒；黄柏苦寒燥湿，善清下焦湿热；赤芍、马齿苋性味酸寒，凉血止血；防风 祛风解表；川椒杀虫止痒；甘草 清热解毒调和诸药。局部外洗可使药力直达患处，内外共剂，疗效满意。治疗过程中，应协助患者寻找诱发肛门湿疹的病因，属继发性肛门湿疹者还应积极治疗各种原发病，瞩患者养成良好的卫生习惯，每日便后清洗肛门，穿棉质内裤，饮食上忌食可能诱发的食物及调味品。

多功能治疗仪中西结合治疗肛门尖锐湿疣

边 贤[1] 边英新[2] 田金苓[2] 王亚丹[2] 刘亚薇[2] 卢亚宁[2]

（1. 永丰路医院；2. 华油总医院）

【摘要】为了探讨肛门尖锐湿疣（CA）合理的治疗方法，回顾分析150例用多功能手术治疗仪及中西医结合的患者资料。结果显示治愈率90%（135 / 150），好转率10%（15 / 150）。结果表明：该方法是治疗肛门尖锐湿疣的理想方法，并具有安全、有效，病人痛苦轻和并发症少等优点，值得推广。

【关键词】治疗仪；尖锐湿疣（CA）；平阳霉素

我院自2007年3月至2011年3月，采用多功能手术治疗仪，中西医结合治疗肛门尖锐湿疣150例，效果满意，报告如下：

1. 资料与方法

1.1 病例资料：本组150例，男104例，女46例；年龄20至67岁；病程3月至10年。病变部位：仅肛门内部5例；遍及肛门内、肛周和外生殖器者59例；在肛缘及肛周者86例；经多次治疗多次复发者70例；疣体遍及肛门周圈<1/2者95例；>1/2者50例；遍及肛门内及肛周并堵塞肛门口，排便困难者5例。全部患者醋酸白试验阳性，RPR、HIV阴性。全部病例术后皆送病理活检。

1.2 手术方法：在局麻或腰麻下，患者取截石位，常规消毒铺无菌巾，扩肛，暴露肛管及疣体。开启多功能治疗仪，调节功率至25瓦，时间9秒。对单个或多个散在的小疣体，用电切头逐个气化掉。对有蒂的疣体，先从蒂底部碳化后切掉，对基底大的疣体，用10号丝线在其基底部8字贯穿缝扎后，切掉。然后将平阳霉素8毫克+生理盐水5~20毫升（视创面大小而定），在创面皮下点状注射。彻底止血后，创面涂阿昔洛韦软膏，纱布覆盖包扎。

1.3 术后处理：严禁饮酒及辛辣食物。口服阿昔洛韦片0.4 3/日 共10天。术后控制大便24小时后，每便后换药前中药煎液（马齿苋60克，大青叶30克，明矾20克，牡丹皮20克，水煎剂）先熏后坐浴，每次15分钟。术后每10天复查一次，每21天注射平阳霉素一次，共三次。

2. 结果

2.1 疗效标准：

治愈：症状消失，皮损消失，随访半年未复发者。

好转：症状有缓解，但皮损未完全消失或复发者。

无效：治疗前后无明显改变者。

2.2 结果：150例中，治愈135例（90%），好转15例（10%）。半年内复发6例，复发率4%。

3. **讨论**

肛门 CA 是人类乳头瘤病毒（HPV）引起的一种性传播疾病。研究证明 HPV 与 CA 和生殖器癌三者之间存在着因果关系，因而日益被人们所重视。虽然治疗方法很多，但是任何方法都不能完全根治 HPV，因而复发率仍居高不下。我们采用中西结合的方法，以 CHR_ Ⅱ多功能治疗仪的高温气化疣体，疣体切除后以平阳霉素基底部注射，抑制尖锐湿疣的 DNS 合成，并以中药煎剂，清热解毒，活血化瘀，燥湿杀虫等功能，促进创面愈合，预防感染，从而缩短疗程，防止复发，因而收到较好的效果。

结直肠肿瘤

中医外治固脱法硬化阻断防治肿瘤

赵宝明

（北京中医药大学东直门医院，北京，100700）

【摘要】在人类长期与疾病做斗争的历史进程中，中医外治法是我国劳动人民和古代医家共同总结出的一套独特的行之有效的治疗方法，以“简、便、廉、效”为特点，发挥清热解毒、活血化瘀、疏通经络、扶正祛邪等作用。中医外治固脱法是近来新型的外治理念，结合收敛固涩药的性味功效，配合手术、物理方法或一定的器械等，直接作用于病变部位而达到治疗目的的一种治疗方法，在治疗肛肠疾病中已有确切疗效。

【关键词】固脱；硬化；阻断；肿瘤

中医外治法防治肿瘤的临床和实验研究报道非常丰富，目前临床常见的外治法有敷贴法、灌肠法、针刺法、艾灸法、含漱法、热熨法等，结合现代医学发展，又出现了离子导入法、雾化吸入法等。根据《黄帝内经》提出的“酸可收敛”，陈藏器提出的“涩可固脱”的理论，结合酸敛收涩药性功效，由北京东直门医院赵宝明教授首先提出了中医外治固脱法治疗肛肠疾病，已得到临床实践及实验研究证实。赵宝明教授结合临床医治肿瘤经验，以及对外治固脱法的不断深入观察和总结，认为将固脱法应用于防治直肠癌方面，将会得到更多的临床应用价值。目前，以消痔灵为代表的固涩药已被广泛的应用于各种肿瘤原发病灶的局部注射。

一、中医外治法防治肿瘤的渊源

中医外治疾病最早见于殷墟出土的甲骨文。《山海经》记载了我国最早的外治器械－砭针，并记载了大量的外治药物，外治方法，以及防治疾病，如：瘿、瘕。至春秋时期的《五十二病方》，外治法占全书一半以上，如熏蒸、敷贴、药浴等，首次明确提出了用“刀割”方法治疗疾病。《黄帝内经》奠定了中医外科学的理论基础及治疗方法，记载了砭刺、蒸汗、药熨、渍浴、按摩、取嚏、吹气等多种外治法。东汉华佗的“刳破腹背，抽割积聚”是最早的手术疗法记载。《伤寒杂病论》里，张仲景提出：蜜煎导、土瓜根导猪胆汁和醋灌肠治阳明病津液内竭之大便秘结；蚀于肛者，雄黄熏之；浸淫创，黄连散主；蛇床子温阴中坐等。

晋代葛洪的《肘后备急方》中首次记载了海藻治疗瘿病。唐代孙思邈《千金方》以羊靥、鹿靥治疗甲状腺肿大。至宋代《卫济宝书》专论痈疽，如用砒剂治疗痔疮，用蟾酥酒止血止痛。

由于明清时期中医外科已达成熟阶段，涌现出许多外科医家和外治方法。李时珍《本草纲目》总结了涂、擦、抹、敷、塞等近40余种药物外治方法，并提出了上病施下、下病施上、左病施右、右病施左等外治策略。陈实功在《外科正宗》中对肿瘤外治法有独到见解，创立了皮试法，测病生死；浅表肿瘤，擅长切线；基层瘤癌，善用丹石；深部肿瘤，善用膏敷[1]。他还主张乳岩初起即应积极行综合手段治疗以取得较好效果，“惟初生核时，急用艾灸核顶，待次日起泡挑破，用披针针入四分，用冰蛳散条插入核内，糊纸封盖；至十三日，其核自落，用玉红膏生肌敛口，再当保养不发。”整体治疗则以清肝解郁汤、乳岩方、神效栝蒌散等内服。王洪绪所著《外科全生集》，许克昌、毕法合撰的《外科证治全书》则认为治疗乳岩因以“外用大蟾六只，每日早晚取蟾破腹连杂，将蟾身刺数十孔，贴于患口”，配合“内服千金托毒散，三日后，接服犀黄丸、十全大补汤”，以达到减轻溃烂，托毒生肌，延长生命的目的[2]。

二、中医外治防治肿瘤法举隅

中医外治法适应范围：消瘤，止痛，止血，消肿，散结，通便，逐水，促愈合，现代医学认为有预防感染、减少化疗后副反应的作用。

一般认为外治法主要针对局部、浅表的肿瘤，大量的临床报道证实，外治法不只是专指选用药物、手法或配合适当的器械，作用于体表或九窍等处治疗疾病的方法，还能够通过不同中药剂型，不同给药方式使药力直达病所，或利用药物的局部透皮吸收机制，发挥效用。例如：敷、熨、熏蒸、吸入、热烘、浸浴、溻渍、发泡、膏摩、点眼、鼻、灌耳、漱涤、扑粉、导、塞、薄贴等。现将常用方法归纳；

1 外敷法

1.1 散剂

郑玉玲[3]用狗皮膏1张熨开，摊阿魏粉薄薄一层，外敷膻中穴，用于食管癌晚期。陈岐霞等[4]报道将生大黄、木鳖子、王不留行、乳香、天花粉、皂角刺、没药、青代、冰片等药烘干研细末，醋或蜂蜜调和，摊在沙布上，外敷于恶性肿瘤体表肿物。54例患者中，肺癌（鳞癌）体表淋巴结转移或骨转移18例；鼻咽癌颌骨、耳后、颌下淋巴结转移6例；肝癌伴左颈部淋巴结转移1例；胆癌伴额骨转移2例；乳腺癌伴颈部，腋下淋巴结转移17例；喉癌枕后淋巴结转移2例；滑膜肉瘤3例；甲状腺癌2例；食道癌皮肤转移3例。临床观察结果，体表转移肿物，完全消失达1个月者，中药合并化疗组有24例，单纯散剂贴敷有5例；体表肿物缩小达5%以上，持续一个月者，中药合并化疗组有13例，单纯散剂贴敷有5例；肿物缩小在50%以下，或缩小在50%以上，但未持续1个月者，中药合并化疗组有4例，单纯散剂贴敷有19例；肿物无缩小或增大者，中药合并化疗组有1例，单纯散剂贴敷有6例。

林宥任等[5]用五味子、五倍子、郁金、冰片按照1:1:1:0.3制成止汗散贴敷于脐中，观察肿瘤患者多汗症，对照组给予安慰剂治疗。结果显示治疗组用药前后出汗等级程度具有明显差异性，与对照组具有显著性差异。

1.2 膏剂

左名焕等[6]认为胃瘫综合征易发生于胃癌、食管癌、胰腺癌、结肠癌等腹部肿瘤术后。采用中药外敷加艾灸、灌肠治疗后，疗效显著。方药：木香、香附、丁香、厚朴、枳壳、姜半夏各20g，穿山甲10g，当归10g。如脘腹畏寒重，加乌药20g，干姜、肉桂各10g；疼痛加白芍、延胡索各20g；大便不通，加枳实20g。研成细末，混匀，以蜂蜜或油调成糊状药膏备用。敷药方法：选上脘、中脘、下脘、神阙穴为贴敷点，每日1次，隔上述外敷药膏艾灸，并配合中药灌肠治疗31例患者。15例1周内症状完全消失，拔除胃管，恢复饮食；8例2周内症状完全消失，拔除胃管，恢复饮食；7例4周内症状消失，拔除胃管，恢复饮食，总有效率96.77%。

1.3 油剂

杨祖贻等[7]报道，将紫草油涂抹在肿瘤患者外照射治疗后引起的皮肤上，可缓解急性放射皮肤炎；将金黄散或冰硼散加青黛50g，生大黄50g，再加食醋、芝麻油调制成糊状外敷以预防化学性静脉炎的发生；还可用冰片20g，青黛50g，生大黄50g研细加适量芝麻油调成糊状局部外敷，以防治化疗引起的带状疱疹。

1.4 磁药贴

黄加权等[8]用NdFeB磁药贴（一种钕铁硼永磁材料，中药成分为苦参、郁金、大黄、山豆根、麝香）穴位贴敷治疗肝炎肝硬化患者，对60例肝炎肝硬化患者在常规保肝治疗基础上加撒个磁药贴，每次贴敷12小时，对照组仅常规护肝治疗。结果治疗组痊愈显效率65.10%，总有效率95.10%，HBeAg转阴率13.13%，均高于对照组（$P<0.05$），肝功能及纤维化指标也均有不同程度的改善。

2. 针刺

徐淑英等[9]应用针刺足三里治疗癌性腹痛92例，总有效率为88.04%，轻度疼痛有效率为100%，中度为97.6%，重度为72.33%。

麦泽锋[10]针刺治疗恶性肿瘤化疗后出现周围神经炎患者30例，并与西药常规治疗30例患者进行非盲对照观察。针刺治疗组取穴：风池、外关、足三里、委中、阳陵泉、丰隆、三阴交、太冲、血海，针刺方法以缓慢捻转，平补平泻法。对照组：维生素$B_1$100mg和维生素B_{12}500μg肌肉注射。治疗组显16例，有效12例，无效2例，总有效率为93.37%；对照组显效6例，有效7例，无效17例，总有效率为43.33%，两组总有效率比较差异有统计学意义（$P<0.05$）。

金哲秀[11]运用针灸两步法治疗大肠癌。针灸组27例：第一步调寒热，采用针刺二间、阳溪治疗，1次/日，一般4~8天即能调整到基本无明显寒热；第二步调虚实，采用隔黄土饼灸法，1次/日，10次为1个疗程，连续治疗6个月后观察疗效。（2）对照组39例：采用CAF化疗方案，6个月后观察疗效。结果；针灸组总有效率为77.78%，对照组为58.97%；针灸组的腹痛、便秘（或腹泻）、疲乏无力等症状的缓解率均高于对照组；且针灸组无明显的不良反应。

3. 灌肠

中药灌肠方法防治肿瘤不仅局限在结、直肠癌，以及肿瘤术后并发的便秘、腹泻等，也对肝癌、胃癌、前列腺癌等有显著作用。

李志明等[12]用加味吉川煎保留灌肠治疗70例恶性肿瘤患者便秘，对照组给予开塞露保留灌肠，每天1次，治疗10天后观察2周，结果显示，治疗组便次、便质、排便耗时、便时费力情况均有改善，总有效率88.57%，对照组总有效率62.86%，差异显著。

陈爱飞[13]观察清肠消癌方灌肠联合化疗治疗晚期大肠癌的近期疗效。对照组为单纯化疗组，治疗组灌肠方：苦参30g，白花蛇舌草30g，蛇莓30g，蟾皮5g，地锦草30g，败酱草30g，红藤15g，丹参15g，穿山甲5g，薏苡仁30g，白术20g，枳壳10g，水煎取汁100ml，一日2次，3周为一个周期，共治疗两个周期。结果治疗组有效率53.6%，对照组32.1%。提示中药灌方法可以提高高化疗的有效率，降低白细胞下降发生率及恶心呕吐反应发生率。

张喜林等[14]观察中药灌肠治疗恶性肿瘤引起慢性肾衰竭的疗效，其中肝癌8例，胃癌7例，肺癌5例，食管癌3例，肾癌3例，结肠癌2例，乳腺癌2例。中药灌肠方：生地黄12g，黄芪15g，仙茅12g，淫羊藿15g，黄芩12g，半枝莲20g，败酱草12g，生大黄（后下）9g，黄柏12g。浓煎150ml，每日保留灌肠1次，每10天为一个疗程。治疗结果显示30例患者腹胀消失13例，呕吐消失6例，尿量恢复正常14例，食欲增加8例，腹痛缓解4例，纳差12例，呕逆2例及下肢浮肿2例均消失。患者治疗前后症状变化情况比较效果显著，且肌酐、尿素氮、血红蛋白等均好转。

刘毅斌等[15]用中药生大黄、煅牡蛎、槐花、熟附子等灌肠治疗原发性肝癌并发肝性脑病，治疗后63例中显效37例，有效19例，无效7例，总有效率88.9%，血氨平均值也明显降低。

刘如瀚[16]观察手拈散加味灌肠治疗胃癌疼痛，手拈散：延胡索、没药、香附、五灵脂各10g，气滞甚者加木香、枳壳各10g；痛甚加入地金牛15g、蟾酥（后入药汁）0.02g、蜈蚣（研末、入药汁）0.5g，

湿热中阻加苍术10g、黄连5g；大便秘结加大黄（后入）6g；脾胃气虚加黄芪15～40g、党参15～30g；胃阴不足加沙参、麦冬各15g；脾肾阳虚加附子9g，肉桂（研末、入药汁）5g。每日灌肠3次，每次80ml，对照组给予阿托品、磷酸可待因研磨加生理盐水灌肠。治疗组显效10例，有效17例，无效3例；对照组显效3例，有效6例，无效6例。且治疗组缓解疼痛持续时间交对照组长，腹胀、纳差、神疲、恶心及呕吐等症状改善明显。

肖玮琳[17]探索中药消疲散结抑癌灌肠剂治疗晚期前列腺癌临床疗效。将22例患者自愿分为对照组和治疗组。对照组仅给予最大限度雄激素阻断治疗（MAB），治疗组在MAB治疗基础上给予消淤散结抑癌灌肠剂灌肠，每次150ml保留灌肠，隔天一次，2个月为一疗程，治疗前后观察患者前列腺体积、血清前列腺特异抗原（PSA）、最大尿流率、生活质量评分。结果提示消瘀散结抑癌灌肠剂不能缩小前列腺体积，但可以降低患者血清PSA、改善患者生活质量。

张杰等[18]选用桃仁、川芎、三棱、莪术、穿山甲、木通、路路通、陈皮、枳实、昆布、牡蛎各15g，地鳖虫12g，组成活血消症方。54例子宫肌瘤患者平均灌肠78次，结果肌瘤痊愈30例，显效10例有效6例，无效8例。

4. 含化、含漱

郑玉玲[3]报道用参三七、象贝、郁金各10g，川黄5g研末，加蜂蜜适量制成丸，置口中噙化以治疗食管癌吞咽困难；蛤粉30g，柿霜15g，硼砂9g，硇砂6g，青黛45g，白糖60g，上药研末，每次0.9～1.5g，治疗食管癌梗阻。

何艳英等[19]观察自拟中药含漱液对105例艾滋病患者口腔病损发生率的预防。自拟含漱液包括取生地20 g、麦冬15 g、玄参10 g、沙参20 g、黄连5 g、苦参15 g。对照组给予生理盐水含漱。研究结果：中药含漱液预防口腔病损明显优于生理盐水，两组间的差异有显著意义（$P<0.05$）。

赵静[20]将60例恶性肿瘤并发口腔溃疡的病人，随机分配。对照组30例采用0.02%呋喃西林液含漱后将锡类散涂于溃疡面，治疗组30例在此基础上加用紫芩口腔护理液棉球和生理盐水棉球进行口腔护理。紫芩口腔护理液主要包含紫花地丁30g，黄芩30g。结果显示治疗组治愈率83.3%，好转率16.7%，无效0%；对照组治愈率30.0%，好转率50.0%，无效率20.0%。

李柳宁[21]观察中药含漱治疗46例鼻咽癌围放疗期所致放射性口咽炎的临床效果。治疗组22例给予银荷漱口液（主要药物为金银花、薄荷、甘草等）含漱。对照组24例放疗同时使用依信西吡氯胺含漱液含漱。结果显示治疗组口咽放射反应症状、口咽急性毒性均优于对照组。

5. **坐浴、熏洗**

马云龙等[22]用清热止疡汤坐浴治疗低位直肠癌术后吻合口炎62例。治疗组30例采用清热止疡汤坐浴（黄柏60g、苦参30g、紫花地丁60g、蒲公英60g、制乳香30g、制没药30g、五倍子15g、莲房30g、槐花15g、地榆15g、大黄25g、蛇床子15g、防风15g）。对照组32例采用西药（甲硝唑＋庆大霉素）。两组疗程同治疗组。治疗组治愈率明显优于对照组，复发率明显低于对照组。

陈文等[23]多选苦参、蒲公英、一枝黄花、皂刺、路路通、我术各309，金银花、乳香、生地各20g，薄荷10g，以上药加水1000～1500ml浸泡30min，武火煎沸去渣，药液倒入盆内。患者蹲于盆上先熏5～10min后坐浴，每日1～3次。主治会阴部的恶性肿瘤如直肠肛管癌，宫颈阴道癌等。

6. **雾化吸入**

朱宝崎等[24]以云南白药超声雾化治疗咳血36例，其中肺癌4例，肺结核24例和原因不明2例，有效率达86%。

隋新华等[25]临床观察三氧化二砷超声雾化吸入配合全身化疗治疗肺癌。治疗组在化疗基础上，将从三氧化二砷液加人超声雾化吸入器中吸入。治疗组组30例中的18例患者，未见气管黏膜坏死、出血等情况发生，未出现吸入性砷中毒情况。且肺腺癌有效率达62.5%，明显高于对照组28.6%。

7. **热熨及艾灸**

郑军营[26]观察以吴茱萸热熨改善结直肠癌术后胃肠功能恢复的疗效。76例患者，对照组21例，粗盐热熨组18例，吴茱英热熨组22例，吴茱英热熨组＋电针治疗组15例，结果四组病人在肠鸣音恢复正常时间、第一排气时间、第一次排便时间方面无统计学差异。

黄金昶[27]用中药（烧干蟾、老鹤草、附子、细辛、黄芪、牵牛子、大戟等）灸神阙治疗癌性腹水51例，结果消水有效率82.35%，并对腹胀、双下肢浮肿、纳差等症状有明显改善。

王晓[28]等采用艾灸疗法选穴：大椎、双合谷、双三阴交、双足三里。治疗化疗所致白细胞减少症，结果显效17例，有效7例，无效6例，总有效率为80%。

8. **纳阴道和纳肛**

余逸南[29]将江西妇产医院杨学志教授创建中药“三品”饼、杆（白砒45g，明矾60g，雄黄7.2g，没药3.6g经煅后制成）贴敷于宫颈部或插于宫颈管，结合用鹤酱粉（仙鹤草、败酱草、银花、黄柏、苦参各30g，冰片3g制成）棉球填充阴道，治疗3例宫颈鳞状上皮原位癌的患者，均获近期治愈。

9. **涂搽**

贾英杰等[30]将156例慢性中度癌痛患者分为两组，治疗组80例采用化坚拔毒膜（土鳖虫、木鳖子、大黄、姜黄、冰片、氮酮）按癌痛范围涂于皮肤表面，对照组76例口服曲马多。观察两组镇痛有效率、起效时间、持续缓解时间、疼痛强度的改变无显著性差异，但治疗组对肺癌、肝癌、乳腺癌及颈部、胸部、腹部的癌痛疗效较好，且无副作用。

10. **离子导入**

在中医“内病外治”的理论基础之上，运用现代电子和药物透皮技术，使药物离子在直流电场的作用下，透皮过皮肤或黏膜发挥效用。

陈敏等[31]在西药常规治疗的基础上；治疗组在此基础上加用软肝煎（由鳖甲、茵陈、丹参、郁金、白术、莪术组成）穴位导入治疗。120例患者在45天后观察两组患者治疗前后症状、体征积分变化，并测定患者治疗前后肝功能及血清肝纤维化指标。结果软肝煎穴位导入对肝硬化失代偿期有治疗作用，能改善肝脏功能，纠正蛋白质代谢紊乱。

中医外治法可用于临床各种肿瘤疾病和肿瘤放化疗后副反应的治疗及预防，且疗效安全可靠，简便易行。经过大量长期的临床实践和实验研究证明，中医外治法能够不同程度的缓解肿瘤症状，局限肿物范围，还具有良好的止痛、镇静等作用；提高抗病能力；兴奋身体机能；减轻化疗药物的毒副作用；价格低廉；同时配合其它疗法，相得益彰，提高疗效等。

三、外治固脱法硬化阻断防治肿瘤

早在1986年，赵宝明教授就已开始观察中药中收敛固涩成分对直肠癌原发灶及周围血管的病理研究，并取得一定成绩。现在以消痔灵为代表的固涩药已被广泛的应用于各种肿瘤原发病灶的局部注射。消痔灵的主要成分是五倍子和明矾，都是历来医家常用的固涩药。五倍子酸、涩，有敛肺、止汗、涩肠、固精、止血、解毒之功效，含鞣酸高达60%，对皮肤、黏膜及溃疡的组织蛋白产生凝固，从而发挥收敛、止血、抗渗出等作用。明矾药性涩、酸、寒，有祛痰燥湿、解毒杀虫、止血止泻等功效，主要成分硫酸钾铝，局部注射后有较强的抗炎作用，并易形成胶原纤维化。赵宝明教授从多年来使用消痔灵治疗肛肠疾病的临床研究观察，这种中成药的硬化剂，对痔核的硬化、萎缩、吸收，对衷肠黏膜的粘连、固定作用，如果将它转用在肿瘤方面，也将收效颇丰。

1. 实验部分

冀向东等[32]观察中药 FA867 液对人体直肠癌组织影响的病理形态学。临床与实验研究表明局部注射该药具有促进组织纤维化，产生无菌性炎症和阻塞血管、淋巴管的作用。观察了 30 例直肠癌、1 例肛管癌病人的活检组织及他们接受中药 FA867 液注射后的 28 例直肠痛和 1 例肛管癌的标本。其结果表明，FA867 液能促使纤维结缔组织大量增生，并分割包围密组织，使其周围的淋巴组织纤维化，血管管壁增厚，内膜增生，血栓形成。在注射部位及药物所及之处可产生明显的无菌性炎症，使大量的中性粒细胞、单核细胞、吞噬细胞和淋巴细胞聚集，癌组织呈灶状、片状坏死，从而达到抑制密细胞的生长和转移。

高允华等[33]将 60 只小鼠接种是 S_{180} 腹水型瘤肿，采用瘤体内注射法，用消痔灵并与第二代铂类广谱抗癌药卡铂，进行实验比较。结果显示，消痔灵注射组与卡铂注射组均有明显的抗肿瘤作用，且消痔灵组脾指数和胸腺指数明显增加，提示消痔灵的抗肿瘤和免疫增强活性及其应用价值，应进一步研究探讨。

另有报道称，消痔灵局部注射可促进胃癌细胞的凋亡[34]，也可灌注治疗大鼠移植性肝肿瘤[35]。

2. 临床观察部分

齐树斌[36]观察 1 例消痔灵注射对直肠及直肠癌组织影响。将消痔灵原液 30ml，于癌肿之基底部及其黏膜下注射，又于第 1 次注射后的第 15 天和第 40 天，以同样的药物、同样的浓度、同样的剂量、同样的方法各注射 1 次。该患者半年后行手术治疗，术中病理见肿瘤 3. 0cm × 3. 0cm × 1. 0cm，中央凹，有癌堤，肿瘤之横断面所见：癌组织浸及黏膜下层。尤其肿瘤基底部组织增厚，呈灰白色，肌层增厚，硬韧。组织切片见：癌中心区之基底部（相当于黏膜下层），见有注入硬化剂形成之腔隙，长约 6 ~ 7mm，宽约1. 5 ~ 2. 0mm，腔隙周围见有大量的、广泛的、致密的、增生的纤维组织包绕，在此充满增生纤维组织范围内未见癌组织。在硬化剂未浸渍的癌组织边缘，可见癌组织呈巢状，有腺腔，癌细胞大小不等，形状不一，核分裂现象多见。提示消痔灵有破坏癌组织，抑制其生长。转移、延缓病程的作用。

阎如好等[37]用消痔灵注射治疗中、晚期直肠癌 6 例，注射前和注射后辅以中药复方黄精水煎剂口服。结果，6 例临床症状均明显改善，注射后第 3 天大便次数即开始减少，脓血便减轻。1 周后大便1 ~ 3 次/d，黏液血便（± ~ +），肛门坠胀感消失或减轻，排便不畅减轻或消失。内窥镜下见癌瘤明显固缩（较注射前固缩 1/5 ~ 2/5），表面较平坦光滑，癌瘤质地变硬，接触性出血基本消失。注射后 1 年随访均健在。

有临床报道消痔灵单纯局部注射治疗膀胱肿瘤[38]，或联合羟基喜树碱膀胱灌注预防膀胱癌术后复发[39]，均效果显著；李华[40]在超声引导下注射消痔灵治疗肝血管瘤 42 例，结果有效率达 95. 24%，治愈和基本治愈率为 69. 05%，无明显毒副反应和并发症；张仲源等[41]采用消痔灵注射治疗脂肪瘤 2 例（6 个瘤体），其中显效 5 个，有效 1 个。

四、总结与展望

由于现代医学的迅猛发展，手术工具及技术不断提高，越来越多的肿瘤患者倾向于手术、放、化疗等治疗手段，所以临床应用中医固脱法硬化阻断肿瘤的观察病例鲜见。赵宝明教授观察近 20 年局部注射消痔灵的 41 例直肠癌患者近期显效明显，但由于历时长，患者分布广发，失访较多。所以有必要建立一项完整的诊治方案，记录患者注射前后原发灶的病理对比、生活质量情况等。

《理瀹骈文》中指出："外治之理，即内治之理，外治之药，即内治之药，所异者法耳。医理药性无二，而法则神奇变化。"中医外治法经历了几千年的沿革至今，已形成了比较完善的理论体系和治疗方法。中医外治固脱法博采众长，是治疗肛肠病的奇葩，也将逐渐成为以消痔灵为代表防止肿瘤的有效手段。

参考文献：略。

保留自主神经的腹腔镜侧方淋巴结清扫在中低位直肠癌的应用（附10例报告）

邓建中 彭 翔 余 思 郭校锡 李志澄

（佛山市第一人民医院肛肠诊疗中心，广东 佛山，28000）

【摘要】目的 探讨保留自主神经的腹腔镜侧方淋巴结清扫术的可行性及安全性。方法 对我院开展的10例保留自主神经的腹腔镜侧方淋巴结清扫的病例进行分析。结果 腹腔镜低位或超低位直肠前切除7例，腹腔镜腹会阴联合切除3例。单侧淋巴结清扫3例，双侧清扫7例。平均手术时间（320±36.4）min，平均出血量（117.5±44.9）ml，平均切除淋巴结个数为（19.7±4.9）枚。术后肛门排气时间平均为（3.0±1.5）d，可下地行走时间平均为（2.0±0.7）d。术后平均住院时间为（15.3±2.6）d。术后并发症4例，包括会阴切口感染1例，泌尿系感染1例，短期尿储留1例，髂窝血肿1例。中位随访时间为12.3个月。全部病例均未发现转移复发，均无排尿功能障碍，男性病人性功能基本得到保留。结论 对于一些术前怀疑或发现有侧方淋巴结转移、且拒绝行新辅助治疗的进展期中低位直肠癌患者，腹腔镜保留自主神经的侧方淋巴结清扫术既达到根治目的又能保留排尿和性功能，在技术上是安全可行的。比起传统开腹手术具有解剖准确、创伤小、痛苦少、恢复快、住院时间短等优势。

【关键词】腹腔镜；侧方淋巴结清扫；保留自主神经；直肠癌

腹腔镜应用于结直癌治疗已有二十年，手术技术已逐渐成熟。但对于需行直肠癌扩大根治术的一些进展期中低位直肠癌患者，由于该手术复杂、技术难度大，国内外应用腹腔镜治疗报道不多，现就我院从2009年9月至2011年6月开展的10例保留自主神经的腹腔镜侧方淋巴结清扫术的可行性及安全性探讨如下。

1. 资料和方法

1.1 临床资料 本组10例，男4例，女6例，年龄41～72岁，平均（58.4±15.2）岁。所有病人均经肠镜及病理确诊为直肠癌、且肿瘤位于腹膜反折处或下方。术前Dukes分期均为C期病人，且MRI、CT或PET～CT提示一侧或双侧侧方淋巴结转移。9例患者拒绝行新辅助治疗，1例患者术前虽行放化疗，但复查MRI仍提示侧方淋巴结肿大。患者术前排尿功能正常。手术由具有100例以上TME手术经验的胃肠外科医师完成。

1.2 手术方法

术前常规留置胃管、尿管，麻醉采用气管插管全麻。病人截石位，头低足高15～20°，右倾约10～15°。常规采用五孔法，脐上小孔进腹腔镜，左、右下腹各置两个操作孔。常规探查腹腔，确定腹腔镜手术的可行性。上方清扫顺序同保留自主神经的标准TME手术，即清除肠系膜下动脉根及以下的淋巴结。侧方清扫顺序为：用超声刀剪开髂总、髂外血管表面腹膜，显露腰大肌，分离出髂总、髂外动静脉，自上向下清除包绕血管周围淋巴脂肪组织，注意保护生殖股神经。清扫腹股沟深淋巴脂肪组织，显露腹股沟区的旋髂深静脉及闭孔静脉与髂外静脉的无名吻合支。沿闭孔神经由下向上清扫闭孔窝淋巴脂肪组织至髂血管分叉处，显露闭孔神经及深部的闭孔血管，注意此处血管分支较多，尽量不要损伤以免引起出血。游离出输尿管，将输尿管及盆腔自主神经丛推向内侧，沿髂内动脉及其各分支周围清扫内侧淋巴脂肪组织，分别游离出脐动脉、子宫动脉、膀胱上下动脉、闭孔动脉、直肠中动脉、阴部内动脉，注意勿损伤深部髂内静脉。至此，侧方淋巴结清扫结束，肠管吻合方式同腹腔镜TME，闭孔窝常规放置引流。

2. 结果

全组无中转开腹及死亡。腹腔镜低位或超低位直肠前切除7例，其中1例行预防性回肠末端造口，腹腔镜腹会阴联合切除3例。手术历时240～360min，平均（320±36.4）min，出血量50～300ml，平均（117.5±44.9）ml。切除淋巴结数为11～25枚，平均（19.7±4.9）枚。肛门排气时间为2～5d，平均（3.0±1.5）d。可下地行走时间为1～3d，平均为（2.0±0.7）d。术后住院时间为9～21d，平均（15.3±2.6）d。术后TNM分期：除术前行新辅助治疗1例PCR外，其余9例均Ⅲ期，仅2例侧方淋巴结阳性。并发症4例，包括会阴切口感染1例，泌尿系感染1例，短期尿储留1例，髂窝血肿1例。术后6例行辅助放化疗（包括术前新辅助治疗1例）。

随访1～21个月，中位随访时间为12.3个月。通过电话询问、回院复诊及填写随访表等方式随访。随访期内全组病例均无转移复发。全组除1例出现短期（1个月内）尿潴留外，均无远期排尿功能障碍。女性患者未作性功能评估，4例男性患者均作性功能评估，4例男性患者术后均出现性欲下降、勃起不坚，其中2例年轻患者还间有夜间遗精。半年后2例年轻患者均逐渐恢复性欲以及正常勃起和射精功能，2例老年患者由于随访时间较短，性功能尚未恢复到术前水平。

3. **讨论**

全直肠系膜切除术（Total mesorectal excision，TME）的应用使直肠癌的外科治疗取得了显著进展，直肠癌术后5年生存率达了58%～66%。但是，直肠癌术后仍有9%～12%的局部复发率，其中发生转移的侧方淋巴结残留是局部复发的不可忽视的因素，据报道有侧方转移的病例局部复发率达25.6%～44%，5年生存率仅为42%～45.8%。

对于侧方淋巴结转移的发生和治疗目前争议仍较大，日本学者包括我国部分学者认为，侧方淋巴结转移是低位直肠癌术后局部复发的重要原因，侧方淋巴结清扫能明显降低直肠癌术后局部复发率，提高5年生存率，因而主张对直肠癌病人行根治手术时应同时对侧方淋巴结进行清扫。并认为，通过保留自主神经技术可减少人们所担心的侧方清扫术后带来的排尿功能和性功能障碍。日本将保留自主神经的侧方淋巴结清扫术作为低位直肠癌治疗的标准术式，并将病理为低分化或T3～4的低位直肠癌作为扩大清扫的指征。但西方学者对上述观点多持反对意见，他们认为侧方淋巴结转移发生率并不高，仅2%。侧方淋巴结转移表明已是晚期病例，即使行了侧方淋巴结清扫，病人预后也较差。况且术前术后放化疗可降低TME术后的局部复发，达到与侧方清扫等同的手术效果。而且，侧方淋巴结清扫延长了手术时间，创伤大，常损害了泌尿和生殖神经，影响了排尿和性功能，降低了病人术后的生活质量，也是部分学者反对这一术式的原因。我们认为，只要掌握好手术指征，侧方清扫对某些进展期患者是有价值的。但在没有取得前瞻性随机对照研究结果前，应采用个体化治疗，即术前根据直肠指诊、CT或MRI进行充分评估，制定合理的个体化手术方案，对合适的病例进行侧方淋巴结清扫。本组病人选择标准是术前诊断C期病人，CT、MRI或PET～CT提示一侧或双侧侧方淋巴结转移，且患者拒绝行术前新辅助治疗。但有1例患者术前虽行放化疗，因复查MRI仍提示侧方淋巴结肿大，亦行了侧方淋巴结清扫。

腹腔镜治疗结直肠癌与开腹手术相比具有病人术后疼痛轻、呼吸及胃肠道功能恢复快、出院早、免疫功能能更好地保存等的优势已得到医学界公认。最近的资料也表明腹腔镜直肠癌手术可达到开腹手术的肿瘤学清扫。但由于侧方淋巴结清扫技术要求高、手术时间长，国内外大都采用开放手术，腹腔镜手术报道不多。目前我院已行10例腹腔镜侧方淋巴结清扫，虽然病例不多，但已积累了一些经验。我们领悟到，由于腔镜的放大作用，腹腔盆腔组织结构、解剖层次更为清楚，自主神经更易辨认和保留，腹腔镜下清扫比开腹更为安全、彻底，腹腔镜微创的优势也更能体现。但要减少并发症、保证手术合符标准并高质量完成，必须满足三个条件：①术者要熟悉盆腔血管、神经的解剖结构；②要熟练掌握腹腔镜结直肠手术操作；③具有良好的腹腔镜手术团队和设备。本组均顺利完成手术，无中转开腹，无严重手术并发症，恢复饮食与起床活动的时间与腹腔镜TME无明显差别，排尿和性功能也基本得到保存。

我们从手术中体会到以下几点：①主刀站位。上方清扫时主刀站于患者右下方，侧方清扫时可采用对侧操作法，即站在患者右侧清扫左侧盆腔，清扫右侧盆腔时可站在患者左侧，这样主刀操作时比较舒展，不易疲劳。②清扫范围。依照日本大肠癌研究会标准，应依次清扫双侧或一侧髂总、髂外、髂内、闭孔淋巴结。闭孔及髂内淋巴是清扫重点，腹股沟清扫必须显露旋髂深静脉，髂内动脉要清扫到终末支如阴部内动脉及直肠中动脉，以免遗漏隐蔽转移的微小淋巴结。髂内静脉位置深，紧贴盆壁，一般不用游离以免引起难以控制的出血。主动脉及下腔静脉不做常规清扫，因腹主动脉及下腔静脉旁淋巴结为淋巴转移最后一站，此处转移病例多为晚期，清扫意义不大，除非局部转移不明显。③侧方清扫顺序。低位直肠癌的侧方淋巴引流主要是通过侧韧带引流到直肠系膜外的闭孔窝及髂内淋巴结，然后到髂外和髂总淋巴结。因而清扫时应遵从“自上而下，由外向内”原则，即依次清扫髂总、髂外、腹股沟深、闭孔窝、髂内及各分支淋巴结（如附图所示）。④保护盆腔自主神经。清扫髂内血管周围时，注意辨认腹下神经及盆丛，与输尿管一起推向内侧以避免损伤。如不是肿瘤直接侵犯或侧方淋巴结明显转移，尽量不要切除盆腔自主神经。⑤无接触分离。分离时钝锐性相结合，尽量不要用超声刀或电凝直接接触静脉、神经，避免采用撕剥式分离，以免引起损伤。

总之，腹腔镜侧方淋巴结清扫比起传统开腹手术具有解剖准确、创伤小、痛苦少、恢复快、住院时间短等优势。对于一些术前怀疑或发现有侧方淋巴结转移、且拒绝行新辅助治疗的进展期中低位直肠癌患者，腹腔镜保留自主神经的侧方淋巴结清扫术是必要的，既达到根治目的、又可尽量保留排尿和性功能。尽管该技术要求较高，但通过规范的培训可缩短学习曲线。

参考文献：略。

腹腔镜全直肠系膜切除联合括约肌间切除术治疗超低位直肠癌

邓建中　彭　翔　余　思　朱佳成　郭校锡

（广东省佛山市第一人民医院肛肠诊疗中心，广东　佛山，528000）

【摘要】目的　探讨腹腔镜全直肠系膜切除术（TME）联合括约肌间切除术（ISR）治疗超低位直肠癌的手术经验及可行性。方法　回顾分析了2007年1月至2010年12月我院行腹腔镜TME+ISR的超低位直肠癌患者12例，男4例，女8例，年龄35～72岁。结果　全组无中转开腹及死亡。内括约肌部分切除术（结肠直肠吻合）10例，内括约肌全切除术（结肠肛管吻合）2例。手术历时210～320min，平均250±36.4min，出血量50～300ml，平均100±64.9ml。术后住院时间为9～14d，平均11.4±1.5d。手术并发症2例，分别为戳口嵌顿疝、直肠阴道瘘。随访3～51个月，中位随访时间为14.5个月。全部病例均未发现转移复发。肛门功能：根据Kirwan分级，I级10例，II～III级2例。结论　腹腔镜TME联合ISR保肛治疗超低位直肠癌在技术上是安全可行的，短期疗效是肯定的，但要严格把握手术指征。

【关键词】直肠癌；腹腔镜手术；直肠全系膜切除术；括约肌间切除术

随着吻合器械的发展和腹腔镜技术的引进，低位直肠癌的保肛率越来越高，但对于一些肿瘤下缘离肛缘小于5cm的超低位直肠癌，以往多采用腹会阴联合切除手术（miles术），以致部分未扩散转移的早期患者亦丧失肛门功能，给病人造成极大痛苦。自2007年1月起我院采用腹腔镜全直肠系膜切除（TME）联合括约肌间切除术（ISR）为12例超低位直肠癌患者进行了保肛手术，效果满意，现报告如下。

1. 资料和方法

1.1 一般资料　病人入选标准：直肠指诊证实癌肿下缘距肛缘5cm以内，基底活动度好。MRI或CT证实癌肿未累及肠壁外组织，肠旁淋巴结无肿大者。病人强烈要求保肛且肛门功能良好。本组男4例，女8例，年龄35～72岁，平均59.4±11.4岁，肿瘤下缘距肛缘约3～5cm，平均4.3±0.6cm，肿瘤直径约1.5～3cm，平均2.3±0.6cm。术前病理：中分化腺癌9例，高分化腺癌2例，类癌1例。术前新辅助治疗1例。

1.2 手术方法　术前常规留置胃管、尿管，麻醉采用气管插管全麻。病人截石位，头低足高15～20°，右倾约10～15°。

腹腔镜操作：常规采用五孔法，脐上小孔进腹腔镜，右侧McBurney点为主操作孔，脐水平右侧旁开5 cm为第一辅助操作孔，左下腹再置两个辅助操作孔。腹腔镜下完成保留自主神经的标准TME，即根部切断肠系膜下动脉，清除肠系膜下动脉根部及以下的淋巴结。分离直肠及其系膜至肛提肌水平，注意保护盆腔自主神经。为了便于会阴部的手术操作，可继续向下游离直肠并切断肛尾韧带和部分肛提肌，至耻骨直肠肌后方达肛门外括约肌环上缘。

肛门部操作：碘伏冲洗直肠肛管，四周缝牵引线暴露肛管，肿瘤下方行荷包缝合关闭肠腔。距肿瘤远端2cm环形切开直肠或肛管。切口位置根据肿瘤位置而定，依次切开直肠或肛管黏膜、黏膜下层、内括约肌全层进入内外括约肌间隙，然后沿此间隙向盆腔分离，与腹部分离间隙会合，经肛门拖出并切除标本，送术中冰冻切片，最后行结肠直肠或肛管吻合。术毕肠腔内放置粗胶管减压。

2. 结果

全组无中转开腹及死亡。内括约肌部分切除术（结肠直肠吻合）10例，内括约肌全切除术（结肠肛管吻合）2例。全组无预防性肠造口。手术历时210～320min，平均250±36.4min，出血量50～300ml，平均100±64.9ml。术后住院时间为9～14d，平均11.4±1.5d。术后TNM分期：Ⅰ期9例，ⅡA期2例，ⅢB期1例。术后1例出现戳口嵌顿疝，后行了疝松解修补术。另1例术后两周发现直肠阴道瘘，因瘘口较小未作进一步处理。术后2例追加放化疗。随访3～51个月，中位随访时间为14.5个月。全部病例均未发现转移复发。肛门功能：控便情况根据Kirwan分级，10位患者控便良好（I级），2位患者无法控制排气及偶有粪污（II～III级）。

3. 讨论

直肠癌是我国常见的消化道肿瘤，而且以中低位直肠癌居多。直肠癌治疗的主要手段是手术切除，手术目的：①治愈癌肿；②保持患者生活质量，包括排便功能、排尿功能和性功能。保留自主神经的TME由于明显降低直肠癌术后局部复发率，目前已成为直肠癌治疗的标准术式。最近20年，随着手术技术和辅助手段的发展以及对直肠癌转移规律和安全切缘（包括远切缘和环周切缘）的更深认识，直肠癌的保肛率越来越高，但对于距肛缘低于5 cm的超低位直肠癌，仍多采用Miles术，由于需切除肛门，给病人带来极大痛苦。尤其对于一些无扩散转移的早期低位直肠癌，亦被过枉治疗，降低了患者生活质量。

上世纪七、八十年代，括约肌间切除术（intersphincteric resection，ISR）初始被用于溃疡性结肠炎的治疗，随着对ISR的进一步认识及经验的积累，九十年代起逐渐被应用于超低位直肠癌的保肛治疗，此手术完全或部分切除了包括肿瘤在内的内括约肌，保留了控便功能的外括约肌，这样既能达到一定的清扫范围，又保留了肛门功能，但前提条件是肿瘤未侵及外括约肌，且病人肛门功能良好。

腹腔镜手术治疗结直肠癌已经有近20年历史。研究表明：腹腔镜治疗结直肠癌与开腹手术相比具有手术后疼痛轻、术后病人呼吸及胃肠道功能恢复快、住院时间短、免疫功能更好的保存等优势。两个Meta分析也表明：腹腔镜直肠癌手术可达到开腹手术的肿瘤学清扫。但对于超低位直肠癌，由于盆腔空间狭窄、尤其男性，即使使用双吻合方法，在技术上亦是十分困难，易对括约肌造成损伤，也难以保证安全的切缘和可靠的吻 合。2000年Watanabe等首先在腹腔镜下完成TME，再经肛门途径完成ISR手术。近几年国内外有关腹腔镜TME联合ISR治疗超低位直肠癌的报道不断增多。该术式与其它腹腔镜直肠癌手术相比具有的好处是腹腔操作部分采用腹腔镜来做，标本从肛门拉出，经会阴行肠切除吻合，腹部无切口，这样创伤更小，更美观，其微创和保肛的优势更能得到保证，而且还能给患者节省将近万元吻合器使用费用。本组病例手术出血少（平均100 ± 64.9ml）、术后住院时间不长（平均11.4 ± 1.5d）。

腹腔镜ISR标准与开腹类似，①直肠指诊和MRI或腔内B超评估肿瘤没有侵犯肛管直肠环，肿瘤下缘距肛缘距5cm以内；②病理类型为中、高分化腺癌，低分化和黏液腺癌排除在外；③体质较差、不能自理、肛门括约肌明显松弛者排除在外；④能耐受腹腔镜手术者。

我们体会到几点经验 ①需在肠系膜下动脉根部切断血管以保证吻合口无张力，但要注意保护边缘血管弓；②腹腔镜直肠的分离尽可能低，减少经肛分离的难度。分离至盆底术者需再次通过轻柔地触诊评估肿瘤状况，若发现肿瘤已侵及耻骨直肠肌或外括约肌，应及时改行腹会阴联合切除，切忌为了保肛而残留肿瘤；③经肛门切除时为了避免操作过程中肿瘤细胞脱落播散至创面，可于肿瘤下缘用7号丝线作一内荷包缝合关闭远端肠腔；④保证远端切缘距肿瘤1 ~ 2cm，并将切缘（包括远切缘和环周切缘）送快速冰冻切片，如为阳性则应即改腹会阴联合切除术；⑤结肠肛管吻合时，结肠浆肌层与外括约肌要缝合4 ~ 8针固定，可减轻吻合口张力、防止吻合口裂开后肠管回缩。

肛门功能的损害是ISR术后最担心的问题，Chamlou等报告ISR术后仅76%病人保留正常控便功能。年龄、肿瘤位置、术前放化疗等是大便失控的危险因素，甚至有学者建议行ISR手术患者均做预防性横结肠或回肠末端造口以保护肛门功能。我们认为，只要术中充分利用腹腔镜放大视野的优势，小心准确分离，保护好外括约肌，肛门功能是可以保留的，即使早期部分患者出现不同程度的大便失禁，随着时间推移，肛门功能是可以逐步恢复的。但对于一些吻合口位置低、曾行术前新辅助治疗、局部或全身状况欠佳的患者，预防性肠造口还是必要的，以免发生吻合口瘘影响肛门功能或穿入阴道导致直肠阴道瘘。本组均未做预防性肠造口，1例术后一周出现直肠阴道瘘。12例随访至今10例肛门功能良好，2例不能完全控制排气及偶有污粪现象。

多数学者认为ISR手术并不会增加局部复发率、降低5年生存率，Rullier等报告13年间共为外括约肌未受累的92例超低位直肠癌患者行括约肌间切除术，结果是2年局部复发率为2%，5年总生存率和无病生存率分别为81%、70%，因此他认为内括约肌切除术在肿瘤学是安全可行的。Saito等在一项括约肌间切除与腹会阴联合切除的对照研究中证实两者的局部复发率（分别为10.6%%、15.7%）、5年无病生存率（分别为69.1%、63.3%）和5年总生存率（80.0%、61.5%）均无显著差异。但术前需经过直肠腔内B超或MRI检查行T分期及判断环切缘是否受侵，对T3期病人应行新辅助放化疗，缩小病变，降低肿瘤分期，从而提高切除率，降低术后局部复发率。只要选择好病例，其安全性及疗效是肯定的。本组12例随访至今均未见复发转移。

我们认为，腹腔镜TME联合ISR治疗超低位直肠癌在技术上是安全可行的，短期疗效是肯定的，但要严格把握手术指征。当然，进一步的疗效仍须多中心、大样本、前瞻性的随机对照研究来证。

参考文献：略。

膨张式直肠减压管在 Dxion 术后的应用研究

沈 展 鲁明良

（解放军117医院大肠肛门病中心，江苏 南京，310004）

【摘要】目的 探讨分析肛管减压管在低位（4~7cm）直肠癌 Dixon 手术中对吻合口愈合的情况及疗效。方法 对我科 2010~2012 年肛肠外科住院治疗的 15 例低位（4~7cm）直肠癌患者进行 Dixon 手术，术后留置肛管减压管，余治疗不变。结果 15 例患者术后吻合口愈合良好，生活质量提高，无明显痛苦，均未发生吻合口瘘、感染等并发症。结论 肛管减压管可在低位直肠癌 Dixon 手术中起到减轻肠道吻合口压力、促进吻合口愈合的作用，同时避免术后扩肛给病人带来的痛苦，提高生活质量，医护人员可更加直观有效的观察患者术后肠道恢复情况。

【关键词】肛管减压管；直肠癌 Dixon 手术后；吻合口瘘

直肠癌为临床常见疾病，目前约占结直肠肿瘤的70%。近年来随着饮食习惯及生活方式的改变，其发病率及死亡率均呈上升趋势，目前外科手术仍是首选的治疗方法，既要达到根治、降低术后肿瘤局部复发和远处转移，又保存良好的生理功能以提高患者的术后生活质量，尤其是降低术后并发症（如吻合口瘘），乃是直肠癌手术治疗的难点和重点。据统计结直肠术后5年生存率在50%~60%[1]。近年来随着吻合器的应用及全直肠系膜切除术的普及，直肠癌保肛手术患者增多，提高了患者生存质量，增加了吻合口漏发生机会，发生率为3%~21%[2]，如何预防及降低吻合口瘘的发生成了重要问题。本文结合我院 2010 年 12 月~2012 年 1 月 15 例行直肠癌 Dixon 术，术后留置肛管减压管，加强局部护理，无一例发生吻合口瘘，取得了满意的效果。

1. 资料与方法

1.1 一般资料 所有入组患者为 2010 年 12 月~2012 年 1 月在我院肛肠外科治疗的低位（4~7cm）直肠癌患者，共 15 例，高血压病 2 例。其中男 10 例，女 5 例；年龄 48~63 岁，平均年龄 55 岁，病程约 4 月~2 年，部分病人期间服用痔康片等痔疮药物，所有患者术前检查均未见明显异常。

1.2 手术方法 所有患者均在全麻下行经腹直肠癌根治术（Dixon 术），术中使用吻合器行乙状结肠与直肠端端吻合，术后从肛门置入肛管减压管，确保置入长度要超过吻合口约 10cm，肛门口用 7 号丝线两侧固定，防止滑脱，其中留置管均为 32 号胸腔引流管，长约 30cm，顶端呈圆顿状，近头部处留有侧孔。

1.3 术后肛管护理 术后随着患者肠道功能的逐步恢复，大便次数增多，控制差，需注意肛管减压管的固定，防止滑脱，必要时行减压管内冲洗，避免堵塞。密切注意观察引流管内情况。

2. 结果

本组所有患者行 Dixon 术，术后留置肛管减压管，15 例患者均于 3~4d 后拔除减压管，无一例发生吻合口瘘；同时免去了每日扩肛所带来的痛苦，生活质量得到了明显的提高。

3. 讨论

直肠癌是消化道常见的肿瘤，占消化道癌的第 2 位[3]。手术切除是主要治疗方法。经典的术式有经腹会阴联合直肠癌根治术（Mile’s 术）和经腹直肠癌切除术（Dixon 术）。Dixon 术因术后保留了正常肛门及肛门括约肌，对病人影响小，成为肿块距肛门间距≥5 cm 的首选[4]。但实施低位吻合也带来的相应的术后并发症，即导致术后吻合口瘘发生几率增高。

直肠癌术后吻合口瘘的发生一般出现在术后 3~16d，临床上首先出现的症状即为引流液增多，内含有粪渣，甚至堵塞引流管，导致引流液自引流管旁溢出。大部分如引流通畅，患者一般可无腹膜刺激征象和全身中毒症状；但如漏口大或漏出液量大，或引流管堵塞，漏出液反流入腹腔可引起腹膜炎，则会出现腹膜刺激征象和全身中毒症状，严重者甚至可出现感染性休克。故在临床工作中应对可能发生吻合口瘘的患者高度警惕，观察引流管的情况，以便及时作出相应的处理。

当然，实施结直肠癌根治术后吻合口瘘的发生率为3%~21%，但考虑到腹膜返折以下的直肠无浆膜层，对张力的耐受较差；低位吻合操作难度大；位置越低，吻合口血运越差，张力也越大；越是直肠远端，作为创伤修复过程中重要原料的脯氨酸含量越低，其愈合修复能力也就越差[5]。这就导致术后发生瘘的机会远远大于上述统计值。此外，随着术后肠蠕动恢复，肠腔内的压力升高，近段肠管收缩加强时，可牵扯吻合口造成撕裂，导致吻合口漏。同样的术后肠道蠕动恢复后，肠腔内容物将会积聚到直肠下段吻合口处，更加剧了吻合口瘘的发生。

本院15例低位直肠癌Dixon术后患者，术后留置肛管减压管，均得到了良好的恢复。分析优点如下：(1) 实施肛管排气减压，可确保肠腔内压力不至于过高，降低因积气所导致的内压增大而引起吻合口撕裂，保证“上空、中松、下通”的基本要求[6]。(2) 实施肛管减压，可确保大部分肠内容物引流通畅，减少肠液、粪便对吻合口的刺激，利于自我修复。(3) 术后对患者肛门排气情况有了更直观的观察。(4) 免去了术后每日扩肛所带来的痛苦，直接提高了患者的生活质量。

当然，要想大大降低术后吻合口瘘的发生，包括术前充分检查、肠道准备、营养状况的改善、熟练的手术技巧等均是预防发生吻合口瘘的各项因素。此外，目前仍有大部分临床工作者不赞同实施肛管排气减压，认为肛门减压管本身对肠道来讲就是一种异物，容易刺激肠壁，进而增加了肠道的蠕动，容易引起肠道蠕动波的传导协调性下降，不利于愈合；也认为一旦肛管减压管固定处滑脱，肠腔内引流管容易滑动挤压吻合口，直接导致吻合口的破裂。但究观我院15例患者术后恢复情况，均得到满意的效果。首先，肛旁皮肤固定均以7号丝线左右两侧固定，避免了滑脱的可能；其次，术中留置肛门减压管时，术者已确保引流管顶端越过吻合口约10cm左右，不至于过短而刺激吻合口处，也不至于过长而变相成为异物刺激肠道的不规则蠕动。综合分析认为，肛管减压管可减轻肠道吻合口压力，减少吻合口刺激，免去术后扩肛所带来的痛苦，同时确保术后留置肛管护理，可大大减轻患者的痛苦，减低术后吻合口瘘的发生，提高患者的生活及生存质量。

黑色素瘤与痔诊治失误的启迪

钟传华　杨文治　王晓兰

（昆明市中医医院，云南　昆明，650023）

【摘要】黑色素瘤（melanoma）在中医肛肠科较罕见，传统的概念为人体七窍长出多肉称痣或痔，《外科正宗》依据病因病机的鉴别依据及预后，说：“黑子，痣名也。此肾中浊气混滞于阳，阳气收束，结成黑子，坚而不散。凡人生此，终为不吉。”而西方医学18世纪的1857年Moore才报道本病的组织学诊断为黑色素瘤。由于中西病名差异较大，对病理学的鉴别又不统一，诊断与病名均存在混乱而不规范。在临床工作中肛肠科对此病绝非不能遇到，诊疗中偶尔也会接诊到个别病人，多因遗忘本病的概念或未见过此病，初诊时病人最易遭遇误诊、误治！究因，传统的概念多以痣或痔混淆别辨和诊断。因此，本文认为在中医肛肠科很有必要重温本病的中西医的学术理论，更新对本病的认识和诊疗的规范，以利发掘祖国医学的医疗特色。

恶性黑色素瘤好发于皮肤、眼睛，肛管为第3位，占原发性肛管肿瘤0.2%～1.2%。本病约70%～90%发生于齿线肛管处，其余发生于肛周皮肤，属肛肠外科罕见的恶性肿瘤之一。因此，在日常诊疗中极少遇见或者从未见过，偶然接诊多以内痔、血栓痔及肛外色素痣误诊、误治。很有必要重习本病的诊治理论及技能防范临床诊治的失误。

1. 诊治学术的再习

1.1 病因　肛门直肠的恶性黑瘤由黑色素细胞发生。肛管移行部分是由齿线向上1cm宽的环形区，有的在齿下方、有的在环形区上方。环形区内和肛管黏膜内有很多黑色素细胞，因此，大部分恶性黑瘤起源于肛管，少数起源于直肠下段和直肠乙状结肠接连处。黑色素细胞的来源有不同意见，多认为由外胚层上皮突变而来，有的认为胚胎间质细胞由真皮层移到上皮内，也有的认为是神经来源，由神经嵴黑色素母细胞而来。致病因素与种族、遗传、外伤、化学致癌质、内分泌和免疫机能减退有关系。

1.2 病理　多发生在齿线附近或肛管中部见（图1－1），在黏膜下迅速向上蔓延到直肠壶腹，常成蕈状；大型溃疡和穿透直肠筋膜的少见；有的生长由肛管到肛门外。瘤内可见大多角形表皮样细胞、梭形细胞和多核巨细胞、细胞集聚成团。细胞浆内有黑色素，多少不等，有的无黑色素。主要经血原性传播，由门静脉到肝，或由体循环转移到肺、脑、骨和皮肤。也常有淋巴传播，转移到直肠上血管淋巴结，肠系膜淋巴结和髂腹股沟淋巴结，肠系膜淋巴结转移比腹股沟淋巴结转图1～3结节型病灶移更多见。

典型的病理特征是黑色素瘤病变多发生于真皮和表皮交界处见（图1－2），瘤细胞侵犯表皮和真皮。瘤细胞呈双相分化，上皮细胞型与梭形细胞型。细胞核呈显著异形性，核形怪异。还可见单核、双核或多核，常见核分裂象。恶黑的组织病理形态因不同类型而不尽相同。瘤细胞类似痣细胞，但明显异型，细胞间质和细胞内充满黑色素，根据细胞形态和黑色素量的不一，可分5型：图1-4蔓延型大上皮样细胞：多见，细胞呈多边形；Ⅱ.小上皮样细胞：核大而不典型；Ⅲ.梭形细胞：胞质呈原纤维样，核大染色深；Ⅳ.畸形细胞：为单核或多核；Ⅴ.树枝状突细胞：比正常黑色素细胞大，胞核异型，瘤细胞对酪酶呈强阳性反应，含黑色素少时，在HE切片内难以证实，故有“无黑色素性黑色素瘤”之称，但若用银染色，在少数细胞内仍可检出黑色素。

1.3 分型和分期　肛肠部黑色素瘤的形态特点，多为结节或扁平息肉样的隆起，少数呈黑　图1-5恶黑的四种形状斑、黑点样散在分布，体积大小不一、肛管段可见0.2~1mm的黑斑及黑点，直肠段的>2cm^3易溃疡及便血，临床常见的有如下几种：

1.3.1 形态分型 ①息肉型：又分颗粒结节型或褐黑柔软光滑型，前者见（图1-3）易与直肠癌、瘤相混淆；后者易与嵌顿内痔和黏膜血栓相混淆见（图1-4色素斑蔓延分布）；②无蒂型：形扁平基宽，表面浸润色素或斑点蔓延肛管及肠黏膜，此型恶性程度高，血行转移较早，更易与黏膜血管栓塞或血栓外痔相混淆见（图1-5恶黑各形状）；③溃疡型：以上两型瘤体表面产生糜烂或溃疡，底硬边白或呈蓝黑色为恶变性溃疡型，易与腺癌及绒毛状腺瘤性息肉相混淆见（图1-5-（1））。

1.3.2 临床分期：按浸润与转移分早期：肿瘤小限于黏膜侵犯，长大和直肠周围淋巴侵犯，无远处转移；晚期：有血行及淋巴广泛转移。而Breslow按肿瘤侵犯厚度或深度mm数分为5期：Ⅰ.期：<0.76mm；Ⅱ.期：0.76~1.5mm；Ⅲ.期：1.51~2.25mm；Ⅳ.期：2.26~3mm；Ⅴ.期：超过3mm。

1.3.3 病理分期　一般认为，该肿瘤来自交界痣的成黑色素细胞，多数可产生黑色素，少数可不产生，但恶黑瘤细胞仍呈多巴阴性反应，两者的预后基本相同。本病早期即可出现腹股沟淋巴结转移，远处转移有肝、肺、骨髓等。总体上大体病理所见：色素性皮损有下列改变者常提示有早期恶黑的可能：①颜色：杂色为恶性病变的信号。雀斑型和表浅蔓延型常在棕色或黑色中参杂红色、白色或蓝色，其中尤以蓝色更为不好；②边缘：常参差不齐呈锯齿状改变，为肿瘤向四周蔓延扩展或自行性退变所致。③表面：不光滑，常粗糙而伴有鳞形片状脱屑，时有渗血、渗液，可高出皮面；④病灶周围皮肤：可出现水肿或丧失原有皮肤光泽或变成白色、灰色；⑤感觉异常：局部发痒、灼痛或压痛，伴肛门下坠及便血。因此，根据原发灶的范围、淋巴结转移的情况和影像学检查有否远隔转移等结果来估测病期：Ⅰ.期：无区域淋巴结转移；Ⅱ.期：伴有区域淋巴结转移；Ⅲ.期：伴有远处转移。

2. 临床表现和诊断

2.1 临床特点

2.1.1 脱垂症状：肛门部有黑色肿块脱垂，早期较小，可以自行回纳，似血栓痔或嵌顿痔，以后逐渐增大，约核桃或鸡蛋大，常需用手托回。

2.1.2 便 血：因肿瘤位置较低，易受粪便摩擦或外伤致出血，多为鲜血或有黑色溢液，味恶臭。

2.1.3 肛管直肠刺激症状：由于瘤多向直肠壶腹内突出，刺激直肠壁的感受器，患者常觉肛门部坠胀不适，大便习惯改变，便秘与腹泻交替出现．若肿瘤侵犯肛管括约肌，则有剧痛。局部可见突起型肿块。一般约1~3cm^3，外形似蕈伞，有短而宽的蒂，或呈结节状．似菜花，或呈光滑紫黑色及褐黑色。

3. 诊断

3.1 预警诊断　本病初诊时确诊率较低，少数不典型者，要靠病理检查证实。间接免疫荧光标记黑色素组织、双PAP免疫酶标记法标记测定及色素原检查有助于诊断，对“无色素”或少色素黑色素瘤的诊断以及鉴别良性痣细胞瘤及其是否恶变均有帮助。但因本病极少见，临床易忽视，此外又缺乏特殊症状，常易误诊为脱垂性痔，血栓性外痔、息肉出血坏死及直肠癌。无色素性恶性黑色素瘤虽少见，但误诊的可能更大。凡对可疑病变，都应行病理活检。病理检查一般主张切除整个瘤体，不应切取部分组织活检，部分切除易造成医源性扩散，且活检确诊率低。

3.2 病理诊断　根据Breslow的描述，从表皮颗粒层至肿瘤侵犯的最深处作为测量黑色素瘤的深度。以及根据Clark的分类，肿瘤侵犯的解剖学的深度。在Clark的分类中：Ⅰ级：表示黑素瘤仅局限于表皮。Ⅱ级黑素瘤已侵犯真皮的乳头层。Ⅲ级黑素瘤已经广泛累及乳头层。Ⅳ级黑素瘤侵犯真皮网状层。Ⅴ级表示黑素瘤侵犯了皮下脂肪。Breslow厚度及黑素瘤累及的深度（Clark等级）的增加与较差的预后有关，并可结合病理诊断鉴别早期恶性黑色素瘤。

3.3 鉴别诊断　特别应与会阴、肛肠部的几种疾病鉴别：①良性交界痣：镜下所见为良性大痣细胞，并无异性细胞，仅在真皮内生长，其炎性反应不明显；②细胞性蓝痣：好发于臀、尾骶部呈淡蓝色结节，表面光滑而不规则。镜下可见树枝状突的深黑色细胞、大棱形细胞，并集合成细胞岛。有核分裂相或坏死区时，应考虑到有恶变的可能；③基底细胞癌：上皮细胞的恶性肿瘤。由表皮的基底层向深部浸润，癌巢周围为一层柱状或立方形细胞，癌细胞染色深，无一定排列。癌细胞内可含黑色素；④硬化性血管瘤：表皮过度角化，真皮乳头增殖，扩张的毛细血管常被向下延伸的表皮突围绕，貌似表皮内血肿一样；⑤老年痣：见于老年人体表呈疣状的痣，表皮过度角化，粒层部分增厚或萎缩，棘层肥厚，基层完整，亦可有色素增加。真皮乳头增殖，外观呈乳头瘤样增生；⑥脂溢性角化病：病灶亦呈乳头瘤样增生，表皮下界限清楚，角化不完全，粒层先增厚，后变薄甚或消失，增生的表皮细胞内可有少量或较多的黑色素；⑦Peutz ~ Jegher 综合征：本征属常染色体带病遗传性疾病。表现为消化管（大肠、胃、小肠、阑尾）均有息肉。而在大肠的有散在的息肉，或数个至数十个。组织学特征为黏膜肌纤维呈树枝状伸入息肉内．腺上皮呈异型性，属错构瘤。除消化管息肉外，伴口唇及颊黏膜、肠黏膜、指（趾）末端皮肤色素斑，具有家族遗传性的综合征。

4. 治疗

主要是早期诊断，早期治疗，但治愈困难。虽有报道切除后生存超过 3 年的病例，但 5 年生存率很低，大部分病人发现较晚，预后不良。生存率与分期有重要关系，与治疗方式无大关系，局部切除和腹会阴联合切除的平均生存率无明显差别。因此，早期的即按厚度 1 ~ 3 期应做局部切除，切除边缘应 4 ~ 5mm，合用卡介苗（BCG）、氮烯咪胺（DTIC）和环已亚硝脲（CCNU）治疗。其他期的局部切除只作为姑息治疗，不能切除的放射治疗。有的认为厚度来超过 2mm 的腹会阴联合切除可提高生存率，但缺乏大量病例比较。

腹股沟淋巴结无转移的很少发生髂淋巴结转移，不需要做髂腹股沟淋巴结摘除，腹股沟淋巴结已有转移的 10 ~ 15% 同时有髂淋巴结转移。有的认为切除髂淋巴结可改进病程，有的认为髂淋巴结转移表示不能治愈的晚期肿瘤。如腹股沟淋巴结临床上是阴性但组织学是阳性、髂淋巴结阳性的病人，扩大切除可有效用：如腹股沟淋巴结临床阳性，切除髂淋巴结的效用较小。因此，组织学未证明腹股沟淋巴结转移的病人不应做髂腹股沟淋巴结摘除手术，因有 90% 髂区无转移。腹股沟转移淋巴结数目也有重要关系，阳性的数目越多，髂淋巴结转移越多。恶性黑瘤有特殊生物学性质，3 ~ 15% 转移瘤有大区域自行消退或原发肿瘤消失，但不表示永久治愈，大部分病人以后因转移和复发死亡。近年国外又开展了以微创介入治疗黑色素瘤的临床研究，临床治愈率、五年存活率均有明显提高达 60 ~ 75%。

5. 再习的启迪

5.1 失误　我科对此病受传统观念的束缚，对痔与黑色素瘤只有宏观的认识，在临床上从未见过，因而初诊就失误。上世纪 60 年代偶然遇见一例，误作内痔结扎切除治疗，切下病灶漆黑如烟尘疑惑不解，经组织活检为恶性黑色素瘤，补充免疫与化疗后局部伤口愈合。但直肠黏膜及肛管段仍遗有0. 05 ~ 0. 1mm 散在的黑点或黑斑，出院后约 6 ~ 7 个月因患者突发转移性右下腹疼痛，又疑似阑尾炎错误手术，切开腹腔却见结肠系膜淋巴广泛的转移，只得关腹姑息治疗，一月后全身广泛转移，体表胸腹部均见围棋样的黑色素瘤结节不断的生成，终因不治死亡。

5.2 教训的启迪　青年医师对本病并无警觉性，继失误的五年后又遇一例直肠 I 期的黑色素瘤误诊为痔收院，即时被纠正诊断以 milar 氏手术十化疗及免疫治疗，仅存活了 9 个月复发死亡。又次警示了我科的医术及技能还存在一定差距。为此，认真研讨学习了国、内外的诊治经验，了解认识了微创介入治疗的机理："此治法许多技术都是来源于外科手术，利用 CT 定位、B 型超声仪等医疗影像设备做导向，将特制的导管或器械经人体动脉、静脉、消化系统的自然管道抵达到人体特定的病变区域，介入治疗黑色素瘤取得了灭杀、防止转移的显著疗效"。启迪了我科对低位直肠癌失去手术指征或有手术指征坚决拒绝 milar 手术的患者，已应用的围封枯脱外治法的经验总结，发扬围封病灶阻断癌细胞溢出并以局切术治疗的方法，扬长避短的引进微创介入诊断与治疗的优势改进为围封隔离局切术，备用于临床的诊治和预防失误的再发生。

5.3 治疗机理的深化　引进微创介入治法的机理，凡初诊拟为黑色素瘤者，禁忌切除或组织活检，首先应用 CT、MRI 淋巴或血管造影等影像设备做导向，在腹盆腔的远位显示直肠、乙状结肠系膜、髂腹股沟三组淋巴结检测有无转移或血行播散的征像，经此诊断导向以内窥器导入直肠腔的病位，介入围封隔离局切术的治法，注入枯脱液于癌瘤组织缘外 0. 5 ~ 1cm 处，呈立体围封包绕黑色素瘤，发挥药物快速疑固蛋白坏死的药理效应，形成由炎性细胞及细胞因子浸润包绕的外壳，隔离了瘤体核心的病灶细胞，暂不作核心的注射，待切取中心的组织以利提高病检细胞的确诊率，为预防癌细胞的溢出及播散，当快速冰冻诊断明确，即时于瘤体基底及核心区域增加枯脱坏死剂的注药量，停留 2 ~ 3min，待中心区残留的癌细胞近一步疑固坏死丧失活力，彻底剥离包绕的外壳并清扫坏死的癌瘤组织，达围封隔离局切术的目的。实现了无瘤操做技术及阻断转移播散的治疗机制。初步为此治法奠定了研究发展的基础。

5.4 机遇促成试验的开端　上世纪 80 年代不期而遇一例误诊"内痔"收院的患者，手术时会诊，当即拟诊为黑色素瘤，应用围封隔离局切法活检确证病理诊断为恶性黑色素瘤。因探索仍处初级阶段，为慎重起见抉择以腹会阴联合切除术及区域淋巴清扫术治疗。却遭病者及家属坚决拒绝，不计预后的签字认定只要中医治法。机遇与挑战坚定了探索的继续，结合治疗机制的探索结果，经认真严谨的病案分析研讨，权衡了改进治法的利弊，取得医患的共识及谅解双方确认签字，如期的施行中医药的内治与围封隔离局切术的外治，经住院26日伤口愈合临床治愈出院，继续服用我院自拟的抗癌散内治年余，经随访及复查存活超五年，近入上世纪90年代才失去联系。

6. 讨论

6.1 存在困难　对黑色素瘤的诊治，期盼治愈仍是任重道远的想往，因本病较罕见探索限于个案、所设的治疗方法注药只限于腹膜返折以下的病灶，药物的效应与代谢动力学资料、手术对照组、统计学的处理等样本收集较难。

6.2 诊断率的提高　准确的诊断是当务之急，本文经三例病人的诊治历经了18年的时限、教训、启迪才有此认识，黑色素瘤虽罕见却属恶性程度及死亡率极高的肿瘤，在肛肠专科绝非不能遇到，偶尔的失误仍然危及病人的生命，为此，职责的要求勿忘本病的诊治理论，尤其门诊要特别警惕！适时的更新四诊即时的应用抗人黑色素瘤血清间接免疫荧光标记法、Vacca双PAP免疫酶标记法标记测定、色素原检查等筛查初诊的疑似诊断，一旦三项之一为阳性，必须以病理活检确诊杜绝误诊、误治之虑。

6.3 努力方向　当前对黑色素瘤的认识，我们仍停留在组织细胞的层面上，致于肿瘤细胞内的蛋白质、核糖核酸等生物化学的分子层面的认识还相当初浅。如基因的突变及修复、抑癌基因的失活、原癌基因的激活，免疫系统的复制表达，抗体与抗原的结合，T、B、NK细胞亚群及药物对肿瘤的作用靶点，细胞繁殖周期的M期或D期的3控点如何调控，凋亡的丧失形成永生性增殖的黑色素瘤细胞，如何逃逸免疫和药物灭杀等均不甚了解。因此，仅靠临床研究是较难的，还须不断学习更新学术理论并引进应用，才有可能展望对黑色素瘤诊治有所进步。

改良Bacon术治疗直肠下段巨大绒毛状腺瘤13例临床观察

王伟涛　崔文娟　刘　兵

（河南省漯河市中医院，河南　漯河，462000）

【摘要】目的　观察分析应用改良Bacon术式治疗巨大直肠下段绒毛状腺瘤临床疗效及远期效果。方法　回顾性总结和分析13例直肠下段绒毛状腺瘤患者的临床资料。结果　效果良好。术后1个月肛门节制功能评价：优6例，良6例，差1例；术后6月评价：排便次数：1~2次者9例，3~4次者3例，>4次者1例。结论　本术式由于其住院费用低廉、安全有效，可以作为直肠下段巨大绒毛状腺瘤保肛手术的一种重要可选术式。

【关键词】直肠；绒毛状腺瘤；改良Bacon术；临床观察

1. 资料与方法

1.1 临床资料

本组13例中男8例．女5例．年龄35~70岁．平均年龄56.5岁．肿瘤下极距肛缘2~4cm．平均2.5cm。术前均作多次活检病理检查，确定绒毛状腺瘤诊断，术中快速病检及术后病理均明确诊断。其中绒毛状腺瘤10例，绒毛状腺瘤并不典型增生3例。

1.2 手术方法

腹部切口及乙状结肠、直肠的游离同直肠癌前切除术，但直肠游离要到肛提肌平面，术中保留左结肠动脉升支和降支，与结肠中动脉组成的边缘动脉网良好，使拖出结肠有良好的血运，并有足够长度，无张力。若乙状结肠较短，则剪开降结肠侧腹膜，必要时游离脾曲。提起乙状结肠，在肿瘤上方4~5cm处用粗线结扎，扩肛至容纳4~5指，稀释碘伏盐水反复冲洗肛管直肠。在齿状线上约0.5cm处电刀环形切开并向上剥离直肠黏膜达肛提肌平面，环形切断。把肿瘤与直肠从肛门拉出，注意勿扭转，在肿瘤上缘5cm，保证乙状结肠断端露出肛门外4~5cm的前提下切断肠管，于骶前放置引流管1~2根，从肛门两侧皮肤戳孔引出。后用3~0可吸收缝线将拖出之肠管侧壁缝合于肛管外括约肌上。肠管断端彻底止血，用凡士林纱布覆盖，敷料包扎。

术后换药注意观察肛门拖出结肠血运情况，确定无坏死和回缩，第10至14天左右，拉出的结肠与肛管创面粘连愈合，在骶麻或局麻下电刀切除齿状线以下肠管，结肠断端与齿状线上留置黏膜残端吻合。术后加强肛门收缩功能锻炼、定期复查、扩肛处理。

2. 结果

全组无手术死亡病例。术后随访 12 例，1 例失访。9 例在术后 3 月内能良好控制大便，每日 3 ~ 6 次，一年后每天大便次数 2 次左右，3 例术后 6 月内肛门渗液，坚持肛门收缩功能锻炼，半年后病人可控制排气排便。术后无吻合口瘘，局部出血 1 例，局部复发 1 例（7.6%），复发时间 1 年。

3. 讨论

绒毛状腺瘤是一种比较少见的腺瘤，但多见于老年人，很少发生在 40 岁以下，男性多于女性。90% 的绒毛状腺瘤发生于直肠和乙状结肠下段。由于发生癌变的机会较多而被认为是癌前期的病变，大于 2.0cm 的大肠腺瘤恶变率更高，约半数癌变[1]。绒毛状腺瘤绝大多数呈广基型生长，瘤体稍高出于正常黏膜面，向周边蔓延面积较大，典型病例可累及肠管周径的大部分。瘤表面呈丝绒或海绵形状，颜色多为淡红或肉红色。瘤体结构质软脆，易出血。病理观察病变主要限于黏膜层。很少多发，可并存息肉状腺瘤。其主要的临床表现为黏液血便及大便未尽感。较大的绒毛状腺瘤除可排出多量黏液外，位置低的肿瘤常可部分或全部脱出肛外。

绒毛状腺瘤的治疗以手术为主，可根据肿瘤的大小、位置高低或有无癌变作出相应处理。直径在 1cm 以下的腺瘤，经内镜摘除较易完成，直径大于 4cm 者可考虑经肛门结扎切除、经直肠后路切除、经腹肿瘤切除等不同径路的手术切除。对于活检为浸润性癌变的绒毛状腺瘤，其淋巴结转移率可占全部癌变病例的 16% ~39%，应按结直肠癌处理原则进行。[2]

对于瘤体巨大的直肠下段绒毛状腺瘤，做好术前充分准备的同时，手术中探查和彻底切除瘤体是治愈和防止复发的关键。在无法保证切除吻合安全或者患者不能接受的永久性造瘘手术时，可选择患者易于接受的改良 Bacon 保肛手术。

改良 Bacon 手术的依据：（1）瘤体巨大，占直肠周径四分之三以上，直径大于 6cm，且肿块下缘距齿状线上 2 ~4cm 的肿瘤。（2）术前病理、术中探查及标本快速病理排除癌变，对于已经癌变或转移的患者则行相应根治性手术。术后病理证实术前诊断以指导治疗。（3）术中注意肛门外括约肌保护。该术式特点（1）手术操作简单、安全，相对 miles 手术创伤小，不改变生理性排便通道，患者更容易接受。（2）术后排便功能满意，并发症较少。一般经 3 ~6 个月左右的恢复期，均可控制大便 3 次/左右。本组会阴部感染 1 例，考虑与术前肠道准备不充分，术中污染所致。如能加强术前准备，术中仔细操作，术后妥善护理，可减少或避免并发症的发生。另外应注意严格掌握好手术适应证与禁忌证，才能取得令人满意的效果。病例选择：本术式适应于肿块下极距肛缘 4cm 以内的良性肿瘤，高分化腺癌且肿块局限于内括约肌，周围无浸润的患者。若肿块下极距肛缘 5cm 以上则可考虑 Dixon 术式或低位吻合。

术后加强缩肛运动和坚持吻合口扩张：肛门舒缩锻炼运动从肛门外露肠管切除整形 1 周后开始训练，2 ~3 次/d，5 ~10min/次。以刺激提肛肌增强其收缩力，可有效控制排便。吻合口扩张，术后 1 周开始进行，1 次/d。食指插入患者肛门至第 2 指关节，环行扩张肛门，反复进行 1 ~2min。坚持扩肛 3 ~6 个月。吻合口扩张可有效预防吻合口瘢痕挛缩所致的肛门狭窄。

自 Babcock 于 1932 年首创直肠拖出切除术以来，主要应用于低位直肠癌的操作，Bacon（1945 年）、Black（1948 年）等多次改良。这类手术可并发结肠远端坏死、肛管及括约肌损伤等并发症，现多被低位前切除，吻合器吻合所取代。该法作为直肠癌手术发展史上的一部分，仍有必要进行借鉴和发展。我们巧妙地将这种传统术式应用于巨大直肠下段绒毛状腺瘤的治疗，避免了因吻合困难、吻合口并发症或永久性结肠造瘘带来的尴尬，使病人更乐于接受，值得同行借鉴或推广。

内窥镜下微波电灼治疗大肠息肉临床观察

安书卷　赵文周　丁晓玲　安巧花

（新郑肛肠病医院，河南　新郑，451150）

【摘要】目的：探讨内窥镜下微波电灼治疗大肠息肉的临床疗效。方法：采用内窥镜下微波电灼治疗大肠息肉 36 例，观察其临床疗效。结果：本组 36 例病人 82 枚大肠息肉全部脱落，创面愈合良好，均成功治愈。结论：内窥镜下微波电灼治疗大肠息肉疗效好，创伤小。

【关键词】结肠镜；大肠息肉 ；微波；电灼

自2004年2月至2010年6月，我院采用电子结肠镜下微波电灼大肠息肉36例共82枚，疗效满意，总结报道如下：

1. 临床资料

1.1 一般资料

本组大肠息肉共36例，其中男性21例，女性15例；年龄5~82岁，平均年龄48岁；多发性息肉12例（3枚以上），单发性息肉24例。息肉长径0.2~0.6cm者8例，表面光滑未做病理检查；其余28例均做病理检查，管状腺瘤6例，绒毛状腺瘤8例，炎性息肉12例，不典型增生2例。临床症状：大多表现为便秘、稀便或黏液血便等症状。

1.2 息肉分布

36例高位大肠息肉中分布在回盲部者3例，升结肠者12例，横结肠者8例，降结肠者13例，最高达70cm。

1.3 息肉大小

息肉直径0.5~1.0cm者9例，占25%；直径在1.0~2.0cm者20例，占56%；直径小于0.5cm者7例，占19%。

1.4 病理分型

经病理分型诊断为：管状腺瘤6例，占21%；绒毛状腺瘤8例，占29%；炎性息肉12例，占43%；不典型增生2例，占7%。

2. 仪器设备

电子结肠镜；微波治疗仪、纤维活检钳。

3. 治疗方法

患者术前肠道准备，术前两天流质饮食，泻叶泡服导泻，术前6小时全电脑洗肠一次，肠道清洁完毕。忌用甘露醇肠道准备（肠道中氮气遇电疗易发生爆炸）。启动微波调节至手术模式，功率设定在50~55W，待微波运行稳定，将微波探头进行肥皂溶解试验无故障。患者取左侧卧位于手术台，循腔进镜至回盲部，进退镜结合使息肉瘤充分显露，先下入纤维活检钳取部分息肉组织送病理检查，然后下入微波导丝至肠腔内，根据息肉大小、形态，选择不同探头及微波功率，采用一次或分次灼烧息肉组织。直径小于0.5cm的息肉，采用点触法，微波头置于息肉顶部。直径0.5~1.0cm无蒂息肉，采用多点接触法，分多点点触治疗，其每次电灼时间不少于5s。直径1.0~2.0cm无蒂息肉采用环触法。环绕息肉多点点触至整体息肉发白，其每次电灼时间不少于10s。长条状广基息肉可用滑动法，首先在根部用针样探头电灼，将探头置于息肉一侧，烧灼的同时操控镜头使探头紧压息肉滑向息肉另一侧，亚蒂息肉可对息肉体部及蒂部同时灼烧。有蒂息肉直接从蒂部灼除，长蒂息肉操作困难，令病人改变体位使其悬于肠腔中有利治疗。长蒂息肉用针样探头及柱状探头相结合。对多发性息肉、体弱、高龄患者要分次治疗。由远端至近端逐步灼除，镜下可见息肉色苍白、炭化、萎缩或结痂。值得一提的是，在探头停止烧灼息肉组织后要冷却3~5秒钟后，离开息肉瘤，预防探头与息肉组织分离过猛导致出血。如果探头探及坏死组织及凝固血块，应予以清除。

4. 结果

本组36例82枚大肠息肉术后10~15天复查肠镜，息肉全部脱落，创面愈合良好，均成功治愈，未发现一例有并发症的发生。此种手术方法创伤小，出血少，不易造成大出血及肠穿孔，术后创面愈合快，住院时间短，比开腹手术切除息肉瘤有明显的优势。

5. 讨论

结肠息肉可分为炎症性、增生性、腺瘤性和幼年性息肉（多见于10岁以下，成人也可见），目前国内外学者大多认为，腺瘤性息肉的发病与结肠癌的发病有密切关系。腺瘤性息肉包括绒毛状和管状两型，前者恶变明显大于后者，而且息肉的大小也与癌变有相关性，即息肉的直径越大，癌变的可能性也越高。一般认为直径大于2cm的息肉癌变率达10%以上。鉴于大多数结肠癌是有腺瘤性息肉病变而来，因此，早期对腺瘤性息肉进行治疗，不仅有早期诊断的重要性，而且兼有早期治疗的作用。对腺瘤患者定期复查肠镜，6个月至1年复查1次，是预防大肠癌的有效措施。

微波电灼治疗大肠息肉的原理是通过微波物理效应产生能量，使水分子随微波频率旋转摆动，其中离子所带的胶状粒随微波运动产生热能，在微波的热效作用下，使局部脱水，利于组织蛋白的凝固，从而形成血栓，达到止血目的，最后坏死脱落。其治疗范围广，对宽基、亚蒂、无蒂、炎性息肉尤为适宜。内镜微波治疗如下优点：

1. 操作灵便。2. 微波可直接插入组织辐射，目标确切，可控制，安全性大。总之内窥镜下微波电灼治疗大肠息肉疗效好，创伤小。

青状年结直肠癌误诊浅析

张和平

（焦作市中医院外四科，河南　焦作，453000）

【摘要】目的　探讨青年人结直肠癌误诊的原因，以便早期诊断和治疗。方法　回顾分析 68 例青年结直肠癌患者的诊断和治疗情况。结果　本组直肠癌 68 例中被误诊为结肠炎 9 例，痔疮并出血 15 例，痢疾 8 例，肛周脓肿并肛瘘 2 例；误诊为阑尾周围脓肿 8 例，消化性溃疡 3 例，缺铁性贫血 1 例。误诊率 66.2% 青年人结直肠癌的发病率男性大于女性，以黏液性腺癌为主要类型。结论　青年人大肠癌早期临床症状不明显，恶性程度高，预后差，其治疗水平有赖于对这些特征的认识，力争早期诊断及治疗。

【关键词】结直肠癌；青年；诊断；误诊

结直肠癌是常见的恶性肿瘤，近几年其发病率上升很快。结直肠癌好发于中老年人，早期症状不明显，容易引起漏误诊。但青年结直肠癌进展快，往往发现时已属晚期，增加治疗和预后的难度。

1. 资料和方法

1.1 资料　2000 年 1 月至 2006 年 1 月间我院收治年龄≤30 岁的结直肠癌患者共 68 例。

1.2 方法　查阅相关病历及随访资料，总结其性别、病程、误诊、临床表现、肿瘤部位、病理类型、分期、治疗及预后情况。

2. 结果

2.1 一般资料　本组 68 例中，男 45 例，女 23 例，年龄 22～48 岁，发病至就诊时间 4 个月～22 个月，平均 11.5 个月。

2.2 首次就诊的主要表现　本组结直肠癌误诊病例中血便或黏液脓血便为主要就诊，其中有痔疮治疗未见好转继续就诊者。有腹泻、便秘及排便习惯改变及腹痛者者。有贫血面容、乏力和体重下降者，其中有些可以可触及腹部包块，直肠指检发现有直肠肿物，触之处血。

2.3 发病部位　本组病例中结直肠癌发生部位以直肠最多，占 57.2%，其次为乙状结肠，占 16.1%。

2.4 确诊情况　入院后常规行电子结肠镜检查，对肠梗阻不能耐受者用碘造影剂灌肠造影检查，并取组织病检确诊，病检以黏液性腺癌为主要类型、CT 检查明确是否转移。

2.5 误诊病种　本组 68 例中误诊为为结肠炎 9 例，痔疮并出血 15 例，痢疾 8 例，肛周脓肿并肛瘘 2 例；误诊为阑尾周围脓肿 8 例，消化性溃疡 3 例，缺铁性贫血 1 例。误诊率 66.2% 青年人结直肠癌的发病率男性大于女性。

2.6 治疗及预后　本组病例多数患者确诊时已属中期，Duckes C、D 期 50 例，占 73.6%（50/68），比文献报道中的高，这与病例数少，曾在基层医院诊治过有关。68 例病例中行根治术的只有 21 例（占 30.8%），本组的 5 年生存率是 13.2%。

3. 讨论

3.1 临床特征

青年人结直肠癌发病症状隐匿，缺乏特异性，早期可无任何症状，加之青年人对疾病的耐受能力较强，对一般的腹部不适容易忽视，或者由于医务人员的疏忽和认识不足，忽视了肛门指检等基本检查，导致就诊时间晚，误诊多，出现合并症的情况也多。本文显示平均确诊时间为 11.5 个月，误诊率 66.2%。

3.2 误诊原因分析

（1）青壮年直肠癌的直肠刺激症状如腹泻、便频，便血、里急后重等缺乏特异性，易同其他消化系统疾病混淆。医生对该病临床症状不典型、早期表现不明显等认识不足，因而导致误诊。（2）医生对该病临床症状不典型、早期表现不明显等认识不足，因而导致误诊。（3）并发症的表现掩盖结直肠癌的症状，结直肠与腹部多个脏器相连，易表现为相邻脏器的病症。（4）缺乏完善的体格检查，忽视简单的直肠指检，本组 32 例直肠癌均可经直肠指检发现肿块。（5）辅助检查不完善及对检查结果缺乏进一步的分析，本组病例有 1 例误诊为缺铁性贫血的患者，就是早期对贫血、大便隐血实验阳性不做进一步分析，未做钡灌肠和纤维结肠镜进一步检查。

3.3 减少误诊的措施

（1）仔细询问病史，（2）临床医生要提高青壮年结直肠癌的警惕性；（3）完善体格检查（4）注意鉴别，防治漏诊（5）对高危人群要定期复查，对高发地区要开展普查。

农村基层医院（56例）直肠癌误诊原因分析

毛佳兴

（湖南省平江县南江镇博爱中医院肛肠科，湖南 平江，410400）

【摘要】分析56例直肠癌误诊原因，其中32例直肠指诊能触及的低位直肠误诊为其他疾病，强调重视肛门指检为主的规范性检查，担高对直肠癌和良性疾病并发直肠癌的警惕性，是减少误诊的措施。

【关键词】直肠癌 误诊 分析

我院肛肠科自1998－2012年间共收治直肠癌患者78例，其中56例误诊为其他良性疾病，均经病理检验确诊，现对56例直肠癌误诊原因进行讨论，

1. 临床资料

56例中，男34例，女22例；年龄23－78岁，40岁以上者33例，60岁以上者16例；高位直肠癌7例，中段直肠癌17例，低位直肠癌32例；临床表现为排便习惯改变12例，血便54例，黏液血便18例，脓血便34例，便秘12例，里急后重12例，腹部胀痛37例，大便变形21例，腹部包块2例，误诊分别为了；痢疾21例，内痔24例，肠炎4例，肠梗阻2例，阑尾炎1例，下消化道出血2例，坏死性肠炎1例，直肠息肉1例，误诊时间2个月－2年。

2. 讨论

近年来，国内直肠癌发病率有所增加，直肠癌的早期诊断对治疗，预后和提高生存率非常重要；误诊给患难者造成了不可挽回的损失。未按常规行规范性的直肠指诊是误诊的重要原因，本组56例中低位直肠癌32例，高位14例，由于未行直肠指诊误诊为内痔，痢疾，肠炎，肠梗阻等。据国内文献报道，75%以上的直肠癌位于手指可触及的部位，高位直肠癌及乙状结肠癌70%以上可通过乙状结肠镜可以确诊，只要行规范性的肛门指诊，配合肛肠镜，乙状结肠镜检查，70%的患者是可以避免误诊和漏诊的，患者多为农村村民，多数患者大便性质和次数改变，时软时硬，甚至有血及黏液血便，自以为是吃了不洁食物引起，自购药物内服或到当地村卫生室就诊，无效才到乡镇卫生院内科就诊，根本想不到做肛门指诊检查，只做一般的内科检查及化验，常被误诊为内痔，肠炎，痢疾等治疗，直至无效才想到直肠检查或转到肛肠科检查，延误诊治，影响预后，这种现象在农村卫生室和乡镇卫生院并不少见。

为了避免误诊误治，对于便频，便血，肛门坠胀痛，尤其是大便习惯改变者应进行规范化的直肠指检。直肠指诊在直肠癌的诊断中具有十分重要意义：（1）检查前询问病史，（2）有次序的从右、前、左、后反复上下触诊，特别注意后辟检查，（3）可让患者变换体位检查，有时需要增加腹压检查，方可触到高位病灶，（4）指套上有血迹而未触礁到病变时，要尽早进行肛肠镜，乙状结肠镜检查，（5）直肠内异物或肛裂患者并发直肠癌，需在局麻下行直肠指诊，以便确诊，（6）指诊或镜检发现新生物或肠膜异常，应做病理活检。

直肠癌误诊三例临床体会

马天亮 唐德银 指导：唐德金

（大庆油城肛肠专科医院，黑龙江 大庆，163000）

肛肠直肠恶性肿瘤，包括肛门、肛管、直肠、直肠及乙状结肠接处的恶性肿瘤，是一种常见的恶性肿瘤。属于大肠癌的范围。直肠癌的早期病变仅限于黏膜，无明显症状。而有症状时多数亦非早期病变，临床上有不少直肠癌患者，一旦出现症状，就诊时已多属中晚期。还是由于直肠癌的这种发展及表现的特殊性，对直肠癌的早期

诊断非常重要了。有些资料统计，直肠部位的癌瘤有 80% ~90% 用手指可以触及，而 80% 以上的直肠癌指检可以摸到，40 ~70 岁的人发病最多，青年人较少，但恶性程度高。

直肠癌的早期诊断和治疗极为重要，直肠的指诊是临床上的最常用诊断方法，病人也容易接受，且又最有效，诊断率较高的一种手段。但在临床实际工作中，许多医生忽略了直肠指诊的诊断手段，从而造成了不应有的误诊或漏诊。

我院几年来，直肠癌误诊的病例有 3 例，作者很痛心的总结一些误诊病例进行分析，有几种情况。

1. 误诊为慢性肠炎

晚期直肠癌，由于癌肿部位的感染、糜烂加之大便摩擦，直肠炎超过十年的病人，容易发生癌变。患肠炎的病人中，患结肠炎的比未患结肠炎的高 8 ~10 倍。血吸虫病由于虫卵沉积，也会可以诱发癌变。其症状有共同点，易误诊，未进行具体分析与进一步直肠检查和乙状结肠镜检查。

2. 误诊为内痔出血

直肠癌患者就诊时，多主诉便血，说的不清，临床医生往往就按着患者主诉为便血，诊断为痔。没有详细询问病史，并没做必要的指诊检查，而造成误诊或漏诊。而更多的直肠癌患者则确实患有内痔。医生检查时只注意了肛门内痔疾病。而位置高的癌肿却常常被漏诊。如我科 2 例因患“三期内痔”入院的患者，入院次日准备手术治疗，做直肠指诊检查时，发现 7.5cm 上有一菜花样肿物，后转院手术治疗，分析其入院误诊原因，多是入院前没有准确做指诊检查。只注意了内痔便血的诊断，而位置挡高些为被忽略了，造成大错。

3. 误诊为肛裂

中晚期直肠癌大便不太正常，特别是便秘出现时，会造成肛门的裂伤，形成肛裂，为什么患者多以便后肛门疼痛出血，大便干燥主诉就诊。

如本科 1 例患因“大便干燥、便血、疼痛”收 入院，因患者疼痛难忍，医生怕患者疼痛只是看一下肛周外观，没有做直肠直诊结肠镜检查。准备手术前做直诊发现肛管后部 6cm 以上有肿物，呈菜花样，边缘凸起，呈结节状，转院再次切片诊断。肛门括约肌痉挛，指诊时手法不容易插进肛门，所以造成误诊。

4. 误诊为脓肿

直肠癌由于中晚期溃破，常感染肿物穿透至直肠周围间隙，形成脓肿，肛周脓肿的主要症状为内部的红肿热痛或溃破溢脓，就时常常只考虑到脓肿的急症，患者的痛苦，急需手术切开引流，而未详细询问发病史并做分析，还常常忽略了必要的检查。从而造成了误诊。

从以上种种误诊情况中，忽略直诊及结肠镜的检查，是医生认为多年临床经验所造成误诊的主要原因，如果做了直肠检查，仔细认真就少出误诊情况，少给患者造成痛苦，因此，重视直肠直诊很重要。

直肠类癌 1 例误诊分析

冯海龙　指导：毛宽荣

（西安马应龙肛肠医院，陕西　西安，710016）

1. 病例报告

患者王某某，女，23 岁，以“发现肛内肿物 8 月伴下坠感 2 月”之主诉于 2007 年 12 月 27 日 16 时入院。患者诉 8 月前在外院生产时，产科医生发现其直肠内有一“息肉”，日常生活无不适感觉，大便时无疼痛，无出血，无包块脱出，未予重视。2 月前自觉肛门下坠，曾在多家医院就诊均诊断为“直肠息肉”，建议手术治疗。2 天前因大便干燥，便时有少量出血，为进一步诊治来我院。入院查体：T36.3℃，P80 次/分，R20 次/分，BP100/60mmHg。专科情况（截石位）：肛门居中，肛缘皮肤色泽正常，肛门外形正常，直肠指诊，5 点距肛门口约 4 ~5cm 处可触及大小约 1.0cm ×0.5cm 带蒂肿物，表面光滑，质稍硬，活动度较大，轻压痛，退指无血染。结肠镜：直肠距肛缘约 4cm 直肠左后壁见一直径约 0.5cm 大小息肉样包块，表面光滑，黏膜完整无破损，基底较大。入院诊断：直肠息肉。完善术前检查后在鞍区麻醉下行直肠息肉切除术，术中见直肠黏膜色泽红润，无糜烂，5 点直肠黏膜距齿线约 3cm 处一黄白色息肉样包块，直径约 0.5cm，表面光滑，黏膜完整，游离端有活动度，钳夹包块基底并提起，保持黏膜有一定张力，钳下用另一把止血钳再次钳夹，距离蒂根部约 1cm 完整切除包块及临近组织，残端10号丝线贯穿“8”字缝扎，留取标本送病理检查回报：（直肠）类癌侵及黏膜肌层，黏膜基底层有癌细胞。免疫组化：CgA（++）、NSE（++）、Syn（++）、5~HT（+）、CK7（-）。建议患者行病灶局部扩大切除术，患者拒绝再次手术要求保守治疗，遂给予局部注射5~氟尿嘧啶1次/日，连用5次，于2008年1月15日痊愈出院。术后5年定期复查随访未见肿瘤复发。

2. 讨论

类癌是一种起源于Lieberkuhn隐窝的颗粒细胞的低恶性肿瘤，初起时属良性，后期则变为恶性并可发生转移，但又不同于腺癌，故称为类癌。这一现象由Kultschitzky在1897年首先描述，故这种细胞就称为Kultschitzky细胞。由于这种细胞内的颗粒对银具有明显亲和力，又称为嗜银或亲银细胞，而这种肿瘤则称为嗜银细胞瘤。类癌好发于胃肠道，而胃肠道中约1/2发生在阑尾，其他依次为小肠、直肠、十二指肠、胃、结肠和食道。但其他脏器如支气管、卵巢、胆道、胰腺等均可发生。直肠类癌以良性居多．初起时常系直肠指检时无意中发现，为黏膜下一小结节，较大时则可呈一隆起形息肉，无蒂．极少引起症状。在极罕见的情况下溃疡形成，可出血，如发生恶变亦可迅速、广泛转移[1]。本例患者在生产中发现肿块后经多家医院多次诊断均为“直肠息肉”，笔者术前仍按“直肠息肉”诊治，术后病理方证实为直肠类癌，因此可见本病临床误诊率极高，究其原因应为：1）缺少对本病的认识。直肠类癌在临床中较为少见，国外报道发病率为0.04%，占所有直肠肿瘤的0.14%，国内报道发病率为0.02%，占所有直肠肿瘤的1.30%[2]。大部分基层医师在临床思维中没有直肠类癌这个概念或者足够的认识；2）本病的临床表现特异性不强。直肠来源于后肠，其类癌细胞颗粒不含或较少含5~羟色胺，不出现类癌综合征表现[3]。临床症状缺乏特异性，极易和息肉、平滑肌瘤甚至直肠癌相混淆，非经病理检验难以鉴别；3）病理取材不易。因本病来源于黏膜下层，对取材技术要求较高，必须经结节中心反复多次深取方能提高活检阳性率；4）检查手段不够全面细致。本例术前未行直肠超声（EUS）、CT或MRI检查确定病变侵犯层次，因而未能引起足够重视行进一步病理检查。综合以上分析笔者认为，在临床诊疗中应注意：1）培养良好的临床思维模式，尽可能地做到全面考虑；2）重视常规专科检查。直肠指检和直肠镜检，是筛查和诊断直肠类癌最简单、最有效的方法，检查时，如触及单发黏膜结节或隆起样肿物以及息肉样突起，直径约0.5~2.0 cm，质硬活动、黏膜光滑、黄色或灰色、境界清楚，应高度警惕本病，当即直肠镜活检以明确诊断，必要时反复多次活检；3）手术前后皆应病理检查。手术前已病理确诊，术后病理还应注意癌细胞是否侵犯肠壁肌层和转移，以决定是否需要进一步治疗；4）重视直肠内超声检查（EUS）在本病诊断中的应用。近年兴起的直肠内超声检查可准确发现类癌对肠壁的浸润程度，EUS具有较高的超声工作频率，超声微探头可紧贴消化道管壁，清晰显示肠壁的5层结构，并可判定肿瘤侵犯的范围，是否侵犯肌层和是否有肠旁淋巴结转移；5）术前必要的辅助检查：如术前CT、MRI，对直肠类癌淋巴结和肝转移有诊断价值，应该常规使用[4]。

治疗方面，直肠类癌对放疗、化疗及免疫治疗均不敏感，手术仍是治疗直肠类癌惟一有效的方法。对肿瘤直径<1cm、无症状、未侵及肌层者可行电灼切除或局部摘除。直径1~2cm的类癌，应做扩大的局部切除，包括肿瘤周围的正常黏膜和黏膜下层，术后定期行乙状结肠镜检查，直径 >2cm同时合并肌层侵犯，明显恶性者，则应行根治性切除。

直肠类癌预后较好，5年总生存率为70%~87%，早期经局部切除大多数可获得痊愈[5]，有报道治疗后的手术后即使局部复发，再次切除亦可能治愈[6]。

参考文献：略。

肛门失禁

自体括约肌紧缩术治疗肛门失禁

曹吉勋　黄德铨　陈　敏　周　晋

（成都中医药大学附属医院，四川　成都，610000）

一、前言

肛门失禁的定义：至少 4 岁以上患者，至少 1 月以上有反复发生的不能控制的排便。虽然肛门失禁并不危害生命，但严重影响患者生存质量。人群中的肛门失禁发病率报告差异很大，据美国的一项大规模调查，普通人群中有高达 7.1% 的人被报告有不同程度的肛门失禁，失禁率随着年龄增大和精神生理状态的下降而上升。国内尚缺乏这方面的大规模调查。

肛门失禁病因：许多因素在维持肛门自制中起重要作用，包括粪便干湿度、直肠顺应性、直肠的感觉功能、肛门括约肌的完整性以及精神意识状态。其中的一项或多项因素受损都可能引起肛门失禁，也有许多患者现有检查手段找不到任何明确病因称之为特发性肛门失禁。由于分娩及排便时过度摒便造成的盆底神经病变据认为是特异性肛门失禁的病因。

肛门括约肌紧缩方术 1891 年由 Thiersch 教授首创，手术采用银丝环植入法治疗肛门失禁。后多数医家采用银丝、烙制线、硅胶圈植入肛门括约肌周围皮下组织，以使松弛的肛门括约肌缩紧，从而治疗肛门失禁，取得一定的临床疗效。

60 年代肛门括约肌紧缩方法治疗肛门失禁在我国也有所开展，植入肛门括约肌皮下的材质有所不同。北京二龙路医院（现北京市肛肠医院）的著名肛肠专家卢克杰教授采用 8 号丝线植入肛周括约肌皮下以治疗肛门失禁；哈尔滨市的孙福庆教授采用自体的骶尾韧带植入肛门括约肌周围皮下，以达到缩紧肛门括约肌的目的；成都中医药大学附属医院的曹吉勋教授采用银丝、髂肌膜植入肛门括约肌皮下以治疗肛门失禁。这些方法近期疗效尚好，不足之处是远期疗效较差，复发率高，且可出现线断裂、粪嵌顿、感染、疼痛等并发症。

1962 年我国正值荒年，粮食不够，人民营养差，普遍消瘦，消瘦可使得坐骨直肠窝内脂肪消失，使直肠失去周围支持固定作用，括约肌群收缩力也减弱，直肠容易自肛门口脱出，直肠脱垂发病率高，且多数伴有肛门失禁。采用以上肛门紧缩方法治疗失败率高。

我们采用自体肛门括约肌紧缩方法，利用括约肌本身肌束的缩小，紧缩肛门以恢复肛管的收缩、舒张功能，这种自体的肛门括约肌紧缩法还有一个优点，就是可促使肛门向前移位，这样也增加了盆底的扶托力，远期疗效良好，弥补了以上疗法之不足。

二、适应症

成人完全直肠脱垂的肛门失禁，老年肛门失禁。

三、手术操作方法

1. 麻醉方法：腰俞穴麻醉、骶管麻醉、腰麻

2. 手术步骤：麻醉显效后转截石位，常规消毒铺巾，消毒肛管及直肠下段。沿肛周 3、9 点位，距肛缘 0.5 ~ 1cm 处作“V”形切口，用阿力氏钳夹住皮瓣向上牵拉，分离皮瓣，暴露肛门外括约肌及肛门后三角间隙。

将松弛的外括约肌皮下层及深层括约肌肌束，用阿力氏钳向下牵拉。用 1 号丝线缝合 3 ~ 4 针，闭合部分括约肌及肛门后三角间隙，使肛门向前移位。再将皮肤层作全层缝合，肛门大小以肛管内可伸入 1 横指半 ~ 2 横指为宜。最后将前壁多余的皮瓣切除，使肛管内切口对合良好，缝合 1 到 2 针。肛管内插入油纱条压迫，外敷纱布，用宽胶布固定。

肛 门 狭 窄

纵切横缝加皮瓣移动术治疗肛门肛管狭窄的临床研究

刘俊强[1] 韩生先[2] 孙宏普[2] 指导：韩青科[1] 王清华[1]

（1. 河南黄金建筑安装公司职工医院，河南 洛阳吗，471000；
2. 洛阳市第二中医院，河南 洛阳，471000）

【摘要】采用纵切横缝加皮瓣移动术治疗肛门肛管狭窄20例，经临床观察及随访，治愈率100%。此法有效地扩大了肛门肛管口径，保护了其正常生理功能，无肛门肛管损伤和瘢痕形成等并发症及后遗症，弥补了传统方法的不足。

【关键词】肛门肛管狭窄；皮瓣移动术

我科在纵切横缝加皮瓣移动术治疗狭窄性肛裂的基础上，将此法用于治疗肛门肛管狭窄，疗效满意，现总结报告如下。

1. 临床资料

治疗组20例，对照组10例（保守扩肛法）。治疗组20例中，男6例，女10例，小儿（1～12岁）4例。性质：先天性4例，后天性16例。病史：半年以上者4例，1年以上者6例，2年以上者10例。分类：肛管狭窄12例，肛门狭窄8例。范围：部分狭窄14例，环形狭窄4例，管状狭窄2例。

通过病史和肛门局部检查可确诊，严重肛门狭窄，必须借助钡灌肠式手术探查方法确定其范围和程度。

2. 治疗方法

2.1 适应症与禁忌症 本法适应先天性和后天性肛管肛门狭窄。性病性狭窄和癌肿术后狭窄为禁忌症。

2.2 手术方法 术晨禁食，灌肠。以腰俞麻醉为佳，局麻次之，小儿患者氯胺酮基础麻醉。患者取截石位，常规消毒，自肛门后正中线上至齿线上，下至肛缘，切开黏膜及皮肤，切断外括约肌皮下部及肥厚的内括约肌的一部分，切除狭窄性、增生性瘢痕结缔组织。修剪两侧皮瓣，齿线以上黏膜用小弯钳钝性分离，游离一少部分黏膜，将游离的黏膜与肛缘皮肤作横行缝合。先固定切口中央一针后，再作两侧间断缝合，在缝口处外下方1.5～2cm作弧度型减压切口，此切口至肛门距离以肛管长度为宜。切开后，肛门皮瓣自动移向肛内，补充肛管皮肤这一部分。将减压切口用凡士林纱条敷盖，创面敷酒精纱条，塔形纱布包扎，丁字带固定。

2.3 术后处理 术后进半流质饮食2天，2天后改为普食，第一天只更换敷料，第二天令其排便，便后以温水或1：5000PP液坐浴，然后换药，7～8天拆线，根据伤口生长情况进行处理至愈合。

3. 治疗结果

治疗组20例中全部有效，治愈率100%。对照组10例，用药对症处理均有效，停止治疗后症状同前。

术后6月至2年进行随访，20例疗效稳定，无复发，无并发症及后遗症。10例保守疗法均未获愈。

4. 讨论

肛门肛管狭窄常因先天性畸形引起，或因后天性肛门肛管炎症、手术损伤、组织坏死、瘢痕增生等所致。肛门肛管狭窄变形，部分可累及肛门括约肌，以至造成排便困难、便秘、里急后重，或肛门直肠出血，少数表现为全身乏力、腹胀、贫血、甚至不完全性结肠梗阻，便条变细、变扁，重者呈铅笔状或挤牙膏样，部分病人肛内常有分泌物溢出，作肛周检查时可触及肛周组织硬化、触痛等体征。

本病目前国内外尚无特效根治方法，我科以治疗瘢痕狭窄性肛裂的纵切横缝加皮瓣移动术，用于治疗肛管肛门狭窄，以临床验证，效果满意。

肛周坏死性筋膜炎

肛周坏死性筋膜炎临床诊治研究（附5例报告）

陈文平　冯海龙　沈云天　毛宽荣

（西安肛肠医院，陕西　西安，710016）

肛周坏死性筋膜炎（perianal necrotizing fasciitis，PNF）是一种由多种细菌协同作用导致的严重、少见、快速进展的以肛周和会阴三角区筋膜坏死为特征的爆发性感染性疾病。本病常并发全身症状，很快发展为爆发性败血症休克致死亡，病死率极高。临床表现从无明显皮肤坏死的肛管直肠或生殖区疼痛，到感染部位皮肤和软组织的迅速坏死、蔓延，最终导致全身脓毒血症和多器官衰竭。我院自2010年10月至2011年6月收治肛周坏死性筋膜炎患者5例，现报告如下。

1. 临床资料

1.1 一般资料

本组5例，男性4例，女性1例，发病年龄24～64岁。平均年龄43岁。发病均源于肛周脓肿，发病至就诊时间为7～14天不等，合并糖尿病2例，发病过程中有寒战、高热4例，有皮下捻发感2例，坏死范围以肛周及会阴部为主，波及阴囊3例，波及大腿2例，波及臀大肌深筋膜3例。其中两例行细菌培养结果为：1例为大肠埃希菌，1例细菌培养未见致病菌生长。全部病例白细胞计数均大于$16\times10^9/L$。其中4例患者出现不同程度贫血和低蛋白血症。

1.2 治疗方法

本组病例一经明确诊断后，均予以急诊手术治疗。沿波动或疼痛最明显处切开皮肤直达坏死病灶，放出脓液和液化坏死组织，病灶波及区域行多处切开引流，引流口为纵行或交错呈网状，保护肛门功能，深度达到各个感染坏死的肌间隙，彻底清除坏死组织及筋膜，3%过氧化氢溶液、甲硝唑、生理盐水反复冲洗后，填入甲硝唑纱条充分引流，感染较深者置入引流管持续冲洗。合并感染性休克者术后给予抗休克治疗，无感染性休克者行预防休克处理。抗感染治疗方面，本组病例联合应用大剂量抗生素治疗，未明确致病菌情况下，首先应用头孢米诺合并奥硝唑控制感染，然后根据细菌培养和药敏实验调整抗生素，同时给予输血、血浆、白蛋白等支持治疗。切开引流口每日换药2～3次，用3%过氧化氢溶液、生理盐水、甲硝唑反复冲洗伤口，局部换药早期使用甲硝唑引流条疏松填塞，后期采用康复新液引流条填塞换药。换药时如发现坏死筋膜组织及时予以清创，引流口始终保持引流口终端与坏死范围纵径相同。

2. 结果

本组5例全部治愈，无死亡。平均住院日24.75d，其中术后经再次清创引流者1例，经4次清创引流者1例。5例病例随访2月未见复发。

3. 讨论

3.1 早期诊断

坏死性筋膜炎在1924年由Meleny提出，以皮下组织和筋膜广泛性坏死同时伴有全身中毒症状的软组织感染为主要表现。该病由需氧菌（A群链球菌多见）和厌氧菌混合感染，具有发病急、进展快、死亡率高的特点。肛周坏死性筋膜炎（perianal necrotizing fasciitis，PNF）通常以会阴体或肛管直肠周围的疼痛为首发症状，容易误诊为肛周脓肿，延误治疗，甚至发展为败血症等危侯。本组病例中有一例患者初起误诊为“肛周脓肿”，并行肛周脓肿切开引流术，术后患者出现全身症状，术后5天WBC持续在$16.3\times10^9/L\sim21.2\times10^9/L$之间，同时出现低蛋白血症，病情呈恶化趋势。术后分析原因为，首诊医生在“肛周脓肿”手术过程中担心创面过大、切除组织过多损伤肛门功能，以致脓肿手术时脓腔坏死组织清除不彻底，切口引流不畅，同时患者合并有糖尿病，故导致病情恶化。

本病诊断主要建立在临床表现的基础上。临床表现特点有：(1) 发病急骤，进展迅速，中毒症状严重。(2) 受累范围广泛，损伤区域的感染范围远远大于感染过程中皮肤炎症表现的范围。肛周及会阴部与查体不相称的剧痛，其程度重，患者往往难于忍受，以后肿痛可蔓延至会阴、阴囊、下腹部、后腰及下肢。(3) 损伤区域出现快速的、进行性的皮肤坏死是坏死性筋膜炎发生的重要标志。(4) 坏死区域存在捻发音或捻发感是肛周坏死性筋膜炎的特征性表现。(5) 化验检查见白细胞计数明显增多，可达（20～40）$\times 10^9$/L，核左移。(6) X线平片、CT、MRI、超声检查能够协助诊断，可探及肛周不对称的筋膜的增厚、皮下气肿、液体潴留和组织水肿。皮下气肿预示着肛周坏死性筋膜炎的可能性较大。

3.2 及时有效的手术

肛周坏死性筋膜炎一经确诊，早期手术是治疗成功的关键，必须做到手术及时、清创彻底，清创的目的是切除全部无活力的组织，减轻脓毒血症。手术切开时，应充分减压，通畅流深达深筋膜。认真彻底，切除坏死组织至出现新鲜创面，沿坏死窦腔仔细检查，将坏死组织连同窦道一并切除，直至正常组织，尤其较广泛创面时，不残留任何细小坏死腔隙，防止术后病变再次蔓延，加重患者毒素吸收，增加患者的风险，所以尽量争取一次手术达到满意效果，以期减少因病变发展再次手术可能。在彻底切除病灶的同时应注意切口的设计，肛周切口以选择放射、网状切口为佳，各个切口间保留一定的皮桥，放射、网状切口不但可以起到充分的引流作用，同时可以有效的保护肛周皮肤，减少植皮的几率。

3.3 术后监测及全身营养支持

肛周坏死性筋膜炎在肛肠科属于危急重症，术后应随时监测患者心率、呼吸、血压等生命体征及血常规、血糖、水电解质、肝肾功能等情况，及时了解病情进展情况。水电解质紊乱者应及时给予纠正。肛周坏死性筋膜炎患者一般全身消耗较大，容易出现低蛋白血症和贫血，应及时给予人血白蛋白和少量多次新鲜血或成份输血。重症患者可给予胸腺肽和激素，增加患者机体免疫功能，降低机体炎症反应、减轻细菌内毒素对机体损害。

3.4 大剂量、有效应用抗生素

多数患者一开始就需采用2种或3种大剂量广谱抗生素联合使用，通常是三代头孢菌素、B～内酰胺酶抑制剂、林可酰胺类、硝基咪唑类、氨基糖苷类等联合应用，共同对抗需氧菌和厌氧菌。以后根据脓液细菌培养及药敏试验结果，及时调整敏感抗生素。

3.5 科学换药

肛周坏死性筋膜炎术后换药非常关键。(1) 该类患者术后应开辟单独的换药空间，避免和一般肛肠科术后患者同时、同一空间换药，避免交叉感染或院内感染。(2) 术后早期由于患者局部渗出较多，每日可给予2～3次换药。(3) 换药时局部应疏松填塞，避免致密或过多填塞造成局部切口内压力增大而致感染进一步向周围筋膜扩散。(4) 换药早期创面用3%过氧化氢、甲硝唑、盐水交替反复冲洗，过氧化氢使伤口氧化还原电位差升高，造成不利于厌氧菌生长的环境。后期改用康复新液引流条引流换药，通利血脉，养阴生肌，促进创面愈合。(5) 发现坏死筋膜组织及时予以清创，对减轻疼痛，减少毒素吸收，防止炎症扩散有肯定作用。

手术配合中药内服外洗治疗肛周坏死性筋膜炎的临床诊治体会

孙林梅　梁靖华　宋　磊　曾春娥　白世斌

（西安市中医医院肛肠科，陕西　西安，710001）

【摘要】目的：探讨手术配合中药内服外洗治疗肛周坏死性筋膜炎的临床疗效。方法：对36例肛周坏死性筋膜炎患者采用手术配合中药内服外洗疗法治疗。结果：36例肛周坏死性筋膜炎患者均临床治愈，随访2年无复发。结论：手术配合中药内服外洗治疗肛周坏死性筋膜炎疗效满意。

【关键词】手术；中药内服外洗；肛周坏死性筋膜炎；诊治体会

肛周坏死性筋膜炎（perianal necrotizing fasciitis，PNF）是一种由多种细菌协同作用导致的严重、少见、快速进展的以肛周和会阴三角区筋膜坏死为特征的爆发性、感染性疾病．男性发病率明显高于女性，以40～57岁的中老年男性为多见．我院肛肠科从2006年6月－2012年5月共收治肛周坏死性筋膜炎患者36例，我们采用手术配合中药内服外洗治疗，取得良好疗效，兹报道如下：

1. 资料与方法

1.1 一般资料

本组患者36例，男28例，女8例，年龄40~57岁。伴有糖尿病12例，其余24例无明显诱因。病变均位于肛周，其中18例波及会阴部。本组就诊时间发病24~72h，均较典型，起病急，原发病灶均有红，肿，热，痛症状，类似蜂窝织炎或丹毒，随后由于营养血管栓塞，皮肤苍白，有时出现典型的、大小不一的散在性皮肤血泡形成或青紫坏死，周围有较广泛的潜行皮缘，血泡破溃后显露出黑色真皮层，继而迅速向四周蔓延，皮肤触诊无波动感，似皮革样僵硬，直至皮肤坏死。其中36例患者皮下均可触及捻发音，切开后均有恶臭及气体，皮下组织筋膜坏疽，均有"洗碗水样"液体渗出，无明显脓液形成。细菌培养结果示致病菌为多种细菌混合感染，以溶血性链球菌，大肠杆菌，变形杆菌，金黄色葡萄球菌常见。

1.2 治疗方法

1.2.1 手术　采用鞍麻，以肛门为中心，在肛门两侧距肛缘4.5cm肿块处各做一长约5cm的弧形切口，切至深达脓腔，对波及会阴部及阴囊的患者，根据情况可做桥式对口引流，力求彻底清除坏死组织、通畅引流，深达深筋膜，引出"洗碗水样"液体200~400 ml，腐臭味、其有气泡，皮肤呈革样硬，皮下组织暗灰色、浅筋膜呈烂叶状坏死，钝性分离所有间隔、清除脓汁及坏死组织，直至出现新鲜创面，所有伤口均先后用双氧水、生理盐水、甲硝唑溶液彻底反复冲洗，用双氧水冲洗伤口以达到增加局部组织氧含量，抑制厌氧菌生长的目的。术后应鼓励患者多进食，在无特殊禁忌的情况下，应嘱患者进食高营养、优质蛋白食物。

1.2.2 抗生素的应用　在病原菌未被确定之前，应给予广谱足量抗生素，包括对革兰阳性、阴性细菌敏感的抗生素，并兼顾厌氧菌。对于主要是链球菌感染的，一些学者认为在应对严重的链球菌感染时氯林可霉素好于青霉素。对于感染严重的患者可采用头孢三代甚至四代抗生素，辅以厌氧菌敏感药物如替硝唑等。治疗中根据细菌培养结果及药敏实验结果，及时更换对应有效的抗生素。对于此36例肛周坏死性筋膜炎的患者，我们均根据药敏实验结果选用相对应的抗生素，直至感染被控制，患者症状及体征恢复正常，再次复查血常规结果无异常。

1.2.3 中药内服外洗　祖国医学认为本病为"陷证"、"阴疽"一类，我们运用补中益气及托里透邪之类中药，口服补中益气汤合托里消毒饮加减，早期加金银花、败酱草、紫花地丁、乳香、没药等。后期重补气、补血之类中药。上述中药，每日2剂，1剂水煎约400ml左右，分早晚两次空腹温服。1剂水煎约800ml再加水2000~3000ml，水温必须控制在40℃或以下，分早晚两次坐浴熏洗创面15min，我们运用中药制剂配以温水坐浴，这样药物可借助热力作用刺激肛门会阴局部皮肤，使皮下血管扩张，促进血液和淋巴循环，降低局部肌肉和结缔组织的张力，缓解平滑肌痉挛，能有效地改善局部血液循环，有活血化瘀、疏通经络、消肿止痛、促进水肿吸收的作用。坐浴后常规换药。初期换药时用双氧水、生理盐水及甲硝唑注射液冲洗伤口后，大的皮桥间放拔毒膏（西安市中医医院院内制剂）纱条引流，创面外敷拔毒膏纱块，以拔毒祛腐，中后期换药时用生理盐水冲洗创面后，伤口外敷生肌九华膏（西安市中医医院院内制剂）纱块，以祛腐生肌。换药时遇有增生过度的发白或灰色肉芽组织，应该及时搔刮成鲜嫩的创面，防止延迟愈合。上层组织表面粘连而其下组织未愈合的桥型愈合，应该将表面再次切开，防止形成假愈合。

1.2.4 全身营养支持治疗　维持水、电解质、酸碱平衡并积极纠正贫血、低蛋白血症以提高患者的全身营养状况，加强支持疗法如白蛋白、少量多次新鲜血及高压氧等营养支持，可明显改善患者状态，使患者渡过危险期。

1.2.5 治疗结果　36例肛周坏死性筋膜炎患者均临床治愈，无脓毒血症及死亡病例发生，随访2年均无复发。

2. 讨论

肛周坏死性筋膜炎是发生在肛周可波及至会阴部的一种具有特殊症状的由多种细菌感染引起的软组织感染性疾病，属于中医"烂疔"的范畴。该病以肛周及会阴部筋膜组织迅速广泛坏死而不侵及肌肉组织为主要病理特点，常伴毒血症及中毒性休克等严重并发症，早期以肛周或阴囊肿胀、疼痛、发热甚至瘙痒起病，短时间内可迅速发展为大范围的筋膜坏死为主要临床表现。它是以发病急骤、恶寒高热、发展迅速、病情凶险、组织广泛坏死为特征。早期及时广泛多切口引流、彻底清除坏死组织是治疗该病的关键措施，术后给予足量有效的抗生素，必要时多联应用，以抗多重细菌联合感染，同时全身营养支持治疗也是治疗该病的主要环节，术后换药的重要作用也不可忽视，保持伤口引流通畅，避免伤口假性愈合。中医认为该病主要是由于正气内虚，火毒炽盛，正不胜邪，反陷入里，客于营血，内陷脏腑而成。治疗上考虑到患者本已体虚，中医重在术后的"托"和"补"，宜补养气血、托毒透邪为主，我们配合口服中药补中益气汤合托里消毒饮加减及药液坐浴熏洗伤口，疗效满意。其坐浴熏洗的机制为：其一，通过药液的温热作用和离子渗入作用，使肛门会阴及盆底等部位肌肉放松，从而改善局部血液循环及组织代谢；其二，使皮肤神经末梢感受器受到良性刺激；其三，有利于创面的修复。另外如有条件，可用高压氧支持治疗。曾有文献报道，早期采用高压氧治疗肛周坏死性筋膜炎，提高氧分压，缓解局部缺血、缺氧，增加组织含氧量，改善中低白细胞功能，有利于发挥吞噬细胞的作用，也能促进组织细胞的能量代谢，改善创面营养状况，加快创面愈合，可大大降低死亡率。而对于糖尿病患者，血糖的调整及控制对本病的治疗至关重要，可请糖尿病专科会诊，以协助治疗。本病的预后在很大程度上取决于诊断和治疗的及时性。总之，我们运用手术配合中药内服外洗治疗肛周坏死性筋膜炎疗效确切，值得推广。

肛周坏死性筋膜炎诊治体会

向德志

（广东省珠海市斗门区遵义医学院五附院，广东　珠海，519100）

肛周急性坏死性筋膜炎是一种少见的软组织进行性、感染性疾病，以皮肤和皮下筋膜组织迅速广泛坏死而不侵犯肌肉组织为主要病理特点，常合并中毒性休克综合征。具有起病急，创面大，发展迅速，变化快，病情凶险等特点。文献报告约40%死于败血症或其他并发症。近年来我科诊治该病多例，取得一些临床体会，现举一例报告如下。

患者陈某，男，25岁，因肛周肿痛4天于2012年4月22日入院。患者自述4天前患者无明显诱因出现肛周肿痛，以右侧为甚；行、走、坐、卧困难；全身寒战、高热，自测体温38.8℃。在当地卫生院行输液抗炎治疗无效而入我科。入院时患者肛外肿痛，全身寒战、高热，体温39.0℃。专科检查见：截石位：肛外环形红肿，以肛门为中心，红肿范围直径约6×6cm。3点位突起明显，触及波动感。穿刺抽出黄稠脓液。血常规：白细胞，24.8 $\times 10^9/L$，中性粒细胞占77.7%，绝对计数19.27 $\times 10^9/L$。生化检查：肌酸激酶（CK）1187.0IU/L，B超示：肛周见液性暗区。初诊为肛周脓肿，在腰麻下行脓肿切开引流术，术中在3点位肛缘外作一放射状切口，见约300ml黄色黏稠脓液涌出，恶臭。扩创见脓腔内紫黑色坏死筋膜组织。食指伸入脓腔破坏坏死纤维脂肪膈，见脓腔向肛周两侧皮下走行并绕肛门缘相互贯通呈“O”型，未损伤肛管直肠肌肉组织。于是在6、9、11点位分别作放射状切口，深达脓腔，各切口之间保留一定皮桥，并留置橡皮条作对口引流物。清除部分紫黑色坏死筋膜，取出少许脓液作细菌培养加药敏试验（结果为大肠埃希菌G－杆菌）。双氧水、甲硝唑冲洗脓腔。包扎后返回病房。每日使用头孢类、氨基糖甙类、奥硝唑三联用药。纠正水电解质平衡。每日换药2～3次，暴露创面，换药时用组织剪清除残余紫黑色坏死筋膜，双氧水、甲硝唑、碘伏冲洗脓腔。经上述治疗3天，体温降至正常。术后第5天复查血常规等各项指标恢复正常。8天后停用抗生素，并拆除橡皮筋，继续换药25天，伤口痊愈，肛周外形良好。无肛管缺损变形，排便功能正常。

讨论：肛周坏死性筋膜是一种由多种细菌协同作用引起的肛周和会阴三角区筋膜坏死为特征的感染性疾病。其并发全身症状重，很容易发展为败血症休克致死亡，且病死率极高。临床表现早期以肛周皮肤红、肿、热、痛，可伴有发热、寒战、心动过速、肌肉酸痛、腹泻及呕叶。血压和神智正常，持续数小时至数天后，感染范围更加广泛，呈现鲜红色或淡紫色肿胀．水泡增多、变大，并逐渐由淡紫色、蓝灰色变成污灰色，疼痛和肿胀加剧，全身症状更加严重。如不及时积极治疗，可发展为休克及多器官衰竭死亡。该病常易误诊为肛周脓肿，该患者初诊即误诊为肛周脓肿，后在术中更改诊断名称为肛周坏死性筋膜炎，对于这两个疾病初期临床表现极为相似，其鉴别可借助影像学鉴别，但最为可靠的还是术中鉴别，即手指探入切开的皮肤与筋膜之间，发现空腔范围大，切口无出血，有恶臭味脓液，皮肤与筋膜易分离。且脓腔未波及肛管直肠组织，未与肛管直肠相通，即可确诊为肛周急性坏死性筋膜炎。对于该病，应早期手术，因手术范围大，麻醉方式最好不要选择局麻，应选择腰麻或骶麻。术中不能切除大范围肛周皮肤，而应将脓肿作多个放射状切口，利于保持引流通畅，保护肛周皮肤及肛门功能。对于脓腔内坏死筋膜要清除干净至见新鲜组织为止，各皮桥之间放置单股橡皮筋以利于引流。术后换药时如发现坏死筋膜组织要予清除干净，并活动橡皮筋及用双氧水、甲硝唑、碘伏冲洗脓腔，破坏厌氧菌生长环境。由于该病大多是由厌氧菌等多种细菌的混合感染，一般需采用2种或3种大剂量广谱抗生素联合使用，以共同对抗需氧菌和厌氧菌；为了抑制厌氧菌生长，应常规应用甲硝唑。待脓液细菌培养及药敏试验结果出来后，调整敏感抗生素。由于本病属于肛肠科危急重症，容易造成血常规、水电解质、肝肾功能等异常，因此要根据水电解质紊乱等情况，予以纠正水电解质平衡。如有条件，增加高压氧治疗有利于创面修复。总之，对于该病要高度重视，积极认真治疗。

骶尾部藏毛窦

一期切除缝合治疗骶尾部藏毛窦 25 例分析

洪　宇　鲁明良

（解放军 117 医院大肠肛门病中心，江苏　南京，310004）

【摘要】目的　探讨一期切除缝合治疗骶尾部藏毛窦的手术方法及治疗效果。方法 对 25 例骶尾部藏毛窦行一期切除缝合手术治疗的临床资料进行回顾总结性分析。结果　全组除一例术后 5 月复发外均治愈，无手术意外损失及严重并发症，住院时间 12～16d，术后随访 6 月～1 年，无窦道复发。结论　一期切除缝合治疗藏毛窦具有手术切除彻底，复发率低。愈合时间短，缩短住院周期的优点。

【关键词】骶尾部；藏毛窦；手术治疗

藏毛窦是皮肤内含有毛发的一种慢性窦道性炎症，多见于肛门后正中线骶尾部，故称骶尾部藏毛窦（Coccygeal pilonidal sinus）。本病在欧美国家多见，近年来在我国此病发病率也明显上升。我院自 2005 年 1 月－2010 年 1 月共收治骶尾部藏毛窦患者 25 例，报道如下。

1. 资料与方法

1.1 一般资料 25 例患者中，男 24 例，女一例。年龄 18～32 岁，平均 22.4 岁。均为肥胖多毛者。病程 1～8 年，其中 1～2 年者 8 例，3～5 年者 12 例，5～8 年者 5 例。病变窦口均位于骶尾部后正中即臀沟处，窦口少者 1 个，多者 5 个。其中 4 例窦口可见毛发钻出。肛检均未及内口。多数伴有反复感染肿胀、破溃及经久不愈的病史。7 例患者窦口有脓液渗出，周围皮肤红肿触痛伴有发热。23 例病灶区有质硬条索状硬结，B 超检查示软组织块状影或脓腔改变，骨盆 X 线检查均未发现骶尾骨异常。12 例术前泛影葡胺造影均未见窦道与直肠相同，与骶尾骨亦无关系。

1.2 手术方法及结果　25 例均行藏毛窦一期切除缝合术，其中 8 例患者因合并炎症先行抗炎治疗，待炎症控制后再行病灶切除缝合术。术前认真备皮，刮净毛发，并行适当肠道清洗。所有患者均采用硬膜外麻醉，患者取折刀位，用 2 条宽橡皮胶，分别粘住病灶区两侧皮肤使双臀向外侧牵开，另一端固定于手术床两边以充分暴露臀沟。麻醉后先向肿块内注入美兰 5～10ml 染色，采取纵向梭形切口或 S 形切口，先切开皮肤并逐层以电刀彻底切除病变组织：包括窦口，窦道在内的全部慢性炎性增生组织，直至骶尾筋膜。检查肛门括约肌及直肠壁无损伤。对于术中创面渗血较多者，用电凝止血并以浸有肾上腺素的纱布压迫止血的办法。在缝闭切口前放置引流管于创面基底部引流。一期缝合皮下，皮肤。局部加压包扎。引流管负压吸引 48～72 小时后拔除。术后抗菌素治疗，瞩提早下床活动。25 例切口 1 例发生皮下积液予以拆线引流换药后Ⅱ期愈合，其余均Ⅰ期愈合。切除标本送病理均提示：异物炎性肉芽肿，符合藏毛窦改变。其中 8 例见窦道内毛发。术后随访 6 月～1 年，1 例术后 5 月复发，经再次手术治愈。

2. 讨论

骶尾部藏毛窦是一种少见疾病，多见于白人，黑人及黄种人发病罕见，男性多见。本病发病机理有先天性及后天获得性学说。先天性学说认为藏毛窦是先天性上皮的残留或先天性皮肤凹陷所致，藏毛窦里的毛发被解释为内陷的上皮存在毛囊的缘故。但目前为人们所接受的观点为后天获得性疾病，依据为本病在青春期、臀部多毛、肥胖男性多见。藏毛窦多见于年轻男性，可能是人体生理皱襞在臀间裂隙处的簇状毛发，随着臀部的扭动活动刺入皮肤，引起局部组织内的异物肉芽肿反应，并在此基础上继发感染形成脓肿的一种获得性疾病。本组病人全部在 18 岁后发病，其中仅 8 例见窦道内毛发，且未发现有毛囊结构，故本组资料更符合后天获得性学说。本病应与肛瘘、结核肉芽肿鉴别。肛瘘瘘管走行向肛门，肛管内多可及内口。而藏毛窦的走形方向多向颅侧，肛检无内口。结核性肉芽肿常有局部骨质破坏，有结核病史。

长期以来人们采用多种治疗方法试图根治藏毛窦，一期切除缝合术具有以下优点：（1）手术切除彻底，复发率低。(2) 愈合时间短，痛苦小。手术中需注意以下几点：①切除范围要足够，应完整切除包括窦口，窦道在内的全部慢性炎性增生组织。②止血要彻底，避免留下血肿。③组织缝合要确切，避免留下死腔。④术后最好给予负压吸引以避免皮下积液。有文献报道一期缝合术后早期或晚期发生感染导致切口裂开的发生率为9%～49%，本组病例情况一期愈合率96%，病人平均住院2周，笔者认为关键在于彻底止血及负压吸引。目前一些学者对病灶切除后一期缝合的张力问题进行了研究，提出了Z形成形术，改良的Z形成形术及其他皮瓣成形术。笔者主张对于窦道复杂者，可采用Karydakis切口，在完整切除窦道的同时消除了臀沟，可有效防止复发。据报道藏毛窦极少数可发生恶变，所以一旦确诊，应及时外科手术治疗。

先天性大肠肛门疾病

先天性肛门直肠畸形的诊断与治疗

贺向东　张　磊

（西安市肛肠病医院，陕西　西安，710001）

一、概述

先天性直肠肛门畸形居消化道畸形第一位，是人类发病率较低的先天性消化道末端发育异常的疾病，调查表明其发病率约占新生儿的1/2500。据统计，先天性肛门直肠畸形的患者，常常合并其它器官的先天性畸形，如先天性心脏病，食道或十二指肠闭锁，输尿管、肾脏以及骶骨的异常。较常见的伴随畸形有子宫隔膜、双子宫、男性尿道下裂等。

二、胚胎学

肛门、直肠先天性畸形的胚胎学基础是后肠发育障碍。肛管上部、直肠和部分泌尿生殖器官是胚胎时期后肠的衍生物。后肠近端与中肠相连，远端部分为一个膨大的囊腔，称为泄殖腔。泄殖腔的腹侧连通尿囊，两侧有中肾管开口。当胚胎发育到5周时，在后肠与尿囊之间的夹角部分由间充质形成一个楔状物，称为尿生殖膈。尿生殖膈继续向尾端发展，将泄殖腔一分为二。腹侧称为原始尿生殖窦，背侧部分称为原始直肠。当胚胎发育到7周时尿生殖膈已经到达并接近泄殖腔膜，两者紧贴在一起，成为会阴体。这时，泄殖腔也被分为两部分，前部分为尿生殖膜，背侧部分称为肛膜。在肛膜的周围，外胚层升起，中央形成浅的凹陷，称为肛凹。肛凹向深处发展，并与肛膜相遇后在第8周末破裂，形成肛管。在这一胚胎发育过程中，尿生殖膈的延伸对以后直肠、膀胱、尿道、阴道等完成正常发育。当尿生殖膈延伸失常，后肠（尾肠）与尿生殖窦分隔不全时，就可形成直肠与膀胱、尿道或阴道之间的瘘管和直肠的高位畸形。如肛凹未向深处发育，肛膜穿通不全，就可形成肛门闭锁或狭窄等畸形。

三、分类

先天性肛门、直肠畸形分为四型：第一型：肛门或肛管直肠交界处狭窄；第二型：肛门膜状闭锁；第三型：肛门闭锁，肛门部皮肤距直肠盲端有相当的距离，常并发通向泌尿生殖系统的瘘管；第四型：直肠闭锁，肛门肛管正常。

1971年在澳大利亚墨尔本举行的国际会议上，制定了肛门直肠先天畸形国际分类法。

1. **低位畸形（直肠通过肛提肌）**

肛门外口在正常位置：肛门狭窄、肛门遮盖（完全性）

肛门外口在会阴部：肛门皮肤瘘（部分性肛门遮盖）、会阴前肛门

肛门外口在女性外阴部：肛门外阴瘘、肛门前庭瘘、前庭肛门

2. **中间位畸形**　肛门闭锁、肛门闭锁不并发肛瘘、肛门闭锁并发肛瘘、直肠前庭瘘（女）、直肠阴道低位瘘（女）、直肠尿道球部瘘（男）、肛门直肠狭窄

3. **高位畸形（直肠盲端在肛提肌以上）**　肛门直肠闭锁、肛门直肠闭锁不并发肛瘘、肛门直肠闭锁并发肛瘘、直肠尿道瘘、直肠膀胱瘘、直肠阴道高位瘘、直肠泄殖腔瘘、直肠缺如

4. **其他畸形**　肛膜闭锁、泄殖腔外翻、其他（异位，多肛管畸形）

四、临床表现

1. 肛门闭锁

肛门闭锁属中间位畸形，有肛门闭锁不并发瘘管与并发瘘管之分。前者极为少见。原肛凹处光滑无孔。有浅凹但无任何孔隙。直肠盲端已抵达盆底，并已穿过耻骨直肠肌。在X线片上，气体上缘位于耻尾连线下平面。外括约肌发育不全或极为薄弱。指诊时哭叫有轻微的冲击感。

2. 肛门直肠狭窄

肛门外观基本正常，只是在检查时才发现肛管上端有一环状狭窄。也可能只有一条琴弦样狭窄环。此类畸形可以排出稀软便，只是在大便干结时出现梗阻症状，因此，本病在很长的一段时间可能未被发现或漏诊。

3. 直肠阴道瘘：

该畸形属直肠阴道低位瘘（中间位畸形）。直肠阴道高位瘘（高位畸形）。肛凹处可以光滑无孔，也可以有较浅肛凹，但绝无开口。女婴排便时自阴道内流出，指诊肛凹处无冲击感。常被家长或助产士疏漏，笔者曾处理过2月龄婴儿及26岁产妇的病例。

4. 直肠尿道、膀胱瘘（男）

这是一种高位直肠肛门发育不全。由于原肛延伸失败，直肠尿道隔未发育，因而泄殖腔囊被分隔为生殖系和消化系。此类肛管缺如，直肠常开口于尿道前列腺区，肛提肌发育良好，外括约肌下部发育尚好。受到刺激时能皱缩肛门部皮肤，原肛门处可见肥厚的会阴缝。由于脂肪垫的填充，臀沟很浅。在男婴常表现有小便呈墨绿色稀便（胎粪和气体）。腹部膨隆，婴儿面色暗红甚至青紫，需要迅速手术治疗。

5. 直肠前庭瘘

本类畸形属低位畸形，肛门闭锁并发直肠前庭瘘。外观前庭、尿道、阴道都属正常，直肠通过瘘管开口于阴道后壁舟状窝内，瘘管开口不大。表现为婴儿自阴道口排出粪便，粪便干结时可并发梗阻症状。原肛凹处平坦或有浅凹。

6. 原始泄殖腔

国际分类为直肠泄殖腔瘘。在女性可见一简单外口，通入上面的一个球形腔，在这一球形腔前面有尿道开口，腔的后面有直肠开口，中间是子宫。手术难度大，成功率非常低。

五、诊断

先天性肛门直肠畸形多在出生后常规检查时被发现。但是如果肛门的开口能排出一些胎粪，就有可能被误认为正常。另外，肛门直肠狭窄、肛膜不全闭锁、以及直肠缺如（肛管存在）等畸形，视诊不能发现，需要进行仔细检查才能得到正确诊断。从会阴部的观察中，可以大致辨别畸形类型。低位畸形可以看到异位开口或肛门被遮盖的痕迹。会阴部光滑无孔常表示为高位畸形。胎粪在阴道高处的开口排出，可以确定直肠尾端的位置。男婴尿道排出绿色液体，就证明有直肠尿道瘘的可能。对可疑的肛门外口进行指诊，可以发现肛门直肠狭窄、肛膜闭锁畸形。有时须用探针检查那些在原肛门位置的外口的开口，以初步了解瘘管走行方向和直肠尾端与会阴部皮肤的距离。值得指出的是：对婴儿进行肛门指诊往往被认为是危险的，故应以小指轻柔的行肛门指诊，则不会对肛门直肠造成损伤。初生儿出现急性肠梗阻症状时，应该立即联想到先天性肛门直肠畸形的可能性。尽管视诊肛门位置正常，或者在尿布上有胎粪沾染，也必须仔细检查肛管，直肠情况。

1. 腹部X线平片

X线检查是诊断先天性肛门直肠畸形的主要方法。通常将婴儿倒置（足向上头向下位），在原肛凹位置放一个金属标记，照侧位像。采用这种方法观察直肠盲端时，一方面要测量空气影像与会阴皮肤平面的关系，另一方面应借助骨骼标记观察畸形位置。从耻骨联合到尾骨预期的位置上划一连线恰好是耻骨尾骨肌上缘的平面。直肠盲端内气体在这一连线以下时属于高位畸形。如超过这一连线平面，低于逗点状坐骨影像的最低点时，畸形属于低位。

据研究直肠盲端距肛凹1.8cm以上者为高位畸形，1.1cm以下者为低位畸形。二者之间为中间畸形。但须注意，直肠盲端气体到会阴部皮肤之间的距离，常常与实际情况不一致，有以下几种原因：

（1）检查过早，吞咽气体尚未到达直肠盲端。

（2）检查过晚，大量胎粪聚集于直肠盲端，气体不易到达直肠盲端的顶点。

（3）X 线射入角与身体有一定的距离，因而放大了 X 光片上的距离。一般认为出生后 20 小时拍片是最适宜的时间。新生儿倒置不宜超过 3 分钟。

对于高度腹胀和一般情况较差的患儿应采用比较安全的头低脚高位或侧卧位，也能获得较可靠的结果。

2. 腹部超声检查

超声检查近年来发展迅速，已经部分甚至完全替代了传统的造影、断层扫描等大型辅助仪器的诊断功能，超声检查方法简单，设备要求低，客观性强，对身体无害，通过术前超声检查可以准确的发现闭锁盲端的位置、肠壁的厚度，同时可以初步筛查其他器官脏器可能的合并畸形，但要求超声医生应具有丰富的临床经验和一定的外科解剖专业技能，非专科医院及受过极专业训练的超声医生所能做到。

3. 实验室检查

尿常规检查对诊断直肠膀胱瘘或直肠尿道瘘有帮助。凡有这种瘘时，尿沉渣中可以发现肠上皮的角化上皮细胞。

六、手术治疗

先天性肛门直肠畸形患者因其属解剖形态的改变，手术是唯一的治疗方法。以先天性肛门闭锁并发直肠阴道（尿道）瘘为例，简述一下手术过程。

1. 术前准备　如果就诊较晚，脱水严重，需纠正水、电解质平衡。必要时应放置导尿管以做标记，防止损伤尿道。

2. 麻醉方式　基础麻醉＋局麻

3. 手术步骤

（1）取截石位，常规消毒铺巾。在肛凹处中心做“X”形切口，每条切口长约 2cm。

（2）依次切开皮肤皮下，分辨出外括约肌中心点后，向深处分离，可见深褐色的直肠盲端。用空针管穿刺抽吸以示气体或稀便，确定直肠盲端。

（3）用组织钳钳夹直肠盲端水平向外轻轻牵引，以防回缩或移位。

（4）钝性分离直肠盲端及肠壁粘连组织，防止撕裂、穿孔，视直肠盲端位置高低，尽可能分离出足够的长度。

（5）直肠盲端顶点呈“十”字形切开，吸出胎粪，冲洗创面。将直肠管壁与皮下组织呈环形点状缝合，（对防止术后直肠回缩十分有效）。而后直肠“十”字切口边缘与皮肤间断缝合，成形后的肛门可容示指为宜，直肠黏膜 0. 5cm 外翻即可。

（6）在分离直肠肠管时，如并发直肠阴道瘘、直肠尿道瘘，则分离瘘管并将瘘管贴近肠壁、阴道壁（尿道处）两端分别结扎，切断。

4. 术后处理

新生儿不禁食。禁食者补液 3 天。应用抗生素。肛门清洁护理。7 天拆线。手术 2 周后开始扩肛，每日 1 次，每次 15min，坚持 3～6 月。

5. 术中应注意的几个问题

（1）充分游离直肠，防止回缩引起肛门狭窄。

（2）不要随意切除直肠而影响排便反射。

（3）直肠下拖一定要通过耻骨直肠环。

（4）术中操作要轻柔，不要损伤括约肌。

七、典型病历

病例 1：患儿，郭××，女，37 天，河南籍，病案号：0765，以先天性肛门闭锁伴直肠阴道瘘收治。入院检查：反应灵活，头、颈、胸、腹、脊柱四肢均无异常；心、肺、肝、胆、胰及结肠以上消化道未见异常。专科检查：肛凹处平坦光滑，哭闹时肛凹无冲击感，阴道内有绿黄色粪便和气体排出。X 线检查：腹部（盆腔）倒置位侧位片提示：耻骨、尾骨联线下 2cm 可见直肠盲端气体平面，距肛凹处金属标记 4cm。诊断：高位肛门直肠闭锁伴直肠阴道瘘。行肛门直肠重建，直肠阴道瘘修补术治疗，随访 2 年未发生肛门狭窄及其它并发症。

病例 2：患儿，井××，女，4 个月，陕西籍，病案号：1527，以先天性双肛管畸形入院。患儿出生后发现会阴部近阴道处有一小孔与肛门同时排便。入院检查：意识清楚，反应敏捷，头、颈、胸、腹、脊柱四肢、内脏器官未见异常。专科检查：肛门开口正常，指诊括约肌功能稍差，距齿线上直肠前壁缺损约1cm大小，探查与阴道后会阴部小孔处相通。X线检查：双肛管畸形。行附肛切除直肠修补术治疗，术中可见附肛长约2.5cm，附肛内皮与正常肛管无异，均为移行上皮覆盖。随访1年肛门排便正常，无并发症。

成人先天性巨结肠诊断和手术治疗（附5例报告）

赵 彬[1] 孟宪武[1] 安海伟[1] 刘文泉[1] 孙美玲[1] 刘 娜[1] 解 强[2] 张殿林[3]

（1. 葫芦岛肛肠医院，辽宁 葫芦岛，125000；2. 抚顺市沈抚肛肠医院，辽宁 抚顺，113000；
3. 辽宁省肿瘤医院，辽宁 沈阳，110042）

【摘要】目的 探讨成人先天性巨结肠的诊断和手术治疗。方法 对我院2000年1月至2012年2月收治5例成人先天性巨结肠一期手术治疗的临床资料回顾性分析。用结肠次全切除术和直肠前切除术（Dixon术）的一期手术。术后无吻合口漏和吻合口狭窄等并发症发生，排便及性功能均正常，随访6个月至10年无复发。结果 男4例，女1例，年龄21~48岁。5例均有长期便秘史，不同程度的反复腹胀、腹痛，肛门停止排气、排便及伴有恶心、呕吐等肠梗阻症状反复出现病史及营养不良表现，均经钡剂灌肠检查确诊。结论 依据婴幼儿有长期便秘史，反复出现肠梗阻表现和钡剂灌肠检查就能确定诊断。灵活的应用本手术方法，是安全的可靠的有效的，值得推广。

【关键词】成人先天性巨结肠（AHD）；结肠次全切除术；Dixon术（前切除术）

AHD临床罕见，约占先天性巨结肠（HD）的4－5%[1]，其手术治疗方法较多。现就我院2000年1月至2012年2月收治5例AHD总结报告如下。

1. 临床资料

1.1 一般资料 本组5例中男4例，女1例，年龄21~48岁，平均年龄35岁。本组病人均有长期慢性的便秘史，且进行性加重，长期使用泻药或灌肠辅助排便。都有1~2次，或多次腹痛、腹胀，肛门停止排气、排便及恶心、呕吐等肠梗阻表现。术前均行1~2次X线钡灌肠检查显示巨结肠症的典型影像学表现，均确定为AHD临床诊断，术后病理均得到证实。

1.2 手术方法

1.2.1 术前准备：补足水、电解质，纠正贫血，营养支持。肠道准备要充分，口服泻药及生理盐水清洁洗肠联合用，导泻净结肠内粪块，生理盐水反复清洁洗肠，直达到排出无粪渣或带有少量粪渣之清水为佳。术前一日口服肠道抗生素，即甲硝唑片0.4g qid，庆大霉素针剂8^{万u} qil。

1.2.2 手术方法：连续硬膜外（双管）或全麻，取截石位，腹部正中切口入腹腔，探查全结肠，包括回盲部及直肠上、中段肠管。本组病人，术中发现：3例乙状结肠、降结肠、横结肠、升结肠中段及肝曲，高度扩张其肠壁变薄，无弹性，有大量气体和少量粪渣。在乙状结肠与直肠交界处见到肠管的移行段和狭窄段。另2例除升结肠中段肠管正常外，其他结肠与上述有同样的改变。常规行结肠次全切除术方法：游离回盲部和全结肠及用Dixon术手法游离直肠上、中段。作好正常的升结肠管和直肠上段肠管的标记。手术切除肠管范围：近端至肠管无扩张处，远端至狭窄段远端[2]，行升结肠上段与直肠中段端端吻合术。但术中注意（1）保护好回结肠动静脉。（2）游离脾曲注意勿损伤脾管血管和脾缘。（3）行Dixon术时勿损输尿管和盆腔植物神经及神经丛，精囊及骶前静脉。（4）保证吻合口的血运良好。（5）吻合口无张力。（6）彻底止血，骶前置双腔引流管。（7）扩肛5~10分钟，达到肛门括约肌松弛麻痹。（8）手术切除扩张段、移行段、狭窄段肠管及其两端正常肠管3~5cm，保证作到根除术，防止复发。

2. 结果

本组病人均行一期切除术，升结肠上段与直肠中段端端吻合术，手术时间4小时左右，出血量200~300ml，平均出血量250ml，无骶前出血和输尿管损伤及盆腔植物神经损伤。术后第8天拔掉骶前引流管，进全流食，无吻合口漏和狭窄发生。第21天进普食，肛门功恢复良好，术后无粘连性肠梗阻。平均住院15天，随诊6个月至10年，便秘消失，每日大便1~2次。

3. 讨论

3.1 诊断

AHD 临床罕见[3]，是由于结肠远端或直肠壁神经节细胞缺乏或缺如所致，该段肠管痉挛性狭窄，远端肠管扩张、肥厚[4]，AHD 诊断依据：（1）有长期的便秘史、反复腹胀史[5]。（2）婴幼儿期即发病史，症状特轻，但逐年加重。（3）便秘顽固，往往需要口服泻药或靠灌肠方能排便。（4）有间歇性腹胀、腹痛，逐渐加重，一般能耐受，严重者可有低位肠梗阻表现，有的经保守治疗可缓解。（5）部分患者腹部可触及包块。（6）钡灌肠可见肠管的高度扩张段、移行段和狭窄段。（7）经肛门病理活检提示肠壁神经节细胞缺乏或缺如，是术前最有价值的确诊方法[6]，但活检存在盲目性，阳性率不高。因此 AHD 的临床诊断并不难，依靠长期的反复的便秘、腹胀、腹痛病史，结合以钡灌肠的影像所见肠管狭窄和高度扩张[7]，就可以确定诊断的。

3.2 AHD 手术方法报道较多：如 Swenson 术、Soave 术、Duhamel 术、Rehbein 术、Lkeda 术等，近年来国内较多学者对 AHD 手术方法不断地进行一系列的改良，如改良 Duhamel 手术等[8]，但是经过近 10 年的应用，发现仍存在严重的弊端，术后近期患者痛苦和行动不便。我院自 2000 年 1 月到 2012 年 2 月，5 例 AHD 均采用结肠次全切除术及直肠 Dixon 术[9]（高位前切除术、低位前切除术、超低位前切除术）一期手术方法[10]，我们总结体会该术式：（1）操作空间大，术野宽敞，暴露的好彻底，易操作。（2）能准确作出所该切除肠段的缝线标志，保证能充分、完整、彻底地切除高度扩张段、移行段、狭窄段肠管，防止复发。（3）因暴露地充分、直视手术无输尿管、精囊、骶前静脉、盆腔植物神经的损伤，手术创面虽大，但出血量少。（4）本组无吻合口漏、狭窄及粘连性肠梗阻发生，术后 21－30 天大便就恢复正常。（5）术后随访 6 个月至 10 年无复发。

综上所述，AHD 依据典型病史和加以钡剂灌肠，就可以确定诊断。本组均行一期手术，本术式的优点：术野宽敞、暴露地充分，能明显的看到肠管的高度扩张段、移行段、狭窄段，与正常肠管连接处。因此，能充分、完整、可靠、彻底的切除病变肠管。因手术操作方便无副损伤，出血少。本组病人术后恢复顺利，无任何并发症发生，亦无复发。所以，我们认为 AHD 行此种术式是安全可靠的，如果结合使用吻合器手术也是易行的[11]。因为本组均为一期手术，缩短住院日期，节约住院费，更值得进一步推广。

参考文献：略。

大肠肛门损伤

肛管直肠损伤5例诊治体会

刘　淳　唐智军　刘春斌　任军华　高来群　王铃芳

（湖南省常德市第一中医医院肛肠科，湖南　常德，415000）

肛管直肠有坚实的骨盆保护，损伤较少见，但其损伤的致伤原因很多，若医师诊治经验不足，容易造成误诊，因为肛管直肠周围特殊的解剖结构，加之直肠内细菌含量高，一旦发生损伤，局部污染严重，感染易扩散，后期还可引起肛门狭窄、失禁及瘘等严重并发症。现将我院近一年诊治的5例较典型的肛管直肠损伤病例小结报道如下：

1. 病例资料

病例1：肖某，男，6岁，因在当地诊所测肛温时，体温计头部不慎断裂肛内疼痛流血1小时急诊入院。直肠指诊距离肛缘约3cm可扪及直肠前壁不光滑，指套退出染血，小儿肛门镜检见膀胱截石位12点齿状线上约1cm处见一长约0.5cm不规则挫裂伤口，深达黏膜下层，少许渗血，直肠下端积少量暗红色血块。急在肛镜下行清创，局部用明胶海绵及凡士林纱条填塞止血，禁食，控制排大便2天，抗炎、止血、支持治疗，2天后每日大便后在小儿肛门镜下予甲硝唑冲洗，7天后痊愈出院。

病例2：李某，女，32岁，因在外院行阴道后壁肿物切除致直肠损伤2小时急诊转入我院。体查：指诊距肛缘约5cm可扪及直肠前壁一约2cm×3cm大小裂伤口，与阴道相通，有活动性出血。急在腰麻下经肛门以双氧水、生理盐水、甲硝唑液反复冲洗直肠下端、肛管后，在半弧肛镜显露下，分别以3～0可吸收线全层连续缝合直肠前壁及阴道后壁裂伤口，置肛管引流管以引流减压，术后严格禁食、控制排大便5天，常规抗炎、止血及支持治疗，5天后每日大便后以甲硝唑液分别行阴道抹洗、直肠冲洗，14天痊愈出院，随访3月无直肠阴道瘘形成。

病例3：肖某，女，35岁，因自行车踏脚刺伤肛周疼痛出血6小时急诊入院，入院时查：肛周左侧见约长5cm×深8cm的不规则的挫裂伤口，活动性出血，左后方有直径约12cm皮下血肿形成，左侧肛管、下段部分直肠壁及括约肌严重挫裂伤。急在腰麻截石位下行肛周清创缝合，术中见：肛门左侧外括约肌全层、部分内括约肌及肛提肌断裂，彻底清洗伤口、止血后行一期缝合，肛管内及伤道外侧各置引流管一根以减压、引流，术后严格禁食、控制排大便5天，常规抗炎、止血及对症治疗，12天后拆线痊愈出院，随访半年肛门功能良好，无肛瘘形成。（见附图1－3）

病例4：黄某，男，46岁，因不慎滑倒尖木桩刺伤肛门疼痛出血2小时急诊入院。专科检查：下腹部深压痛，无反跳痛及肌紧张，移动性浊音阴性，双肾区无叩击痛，肠鸣音可闻及，外生殖器未见异常。膀胱截石位肛外11点处见皮肤挫伤痕，直肠指诊距肛缘约3cm处直肠前壁可扪及直径约2cm裂伤口，伤道通向前上方，顶端因疼痛无法探及，直肠腔内积鲜血、血凝块及干粪块，指套退出染鲜血，入院诊断：肛管直肠挫裂伤，泌尿系损伤待删。急诊在腰麻下手术探查，术中见直肠前壁伤道斜向前上方，深达膀胱腔内，可扪及导尿管气囊，再经导尿管注入稀释亚甲兰液可经伤处瘘道从肛门流出，证实为外伤性直肠膀胱瘘。先经肛门反复以双氧水、生理盐水、甲硝唑液冲洗直肠下端、肛管及瘘道，在半弧肛镜显露下，以3～0可吸收线全层连续缝合直肠前壁挫裂伤口。改平卧位，在全麻下剖腹探查术中见：直肠膀胱陷凹盆底腹膜返折处见小片状淤血，但伤道未穿破盆底腹膜，于膀胱顶切开膀胱壁见输尿管间嵴正中有长约1.5cm不规则挫裂伤口。行膀胱修补造瘘、乙状结肠双腔造瘘术，术后抗炎、止血及对症治疗，两日后开放结肠造口，外贴造口袋，逐步恢复饮食，术后半月拔除膀胱造瘘管，带造口袋出院，嘱择期返院行造口还纳术。（见附图4－6）

病例5：吴某，男，39岁，因直肠内异物残留2天入院。肛查：直肠指诊直肠下端可扪及一硬质异物残留，肛管皮肤及直肠黏膜表面粗糙，指套退出染较多脓血性液，肛镜下见肛管壁、直肠黏膜充血糜烂，表面覆盖大量脓苔。急诊在腰麻下行肛管直肠探查：备异物取出术，术中见异物嵌顿于直肠壶腹部，呈椭圆形，表面有多个尖锐倒刺，活动度差，采用多种等方法多次尝试取出异物，均因异物过大，且存在倒刺，无法经肛门取出。改在全麻下行剖腹探查：直肠切开取异物、乙状结肠双腔造瘘术。术中见异物嵌顿于腹膜返折以上直肠中上段，固定不移，异物近端结肠明显扩张，行直肠切开取异物、乙状结肠双腔造瘘术。术后予抗炎、止血及对症支持治疗，两日后开放结肠造口，外贴造口袋，逐步恢复饮食，每日在肛门镜下行直肠下段及肛管清洗消毒，住院 20 天近愈出院，肛查见肛管直肠环上方约 2cm 直肠炎性狭窄，嘱其出院后每周来院复查并扩肛，据直肠狭窄恢复情况择期行造口还纳术。(见附图 7 - 14)

2. 体会

直肠损伤按改良的 Robortson 分类法，单纯性直肠损伤可分为：(1) 腹膜返折以上的直肠损伤（病例 5)；(2) 腹膜返折以下的直肠损伤（病例 1、2、4)；(3) 肛提肌以下的肛门括约肌及周围皮肤损伤（病例 3)。如有腹腔内外脏器合并损伤、直肠多处损伤、大出血、休克等则为复杂性肛管直肠损伤（病例 4)。以上 5 例患者中，医源性损伤 2 例，异物性损伤 3 例，其中 1 例合并膀胱损伤，1 例合并阴道损伤，损伤破口长度不等，形状多不规则，均有不同程度的活动性出血。

肛管直肠损伤发生率较低，凡下腹部、骶尾部、会阴部被利器戳伤或车祸伤后引起肛门流血、坠痛或腹痛．应考虑肛管直肠损伤的可能，诊断首先应注意全身情况，仔细询问病史，如受伤经过、姿势、着力部位、方向以及受伤后的表现和经过，常规行直肠指检，指套有血迹、扪及直肠破口，破损区肿胀，压痛即可确诊，少数诊断有怀疑，如高位损伤时，在病情允许时可行直肠镜检查，以了解直肠肛管受损伤的位置及程度，避免漏诊、误诊。

治疗原则：肛管直肠损伤污染轻，伤后时间短（6 ~ 8 小时内)，可行一期修补；损伤污染重，伤后时间长（超过 8 小时)，有严重合并伤，在行清创的同时应加行乙状结肠转流性造口术。手术应优先处理危及生命的器官损伤，如颅脑损伤、血气胸、肝脾破裂等，再处理肛管直肠局部损伤，局部损伤处理时应注意彻底清创止血，远侧直肠充分冲洗清洁，修补创口，通畅引流。

直肠肛管损伤应根据损伤部位、轻重、范围及损伤后就诊时间选用不同处理方法。(1) 腹腹膜返折以上的直肠损伤如存在腹膜炎症状，应尽早剖腹探查，修补破损处，充分有效引流。对损伤或污染严重者需加近端结肠造口。对单纯的较轻的肠壁损伤或已经肠道准备的医源性损伤，可以行破损修补，如为锐性损伤，损伤范围容易判断，界线清楚，损伤面规则，可直接修补。如钝性损伤范围较广且界线不清楚，局部水肿、淤血，肠部分切除后结肠造口术为通常选择。(2) 腹膜返折以下直肠损伤：低位轻度损伤者，可经肛门直肠腔内或会阴切口修补破裂口，局部引流。高位轻度损伤者行结肠造瘘使粪便完全转流，充分引流直肠周围间隙，破损多可自行愈合。损伤严重者需经腹会阴联合手术，早期清创、修补直肠破损、粪便转流及充分骶前引流。(3) 肛门损伤时，对伤口小而浅，单纯性括约肌断裂，肛管直肠周围间隙污染轻者可一期清创缝合，将括约肌断端按层次一期缝合修补，并放置有效引流。(4) 复杂性肛管直肠损伤时，行损伤处修补的同时，加行近端结肠造口及远端肠管冲洗旷置，并据伤处恢复情况择期行结肠造口还纳术。另外，加强围术期管理，合理应用抗生素及营养支持治疗，亦是保证手术疗效，减少并发症和死亡率的关键环节。

高压氧治疗肛周外伤 1 例

刘小文　王大琤　闫　鹏　白小玲

（郑州市第二人民医院，河南　郑州市，450006）

肛门外伤因其特殊的解剖位置外伤的发生率相对较低，但一旦发生外伤，由于肛门周围间隙组织疏松，内容物细菌多等，伤后受粪便污染极易感染，临床处理有其特殊性。我们应用高压氧（HBO）对 1 例肛周外伤患者进行治疗，取得满意效果，现报道如下。

1. 病例介绍

患者晁某，女，33 岁，自由职业者，于 2011 年 10 月 12 日在家不慎跌倒被玻璃扎伤肛门周围，出现肛周部出血、疼痛，无下肢感觉及运动障碍。为求治疗急来我院就诊，急诊以“左臀部外伤”为诊断收入我科。入院后于急诊硬腰联合麻醉下行“肛周外伤扩创缝合术”。术中见左侧臀部坐骨结节内侧约 15cm 弧形挫裂伤，边缘不齐，深及臀大肌肌膜，创口污染严重，出血不止，向内靠近肛周，未与肛管直肠相通。遂剪除坏死组织，彻底止血，应用过氧化氢及生理盐水反复冲洗伤口，逐层关闭伤口并放置引流条一根，敷料包扎，胶布固定。术后给予抗炎、破伤风抗毒素、换药、理疗等对症治疗。术后第四天，患者伤口脂肪液化，给予拆线，敞开引流处理，每日换药、冲洗，患者伤口愈合缓慢。术后 20 天仍未见明显愈合情况。于术后 21 天给予高压氧治疗。治疗方法：采用多人高压氧舱，纯氧加压，治疗压力为0. 22mPa，采用面罩吸纯氧 40min，分 2 次进行，2 次中间间隔 10min，每日治疗 1 次。治疗 4 次后，伤口愈合明显，坚持治疗 8 次后，伤口基本愈合。未再进行高压氧治疗，常规换药 3 天后，伤口痊愈出院。

2. 讨论

HBO 能大大地提高常规治疗方法治疗坏死性软组织感染、感染缺血性损伤、特别是厌氧菌感染的疗效，被大量的临床实践所证实。HBO 能引起扩张血管收缩，减少血管渗出、减轻组织水肿对局部血液循环的压迫，促进成纤维细胞的增生及胶原合成，有利于创口及创面的愈合。HBO 下可加快血管内皮细胞增殖，加快毛细血管向创面延伸，使得创面聚积大量巨噬细胞，各种介质及酶，有利于病灶清除。

因此，尽管 HBO 改善肛门外伤功能的机理是复杂的、多层次、多方面的，但其疗效是肯定的。我们的临床结果显示 HB0 可有效促进伤口愈合及创面渗出、组织水肿等，综合疗效显著，明显优于传统治疗方法，但在治疗方法、基础理论方面还需要进一步作深入细致的研究，以便于更好的在临床中推广应用。

肛门直肠神经症

长强穴给药治疗功能性肛门直肠痛

鞠应东　李　强　鞠丽娟

（山东省聊城市人民医院肛肠科，山东　聊城，25200）

【摘要】目的 探讨长强穴封闭复方当归注射液对功能性肛门直肠痛的疗效。方法 确诊为功能性肛门直肠痛患者38例，随机分为治疗组18例，对照组20例；治疗组应用复方当归注射液长强穴封闭，每日1次，10天一疗程；对照组给予止痛如神汤等药物治疗。结果 两组患者治疗前疼痛程度无显著性差异（$t=0.866$，$p>0.05$），两组患者治疗后疼痛均与治疗前存在显著性差异（$t=11.228$，$p<0.05$ $t=8.715$ $p<0.05$），两组患者治疗后疼痛存在显著性差异（$t=2.427$，$p<0.05$）。治疗组显效率达83.33%，有效率11.11%，无效5.56%；对照组显效率50%，有效率25%，无效25%，两组对比 $P<0.05$。结论 此方法取得很好的治疗效果，起效快，药效持续时间长，不良反应少，方法简便易行，值得临床推广应用。

【关键词】复方当归注射液；长强穴；功能性肛门直肠痛

功能性肛门直肠痛（Functional anorectal pain，FAP）是发生在肛门和（或）直肠的非器质性的特发性疼痛，根据功能性胃肠疾病Ⅲ的诊断标准[1]，PAF包括慢性肛门痛（Chronic procalgia，CP）和痉挛性肛门直肠痛（Proctalgia fugax，PF），前者又分为肛提肌综合征（Levator ani syndrome，LAS）和非特异性功能性肛门直肠痛（Unspecified functional anorectal pain，UFAP）。

临床上诊断PAF主要依据患者特殊的疼痛病史和临床症状，肛门直肠指诊一方面可诊断LAS（向后牵拉耻骨直肠肌时会有疼痛），另一方面排除肛门直肠的器质性病变（肛裂痔、肛瘘、肿瘤等），实验室检查主要用来排除其他相关病变，因此目前关于PAF还没有一种特异性的诊断评估方法。

笔者采用复方当归注射液长强穴封闭治疗功能性肛门直肠痛，取得良好疗效，现报道如下。

1. 资料与方法

1.1 基本资料　选取2009.3～2011.7于我科住院确诊为功能性肛门直肠痛患者38例，随机分为治疗组18例，男8例，女10例；年龄16～62岁，平均34岁；对照组20例，男6例，女13例；年龄21～67岁，平均37岁。两组性别、年龄、病情具可比性。功能性肛门直肠痛诊断标准如下，慢性肛门痛必须包括以下所有条件，1. 慢性或复发性直肠疼痛。2. 发作至少持续20 min排除导致直肠疼痛的其他原因，如缺血炎性肠病、隐窝炎、肌间脓肿、肛裂、痔疮、前列腺炎及尾骨痛。3. 诊断前症状出现至少6个月，近3个月满足标准。肛提肌综合征符合慢性肛门痛诊断标准且向后牵拉耻骨直肠肌时有压痛；非特异性肛门直肠痛符合慢性肛门痛诊断标准，但向后牵拉耻骨直肠肌时无压痛。痉挛性肛门痛必须包括以下所有条件：1. 反复发生的肛门或下段直肠疼。2. 发作持续数秒至数分钟。3. 在发作间期无肛门直肠疼痛。在科研中满足标准的发病时间为3个月，但用于临床诊断和评估时，发病时间可不足3个月。

1.2 治疗方法

治疗组：应用复方当归注射液2ml+1%利多卡因8ml，左手食指涂润滑剂后插入肛内引导，长强穴刺入，针尖斜面向上与骶尾平行刺入1寸，得气后，回抽无血，缓慢注入药液，每日1次，10天一疗程。对照组：给予止痛如神汤治疗。

1.3 结果判断

应用疼痛视觉模拟评分（VAS）评价治疗前后效果。0分：无痛；1～3分有轻微疼痛，可以忍受，不影响休息；4～6分：疼痛影响休息，应给予一定的处理；7～10分：疼痛难以忍受，影响食欲、睡眠。显效：经1个疗程治疗后，临床症状消失，恢复正常。有效：临床症状基本消失。无效：临床症状无改变。所有病例均每周随访1次至疗程结束，追踪观察半年疗效。

1.4 统计方法

采用 SPSS 13.0 统计软件进行两组数据统计学分析 t 检验分析。

2. 结果

两组治疗前后疼痛评分比较采用 SPSS 13.0 统计软件进行两组数据统计学分析：两组患者治疗前疼痛程度无显著性差异（$t=0.866$，$p>0.05$），两组患者治疗后疼痛均与治疗前存在显著性差异（$t=11.228$，$p<0.05$ $t=8.715$ $p<0.05$），两组患者治疗后疼痛存在显著性差异（$t=2.427$，$p<0.05$）。见表 1。治疗组显效率达 83.33%，有效率 11.11%，无效 5.56%；对照组显效率 50%，有效率 25%，无效 25%，两组对比 $P<0.05$。见表 2。

表 1　两组前后疼痛评分比较

组别	例数	VAS 评分治疗前	治疗后
治疗组	18	4.81 ± 1.54	1.84 ± 1.13
对照组	20	5.16 ± 1.61	2.58 ± 1.23

表 2　两组疗效比较（n, %）

组别	*n*	显效	有效	无效
治疗组	18	15（83.33）	2（11.11）	1（5.56）
对照组	20	10（50）	5（25）	5（25）

3. 讨论

国外相关研究显示，FAP 患病率在 1.0% ~8.0% 之间，以女性多见[2]。薛雅红[3]等人观察，疼痛多发生在 40 -60 岁年龄段，女性居多，且伴随便秘、尿失禁等盆底其他疾病更多见，考虑是否与女性盆底功能障碍有关。FAP 患者最常见的疼痛特点是坠胀疼痛，这可能就是国外文献中常描述的模糊的钝痛或直肠部压榨样不适[4]。肛门坠胀是临床多见的疑难症状之一，病因尚不明确，可能与肛肠科、妇科、泌尿科等多系统疾病有关，还与精神心理因素有关，属于神经官能症。因此，临床上遇到肛门坠胀患者，应考虑到盆底肌肉、神经功能异常引起的功能性疾病，而不应局限于肛门直肠器质性疾病，以致错误诊断和治疗，延误患者病情。绝大多数患者疼痛时间较长，有些是整天持续的疼痛；可以向不同部位放射，但发生的几率不大，这与国外报道的相似[5]。患者常用温水坐浴的方法来缓解疼痛，在很早之前就有报道 40℃ 的温水可以明显降低肛管压力，缓解疼痛[6]，是最常用的物理治疗方法。临床上大多数 FAP 患者因疼痛不显、发作频率低而忽视本病。

复方当归注射液系临床应用多年的中药注射剂，其处方由当归、川芎与红花 3 味中草药组成，采用水提醇沉法制备而成的灭菌水溶液。当归为血家圣药，具有补气活血，调经止痛，润燥滑肠，生肌健胃的功能。当归注射液局部注射后，使气血得以通调，气畅血行，则瘀结得去，集聚得消，团块得化。当归不仅能有效扩张外周血管，降低血管张力，加速血流量，而且可显著降低血浆黏度，明显抑制血小板聚集，有良好的活血化瘀功能。当归对中枢神经系统有明显的抑制作用，其镇痛镇静效果是乙酰水杨酸的 1.7 倍，而且当归对各种致炎剂引起的急、慢性炎症肿胀均有明显的抑制作用，可有效降低毛细管通透性，抑制 PGE2 的合成与释放，显著降低炎性组织中的 PGE2 含量，降低补体旁路的溶血活性，并有显著的免疫增强、损伤抑制、抑菌和促创伤愈合的作用。有明显的“通经活血、消肿定痛的”作用[7]。现代药理学证实，复方当归注射液中当归分离出的多种成分均有镇痛作用，其中当归多糖可显著抑制己烯雌酚、缩宫素和醋酸诱发的小鼠扭体反应，提高热板所致小鼠痛觉反应的痛阈[8]。川穹能解气开郁、祛风燥湿、活血止痛。对中枢神经系统有镇静作用；另外，体外实验证实，川穹对大肠杆菌、痢疾杆菌、变形杆菌、绿脓杆菌、伤寒及副伤寒杆菌等有抑制作用[9]。红花对正常的离体血管有直接的收缩作用，而对微量肾上腺素或去甲肾上腺素灌流所致紧张度增加的离体血管具扩张作用[10]，并随剂量增加而加强；它可以增加麻醉犬的股动脉血流量、降低外周血管的阻力，提示该药对痉挛状态的血管平滑肌具解痉作用；还可显著延长小鼠脑缺血性缺氧后的喘息延续时间，明显抑制小鼠扭体反应，提高痛阈[8]。三者的综合作用能扩张周围血管，改善微循环，增加血流量，清除神经根无菌性炎症，从而消除疼痛，且降低了疼痛的敏感性。

中医学认为，肛门之疾病皆由气血不调，脉络瘀滞，蕴生湿热而成。长强穴为督脉之穴，并与足少阳、足少阴经穴交汇，针刺长强穴本身就具有缓解肛门疼痛的作用。长强穴位于尾骨端下，在尾骨端与肛门连线的中点，从局部解剖上看，皮肤到皮下组织到肛尾韧带，浅层主要有尾神经的后支，深层有阴部神经的后支、肛神经[11]。

本组实验结果证明肛门直肠神经症应用复方当归注射液长强穴封闭能达到很好的治疗效果，起效快，药效持续时间长，不良反应少，方法简便易行。

参考文献：略。

直肠瓣悬挂结扎注射手术治疗肛门坠胀病26例

苏卫平

（四川省成都市温江区中医院，四川　成都，611130）

【摘要】自2005年以来采用直肠瓣悬挂结扎注射手术治疗肛门坠胀病26例，疗程最短9天，最长24天，平均18.7天，无导尿、大出血病例。本组病例均作一次手术治疗，痊愈23例，好转3例，无效0例。术后半年以上随访17例，痊愈15例，好转2例。结果表明，直肠瓣悬挂结扎注射手术是治疗肛门坠胀病的合理有效方法。

2005年以来，我们学习直肠瓣悬挂结扎注射手术，用于治疗肛门坠胀病26例，疗效满意，报告如下。

1. 临床资料

本组病员男性3例，女性23例。年龄35岁至79岁，病程1至7年。发病诱因便秘20例，腹泻6例。

2. 治疗方法

手术采用腰俞穴麻醉，消毒、扩肛、取胸膝位，置入特制大号肛门镜，将直肠黏膜复位，仔细观察直肠通畅程度，确定在增宽的直肠瓣上缝扎的位置，用组织钳将直肠瓣牵起，持针钳持缝针从直肠瓣基底部黏膜下层纵型穿过，带线至对侧出针打结，用送线器加力扎紧，剪留3cm长线头。保证结扎牢固，结扎线能渝期脱落。依次缝扎各点，两针间距1至1.5cm，从下而上完成直肠下瓣，中瓣、上瓣悬挂缝扎，使直肠腔显示通畅。然后抽取1:1消痔灵液，用5号半长针头在缝扎点两侧各注射药液0.5ml，起粘连固定止血作用，由上而下依次完成各点注射。痔上动脉区用消痔灵液常规注射，一般每点用药2至4ml。食指伸入肛门作引导，肛缘痔外静脉丛区域注射，每点1至2ml。消毒术区，检查无活动性出血，肛内填入油纱条，塔型纱布压迫，加压包扎固定，术毕。术后常规抗感染，止血对症治疗，一般用药3天，每次便后坐浴，用中药凉血解毒生肌液60ml保留灌肠至痊愈。

2. 结果

痊愈；肛门坠胀症状消除，大便通畅。好转；偶有肛门坠胀，症状轻微。无效；肛门坠胀症状无改善。本组病例均作一次手术治疗，痊愈23例，好转3例，无效0例。疗程最短9天，最长24天，平均18.7天，无导尿、大出血病例。术后半年以上随访17例，痊愈15例，好转2例。

3. 典型病例

患者×××，女，51岁，就诊日期：2010年8月。

反复肛门坠胀大便不畅伴腹胀2年，加重1周。

病员素有胃病，经常痞满腹胀。2年前因饮食不当腹泻后，发生肛门坠胀，经输液，口服中、西药物治疗，病症未见好转，继而大便不畅，常服通便药物，肛门坠胀反复发生，逐渐加重。1周前因便秘努挣肛门坠胀再次加重，遂来肛肠科治疗。症见，肛门坠胀，阵发性发作，不能自已，大便不畅，量少质干，伴腹胀腹痛，左下腹为重，舌质尖红，苔薄黄腻，脉弦。

专科检查：肛门居中、收缩正常、皮肤褐色。肛缘静脉曲张环状隆起轻微水肿；肛门指诊，括约肌功能正常，肛内未扪及肿物；直肠镜检查，镜下见直肠黏膜松弛下垂，直肠瓣增宽，6至8cm段直肠中瓣下瓣重叠，直肠腔不畅，内有大便滞塞，疾气，余无异常。

血常规 wbc：6.6×10^9/L，w-scr：0.27，w-lcr：0.37，hgb：106g/L，rbc：3.55×10^{12}/L，plt：180×10^9/L，小便常规未见异常。

诊断；肛门坠胀病

处理；作直肠瓣悬挂结扎注射手术。手术将直肠中瓣下瓣各纵型悬挂缝扎3针，直肠黏膜点状注射，3，7，11点痔上动脉区注射，肛缘痔外静脉丛区域注射，共注射1:1消痔40ml。术后静滴头孢唑啉钠1.5g一日一次共3天，每次便后坐浴，凉血解毒生肌液60ml保留灌肠，共治疗15天痊愈。无尿潴留、出血发生。术后18月随访，大便通畅，无特殊不适。

4. **讨论**

肛门坠胀病目前发病原因尚不明确，一般认为应该排除有器质性病变存在。中医学认为，肛门坠胀病属脾系病，分为湿热下注、脾虚气陷、气滞血淤等型，采用清热除湿、补脾益气、行气活血等法，临床疗效欠佳。笔者八十年代曾经遇上一个肛门坠胀病患者，观察治疗研究十余年，竟然未能得一时的缓解。故而一直在寻找肛门坠胀病的有效治疗方法。今日临床所见，肛门坠胀病多因便秘或腹泻而诱发，病人自觉肛门坠胀不适症状明显，常伴有痞满腹胀大便不畅，反复发生，中医西医均缺少有效的治疗方法。肛门坠胀病是以肛门坠胀为主症，伴有痞满腹胀、大便不畅，因便秘或腹泻而诱发，符合肠道功能紊乱表现，我们观察到，便秘和腹泻病人多存在直肠黏膜松驰下垂，直肠瓣膜增宽重叠，骶直分离等病理改变，排便阻力大大增高。如果这种情况确实存在，那么，降低排便阻力就能减轻肛门局部张力，有利于水肿炎症消退，在不加大肠动力的情况下改善排便。刘建新提出，“直肠瓣变异，如增宽、增多，间距变小等可以导致直肠有效通过面积狭小，加大粪便下行对直肠黏膜的摩擦力，造成直肠黏膜与肌层分离，直肠黏膜脱垂阻碍大便形成便秘”，“肠易激综合征的实质是结、直肠解剖变异造成的不全梗阻在代偿期的一类肠功能紊乱的表现”。根据这些认识，直肠黏膜脱垂、直肠瓣膜重叠，骶直分离等病理改变，可能是造成肠道功能紊乱便秘腹泻的初始原因。直肠瓣悬挂结扎注射手术，通过悬挂注射使松驰下垂的直肠黏膜粘连固定，增宽重叠的直肠瓣缩小复位，直肠腔道恢复通畅，有效地降低排便阻力，消除了真正的病因，临床症状很快得到了改善而痊愈。观察表明，该法治疗肛门坠胀病，临床症状缓解快，不良反应少，远期疗效好。手术设计纵型悬挂缝扎，是中医挂线疗法的应用拓展，结合消痔灵注射疗法，使整个手术具有操作简便，损伤小的特点。符合现代外科微创要求。

药 物 研 究

龙珠软膏在肛肠病术后的应用体会

何永恒　胡响当

（湖南中医药大学第二附属医院，湖南　长沙，410005）

【摘要】目的：观察龙珠软膏对肛肠病术后的治疗效果。方法：肛肠病患者术后止痛如神超微颗粒坐浴，用0.5%络合碘消毒创面，其中，治疗组将龙珠软膏纱条塞入肛门内并贴近于创面上，无菌纱布覆盖，胶布固定；对照组用湿润烧伤膏纱条贴于创面换药。两组患者一般术后视静滴抗生素5天。结果：治疗组平均最长21天，最短11天；对照组最长27天，最短15天。结论：龙珠软膏组临床疗效优于凡士林组，$P<0.05$。

【关键词】龙珠软膏；肛肠病术后

我院自2010年开始将龙珠软膏应用于肛肠病术后创面换药，疗效优于湿润烧伤膏纱条，报道如下。

1. 临床资料

肛肠病术后患者120例。随机分为治疗组60例，男38例，女24例，年龄22~60岁，病程1个月~2年，其中：痔剪口结扎术30例，肛瘘切扩术20例，肛裂切扩术+侧切术10例；对照组60例，男32例，女28例，年龄21~41岁，病程3个月~2年，其中：痔剪口结扎术30例，肛瘘切扩术20例，肛裂切扩术+侧切术10例。

2. 治疗方法

两组病例均于术后次日开始用止痛如神汤超微颗粒（本院协定处方）坐浴10min后换药。治疗组于坐浴后用0.5%碘伏消毒创面，根据创面大小选择适合大小油纱条，先将龙珠软膏（武汉马立龙药业集团股份有限公司生产）涂抹在上面，轻轻将其纱条塞入肛门内并贴近于创面上，每天1次；对照组于坐浴后用湿润烧伤膏纱条（汕头市美宝制药有限公司生产）贴于创面换药，每天1次。两组患者术后均静脉滴注抗生素5天。观察肉芽组织开始生长时间及创面完全愈合时间。

3. 治疗结果

治疗组60例肉芽组织开始生长时间3~5天，创面完全愈合时间11~21天；对照组60例肉芽组织开始生长时间5~7天，创面完全愈合时间15~27天。龙珠软膏组临床疗效优于凡士林组，$P<0.05$。.

4. 讨论

4.1 痔疮、肛瘘、肛裂是肛肠疾病中常见疾病，发病率较高。肛肠病术后留下的创口为开放性创口，其愈合过程为二期愈合，即先由肉芽组织填补创口，继之新的上皮覆盖创面。肉芽组织是纤维细胞和新生毛细血管所形成的幼稚结缔组织。在创伤修复过程中，肉芽组织的形成有着特殊的主要功能，主要是填补创口的缺损，保持创面防止细菌感染，减少出血，机化血块和坏死组织，并且是创面愈合、疤痕形成的基础。一般在术后72~144小时这一期间肉芽组织生长较快，但新生的幼嫩组织质地脆弱。由于肛肠病术后开放创口，处于受污染的肛门部位，新生肉芽组织容易受到污染与刺激，造成肛瘘术后创口较其他部位的创口愈合缓慢。

4.2 影响肛肠病术后开放性创口愈合的主要因素有感染、缺血、疼痛、营养低下等。在肛门部，常见的感染有流脓杆菌、大肠杆菌等，由于细菌侵入创口周围组织使肉芽组织中大量蛋白水解，而形成炎性肉芽组织，影响上皮形成，而导致愈合延迟。创口局部良好的血液循环既保证创口愈合所需的营养和氧气，又能及时将坏死物质吸收和运出损伤区，控制局部感染，从而促进创口愈合。术后初期保持创口局部微循环的正常状态，能对纤维细胞的生成有促进作用，从而促进后期肉芽组织的生长。

4.3 龙珠软膏用于肛肠病术后开放性创口有促进创口愈合的作用，其主要成分为硼砂、炉甘石、冰片、人工牛黄、珍珠等，作用机理：龙珠软膏具有行气活血、祛腐生肌的功能，在肛瘘术后创口换药过程中，起到了促进患者机体的血液循环，尤其是改善了创口局部的微循环，减轻术后创面不适和促进创面愈合、缩短疗程，是一种疗效好、安全性高的外用药。

四妙君逸软膏对肛肠病术后疼痛模型大鼠血清 TNF～a、IL～6、IL～10影响的实验研究

何永恒[1] 李艳华[2]

(1 湖南中医药大学附二院国家重点肛肠科，湖南 长沙，410005；2 湖南中医药大学，湖南 长沙，410208)

【摘要】目的 探讨四妙君逸软膏的镇痛作用机理。方法 酶联免疫吸附法测定四妙君逸软膏对肛肠病术后疼痛模型大鼠血清 *TNF～a*、*IL～6*、*IL～10* 含量的影响。结果 四妙君逸软膏能显著降低肛肠病术后疼痛模型大鼠血清 *TNF～α*、*IL～6* 含量，升高 *IL～10* 含量（$P<0.05$ 或 0.01）。结论 四妙君逸软膏镇痛作用的发挥可能与降低血清 *TNF～a*、*IL～6* 的含量、升高 *IL～10* 的含量有关。

【关键词】四妙君逸软膏；镇痛；大鼠；*TNF～a*；*IL～6*；*IL～10*；实验研究

四妙君逸软膏是一种外用于肛肠病术后镇痛促愈的中药复方制剂，早期研究显示出其具有明确的镇痛促愈作用且无明显毒副反应[1～6]。为进一步探讨其镇痛作用机理，我们进行了动物实验研究，现报道如下。

1. 材料与方法

1.1 材料：四妙君逸软膏由湖南中医药大学药学院药剂学教研室制备；卡波姆基质由武汉鑫恒隆工贸有限公司提供；盐酸丁卡因胶浆由西安利君精华药业生产，生产批号：20101113；进口分装TNF～a、IL～6、IL～10 ELISA 试剂盒均由美国 R&D 公司生产，批号：201111；10%水合氯醛由中南大学湘雅医院生产，批号：20111103 。

1.2 实验动物：SD 大鼠 40 只，雌雄各半，体重（200±20）g，由中南大学实验动物学部提供［合格证号：scxk（湘）2009～0004］。

1.3 实验方法

1.3.1 动物模型制备[5]：用水合氯醛（10%，0.3ml/100g）将大鼠麻醉，仰卧固定，将鼠尾近端包括肛周进行消毒，肛门松弛后，以肛缘为界，切开皮肤至直肠黏膜，切口修剪成三角形缺损，底宽约 1.0cm，高约 2.0cm（皮肤破损高约 0.5cm，黏膜破损高约 1.5cm），限于损伤皮肤黏膜组织。

1.3.2 实验分组与给药方法：按随机数字表法分组，分为正常组、单纯模型组、空白基质组、四妙君逸软膏组、盐酸丁卡因胶浆组，每组 8 只大鼠，从造模当天开始，除正常组、模型组外，其余各组均统一每天上午 8 点至 9 点，下午 5 点至 6 点换药，换药前均常规清洁创面，将药物分别均匀涂于各组创面上，覆盖敷料，胶带固定，每日换药 2 次，至实验结束。

1.4 标本的采集和保存：5 组动物分别于实验第 7 天（给药三天后），每只大鼠摘取眼球取血 4～5ml，静置 30min 后按 2500r/min 离心 15min，取上清液在～20℃冰箱中保存备用。

1.5 标本的测定：采用酶联免疫吸附法[7]（ELISA）检测各大鼠血清 *TNF～α*、*IL～6* 和 *IL～10* 的含量，均采用双管测定，取其平均值。

1.6 统计学方法：计量资料以 ±±*S* 表示，组间比较采用单因素方差分析。用 SPSS19.0 统计软件分析处理。

2. 结果

2.1 四妙君逸软膏对大鼠血清中 *TNF～α*、*IL～6* 含量的影响见表 1

表 1 各组大鼠血清 *TNF～a*、*IL～6* 含量比较（*ng/l*，*x*±*s*）

组别	*n*	*TNF～a* 含量	*IL～6* 含量
四妙君逸组	8	73.05 ± 26.39■▲	17.24 ± 11.46■▲
正常组	8	57.32 ± 14.67	15.72 ± 2.71
模型组	8	98.46 ± 33.13●●	28.61 ± 16.28●●
基质组	8	96.28 ± 18.99■	29.98 ± 8.83■
丁卡因组	8	71.10 ± 26.20▲	16.53 ± 3.62▲

分析：模型组与正常组相比：●●$P<0.01$；基质组与模型组相比：■$P>0.05$；四妙君逸软膏组与丁卡因组相比：■▲$P>0.05$；四妙君逸软膏组与模型组相比：■▲$P<0.01$。

2.2 四妙君逸软膏对大鼠血清中 *IL*～10 含量的影响见表 2

表 2 各组大鼠血清 IL～10 含量比较（*ng/l*，$x \pm s$）

组 别	*n*	*IL*～10 含量
四妙君逸组	8	14.37 ±1.08
正常组	8	14.19 ±0.43●●
模型组	8	14.07 ±2.73■
基质组	8	21.68 ±0.92■▲
丁卡因组	8	20.17 ±1.58▲

分析：模型组与正常组相比：●● $P>0.05$；基质组与模型组相比：■ $P>0.05$；四妙君逸软膏组与丁卡因组相比：■▲ $P<0.05$；四妙君逸软膏组与模型组相比：■▲ $P<0.01$。

3. 讨论

Antoni M 等报道[8]通过改变手术创伤释放的细胞因子，可以改变手术后痛觉过敏的发展。

而在临床上如果要消除或减轻外周敏感化，则应集中于阻止或减轻化学性炎症介质在炎症中的作用，这是目前临床上使用非类固醇类抗炎药（NSAID）、局麻药、“外周作用”阿片类药的理论基础[9]。

有研究证据表明促炎因子 *TNF*～*a*、*IL*～6，有致痛和痛觉增敏的作用，与术后神经病理性疼痛、慢性疼痛的形成有关[10～12]。*IL*～10 是活性较强的抗炎因子，除具抑制促炎细胞因子的产生外，尚促进其他抗炎因子的产生，下调促炎因子受体的表达；还可阻断细胞因子的级联反应及通过对脊髓神经元的保护而发挥镇痛作用[13]。有研究表明 *IL*～10 对脊髓损伤、慢性坐骨神经压榨性损伤（CCI）、鞘内注射强啡肽等原因引起的神经病理性疼痛有镇痛作用[14～16]。另外 *IL*～10 还可抑制 NO 合成和 PGE2 产生[17]，而 NO、PGE2 是重要的致炎致痛的炎症介质，与痛觉过敏有关。

本次研究结果显示四妙君逸软膏能显著降低血清 *TNF*～α、*IL*～6 含量，升高 *IL*～10 含量，减轻外周敏感化，减弱对疼痛传入神经系统的刺激，这可能是其发挥外周性镇痛机制之一。

参考文献：略。

中药肠溃宁治疗溃疡性结肠炎的疗效观察

杨凌洪[1] 刘 源[1] 薛景贤[2] 薛英辉[3]

（1. 中国医科大学 附属第一医院肛肠外科，沈阳 110001；
2. 中国医科大学 老年病防治研究中心，沈阳 110001；
3. 沈阳市维康免疫疾病临床医学研究所，沈阳 110001）

【摘要】目的 通过中药肠溃宁与康复新液治疗溃疡性结肠炎的疗效观察，证明中药肠溃宁对溃疡性结肠炎的特殊疗效。方法 将溃疡性结肠炎病人 60 例随机分成两组，每组 30 例，分别用中药肠溃宁与康复新液口服及灌肠治疗溃疡性结肠炎。结果 通过临床症状和肠镜及病理检查结果，来判定治疗效果。经过统计学处理（$P<0.01$），证明中药肠溃宁对溃疡性结肠炎的治疗，优于中药康复新液对溃疡性结肠炎的治疗效果。结论 中药肠溃宁对溃疡性结肠炎有明显的抗炎抑菌、促进溃疡面修复作用，抑制组织反应，提高机体免疫力，以此来降低结肠癌的发病率。

【关键词】肠溃宁；口服及灌肠；溃疡性结肠炎

溃疡性结肠炎是一种原因不明的慢性非特异性炎症和溃疡性病变，其发病可能与感染、免疫异常、遗传、精神因素等有关。临床上以腹泻、腹痛、黏液血便及脓血便和里急后重为主要特征。本病可发生于任何年龄，但多见于青壮年。由于病情缠绵迁延难愈、易于复发，且与结肠癌发病有一定关系，因此治疗颇为棘手，已被世界卫生组织列为现代难治疾病之一。

近年来关于本病的治疗已有大量的临床及实验研究报道，证实了中药治疗本病具有一定的临床效果。我们自 2005 年 5 月至 2009 年 12 月采用中药肠溃宁口服及灌肠治疗溃疡性结肠炎 60 例。现报道诊疗结果如下：

1. 材料与方法

1.1 研究对象

2005 年 5 月至 2009 年 12 月期间，我们选择在我院住院的经纤维结肠镜及组织病理检查确诊为溃疡性结肠炎的病人 60 例，随机分成两组。

一组：中药肠溃宁口服及灌肠治疗组：30 例，男 19 例，女 11 例，年龄在 20－57 岁之间，平均年龄 37.8 岁。

二组：中药康复新液口服及灌肠治疗组：30 例，男 20 例，女 10 例，年龄在 24－60 岁之间，平均年龄 42.6 岁。

两组性别、年龄等因素对比，经统计学处理，无显著差异，具有可比性。

1.2 口服及灌肠方法

患者每晚睡前，清洗肛门后采取胸膝位，用 14 号导尿管一枚，50 毫升注射器一支，抽取药液肠溃宁（为中国医科大学老年病防治研究中心、沈阳市维康免疫疾病临床医学研究所研制的油剂）或康复新液（由我院药局提供）15～20ml（康复新液需加热至体温），将导尿管插入肛管及直肠直至乙状结肠内，深度约 20～30 厘米，开始注射药液，边退导尿管边缓慢推入药液，导尿管退至肛门口时将药液全部均匀推入。然后嘱患者胸膝位、左侧卧位、俯卧位、仰卧位、右侧卧位各 15 分钟，尽量延长药液在肠道内停留的时间。若合并高位的溃疡性结肠炎，可再加上口服，肠溃宁早晨空腹口服一次约 15 ml，康复新液则三餐间及睡前各口服 10～15 ml（需加热至体温）。用药期间以软食为主，禁食辛辣及冷硬食物。一个月后复查便常规、纤维结肠镜及组织病理检查。

1.3 疗效判定标准

依据中华医学会消化病学会 2000 年全国炎症性肠病学术研讨会（成都）所制定的“对炎症性肠病诊断治疗规范建议”中的诊断及疗效判定标准，来判定治疗效果。显著疗效：临床症状消失，大便常规正常，结肠镜检查：结肠黏膜基本正常。基本疗效：临床症状基本消失，大便常规红，白细胞明显减少，结肠镜检查发现黏膜轻度炎症或假息肉形成。基本无效：经治疗后临床症状、大便常规、结肠镜及病理检查结果均无明显改变。

1.4 统计学方法

采用 SPSS 10.0 统计分析软件进行配对 x^2 检验。$P<0.01$ 有统计学意义。

2. 结果

2.1 两组疗效比较

中药肠溃宁口服及灌肠治疗组：显著疗效 27 例，基本疗效 3 例，基本无效 0 例，显效率 90%，总有效率 100%。

中药康复新液口服及灌肠治疗组：显著疗效 6 例，基本疗效 10 例，基本无效 14 例，显效率 20%，总有效率 53%（见表 1）。

表 1　肠溃宁组与康复新组疗效比较

组别	N（例）	显效	有效	无效	总有效
		例（%）	例（%）	例（%）	例（%）
肠溃宁组	30	27（90）	3（10）	0	30（100）
康复新组	30	6（20）	10（33）	14（47）	16（53）

$X^2=18.260$　　$P=0.000019<0.01$ 有显著性差异

2.2 结果分析

由表可见，肠溃宁组显效率为 90%，明显高于康复新组（20%）；肠溃宁组无效者为零，而康复新组为 47%；肠溃宁组总有效率为 100%，而康复新组仅为 53%。两组比较，具有显著性差异（$p<0.01$），提示中药肠溃宁口服及灌肠治疗溃疡性结肠炎的疗效明显优于中药康复新液口服及灌肠治疗溃疡性结肠炎。另外，中药康复新液口服及灌肠需加热，病人自治时比较繁琐，且对肠道的刺激性较大，导致在肠道内的停留时间短，这可能是治疗效果不如肠溃宁的主要原因。

3. 讨论

3.1 溃疡性结肠炎是常见病，多发病，又是疑难病。是临床医生倍感棘手的难治之症。也是中西医生都在关注的重点课题之一。

溃疡性结肠炎发病机制复杂，是多因素、多环节相互作用的结果。中药对溃疡性结肠炎具有多系统、多层次、多功能、多靶点作用的特点，并具有抗炎抑菌、保护黏膜、抑制组织反应、调整结肠运动、改善机体内环境等多项作用。而近年来免疫学因素也备受关注。目前西医主要应用水杨酸及激素类药物治疗溃疡性结肠炎。柳氮磺胺吡啶被认为是治疗溃疡性结肠炎的首选药，但疗程长，易复发，又存在一定的副作用。而中医对溃疡性结肠炎的治疗有一定的优势，如内服中药可发挥整体调节作用，局部灌肠给药可使药物直达病所，不仅局部药物浓度高，且经过肝肾代谢的药物少，副作用小。

3.2 溃疡性结肠炎相当于中医的肠痹，下痢范畴。是由脾肾两虚，湿热淤滞，大肠痹阻所致。本案肠溃宁采用清热解毒，凉血祛瘀化湿，调节免疫功能为治则。

3.3 肠溃宁的药物组成及其制备方法，决定了其具有小极性，亲脂性，流动性好的特点。小极性，亲脂性有利于药物被充分利用，流动性好，使得药物分布均匀，同时又形成了一层保护膜。

3.4 动物试验及多年临床验证，肠溃宁对完整皮肤，破损组织及黏膜无刺激、无毒副作用。药物可在肠道内长时间停留，被充分吸收，口服用药时对胃刺激性小，吸收好，是它进一步提高疗效的又一关键性因素。

3.5 在治疗溃疡性结肠炎过程中，肠溃宁不仅有止痛作用，还可使肠息肉萎缩、甚至消失，这是我们通过结肠镜复查所观察到的。因结肠息肉（病理是管状腺瘤）可以癌变，故提示：肠溃宁可能有防止结肠息肉癌变的作用。

3.6 接受肠溃宁治疗的溃疡性结肠炎的患者，为提高治疗效果，我们在中药灌肠给药的同时，又配合口服给药，经4~6天的治疗，多数患者食欲明显增加，体力增强。腹痛、每日便次、里急后重、乏力等症状明显改善，收到了较好的疗效，且愈后不易复发。肠溃宁治疗溃疡性结肠炎所取得的成功，体现了中医辨病与辨证相结合的治疗原则。

3.7 曾有报道，肠溃宁中的部分中药材，在通过动物实验及临床观察所得的结果看，具有一定的免疫作用。而且，通过肠溃宁对溃疡性结肠炎的治疗结果似乎证明了：免疫学因素也是患溃疡性结肠炎的重要病因之一。

硝黄洗剂治疗血栓外痔的临床观察

王京文　王爱强　乔　硕　哈广涛　王剑平　指导：吴增安

（中国中医科学院望京医院外科，北京，100102）

【摘要】目的：观察应用硝黄洗剂治疗血栓外痔的临床疗效。方法：将60例血栓外痔患者随机分为治疗组与对照组，治疗组30例，对照组30例，年龄17~65岁；治疗组采用硝黄洗剂熏洗的方法进行治疗，对照组使用高锰酸钾溶液熏洗进行治疗。结果：治疗组疗效明显优于对照组。结论：硝黄洗剂治疗血栓外痔可以取得较满意的疗效，方法简便，疗效可靠，可以使手术治疗血栓外痔的病例明显减少，患者乐于接受。

【关键词】硝黄洗剂；血栓外痔

血栓外痔是常见病，多发病。目前对于血栓外痔的治疗，仍多采用血栓外痔剥离术。我们运用中医理论，根据其形成的病机主要为血热瘀结这一特点，采用硝黄洗剂熏洗的方法治疗血栓外痔，取得了良好的疗效，报告如下。

1. 资料和方法

1.1 病例资料　选择2012年1月至2012年6月我院外科门诊经确诊为血栓外痔、且患者要求保守治疗的病例共计60例，年龄17~65岁，按就诊时间次序随机分为治疗组和对照组。治疗组30例，男性19例，女性11例；对照组30例，男性18例，女性12例。两组年龄、病程、性别资料经统计学分析无明显差异（$p>0.05$），具有可比性。

1.2 诊断标准　各组病例均符合中华医学会外科学分会肛肠外科学组制定的痔诊疗暂行标准的诊断标准。

1.3 治疗方法

1.3.1 治疗组

熏洗药物　大黄粉30g，芒硝60g。将药物置入盆中，开水1000ml冲化，待水温合适先熏蒸，然后坐浴，每次20分钟，每日3次，每日1剂，第二次、第三次熏洗时将第一次用药加热后使用。

1.3.2 对照组

熏洗药物　高锰酸钾，热水配成1∶5000溶液，待水温合适先熏蒸，然后坐浴，每次20分钟，每日3次。

1.3.3 治疗组和对照组，疗程都为7天。

1.4 疗效判断 参照中华人民共和国中医药行业标准《中医病证诊断疗效标准》中有关外痔的疗效评定标准。

治愈：症状消失，痔消失。

好转：症状改善，痔缩小。

未愈：症状、体征都无变化。中转手术的患者视为未愈。

1.5 统计学分析 采用计算机SPSS17.0统计软件，数据采取卡方检验进行处理。

2. 结果

疗程结束时，治疗组治愈10例（33.33%），好转16例（53.33%），未愈4例（13.33%），总有效率86.67%，治疗组未愈病例中有2例未完成7天疗程而中转手术治疗；对照组治愈6例（20%），好转12例（40%），未愈12例（40%），对照组未愈病例中有7例未完成7天疗程而中转手术治疗，总有效率60%。

经统计学处理，与对照组比较，治疗组与对照组有显著性差异（$p=0.02$，$p<0.05$），说明治疗组疗效优于对照组。

3. 讨论

血栓外痔主要表现为肛缘皮下突发青紫色肿块，局部皮肤水肿，临床常以患者自觉肛门肿胀、疼痛、异物感为主要表现，检查可见肛周或肛管皮下有暗紫色肿物，触痛明显。中医学认为血栓性外痔的发生，多因饮食不节，过食辛辣，脾胃受损，运化失常，湿浊内生，湿热互结，循经下注达于肛门，阻遏气机，气血瘀结，热伤血络，迫血妄行，血溢脉外而成，《中医外科学》认为其病机为血热瘀结。

对于血栓外痔的治疗，虽然行血栓外痔剥离术可迅速去除血栓，解除症状，但临床中仍有较多患者因惧怕手术而选择非手术治疗。目前对于痔的治疗，强调无症状的痔无需治疗，治疗的目的在于减轻、消除主要症状，而非根治，解除痔的症状较改变痔的大小更有意义。基于这一理念，结合中医学理论，我们采用具有清热活血疗效的硝黄洗剂治疗血栓外痔，取得了较好的疗效。对于有效病例，无论是治疗组还是对照组，治疗后的好转病例数都高于治愈病例数，对于这些好转病例，肛门疼痛、肿胀的症状已经减轻，血栓外痔已经缩小，只需继续治疗，重点是改善症状，只要症状能够改善，血栓外痔在短期内未完全吸收并不是治疗的重点，因为根据目前关于痔的治疗理念，血栓外痔没有被完全吸收并不是采用手术疗法的依据。同时，我们强调，在治疗过程中，若疼痛的症状改善不明显，仍建议及时采用手术治疗。

大黄性味苦寒，归胃经、大肠经、肝经、脾经，具有攻积滞、清湿热、泻火、凉血、祛瘀、解毒的功效。芒硝性味咸、苦、寒，归胃经、肺经、脾经、肾经、小肠经、三焦经、大肠经，具有泻热通便、润燥软坚、清火消肿的作用。两药合用，组成硝黄洗剂，清热活血，紧抓病机，用药简单，操作方便，能够很好地减轻疼痛，缩小血栓外痔的体积，临床观察取得了较好的疗效，说明采用硝黄洗剂治疗血栓外痔是可靠的、可行的。

熏洗是中医治疗肛肠疾病的重要的、传统的疗法，可使药力直达病所，同时，可借助热力作用，刺激肛门局部皮肤，使皮下血管扩张，促进血液和淋巴循环，改善病灶局部的新陈代谢，增强了改善局部血液循环及溶解血栓的疗效，并能使肛门括约肌充分松弛，使肛门局部肿痛得以较快改善。

熏洗1号对肛瘘术后创面促愈作用的临床研究

许向彤

（徐州市中医院，江苏 徐州，221009）

肛瘘是肛肠科常见疾病，其病变部位特殊，术后创面不易清洁干燥，创面又多为开放性，故病程较长。我院肛肠科自制“熏洗1号”洗剂，已在科内使用20余年，尤其对促进肛瘘术后创面的愈合有明显作用，现报告如下。

1. 资料与方法

1.1 临床资料 诊断标准参照1994年国家中医药管理局颁布的《中医病症诊断疗效标准》，选取近一年来我科住院病人76例、符合低位单纯性肛瘘的诊断，肛瘘切除术后开放创面面积在5~15cm＊。

1.2 病例分组 76例分为治疗组和对照组，治疗组病人每天大便后用熏洗1号液加入热水坐浴熏洗，对照组病人每天便后用高锰酸钾半片融入热水中坐浴熏洗，时间均为20分钟。两组在性别、年龄、术后第2天及第5天创面面积等方面基本一致，具有可比性，见表1.

表1 76例肛瘘术后患者临床资料

组别	例数	性别		年龄	术后第2天	术后第7天
		男	女		创面面积（cm＊）	创面面积（cm＊）
治疗组	40	27	13	40.5 + ~7.1	7.3 + ~2.1	5.1 + ~1.9
对照组	36	25	11	39.6 + ~6.3	7.7 + ~2.5	6.8 + ~2.1

1.3 药物组成　熏洗1号洗剂主要有虎杖、金钱草、黄柏、明矾、冰片、赤赭石等组成，由本院制剂室生产和提供。高锰酸钾稀释液则为一般非肛肠专科医院常用术后洗剂。

1.4 治疗方法　两组从术后第2天起，治疗组用熏洗1号液坐浴，对照组则用高锰酸钾稀释液进行创面清洗处理并坐浴，，每天早晚各坐浴一次，尽量让患者早上或晚上坐浴前排便，换药则统一用碘伏消毒、凡士林纱条引流，直至创面完全愈合。

1.5 观察指标

1.5.1 创面症状：经过问诊和临床观测，评定出术后第2、5、10、14天的创面疼痛、渗液程度。评价标准见表2。

表2 创面评价标准

项目	-	+	++	+++
疼痛程度	无	疼痛能忍，饮食、睡眠基本不受影响	持续疼痛，睡眠受影响，病人主动要求用镇痛药	持续强烈疼痛，饮食及睡眠受影响，需镇痛用药
渗液程度	渗液浸透纱布《2层	渗液浸透纱布》2层，但《4层	渗液浸透纱布》4层，但《8层	渗液浸透纱布》12层

1.5.2 创面修复指标：（1）创面面积：记录手术后第2、5、10、14天的创面面积，方法用透明薄膜直接均匀敷贴于创面上，以极细记号笔描绘创缘，再将薄膜铺于心电图描记纸上，计算出具体数值；（2）愈合天数：以创面完全上皮化之日作为最后愈合时间；（3）创面愈合率：以术后第7天创面面积作为原始面积，计算出第10、14天的创面愈合率。公式为：

$$\text{第 n 天创面愈合率（\%）} = \frac{\text{术后第 5 天创面面积} \sim \text{术后第 n 天面积}}{\text{术后第 5 天创面面积}} \times 100\ \%$$

1.6 统计方法　计量资料用F检验和t检验，等级资料用Ridit分析和x＊检验。

2. 结果

2.1 创面渗液程度比较　　见表3

表3 术后第10天各组不同创面渗液程度例数比较

组别	总例数	~	+	++	+++	R值95%可信区间		P值
						下限	上限	
治疗组	40	22	15	3	0	0.4705	0.6801	< 0.05
对照组	36	18	11	6	1	0.2101	0.4689	< 0.05

2.2 创面疼痛程度比较　经Ridit分析，在术后第2、5、10、14天4个时间点中，治疗组的疼痛者明显少于对照组。　见表4

表4 术后第2，5，10，14天创面疼痛程度》++例数比较

组别	术后第2天	术后第5天	术后第10天	术后第14天	P值
治疗组	3	1	0	0	
对照组	6	2	1	0	

2.3 创面面积比较　经F检验和t检验，术后第2，5天两组创面面积具有可比性（P>0.05），术后第10，14

天，治疗组创面面积明显小于对照组。

2.4 创面愈合率比较　术后第10，14天治疗组愈合率明显高于对照组（P<0.01），见表4.

表4　术后第10，14天创面愈合率（x+~s,%）

组别	总例数	术后第10天愈合率	术后第14天愈合率
治疗组	40	49.95+~11.5	81.51+~7.62
对照组	36	37.11+~6.12	67.89+~9.96

2.5 创面愈合天数　经t检验，治疗组与对照组的差别有统计学意义（P<0.05），见表5.

表5　两组创面愈合天数比较（x+~s，天）

组别	总例数	愈合天数
治疗组	40	20.01+~2.77
对照组	36	23.60+~3.49

3. 讨论

肛瘘在中医又称为“肛漏”、“漏疮”，和痔等肛门疾病一起被古时中医称为“痔疮”。清代吴谦在《医宗金鉴》中说“夫痔瘘者，肛门边内外有疮……，由风热湿燥而至也”。李东垣也在《兰室秘藏》中认为“痔漏之病因是湿热风燥四气相合所致”。《疡科选粹》中说“痔疮绵延不愈，湿热淤久，乃穿肠透穴，败坏肌肉，销损骨髓而为之漏焉”。一般对肛瘘的中医辨证多为“湿热下注”，“气血淤滞”，中医临床外用药治疗大法为清热利湿、祛腐生肌、活血止痛。现代医学一般将开创性创伤分为炎症期、肉芽组织增生期和疤痕形成三个阶段，肛瘘术后创面为开放性、污染性创面，术后清洗换药至关重要。中药熏洗是中医肛肠科的特色疗法，不仅适用于非手术患者，更适用于手术后患者，尤其是肛瘘手术创面一般较大、本身即为污染创面再加粪便每天污染，更需通过熏洗以生肌、止痛、消炎。

熏洗1号是由虎杖、金钱草、黄柏、明矾、冰片、赤石脂等水煎后，并过滤、消毒、防腐制作而成。虎杖性寒、味苦，具有清热利湿、收敛生肌、活血定痛之效，据研究虎杖煎剂对烫伤创面有收敛、防止感染和消炎的作用，又具有良好的镇静、镇痛作用。金钱草性平、味甘，具有利水除湿、解毒消肿生肌功效，现代研究认为它对动物急性炎症渗出与慢性炎症反应有非常显著的抑制作用，并有镇痛作用。黄柏性寒、味苦，具有清热燥湿、解毒敛创功效，其有效成分小檗碱，体外实验对金黄色葡萄球菌、溶血性链球菌及破伤风杆菌等均有抑制作用；其粉剂外敷可治疗烧伤、下肢溃疡等开放性有菌创面。明矾性寒、味酸，具有解毒燥湿、收敛止血功效。冰片清热止痛并可生肌；赤石脂以甘温敛疮为主，兼能化湿生肌。诸药合用，收敛生肌而不留邪、活血止痛兼防出血。

熏洗1号的促愈作用，中医主要表现在它具有清热解毒、燥湿敛创、活血止痛三个方面的功效，而正好分别对应了现代医学的炎症期、肉芽组织增生期和疤痕形成期三个阶段。清热解毒即抗炎作用，适于炎症期；燥湿敛创即生肌收口作用，促进肉芽组织增生；活血止痛又可促进疤痕形成、减少疤痕面积、减轻疤痕疼痛。综合现代医学的药理研究证实，熏洗1号的抗炎、活血作用能清除肛门创面污染细菌，并解除肛门直肠的血管及内括约肌的痉挛，扩张肛门直肠小血管，从而改善肛门直肠的血流量，还能对血小板起凝聚作用，促进血栓的溶解，使增生性病灶软化和吸收，从而促进了肛门创面的愈合。通过临床研究和对比，熏洗1号要比单纯抗炎作用的高锰酸钾洗液具有明显的促进肛瘘创面愈合、减轻创面疼痛的作用。

痔科洗剂熏洗治疗混合痔外剥内扎术后促愈的疗效观察

尹玉锑

山东大学附属省立医院，山东　济南，250021）

【摘要】目的：观察清热解毒，活血祛瘀类中药洗剂对混合痔术后患者止痛止血，消肿促愈的疗效观察。方法：对126例混合痔术后病人采用痔科洗剂（荆芥、公英、马齿苋、制乳香、制没药、黄柏、川椒、五味子等）坐浴，并与112例应用高锰酸钾溶液坐浴治疗作对照观察。结果：止痛止血效果，创面水肿减轻程度，伤口愈合

时间等方面，两组疗效比较，有非常显著性差异（P < 0.01）。结论：痔科洗剂有较好的镇痛止血，消肿促愈的疗效

【关键词】痔科洗剂；混合痔；外剥内扎术

肛门水肿、疼痛、出血是混合痔术后常见并发症，给患者带来了很大痛苦，也会延长创面愈合时间。2010 年 7 月 ~2011 年 8 月，我院对混合痔术后患者 126 例进行荆防洗剂坐浴观察，疗效显著，现报道如下。

1. 临床资料

观察病例共238 例，年龄 18 ~ 65 岁，病程 2 ~ 35 年。所有患者均为多发性混合痔，按 Miles 三度分类法属于Ⅱ度或Ⅲ度。手术方式均采用外剥内扎术式，手术切口 3 ~ 5 个。将观察病例随机分成两组，其中治疗组 126 例，年龄≤29 岁 27 例，30 ~ 49 岁 59 例，≥50 岁 40 例；病程 10 年以内者 31 例，10 ~ 20 年 69 例，20 年以上 26 例；混合痔Ⅱ度 71 例，Ⅲ度 55 例；切除混合痔 3 个 85 例，4 个 31 例，5 个 10 例。对照组 112 例，年龄≤29 岁 34 例，30 ~ 49 岁 48 例，≥50 岁 30 例；病程 10 年以内者 38 例，10 ~ 20 年 42 例，20 年以上 32 例；混合痔Ⅱ度 55 例，Ⅲ度 57 例；切除混合痔 3 个 72 例，4 个 26 例，5 个 14 例。两组各项资料经统计学分析，均具有可比性（P > 0.05）。

2. 治疗方法

治疗组：采用痔科洗剂治疗。处方：荆芥 15 g，蒲公英 20 g，马齿苋 15 g，制乳香 15 g，制没药 15 g，芒硝 20 g，五倍子 20 g，黄柏 15 g，川椒 15 g。加水 3000 ml 煎成约 1500 ~ 2000 ml 先趁热熏洗患处，然后坐浴 15 ~ 20 min。术后第 2 天开始，每日早晚各 1 次。坐浴后伤口敷上消毒纱布。3 ~ 5 d 为一疗程一般治疗 1 ~ 2 个疗程。

对照组：应用 1 ∶ 5 000 的高锰酸钾溶液坐浴治疗，方法、疗程同治疗组。

3. 疗效标准

显效：创口无出血、渗液、水肿，疼痛明显减轻，无需服止痛药，创面愈合时间明显缩短；有效：创口无出血、渗液，轻度水肿，疼痛减轻，间或需要服止痛药，创面愈合时间缩短；无效：创口少量出血及渗液，创面水肿明显，疼痛无减轻，需用止痛药，创面愈合时间无明显缩短。

4. 治疗结果

治疗组患者经 1 ~ 3 次坐浴后自觉疼痛消失或明显减轻，无需服止痛药，有效率为 96%；对照组有效率为 75%，经精确概率法计算，P < 0.01。经坐浴 5 ~ 7 次后，水肿明显减轻，渗出减少，治疗组有效率 92.6%，对照组为 65.5%，经 x^2 检验，P < 0.01。伤口的愈合时间，治疗组为 9 ~ 13 d，平均 10.52 ± 1.84 d，对照组 10 ~ 16 d，平均 14.11 ± 1.57 d，治疗组比对照组平均缩短 3 ~ 5 d（P < 0.01）。

5. 讨论

《医学流源》说："外科之法最重外治。"局部外用给药，药物对病变局部直接治疗，即"药达病所，投之可至"。熏洗法是外治法中最常用的一种方法，利用中药的温热物理作用，能使药物直接作用于局部，药液中的有效成分可透过皮肤或创面的肉芽组织吸收而发挥药理作用，使创面处腠理疏畅，气血流通，从而达到祛瘀生新、消肿止痛的目的。

中医认为，痔疮的发生是由于热毒蕴结、湿热下注、血脉瘀阻而成。手术虽然将混合痔切除了，如果病因未除，加之手术后开放创面易合并感染，同时皮肤肌肉也受损伤，造成出血、水肿、疼痛，以致影响伤口愈合。术后治疗西医多采用 1 ∶ 5000 高锰酸钾溶液温水坐浴的方法，而中药熏洗是我国的传统外治疗法，《五十二病方》有"取溺五斗，以煮青蒿，以熏痔，药寒而休，日三熏"的记载。鉴于此，我科使用痔科洗剂方中以荆芥祛风解毒，蒲公英、马齿苋解毒敛疮、消肿止痛；辅以川椒、黄柏清热燥湿；乳香、没药温经止痛，活血祛瘀；芒硝、五倍子合用，一收一散，止血收敛，加强清热解毒敛湿的作用。

据现代药理研究，荆芥具有抗炎镇痛止血的作用；蒲公英、黄柏、有较好的抗菌消炎作用，对急性渗出性炎症作用明显；马齿苋对金黄色葡萄球菌、大肠杆菌有明显的抑制作用[2]。五倍子能促使皮肤和黏膜伤口的组织蛋白凝固，起到明显的收敛止血效果。此外，混合痔术后中药熏洗坐浴药物直接作用于患处，改善肛门微循环，减轻该处组织的充血，增强白细胞释放蛋白溶解酶，溶解坏死组织。而且温热刺激能降低痛觉神经的兴奋性，减轻炎性水肿，解除患处神经的压力，使肌肉等组织松弛，从而达到明显的消肿止痛，消除肛门坠胀感的作用。

综观全方，协同增效，共同达到祛瘀生新、消肿止痛，促进伤口愈合的目的。且治疗期间未发现明显毒副作用。值得临床推广使用。

金玄痔科熏洗散+地奥司明片在混合痔术后肛缘水肿的应用

孙 钊 孙玉伙

（河北省邢台市巨鹿中医肛肠专科医院，河北 邢台，055250）

为了进一步探讨混合痔术后应用金玄痔科熏洗散加地奥司明片治疗创面边沿水肿及创面疼痛，创面出血等并发症，经过129例患者临床疗效观察，现报告如下：

1. 资料与方法

1.1 临床资料

2010年3月至2011年3月我院中医肛肠科收治混合痔患者236例，随机分为金玄痔科熏洗散加地奥司明片（治疗组）和高锰酸钾1:5000溶液熏洗（对照组）。治疗组中129例，男性96例，女性33例；年龄22~68岁，平均36.8岁；其中环状混合痔（嵌顿）129例，单侧混合痔38例。对照组中107例，男性82例，女性25例，年龄24~58岁，平均年龄32.8岁，其中环状混合痔（嵌顿）52例，单侧混合痔25例。

1.2 治疗方法

治疗组，手术结束后2~3h开始口服地奥司明片（武汉马应龙药业集团股份有限公司生产，500mg/片，口服2次/d，前三天每次3片，后四天每次2片），金玄痔科熏洗散（武汉马应龙药业集团股份有限公司生产，55g/袋，术后第二天排便后开始使用，每次使用55g/袋，加沸水1500ml溶液后趁热熏洗肛门局部，待水温至36.0℃左右时坐浴30~40min，1次/d，连续使用10~12d,）每次坐浴后创面给予玉红生肌膏砂条，九华膏换药。对照组于术后每次排便后用1:5000高锰酸钾溶液坐浴10-20min，坐浴后创面给予玉红生肌膏砂条，九华膏换药。对于便秘患者可使用润肠通便药物。

1.3 观察指标

分别于术后第二天、第五天、第十天观察创面水肿及疼痛、出血情况，根据直接观察可分四级计算来判定，疗效评定标准可根据中医痔科诊治暂行标准进行评判；完全缓解：肛门疼痛完全消失，无肛门坠胀、异物感，专科检查示肛缘无肿物突起，指诊肛缘无触痛，基本缓解：肛门疼痛基本消失，无肛门坠胀感，有轻度异物感，专科检查示肛缘有肿物突起，但较治疗前体积明显缩小，指诊轻微触痛，有效：肛门轻微疼痛不适，排便后或行走时有坠胀异物感，专科检查示肛缘肿物较治疗前稍有缩小，指诊肿物仍有明显触痛；无效：肛门疼痛及坠胀、异物感如前，甚至加重无明显好转，专科检查肿物仍如治疗前大小，指诊肿物质硬而触痛明显。

1.4 统计学方法 采用spss12.0统计软件进行数据的分析处理，技术资料比较采用X^2。$P<0.05$为差异有统计学意义。

2. 结果 两组治疗效果比较显示，金玄痔科熏洗散加地奥司明片（治疗组）具有良好疗效，见下表：

组别	完全缓解	基本缓解	有效	无效
治疗组	73	26	21	9
对照组	25	20	30	32

经统计学分析，治疗组有效率为93.0%（120/129），对照组有效率为70.0%（75/107），两组差异有统计学意义，$P<0.01$说明治疗组疗效优于对照组，两组患者治疗期间无不良反应。

3. 讨论

肛缘水肿是指肛缘皮肤出现水肿，充血，隆起或肿胀疼痛，可分为单纯性水肿，也可兼有血栓，其形成的原因是某些因素引起肛缘局部淋巴液、血液回流障碍和血管通透性增加，渗出增多。

我院采用金玄痔科熏洗散中含有玄明粉、马齿、金银花、具有清热解毒、活血化瘀之功效，主要用于混合痔术后的肛门肿胀，疼痛。地奥司明片可以增强静脉张力和促进淋巴液回流，改善微循环，通过延长去甲肾上腺素对静脉壁的收缩时间增加静脉张力，从而促进静脉回流，以及增加淋巴管开放数量，增加淋巴管收缩作用，从而改善组织液回流，通过抑制白细胞或与内皮细胞黏附有关的一些细胞因子的表达，防止微循环的损害，减少炎症介质的释放，保护微循环免受炎症反应的损害，降低毛细血管通透性，增强抵抗力②，我院采用金玄痔科熏洗散加地奥司明片治疗混合痔术后水肿中取得了满意的疗效，该疗法具有起效快、效果好、副作用小等特点。

复方三黄汤熏洗治疗肛肠术后50例

赵 亮[1] 张尚华[1] 尹健宝[2]

（1. 湖南省中医药研究院附属医院，湖南 长沙，410006；2. 洞口县人民医院，湖南 洞口，422300）

临床上肛肠病术后创面修复时间长，局部发炎、疼痛、水肿、瘙痒等并发症给患者带来了许多不必要的痛苦，也是肛肠科临床医生致力解决的问题。其解决的途径有二：一是改进手术方式；二是中医药干预术后。手术方式的改进不确定因素较多，疗效不稳定。而中医药干预肛肠病术后具有简便廉验、复发率低、疗效稳定、无任何毒副作用、且药源广泛、价格低廉等特点，因而其优势便凸显出来。我院应用复方三黄汤熏洗坐浴治疗痔术后50例，疗效满意，并与高锰酸钾溶液熏洗坐浴治疗50例对照观察，现报告如下。

1. 临床资料

1.1 一般资料：

全部病例均为我科2011年5月至2011年11月手术患者。100例患者随机分为2组。治疗组50例，男31例，女19例；平均年龄48.5岁；痔29例，肛瘘11例，肛周脓肿3例，肛裂7例。对照组50例，男28例，女22例；平均年龄46.7岁；痔26例，肛瘘9例，肛周脓肿6例，肛裂9例。两组患者在性别、年龄、病种、临床表现及术后创面大小等方面经统计学处理无显著性差异（$P > 0.05$），具有可比性。

1.2 诊断标准 两组均符合国家中医管理局实施的中医肛肠科病证诊断疗效标准。

1.3 纳入标准 ①符合诊断标准的肛肠病手术后患者；②常规术前（如血常规、肝肾功能等），无手术禁忌证；③采用局麻或腰麻手术，无缝合的开放性肛门手术伤口。

1.4 排除标准 有严重的高血压、心脑血管病、糖尿病、甲状腺功能亢进、心肺肾功能衰竭、肝炎、结核、血液病、等手术禁忌证患者及过敏体质、智力障碍、精神及情志障碍患者。

2. 治疗方法

2.1 治疗组 应用复方三黄汤（自拟方，由大黄、黄芩、黄连、地榆、败酱草等药物组成，我院制剂室制备，制成150ml小袋分装即成）。术后第3日开始，每次150 ml，兑入2000 ml开水中，熏蒸肛门局部，待水温降至40℃时，嘱患者坐浸药液中，直至药液变凉为止。每次熏洗坐浴10～15 min，每日便后1次。两组均以7天为1疗程。坐浴后换药，每日1次，观察3个疗程每天换药后记录并观察结果。

2.2 对照组 便后用1∶5 000高锰酸钾溶液熏洗坐浴，方法同治疗组。

3. 疗效观察

3.1 观察指标及方法 观察指标：治疗前后临床症状及体征改善情况。一般检查项目：血、小便、大便常规化验、肝肾功能检查、心电图检查。用药前后均进行以上观察及检查。观察方法：主要观察2组治疗前后临床症状及体征改善情况，并详细记录治疗过程中不良反应。其中水肿评定标准为：（1）无水肿；（2）Ⅰ度水肿：水肿范围<0.5 cm×0.5 cm；（3）Ⅱ度水肿：水肿范围<1 cm×1cm，或水肿部位2处，水肿范围<0.5cm×0.5cm；（4）Ⅲ度水肿：水肿范围>1 cm×1 cm，或水肿部位大于3处者。疼痛评定标准：根据主诉疼痛的程度分级法（VRS法）（1）0级：无疼痛。（2）Ⅰ级（轻度）：有疼痛但可忍受，生活正常，睡眠无干扰。（3）Ⅱ级（中度）：疼痛明显，不能忍受，要求服用镇痛药物，睡眠受干扰。（4）Ⅲ级（重度）：疼痛剧烈，不能忍受，需用镇痛药物，睡眠受严重干扰可伴自主神经紊乱或被动体位。

3.2 疗效标准 参照《中医肛肠科病症诊断标准》进行。临床痊愈：症状、体征消失或基本消失，积分减少≥95%，创面组织修复；显效：症状、体征消失或基本消失，积分减少≥70%，创面缩小、变浅、渗血减少；有效：症状、体征消失或基本消失，积分减少≥30%，创面缩小、变浅、渗血减少；无效：症状、体征消失或基本消失，积分减少不足30%局部无变化或加重。

3.3 统计学方法 计数资料采用x^2检验，等级资料用秩和检验；计量资料以$\bar{x} \pm s$表示均数、标准差，两组间比较用t检验；方差不齐时用t’检验；$P<0.05$表示有统计意义。

3.4 治疗结果（见表一）

表1　两组治疗结果及疗效比较

组别	n	临床痊愈（例）	显效	有效	无效	总有效率（%）
治疗组	50	31（62%）	14（28%）	5（10%）	0	100*
对照组	50	27（52%）	12（24%）	7（14%）	4（8%）	92

注：与对照组比较* $P<0.05$

3.5 两组创面平均愈合时间比较。治疗组的切口愈合时间为（15 ±0.175）天，对照组的切口愈合时间为（18 ±1.237）天，两组切口愈合时间比较，差异有统计学意义（P<0.05）。

3.6 两组临床症状改善情况比较。

治疗组50例，疼痛14例，疼痛可忍受，生活、睡眠无干扰；水肿Ⅰ级12例，Ⅱ级2例，其中12例术后水肿消退，2例有皮赘残留。对照组50例，疼痛21例，其中18例疼痛可忍受，生活、睡眠无干扰，3例患者经肌注强痛定后疼痛缓解；水肿Ⅰ级34例，Ⅱ级7例，其中36例术后水肿消退，5例有皮赘残留。

3.7 不良反应　两组均未出现明显的药物不良反应。

4. 讨论

三黄汤在《千金方》《备急千金要方》《千金翼方》《医宗金鉴》中均有记载。因本方药具三味，其色均黄，故名三黄汤。《医宗金鉴》说："三黄汤用黄芩泻上焦火，黄连泻中焦火，大黄泻下焦火。三焦实火，大便实者，诚为允当。"故临床多用于三焦实热，一切有余火证，大便秘结患者口服，每获良效。我们在肛肠科临床应用中发现用该方加减应用于肛肠疾病术后中药熏洗，针对切口疼痛、水肿、肛门瘙痒、创面愈合延迟等并发症的疗效较好。

本方以大黄为君，凉血止血以治热而兼大便秘结者。辅以黄芩、黄柏、地榆以清热凉血祛湿，、败酱草祛湿止痒，诸药合用，以攻创面湿热之邪，使局部气血运行通畅，加速创面愈合。同时解决肛肠术后患者惧怕排便的精神负担，有利于促进患者术后康复。

中药熏洗坐浴具有中医外治法的独特作用。药物直接作用于患处，使腠理疏通，脉络调和，气血流畅，从而加速创面愈合，减轻术后并发症。该疗法在我国有两千年的应用历史。能促进局部炎症的消退，减轻术后疼痛，减少出血，促进组织修复，使患者术后并发症减少，创面愈合时间缩短，且该方法简便有效，易于在临床推广应用。

美常安胶囊联合乳果糖口服液治疗老年慢性功能性便秘疗效观察

李相臣

（新乡市中心医院肛肠科，河南　新乡，453000）

【摘要】目的：探讨美常安胶囊联合乳果糖口服液治疗老年慢性功能性便秘的临床疗效及安全性。方法：对我科2009年12月至2011年5月确诊为慢性功能性便秘的老年患者，共计98例，随机分为两组。治疗组予美常安胶囊，每次500mg，每日3次；乳果糖口服液每次20ml，每日一次；对照组单纯给予美常安胶囊，每次500mg，每日3次。疗程4周，疗程结束后评价临床疗效。结果：治疗组总有效率89.1%，对照组总有效率53.5，两组比较有统计学意义，治疗组临床疗效优于对照组，两组均未见不良反应者。结论：美常安联合乳果糖口服液治疗老年慢性功能性便秘安全有效，值得临床推广应用。

【关键词】美常安；乳果糖；便秘；临床疗效

慢性功能性便秘（OFC）是多种原因引起的以便秘为主要症状的功能性疾病。根据结肠动力学特点分为慢传输型便秘（STC）、出口梗阻型便秘（FOOC）和混合型便秘（CSOC）。本病可发于任何年龄段，尤其是老人和妇女常见。便秘严重影响患者的生活质量，且老年人多患有心脑血管疾病，便秘往往成为诱发因素，导致生命意外。因此对于老年慢性功能性便秘患者应引起重视，早期合理的治疗有利于提高患者的生活质量，减轻便秘带来的严重后果。笔者在临床上应用美常安胶囊（枯草杆菌二联活菌肠溶胶囊）联合乳果糖口服液（利动）治疗老年慢性功能性便秘取得了较好的疗效，特总结如下。

1. **资料与方法**

1.1 一般资料

所有病例来源于我科2009年12月至2011年5月确诊为功能性便秘的患者，共计98例。随机分为两组，其中治疗组55例，对照组43例。治疗组中男25例，女30例，年龄60岁~83岁，平均年龄（69.34±9.82）岁；对照组中男19例，女24例，年龄62~86岁，平均年龄（70.12±10.54）岁。所有患者排除胃肠道疾病、全身性疾病及药物导致的便秘。两组一般资料经统计学处理 $P>0.05$，差别无显著性，具有可比性。

1.2 诊断标准

在过去的12个月，可以是不连续的，但至少12周有下述2项或者2项以上：

①1/4以上时间排便费力；②1/4以上时间粪便呈团块状或坚硬；③1/4以上时间有排便不尽感；④1/4以上时间排便时有肛门直肠阻塞感；⑤1/4以上时间排便须用手法帮助；⑥每周排便少于3次。

1.3 方法

所有入选患者在治疗开始前一周停用其他的治疗便秘的药物和方法。治疗组给予美常安胶囊（北京韩美药品有限公司），每次500mg，每日3次；乳果糖口服液（北京韩美药品有限公司）每次20ml，每日一次。对照组单纯给予常美安胶囊，每次每次500mg，每日3次。所有患者鼓励多饮水，多食用富含粗纤维的食物。疗程4周，疗程结束后评价临床疗效。

1.4 疗效判断标准

大便每日1次，大便不费力，大便性状正常，表现为软便，无硬结为显效；大便每周3次以上，性状由硬块变为软便为有效；未达到上述标准的为无效。有效率为显效率和有效率之和。

1.5 统计学方法

采用SPSS13.0统计分析软件，所有数据均以 $\overline{X}\pm S$ 表示，进行统计学处理，计数资料用卡方检验，计量资料采用t检验，$P<0.05$ 有统计学意义。

2. 结果

两组疗程结束后疗效比较见表1。两组比较 $x^2=6.53$，$P<0.05$，有统计学意义，治疗组疗效明显优于对照组。两组治疗过程中未见不良反应者。

表1　治疗组与对照组临床疗效比较 例（%）

组别	n	治愈	好转	无效	有效率%
治疗组	55	35（63.6）	14（25.5）	6（10.9）	89.1
对照组	43	18（41.9）	5（11.6）	20（46.5）	53.5

3. **讨论**

慢性功能性便秘是常见和多发的消化道疾病，严重影响现代人的生活质量和患者的身心健康，尤其是老年患者。随着年龄的增长，便秘发生的频率也逐渐的增高。老年患者往往因便秘精神紧张，排便费力，导致心脑血管意外等多种并发症，往往带来严重的后果。慢性功能性便秘是涉及全身各系统、各器官的综合性病变，不但和直肠的局部解剖结构有关，也和精神、饮食、药物等因素有关。现代研究证明，慢性功能性便秘患者有菌群失调的表现。粪便中菌群的主要变化是乳杆菌、专性厌氧菌双歧杆菌、梭菌及类杆菌减少，兼性菌中变化明显的是肠微球菌，其次肠杆菌、变形杆菌及其他腐败菌的增加，产生的大量肠毒素和有害气体，引起肠道微生物失调，导致便秘的发生。目前治疗便秘的药物种类较多，如刺激性泻剂、机械性泻剂、软化剂、润滑剂、高渗性泻剂及其他泻剂等。滥用泻药的现象比较普遍，为了取得快速的缓解便秘的效果，患者往往使用番泻叶、开塞露等，长期反复的使用往往造成病情的加重及药物的依赖。因此治疗便秘患者，尤其是老年慢性功能性便秘的患者，需要制定科学的方案，慎重选用药物，以达到良好的临床疗效。

目前临床上常选用微生态制剂治疗慢性功能性便秘，取得了较好的治疗效果。肠道微生态活菌制剂可以改善肠道内的菌群分布，改善肠腔内的PH值，增加肠道的蠕动性，增加肠腔的水分，以软化粪便，达到改善通便的作用。渗透性的泻剂则可以在肠道内形成高渗环境，通过吸收水分，起到润肠通便的作用。我们在临床上常使用微生态制剂美常安胶囊和渗透性泻剂乳果糖口服液，达到了较好的临床疗效。美常安胶囊和乳果糖口服液联合使用可起到协同的治疗作用，以最大限度的发挥其通便导泻的作用，改善便秘的症状，且在治疗过程中未见不良药物反应，对于老年人来说安全有效。美常安胶囊是由枯草杆菌和肠球菌二联活菌组成的新型微生态制剂，其内活菌数量高达5亿/粒。制作工艺采取独有的包衣技术，使活菌可完全通过胃酸的屏障，到达肠道后崩解，在肠道内定植、繁殖。其对酸、胆盐、热耐受力强，定植力强。这些生理性的细菌在肠道内定植之后，可以产生大量的有机酸，降低肠腔内的PH值，稳定和修复肠道的功能，从而增强肠道的蠕动能力；另外可以抑制肠道内腐败菌的定植和生长，改变肠内的不良环境，改善粪便的性状，是粪便松软，利于粪便的排出。另外微生态的制剂有助于食物的消化和吸收，可以减轻腹胀及消化不良的症状。乳果糖是一种合成的不吸收的双糖，具有双糖的渗透活性，能够完全的到达结肠，并使水电解质保留在肠腔产生高渗，利于大便的排出。另外乳果糖是双歧杆菌的增殖因子，可以增加有益菌在肠道的繁殖能力，抑制有害菌的生长，减少内毒素的产生，可以酸化肠道增加肠道的蠕动，促使粪便的排出。临床实践证明，联合使用美常安胶囊和乳果糖口服液的效果要好于单独使用美常安胶囊，联合用药能够迅速的缓解患者便秘的症状，长期使用可以调节患者肠道内的菌群，达到较好的远期效果，且安全无副作用，值得临床推广应用。

马应龙治痔药品之膏、栓、散剂优化使用方案的临床探讨

李成能　龚　鸿　郎　枫

（云南省第二人民医院中西医结合科肛肠组，云南　昆明，650021）

【摘要】目的：探讨马应龙系列药品之龙珠软膏、麝香痔疮栓、金玄痔科熏洗散三种药品在混合痔术后的优化使用方案。方法：将符合标准的120例痔病患者按不同给药方法分为A、B、C三组。A组：金玄痔科熏洗散坐浴+龙珠软膏纳肛；B组：金玄痔科熏洗散坐浴+麝香痔疮栓纳肛；C组：金玄痔科熏洗散坐浴+龙珠软膏+麝香痔疮栓纳肛。比较各组术后并发症改善情况。结果：C组总有效率83.3%，总显效率38.1%明显优于A、B组（$P<0.01$）；术后并发症积分比较：A组VS B组，肛门坠胀、肛门疼痛、创面色泽及渗出、切缘水肿四项指标均满足$P>0.05$，创面出血满足$P<0.05$；C组VS A、B组，各观察指标均满足$P<0.05$。结论：为缓解混合痔术后并发症，促进创面愈合，在给予金玄痔科熏洗散坐浴的基础上，联合运用龙珠软膏和麝香痔疮栓纳肛换药优于单一用药；在改善创面渗血方面，麝香痔疮栓优于龙珠软膏。

【关键词】龙珠软膏；麝香痔疮栓；金玄痔科熏洗散；联合用药

混合痔术后常易出现肛门坠胀、肛门疼痛、创面出血、创面色泽及渗出、切缘水肿等并发症，术后用药是改善术后并发症和促进创面愈合的重要方法。马应龙药业集团股份有限公司（以下简称“马应龙药业”）生产的一系列治痔药品在肛肠领域运用极广。但其使用方案尚有必要进一步规范、优化，本研究选取我院常用的龙珠软膏、麝香痔疮栓、金玄痔科熏洗散三种药品，观察不同用药方案对术后并发症的影响，初步总结出这三种药品的优化使用方案。

1. 资料与方法

1.1　临床资料 入选患者为2010年10月~2011年10月我科“混合痔”住院患者。诊断标准参照2006年7月由中华医学会外科学分会结直肠肛门外科学组、中华中医药学会肛肠病专业委员会、中国中西医结合学会结直肠肛门病专业委员会讨论制订的《痔临床诊治指南（草案）》（以下均简称“《痔临床诊治指南（2006版）》[1]”）根据不同给药方法（详见后文）分为A、B、C三组，各组一般情况比较见表1。

表1　各组一般情况比较

组别	性别		年龄（/岁）	病程（/年）	手术切口数（/个）
	男	女			
A组（n=38）	18	20	48.63±12.94	4.05±1.96	3.24±1.17
B组（n=40）	19	21	48.38±11.54	4.18±2.50	3.30±1.38
C组（n=42）	22	20	47.90±14.19	4.17±2.22	3.10±1.41
总体（n=120）	59	61	48.29±12.85	4.13±2.23	3.21±1.32

各组间性别、年龄、病程、手术切口数差异无统计学意义（$P>0.05$）。

1.2 治疗方法　所有患者均由笔者在肛周局麻+肛周神经阻滞麻醉下行“混合痔外剥内扎术+内痔硬化注射

术”，着重观察术后并发症发生情况。按不同给药方法分为 A、B、C 三组。A 组：金玄痔科熏洗散坐浴 + 龙珠软膏纳肛；B 组：金玄痔科熏洗散坐浴 + 麝香痔疮栓纳肛；C 组：金玄痔科熏洗散坐浴 + 龙珠软膏 + 麝香痔疮栓纳肛。

1.3 观察指标及评分标准　选择性观察混合痔术后肛门坠胀、肛门疼痛、创面出血、创面色泽及渗出、切缘水肿共五项指标，根据评分标准表进行评分。具体评分标准见表 2。

表 2　主要观察指标及评分标准表

观察指标	0 分	2 分	4 分	6 分	备注
肛门坠胀	无坠胀不适	肛门有坠胀感，但程度较轻	坠胀明显，但尚可忍受，影响工作经休息或治疗后可缓解。	频发或较重，难以忍受，影响工作，休息或治疗后缓解不明显。	
肛门疼痛	无疼痛	1～3 级，自觉轻微疼痛，能忍受，生活睡眠正常。	4～6 级，疼痛明显不能忍受，需一般性止痛药物，睡眠受扰。	7～10 级，疼痛剧烈不能忍受，需强效镇痛药，睡眠严重受扰。可伴自主神经紊乱或被动体位。	根据视觉模拟评分法（VAS）评分
创面出血	创面敷料干燥便时无出血	创面敷料无渗血便时滴血 < 5 滴或便纸带血。	创面敷料无渗血便时滴血 >5 滴。	创面流血，便时出血较多，甚至需行止血术。	
创面色泽及渗出	创面色泽鲜活，上皮及肉芽组织生长良好，创面无明显渗出	创面新鲜，肉芽组织生长良好，创面少量渗出	创面色红，肉芽生长一般，创面少量渗出，但未见明显分泌物。	创面晦暗，肉芽尚未生长或生长缓慢，明显可见渗出或分泌物	
切缘水肿	无水肿	创缘稍突皮肤光亮	创缘红肿皮肤透亮	创缘糜烂、坏死	
备注	1. 疼痛评分方法：视觉模拟评分（visual analogue scale，VAS），采用线性计分法，为受试者主观疼痛程度分级，即准备 100mm 的垂直标尺，0 刻度规定为最小即无疼痛，100mm 刻度规定为最大和无法忍受的疼痛，让受试者在他认为能够反映其疼痛水平之处作一标记，以标记处读数作为疼痛程度计分。数值越大，表示疼痛程度越重。 0 2 3 4 5 6 7 8 9 10 2. 肛门疼痛、肛门坠胀根据患者主诉评分，创面出血、创缘水肿、创面色泽及渗出情况由医师换药时观察记录。自术后第一天起开始观察记录，每日记录一次连续观察至术后第 7 天。若每日有多次排便、换药时，则取其平均值作记录。				

1.4 统计方法　对于计量资料：服从正态分布的比较采用 t 检验，不服从正态分布采用秩和检验；对于计数资料：采用 x^2 检验或 Fisher 确切概率法。以 $P<0.05$ 为差异有统计学意义，$P<0.01$ 为差异显著。

2. 结果

2.1 疗效标准 根据国家中医药管理局制定的《中医肛肠科病证疗效标准》[2] 进行疗效评定。

2.2 疗效 C 组总有效率 83.3%，总显效率 38.1% 明显优于 A、B 组（$P<0.01$）。三组疗效比较见表 3。三组各项观察指标积分比较详见表 4。

表 3　三组总体疗效比较

组别	有效	显效	无效	总有效率	显效率
A 组（n = 38）	21（55.3%）	6（15.8%）	11（28.9%）	71.2%	15.8%
B 组（n = 40）	22（55.0%）	7（17.5%）	11（27.5%）	72.5%	17.5%
* C 组（n = 42）	19（45.2%）	16（38.1%）	7（16.7%）	83.3%	38.1%
总体（n = 120）	62（55.8%）	29（24.2%）	29（24.2%）	75.8%	24.2%

* $P<0.01$　VS B、C 组

表4 三组观察期内各观察指标积分比较

组别	肛门坠胀	肛门疼痛	创面出血	创面色泽及渗出	创缘水肿
A组（n=38）	3.84±2.09	4.74±1.59	2.79±1.65	2.21±1.85	3.00±1.79
B组（n=40）	3.50±2.01	4.30±1.67	1.75±1.77	1.95±1.54	2.85±1.75
*C组（n=42）	1.95±1.68	3.29±1.45	0.86±1.42	1.38±1.29	1.76±1.29
总体（n=120）	3.07±2.09	4.08±1.65	1.77±1.75	1.83±1.59	2.52±1.69

A组 VS B组，肛门坠胀、肛门疼痛、创面色泽及渗出、切缘水肿四项指标均满足 $P>0.05$，创面出血满足 $P<0.05$；* $P<0.05$ VS A、B组。

2.3 不良反应 各组观察期内均未出现明显异常或不良反应。

3. 讨论

金玄痔科熏洗散由玄明粉、马齿苋、金银花、枯矾、荆芥组成，功善清热解毒、消肿止痛、祛风燥湿，用于各种外痔、混合痔、痔嵌顿，肛门术后肿胀，疼痛等。龙珠软膏由人工麝香、人工牛黄、珍珠、琥珀、硼砂、冰片、炉甘石及凡士林、羊毛脂等辅料组成；功善清热解毒，消肿止痛，祛腐生肌。适用于疮疖、红、肿、热、痛等。马应龙麝香痔疮栓由麝香酮、人工牛黄、珍珠、冰片、三七、五倍子、炉甘石、颠茄流浸膏制成。功善清热解毒，消肿止痛，止血生肌。用于大肠热盛所致的大便出血、血色鲜红、肛门灼热疼痛；各类痔疮和肛裂见上述证候者。膏、栓、散三种不同剂型用于肛肠疾病手术后各有其优势，但单独使用其一均有各自不足之处。散剂熏洗，去除创缘污物，以利修复；术后创面新鲜脆嫩，尚需清热、生肌之剂敷以其上，一则保护创面，二则止痛促愈；在此基础上再以栓剂纳肛，势必延长药物作用时间。基于此，膏、栓、散三种剂型同用，对于改善术后并发症、促进创面愈合，其效更佳。

本研究显示："膏、栓、散"三剂同用的疗效明显优于"散+膏"或"散+栓"，但是，在改善术后创面渗血方面，"散+栓"优于"散+膏"，这可能与马应龙麝香痔疮栓内含有三七、五倍子等止血、收敛之品有关。

4. 结论

为缓解混合痔术后并发症促进创面愈合，在给予金玄痔科熏洗散坐浴的基础上，联合运用龙珠软膏和麝香痔疮栓纳肛换药优于单一用药；在改善创面渗血方面，马应龙麝香痔疮栓优于龙珠软膏。然而，马应龙药业系列药品有多种剂型，其优化使用方案还有待进一步研究探讨。

复方角菜酸酯栓治疗肛裂疼痛的临床观察

高旭波 李朝阳 毛宽荣

（西安马应龙肛肠医院，陕西 西安，710016）

肛裂是齿状线以下肛管皮肤全层纵形撕裂后的感染性溃疡，其方向与肛管纵轴平行，长约0.5cm～1.0cm，呈梭形或椭圆形，主要症状为剧痛、出鲜血和便秘。典型体征是肛裂、"前哨痔"和肛乳头肥大，合称肛裂"三联征"。肛裂引起的剧痛是由诸多因素导致的，其中组织损伤是其根本。复方角菜酸酯栓是一种直肠黏膜保护剂，主要成分为角菜酸酯，是一种从海藻中提取的天然藻胶，使用后可以在肛管直肠黏膜表面形成一层膜状结构，并长时间地覆盖于黏膜表面，对有炎症的或受损伤的黏膜起保护作用。我院自2011年3月至2012年5月门诊用复方角菜酸酯栓治疗单纯性肛裂50例，并同期用马应龙麝香痔疮膏治疗50例进行对照观察，现将临床观察结果报告如下。

1. 临床资料

全部病例来自2011年3月至2012年6月期间在我院肛肠科就诊患者，两组共100例，治疗组50例，男28例，女22例，平均年龄16～59岁，前正中肛裂10例，后正中肛裂33例，前后正中肛裂7例；对照组50例，男30例，女20例，平均年龄18～60岁，前正中肛裂8例，后正中肛裂34例，前后正中肛裂8例。治疗组与对照组在年龄、性别及病情上经统计学处理无明显差异（$P>0.05$）。

2. **治疗方法**

治疗组：患者每日早晚换药两次，每次用0.9%氯化钠注射液棉球消毒肛裂伤口，再放置复方角菜酸酯栓1枚，停用所有止痛药；复方角菜酸酯栓为西安杨森制药有限公司分装（批准文号：J20030135）。对照组：患者每日早晚也换药两次，每次用0.9%氯化钠注射液棉球消毒肛裂伤口，再用马应龙麝香痔疮膏外涂伤口；马应龙麝香痔疮膏为武汉马应龙药业集团股份有限公司生产（批准文号：Z42021920）。用药2d后评价患者的疼痛情况。

3. **疗效标准**

显效：用药后疼痛消失；有效：用药后疼痛明显减轻，患者无明显痛苦表情，不用止痛药物即可忍受；无效：用药后疼痛无明显改善，患者仍有痛苦表情，难以忍受。

4. **治疗结果**

治疗组50例中，显效38例，有效10例，无效2例，总有效率96.3%；对照组50例中，显效18例，有效10例，无效16例，总有效率68%；两组经统计学处理 $P<0.05$，说明治疗组疗效明显优于对照组。

5. **讨论**

肛裂是一种肛肠疾病中常见的多发性肛管疾病，为肛管上皮非特异性放射状纵形溃疡，好发于肛管后部，也可以见于肛管前部，女性前后肛管均好发。临床将肛裂分为单纯肛裂、溃疡性肛裂、陈旧性肛裂和继发性肛裂四种类型。前一种采用保守治疗而治愈，后三种一般需手术治疗，所以我们选用了针对单纯肛裂进行外用药物的保守治疗。

肛裂以周期性肛门疼痛、直肠型便秘及间歇性便血为特征。而疼痛又是肛裂的主要症状之一，这是因为肛门部位血管神经丰富，又受自应体感觉神经支配，对疼痛特别敏感。

由西安杨森引进的复方角菜酸酯栓，其在保守治疗单纯性肛裂上有以下优势：一，它的主要成分为角菜酸酯，这是一种从海藻中提取的天然藻胶，使用后可以在肛管直肠黏膜表面形成一层膜状结构，并可以保留8~12h，对有炎症的或受损伤的黏膜起保护作用；二，此膜状覆盖还可以包裹粪便、润滑肠道，有利于粪便排出，避免了排解干燥粪便而引发的肛裂疼痛；三，栓剂中其他成分有二氧化钛、氧化锌，这些辅助成分也有减轻黏膜充血、止痒及收敛作用。

总而言之，复方角菜酸酯栓治疗单纯性肛裂临床效果显著，可以明显改善单纯性肛裂的症状体征，如疼痛、瘙痒、肿胀及出血等。它还可以改善局部的血液循环，缩短愈合时间，并且起效较快，作用稳定。在使用过程中患者无明显全身及局部不良反应，安全性高，患者依从性好。所以说复方角菜酸酯栓给肛裂患者提供了一个良好的局部治疗用药。

地奥司明片在肛肠病中的临床应用及疗效观察

曾春娥

（西安市中医医院，陕西　西安，710001）

【摘要】目的：评价口服地奥司明片在肛肠疾病中的临床效果。方法：取300例患者随机分为2组，治疗组195例予口服地奥司明片，外用九华膏；对照组105例予外用九华膏，比较两组疗效。结果：治疗组治愈率79.5%，总有效率97.4%；对照组治愈率为53.3%，总有效率76.2%。2组疗效比较有显著性差异（$P<0.05$）。结论：地奥司明片在肛肠疾病中有明显的疗效。

【关键词】地奥司明片；九华膏

自2009年1月至2010年7月，我们采用地奥司明片用于300例肛肠病患者的治疗，疗效显著，现报告如下：

1. **资料与方法**

1.1 一般资料

所选病例均符合国家中医药管理局颁布的《中医肛肠科疾病诊断标准》。我们对300例肛肠病患者进行随机分组：治疗组195例，平均年龄（45.43 ± 9.96），其中男95例，女100例；对照组105例，平均年龄（45.77 ± 8.65），其中男51例，女54例，本资料性别、年龄的构成无明显差异（$P>0.05$），具有可比性。两组病种组成见表1。

表 1 两组病种组成

组别	混合痔嵌顿	混合痔术后	肛裂术后	肛周脓肿术后	肛瘘术后	合计
治疗组	38	55	17	41	44	195
对照组	20	38	10	17	20	105

1.2 病例纳入标准 年龄在18岁以上，65岁以下者。排除标准：①妊娠及哺乳妇女患者，对本药过敏者；②有心脑血管、肝、肾、肺和造血系统疾病、糖尿病及合并其他痛症的患者；③精神异常者；④既往有肛门部或腹部手术史者；⑤吸毒或滥用镇痛药物者。

1.3 方法

1.3.1 用药方法：采用组间对照的方法。治疗组给予地奥司明片（马应龙药业集团股份有限公司生产，每片0.5g，批准文号：国药准字H20066737），开始每天2次，每次3片，口服4 d，第5天改为每次2片，口服3 d。午餐及晚餐时服用。便后创口换药时用无菌敷料抹九华膏换药，每天一次。对照组不给予口服药，便后创口换药时用无菌敷料抹九华膏换药，每天一次。

1.3.2 观察项目及疗效评定标准：观察患者用药后第72h和第7天后分别就肛门疼痛和肛门水肿的症状和体征进行疗效评估。①肛门疼痛的评分标准：应用视觉模拟痛觉评分法VAS，以完全无痛为0分，疼痛最剧烈为10分。0分：创面完全不痛，排便、换药时亦无疼痛。2分：创面基本不痛，排便、换药时稍有不适感。4分：创面偶感疼痛，排便、换药时疼痛不明显，不必处理。6分：创面时感疼痛，排便、换药时疼痛明显，需服一般镇痛药。8分：创面疼痛较重，有明显痛苦表情，需肌注杜冷丁、吗啡等药方能止痛。②肛门水肿的评分标准：参照1975年河北衡水全国肛肠病外科会议制定的水肿分级标准，拟定评分标准如下：0分：创面无水肿；2分：创面水肿轻度，不影响活动；4分：创面水肿明显，尚能活动，无明显情绪改变；6分：创面水肿严重，活动受限，影响严重。

1.4 统计学方法 运用spss16.0统计软件，计量资料用卡方检验；等级资料用秩和检验；满足正态分布及方差齐性时，组内前后比较用配对T检验，组间比较用方差分析。当$P<0.05$认为差异性有统计学意义。

2. 结果

治疗组用药后第和第72h和7天后肛门疼痛和肛门水肿的发生率较对照组明显降低。见表2表3。治疗结果见表4。治疗组治愈率为79.5%，对照组治愈率为53.3%，差异均有统计学意义（$P<0.05$）。

表 2 两组患者术后 72 h、第 7 天创面疼痛积分比较（T 检验）

组别	72h	7天
治疗组	4.60±1.19	3.27±1.44
对照组	5.73±1.87	4.40±0.29

注：分值用（$\bar{x}\pm s$）表示。

表 3 两组患者术后 72 h、第 7 天创面水肿积分比较（T 检验）

组别	72h	7天
治疗组	4.53±0.33	3.07±1.26
对照组	5.40±1.75	4.53±0.33

注：分值用（$\bar{x}\pm s$）表示。

表 4 两组疗效比较

	治疗组				对照组			
	n	治愈（%）	有效（%）	无效（%）	n	治愈（%）	有效（%）	无效（%）
混合痔嵌顿	38	30（79.0	36（94.7）	2（5.3）	20	8（40.0）	14（70.0）	6（30.0）
混合痔术后	55	45（81.8）	54（98.2）	1（1.8）	38	22（68.4）	29（76.3）	9（23.4）
肛裂术后	17	12（70.6）	17（100.0）	0	10	5（50.0）	8（80.0）	2（20.0）
肛周脓肿术后	41	30（73.2）	40（97.6）	1（2.4）	17	10（58.8）	14（82.3）	3（17.7）
肛瘘术后	44	38（86.4）	43（97.7）	1（2.3）	20	11（55.0）	15（75.0）	5（25.0）
合计	195	155（79.5）	190（97.4）	5（2.6）	105	56（53.3）	80（76.2）	25（23.8）

3. **讨论**

肛门疾病在治疗过程中存在着很多并发症，其中疼痛和水肿就是较为常见且给患者带来极大痛苦的症状。

一般而言，内痔发展至后期大多成为混合痔，因为突出的痔核较大，即使回纳后又较快脱出，此时已涉及痔内静脉和痔外静脉丛，并且表面为直肠黏膜和皮肤所覆盖。可以说，混合痔是内痔不断加重的后果，内痔或混合痔的内痔部分脱出肛外，不能及时回纳，受到括约肌的夹持，静脉回流受阻，但动脉血仍不断输入，使脱出的痔核充血，短期内体积迅速增大，直至输入的动脉血被压闭，导致血栓形成，脱出的内痔部分肿硬疼痛，不能纳回肛内。混合痔嵌顿后，临床表现为水肿显著、疼痛剧烈、肛门灼热坠胀或伴有便血等。

肛门病术后水肿的发生与微循环障碍密切相关。由于术后产生自由基，可造成微血管壁及内皮细胞的脂质过氧化损伤，导致毛细血管通透性异常增高，血浆外渗，组织积液增多，水肿形成。同时因局部缺氧和手术刺激致组胺等炎症介质释放，作用于血管壁，造成血管壁通透性进一步增加，血液黏度增高，出现一系列血液流变因素的改变，红细胞、白细胞、血小板聚集和黏附，血流速度减慢，组织代谢恶化，形成恶性循环。由于人体肛门齿线以下的肛管组织由脊神经支配，对痛觉极为敏感。手术损伤，局部炎症介质（如前列腺素、组胺、5～羟色胺、缓激肽等）的释放导致局部疼痛。疼痛刺激可致肛门内括约肌痉挛，使穿越其间及其内侧行走的血管、淋巴管受到挤压，加重回流障碍，液体积滞于松弛的肛门组织间隙内，进一步加重肛缘水肿，形成“疼痛～括约肌痉挛～血液及淋巴回流障碍～渗出液淤积～疼痛”的恶性循环。直接影响手术创面的愈合。

地奥司明片是微粒化纯化的黄酮类成分，由地奥司明和橙皮苷复合而成，是一种静脉亲和性药物，有着改善静脉张力保护微循环和控制局部炎症的作用，其活性成分是微粒化和纯化的地奥司明，而后者是黄酮类家族中的一员，地奥司明的药理作用有：① 增强静脉张力，降低静脉扩张性和静脉血淤滞，它主要作用于静脉系统，而不影响动脉系统，通过延长去甲肾上腺素作用与静脉壁引起收缩的时间，从而增强静脉的张力，降低静脉血淤滞。② 改善微循环，使毛细血管渗透能力正常化并增强其抵抗性。对于微循环系统可明显降低白细胞与血管内皮细胞黏附、移行、崩解、释放炎性递质等，如组胺、缓激肽、补体、前列腺素、过多的自由基等，从而降低毛细血管的通透性及增强其抵抗力。③促进淋巴回流速度，增强淋巴管收缩作用，从而加快组织间液回流，改善淋巴回流，减轻水肿。地奥司明片还具有降低血液黏滞度，增强红细胞流速的功能，从而减少微循环瘀滞情况 。本研究显示，地奥司明片对混合痔嵌顿和肛门术后水肿、疼痛有明显的改善，疗效可靠，使用安全，可作为防治混合痔嵌顿和术后并发症的良药。

地奥司明片结合中医药治疗急性嵌顿痔 64 例

龙德时　龙　江　陈　银

（湖南省邵阳市老科协中山医院，湖南　邵阳，422000）

【摘要】目的：观察地奥司明片口服配合中医药非手术疗法的临床疗效。方法：将不愿意或不适宜外切内扎等手术方法治疗的急性嵌顿痔患者，在口服地奥司明片的同时，以中药口服、外洗、外敷治疗 7 天后进行疗效评估。结论：该法治疗急性嵌顿痔既能迅速解除疾病痛苦，疗效确切，又避免切除、结扎等手术疗法给肛垫组织带来的损伤，是值得推广的一种综合性好疗法。

【关键词】地奥司明；中医药疗法；嵌顿痔

急性嵌顿痔，是指内痔组织因肛门括约肌痉挛而受其夹持，脱出嵌顿于肛外的常见痔科急诊。对本病的治疗，以西药抗炎消肿对症处理，见效缓慢，疗程较长；以外切内扎等手术治疗，见效较快，但手术后痛苦较大，并发症较多，且此两种方法均不能达到“根治”的目的。近年来，随着肛肠学科中肛垫学说研究的不断深入，对本病的治疗，认为“只要能减轻和消除疾病痛苦，应尽可能保持肛垫组织的完整性及其正常生理功能”的观点，已被越来越多的肛肠学科工作者所接受。近两年，我们秉着“既要消除疾病痛苦，又要保护好肛垫组织”的原则，将不适宜或不愿意接受外切内扎等手术方法治疗的 64 例急性嵌顿痔患者采用口服地奥司明片，配合中医药非手术疗法治疗，取得满意疗效，现报告如下：

1. **临床资料**

诊断按国家中医药管理局颁布的《中医病证诊断疗效标准》中的有关诊断标准执行。本组嵌顿性内痔 64 例中，男性 48 例，女性 16 例；年龄最小者 19 岁，最大者 76 岁；脱出时间 1～3 天者 41 例，4～6 天者 23 例，平均 3

~6天。发病原因：大便干结23例，劳累负重11例，辛辣刺激16例，年老体弱12例，无明显诱因2例。临床体征症状：全部病例均有肛门坠胀疼痛，其中单纯内痔脱出嵌顿4例，内痔脱出并肛缘水肿40例，内痔脱出并血栓外痔形成12例，内痔黏膜表面糜烂、部分坏死、出血者8例，兼排解大便困难者18例，兼尿潴留者12例。

2. 治疗方法

2.1 地奥司明片口服　以武汉马应龙药业集团股份有限公司生产的地奥司明片（批准文号：国药准字H20066737；规格：5mg/片、24片/盒）口服。第1天起，每次1.5g，每天2次，连服3天；第4天起，每次1g，每天2次，连服4天。均于早、晚餐后半小时以温热开水送服。

2.2 中药口服　以止痛如神汤（苍术、防风、泽泻、皂角刺、桃仁、黄柏、当归各10g，生大黄5g，槟榔3g，其中大黄另包，后下）加减，有内痔出血者加地榆15g，槐花、侧柏炭10g，内痔黏膜糜烂、坏死加蒲公英30g，紫花地丁20g，无花果15g；大便秘结甚者大黄加重至8~10g，每日一剂，煎服2次。

2.3 中药熏洗坐浴　自拟熏洗方：马齿苋、生大黄各60g，黄柏、紫花地丁、透骨草、无花果各30g，路路通、防风各20g，煎水取液2000ml先熏后洗，每日早晚各一次，连续使用5~7天。

2.4 局部敷药和复位　对嵌顿时间不长，局部坏死不甚者，可在痔科长效止痛剂（0.25%布比卡因注射液3ml、1%利多卡因注射液20ml、肾上腺素注射液2滴）常规肛周局麻复位后，用塔形纱布加压固定。对脱出嵌顿严重不能复位者，再按前法中药熏洗坐浴后外搽马应龙痔疮膏和美宝湿润烧伤膏（用量1∶1），每天3~4次，外以消毒纱布复盖。

在上述各法治疗的同时，如遇出血甚多、局部感染严重者，可结合消炎、止血等对症治疗。

上述疗法，均以7天为1疗程。

3. 结果

经一疗程治疗后观察治疗效果。疗效标准：显效：嵌顿内痔回复肛内，肛缘水肿消退或明显缩小，痔核局部出血停止，糜烂愈合或基本愈合，坠胀疼痛感消失；有效：用药后嵌顿内痔水肿缩小，出血、糜烂好转，局部坠胀疼痛基本缓解或减轻；无效：用药后嵌顿水肿无明显缩小，局部出血、糜烂和坠胀疼痛感无好转。

治疗结果：治疗7天后观察，显效48例，显效率75%；有效14例，有效率25%。总有效率100%。

4. 讨论

急性嵌顿痔的主要病因病理是在某种或多种因素的刺激下，痔核黏膜下的动静脉吻合管发生突然开放，表浅痔动脉血流量增加，痔静脉丛充血扩张，局部瘀血凝滞，物质交换不畅，肛垫组织缺血缺氧，引起内括约肌痉挛，压力增加，痔核被夹脱出，从而发生出血、疼痛、水肿移位、黏膜糜烂等一系列症状。我们对本病患者给服静脉亲和性药物地奥司明片，可选择性地作用于静脉系统，改善痔动脉吻合和毛细血管通透性，改善静脉张力，促进痔静脉和淋巴回流，使肛垫组织得到有效的营养维护，恢复其正常的生理功能，因而促使痔核局部的炎性水肿、出血、脱出和坠胀等症状和体征得以迅速缓解和消除。同时，我们再以清热解毒、祛风除湿、行气散血的中药内服外洗，其药力直达病所，因而取得满意的治疗效果。

本组临床观察表明：地奥司明片口服，配合中医药内外同治，在对肛垫组织没有任何损伤的情况下，能迅速缓解和消除急性嵌顿痔的疾病痛苦，可谓是值得推广的一种综合性非手术疗法。

地奥司明联合高渗盐水治疗妊娠中晚期混合痔疗效观察

孙秀娟　石　瑜　王立敏

（保定市第五医院肛肠科，河北　保定，071000）

【摘要】目的：探讨地奥司明联合高渗盐水治疗妊娠中晚期混合痔的疗效。方法：将75例中晚期妊娠混合痔患者随机分为2组，治疗组37例口服地奥司明联合高渗盐水外敷，对照组38例给予红霉素软膏外涂治疗，10天为一疗程。结果：治疗组的总有效率明显高于对照组（100% VS 94.7%，$P<0.05$）。结论　结果表明，地奥司明联合高渗盐水治疗妊娠中晚期混合痔有很好疗效。

【关键词】地奥司明；高渗盐水；妊娠中晚期；混合痔；疗效观察

自2011年1月-2011年12月我科采用地奥司明联合高渗盐水治疗妊娠中晚期混合痔75例，取得很好效果，现报道如下：

1. **资料与方法**

1.1 临床资料

按照《中华人民共和国中医药行业标准》中的《中医肛肠科病症诊断疗效标准》确诊内痔及混合痔。将所有病例随机分为治疗组和对照组。治疗组37例，年龄23－30岁，病程最短一天，最长一周，其中内痔Ⅰ期5例，肛裂6例，炎性外痔15例，混合痔11例，单纯便后出血15例，出血伴疼痛22例，肛门瘙痒4例；对照组38例，年龄22－29岁，病程一天至十天，其中内痔Ⅰ期7例，肛裂6例，炎性外痔14例，混合痔11例，单纯便后出血13例，出血伴疼痛25例，肛门潮湿伴瘙痒6例。两组患者均出现不同程度的大便干燥。两组患者病情相似，年龄、病程等一般资料差异无统计学意义（$P>0.05$），具有可比性。

1.2 治疗方法

治疗组：地奥司明片（南京正大天晴生产，规格0.45g），前4天一次0.9g，一天3次，饭中或饭后服；4天后，一次0.9g，一天2次，午饭或晚饭中或饭后服，10天1疗程；10%高渗盐水，5ml，侵于敷料外敷于肛门，早中晚各一次，10天一疗程。对照组：红霉素软膏，外涂，每日两次，10天一疗程。两组用药前均先用温盐水坐浴5～10分钟。两组治疗期间均调整饮食多食蔬菜水果等粗纤维食物，保持排便通畅，禁食辛辣刺激食物。

1.3 疗效标准

参照《中医病证诊断疗效标准》：痊愈：治疗后症状、体征全部消失；好转：治疗后症状消失，体征改善；无效：治疗后症状体征无明显改善。

2. **结果**

2.1 治疗结果：治疗组一次性治愈25例，治愈率67.6%，好转12例，占32.4%，无效0例，总有效率100%。对照组痊愈14例，占36.8%，好转22例，占57.9%，无效2例，占5.3%，总有效率94.7%。总有效率治疗组明显高于对照组（$P<0.05$）。

2 组疗效比较

组别	n	治愈（%）	有效（%）	无效（%）	总有效率（%）
治疗组	37	25（67.6）	12（32.4）	0	100
对照组	38	14（36.8）	22（57.9）	2（5.3）	94.7

$P<0.05$　　VS 对照组

2.2 不良反应　两组治疗过程中均未见明显不良反应。

3. **讨论**

现代医学认为，痔是肛垫的病理性肥大、出血、下移。女性在妊娠期或经前期常出现痔的症状，特别是分娩期加重，这是因为女性肛垫组织内含有高水平的雌激素受体和类似的乳腺组织，在妊娠或月经期，由于某些女性激素分泌亢进，刺激了这些受体，从而引发了这些症状；妊娠妇女增大的子宫压迫作用是造成痔病症状的重要原因。高野正博调查200例，由于妊娠分娩使症状加重者占72%，其主要原因可能是子宫压迫、腹压增大、盆底下降、神经牵拉导致括约肌功能异常；动脉血流增加：据报告妊娠中血流量增加25%，致使肛垫内微循环负担加重，动静脉吻合功能异常、孕激素和松弛肽等激素作用使盆底与肛管支持组织松弛，加重肛垫下移。加之孕后期活动减少，肠蠕动减慢，粪便排出时间延长导致便秘，因便秘而导致痔病发作。肛门检查：外观可见肛门部皮赘或皱襞红肿充血，甚至鲜红发亮，皮肤纹理变浅或消失，触痛较甚，伴有脱出者可有少量分泌物，伴有血栓者可见紫色团块，质地较硬，伴有肛裂者可见后位纵行裂口，少部分患者伴有肛门潮湿，有些慢性患者伴有肛门湿疹、皲裂，多是因为肛门静脉曲张致使肛门溢夜所致；妊娠期尽量不作肛门指诊及肛门镜。因妊娠这种特殊生理过程，痔病用药受到诸多限制，大多孕妇只能靠简单的外用药物来暂缓症状，给患者带来极大的痛苦，故笔者采用地奥司明联合高渗盐水治疗本病，费用低廉，操作简便，患者依从性较好。地奥司明片是微粉化的黄酮成分，对静脉有特异的亲和性，而不影响动脉系统，它可增加静脉张力，促进淋巴回流，降低毛细血管通透性，提高毛细血管的韧性。独特的微粉化技术，使胃肠道吸收率提高30%，吸收更好，起效更快。对于治疗妊娠后期患有痔的孕妇患者具有明显的疗效和可靠的安全性，且其不会影响怀孕、胎儿发育及新生儿的形态学改变。明显减轻痔的出血、脱出等急性症状，也降低发作频率和持续时间，地奥司明同时防治下肢水肿，显著缓解产后会阴部水肿、疼痛、促进产后恢复。地奥司明片为增加静脉张力性药物和血管保护剂，通过降低静脉扩张和静脉血淤滞，使毛细血管壁渗透能力正常化并增强其抵抗性。改善微循环和减轻局部炎症，降低白细胞与血管内皮细胞的粘附，抑制炎症物质释放。降低局部炎症引起的组织充血水肿，缓解水肿带来的疼痛、下坠、大便异常等症；有效地缓解因静脉曲张导致的肿胀、疼痛、分泌物增多所致的肛门潮湿，肛门瘙痒。10%高渗盐水利用渗透压原理将水肿、发炎痔中的水吸出，使水肿消失，从而减轻疼痛。使用方法：10%高渗盐水，5ml，侵于敷料外敷于肛门，早中晚各一次。二者合用地奥司明重在改善局部静脉循环和淋巴循环，并提高组织抵抗力，促进炎症吸收，治疗内痔出血、脱出、疼痛及伴发症状肛门潮湿、肛门瘙痒等；高渗盐水重在消炎、镇痛、消肿、且局部用药，直达病所，更好发挥药效，快速缓解症状，标本兼治，治愈本病。采用本法保守治疗，疗效显著，避免手术创伤，且使用方便，无毒副作用，值得临床推广。

红升丹配合烧伤止痛药膏换药对肛瘘术后创面愈合的临床观察

姬中清　姬后君　宋　磊

（蚌埠市西区红十字医院，安徽　蚌埠，233000）

手术是治疗肛瘘的有效方法，但术后创面愈合缓慢，常有疼痛，瘙痒、水肿等术后不良反应。所以，肛瘘术后创面愈合的快慢与术后的合理换药治疗有重要关系；我科自2008年3月至2012年5月，根据中医化腐生肌，清热解毒，消肿止痛，活血化瘀的原理。将红升丹配合烧伤止痛药膏用于肛瘘术后换药，使创面愈合过程缩短，现将120例肛瘘患者分为治疗组和对照组。肛瘘术后前3天，两组均采用红升丹药捻换药祛腐。从术后第4天开始，治疗组70例采用烧伤止痛药膏纱条换药治疗，对照组50例，采用凡士林纱条换药治疗。每日1次，直到创面愈合，观察换药后创面分泌物变化、创口愈合情况及不良反应。结果显示，治疗组在促进创面愈合、减少不良反应方面优于对照组。治疗组创面分泌物从少到多，再减少直至干净，变化过程与创面愈合过程有密切关系。结果表明，红升丹能“拔毒去腐”，烧伤止痛药膏能“清热解毒，消肿止痛，活血化瘀，生肌长肉”从而促进创面愈合。疗效满意，现将结果报告如下。

1. 资料与方法

1.1 临床资料

本组120例其中低位单纯性肛瘘68例，高位复杂性肛瘘24例，后马蹄形肛瘘22例，前马蹄型肛瘘6例：男100例，女20例；年龄16~75岁。将其分为两组，其中80例采用烧伤止痛药膏治疗（治疗组），40例采用凡士林纱条治疗（对照组）。

1.2 治疗方法　两组均采用低位肛瘘切开高位肛瘘皮筋挂线引流术，手术后前3天，两组均采用红升丹药捻条换药脱腐，每日1次。从术后第4天起，每日治疗组给予烧伤止痛药膏纱条（用时根据创面情况剪成长宽大小合适的纱条）换药1次，对照组则用凡士林纱条换药，直至创面完全愈合。

2. 结果

2.1 本组120例中手术后疼痛及局部瘙痒情况

术后肛门局部高锰酸钾坐浴，术后前3天均用红升丹药捻换药，肛门有烧灼疼痛感，另外还有少数病人对汞过敏引起肛周湿疹瘙痒。治疗组80例病人手术后第4天改用烧伤止痛药膏纱条换药，伤口创面不痛，第7天排便时肛门基本不疼痛，肛门局部瘙痒情况好转。对照组40例病人手术后第4天改用凡士林油纱条换药、伤口疼痛，第7天排便时肛门疼痛及瘙痒均无明显好转，需口服止疼药和对症处理。

2.2 肛瘘手术后创面分泌物情况

眼观察并记录了分泌物颜色、质地。本组120例中手术后前3天，所有病人均有管壁和坏死的组织呈黏稠脓性分泌物脱落，但是治疗组从手术后第4天起，改用烧伤止痛药膏换药，两天后病人伤口，创面脓性分泌物由稠到稀由少到多，在逐渐减少到干净，肉芽组织呈鲜红症状，组织细胞生长快。而对照组手术后4天，改用凡士林油纱条换药，两天后病人伤口分泌物稀少，创面呈灰白色，肉芽组织生长缓慢。

2.3 术后愈合情况

临床观察；治疗组病人术后愈合的创面均比对照组病人愈合的快，愈合时间提前1~2周，而且创面愈合良好平整。

3. 讨论

肛瘘手术后创口残留管壁及少量坏死组织，创面修复过程首先要使坏死组织脱落，然后才有健康的肉芽组织和上皮组织生长，所以肛瘘术后创面愈合过程就包括有“祛腐”和“生肌”两个明显阶段。术后前3天用 红升丹药捻条换药以祛除管壁和腐烂组织。“祛腐”是人体托毒外泄、腐肉变化的反应，必须得排，排脓引流要通畅。“脓”是在中药作用下，煨出之脓，须小心存留，以保护创面。外用中药煨出之脓，可保持创面湿润，湿润的环境则有利于上皮细胞生长，故为长肉之脓，煨出之脓与起病之脓在性质上及外观气味上是有区别的。红升丹见于《医宗金鉴》卷六十二，处方朱砂，雄黄，水银，火消，白矾，皂矾。功能拔毒去腐。术后4天改用烧伤止痛药膏，可以起到清热解毒，消肿止痛，活血化瘀，生肌长肉之功效。烧伤止痛药膏首见于（中国药典2000年版一部附录Ⅰ R)，处方当归，地榆，黄柏，黄芩，罂粟壳，大黄，五倍子，槐米，忍冬藤，侧柏叶，白芷，栀子，苦参，紫草，血余炭，红花，冰片，穿山甲，麻油，蜂蜡 。方中当归活血止痛；地榆消肿敛疮，黄柏清热燥湿，黄芩泻火解毒，罂粟止痛，大黄清湿热，五倍子解毒，槐米凉大肠热，忍冬藤清热解毒，侧柏叶祛风湿，散肿毒，白芷止痛排脓；栀子消肿，苦参清热燥湿，紫草凉血消肿，血余炭消瘀,，红花活血散淤，冰片消肿止痛，穿山甲活血散结；消痈溃坚，麻油润肠通便、解毒生肌，蜂蜡收涩敛疮，生肌止痛：以上诸药合用，具有活血去腐、清热解毒镇痛润肤生肌作用。烧伤止痛药膏制备成纱条外用，能使引流通畅，促进药物吸收。我们发现应用烧伤止痛药膏后，创面的色泽有明显的改变；灰暗→暗红→淡红→红润，并且创口有少量淡黄色分泌物附着，从而保持创口生长的湿润环境，刺激新生毛细血管生长，促进肉芽组织生长，一般术后6~14天，创面渗出物的量达到高峰，之后逐渐减少，直至干净。肉芽组织由疏松到致密，最后填平创口，完全由上皮覆盖，创面愈合。这是烧伤止痛药膏具有的“清热解毒，消肿止痛，活血化瘀，生肌长肉”的特除疗效。临床观察发现，创面应用烧伤止痛药膏后，创面无水肿，能增强机体局部的免疫力和抗感染力，改善毛细血管的通透性和微循环，使创面有大量的渗出物。渗出物与药物共同形成一种“脓”的环境。肉芽组织和皮肤经过这种环境的培养，迅速生长扩大，起到了“煨脓长肉”的作用，使创面愈合，即烧伤止痛药膏作用于创面，通过吸收转化，出现“煨脓”的表现，从而促进肉芽组织和上皮组织的健康生长，促进创面的愈合，达到“生肌长肉”的目的。

普济痔疮栓治疗Ⅰ、Ⅱ期内痔临床疗效观察

刘峰山

（山东省淄博市临淄区人民医院，山东　淄博，255400）

【摘要】目的：观察普济痔疮栓对Ⅰ、Ⅱ期内痔发作的治疗效果。方法：门诊病人149例随机分为观察组和对照组分别外用普济痔疮栓和九华膏治疗，观察患者内痔出血、脱出、分泌物、局部不适感、局部瘙痒症状变化并记录进行分析比较。结果：观察组总有效率92.13%优于对照组总有效率78.33%。结论：普济痔疮栓治疗Ⅰ、Ⅱ期内痔疗效确切。

【关键词】普济痔疮栓；治疗；Ⅰ、Ⅱ期内痔

痔是肛垫病理性肥大移位及肛周皮下血管丛血流淤滞形成的团块[1]。痔发作时局部黏膜常出现充血，水肿，出血或糜烂，并可并发感染。肠内粪便及化学性刺激物对黏膜产生的刺激作用，不利于黏膜的愈合，在一定程度上可造成痔的急性病理过程的恶性循环和迁延不愈。2011年12月至2012年5月对我院经肛门内窥镜检查确诊且符合治疗要求的Ⅰ、Ⅱ期内痔患者149例，采用普济痔疮栓和九华膏外用治疗并进行疗效比较，报告如下。

1. 临床资料

149例均为门诊病人，其中男79例，女70例。病人入选标准：年龄18岁以上的Ⅰ、Ⅱ期内痔患者；病人因痔出现症状而就诊，如出血、分泌物、不适、疼痛以及排便时脱出，便后可自行还纳者；同意本治疗方案并在治疗期间不使用其他针对痔的治疗。排除标准：严重的脱垂痔患者或痔疮伴血栓形成，需要手术治疗者；妊娠患者；有其他直肠肛门病理的情况，如肛裂，肛瘘，肛乳头肥大等；肠道炎性病变伴有其他全身性严重疾患；有肛周感染存在者；有过敏体质或对药物中任何一种成分过敏者；有直肠肛管肿瘤者；本次发病≥7天患者。观察组89例，年龄（38.81±11.72）岁，其中Ⅰ期内痔38例，Ⅱ期内痔51例；对照组60例，年龄（35.62±12.31）岁，其中Ⅰ期内痔26例，Π期内痔34例。经统计学处理两组病人的年龄、病程等差异无显著性，具有可比性。

2. 用药方法与注意事项

2.1 用药方法　每日清洁肛门后经肛门纳入直肠使用栓剂两次，早晚各一次，每次一枚，连续使用6天。早晨

的给药时间应安排在晨起排便后。如患者大便不规律也应将给药时间尽量安排在便后，以使药物在直肠内停留尽可能长的时间。晚上的给药时间应在入睡前。九华膏使用方法同上。

2.2 疗程中的注意事项　患者应禁食辛辣，刺激食物；多吃膳食纤维。

2.3 随访观察　观察者对患者临床表现及治疗反应等项指标分别于初诊当日，开始用药后进行认真记录。用药不满6日已愈者请注明日期。

2.4 观察指标　客观病情：出血、脱出、分泌物、局部不适感、局部瘙痒。

3. 评分标准

3.1 所有客观病情采用4级评分法

3.2 起效时间　从首次用药到患者自述症状明显缓解的时间，无缓解者填144小时。

将临床主症状作为观察指标并采用半定量积分法。

疗效指数 n =（疗前积分 - 疗后记分）/ 疗前积分 * 100%

3.3 疗效评价　显效：积分减少≥61%；好转：积分减少20-60%；无效：积分减少<20%。

4. 结果

4.1 见表1

附表：两组临床疗效对比　例（%）

组别	例数	显效	有效	无效	总有效率
观察组	89	52（58.43）	30（33.70）	7（7.87）	92.13
对照组	60	26（43.33）	21（35.00）	13（21.67）	78.33

两组总有效率经统计学分析，差异有显著性。（$p<0.05$）

4.2 不良反应　在临床验证过程中，未发现明显不良反应。

5. 讨论

痔的治疗目的是消除症状，有症状的痔80%以上可经非手术疗法消除症状。中医学认为，痔出血多因风伤血络，或恣食辛辣，湿热蕴结，或阴虚肠燥，大便干结，或血热妄行，血不循经所致。普济痔疮栓中的熊胆粉和猪胆粉均为大苦大寒之品，能清热解毒、凉血消肿。冰片为苦寒之品，具有清热解毒、消肿止痛，防腐生肌、止痒的功效。三药合用共凑清热解毒、凉血止血、消肿止痛之功。栓剂在肛门内是通过药物的溶化弥散和浓度差造成的分子扩散运动，移向肠壁，由直肠和黏膜缓慢吸收。采用普济痔疮栓肛门内给药，药物直达病所，有效成分易溶化吸收；药物在直肠吸收，对肝肾损害小；起到一定的润肠通便作用。

普济痔疮栓体积小，表面光滑，溶化温度低，肛门给药简单方便，但价格较贵。九华膏价格低廉，但因膏剂使用不方便，每次用药量不均匀，塞入的深度不易掌握，影响其疗效，两组疗效对比观察表明，普济痔疮栓治疗痔的临床效果是肯定的，可明显改善其客观病情如出血、局部不适、分泌物、瘙痒、脱出，作为痔病常见局部治疗用药适用于临床。

自拟痔科洗剂坐浴配合肛病栓，玉红膏外用治疗混合痔术后的临床观察

何耀普　何　向

（河南省西峡县豫西协和医院肛肠科，河南　西峡县，474500）

混合痔是肛肠科常见病，手术切除后创伤大，疗程长，容易出现疼痛，创面水肿，尿潴留等并发症，严重影响患者术后生活质量。我院采用自拟痔科洗剂熏洗坐浴配合自制的肛病栓，玉红膏外用治疗混合痔术后600例取得满意疗效。

1. 资料与方法

1.1 临床资料

自2007年12月至2010年12月，我院肛肠科门诊和肛肠病区共收治600例混合痔手术患者，均符合国家中医

药管理局颁布的《中医肛肠病证诊治疗效标准》。其中男306例，女294例，年龄16~80岁，平均39.8岁，病程3~40年，平均4.5年。

1.2 治疗方法

中药痔科洗剂熏洗坐浴配合自制的肛肠栓，（主要药物组成：大黄碳、白芨粉、制乳没、三七、冰片）纳肛，玉红膏（《医宗金鉴》方）外敷创面。洗剂组方：荆芥30g，制川乌30g，苦参30g，制草乌30g，黄柏30g，大黄30g，芒硝30g，薄荷30g，赤芍30g，乳香30g，没药30g，上药共粉碎为粗末，每50g装一布袋，用时取一袋，加水2000毫升煮沸20分钟，取药液，先熏蒸，待药液温度降至适宜时（35℃）再坐浴，每次坐浴20分钟左右，不宜过久，每日2次，浴后外涂玉红膏，纳肛病栓1枚于肛内，7日为1疗程。

1.3 疗效判定标准　根据《中医肛肠科病症诊断疗效标准》制定。

治愈：症状消失，痔核边缘组织消失或完全回缩；好转：症状改善，痔核缩小；未愈：症状及特征均无变化。

1.4 疼痛的判定标准　采用视觉模拟评分法判定。

1.5 肿胀的判定标准　根据肿胀的程度分轻，中，重度。以肛门中心水肿 <1cm 为轻度，水肿小于1~3cm为中度，水肿 >3cm 为重度。

2. 结果

1个疗程治愈114例，好转420例，未愈66例。2个疗程治愈468例，好转90例，未愈42例。3个疗程治愈588例，好转12例，未愈0例。治愈率98%，总有效率100%。

3. 讨论

中药液熏洗疗法是中医传统外痔疗法之一。历史悠久，古文献中称为“气熨”，“溻”或“淋洗”等。《症治准绳·疡医》论述该法时写道：“淋洗之功，痈疽初发，则宣拔邪气，可使消退；已成洗之，则疏导腠理，调和血脉，探引热毒，从内达外，易深为浅，缩大为小；红肿蔓延，洗之则收；殷紫黑，洗之则红火活；逐恶气，祛风邪，除旧生新。”其主要作用原理是在熏洗坐浴过程中药物一方面直接作用于肛周局部，有效成分通过皮肤或创面组织吸收发挥作用；另一方面，药物借助热力作用，使局部功能改善和恢复；再者可保持局部清洁，减轻刺激，促进创面修复愈合；同时熏洗坐浴可使肛门括约肌松弛，皮肤温度升高，毛孔开放，毛细血管扩张，血液和淋巴循环加快，痔静脉，淋巴管回流通畅，创面组织炎症吸收加快。中药熏洗法可以使药物通过肛周皮肤渗透，吸收进入人体，发挥药物与物理温热双重作用，作用于肛门部后，能通过神经体液系统调节神经，内分泌，免疫系统，刺激效应而发挥作用，改善组织器官的功能活动产生治疗效果。

祖国医学认为，痔疮是由于饮食不节，过食辛辣，醇酒厚味，致湿热内生，下注肛门，以及久坐久蹲，负重远行，便秘怒责，妊娠生育，以致血行不畅，气血瘀积，湿热与气血相搏结，筋脉阻滞结聚不散而成。故混合痔术后治疗上应当以清热利湿，活血化瘀，消肿止痛为原则。我科采用中药熏洗坐浴，方中黄柏、大黄、苦参、芒硝、清热利湿、活血化瘀、消肿止痛，赤芍、乳香、没药、活血消肿，荆芥、防风、川乌、草乌祛风除湿、止痛，改善局部血液循环，促进水肿消失，还有局部麻醉功效。自制的肛病栓以及玉红膏组成共有活血、止血、止痛、收敛生肌，促进创面愈合的明显功效。在每日创面淋洗坐浴之后，涂以玉红膏，纳入肛病栓，共奏保护黏膜、润滑肛管有利排便，减轻疼痛，促进愈合，缩短病程的良好效果。

五味子、白芨加白夏黄洗剂治疗结核性肛瘘66例临床观察

李　军　肖素蓉　马应爱

（榆次区中医院肛肠科，山西　晋中市，030600）

结核性肛瘘是结核杆菌侵犯了肛门腺，引起感染扩散而成肛门周围组织脓肿，脓肿切开或自溃排脓后形成的肛瘘。临床表现为肛周溃口，外口凹陷，瘘管潜行，局部常无硬条索状物扪及，脓出稀薄、色白、量少如豆腐渣淋漓不断，可伴有午后潮热，盗汗，心烦口干，舌红少苔，脉细数。结核病并发结核性肛瘘者多达26.9%，近年来明显下降约4.0%~10%。主要为吞咽性结核菌引起，少数也可血行感染引起。对此类肛瘘的治疗除了肛瘘常规手术治疗外，尚需配合抗结核西药治疗。但在临床中应用抗结核西药治疗的患者，有部分患者由于用药时间长，致使肝肾功能异常，也有的患者对抗结核西药过敏，使这些患者不得不中断治疗，直接影响结核性肛瘘的治疗。我科从2000年6月至2010年6月收治结核性肛瘘66例，取得了满意的效果。现报告如下：

1. 临床资料

本组病例来自我科住院患者，均经脓液细菌培养及病灶组织病理检查，符合结核性肛瘘的诊断标准。本组病例中，男40例，女26例，年龄19～58岁。其中19～30岁8例，31～40岁11例，41～58岁7例，多发性低位肛瘘15例，多发性复杂性肛瘘36例，高位复杂性肛瘘15例，合并肺结核16例。病程2～23年。入院前经过2次手术治疗26例，3次以上手术的23例，因抗结核西药治疗而致肝、肾功能损害而停药者25例，因对抗结核药物过敏的4例。所有病例均可见肛周溃口，外口凹陷，脓出稀薄夹絮状物的分泌物、色白、量少如豆腐渣淋漓不断。

2. 治疗方法

66例均在骶麻或局麻下在探针的指示下，行肛瘘切开、开窗、彻底清除坏死组织，暴露新创面，高位肛瘘扩开窦道，用刮勺搔刮或行挂线术。术后，用抗生素3－5天，每天以五味子粗粉6g水煎后当茶饮，白及研粉，灭菌备用，合并肺结核者每次以白及粉8g口服，每日3次。另备白夏黄洗剂（白及、夏枯草、黄柏、生大黄水煎成500ml过滤装瓶）。嘱患者便后以白夏黄洗剂熏洗坐浴，每日换药1～2次。换药时，常规消毒清创后，用20ml注射器吸入白夏黄洗剂冲洗创口及窦道，再以白及粉4－6g，送入窦道和创口内，以油纱条引流，油纱填塞不宜过紧。

3. 结果

疗效判定标准：治愈：创口窦道完全愈合，创面平整，随访1年以上不复发。显效：手术创口及窦道愈合后，于1年内原手术部位又破溃。有效：创口分泌物渐少，愈合缓慢，愈合又破溃。无效：临床症状无改善，肛瘘外口外渗分泌物，瘢痕肿块增大。结果本组病例入院后1次手术63例，两次手术3例，66例全部治愈，治疗时间19～46天，平均32.5天。经1～6年随访全部病例未见复发或新发。

4. 讨论

对结核性肛瘘的治疗，除了按肛瘘常规手术外，尚需配合抗结核药正规治疗，才可取得满意的疗效。本组病例中，有25例在入院前就曾应用抗结核西药治疗，因其毒副作用，引起肝肾功能异常而停药，有4例对抗结核药物过敏，不得不停抗结核药，虽经治疗，肛瘘仍未痊愈。对本组病例包括合并肺结核的病例全部采用五味子煎液口服、白夏黄洗剂冲洗创口窦道，白及粉换药，合并肺结核者口服白及粉治疗。其中有63例均一次手术，同时应用本法治疗痊愈；有3例，术后半月仍见创口分泌物多，因窦道狭窄，引流不畅，白及粉不能足量送入窦道内，行第二次手术治疗，在46天内治愈。结果，本组病例全部治愈。平均治愈时间32.5天。合并肺结核的病例经X线片显示，病灶完全吸收或纤维化，空洞闭合，痰菌转阴、血沉正常，临床症状消失。

据报道，五味子煎剂对人型结核杆菌有完全抑制作用，对枯草杆菌、伤寒杆菌及金黄色葡萄球菌有强力抗菌作用。五味子不但具有抗结核菌的作用，还具有保护肝脏降低转氨酶的作用。尤其适宜对抗结核西药过敏或肝肾功能损害的患者，既可起到抗结核治疗，又可避免抗结核西药的毒副作用。

白芨对人型结核杆菌的显著抑制作用。《本草汇言》云："白芨善入肺经、凡肺叶破损，因热壅血瘀而痰者，以此研末口服，能坚敛肺藏，封填破损，痛肿可消，溃败可托，死肌可去，脓血可洁。有托旧生新之妙用也"。因而对合并肺结核患者亦可有效治疗。据研究报道，治疗肺结核，单用白及组，在病灶吸收，空洞闭合及痰菌转阴方面，均比单用抗结核西药组较优越。实践证明，白及粉的内服外敷具有抑制结核杆菌，促进局部分泌物吸收和排出的作用。有利恢复和增强机能，促使肉芽组织新生，加速愈合的作用。

夏枯草，有清肝泻火，散结化瘀之功。《神农本草经》："主寒热、瘰疬鼠瘘、头疮、破癥散瘿结气、脚肿湿痹。《本草从新》治瘰疬、鼠瘘、瘿瘤，癥坚、乳痈、乳岩。"《滇南本草》："散瘰疬，周身结核。"这都证明夏枯草行气解郁，散结消痰之功。现代药理研究夏枯草可不同程度抑制痢疾杆菌、伤寒杆菌、大肠埃希菌、变形杆菌、人型结核杆菌、霍乱弧菌及葡萄球菌的生长。

黄柏：有清热燥湿、泻火解毒，促进多细胞及巨噬细胞的吞噬作用，有明显的抗炎作用；同时能抑制多种致炎因子所致的炎症、渗出和水肿，还能增强机体免疫功能。现代药理研究，对多种细菌及结核杆菌有明显抑制作用。

生大黄：有清热解毒、泻火、活血祛瘀之功。能降低毛细血管壁的通透性和改善其脆性，减少创面体液外渗，有明显的止血作用。《医学衷中参西录》指出："善解疮疡热毒，以治疗疔毒尤为特效之药，能入血分，破一切瘀血"。现代药理研究，对多种细菌都有明显的抑制作用。

结核性肛瘘患者往往是机体免疫功能低下所致。内经有"邪之所凑，其气必虚"的精辟论述。五味子粉煎对人体细胞免疫和体液免疫均有明显的增强作用，对于增强人体免疫力起积极治疗作用。白及、夏枯草、黄柏及生大黄不但对结核杆菌有显著的抑制作用，还具有封填破损，托旧生新之妙用，五药合用，内外兼施，相得益彰，共凑逐瘀生新，消除病损，修复组织，提高人体免疫力之功。在临床观察中未发现上述药物有明显毒副作用及过敏反应。

本组病例采用五味子、白及、夏枯草、黄柏、生大黄治疗结核性肛瘘之所以能取得满意的疗效，可能是五味子、白及、夏枯草、黄柏具有强力抑制结核杆菌，吸收和排出窦道的分泌物，促进组织生长，增强机体免疫力等综合作用的结果。由于本组病例较少，还有待于临床进行更深的观察研究。

复方蜂蜡膏对肛肠病创口换药的临床疗效观察

孟凡良

（成都金牛交大路诊所，四川　成都，610031）

【摘要】为观察复方蜂蜡膏的临床效果，将 564 例肛肠病人随机分为治疗组，对照组。治疗组使用复方蜂蜡膏，对照组采用九华膏。疗程结束后统计：治疗组总有效率为 92%，对照组的总有效率 79%，与治疗组比较有显著性差异（$P<0.05$）。症状体征改善消失时间，治疗组明显短于对照组（$P<0.01$）。结果，复方蜂蜡膏治疗肛肠病效果满意。

【关键词】肛肠病；复方蜂蜡膏；治疗

从 1985 年来，我们采用复方蜂蜡膏治疗肛肠病，较传统药膏效果显著，现报告如下

1. 资料与方法

1.1 复方蜂蜡膏配制

我们根据中药学基础理论，发掘祖国传统医药，根据中医辨证施治，配制治疗复方蜂蜡膏制剂。对 1~2 度烧伤、慢性皮肤溃疡、伤口换药、褥疮等都有很好的疗效，在临床应用有很广泛用途。但近年来由于药品市场化，追求经济利益，很多方剂成了某些单位与个人的发财工具。因此，作为老一代医务工作者，把自己的临床经验写出来，更好为伤病员服务。在这里我把多年来治疗創伤比较有效的处方加以总结供同行试用。

处方组成：紫草 30g、地榆 30g、虎杖 30g、金银花藤 30g、地龙 15g、白及 15g、白芷 15g、黄连 10g、冰片 1.5g、蜂乳 400g、白蜡 30g、香油 1000g。

步骤：油烧热后文火，虎杖、金银花藤、地榆、白芷加入煎 15 分钟，后加入地龙、白及与黄连，维持至白芷煎黄为止，然后去火加入紫草，待油呈紫红色，沙布过滤去渣加白蜡与冰片，最后加蜂乳，完毕装瓶。可制成油沙或直接涂创面均可。

适用各种伤口、慢性溃疡，一、二度皮肤烧伤等。

功能：具有消炎止痛，收敛生肌，促进皮肤上皮再生等良好疗效。

用法：创面干净者，可直接涂于创面后，外用油沙敷盖包扎，创面不清洁者，可清创后，用纱布浸油后包扎。采取暴露疗法较好，每日换药 1~2 次，7~10d 可愈合。

1.2 临床资料

本组 564 例，均系 1994 年 1 月 -2004 年 1 月门诊患者。男 389 例，女 175 例，年龄 16-84 岁；平均 56 岁。病程 1-35 年，平均 6.2 年。均符合中华全国中医学会肛肠分会制定的诊断标准。痔病 266 例，其中，I 期患者 83 例，II 期 151 例，III 期 32 例。混合痔 238 例，其中，炎性外痔 57 例，血栓性外痔 46 例。嵌顿痔 62 例。肛裂 73 例。肛瘘 60 例，其中低位 39 例，高位 21 例。

随机将患者分为治疗组 290 例，对照 274 例。二组性别、年龄、病种类型、病情分级及病程统计学处理无明显差异性。

1.3 治疗方法　治疗组按每日换药 1~2 次，对照组九华软膏仍每日换药 1~2 次，2 周为一疗程。治疗期间忌食辛辣刺激饮食。

2. 结果

2.1 疗效观察方法　每日观察记录肛管疼痛、创面、创口、出血及愈合时间。结果：疼痛及出血消失时间，治疗组平均为 5.26 ± 1.14d，对照组 7.65 ± 1.84d。创面创口愈合或痔缩小消失时间，治疗组平均 8.50 ± 1.80d，对照组依次为 12.25 ± 1.60d。以上结果显示，治疗组症状体征改善消失时间明显短于对照组。

2.2 疗效标准及二组治疗结果　痔治愈：便血，疼痛及脱出消失，检查痔核消失。好转：治疗后症状明显改善，检查痔已明显缩小。无效。症状形态较前无变化。

肛裂治愈：症状消失，肛裂愈合。好转：症状明显改善，肛裂愈合50%以上。无效：治疗前后对比症状无变化。

肛瘘术后用药治愈：症状消失，肛瘘愈合。好转：症状消失，肛瘘接近愈合。无效：经用药后肛瘘未愈。

二组治疗结果比较：治疗组290例，治愈181例，好转83例，无效26例；总有效率92%。

对照组274例，治愈87例，好转112例，无效55例，总有效率79%。与治疗组比较 $P<0.05$。

3. 讨论

3.1 复方蜂蜡膏药理分析

虫白蜡：化学成分，主要含大分子量的酯类，其中的醇类为廿六醇、廿七醇、廿八醇、卅醇，其中的酸类为廿六酸或廿七酸、廿八酸、卅酸及少量的棕榈酸、硬脂酸 。

功 用：止血，生肌，定痛，润肺厚肠。治金疮出血，尿血、下血，疮疡久溃不敛，下痢咳嗽，泄泻。

蜂乳：化学成分，幼蜂王的特殊食物王浆，平均含水分66%，灰分0.82%，蛋白质12.34%，脂肪5.46%，还原性物质总量12.49%，未知物质2.84%，其组成随着幼虫的生长期而不同。

现代研究：蜂乳含有蛋白质、脂肪、糖类、维生素A、维生素B1、维生素B2 、丰富的叶酸、泛酸及肌醇。还有类似乙酰胆碱样物质，以及多种人体需要的氨基酸等。

药理作用：加强机体抵抗力及促进生长，对细胞具有再生作用，主要是新生细胞代替衰老的细胞，增加组织呼吸、耗氧量、促进代谢。有促肾上腺皮质激素样作用，能增加入红细胞的直径和网织红细胞的血红蛋白，血铁含量显著增加，这是由于刺激了铁的运输所致，使红细胞、血红蛋白增加，但对白细胞则无影响，并使血小板数目增加。具有抗菌和有镇痛作用。

金银花藤：化学成分，为绿原酸，绿原酸在临床上具有抗菌消炎的作用。另外，花中含有肌醇，皂甙、挥发油、黄酮等；叶中含有鞣质，忍冬甙、番木鳖甙、紫丁香甙和忍冬黄素等；茎和茎皮含有木犀草黄素、皂甙和纯纤维素等；果实中含有23%还原糖。

现代医学研究证明，金银花对链球菌、葡萄球菌、伤寒杆菌、痢疾杆菌、大肠及绿脓杆菌、肺炎双球菌、百日咳杆菌、脑膜炎球菌等，都有较强的抑菌力，对治疗流行性感冒和炎症均有一定疗效。

功用：一切风湿气及诸肿毒、痈疽、疥癣、杨梅、诸恶疮，散热解毒。忍冬、茎叶及花功能皆同，久服轻身长寿的结论。

地龙：化学成份，含海波黄嘌呤、脂肪酸类、地龙素、地龙解痉素等。药理作用，对动物有缓慢持久降压，平喘，可使离体蛙心心跳增强，有解热、镇静、抗惊厥及抗组织胺作用。

功用：清热、止痉、活络、利尿。

冰片：化学成份，机制冰片为消旋龙脑，艾片为左旋龙脑。外用治咽喉肿痛，口疮痈疡，目赤翳膜等症。现代药理试验，试管内抑制大肠杆菌、金葡菌等细菌生长。

功用：通窍、散热、明目、止痛。

白及：化学成份，块茎含大量白芨胶质约55%，此外含淀粉、挥发油等。病理作用，对组织局部反应性小。

功用：收敛止血、消肌生肌。

白芷：化学成份，白芷素有较显著扩张冠状动脉作用，白芷毒素可兴奋延髓呼吸中枢、血管及迷走神经中枢，对脊髓亦有兴奋作用，大量可强烈引起间歇性惊厥，继而全身麻痹。

功用：祛风、散湿、排脓、生肌止痛。

地榆：化学成份，根含鞣质、地榆皂甙。药理作用，地榆粉对二度烧伤创面有显著收敛作用，对大肠杆菌、痢疾及绿脓杆菌均有抑制作用，地榆含的羧基化合物有降压作用，鞣质有止血止泻作用。

功用：凉血止血、收敛止泻。

黄连：化学成份，主要小檗碱占5～8%。药理作用，抗菌广谱，可加强白细胞的吞噬作用，局麻、镇静、镇痛。

功用：清热燥湿、泻火解毒。

虎杖：化学成份，全草含有大黄素，大黄甲醚等。药理作用，对伤口止血，有明显止血作用，并有良好镇痛作用。虎杖粉对绿脓杆菌，有抑制向周边扩散作用，并能抑制肉芽组织生长。对金葡菌、大肠杆菌均有抑制作用，对病毒、钩端螺旋体有抑制与杀灭作用。能镇咳祛痰。付作用，可引起白细胞减少。

功甲：祛风湿、利尿通淋、活血通经。

紫草：主要含有紫草素等。药理作用，对家兔试验有解热作用，有效成份不耐高热久煎，有抗垂体性腺激素作用等，对家兔离体在体心脏均有明显兴奋作用。用紫草生理盐水浸液对絮状表皮、癣菌、羊毛状癣菌、皮肤真菌有抑制作用。

3.2 中医认为肛肠病的病因为阴阳失调，脏腑气血虚损和情志内伤。或过食炙烤，肥腻、生冷，辛辣，饮酒过量、久坐等使气血失调，风燥湿热四邪相合阻滞经络，瘀血浊气下注肛门直肠所致。临床分为痔、肛裂、肛瘘等。治疗不当，可反复发作，迁延不愈。

复方蜂蜡膏具有清热利湿解毒止痛，活血祛风化瘀止血消痔肿，祛邪润燥去腐生肌等药效。肛管局部用药直达病所组织黏膜而止痛止血消肿化痔，可促进肛管黏膜的修复。

人体对疼痛的感觉来源于体内游离神经末梢，临床俗称痛觉感受器，是一种化学感受器。致痛物质有钾离子，氢离子，组胺，缓激肽，5一羟色胺和前列腺素等。肛肠病损伤的组织可发生系列生物化学改变，释放某些致痛物质作用于游离神经末梢，产生传入冲动至中枢神经系统引发痛觉，常使患者难以忍受，特别是慢性疼痛迁延不愈者，严重影响其身心健康。

复方蜂蜡膏止痛机理，可能是药物抑制了某些疼痛物质的释放或其生物化学活性，降低了痛觉神经末梢感受器的敏感性而产生镇痛效果。据我们临床观察，复方蜂蜡膏可有效的抑制或杀灭致病微生物，保护肛管直肠粘膜。同时还显示出抗凝止血作用，有效的治疗局部渗血。

另据我们对部分痔疮患者和肛周脓肿肛瘘术后使用复方蜂蜡膏治疗前后，各取病理标本实验室培养证明，用药前有茵生长，用药后菌落明显减少或无菌存在。提示该药膏有良好的局部抗感染作用。

复方蜂蜡膏除具有传统药膏的“消肿止痛，活血化瘀，去腐生肌“作用，还具有强力的皮肤角质渗透扩散作用，药效持久，可使痔明显缩小或消失，消肿：止血镇痛效果满意。同时，还具保护肛管直肠黏膜，促进病损组织修复加快创面创口愈合功能，可明显缩短肛肠病人的康复周期。

本组资料显示，患者症状改善消失时间和治疗效果比较，治疗组均优于对照组，总有效率统计治疗组和对照组依次为 92%，79%。

术后并发症

内括约肌重建术治疗先天性无肛术后大便失禁16例

杨向东　陈小朝　岳朝驰

（成都肛肠专科医院/中国PPH培训中心，四川　成都，610000）

【摘要】目的：探讨内括约肌重建术对先天性无肛术后排便功能的影响。方法：回顾分析2003年1月～2008年3月行内括约肌重建术的16例先天性无肛术后大便失禁的病历。结果：随访的16例患儿，排便功能优8例，良6例，差2例。结论：内括约肌重建术对减少先天性无肛术后并发症，改善排便功能有积极意义。

【关键词】先天性无肛；内括约肌重建术

先天性无肛畸形是新生儿期常见的一种疾病，手术方式颇多，而手术疗效并非十分满意，且并发症不少。其术后最常见的并发症是排便控制不良，大便失禁。我科从2003年1月～2008年3月，以内括约肌重建术治疗先天性无肛术后大便失禁16例，术后患者肛门功能恢复良好，现报告如下。

1. 临床资料

1.1 一般资料　本组肛门成形术后患者16例，其中男11例，女5例，年龄12～18岁（平均15.6岁）。低位畸形10例，中位4例，高位2例。均表现为不能控制稀便和气体，6例不能控制干便，会阴及肛周浸渍潮湿，瘙痒不适。肛门指检：肛门增大，不能闭合，括约肌收缩无力。

1.2 术前准备　给予流质饮食，术前1天禁饮食，补液，术前3天庆大霉素片8万U口服每日三次 术前常规行肠道准备，用温生理盐水清洁灌肠，术晨用甲硝唑液保留灌肠，留置胃肠减压管。

1.3 手术方法　本组患儿全部使用腰俞麻醉辅以基础麻醉。术前留置导尿管，取俯卧位，常规消毒肛周皮肤及直肠下段，铺无菌孔巾。术中从后矢状入路，充分游离直肠远端防止直肠回缩，将直肠远端拖出肛门处约3～5cm，在距直肠远端2cm和6cm处剔除直肠黏膜约4cm，肠壁的浆肌层向上翻卷约180°～360°。作双层双环套叠式缝合4～6针，成为双层结肠壁结构，即为重建的肛门内括约肌，并与肛管周围肌纤维缝合固定，将保留的肠黏膜缘与会阴皮肤切口缝合形成新建肛门。术中应注意供应套叠肠管颜色，勿使血管受压，重建后的肛门内径能通过一指半为宜。

1.4 术后处理和随访　术后禁食3d，避免大便污染切口，伤口暴露，保持肛门口清洁。手术后常规应用抗生素一周，预防感染。要随时保持肛门清洁，清除粪便及分泌物，保持肛口干燥，避免感染。术后2周开始指导扩肛，开始时每日一次，出院前教会家长进行扩肛的技术，讲清扩肛要领和扩肛的时间。一般扩肛持续6月～1年，手法要轻柔。

2. 结果

手术时间平均45分钟，术中出血约60～180ml。所有病例术后3天开始进流质饮食，术后1～2天发热37.2℃～38.5℃，第3天均降至正常。平均住院时间11天，16例患儿切口均Ⅰ期愈合。术后1个月及6个月常规来院复诊，术后1月每日排便3～6次，6月后每日排便1～2次。患儿会阴外观正常，重建的内括约肌均成活，无肛门狭窄、直肠回缩、黏膜脱出、失禁等并发症。采用Templeton等提出的先天性肛门直肠畸形术后远期排例功能评分法[1]。便意感觉：有（1分）；偶尔有（0.5分）；无（0分）。大便失禁：无（1分）；<3次/周（0.5分）；≥3次/周（0.5分）。衬裤污粪：无（1分）；腹泻时有（0.5分）；经常有（0.5分）。粪臭：无（0.5分）；不严重（0.5分）；严重（0.5分）。生活限制：无（0.5分）；限制（0.5分）。肛周糜烂：无（0.5分）；有（0.5分）。最高分5分。优4～5分；良2～3.5分；差0～1.5分。16例患儿，优8例（50%）良6例（37.5%）差2例（12.5%）

3. 讨论

先天性无肛畸形是小儿常见的消化道畸形，据国内畸形监测网统计［2］，肛门直肠畸形在我国的发生率是

2. 81/万，矫正肛门直肠畸形，解决排便控制问题，提高患儿的生活质量，一直是肛肠外科工作者的重点课题。先天性无肛畸形手术方式较多，衡量手术效果最重要的一点就是良好的排便功能，传统的肛门后切术、尾路肛门成型术、会阴肛门成型术等术式各有优缺点。术后肛门狭窄、直肠黏膜外翻、肛门失禁为本病手术后常见的并发症，给患儿带来痛苦，尤其是女婴外阴与肛门太近，容易污染，再次手术又增加了对括约肌的损伤，手术效果降低，因此选择适宜的术式提高术后疗效十分重要。

正常的排便过程是极复杂的过程，排便节制主要与直肠肛门部的平滑肌和横纹肌两个系统相关。前者包括直肠壁内肌肉和肛门内括约肌，受自主神经支配；后者主要包括耻骨直肠肌和肛门外括约肌，受躯体神经支配；这两个系统的完整与否是肛门直肠畸形术后能否获得良好排便控制的关键因素之一［3］。由肛门内、外括约肌共同构成的肛管静息压是排便控制的重要压力屏障，其中肛门内括约肌具有耐疲劳、反射性松弛反应等独特的、无可替代的功能；肛管静息压80%由肛门内括约肌的张力收缩所维持，对气体及液体的自制起重要作用［4］。先天性无肛畸形，尤其是低位畸形，外括约肌大多发育良好；而肛门内括约肌的发育程度与畸形类型有关，即位置越高，发育越差［5］。动物实验和临床研究也证实了上述观点，我们在重建内括约肌中肌层翻卷约180 ~360 使直肠的肌肉增厚至原来的3倍，至少可部分地替代肛门内括约肌，成活的翻卷肌保持了直肠平滑肌的特征，可存在自己的抑制反应，有助于肌管闭合，维持正常排便功能，提高患儿生活质量。我们在术后随访发现，内括约肌成形术后3个月指诊可及收缩感，功能锻炼数月后收缩力明显有力。术后3~6个月的功能锻炼，可恢复便意感及一定程度的控粪功能

中药连栀矾溶液坐浴对肛周脓肿术后创面愈合的临床观察

乔峰妮　杨小毛

（成都肛肠专科医院，四川　成都，610000）

【摘要】目的：观察中药连栀矾溶液坐浴对肛周脓肿术后创面愈合的临床疗效。方法：将60例肛周脓肿术后患者随机分成试验组和对照组，试验组术后24h后应用连栀矾溶液坐浴，对照组痔洗散坐浴。观察两组术后疼痛、创面腐肉脱落时间、创面水肿时间及创面愈合时间等，应用统计学软件SPSS13.0对结果进行分析，以 $\alpha=0.05$ 为水准进行双侧检验。结果：试验组在术后疼痛、创面腐肉脱落、创面红肿消退情况及创面愈合等方面明显优于对照组，存在差异（$P<0.05$）；结论：中药连栀矾溶液坐浴能够有效促进肛周脓肿术后创面愈合，并且有效减少术后红肿程度以及术后疼痛等，证明了肛周脓肿术后应用中药连痔矾溶液坐浴疗效显著。

【关键词】中药连栀矾溶液；肛周脓肿术后；创面愈合

肛周脓肿是肛管、直肠周围软组织内或其周围间隙内发生急性化脓性感染，并形成脓肿，称为肛管、直肠周围脓肿。肛门脓肿一旦形成，应立即早期切开，减低局部张力，以阻断其扩散和向四周的蔓延。手术关键则就是如何处理好内口[1]。由于肛门是人体生理敏感区域之一，虽然肛周脓肿手术方法较前也有了较大的改善，但术后疼痛及较长时间的创面愈合问题却仍比较棘手。因此，如何在解决了手术问题的同时，更有效的缩短创面愈合时间，减少患者的术后疼痛，这是我们肛肠科医生有待解决的问题。近年来我们成都肛肠专科医院采用中药连痔矾溶液坐浴用于肛周脓肿术后患者，通过观察术后创面疼痛情况、创面红肿情况、腐肉脱落时间、创面愈合时间情况及术后感染情况等，疗效确切，现将其总结如下：

1. 资料与方法：

1.1 一般资料：筛选成都肛肠专科医院肛三科2010年7月~2011年7月住院符合纳入标准和排除标准的肛周脓肿的60例患者为研究对象。两组经t检验，在年龄、病程、性别均无统计学意义（$p>0.05$），具有可比性。

1.2 诊断标准：参照2004年王晓林主编《现代肛肠科学》有关“肛周脓肿”西医诊断标准。

1.3 纳入标准：A. 年龄介于18-60岁之间；B. 符合肛周脓肿诊断标准的患者；C. 已完成完整的病史询问和体格检查；

1. 4 排除标准：A. 特异性肛周脓肿患者；B. 外伤所导致的肛周脓肿患者；C. 合并有结肠炎、肛门直肠肿瘤、Crohn病、肛周皮肤病等患者；D. 合并有传染性疾病如乙型肝炎、性病（梅毒、尖锐湿疣等）及进行性脏腑结核的患者；E. 过敏体质和瘢痕体质者；F. 妊娠和哺乳期妇女；G. 未按规定用药或者不接受跟踪调查，无法判断疗

效者。

1.5 临床试验方法：

将符合纳入标准的受试对象60例，采用简单随机分组，事先编制好60张随机分配卡，上面写有序号、组号、治疗方法，将其装入信封内，信封上写上与卡片相同的编号。当合格的受试者进入研究时，按其进入之顺序拆序号相同的信封，按其卡片的规定分组。所有病人均符合诊断标准、纳入标准及排除标准，共选取合格病例60例，试验组与对照组病人例数比例为1：1。

1.6 治疗方法：试验组：便后连栀矾溶液（成都肛肠专科医院院内制剂）200ml兑水坐浴。对照组：便后痔洗散（成都肛肠专科医院院内制剂）30g兑500ml温开水坐浴。

两组患者均术后第一天开始坐浴。每天坐浴前如有便意，排空大便后先用清水将伤口清洗一次后再行药物坐浴，以免污物过多影响药效，然后给予相应的药液熏洗。药液准备好后，先熏后洗，先以药液的热蒸气熏蒸患部5~10分钟左右，待温（温度保持40~45℃），在将患部浸泡坐浴15~20分钟，并嘱病人轻轻擦洗局部创面，让药液充分浸润，坐浴后再用灭菌纱布将局部擦干，外敷小棉垫保护创面，再行换药处理。每日早晚各一次。

1.7 观察指标：观察两组患者术后在伤口疼痛、红肿、腐肉脱落、切口愈合时间、感染等方面的内容。

1.8 疗效评定标准

疗效标准：参照1994年国家中医药管理局颁布的《中华人民共和国中医药行业标准·中医肛肠科病证诊断疗效标准》[2]中“肛痈”的疗效评定标准制定：痊愈：症状及体征完全消失，创面完全愈合；好转：症状、体征得以改善，但创面未愈；未愈：症状及体征改善不明显。

2. 结果

试验组疗效优于对照组，两种方法在疗效方面经Mann~Whitney检验有统计学意义（$p<0.05$）。（见表1）

表1　两组患者疗效情况

	n	治愈	好转	未愈	总有效率	p值
试验组	30	28	1	1	96.7%	0.044
对照组	30	21	3	6	80%	

3. 讨论

肛门直肠周围腔肿系指肛门周围软组织发生急慢性化脓性感染而形成脓肿的结果。其脓肿多来自肛门腺感染化脓，蔓延到肛管周围间隙，或肛管皮下与黏膜下形成的脓肿。此病多见于20~40岁的青壮年。它是常见的肛管直肠疾病，也是肛管、直肠炎症病理过程的急性期。常见的致病菌有大肠杆菌、金黄色葡萄球菌、链球菌和绿脓杆菌，偶有厌氧性细菌和结核杆菌，常是多种病菌混合感染，近也有发现与肛腺的损伤有关。

中药煎剂熏洗坐浴疗法乃是治疗肛门疾病的传统方法，早在《外科正宗》中就有关于坐浴疗法的记载，指出其有疏通气血、散瘀化滞、解毒脱腐和消肿止痛的作用[3]。现代医学则认为，熏洗坐浴疗法能使皮肤局部的血管扩张，并通过促进局部和全身血液循环及淋巴循环，达到消除末梢神经恶性刺激的作用，从而提高治疗效果[4]。中药坐浴的优点有以下几点：一是可以直接作用于肛周局部，使得药物有效成分透过皮肤或创面组织直接吸收而发挥作用；二是可以让药物借助热力，湿润肛周局部气血经络，促进血液循环，增强局部细胞代谢能力，提高局部组织的抗病能力，使局部功能得以改善和恢复；三是可以保持局部清洁，较少刺激，促进伤口修复愈合[5]。

中药连栀矾溶液为肛肠泰斗黄济川老先生自1884年行医以来，倾力研究的痔科专科用药，具有清热利湿、活血化瘀、消肿止痛的功效，经过上百年的临床应用，疗效肯定。连栀矾溶液组成：黄连 栀子 白矾。黄连：《本经》[6]曰味苦，寒。入心、肝、胃、大肠经。具有泻火、燥湿、解毒、杀虫之良效。苦燥湿，寒胜热，能泄降一切有余之湿火，而心、脾、肝、肾之热，胆、胃、大小肠之火，无不治之。栀子：《本经》曰味苦，寒。入心、肝、肺、胃经。具有清热，泻火，凉血。常用在 热病虚烦不眠、黄疸、淋病、消渴、目赤、咽痛、吐血、衄血、血痢、尿血、热毒疮疡、扭伤肿痛。白矾：酸涩，寒。入肺、脾、胃、大肠经。有消痰、燥湿、止泻、止血、解毒、杀虫等功效，善治衄血、口舌生疮、疮痔疥癣、水、火、虫伤等。《纲目》：吐下痰涎饮磷，燥湿解毒，追涎，止血定痛，蚀恶肉，生好肉，治痈疽疔肿、恶疮、癫痫、疸疾、通大小便、口齿眼目诸病、虎犬蛇蝎百虫伤。《医林纂要》：生用解毒，煅用生肌却水。常外用于湿疹、疥癣、亭耳流脓，内服用于久泻不止、便血、崩漏、癫痫发狂。诸药合用，共奏清热利湿、活血化瘀、消肿止痛的之功，用此保留灌肠能使直肠肛门的炎症得到有效控制，从而有效的缓解病人术后并发症。

现代药理分析[7]：据研究，黄连：根茎含小檗碱、黄连碱、表小檗碱、小檗红碱、黄柏酮等。其中，黄连及小檗碱对金黄色葡萄球菌、溶血链球菌、肺炎链球菌、霍乱弧菌、炭疽杆菌、痢疾杆菌等均有较强抗菌作用，对白喉、枯草、百日咳、布氏、结核等杆菌也有抑制作用。黄连煎剂及水浸液对堇色毛癣菌、絮状表皮癣菌、白色念珠菌、星形奴卡菌等14种皮肤真菌有抑制作用。栀子：其化学成分含黄酮类栀子素、果胶、鞣质、藏红花素、藏红花酸、D－甘露醇、廿九烷、β－谷甾醇。另含多种具环臭蚁醛结构的甙：栀子甙、去羟栀子甙泊素－1－葡萄糖甙、格尼泊素－1－β－D－龙胆二糖甙及小量的山栀甙，抗微生物作用栀子水浸液在试臂内对许兰氏黄癣菌，腹股沟表皮癣菌、红色表皮癣菌等多种真菌有抑制作用，其水煎剂15毫克/毫升能杀死钩端螺旋体，去羟栀子甙对小鼠有泻下作用，其提取物制成油膏，可加速软组织的愈合。白矾：现代研究白矾具有以下作用：1. 抗菌作用：对金黄色葡萄球菌和变形杆菌有抑制作用。对大肠杆菌、绿脓杆菌、炭疽杆菌、痢疾杆菌（弗氏、志贺氏）、伤寒杆菌、副伤寒甲杆菌、变形杆菌，以及葡萄球菌、白色念珠菌等亦有明显的抑制效力；对绿色链球菌、溶血性链球菌、肺炎球菌、白喉杆菌作用最强；对牛型布氏杆菌、百日咳杆菌、脑膜炎球菌作用次之。高浓度明矾液对人型（H37RV）及牛型结核杆菌也有抑制作用。2. 低浓度有收敛、消炎、防腐作用。

本研究的创新性在于：

（1）百年院内制剂历史悠久，疗效确切。中医学认为，肛肠病的发生，多因热毒蕴结，湿热下注，瘀血阻滞而成。肛门手术又可致筋肉损伤，气滞血瘀，经脉运行受阻，故肛门疼痛剧烈，热伤脉络，气血运行受阻，血溢脉外，而见创面水肿、疼痛，影响伤口愈合。连痔矾溶液具有清热利湿、活血化瘀、消肿止痛的之功，本研究旨采用中药连栀矾溶液坐浴，对于改善肛周脓肿术后的红肿、疼痛、创面愈合时间、伤口感染等方面有明显的疗效。

（2）采用中药坐浴的优点有以下几点：一是可以直接作用于肛周局部，使得药物有效成分透过皮肤或创面组织直接吸收而发挥作用；二是可以让药物借助热力，湿润肛周局部气血经络，促进血液循环，增强局部细胞代谢能力，提高局部组织的抗病能力，使局部功能得以改善和恢复；三是可以保持局部清洁，较少刺激，促进伤口修复愈合。

综上所述，连栀矾溶液中各味药物的作用遵循以下一个法则，即配伍的各味中药在抗菌作用的基础上，针对肛周脓肿术后的红肿、疼痛、创面愈合时间、伤口感染等方面有明显的疗效，减少了术后并发症的发生率，缩短了住院时间，提高患者的满意度，值得临床推广。

肛门手术后四大常见并发症

姚书海　聂广军

（沈阳马应龙兴华肛肠医院，辽宁　沈阳，110021）

【摘要】任何手术对机体组织都有损伤，肛肠疾病手术也不例外，肛门部常见疾病如混合痔，血栓性痔，肛周脓肿，肛瘘等的手术常见的并发症有术后出血，水肿，疼痛，尿潴留，创面感染，创面延迟愈合等。合理规范，细致得当的术中以及术后处理，会大大减少乃至避免以上的术后并发症。

【关键词】肛肠手术；并发症

1. **术后出血**

原发性出血是指在术后24小时之内发生的出血急症

主要诱因为手术操作不当，如内痔结扎不紧或扎束过大以致结扎线松脱，外痔切口超过齿线以上，肛瘘手术处理内口时，损伤黏膜区组织较多，手术操作粗心、粗暴撕裂组织损伤血管，或手术中忽视出血点处理，内痔硬化剂注射浓度过高、剂量过大、部位过深、损伤肌层血管，术中切除范围估计不准确，切除过多、创面过大、损伤深部组织，术中小血管暂时收缩或回缩，术后继发出血。

继发性出血一般是指术后7～14日，结扎后的痔蒂正处在坏死脱落过程中，痔中心血管尚未栓塞，再由于努力排便，挣气，酗酒，过度活动等因素致使血管重新开放，导致肛内出血，排出多量血便或夹带血块。

处理

安抚患者情绪，解除思想顾虑。

创面有渗血，无明显波动出血点者，塞入明胶海绵或者中药止血散，棉球压迫止血。

如果出血量较大，及时采取扩充血容量，注意防止休克。

送入手术室，在麻醉/非麻醉条件下，先行指诊，再行肛门镜检，仔细观察寻找出血点，如有明确出血点者，行缝扎治疗。若为创面广泛渗血，可在痔动脉基底部及出血周围部注射 1∶1 消痔灵液，使黏膜下层产生无菌性炎症，形成血栓，同时能使创面周围黏膜发生肿胀而压迫周围血管，产生压迫性止血。

2. 水肿

肛门术后常出现局部的创缘或被保留皮桥肿胀、隆起、充血

主要诱因为，肛门局部麻醉时，药液注射过浅，积聚于皮下组织内形成水肿。

手术中局部过度牵拉，损伤组织引起术后水肿或手术切除肛管组织过多，血液、淋巴回流受阻，术后出现水肿。

手术缝合创口、敷料填塞过紧等过度刺激，造成局部缺血、缺氧，反射性地引起肛门内外括约肌痉挛，使肛门局部静脉、淋巴回流不畅而产生水肿。

内痔注射时，误注入齿状线以下组织内，药液刺激加局部炎症使组织水肿

混合痔行内痔结扎，未处理外痔或缝合不当，致使血液循环障碍，形成水肿。

术后丁字带固定过松，局部渗出增多，形成水肿。

术后大、小便困难久蹲或者痔核脱出嵌顿，静脉回流受阻，引起水肿。

手术切口引流不畅，创缘亦易发生水肿。

对肛门内括约肌痉挛未作处理者，如术中对内括约肌不作处理，术后内括约肌痉挛未消失，肛管紧缩，致创面引流不畅容易发生水肿，术中应在肛门后切开皮肤及肛门括约肌、内外括约肌皮下部，此术式肛门松弛良好，术后创缘的静脉和淋巴回流障碍所致组织液滞留通过减压得以充分引流，同时减轻了括约肌痉挛带来的疼痛。

处理

肛门局麻及内痔注射时，要掌握好注射部位及深度。

手术操作轻柔，防止过度牵拉肛门，手术切口呈放射状或“V”字形，皮纹对合要整齐，环形内痔结扎时要做减张切口。

包扎敷料应保留 24 小时以上，不可解除过早，以防创口组织液渗出。

术后第二天开始局部的微波射频照射，以促进血液循环，术后大、小便困难者，及时给与对症处理，便秘者可口服缓泻剂或配合使用通便栓。鼓励患者多食蔬菜水果粗粮等富含纤维的食物，减少如厕时间。

术后 4 天，局部熏洗、坐浴，每日两次，每次 10～20 分钟，局部外敷消肿软膏。通过蒸汽和药液对肛门局部的熏洗和浸泡，松弛痉挛的肛门括约肌，刺激血管和神经，促进局部的血液循环及淋巴液回流，起到疏通经络，调节气血，消肿止痛等作用，从而达到消除局部水肿，减轻疼痛的目的。

急性水肿时，在中药熏洗的同时用 10% 高渗盐水纱条外敷局部。

3. 尿潴留

原因

心理因素：患者心理应激能力差，排尿增加腹压，害怕疼痛，从而畏惧排尿。

麻醉因素：支配肛门和膀胱的都来自于脊髓同一节段，骶麻除能阻断肛门部感觉功能并达到松弛肛门括约肌目的外，还能同时阻滞骨盆内脏神经，引起膀胱平滑肌收缩无力和尿道括约肌痉挛而引起尿潴留。

手术刺激因素：由于麻醉不全，导致肛门手术牵拉，挤压，损伤所致局部水肿、剧痛刺激交感神经，引起膀胱逼尿肌松弛、膀胱颈括约肌痉挛而导致尿潴留。

术后敷料填塞过多过紧，可压迫尿道，引起括约肌收缩导致尿潴留。

相应处理

术前嘱患者排空膀胱尿液，适当控制饮水量。

术中减少内痔的注射用量，尽量减少结扎肛门前方组织，结扎内痔过大，要做相应的减压切口处理，塞入肛内压破止血的纱条要适量。

术后患者因害怕疼痛不敢排尿，给与患者积极地心里暗示，告知患者术中给与长效止痛剂注射，术后给与口服止痛药，强化排尿信心。

热敷下腹部，可用流水声诱导刺激膀胱排尿

因麻醉引起的尿潴留可肌注阿托品、新斯的明，增加膀胱逼尿肌收缩力，松弛尿道括约肌。

针刺或者按摩曲骨、足三里、三阴交、水道、中极、关元、气海等穴位。

患者超过 8 小时未排尿，膀胱充盈无法排尿时，可给予一次性导尿，导尿不要超过 800ml，以免膀胱充血。

4. 疼痛

疼痛原因

解剖因素 肛门部的解剖标志以齿状线为界，齿线上以上为植物神经支配，对痛觉不敏感，只对牵拉、化学刺激、温度产生反应。齿线以下的组织由脊神经支配，对痛觉非常敏感，受手术刺激后可产生剧烈疼痛。疼痛又可使肛门括约肌痉挛，导致肛门局部血液循环障碍，是组织机体缺血缺氧，从而加重疼痛，形成损伤 - 疼痛 - 括约肌痉挛 - 缺血 - 疼痛的恶性循环。

患者的病情不同、肛门部手术的术式不同，切除范围不同，最终导致术后的疼痛程度也不同。病变范围大，切除范围大，术后疼痛程度也越大。

麻醉方式的选择，术中选择局麻，疼痛出现较早，疼痛程度剧烈，选择骶管麻醉，可使麻醉时间延长，减少术后疼痛时间，减轻疼痛程度。

排便刺激 排便时创面会受到粪便的污染和刺激，如果大便干硬，可对伤口创面造成刀割样剧痛，从而患者畏惧排便，形成“疼痛 - 畏惧 - 干结 - 疼痛”的循环。如果大便较稀，淋漓不净，总是黏在创面上则会形成“火辣辣”样疼痛。

术后创面换药刺激，清洁消毒创面可产生一定的刺激疼痛，换药操作医务人员手法不熟练，手法粗暴，加剧疼痛。

创面水肿、血栓形成、瘢痕组织收缩压迫神经末梢，可产生刺激性疼痛。

处理措施

安抚患者，解除患者心理障碍，防止紧张焦躁情绪，术前可以适当给与镇静药物。

手术操作精细，尽量减少组织损伤，尽可能减少结扎线数量，混合痔结扎部位要在齿线以上，注意不要扎到皮肤组织。

手术结束时给予复方亚甲蓝注射液（亚甲蓝、盐酸布比卡因、肾上腺素、生理盐水），点状注射创面及皮下，利用亚甲蓝的与神经组织有良好的亲和力，对神经纤维髓质发生可逆性的损坏，可达到良好地止痛效果。

给予射频电疗，加快周围血液循环及淋巴回流，改善毛细血管的通透性，缓解肛门括约肌痉挛，具有一定的缓解疼痛作用。

止痛药物：给予尼美舒利分散片口服，属非甾体抗炎药。可选择性抑制环氧合酶Ⅱ，所以具有显著的抗炎、镇痛和解热作用。

中成药：消肿止痛，止血通便，排便通畅，以免大便干结对创面产生疼痛，使患者对排便无畏惧感。

换药给予止痛栓剂，双氯芬酸钠栓，属衍生于苯乙酸类的非甾体消炎镇痛药较强的一种，具有抑制环氧化酶活性，阻断花生四烯酸向前列腺素的转化。复方角菜酸酯栓，可在直肠黏膜表面形成一层膜状结构，保护受损黏膜，止痒，减轻充血。

换药时用对创面刺激性较小的 0.1% 新洁尔灭擦拭，医务人员手法轻柔，准确到位。

吻合器痔上黏膜环切术（PPH）术后吻合口狭窄案例分析

王新中　胡　磊

（湖南省岳阳市广济医院肛肠科，湖南　岳阳，414000）

【摘要】目的　探讨 PPH 术后吻合口狭窄。方法　回顾性分析 2011 年 9 月 ~2012 年 6 月我院采用一次性肛痔吻合器行吻合器痔上黏膜环切术治疗 195 例：环状脱垂的Ⅲ、Ⅳ期内痔，反复出血的Ⅱ度内痔。直肠脱垂及直肠内脱垂患者的临床资料。结果 195 例 PPH 术患者，术后随访 3 个月 ~1 年，3 例患者出现吻合口狭窄。结论　PPH 术后吻合口狭窄的预防及处理。

【关键词】PPH 术；吻合口狭窄

PPH 术是根据“肛垫”下移学说，由意大利学者 Longo 等人提出的一种治疗痔的安全，有效及远期疗效比较理想，复发率相对较低的方法，临床上治疗：环状脱垂的Ⅲ、Ⅳ度内痔，反复出血经手术治疗不佳的Ⅱ度内痔。

直肠脱垂及直肠内脱垂的患者。我院自 2011 年 9 月 ~2012 年 6 月对 195 例 PPH 术患者，3 例吻合口狭窄做报告分析。

1. 资料与方法

1.1 一般资料 2011 年 9 月 ~2012 年 6 月对 195 例 PPH 术后回访，男 103 例，女 92 例。年龄在 24 ~82 岁，平均 45.3 岁。病程 2 ~30 年。其中使用易连牌吻合器 82 例，1 例患者出现吻合口狭窄。普瑞斯星牌吻合器 113 例，2 例患者出现吻合口狭窄。其中 1 例男性，2 例女性。占总手术患者的 1.5%。

1.2 手术方式 （1）术前选用一次肛痔吻合器。（2）手术在腰硬联麻下进行。取截石位，圆形肛管扩肛器进行扩肛，扩肛器引导下置入透明肛镜并固定。若脱垂的痔组织过多，宜用无创钳向肛管外牵拉以便于置入，定后将牵出组织复位，充分显露痔上黏膜，据病变情况，肛镜缝扎器的显露下，齿状线上 2.5 ~4.5cm 作荷包缝合。可行单荷包缝合或双荷包缝合，行双荷包缝合，其间距应在 1.0 ~1.5cm 左右，荷包缝线应全部潜行黏膜下层并保持在同一水平，荷包缝针应尽量自出针点原位进针，般以 3 ~7 针为宜，开圆形吻合器至最大位置，钉钻头导入并使之置于荷包线之上，荷包线收紧并打结。用带线器将荷包线尾端从吻合器侧孔中拉出。旋开圆形吻合器至最大位置，钉钻头导入并使之置于荷包线之上，荷包线收紧并打结。用带线器将荷包线尾端从吻合器侧孔中拉出，击发吻合器，松开手柄，静待 60s 吻合器旋开 1/2 ~3/4 圈后移出，查切除黏膜的完整性，仔细检查吻合口有无活动性出血.

2. 结果

195 例均得到回访，时间为 3 个月 ~1 年，195 例患者术后，3 例患者出现吻合口狭窄，均在术后予吻合口狭窄切开松解术，目前 3 例患者回访，吻合口狭窄解除，术后未见大血及再次狭窄。

3. 讨论

3.1 原因分析 PPH 术后吻合口狭窄发生的原因主要有以下几个方面：（1）患者瘢痕体质。瘢痕性体质引起的狭窄。（2）患者既往有硬化剂注射史及内痔手术史。二者均可造成黏膜下的瘢痕增生及狭窄。（3）患者术后未进食纤维素饮食，排便久不成形而丧失手术初期自身排便对吻合口的机械性扩张作用。（4）术中吻合口位置过高不在同一平面上或位置过低。位置过高接近直肠壶腹部从而增加了狭窄的发生几率。位置过低损伤部分肛管皮肤引起术后疼痛进而造成术后肛门狭窄。（5）荷包缝合过深，达到肌层，术后易形成瘢痕环造成狭窄。（6）术中出血缝扎组织过多过深，缝扎点过多，会使吻合口瘢痕狭窄出现的几率增加。（7）术后感染，炎性水肿等导致狭窄的症状出现。感染可能也是造成吻合口狭窄的原因。

我院 195 例 PPH 术，3 例患者出现吻合口狭窄原因：3 名患者术前均有大便稀软症状，且术后一直保持大便稀软，未规律进食含纤维素食物，同时每次排便均依靠开塞露帮助排便，排便久及大便不成形而丧失手术初起自身排便对吻合口得机械扩张作用。

3.2 吻合口狭窄预防 吻合口狭窄的预防非常重要，要做到预防重于治疗：（1）严格掌握手术适应证。对有硬化剂注射史及肛肠疾病手术史的患者要慎用 PPH。（2）术后要求患者纤维素饮食以建立良好的饮食排便机制。（3）术中荷包缝合尽量保持在一个水平且不可过深，尽量少带肌层。（4）缝扎出血点时缝扎组织不宜过多，尽量使用质量好的可吸收线。（4）术前适当的肠道清洁，术中严格的无菌操作，可以减少吻合口感染的发生，术前可以适当的肠道准备，先清洁灌肠，再用消炎药保留灌肠，术后预防性应用抗生素。（6）本人在临床实践过程中，发现术后一周对吻合口用肛门镜机械扩张吻合口后观察吻合口情况，能够减少吻合口狭窄可能性。

3.3 吻合口狭窄处理 （1）轻度狭窄可以保守治疗，可给予适度扩肛，选用直肠镜下物理扩肛治疗，一般 1 ~2 天 1 次，症状明显缓解，随着吻合钉脱落，缝扎线的吸收，吻合口瘢痕组织的软化，在粪便的机械性扩张作用下，症状逐渐消失。（2）严重的狭窄建议手术治疗，以往常采用电刀切开狭窄环的方法及吻合口挂线治疗，本人在实践中发现吻合口狭窄环切开松解治疗效果较好，局麻下于狭窄环明显处，在避免直肠动脉 3、7、11 点后取 1、5、8、12 点予狭窄环切开，切开深度不宜太深，避免术中及术后大出血，术后予抗炎，止血及外用保护肠黏膜药物，一般术后 3 天狭窄症状明显缓解，术后观察患者大便形状，3 天后予肛门镜物理扩肛治疗，本人认为该方法在吻合钉横置于狭窄环的情况下优于吻合口挂线治疗，不会引起狭窄无法解除的情况，简单宜行，安全可靠，值得推广。

高压氧促进肛肠病术后创面愈合及组织消肿的试验及临床研究

赵 刚[1] 张立泽[1] 乔翠霞[1] 万金娥[2]

（1. 青岛大学医学院附属医院肛肠科，山东 青岛，266003；
2. 青岛大学医学院附属医院高压氧科，山东 青岛，266003）

【摘要】目的：观察高压氧对肛肠病术后创面修复及组织水肿的影响，以及 CD105 的表达，并探讨其作用机制。方法：选用 80 只 wistar 大鼠，采用角叉莱胶致大鼠肛周肿胀、醋酸致肛周溃疡建立实验性肛肠病术后模型，给予造模后的实验动物及肛肠病术后患者高压氧治疗，观察其创面的红活率、愈合速度、愈合时间和组织的消肿情况，及大鼠 CD105 的表达，并与对照组进行比较。结果：动物实验中，高压氧对角叉莱胶致大鼠肛周肿胀及醋酸致肛周溃疡有显著治疗作用（$P<0.05$），明显优于其他治疗组（$P<0.05$），可增强局部组织 CD105 的表达，与对照组相比，有显著的统计学意义（$P<0.01$），并且明显优于其他治疗组（$P<0.05$）。临床实验中，高压氧对肛肠病术后创面水肿有明显的抑制作用（$P<0.01$），可促进创面愈合，缩短创面愈合时间，与对照相比较，有显著性差异（$P<0.01$）。结论：高压氧对溃疡、水肿组织中 CD105 表达具有良好的调节作用，可改善局部微循环，提高创面愈合质量，促进组织消肿。

【关键词】高压氧；水肿；溃疡；CD105

肛肠病术后创面组织水肿、生长缓慢是临床上常见的两大并发症，为患者带来诸多痛苦。以往这些并发症的治疗主要依赖抗生素，疗效差，且易形成抗药性和产生一定的副作用，我们术后应用高压氧治疗，临床疗效显著，但高压氧应用于肛肠病术后的报道甚少。本研究欲通过建立肛肠疾病的动物模型，进一步探讨高压氧对肛肠病术后创面修复、组织水肿的治疗作用，为临床应用提供理论依据。

一、实验研究

1. 材料及方法

1.1 动物 wistar 大鼠，体重 200～250g，雌雄兼用，由青岛大学医学院动物实验室提供。动物分组：动物购进后观察 1 周，均无异常，依体质量、性别均衡分组，每组 20 只，共 4 组。即空白对照组 20 只，中草药熏治组 20 只，高压氧治疗组 20 只，常压氧治疗组 20 只。

1.2 药物 中草药：肛肠 I 号洗剂（川椒、双花、艾叶等），青岛大学医学院附属医院中草药房提供。

1.3 仪器 多人中型空气加压舱；动物实验舱。

1.4 造模方法

1.4.1 角叉莱胶所致大鼠肛周水肿 取大鼠 40 只，雌雄各半，体重 200～250g。麻醉后肛门内直肠黏膜下浆肌层注入 1% 角叉莱胶 0.1 ml，分别于 1d、2d、3d、5d、7d 用圆规测量整个肛门周围组织肿胀的直径，取长短两直径的均值作为所测量肿胀程度的指标。

1.4.2 醋酸所致大鼠肛周溃疡 取大鼠 40 只，雌雄各半，体重 200～250g。取滤纸用内径为 6mm 的打孔器制成大小相等的滤纸片，放入 99.0% 醋酸溶液中充分浸泡，将浸泡后的滤纸片放到肛门周围，使滤纸片紧密接触肛周皮肤及黏膜，每次用一片滤纸，每只大鼠 1min，0.5min 时换一次滤纸片，观察大鼠溃疡愈合情况。

1.5 统计学处理 全部的数据均以 $\bar{x}\pm s$ 表示，利用 SPSS 14.0 统计分析软件包对全部数据进行组间 t 检验及单因素方差分析，$P<0.05$ 为有统计学意义。

2. 结果

2.1 高压氧治疗对角叉莱胶所致大鼠肛周水肿的影响

将造模后的大鼠随机分为 4 组。空白对照组：术后不给予其他干预方式；中草药熏治组：将造模后大鼠放入盛有肛肠 I 号洗液的容器中，药液没过大鼠臀部，水温 37℃，每次 15 分钟，每天 2 次；常压氧治疗组：术后第 2 天开始每天给予常压氧暴露 2 次，将动物置于动物实验舱内，不要关紧舱门，按 6L/min 速率通人医用纯氧（氧浓度 99.5%），给氧 5min 后测舱内氧浓度为 85%，每次 1h，暴露间隔 6h 以上，连续 7d；高压氧组：术后第 2 天开始每天给予高压氧暴露 2 次，动物置于动物实验舱内，10min 升压至 0.2MPa，稳压 60min，氧浓度为（86±2）%，稳压期间每 10min 通风换气 2min，15min 减压出舱，2 次之间间隔 4h 以上，连续 7d。结果表明：各组动物肛门内注射1%角叉莱胶后发生明显的肛周组织水肿，且在注射后48h时达到高峰。各治疗组对角叉莱胶引起的大鼠肛周肿胀均有明显的抑制作用（P<0.05），在致炎后3d时作用最明显，高压氧的消肿作用尤为明显，可维持至7d以上，明显优于其他治疗组（P<0.01）。见表1

表1 高压氧对角叉莱胶引起的大鼠肛周肿胀的治疗作用

组别	注射角叉莱胶后各时间点大鼠肛门肿胀度（mm）				
	1d	2d	3d	5d	7d
空白对照	9.57±0.34	10.18±0.39	9.71±0.46	8.90±0.55	7.78±0.42
中药熏治	9.32±0.21	10.77±0.51	8.43±0.50	8.20±0.45*	7.01±0.27*
常压氧组	9.46±0.36	9.88±0.48	9.22±0.57	8.75±0.56*	7.23±0.11*
高压氧组	9.29±0.36	8.98±0.37	8.3±0.44	7.90±0.17**	6.83±0.29**

注：治疗组与对照组比较*P<0.05，高压氧组与其他治疗比较**P<0.01。

2.2 高压氧治疗对醋酸所致大鼠肛周溃疡的影响

将造模后的大鼠于第2d随机分为4组，治疗方法同2.1，于治疗第3，5，7d观察大鼠溃疡愈合情况，评定溃疡程度，并分别记录创面完全愈合者在造模后第7天所占比例（痊愈以创面完全上皮化为准）。结果表明：与对照组比较，高压氧治疗组对醋酸所致的大鼠肛周溃疡有显著治疗作用（P<0.05），其它治疗组也于第5d开始对醋酸所致的大鼠肛周溃疡有显著性影响（P<0.05），且高压氧治疗能明显缩短创面愈合时间。见表2、表3。

表2 高压氧治疗对大鼠肛门溃疡的面积的影响（x±s）

组别	N	溃疡面积 A/cm			
		6h	3d	5d	7d
空白对照	10	0.31±0.04	0.30±0.05	0.26±0.06	0.11±0.06
中药熏治	10	0.31±0.06	0.28±0.06	0.22±0.06	0.08±0.07
常压氧组	10	0.31±0.07	0.26±0.09	0.18±0.073	0.05±0.063
高压氧组	10	0.31±0.05	0.26±0.06*	0.18±0.06*	0.03±0.04*

注：与对照组比较*P<0.05

表3 高压氧治疗对大鼠肛门溃疡愈合时间的影响

组别	动物数	完全愈合数	所占比例数（%）
空白对照	10	1	10
中药熏治	10	2	20
常压氧组	10	1	10
高压氧组	10	4	40

2.3 高压氧治疗对组织中CD105的影响

将大鼠于观察第8天统一处死，行免疫组化检查（SP法），以检测组织中CD105的表达量。样本经10%甲醛固定3d，酒精脱水，石蜡包埋，切片厚度4μm后，按试剂盒说明书操作步骤进行检测。每批染色均用试剂公司提供的阳性切片作为阳性对照，彩色细胞图像分析系统计数微血管密度（Microvessel density，MVD）。CD105阳性判定以血管内皮细胞呈棕色为标准。MVD计数按Weindner评判标准进行：凡棕色单个内皮细胞或内皮细胞簇均为1个血管计数；肌层较厚及管腔>8个红细胞直径的血管不计数。每张切片首先在低倍视野（X100）选取组织内3个血管最多的区域，即“热点”，再在高倍（X400）视野下计数染成棕色的血管数目，每例标本分别计数3个视野，取平均值作为平均微血管数[1]。本样本光镜下观察，CD105将微血管染为棕色，染色程度高压氧治疗组（图4）较其他各组显著，大血管染色不明显，但在组织边缘染色明显，与其他组织分界清楚。结果显示组织中CD105的表达：高压氧组CD105表达，与对照组相比，有显著的统计学意义（P<0.01），并且明显高于其他治疗组（P<0.05），提示高压氧组中新生血管生成明显增多；常压氧组中CD105表达轻度升高，但与对照组、中药熏治组相比差异无统计学意义（P>0.05）。见表4。

表 4　组织中 CD105 标记的 MVD 值（x ± s）

组别	n	MVD
空白对照	20	1.24 ±0.04
中药熏治	20	1.25 ±0.03 *
常压氧组	20	1.78 ±0.02 *
高压氧组	20	2.47 ±0.05 * *

注：与照组相比 * * P < 0.01，与其他治疗组相比 * P < 0.05。

二、临床研究

1. 资料与方法

1.1 临床资料

共观察 120 例，病例选自我院 2008 年 3 月 ~2010 年 3 月肛肠科住院患者。所有患者符合国家中医药管理局颁布的《中医病症诊断疗效标准》[2]，并参照中华医学会外科学分会肛肠外科学组制定的《痔临床诊治指南（草案）》确诊[3]。所有观察病例随机分为空白对照组，中草药熏治组，高压氧治疗组，常压氧治疗组，各组均 30 人，一般情况比较见表 5。

表 5　观察病例比较表

组别	数量	性别		年龄			病种				术式			
		男	女	<30	30 ~60	>60	混合痔	肛周脓肿	肛裂	低位肛瘘	外剥内扎	后位松解	一次根治	低位切除
空白对照	30	11	19	6	15	9	16	6	7	1	16	7	6	1
中药熏治	30	16	14	4	12	14	15	7	6	2	15	6	7	2
常压氧组	30	18	12	6	14	10	13	6	8	3	13	8	6	3
高压氧组	30	13	17	5	14	11	16	5	7	2	16	7	5	2

1.2 纳入标准

年龄在 18 岁以上符合国家中医药管理局颁布的《中医病症诊断疗效标准》，并参照中华医学会外科学分会肛肠外科学组制定的《痔临床诊治指南（草案）》确诊的肛肠病术后患者。

1.3 排除标准

①肛管、直肠有占位性病变者；②妊娠及哺乳期妇女；③有明显排便障碍者；④有糖尿病及凝血障碍者；⑤有其他妨碍观察的因素者。

1.4 终止治疗标准

①有严重不良反应者；②观察期间发生其他医疗行为者；③不能坚持或自动停止试验者。

1.5 治疗方案

所有病人术后常规给予抗生素消炎，每天凡士林油纱换药，术后第一天开始观察记录。空白对照组：术后不给予其他干预方式；中草药熏治组：给予肛肠Ⅰ号洗液坐浴，一天一次，每次 15 分钟；常压氧治疗组：术后第 1 天开始每天给予常压氧暴露 1 次，纯氧舱按 6L/min 速率通人医用纯氧（氧浓度 99.5%），给氧 5min 后测舱内氧浓度为 95%，每次 1h，暴露间隔 4h 以上，连续 9d；高压氧组：术后第 2 天开始每天给予高压氧暴露 2 次，动物置于动物实验舱内，10min 升压至 0.2MPa，稳压 36min，氧浓度为（86 ±2）%，稳压期间每 10min 通风换气 2min，15min 减压出舱，2 次之间间隔 4h 以上，连续 9d。

1.6 观察指标

1.6.1 水肿评分采用 6 分法。

0 分无水肿；2 分水肿仅限一处，水肿范围直径≤1cm；4 分水肿一处以上，lcm < 水肿范围直径 < 2cm；6 分水肿呈弥漫性，水肿范围直径 > 2cm。

1.6.2 创面红活率

每天给药前观察创面的炎症、水肿、渗出液、肉芽生长及伤口愈合情况。分别记录两组创面红活者在术后第十天所占比例，

1.6.3 创面愈合速度和愈合时间

前者统计在不同时间内（第五天、第十天、第十五天）的创面的面积（所得面积均为直尺测量最大直径和横径计算而得）；后者从受试之日起，统计创面完全愈合所需要的时间（痊愈以创面完全上皮化为准）。

2. 结果

2.1 四组患者水肿积分比较

四组患者术后 48 h 水肿积分差异无统计学意义（$P>0.05$）；治疗组术后 72 h、7d 的水肿积分低于中药熏治组、常压养组（$P<0.05$），明显低于空白对照组（$P<0.01$）。治疗组术后 3 个时间点间两两比较（72h 与 48h、第 7d 与 48h、第 7d 与 72 h），水肿积分下降（$P<0.05$）；而常压氧组、中药熏治组仅术后第 7d 与术后 48h 比较、术后第 7d 与术后 72h 比较有显著性差异（$P<0.05$）。空白对照组在术后 72h 之内疼痛、水肿情况无明显改善。所有病例观察期间均无不良反应．表明：各治疗组对肛肠病术后创面水肿均有明显的抑制作用（$P<0.05$），高压氧的消肿作用尤为明显，明显优于其他治疗组（$P<0.01$）。见表 6。

表 6 水肿积分比较

组别	例数	积分			
		24h	48h	72h	7d
空白对照	30	2.43 ±0.98	2.41 ±0.93	1.96 ±0.95	1.52 ±0.84
中药熏治	30	2.18 ±0.74	1.27 ±1.11	1.07 ±1.02	0.73 ±0.98
常压氧组	30	2.57 ±0.81	1.32 ±0.97	1.13 ±0.86	0.81 ±0.67
高压氧组	30	2.26 ±0.87	1.00 ±1.15	0.53 ±0.90	0.13 ±0.51

2.2 四组患者创面红活率比较

术后第八天高压氧组创面红活者 28 例，占 93.33%；常压氧组 26 例，占 86.67%，中药熏治组 26 例，占 86.67%，空白对照组 22 例，占 73.33%。结果显示高压氧组疗效优于常压氧组、中药熏治组，$P<0.05$，且明显高于对照组，两组有显著性差异（$P<0.01$），见表 7。

表 7 创面红活率比较

组别	例数	红活数	非红活数	所占比率（%）
空白对照	30	22	8	73.33
中药熏治	30	26	4	86.67
常压氧组	30	26	4	86.67
高压氧组	30	28	2	93.33

2.3 四组患者创面愈合速度和愈合时间比较

①愈合速度方面：高压氧组明显快于其他对照组．在各观察时间点四组比较有差异。②高压氧组创面愈合时间为（14.30 ±3.22）d，常压氧组创面愈合时间为（16.98 ±3.34）d、中药熏治组为（16.67 ±4.62）d，空白对照组创面愈合时间为（17.28 ±4.34）d。高压氧组明显少于对照组．两组比较差异有显著性意义（$P<0.01$），但常压氧组、中药熏治组与空白对照组相比差异无统计学意义（$P>0.05$），详见表 8。

表 8 创面愈合速度和愈合时间比较

组别	例数	创面面积（cm^2）				痊愈天数（d）
		第一天	第五天	第十天	第十五天	
空白对照	30	4.76 ±1.60	4.03 ±1.52	2.47 ±0.97	1.01 ±0.43	17.28 ±4.34
中药熏治	30	4.85 ±1.62	3.87 ±1.48	2.18 ±0.84	0.84 ±0.41	16.67 ±4.62
常压氧组	30	4.81 ±1.67	3.85 ±1.50	2.09 ±0.86	0.79 ±0.38	16.98 ±3.34
高压氧组	30	4.94 ±1.58	3.06 ±1.43	1.79 ±0.79	0.16 ±0.07	14.30 ±3.22

三、讨论

肛肠病术后常并发肛缘水肿，尤其是环状混合痔术后发生率更高，约占9.30%[4]。肛肠病患者术后由于局部血液、淋巴循环障碍以及炎症反应渗出增加等形成术后局部组织间隙内液体潴留，肛周皮肤及皮下组织松弛且富有弹性，又处于躯干最低位，故术后5%～10%的患者出现不同程度的水肿，肛缘水肿会导致肛门剧烈疼痛，坠胀不适，影响创面的引流、清洗及换药，导致创面愈合缓慢，增加了感染机会和病人痛苦，并给患者带来了精神负担[5]

以往这些并发症的治疗主要依赖抗生素，疗效差，且易形成抗药性和产生一定的副作用。如何寻求一种无痛苦、疗效好、易于推广的方法，已是临床医师急需解决的问题。

目前的研究认为[6]，水肿的消退、创面的生长依赖于新生血管的生成，因为丰富的血管不仅可以给溃疡生长提供营养，而且还可以形成丰富的侧支循环，以利静脉和淋巴回流，从而消肿，而高压氧则是促使新血管生成的一种有效方法。

我们应用高压氧治疗肛肠病术后创面水肿、生长缓慢，其原理高压氧通过提高组织氧分压，使细胞和胶原蛋白快速增殖，而细胞和胶原蛋白是新血管生成的基础，超出溃疡边缘的毛细血管细胞，在氧分压梯度急剧升高的情况下增殖，长入缺氧区，缺氧区获得氧供后出现细胞的分裂与移行，胶原蛋白合成得以进行，新生毛细血管出现，通过循环过程，溃疡逐渐消失。另外，高压氧可使创伤组织的缺血缺氧状态获得有治疗意义的改善，促使成纤维细胞增生和胶原纤维的产生，促进毛细血管再生和侧支循环形成，改善局部静脉和淋巴回流，以利消肿。

由于肛肠疾病在药效学上没有固定的动物模型，参考相关文献，我们采用角叉莱胶致大鼠肛周肿胀、醋酸致大鼠肛周溃疡建立实验性肛肠病术后模型，观察高压氧对其的治疗作用。结果表明：高压氧治疗对醋酸所致大鼠肛周溃疡有治疗作用（$P<0.05$），能够减少醋酸所致的炎性渗出，促进溃疡面愈合，对角叉莱胶所致大鼠肛周水肿有十分显著的治疗作用，明显优于其他治疗组（$P<0.05$）。并且无论是水肿模型还是溃疡模型，经高压氧治疗后其CD105的表达都明显升高。CD105（Endoglin）是一种同型二聚体膜糖蛋白，分子量为180kd，它参与转化生长因子β（TGF～β）受体的信号传导。微血管密度（MVD）是最常用的衡量新生血管的量化指标，以前经常用CD34来标记，但近来发现它不仅在新生血管内皮表达，在成熟血管内皮同样也表达，因此它不能准确的反应新生血管的水平[7]，CD105主要表达于增殖活跃的新生血管内皮细胞和巨噬细胞表面，而在处于静止期的和正常的血管内皮细胞几乎不表达[8]。它能拮抗TGF～β对血管内皮细胞的抑制，促进血管生成，并能准确反映血管内皮细胞的增殖状态[9]。本试验提示高压氧组CD105表达较对照组、中药熏治组及常压氧组明显升高（$P<0.05$），常压氧组中CD105表达轻度升高，但与对照组、中药熏治组相比无统计学意义（$P>0.05$），表明：高压氧比常压氧更能提高组织的氧分压，从而促进胶原合成和血管再生，改善组织微循环，减少缺血再灌注损伤，减少氧自由基的生成[10,11]。

本研究通过临床观察发现高压氧能明显改善肛肠病术后创面水肿情况（$P<0.01$），促进创面愈合，缩短创面愈合时间。高压氧组患者与其他各组相比较，在水肿消除、创面愈合、红活率等方面，都有显著性差异（$P<0.01$）。可以证实，高压氧可以提高组织细胞周围氧分压，促进细胞增殖分化和胶原的生成，刺激毛细血管的生长，促进血液循环的建立，通过上调局部组织CD105的表达，增加新生血管生成，促进溃疡面愈合，改善局部静脉和淋巴回流，加快组织消肿。高压氧治疗肛肠病术后溃疡、水肿疗效显著，病程缩短，治疗期间不增加病人的痛苦，且无毒副作用，病人医嘱依从性好，提倡在临床广泛应用。

参考文献：略。

PPH术后常见并发症的原因与防治对策

吴乃桐

（云南省德宏州第二人民医院，云南 芒市，678400）

【摘要】PPH术自开展使用以来，因其在治疗重度痔病的明显效果及优势，已被国内肛肠科医生及患者广泛接受。随着其广泛的推广使用，由于操作医师的优莨不齐及使用病例的增多，各种术后并发症的增加已不容忽视。如何有效预防术后并发症的发生，最大限度减轻病人痛苦，规避医疗风险，作者结合自身临床实践及经验，就

PPH术的一些临床常见并发症进行总结、探讨。目的在于引起广大肛肠科医生的重视，使PPH术能在我国规范健康发展，造福广大痔病患者。

【关键词】PPH术；并发症；防治对策

PPH术治疗治痔病自2000年在国内开展以来，因其创伤小、出血少、疼痛轻、恢复快等优点，尤其在治疗环状混合痔、嵌顿痔、Ⅳ期内痔等重度痔病具有明显优势。现已被国内广大肛肠科医生及痔病患者所接受，并在国内广泛使用。PPH术给临床治疗带来方便、快捷的同时，各种术后并发症的增多，必须引起广大肛肠科医生的重视，否则会导致病人痛苦增加、不满、而引起不必要的医疗纠纷及官司。现本人结合自己多年来开展PPH术的临床实践及经验，就PPH术后一些常见术后并发症的原因及防治体会介绍如下：

1. 术后出血

直肠由于血供丰富，一旦出血、出血量大且凶猛，尤其是大出血，如不及时处理，易危及患者生命。术后出血一般分为早期原发性出血（术后24小时以内）及后期继发性出血（术后两天以后）。早期原发性出血多因手术操作不规范、动作粗暴、损伤黏膜，术中止血不彻底、吻合不全、吻合口裂开、吻合器质量差及肠道准备不充分、过早排大便等因素有关。后期继发性出血与术后吻合口裂开、吻合钉过早脱落、吻合口炎症及术后便秘、粪便嵌塞、淤积肠腔致吻合口张力增加而撕开等因素有关。

防治措施：规范手术操作，术中动作轻柔、勿过度牵拉、钳夹黏膜、选用质量过关的吻合器，吻合器击发退出后，应认真检查吻合口是否吻合完全、是否裂开、吻合钉是否有松动、脱落。更重要的是应仔细检查吻合口是否有出血点，如有出血，必须用可吸收线行8次缝合。术后止血针剂及抗生素的预防性使用能有效避免术后出血及炎症。对便秘者术后使用便秘药，如：口服聚乙二醇4000散、麻仁胶囊等，对排便困难、粪便嵌塞者给予灌肠通便。如遇患者术后出血多，医护人员必须引起重视，并亲自查看便血情况，掌握一手资料，并对出血情况作出评判。肛门镜下检查如为少量出血，可用明胶止血海绵压迫，嘱患者静卧观察或静脉点滴止血针、或口服云南白药胶囊；出血量多伴有血块者，应监测生命体征、吸氧、补充血容量、检查是否有活动性出血点，如有必须在麻醉下充分缝扎止血；如伴有昏迷休克者，应抗休克治疗。

2. 术后尿潴留

术后尿潴留的发生与患者的精神心理因素、麻醉选择、手术因素、术后肛门疼痛，术中及术后输液过多、过快，中老年男性前列腺增生等因素有关。

防治措施：术前向患者介绍疾病及手术方法，加强术前心理疏导，消除患者紧张情绪。选择合适的麻醉方法及麻醉剂量，临床我们多采用腰俞穴及局麻行PPH术，术后尿潴留的发生率较文献报道低。规范熟练的手术操作、术后肛内填塞物不宜太多、减轻术后挤压及异物感。我们术后一般在肛内吻合口处用明胶海绵做成圆形压迫创口止血。控制术中及术后输液量、输液速度，我们一般术中不输液、术后输液量控制在200－300毫升。如果发生尿潴留，先采用下腹部热敷、诱导排尿、针灸治疗或新斯的明针剂穴注双足三里穴，伴前列腺增生者给予口服哈乐片，肛门纱布包扎过紧者放松包扎，通过以上方法，小便仍不能自排或排出不畅者，给予留置导尿。

3. 术后疼痛、肛门及下腹坠胀

术后疼痛多因麻醉不全及手术操作不规范、粗暴扩肛。一部分患者因肛管小或骨盆狭小，手术时没有根据肛门口径选用大小合适的吻合器、或放入扩肛器时组织钳钳夹肛周皮肤至皮肤撕裂伤和损伤肛门括约肌导致肛门疼痛；或因吻合口过低伤及齿状线及肛门皮肤致术后疼痛；个别患者因精神过度紧张、恐惧致机体对疼痛过敏。术后肛门及下腹坠胀，早期多与手术创伤、对植物神经的牵拉反射或荷包缝合过低、过深，或切除黏膜组织过多、肛内填塞物过多等因素有关；后期多与吻合口炎症、吻合口异物刺激、吻合口疤痕增生、便秘致粪便嵌塞刺激肛门直肠等因素有关。

防治措施：防止术后疼痛及肛门下腹坠胀，首先应做到手术操作规范、动作轻柔，根据肛门及骨盆大小选用合适的吻合器，术前心理疏导、术中荷包缝合不宜过深或过低、吻合切除黏膜组织宽度应适度，并非越多越好。对疼痛过敏者超前镇痛或平衡止痛，对加用外痔切除者，术后美兰长效止痛针剂局部注射，从而做到术后微痛或不痛。早期肛门及下腹坠胀，可采用红外线、微波局部照射、针刺、新斯的明针穴注双足三里穴等治疗精神过度紧张者术前及术后镇静剂的使用。后期肛门坠胀防治，术后使用抗生素、口服维生素E或局部理疗等防治吻合口炎症、疤痕增生及肛门狭窄。口服通便药防治便秘及粪便嵌塞。如有吻合钉外露、异物刺激，肛门镜下取出吻合钉。并配合术后中药熏洗坐浴、理疗等治疗。

4. 术后吻合口狭窄

吻合口狭窄主要与疤痕体质、吻合口荷包缝合时过高或过低，过深伤及肠壁肌层、荷包缝合不在同一平面、吻合口出血时8次缝合不规范、针距跨度过大、缝合组织过多，吻合钉外露、异物刺激、吻合口感染、水肿、吻合口疤痕增生等因素有关。

防治措施：排除疤痕体质患者，规范手术操作。缝合吻合口出血时，针距不宜过大、缝合组织不宜过多。术后第五天开始使用小号至中号肛门镜扩肛1~2次，早期预防吻合口狭窄；术后一个月内嘱患者复查，及时发现吻合口狭窄及吻合钉外露并处置。对有轻度吻合口狭窄者和吻合口狭窄趋势的病人，定期扩肛治疗，最有效的方法是使用肛门镜扩肛。严重吻合口狭窄或疤痕增生者，需在麻醉下手术扩肛或吻合口整形，术后仍需配合肛门镜长期扩肛预防再狭窄。我们的经验是严重狭窄患者在手术扩肛后，患者坚持使用肛门镜扩肛1~2月，每周扩肛2~3次，这样坚持扩肛，再狭窄的几率相对较低。

5. 术后残留痔、肛乳头肥大

PPH术后残留痔多因手术荷包设计不合理、缝合过高、过浅、单个痔体较大，手术不能一次完全切除、术后悬吊不充分、术后组织水肿等因素有关。术后肛乳头肥大多因术中未一并切除肥大肛乳头、术后吻合口炎症及吻合钉外露、疼痛、便秘、狭窄等刺激因素有关。

防治措施：对较重的混合痔采用双荷包缝合，单荷包缝合时离齿线不能太高，一般在齿线上3cm为宜。吻合器击发退出后，对不能完全悬吊回缩的残留痔应追加切除缝合术或外剥内扎术，对重度脱垂痔增加消痔灵注射术，这样能有效避免残留痔，且术后患者满意度高。PPH术由于吻合口在齿线上，手术不能一次切除肥大肛乳头，术后须对肥大肛乳头一并结扎切除。术后镇痛剂及抗菌素的使用可预防疼痛及感染，便秘患者口否润肠通便药，术后扩肛防治狭窄，如有吻合钉外露，肛门镜下摘除。通过采取各种预防措施，术后复查仍有肛乳头肥大，且患者有不适者，应给予切除。

总之，PPH术还很多的并发症，如肛门失禁、直肠阴道瘘、肠穿孔等严重并发症。现介绍的仅为我们临床常见的并发症。如何让患者更安全有效、更舒适地享受PPH术，使PPH术在我国规范健康发展，更有效地规避医疗风险和纠纷。只有对初学者规范手术操作培训、严格手术适应症、排除手术禁忌症、术前向患者充分告知、术后定期复查、不断总结经验、改良围手术期的诊疗技巧，提高手术技能，从而更好地服务患者。

纳米银医用抗菌敷料在混合痔术后临床应用

邓业巍　王华胜　张胜威

（郑州人民医院肛肠外科，河南　郑州，45000）

【摘要】目的：观察纳米银医用敷料的应用、对痔疮术后创面的渗出减少及创面减轻的疗效。方法：选择136例混合痔患者均行外剥内扎术后，随机分为两组，治疗组68例（纳米银敷料组），对照组68例（凡士林油纱组），观察术后患者创面渗出及疼痛情况。结果：与对照组比较，纳米银敷料组创面渗出明显减少、愈合时间缩短、疼痛减轻明显。结论：纳米银敷料是一种具有减少混合痔术后创面渗出、促进创面愈合、减轻创面疼痛、安全有效的医用敷料，值得推广。

【关键词】混合痔；纳米银敷料；渗出；疼痛

混合痔是肛肠外科常见病、多发病，患病率高且肛门部神经血管分布密集，术后渗出较多，疼痛较重，因而很多患者惧怕术后疼痛而放弃手术治疗。为了减少患者痛苦、促进创面愈合及缩短住院时间，我科自2011年6月~2011年8月在混合痔外剥内扎术后用纳米银敷料覆盖创面，取得较好的疗效。现报道如下：

1. 资料与方法

1.1 一般资料

选择自2011年6月至2011年8月我院收治的混合痔患者136例。随机分为两组，均实行混合痔外剥内扎术。其中治疗组68例，男31例，女37例，年龄18~70岁；对照组68例，男35例，女33例，年龄19~72岁。两组患者一般资料经统计学处理差异无统计学意义（$P>0.05$），具有可比性。

1.2 诊断标准

根据中华医学会外科学会肛肠外科学组修订的《修订痔诊治暂行标准会议纪要》

1.3 病例排除标准

①Ⅰ、Ⅱ度内痔者；②合并其它器官或多脏器功能不全；③一般情况差，严重营养不良；④合并肛周其它感

染性疾病；⑤合并免疫系统疾病。

1.4 治疗方法

1.4.1 材料来源：纳米银医用抗菌敷料（爱可欣），深圳市爱杰特医药科技有限公司提供［粤食药监械（准）字2005第2640486号（更）］。

1.4.2 使用方法：两组均应用混合痔外剥内扎术式，手术经过：麻醉成功后，取侧卧位，用组织钳钳夹混合痔外痔部分向外牵拉，暴露内痔，然后于外痔两侧行“V”形切口，沿双侧向上游离至齿线上约0.3cm～0.5cm，然后用中弯钳钳夹内痔基底部，用7号丝线钳下结扎，切除多余痔组织。治疗组术后用纳米银敷料，应用前将其用生理盐水浸湿。将用生理盐水浸湿的纳米银敷料敷盖于创面加压包扎；对照组将凡士林敷料敷盖于创面加压包扎。对照组术后应凡士林敷料观察术后第1天、第2天、第3天疼痛及术后创面愈合情况。两组病例均术后给予抗生素抗感染及应用通便药物。

1.5 疗效判定标准

疗效评定参照中医肛肠科病证诊断标准及国家中医药管理局制定的疗效评定标准。显效：症状消失，痔核消失或全部萎缩，疗效指数≥95%；有效：症状改善明显，痔核明显缩小或萎缩不全，疗效指数≥50%；无效：症状体征均无变化或手术创面未愈，疗效指数≥30%。疼痛以程度表示，按VAS视觉疼痛评分法记分。记录手术时间、住院时间及创面愈合时间，住院时间以术后第一天至出院当天进行比较，而非以入院时间比。疗效判定公式（尼莫地平法）：（治疗前积分～治疗后积分）／治疗前积分＊100%。

1.6 统计学方法

采用SPSS17.0统计软件包进行分析，数据以均数±标准差（×±s）表示，组间比较采用t检验。以P≤0.05为差异有统计学意义。

2. 结果

2.1 创面疼痛

与对照组相比，创面第1天、第2天、第3天疼痛明显减轻，无需应用止痛药，对照组疼痛明显，有的需要应用止痛剂，见表1～表3

表1　术后24h疼痛VAS评分及镇痛疗效统计

组别	病例数	显效	有效	无效	VAS均值
治疗组	68	56	12	0	2.6471±0.6340＊
对照组	68	8	20	40	6.4265±1.4675

注：两组数据比较＊$P<0.05$，差异显著，有统计学意义。

表2　术后48h疼痛VAS评分及镇痛疗效统计

组别	病例数	显效	有效	无效	VAS均值
治疗组	68	50	16	2	3.0294±0.6735＊
对照组	68	4	32	32	5.3676±0.9716

注：两组数据比较，＊$P<0.05$，差异显著，有统计学意义。

表3　术后72h疼痛VAS评分及镇痛疗效统计

组别	病例数	显效	有效	无效	VAS均值
治疗组	68	44	22	0	3.1471±0.4692＊
对照组	68	14	38	16	4.2794±1.1091

注：两组数据比较，＊$P<0.05$，差异显著，有统计学意义。

2.2 创面愈合

治疗组与对照组切口愈合时间比较

治疗组促进愈合8例、无影响58例、延缓愈合2例；对照组促进愈合0例、无影响46例、延缓愈合22例；与对照组相比，术后第2天更换敷料可见渗出减少，创面开始收缩，观察10天，创面部分愈合。经统计学处理，两组差别具有显著意义P<0.05，治疗组较对照组平均创面愈合时间明显缩短。见表4。

表 4　混合痔切口愈合时间分析统计

组别	促进愈合（<15 天）	无影响（15~20 天）	延缓愈合（>20 天）	平均分值
治疗组	8	58	2	16.7647 ±1.5966 *
对照组	0	46	22	19.6765 ±2.8468

注：两组数据比较，* $P<0.05$，差异显著，有统计学意义。

2.3 住院时间

治疗组患者住院时间平均为（10±2）d，对照组（14±2）d。

3. 讨论

混合痔是肛肠外科常见病及多发病，现代医学认为是由于肛垫下移、肥大出血形成痔疮。中医学认为痔疮是由于饮食不节、便秘腹泻、久坐久立、房劳过度及湿邪外侵，情志失调，导致邪毒蕴结，气血瘀滞肛门，久至局部“筋脉横解”，下僻为痔。痔是多因素的疾病，至少由 2~3 个因素引起，多种因素相互促进而加重。混合痔外剥内扎是治疗混合痔的最常用方法，但因肛周神经分布多且感觉敏感，伴有每天排便，故术后创面疼痛、坠胀、潮湿、渗出液较多，疼痛特别剧烈，渗出液多而影响患者术后恢复。我们在混合痔外剥内扎术后应用纳米银敷料包扎创面，明显减轻了患者疼痛及减少了创面渗出，缩短了患者住院时间。纳米银敷料是一种新型的抗菌医用敷料，主要成分为纳米银，具有抗菌消炎、消肿、化瘀生肌、止血、清热止痛作用。纳米银抗菌剂比细菌小，可以进入细菌体内，将细菌杀死，而银离子具有抗炎作用，纳米银敷料能加速伤口愈合，同时减少 5~羟色胺分泌及炎性介质的释放，减少炎性渗出及阻断离子通道，从而使疼痛通路阻断，达到止痛效果。

通过混合痔外剥内扎术后应用纳米银敷料与对照组相比，术后疼痛明显减轻，创面渗出明显减小，缩短了创面愈合的时间，使患者住院时间减少，住院费用减少，因而痔术后应用纳米银敷料既安全有效，无痛化，为治疗痔提供了可靠的方法。

祛腐丹治疗痔瘘术后创口延迟愈合 26 例临床观察

梁尚勤　梁方向　梁方魁　梁卫武

（河南省兰考中医院肛肠医院，河南　兰考，475300）

创口延迟愈合是痔瘘术后较常见的并发症之一，致使患者病情延长，治疗颇感棘手。余业医四十余载，采用家传方“祛腐丹”治疗创口延迟愈合自 1993 年 3 月 –2010 年 6 月计 26 例，取得了较好疗效，现报告如下：

一、临床资料

本组 26 例均为痔瘘手术住院患者。其中男 19 例，女 7 例，年龄 22 岁 –78 岁。其中重度环状混合痔 4 例占 15.3%；结核性肛瘘 6 例占 23.3%；肛瘘合并糖尿病 4 例占 15.3%；肛瘘手术因内口处置不彻底合并湿疹者 3 例占 11.5%；术后肉芽生长缓慢，色灰白或水肿或增生者 3 例占 11.5%；换药不当致假性愈合者 2 例占 7.7%；创口切除过深，存留死腔，引流不畅者 2 例占 7.7%；长期腹泻或便秘，体质虚弱者（慢性溃疡结肠炎）2 例占 7.7%。

二、痔瘘术后创口延迟愈合原因分析

据临床观察、总结，常见痔病术后愈合时间平均为 15 天，重度环状混合痔合并嵌顿者不超过 30 天；高位复杂性肛瘘（包括结核性肛瘘）愈合时间平均为 40~45 天。超过者即为创口延迟愈合，致使患者病程延长，加重患者经济负担，治疗颇感棘手。

据四十余年临床观察，常见的创口延迟愈合原因有十二个方面：一是长期腹泻或便秘。如慢性溃疡性结肠炎患者；二是病人体质虚弱，或营养不良，或伴有其它慢性疾病，如结核病、粮尿病、维生素 C 缺乏症、产后失血过多、内痔大出血、月经失调或崩漏出血引起的贫血等。如结核性肛瘘属中医学“阴疽”范畴，其发病率构成比，我国占 4~8%，欧美 6~10%，日本 4.3~26.9%。因其管壁不硬，外口大，边缘下陷，周围皮肤呈淡黑色，分泌物清稀量多呈“豆腐脑”状，夹败絮状物。本病多为正虚、余毒未尽之症，正虚不能托毒外出，余毒滞留，则脓水清稀，久溃不敛。肛瘘合并糖尿病者，因其导致微小血管病变，血运差，肉芽组织生长缓慢，血糖高，导致创口反复感染，不易愈合。余在临床中观察，内科正规降糖治疗，空腹血糖应在9mmol/L以下方可手术。术后尚需正规降糖治疗。三是放化疗影响或某些药物长期运用，如激素，可抑制创口的炎性反应和影响吞噬细胞功能及蛋白合成；四是合并肛周湿疹致毒水浸淫，致延迟愈合；五痔手术切除皮肤过多，保留皮桥不够，肛管呈环状或柱状狭窄，致肛门扩张功能不良，影响愈合；六是术中切除皮肤过少，创口中间保留皮肤太多，造成内翻，引流不畅，影响愈合；七是肛瘘手术未能正确找到内口或内口处理不完全，致支管残留；八是创口过深过大，残留死腔，引流不畅；九是异物遗留（如线头、纱布、引流条、敷料等）。余曾治一王某8岁女，因倒地，会阴部扎进一10cm芝麻茬，月余后疼痛、流脓、创面不愈，在局麻下清除异物，清洗创口，经换药20余日而瘥。十是手术切口过小过深，或间断换药，致肛缘外口愈合或肛缘至齿线处创口愈合，肛缘外口不愈合；或肛缘外留有针尖状小口，时有脓水溢出，致延迟愈合；十一假性愈合是高位复杂性肛瘘延迟愈合常见原因，创口出现桥形愈合，即外皮长住了，里面长不住，或换药不及时，引流条放置不到位，药捻填塞过紧或过松，或创口腐肉，纤维化组织清除不彻底，致肉芽不能正常生长，或瘘管分枝较多，处理不完全；十二是术后衣原体、支原体感染。证见肛门部疼痛坠胀，创面伴黄白色分泌物及少量出血，创缘水肿，术后创面形似裂隙，中心创面鲜红，似新鲜肉芽组织，周围可见类似上皮样的白色组织，始终不能覆盖创面，实验室检查：衣原体（+），支原体（+）。

三、治疗方法

本组26例均采用家传方“祛腐丹”治疗。

药用：黄连粉4g，红升丹1g，甘草水七飞石膏4g，三梅1g，珍珠粉，医用氧化锌适量，共细末，消毒贮瓶避光备用。外用均匀撒布创面即可。

四、治疗效果

本组26例，其中重度环状痔4例35天愈合；高位复杂瘘性肛瘘（结核性患者，合并糖尿病患者）内服益气养阴，托里排毒之品45天而瘥；其中2例为复发性高位复杂性肛瘘，曾多次手术，因内口处置不当，再行切挂术，找准内口与支管，其中1例穿臀穿腿直肠瘘手术，采用切开挂线术，术后创口祛腐丹撒布，提脓祛腐，生新而敛。

五、讨论

中医学认为，创口延迟愈合，属“溃疡”范畴。《内经》云：“热盛肉腐，肉腐则为脓，脓是由气血所化生。气血淤滞，脉道不通，淤、腐、脓的存在是溃疡经久不愈的原因。湿热下住，气血淤滞或脉道不通，肌肤失养，继而热盛肉腐而为脓。病久不愈多虚，余毒未尽，腐肉难除，内治以益气养阴，补虚托毒之品。”临床观察，创口延迟愈合患者其创口下陷，脓水清稀，或腐肉覆盖创面，肉芽组织色淡、灰白，常伴创口四周皮肤增厚，色素沉着或湿水浸淫，或创口干陷，色紫暗，导致久溃不敛。“煨脓”才能长肉、生新，这是与西医学不同之处，只有脓液存在，如创口干陷，色暗无脓者，创口久溃不敛，必须以祛腐丹少许，创口红活，脓液稠厚，才能生新长肉敛口。改善创口局部微循环，激活溃疡由僵化状态向无菌性炎症方向转化，刺激结缔组织增生，促进溃疡愈合。

方以红升丹提脓祛腐药为主药，自古应用至今。清吴谦《医宗金监》云：红升丹治一切疮疡溃后，拔毒祛腐，生肌长肉，凡疮口坚硬，肉暗紫黑，脓水清稀，用丹少许，鸡翎掃上，立即红活，疡医若无红白二丹，即难立即取效。本品究属刺激有毒之品，余临床多用九一丹，应用时应尽量减少红升丹含量，且红升越陈越好，并尽量减用药次数，待腐尽，肉芽红活时，立即停用，一般5~7日为宜，辅黄连粉苦寒，清热除湿，解毒消肿，抑菌实验证明本品对痢疾杆菌、结核杆菌、百日咳杆菌、金黄色葡萄球菌、溶血性链球菌、肺炎双球菌等均有明显抑制作用。七飞石膏收湿敛疮，冰片辛香透窍为佐使；诸药合用，共奏提脓祛腐，清热解毒，生肌敛疮之功。使内蕴之毒得以外排，腐肉迅速脱落，生新敛口。内治宜补益气血，托里生肌之品，加强营养，支持疗法，迅速改善全身症状，增强体质之固本，加快创口愈合，缩短疗程。

消肿止痛膏防治痔术后水肿的疗效观察

乔小磊

（开封市中医药肛肠科，河南　开封，475000）

【摘要】目的　观察消肿止痛膏防治痔术后水肿的临床疗效。方法　选择140例病人，随机分为对照组和治疗组各70例，治疗组在常规治疗的基础上外用消肿止痛膏，观察痔术后两组肛缘水肿发生率及消退时间，并进行比较量化分析。结果　治疗组肛缘水肿发生率为5.3%，对照组肛缘水肿发生率为12.8%，P<0.05，差异有统计学意义。两组水肿消退时间比较差异有显著性，P<0.05。结论　外用消肿止痛膏在防治痔术后水肿方面效果显著。

【关键词】消肿止痛膏；痔手术；水肿

混合痔内扎外切术是目前手术治疗痔中应用最广泛、最成熟的术式。然而此术式需要切除或者结扎痔体，会造术后成局部循环受损，肛门周围水肿。这是临床上常见的并发症，常影响患者对术后治疗效果的评价。因此，寻找一种防治肛缘水肿的有效疗法十分必要。本科室于2011年11月–2012年4月应用消肿止痛膏外用防治痔术后肛缘水肿，取得了满意的疗效，现报告如下。

1. 资料与方法

1.1 一般资料

将140例患者术前随机分为两组，每组70例。治疗组70例，男32例，女38例，年龄21～75岁，平均43岁，病程0.5～21年，平均10.3年；对照组70例，男39例，女31例，年龄19～81岁，平均46岁，病程1～25年，平均10.9年。两组具有可比性，P<0.05。

1.2 治疗方法

两组患者同样采用内扎外切术。术后常规使用中药熏洗，局部涂肛泰软膏，肛内塞痔疮栓1枚。术后均静滴抗生素6天，饮食或口服聚乙二醇4000散调整大便以通畅为度。治疗组在常规治疗的基础上换药后外敷消肿止痛膏，术后第1天开始，直至患者痊愈。

1.3 疗效观察

两组病例均于术后每日换药时观察肛缘有无水肿并记录水肿发生及消退时间，统计水肿发生率及消退时间比较。计量资料采用t检验，计数资料采用 x^2 检验，P<0.05为差异有统计学意义。

2. 结果

治疗组发生肛缘水肿6例，水肿发生率为8.5%，对照组发生肛缘水肿14例，水肿发生率为20%，两组水肿发生率差异明显，P<0.05，差异有统计学意义。两组病例在水肿消退时间比较差异有显著性，P<0.05。在治疗过程中未发现明显不良反应及过敏反应。两组肛缘水肿发生及消退时间情况比较见表1。

表1　两组肛缘水肿发生及消退时间情况比较

组别	水肿发生时间（天）	水肿消退时间（天）
治疗组	3.3	10.7
对照组	2.4	15.1

3. 讨论

内扎外切术是目前手术治疗痔中应用最广泛的手术方式之一，疗效确切，但是术后容易并发水肿。其原因多是由于肛门及痔组织的生理、病理特点决定的，肛门局部痔体被结扎、切除、剥离后，原有的体液循环通道被阻断，局部循环障碍，肛门局部血管组织渗透压增加导致充血、渗出等炎症反应，极易造成术后肛门局部水肿，皮赘形成。水肿发生后容易导致局部血栓形成，严重者甚至可导致感染，增加了患者的痛苦，延长治疗时间，降低患者对手术质量的评估。

内扎外切术后水肿的发生是由于术前、术中及术后多种因素共同形成，以术中、术后因素为主。故而术中应仔细操作，减少对局部组织的损伤。同时保持术后大小便的通畅，适度活动，尽量防止水肿的发生。在临床实际工作中，尽管采取多种预防措施，但术后水肿的发生率仍较高，且防治较难。因此，应用各种干预手段降低术后肛缘水肿的发生率是临床大势所趋。

《素问·阴阳应象大论》中记载："气伤痛，形伤肿。"故而术后水肿的治疗原则是活血祛瘀、消肿止痛。我科应用自制消肿止痛膏治疗术后水肿取得了良好疗效。消肿止痛膏的组成为：荆芥300g、黄连300g、五倍子300g、红花50g、乳没各30g、冰片30g。上方植物药打细粉，高温消毒，乳没及冰片研磨成粉，用消毒后的凡士林膏搅拌均匀待用。换药时在肛门外取适量消肿止痛膏外敷患处。

五倍子酸、涩、寒，具有良好的收湿、敛疮、止血功效；黄连苦寒，可清热燥湿、泻火解毒；荆芥辛温，可透疹、消疮、止血；红花辛温，活血通经、祛瘀止痛；乳香辛苦温；可调气活血，止痛追毒；没药苦辛平，可散血祛瘀，消肿定痛；冰片辛苦凉，通诸窍，消肿止痛。诸药合用，可行气活血化瘀，消肿定痛。在临床应用防治内扎外切术后水肿方面效果显著，值得推广应用。

"长强"、"承山"穴位埋线治疗混合痔术后疼痛的临床研究

何剑平　张锡滔　陈　凯　李　鸥　占　东

（南方医科大学附属珠江医院，广东　广州，510000）

【摘要】目的：对混合痔术后使用长强、承山穴位埋线与应用静脉镇痛泵的镇痛效果进行对比评估。方法：对120例混合痔患者，随机分为穴位埋线组和静脉镇痛组。对术后疼痛始发时间、术后8小时、24小时、48小时、首次排便、3天、7天的疼痛及不良反应等项指标进行比较。结果：术后疼痛始发时间、术后8小时、24小时的疼痛强度，静脉镇痛组明显优于穴位埋线组（$P<0.001$）。术后48小时、首次排便的疼痛强度，静脉镇痛组与穴位埋线组比较无明显差异。术后3天、7天的疼痛强度，穴位埋线组明显优于静脉镇痛组（$P<0.001$）。而静脉镇痛组不良反应发生率高（$P<0.05$）。结论：在术后早期，静脉镇痛效果较好，但不良反应较多。而穴位埋线，镇痛时间更长，且无不良反应，值得推广应用。

【关键词】穴位埋线；痔；手术；疼痛；静脉镇痛

混合痔手术后局部疼痛是困扰肛肠科医生的难题，很多学者将肛门直肠手术比喻为"痛苦的选择"，甚至描述术后排便就象"排出碎玻璃"一样疼痛。因此，充分认识痔术后疼痛机制，积极应用有效的止痛措施，对提高混合痔患者术后的康复质量有重要意义。我科在2009～2011年期间，对60例混合痔手术患者术中应用长强、承山穴位埋线术，并与60例应用静脉镇痛泵的患者进行了术后疼痛的对照观察。现将分析观察结果报告如下。

1. 一般资料

纳入标准为择期行静脉全麻＋局麻下行混合痔外剥内扎术患者，能正确理解疼痛评分规则。排除标准为兼有肛门及直肠其他需手术疾病者，如肛门狭窄、肛周脓肿、肛瘘、肛裂等患者；患有肝、肾、心血管系统、内分泌系统等严重原发性疾病及精神病患者；术前有慢性疼痛患者。纳入患者均为我院2009年6月～2011年12月住院患者，随机分为两组，治疗组60例，其中男性28例，女性32例，年龄最大55岁、最小22岁，病程4个月～10年，Ⅲ期混合痔30例，Ⅳ期混合痔30例；对照组60例，其中男性30例，女性30例，年龄最大61岁、最小25岁，病程3个月～10年不等，Ⅲ期31例，Ⅳ期混合痔29例。两组患者的性别、年龄、体重、麻醉、术式、围手术期及术后处理等临床一般资料比较，差异无统计学意义（$P>0.05$）。

2. 方法

治疗组：患者先于手术室行静脉全麻＋局麻，麻醉后先行长强、承山穴位埋线；手术采用混合痔外剥内扎术。长强、承山穴位埋线操作步骤：使用腰椎穿刺针套管、26号毫针，从前端放入强生（上海）医疗器械公司生产的"000"的微乔缝线1cm，从尾端插入针灸针芯，刺入穴位，边推针芯，边退针管，将微乔缝线留在穴位，针孔处覆盖创可贴。

对照组：患者先于手术室行静脉全麻＋局麻，麻醉后先行混合痔外剥内扎术；手术结束后接静脉镇痛泵。静脉镇痛泵按舒芬太尼0.03μg/（kg·h）＋0.9%氯化钠注射液100ml配置，静脉镇痛泵参数均为：Bonus剂量舒芬太尼5μg，背景剂量2ml/h，PCA量0.5ml，锁定时间15min。

3. 观察指标

（1）镇痛效果评估：观察患者术后疼痛始发时间、术后8小时、24小时、48小时、首次排便、3天、7天的

疼痛情况。采用 VAS 疼痛视觉模拟表，记录患者手术后疼痛强度。根据评分值将观察指标设定为 4 个等级：无痛（0 分），轻度疼痛（1 ~ 3 分），中度疼痛（4 ~ 6 分），重度疼痛（7 ~ 10 分）。

（2）观察术后治疗期内的不良反应，如恶心、呕吐、嗜睡、头痛、排尿等情况。

（3）统计学分析：计量资料以均数 ± 标准差（ $\bar{x} \pm s$ ）表示，用 t 检验；计数资料采用 x^2 检验，$P<0.05$ 为差异有显著性。

4. 结果

（1）疼痛始发时间

经使用静脉镇痛泵、穴位埋线治疗混合痔术后疼痛，静脉镇痛组的疼痛始发时间明显比穴位埋线组晚，差异有统计学意义（$P<0.001$）。结果见表一。

表一　混合痔术后疼痛始发时间（ $\bar{x} \pm s$ ）

组别	疼痛始发时间（小时）
穴位埋线组	10.45 ±4.29
静脉镇痛组	34.23 ±23.42

注：与穴位埋线组比较，$P<0.001$。

（2）术后疼痛积分比较

经使用静脉镇痛泵、穴位埋线治疗混合痔术后疼痛，在术后 8 小时、24 小时，静脉镇痛组的镇痛效果优于穴位埋线组，差异有显著性（$P<0.001$），在术后 48 小时、首次排便，静脉镇痛组与穴位埋线组的镇痛效果无明显差异（$P>0.05$），在 72 小时、7 天时，由于静脉镇痛泵的药物已用完，穴位埋线组的镇痛效果优于静脉镇痛泵组，差异有显著性（$P<0.001$）。结果见表二。

表二　混合痔术后疼痛强度

组别	8 小时	24 小时	48 小时	首次排便	72 小时	7 天
穴位埋线组	5.20 ±1.63 *	4.15 ±1.55 *	3.56 ±1.22	6.52 ±0.25	2.14 ±0.15	1.36 ±0.17
静脉镇痛组	2.14 ±0.13	2.28 ±0.22	3.63 ±1.12	6.58 ±0.93	3.85 ±1.02 *	2.07 ±0.29 *

注：术后同时段疼痛强度比较 * $P<0.001$。

（3）术后不良反应比较

静脉镇痛组不良反应发生率高，差异有统计学意义（$P<0.05$）。结果见表三。

表三　术后不良反应

组别	恶心呕吐	嗜睡	尿潴留
穴位埋线组	1	1	2
静脉镇痛组	8	9	8

注：静脉镇痛组不良反应发生率高 $P<0.05$。

5. 讨论

肛肠病手术后局部疼痛的原因非常复杂，主要的疼痛原因有组织直接损伤、局部结扎、组织压迫、异物刺激、炎性和水肿以及尿潴留等。由于肛门直肠区域神经分布相对丰富，各种因素引发一系列复杂的疼痛反射，给患者造成了很大的痛苦和精神压力，而且由于肛门部的解剖及生理功能，导致此区域伤口易于感染，故肛肠病手术大多主张创面不缝合，其愈合过程较长[1]。由于肛肠病术后愈合时间常长达二、三十天，术后排便及换药等刺激都会给患者带来疼痛，影响伤口的愈合。因此长时间的镇痛，减少副作用在临床中更为重要。

随着对疼痛基础理论研究的深入，人们对术后疼痛的产生和处理有了许多新的认识，根据镇痛治疗的逐渐完善和发展，以及肛门部手术后疼痛的特点，运用“超前镇痛”、“平衡镇痛”等综合方法进行镇痛治疗，已日益被肛肠科医生所认识[2]。肛肠病手术后主要采用口服、注射镇痛药物或使用静脉镇痛泵缓解疼痛，但是口服和注射镇痛药的药效持续时间短，而部分患者在使用镇痛泵时可能出现恶心呕吐、头昏嗜睡等反应[3]。况且肛肠病术后愈合时间常长达二、三十天，术后排便及换药等刺激都会给患者带来疼痛，连续使用长时间的自控镇痛，经济方面负担过大，其毒副作用也较大。

针刺治疗疼痛是中医学的重要特色之一，针刺镇痛之所以有效一般认为与神经传导密切相关，同时还影响内源性阿片肽、神经递质和其他物质的生成和分泌过程，使神经传导正常化。埋线疗法是在针灸经络理论的指导下，将医用肠线埋入相应穴位，经过多种因素持久、柔和地刺激穴位，达到疏通经络气血以治疗疾病的一种方法。穴位埋线后，肠线在体内软化、分解、液化和吸收时，对穴位产生的生理、物理及化学刺激长达20天或更长时间，从而对穴位产生一种缓慢、柔和、持久、良性的“长效针感效应”，长期发挥疏通经络作用，达到“深纳而久留之，以治顽疾”的效果。穴位埋线，每20天治疗一次，避免较长时间、每日针灸之麻烦和痛苦，减少就诊次数。因而，埋线疗法是一种长效、低创痛的针灸疗法，它特别适用于各种慢性疼痛的疾病[4]。

“长强”、“承山”穴被历代医家认为是治疗肛门病变的经验效穴[5,6]，长强穴为督脉起始穴，靠近肛门，可行气散瘀止痛，是治疗肛门疾病的要穴。通过刺激长强穴，可刺激副交感神经兴奋，反射性调节交感神经功能，使疼痛消除。在远端取承山穴，以求疏通经络，“通则不痛”。二穴合用，充分发挥穴位的远治作用和近治作用，达到行气止痛之功效[7]。

本研究结果表明，穴位埋线法与静脉镇痛泵相比，在术后早期，镇痛效果不如静脉镇痛泵组，但静脉镇痛组的不良反应明显较多。在“长强”、“承山”穴位埋线，既发挥了穴位的远治作用和近治作用，又结合了埋线的持续刺激机制，其镇痛时间更长，且无不良反应，值得临床推广应用。

硬化注射术治疗直肠腺瘤术后肛门坠胀1例

杨向东　陈小朝　岳朝驰

（成都肛肠专科医院/中国西部PPH培训中心，四川　成都，610000）

患者男，65岁，因排便困难伴大便习惯改变2年入院。入院症见：神志清，精神可，形体消瘦，大便每天2~3次，大便较细，解出困难，偶伴有少量黏液，无脓血便，腹部胀满，饮食量减少。查体：腹部膨隆，未扪及包块，无压痛反跳痛及肌紧张。电子肠镜示：距肛缘约12cm直乙交界处可见一大小约3×4×3cm大小的肿块，占据肠腔2/3，质脆，活动度尚可。完善相关辅助检查后，于2008年4月12日在全麻下行剖腹探查术，直肠腺瘤经腹切除吻合术，术后病检示：直肠管状腺瘤，部分上皮中重度非典型增生。术后伤口愈合可，于术后第十天出现肛门坠胀难忍，站立或活动后加重，几天后肛门部流出胶冻样物质，腔内B超及指检未见异常，给予口服中药及甲硝唑液灌肠后无明显改善。后给予消痔灵硬化注射后，症状好转出院。

治疗方法：患者取右侧卧位，腰俞穴麻醉成功后，常规消毒铺巾，将齿线以上3cm的肠管牵出肛门，局部消毒。由齿线以上3cm向下至齿线上方，用7号注射针将药液呈点状注射入黏膜下层，注射至黏膜呈灰白水疱隆起为度，各注射点相距约1cm。注射完毕后将肠管回纳入肛内，肛周及肠腔重新消毒，用1%利多卡因局部浸润麻醉，在截石位9点肛缘外1.5~2cm处，用7.5号腰穿针沿直肠纵轴穿刺，用左手示指在肠腔内引导，穿刺进入约6~7cm，针尖有明显突破感，且与引导手指间有钝厚感并可上下自由滑动，说明穿刺针进入骨盆直肠间隙，取出针芯，向间隙内扇形注入药液约20ml。同法在截石位3点和6点肛门与尾骨尖连线中点处进行穿刺、注射。注射完毕后用塔形纱布行肛门外固定 。注射时避免穿刺针刺穿肠腔，不能将药液误注入肠壁肌层、骶前筋膜 、腹膜腔内。术后使用抗生素预防感染，卧床休息3d，禁食3d，3d后用开塞露灌肠协助排便 。

讨论：肛门坠胀的产生是一个复杂的、多因素作用的结果，其具体机制尚不完全清楚。另外，肛门坠胀是患者的一个主观症状，目前仅能靠患者的叙述来判断，这就缺乏客观性。目前，对手术后吻合口与肛门坠胀的关系的相关性研究还较少。我们总结肛门坠胀多属中医中的“气虚下陷”范畴。《素问》有云：“下者举之”。根据中医“酸可收敛，涩可固脱”的理论，采用以五倍子、明矾为主药的消痔灵硬化注射治疗，正是取其“下者举之”、“酸敛固脱”的原理。注射后引起注射区组织的无菌性炎症，局部纤维蛋白渗出，形成瘢痕组织，从而治疗肛门坠胀，其具体机制尚需要进一步探讨。

中药保留灌肠促进吻合器痔上黏膜环切术后创面愈合的临床观察

刘国军

（河南南阳医专第二附属医院，河南 南阳，473061）

【摘要】目的 观察中药保留灌肠对吻合器痔上黏膜环切术后创面愈合的影响。方法 回顾性分析123例行吻合器痔上黏膜环切术患者的创面愈合情况，其中53例采用中药保留灌肠者作为实验组，70例未行保留灌肠的患者作为对照组，比较两组术后创面出血、水肿、疼痛感、吻合口愈合情况。结果 两组术后创面出血的发生率无差异（$p=0.247$）；实验组术后创面水肿、疼痛情况均较对照组有改善（$p<0.01$）；实验组术后吻合口炎发生率低于对照组（$p=0.011$）。结论 中药保留灌肠法可以有效促进吻合器痔上黏膜环切术后创面愈合，减少患者痛苦，疗效确切安全。

【关键词】痔；创面愈合；中药灌肠；吻合器痔上黏膜环切术

吻合器痔上黏膜环切术（PPH）作为一种新的术式，大大减少了传统痔手术的并发症，成为治疗重度痔的新方法。但是PPH术后亦会导致直肠末端、肛管组织的充血、水肿、炎性反应，可使患者术后出现肛门部疼痛、肛门部坠胀感、局部水肿、渗血甚至出血、分泌物增加、尿潴留等症状。我们采用中药液保留灌肠以减轻、改善这些症状，取得良好的效果。现报告如下。

1. 资料与方法

1.1 临床资料 选取了我科2010年5月~2011年12月收治的PPH手术患者共123例。实验组53例，采用中药保留灌肠方法，男30例、女23例，年龄24~78（40.26±10.45）周岁，病程4个月~20a（6.8±2.54）a；其中以痔脱垂为主者13例，以出血为主者15例，两者皆有25例。对照组70例，未保留灌肠，男37例、女33例，年龄25~76（40.14±11.52）岁，病程5个月-24a（6.5±2.86）a；其中以痔脱垂为主者18例，以出血为主者22例，两者皆有30例。两组间性别、年龄、病程、症状等均无统计学差异。患者均经结、直肠镜检排除结、直肠肿瘤，符合中华医学会外科分会肛肠外科组2006年制定的《痔临床诊治指南》。

1.2 治疗方法

1.2.1 药物组成

灌肠方：白人参、黄芪、白及、生甘草各40克，五倍子、白头翁、马齿苋、青黛各30克，丹参、诃子、乌梅、白花蛇舌草各20克等。上药、加水2000ml煎至560ml，过滤机缝每袋装80ml备用。

使用方法：灌肠法：取中药液80ml加热至沸，冷却至38°~40°为宜，1次/d，7d为1疗程。

1.2.2 两组均采用国产苏州贝诺医疗器械公司生产PPH吻合器行PPH手术。实验组PPH术后常规连续使用3d抗生素，每晚睡前用太宁栓1枚塞肛，便后白天再用中药液保留灌肠，时间视患者能保留最长为度，1次/d，连用7d；对照组未行保留灌肠，其他同实验组。两组均于PPH术后第7d经肛门镜检查，对其创面水肿、出血、肛门疼痛、吻合口愈合情况作出评估，并监测用药后肝肾功能及血、尿常规。

1.3 观察指标①出血：创面无渗血，排便时无滴血为显效；创面少量渗血，排便时可见便纸染血，但无滴血，便后血即止为有效；创面有渗血，排便时可见滴血为无效。②水肿：肛缘及创面周围无水肿或水肿不明显为显效；肛缘及创面周围轻度水肿，患者无明显肿块感为有效；肛缘及创面周围水肿明显，患者有肿块感为无效。③疼痛：患者无或稍感疼痛，不需任何处理即能忍受为显效；患者疼痛轻，无明显痛苦表情，不用药即能忍受或服一般止痛药可缓解为有效；患者疼痛较甚，有痛苦表情，难以忍受，须用哌替啶类药物止痛为无效。④吻合口炎。⑤不良反应。

1.4 统计学方法 所有数据采用SPSS13.0软件包进行统计学分析，计量资料以~x±s表示，两组间均数的比较采用t检验，构成比的比较采用x2检验。以$p \leqslant 0.05$为有统计学差异。

2. 结果

2.1 出血 实验组显效35例、有效18例、无效0例，对照组显效39例、有效31例、无效0例，x2=1.341，$p=0.247$。

2.2 水肿 实验组显效41例、有效11例、无效1例，对照组显效34例、有效27例、无效9例，x2=11.663，$p=0.003$。

2.3 疼痛　实验组显效 47 例、有效 5 例、无效 1 例，对照组显效 42 例、有效 20 例、无效 8 例，$x2 = 12.617$，$p = 0.002$。

2.4 吻合口炎　实验组术后发生吻合口炎 8 例，对照组 25 例，$x2 = 6.533$，$p = 0.011$。

2.5 不良反应　实验组有 8 例患者在灌肠时感到轻微腹胀，尚能耐受。两组患者用药后血、尿常规及肝肾功能指标均无异常。

3. 讨论

随着对痔认识的不断深入，痔的治疗发生了革命性的变化。PPH 作为一种新术式在国内外得到了广泛的推广，在减轻术后疼痛及出血方面优于传统术式。然而，PPH 术后仍约有 1/3 患者存在不同程度的疼痛，5% 患者会存在术后首次排便时的伤口渗血，10% 患者存在术后尿潴留，至于术后伤口局部的水肿、不适则广泛存在。王正等的研究发现，采用太宁栓可以有效减轻 PPH 术后创面水肿、出血、疼痛情况。杨泽武等发现采用甲硝唑联合布比卡因保留灌肠可以有效防治微创痔疮手术后吻合口炎。我们的研究同样发现采用中药液保留灌肠可以有效减轻吻合器痔上黏膜环切术后创面水肿及疼痛症状，减少患者痛苦，促进创面愈合，疗效确切安全。

肛门直肠的血管丰富，故手术时渗血较多，炎症病理过程明显，术后疼痛尤甚，肛门术后减轻炎性反应，止痛是治疗中的重要环节，对促进术后伤口愈合有非常重要意义。全身静脉给药或者口服给药很难达到直接作用，故以中药保留灌肠作为载体，中药灌肠方不仅可以通过局部直接发挥清热解毒、杀菌护膜生肌的作用，还可以通过局部吸收调节肠道功能，增加抗病能力，使溃疡早期愈合，避免或减少了消化液酸碱度及各种消化酶对药物的影响和破坏，很少被肝脏分解代谢，药物直达病所，安全性好，达到了治疗目的。经直肠黏膜吸收充分发挥药效，对促进手术切口消炎、消肿、促进创面愈合有很大的帮助。本研究中，观察组患者仅 8 例患者在灌肠时感到轻微腹胀，尚能耐受。无其他不良反应，安全可靠。

总之，PPH 术后中药液保留灌肠可以显著减轻创面水肿，改善患者疼痛症状，减少术后吻合口炎发生率，且不良反应小，耐受性好，保留灌肠法操作简便，值得临床推广应用。

中药熏洗法在肛肠科手术后应用效果研究

葛春超　聂广军

（沈阳马应龙肛肠医院，辽宁　沈阳，110021）

【摘要】目的：探讨中药熏洗法在肛肠科手术后的应用效果及注意事项。方法：对我院肛肠科自 2010 年 5 月 ~2011 年 8 月收诊的 106 例接受手术治疗患者的临床资料进行回顾性的分析总结。结果 经过治疗 2 个疗程以后，治疗组的患者在疼痛评分、水肿评分以及创面愈合速度评分等方面明显好于对照组，各指标之间的比较均有显著性差异（$P < 0.05$）。结论：中药熏洗法可以有效的减轻患者肛肠手术后的疼痛、水肿等，加速创面的愈合速度，建议在临床上推广使用。

【关键词】中药熏洗法；肛肠科手术；效果

中药熏洗法是将中药物煎汤，趁热在患部熏蒸、淋洗和浸浴的方法，是我们祖国医学的重要组成部分，属于中医外治法的范畴，它是以中医药基础理论为指导，以脏腑经络学说以及中药的性味功能理论为依据，选用一定的方药经过加热产生温热药气，从而作用于病变部位，达到散邪解肌、消肿止痛、温经通络、活血化瘀以及疏风散寒等作用，从而达到治疗疾病的目的。肛肠科手术后，许多患者都会出现湿疹、肿痛、瘙痒等多种并发症状，自 2010 年 5 月 ~2011 年 8 月期间我院肛肠科将中药熏洗的方法应用于 106 例患者肛肠科手术后症状的治疗中，取得了良好的效果，现将具体的治疗过程报道如下，以期为今后临床上肛肠科患者的术后治疗提供参考依据。

1. 临床资料

1.1 一般资料

选取我院肛肠科自 2010 年 5 月 ~2011 年 8 月收诊的 106 例接受肛肠手术治疗的患者为治疗对象，其中男性 49 例，所占比例为 46.23%，女性 57 例，所占比例为 53.77%，男性年龄在 20 岁 ~63 岁之间，平均年龄为 45.17 岁，女性年龄在 22 岁 ~65 岁之间，平均年龄为 46.09 岁；病程 6 个月 ~8 年，平均病程 2.73 年；其中混合痔手术 43 例，肛瘘手术 28 例，肛裂手术 25 例，肛周脓肿 10 例；所有患者均未合并心脑血管等重大疾病。

1.2 治疗分组

采用随机数字表法将106例患者随机分为对照组和治疗组，对照组53例患者，其中男24例，女29例，年龄在20~64岁之间，平均年龄为（45.35±10.11）岁，平均病程（2.69±0.73）年；治疗组53例，其中男25例，女28例，年龄在23~65岁之间，平均年龄为（45.37±10.09）岁，平均病程（2.71±0.74）年；经统计学处理分析，两组在性别、年龄以及病情、病程等方面均无显著性的差异（P>0.05），具有可比性。

2. 治疗过程

两组患者在手术后均给予口服抗生素3d等常规治疗。在此基础上，治疗组患者在术后第1d使用中药方剂进行熏洗坐浴，基本药方由以下几味中药组成：黄柏20g、延胡索10g、苦参30g、蛇床子20g。浸泡后煎煮2次，合并2次药液得100ml左右。每次取100ml左右药液，再加温开水1000ml，熏洗坐浴15~20min，2次/d，分早晚两次坐浴，3d为1个疗程。对照组用03~0.5g高锰酸钾加温水2000ml熏洗坐浴15~20min，2次/d，分早晚两次坐浴，3d为1个疗程。治疗2个疗程后进行治疗效果的评价。

3. 治疗结果

3.1 统计学处理

治疗所得数据输入统计软件SPSS13.0进行处理，计算得数据用均数±标准差（x~±s）表示，对照组和治疗组的组间比较采用t检验，检验标准α=0.05，以P<0.05为有显著性差异，P<0.01为有极显著性差异。

3.2 治疗标准

以患者刀口的疼痛程度、水肿程度以及创面愈合速度为观察指标进行疗效的评价。各评价指标以评分多少进行衡量，评分原则如下：

0分：局部的疼痛及水肿消失或者基本消失，创面愈合良好；

5分：局部的疼痛及水肿有明显好转，创面基本愈合；

2分：局部有较严重的疼痛及水肿；创面愈合超过一半以上；

0分：治疗前后局部症状无明显改善。

3.3 结果

经过治疗2个疗程以后对两组患者进行疗效评价，对比结果见表1. 从表中可以看出：治疗组的患者在疼痛评分、水肿评分以及创面愈合速度评分等方面明显好于对照组，各指标之间的比较均有显著性差异（P<0.05）。

表1　两组的疗效对比

组别	N	疼痛评分＊	水肿评分◆	创面愈合速度评分◇
对照组	53	5.27	5.63	5.38
治疗组	53	8.89	9.12	8.97

注：治疗组与对照组的疗效＊比较P<0.05，◆比较P<0.05，◇比较P<0.05。

4. 讨论

中药熏洗法疗法用药比较灵活，作用迅速，安全可靠，经济实用，在临床上易于推广，但肛肠科手术的患者患病部位比较特殊，因此在使用中药熏洗法时要注意以下几点事项：煎好的药液用干净纱布过滤，以免药中杂质在熏洗时刺激皮肤；熏洗过程注意室内避风，冬季注意保暖，防止受凉；洗完后应及时擦干药液，暴露部位尽量加盖衣被；熏洗操作必须严格掌握温度，防止烫伤，药液温度以不烫手或能忍耐的程度为宜，一般控制在40度左右；熏洗时应随时询问患者感觉，老人、小儿熏洗时要给予协助，避免烫伤事故的发生；饭前、饭后30分钟内不得进行该项治疗；伤口部位进行熏洗时，按无菌技术操作进行；治疗中如发现患者有过敏或治疗无效时，应及时与医生联系，调整治疗方案；注意保护患者，所有物品需清洗消毒，每人1份，避免交叉感染；用药期间忌食辛辣刺激性食物，保持大便顺畅。本文治疗结果显示中药熏洗法可以有效的减轻患者肛肠手术后的疼痛、水肿等，加速创面的愈合速度，建议在临床上推广使用。

维生素B1足三里穴位注射防治肛肠术后尿潴留的临床观察

聂英玲

（岳阳县中医院外科，湖南 岳阳，414100）

【摘要】目的：探讨维生素B1足三里穴位注射防治肛肠术后尿潴留的临床疗效。方法：将120例肛肠术后的患者随机分成实验组和对照组各60例。实验组采用一次性无菌注射器抽吸维生素B1注射液100 mg，注入两侧足三里穴；对照组采用传统诱导排导方法，如改变体位，流水声诱导及热水袋热敷解除尿潴留。比较2组患者尿潴留的改善情况。结果：维生素B1足三里穴位注射较传统诱导排导方法用于肛肠术后尿潴留发生例数明显减少，差异有统计学意义，$P<0.05$。

结论：维生素B1足三里穴位注射是解除肛肠术后尿潴留安全有效的护理措施。

【关键词】维生素B1；足三里；穴位注射；尿潴留；肛肠术后

术后尿潴留是指膀胱内充满尿液但不能自行排出的症状，是肛肠手术后常见的并发症。如手术后8 h内患者不能排尿而膀胱尿量>600 ml，或者患者不能自行有效排空膀胱而残余尿量>100 ml，即诊断为术后尿潴留，据文献报道，肛门手术后尿潴留的发生率高达52%。因此解决肛肠术后尿潴留是十分有必要的，同时能较大程度的减少患者术后的痛苦。根据临床肛肠术后采用维生素B1足三里穴位注射后尿潴留的发生率大大减低，取得了不错的效果，现报道如下：

1. 资料与方法

1.1 一般资料 随机选择我院肛肠手术患者120例，其中男76例，女34例，年龄20~60岁，手术时间均<2h，患者身体状况好，无严重泌尿系统疾病及其他脏器功能严重受损。麻醉方法选用蛛网膜下隙阻滞麻醉，麻醉药物统一采用0.5%布比卡因，术后不置镇痛泵。将所选患者随机分为对照组和治疗组各60例。2组患者年龄、体质量、平均手术时间等基线资料比较，差异无统计学意义，$P>0.05$，具有可比性。

1.2 方法 实验组采用维生素B1足三里穴位注射的方法，待患者有排尿意识时，让患者取仰卧位，暴露双下肢，护士遵医嘱选取5 ml注射器2只，分别抽取维生素B1注射液50 mg（1 ml）1ml生理盐水稀释，让患者取仰卧位，双腿伸直，或取正坐屈膝位，左手拇指找准右侧足三里。定位：在外膝眼下3寸，胫骨外侧约一横指处。常规消毒皮肤，左手绷紧皮肤，右手稳、准、快进针1~1.5寸。用提插法行针，当患者感觉局部有酸、麻、胀、痛感时，右手推注维生素B1注射液50 mg（1 ml），拔针后按压2~3 s，同法左侧足三里注射维生素B1注射液50 mg（1 ml）。

对照组采用传统诱导法，即以听流水声、温水冲洗会阴部、热水袋热敷膀胱区15~30 min或指压中极、关元穴等。

1.3 判定标准 显效：治疗结束后30min内能顺利排尿，尿急、腹痛、腹胀症状消失；有效：治疗结束后30－120 min开始有排尿或尿液呈点滴状排出，片刻后能顺利排尿，尿急、腹痛、腹胀症状好转；无效：治疗结束120min后仍未排尿或尿液淋漓不出，尿急、腹痛、腹胀未改善或加重。

1.4 数据处理 所得数据进行r检验和t检验。

2. 结果

组患者术后第1次排尿时间和尿潴留发生情况比较见表1。2组术后首次排尿时间比较差异无统计学意义，$P>0.05$，术后尿潴留发生例数比较治疗组明显少于对照组，差异有统计学意义，$P<0.05$。

表1 2组患者术后首次排尿时间和尿潴留发生情况比较

组别	例数	首次排尿时间	尿潴留例数
实验组	60	30±10min	6
对照组	60	35±10min	15

注：2组比较。$x^2=\sim31.7$，$P<0.05$

3. 讨论

尿潴留属中医"癃闭"范畴，按中医理论所说，"癃闭"病位主要在膀胱，又与三焦、肺、脾、肾密切相关[4]。肛肠手术患者常常由于麻醉、手术、肛管内填塞纱布过多、疼痛、液体输入过多等原因导致气血运行不畅，膀胱肌肉麻痹收缩无力，尿道括约肌痉挛，影响膀胱和肾的气化作用而导致术后尿潴留。发生尿潴留时，患者下腹胀痛难忍，既影响创面的愈合，同时也可导致患者紧张、焦虑，又加重尿潴留的发生，如此恶性循环。而且术后严重的尿潴留可导致膀胱过度膨胀和永久性的逼尿肌损伤[5]。传统的诱导排尿效果欠理想，直接的导尿虽能立即解决患者的尿潴留问题，但伴随的尿路感染和尿路损伤给患者带来了第二次伤害。而运用维生素 B1 足三里穴位注射根据临床观察显示能有效的防治肛肠术后的尿潴留，同时无不良的并发症。

足三里为足阳明胃经的主穴之一，是一个强身壮体的要穴，属四大总穴之首，具有健脾和胃，通经活络，升降气机的功能。足三里穴位注射法是通过穴位的强刺激及药物的持续作用，可达益气养血、补益脾胃、协调膀胱平滑肌及尿道括约肌舒缩之功能。在进行双侧足三里穴位注射时，待进针后患者出现麻、酸、胀的反应时，即推注维生素 B1，同时可配合行针。不仅可增强针刺感，提高穴位对机体的调节作用，而且由于腧穴、经络和药物作用相互协同，能很好改善膀胱排尿功能的神经支配，有效促进膀胱功能的恢复，使小便排出。

穴位注射是运用穴位针刺和药物相结合的一种治疗方法，是通过针刺的机械作用、药物的药理作用、穴位的开阖与传导作用，使三者共同结合起来对人体产生强烈刺激，从而恢复机体的正常功能，达到治愈疾病的目的。而维生素 B1 属维生素类药物，是糖类代谢所必需，是营养神经药物。能抑制胆碱酯酶的活性．提高神经冲动传导速度，增强平滑肌和心肌功能。同时对局部的肌肉、神经和血管又无任何副作用，故是首选的理想穴位注射药物。

综合可见。此种方法操作简单，易掌握，见效快，疗效明显，安全无不良反应，同时能避免导尿引起的尿道感染和尿道损伤，能有效的减少肛肠术后患者的痛苦，值得推广使用。

亚甲蓝局部注射预防肛周术后尿光潴留 367 例

陈培彦　季润清

（应城市中医院肛肠科，湖北　应城，432400）

我院 2009 以后 367 例肛周疾病术后患者行亚甲蓝局部注射，预防术后尿潴留取得较好的效果，现介绍如下：

1. **临床资料**　女性患者 194 例，男性患者 173 例，年龄 19～67 岁。肛瘘 89 例，混合痔 278 例。

2. **治疗方法**　术后取 0.2% 亚甲蓝 2ml 与 0.2% 利多卡因注射液 5ml 创面基底部浸润注射，其余分别于膝胸位 3、6、9 点位，肛门外括约肌皮下部注入。

3. **结果**　未发生肛周术后尿光潴留，少数小便不畅，术后 2～3 天渐好转。

4. **讨论**

肛门部位的手术由于肛门直肠神经的感觉纤维异敏感，混合痔外剥内扎术，肛瘘切开引流术、肛瘘挂线术等后疼痛异常剧烈，反射性引起尿道括约肌持续性痉挛，影响膀胱逼尿肌与尿道括约肌协调，造成排尿反射障碍，引起排尿困难，形成尿潴留。术后尿潴留发生率明显降低，提示亚甲蓝局部注射对预防术后尿潴留有效。临床实践证明，亚甲蓝局部注射具有持续时间较长和确切的局部镇痛作用，既可以解决肛管术后疼痛，又不影响术后胃肠道及膀胱功能的恢复，是较为理想的止痛及预防尿留潴留的方法，对肛管术后患者的康复有积极意义，但亚甲蓝皮下注射有引起皮下坏死性的危险。笔者认为，预防坏死性脓肿的发生，亚甲蓝小剂量、低浓度关键，我们用上述治疗中没有发生坏死性脓肿的病例。

光子治疗仪对肛肠疾病术后创面愈合的临床观察

杨继闽　邱胜民

（河南省濮阳市油田总医院肛肠科，河南　濮阳 457001）

【摘要】目的：探讨光子治疗仪对肛肠疾病术后创面愈合的影响。方法：对我院 280 例肛肠病手术病人分为试验组（140例，术后4天开始光子治疗仪照射创面，2次/日）和对照组（140例，常规换药），观察两组创面愈合时间及并发症发生情况。结果：试验组的创面愈合时间明显低于对照组（$P<0.01$），对出现疼痛及水肿并发症的缓解有效率分别为93.8%及62.5%。结论：光子治疗仪照射创面可缩短肛肠疾病术后创面愈合时间，减轻创面疼痛及水肿。

【关键词】光子治疗仪；肛肠疾病；创面；并发症

我院自2010年来对肛肠疾病术后采用肛肠治疗型光子治疗仪照射，取得满意效果，报告如下：

1. 资料与方法

1.1 病例选择

我院收治的280例肛肠病手术患者，根据就诊顺序采用数字表法，分为试验组和对照组。试验组140例，其中男性79例，女性61例，年龄18~75岁；对照组140例，其中男性77例，女性63例，年龄20~71岁。两组对比在年龄及性别组成上没有显著性差异。两组患者肛肠疾病分类见表1。

表1 两组患者肛肠疾病的类型（例）

组别	例数	混合痔	肛裂	肛瘘	肛周脓肿
试验组	140	66	22	30	22
对照组	140	69	21	28	22

1.2 仪器 肛肠治疗型光子治疗仪。

1.3 治疗方法

治疗组：选择肛肠术后4天的患者，每日无菌换药后充分暴露创面，开启光子治疗仪，设置照射时间、调整治疗头高度，距离设置为15-20cm。调整照射角度，使光斑中心正对治疗部位中心，开始治疗。每次照射时间为15分钟，每天2次。观察创面有无发红现象，避免温度过高，被照射创面温度保持在35~37℃左右。拆线后患处明显出血者当天避免照射。治疗结束后康复新湿敷创面。对照组：每日无菌换药后康复新湿敷创面。其余治疗两组相同。

1.4 观察指标

观察术后创面愈合时间及Ⅱ级以上疼痛、创缘水肿等并发症的影响。

1.5 统计方法

采用x^2检验，t检验。

2. 结果

统计显示试验组中的术后创面愈合时间明显低于对照组（$P<0.01$），见表2。

试验组术后Ⅱ级以上疼痛、创缘水肿等并发症的发生率较对照组降低，但无统计学意义（$P>0.05$），见表3。但是出现术后Ⅱ级以上疼痛及创缘水肿并发症的患者经光子治疗后疼痛缓解或水肿减轻明显。见表4。试验组中未发现有不良反应。

表2 各组术后创面愈合时间（天）

组别	混合痔	肛裂	肛瘘	肛周脓肿
试验组	21.5±2.1	16.1±2.2	25.8±3.2	24.2±4.1
对照组	24.9±2.7	18.9±2.7	29.2±3.8	28.9±4.7

$P<0.01$

表3 各组并发症发生情况（例）

组别	例数	疼痛	创缘水肿
试验组	140	48	24
对照组	140	51	27

$P>0.05$

表 4 并发症缓解情况（例）

组别	例数	消失	减轻	无效	有效率
疼痛	48	14	31	3	93.8%
创缘水肿	24	1	14	9	62.5%

3. 讨论

肛肠疾病是临床常见的一类疾病，普查表明约占人群的 59.1%，严重危害

人类的健康，影响人们的生活质量。这类疾病大多保守治疗无效，最终需手术治疗。而肛肠手术因手术部位特殊，创面多为开放性，愈合时间长，给患者带来极大的痛苦。

肛肠治疗型光子治疗仪是针对痔、肛瘘、肛裂等肛肠科疾病的无创性治疗方法，其治疗机理源于高效的光化学作用，而不是热效应。治疗过程中，高光功率的光子会产生一系列的光压强效应，光电磁效应，光化学效应和光刺激效应。高光功率的光子可直接作用于细胞线粒体，被其强烈吸收，产生高效的光化学～酶促反应，促进内皮细胞的有丝分裂、修复受损内皮。光子还能够解除损伤部位一氧化氮对氧化酶的抑制作用，增强细胞呼吸，改善微循环，从而加速肉芽组织生长和创面愈合；光子还可增强白细胞的吞噬作用，提高机体免疫力，促进炎症的吸收，同时改善毛细血管的通透性，减少分泌。光子对皮肤深层组织产生光化学效应和光热效应，能够提高细胞的活性和降低了炎症部位的五羟色胺（5～HT）含量，从根本上促进机体自身的消炎和止痛，有利于创面愈合及病人康复。

本研究表明肛肠疾病术后采用肛肠治疗型光子治疗仪照射创面可以明显缩短肛肠手术术后创面愈合时间，两组比较有显著性差异（$P<0.01$）。对术后疼痛及创缘水肿的发生率两组比较无明显差异（$P<0.05$）。究其原因是因为术后创面疼痛及创缘水肿多在术后前 3 天出现较多。对于出现疼痛及创缘水肿的患者进行光子照射后其有效率分别为 93.8% 及 62.5%。

光子治疗仪使用方法简单、方便，迅速缩短肛肠疾病术后创面愈合时间，缓解术后疼痛及创缘水肿程度，无严重并发症，可在临床中推广应用。

金玄痔科熏洗散在肛肠病术后的临床应用（附 964 例疗效分析）

邱胜民 杨继闽 闫守月 吕 辉 段明戈 周 灵

（河南省濮阳市油田总医院肛肠科，河南 濮阳，457001）

【摘要】目的：观察金玄痔科熏洗散熏洗治疗肛肠病术后并发症的临床疗效。方法：分成治疗组 964 例用金玄痔科熏洗散局部熏洗，对照组 722 例用高锰酸钾溶液外洗坐浴。结果：治疗组总有效率 97.82%，对照组总有效率 75.06%。两组比较有极显著性差异（$P<0.01$）。结论：金玄痔科熏洗散熏洗治疗肛肠病术后并发症疗效满意。

【关键词】金玄痔科熏洗散；肛肠病术后；疗效分析

随着对肛肠病研究的深入，在治疗理念和方法上发生了很大的变化，尤其治疗肛肠病术后并发症方法众多，我院自 2010 年以来，采用马应龙药业集团股份有限公司生产的金玄痔科熏洗散熏洗治疗肛肠病术后伤口疼痛、创缘水肿、感染、渗血、伤口延迟愈合等并发症，效果满意，现报道如下：

1. 资料与方法

1.1 临床资料

在本院肛肠病术后患者 1686 例中，随机分成两组。治疗组 964 例，男 593 例、女 371 例，年龄18－75 岁，疗程 3～21d，病种：混合痔（含环形混合庤）术后者 240 例；外痔术后者 104 例；肛门、肛管息肉术后者 30 例；肛周脓肿术后者 150 例；肛瘘术后者 170 例；肛裂术后者 230 例；耻骨直肠肌肥厚术后者 17 例；直肠前突术后者 19 例；肛旁皮脂腺囊肿感染术后者 4 例。对照组 722 例，男 420 例、女 302 例，年龄 20～70 岁，病程 3～21d，病种：混合痔（含环形混合庤）术后者 170 例；外痔术后者 60 例；肛门、肛管息肉术后者 20 例；耻骨直肠肌肥厚术后者 18 例；直肠前突术后者 22 例；肛周脓肿术后者 110 例；肛瘘术后者 170 例；肛裂术后者 152 例。两组一般资料比较差异无统计学意义（$P>0.05$），具有可比性。

1.2 治疗方法

治疗组用金玄痔科熏洗散 每次一袋加 1000－1500ml 开水冲化后趁热先熏 10min，待药液不烫时坐浴 10－15min。注意肛门尽量松弛，使药液充分接触创面，每天大便后坐浴1次，或每日2次，7天一疗程，共治疗2个疗程。对照组用 1/5000 高锰酸钾溶液 1000－1500ml 熏洗坐浴，用法与疗程，同治疗组。

1.3 疗效标准

按照中华人民共和国中医药行业标准《中医病证诊断疗效标准》。显效：局部无感染，胀痛消失，肛缘水肿消失，创面无渗液、无渗血、无瘙痒，新鲜肉芽组织生长健康。有效：局部无感染，肿胀疼痛减轻，创面有少量渗液，轻微瘙痒。无效：症状无明显改善。

2. 治疗结果

两组疗效见表1

表1　两组治疗结果比较

组别	n	显效	有效	无效	总有效率
治疗组	964	813	130	21	(97.82) △
对照组	722	232	310	180	(75.06)

注：与对照组比较，$^{\triangle}p<0.01$。

3. 讨论

因肛门直肠周围神经、血管、淋巴结分布丰富，肛肠病术后创面神经的暴露易受外界刺激、污染，致内括约肌痉挛疼痛、创缘水肿、伤口感染、肛门坠胀等，以往处理方法常以便后 1/5000 高锰酸钾溶液 1000－1500ml 坐浴为主，附以局部换药，笔者在总结前人经验的基础上，经过反复临床实践筛选，金玄痔科熏洗散更加便捷、显效。

金玄痔科熏洗散最大优点是避免药物对胃肠道及肝脏损害和影响，提高药物利用度。方中，玄明粉，清热消肿；枯矾收湿敛疮，止血化腐；马齿苋、金银花清热解毒，凉血消肿；荆芥祛风燥湿。它借温度的机械作用和药理作用，湿润皮肤，增加皮肤角质层的水合作用，使皮肤膨胀成多孔状态，易于药物穿透吸收。

过去认为熏洗坐浴主要是局部清洁、药物渗透皮肤甚微。随着皮肤形态、微结构、生理学、生物学、药理学和生物药剂学的临床进展和观察，证明它能通过皮肤吸收进入体循环，不仅有局部作用，而且产生全身作用。

金玄痔科熏洗散一方面清除肛门部皱折处污垢，抑制和杀灭多种杆菌、球菌、真菌，减少伤口感染；另一方面使肛门括约肌松驰，温热刺激皮肤神经未稍感受器，形成新的神经系统反射，破坏原有的病理反射；再一方面温热刺激患处血管扩张，促进改善血液淋巴微循环、汗腺分泌旺盛，加快新陈代谢，皮肤血液中的吞噬细胞指数上升，血液流量增加，奏清热解毒、活血行气、消肿止痛、收敛止血、燥湿止痒之功效，故可使局部血脉畅通，疼痛减轻，加快伤口愈合，提高机体抗炎和免疫功能。

实践证明，金玄痔科熏洗散熏洗治疗肛肠病术后并发症明显优于对照组，因此，在肛肠病人术后，推荐使用金玄痔科熏洗散。

双氧水在肛瘘、肛周脓肿术后换药中的疗效观察

张秀兰

（山东省邹平县中医院，山东　邹县，256200）

【摘要】笔者自 2005 年至今，用 3% 双氧水用于肛瘘、肛周脓肿术后冲洗换药，通过 300 例患者的临床疗效观察。发现双氧水除消毒杀菌外，有促进坏死组织脱落，改善局部组织缺氧状况，保持创面新鲜红润，内芽生长生长良好的作用。300 例患者均未出现创口苍白、灰暗、持久不愈等情况发生。故笔者认为双氧水用于陈旧性、感染性创口的术后换药，值得进一步研究观察及推广利用。

【关键词】3% 双氧水；肛瘘、肛周脓肿；术后换药疗效观察

我科自 2005 年至今，应用 3% 双氧水、生理盐水、甲硝唑液对 300 例肛瘘、肛周脓肿术后创面依次行冲洗换药处理，取得了满意疗效。现报告如下：

1. **资料与方法**

1.1 临床资料：300 例患者，年龄 16 至 76 岁。男 210 例，其中肛瘘根治 110 例，肛周脓肿行一次性切开根治术 100 例。女 90 例，其中肛瘘根治术 30 例，肛周脓肿一次性切开根治术 60 例。平均住院 12 至 15 天。出院后门诊换药，病程 20 天至 1 个月左右痊愈。

1.2 方法：一般术后第二天，患者排便后，开始行创面冲洗换药。具体方法：患者取骑伏位于换药凳上，充分暴露手术创面。用 50ml 注射器，抽取双氧水 20 至 30ml 左右，行创面冲洗，再用生理盐水、甲硝唑液依次将创面泡沫冲洗干净。然后用碘伏棉球消毒清洁创缘。肛内置痔疮膏、化痔栓，根据需要创面放置油纱条，无菌敷料包扎等常规处理。

2. **结果**

常规冲洗 3 至 5 天后，见创面红润新鲜，肉芽组织生长良好，坏死组织脱落完全。为创口早期愈合打下了良好的基础。300 例患者均未出现创面陈旧颜色苍白暗淡，延期愈合等情况发生。

3. **讨论**

双氧水的学名是过氧化氢，它的分子是由 2 个氢原子和 2 个氧原子组成的，化学公式为 H_2O_2。从化学公式可看出分子中比水分子中多一个氧原子。双氧水是无色无味的液体。我们医疗上常用的 3% 的双氧水具有消毒杀菌能力。因为过氧化物不稳定，很容易发生下列反应：$H_2O_2 \rightarrow H_2O + (O)$ 当它与皮肤、黏膜的伤口血迹、脓液或污物相遇时，立即分解生成氧。这种尚未结合成氧分子的氧原子，具有很强的氧化能力，与细菌接触时，能破坏细菌菌体，杀死细菌。同时也能将创面上的坏死组织，氧化腐蚀掉。同时也能改善创口局部肉芽组织的缺氧状况。并且双氧水消毒灭菌后，剩余的物质是无任何刺激作用的水，不会形成二次污染。因此双氧水是伤口换药的理想消毒剂，但不能用浓度过大的双氧水进行伤口消毒，以防灼伤皮肤及患处。用生理盐水冲洗的目的是冲洗掉双氧水氧化反应后的泡沫及污物。用甲硝唑液冲洗进一步抗菌消炎，防止厌氧菌的感染。故笔者通过 300 例患者的临床换药观察，认为 3% 双氧水用于肛瘘、肛周脓肿术后换药，有以下优点：第一能促进创面坏死组织及早脱落，第二能改善局部组织的缺氧状况，第三保持创面新鲜红润。为创面早期愈合打下了良好的基础。故双氧水用于感染性、陈旧性创口的换药值得进一步推广利用。

肛肠病术后尿潴留的处理体会

方连城

（福建省霞浦县中医院，福建　霞浦，355100）

本文所指的肛肠病为痔、瘘、裂等三种常见的肛门部疾病。目前这些疾病有非手术疗法治疗与手术疗法治疗两种治疗方式。但是，手术治疗由于较能从形态与外观上解除体征的表现，患者的顺从性也较强。患者的手术治疗选择率也不低。故此，该类疾病术后出现的尿潴留与手术后产生的患部疼痛等也较常见。尿潴留一般不易出现危及患者生命的可能，但是其痛苦程度病人是难以忍受的，必须要求医生在短时间内能解除症状。现就本人在临床中对肛肠病术后尿潴留的治疗谈点体会。

在我们进行手术治疗前，必须对患者进行一些术前，术后的有关病情方面的沟通。常能了解到患者是否患有膀胱结石，是否有男性前列腺结石或者前腺列腺增生或肿大等这方面的疾病，是否有尿潴留病史等。对于这一类患者我们评估手术后发生尿潴留的概率可能会高些。然而，排除这类疾病后的患者，我们一般也很难作出能否发生术后尿潴留的判断。有些女性患者也会发生手术后的尿潴留，实际工作中是，既使切除结扎或者创面较大的一些手术患者也不一定就会发生尿潴留，而那些切除结扎或手术创面不太大的患者也可能发生尿潴留。相对于男性患者，女性患者的尿道长度短，但也会可能出现尿潴留。所以，对于哪些患者或者具体到哪一位患者能出现手术后尿潴留一般是能难以判定。凡是手术后 6－8 小时尚未排尿，或虽有排尿，但尿量甚少，次数频繁，都应在下腹部耻骨上区作叩诊检查，如发现明显的浊音区，即表明有尿潴留，应及时处理。尽管您在手术时已经很认真了，手术操作也很仔细了，创面敷料纱布放置也恰到好处了，既使这样也难勉还要发生术后尿潴留。临床中我们也只好尽快解除患者的痛苦。

我们常首先采用中医的按摩疗法。方法是：

先去除患者下腹部任何束敷的衣物及绷带等。让患者放松腹肌，平卧位，在膀胱区部位既脐下至耻骨联合上的区域内，外搽液状石腊油，保持皮肤光滑。以右手四指并拢用中等力度作圆圈状从中央逐渐往外顺时钟方向活动。逐渐加力至患者能忍受为度。力量太轻，可能不能促使膀胱部的协调活动。产生不了效果。以膀胱区皮肤胀满，叩诊浊音、尿量较多者这一类患者效果较佳。膀胱区叩诊为鼓音，触压松软，尿量较少者，按摩疗效欠佳。

按摩后仍不能排尿者采用药物注射促使排尿。一般选择以下两种药物。

塞夫米（速尿），20毫克，肌注，我们认为以膀胱区皮肤胀满，叩诊浊音者尿量较多这一类效果较佳。膀胱区叩诊为鼓音，触压松软，尿量较少者，按摩疗效欠佳。

新斯的明注射液，1毫克，肌注，注意患者是否有尿路梗阻或支气管哮喘，该药此类患者禁用。

以上方法仍不能使患者排尿后，选择采用导尿术或膀胱穿刺术解除尿潴留。

新斯的明确为易逆性抗胆碱酯酶药，能兴奋膀胱逼尿肌而促使排尿。但对膀胱颈与尿道括约肌是否有松弛作用，目前本人还未查找到相关资料。而塞夫米利尿作用迅速，强大。尿量及尿中 Na^+，K^+，Cl^- 明显增加，其机制在于阻断抑制髓袢升支粗段 Na－K－Cl 共同运转。使水的重吸收降低。本药是否对膀胱颈与尿道括约肌的痉挛松弛有否间接作用现在还不清楚。因为它可使尿中 Na^+，K^+，Cl^- 浓度增高，是否由此引起的反射作用而产生排尿。临床上关于使用塞夫米治疗术后尿潴留也有见于报道的。总之，尿潴留是术后产生急症需要马上处理的并发症之一。采用有效、安全、痛苦程度低的处理方法仍然是值得注意与探讨的。

通腑逐瘀法治疗术后肠粘连临床心得

邓泽潭

（安徽省五河县肛肠病专科医院，安徽省　五河县，233300）

剖腹术后发生肠粘连是目前外科手术难以防范的并发症，由于腹腔内手术、炎症、出血、异物等刺激腹膜所产生肠系膜血管受阻、缺血等是造成肠粘连的直接原因。有资料显示，术后肠粘连发生率高达67%(1)。对其治疗为肠系膜血管受阴，缺血等是造成肠粘连的直接原因。国内外临床和科研工作者研究的靶点。近年来的临床研究表明，采用中医药治疗术后肠粘连有显著的临床疗效，以中医“六腑以通为用”的理论为指导，我们从2005年3月至2009年4月，运用通腑逐瘀法治疗28例患者，取得满意效果。

1. 2005年3月至2009年4月收治术后肠粘连患者56例，随机分为中医药治疗组28例及西医药对照组28例。对照组男女各14例，年龄20～67岁，平均57岁，病程8个月至6年，平均4年。阑尾切除术10例，胆囊切除术6例，肠切除手术5例，子宫切除术5例，胃切除胃空肠吻合术2例。治疗组男16例，女12例，年龄22～65岁，平均年龄58岁，病程1～5年，平均4年；阑尾切除术11例，胆囊术6例，肠切除术5例，子宫切除术5例，胃切除胃空肠吻合术1例。两组患者性别、年龄、病程、病因等基本相似。

2. 对照组给予西医常规治疗，连用4周，治疗组在常规治疗基础上应用通腑逐瘀法治疗，处方：生大黄10克后下，枳实10克，厚朴10克、败酱草30克，蒲公英30克，杏仁20克，皂角刺15克，槟榔10克，海藻20克，桃仁15克，红花12克，紫草10克。辨证加减：气虚加生黄芪20克，食滞加炒莱菔子15克，气滞加木香10克，病程日久血瘀加三七粉3克（冲服）。上方加水500ml，煎成300ml，每日1剂，分2次口服，连用4周。

3. 观察指标。分别于治疗前后X线腹部平凡有无液平面、B超探查有无液平面和腹痛腹胀，排气排便是否通畅等情况的观察。

肠粘连是外科手术后各种原因引起的肠管与肠管之间、肠管与腹膜之间、肠管与腹腔内腔器之间发生不正常的黏附。肠粘连属祖国医学“腹痛”、“肠结”范畴，病机责之特异体质或禀赋不足，手术可损伤人体正气，湿热之邪乘虚侵犯人体、壅滞肠中，肠道气机不畅，气滞血瘀、湿渍、浊聚、至肠络粘连，腑气不通，传导失取，根据中医“六腑以通为用”的理论和仲景《伤寒论、辨阳明病脉证并治》“……腹满不减，减不足言，当下之……腹满痛急下之，宜大承气汤”的古训。本组虽然通过西医抗菌、消炎、解痉、止痛而有一定的作用，但其腹胀、排便方面远不及通腑法效果明显。方中大黄、枳实三味药组成，具有轻下热结之功，主治阳明腑实证而胸腹痞满、脘腹胀痛、水便秘结等诸证，我们在原方的基础上加败酱草、莆公英清热除浊、杏仁、皂刺、海藻化湿泄浊，松解粘连，槟榔行气除积，桃仁、红花、紫草活血逐瘀、疏导肠络，皆在强通腑逐瘀、行气泄浊、宽肠缓痛作用。诸药配任其奏，故有泄浊积、行气血、解痉挛、逐瘀滞、松粘连，治标而护本，相得益彰。采用中药通腑逐淤法、不但有增强肠管蠕动功能，溶解纤维蛋白原黏合肠管的粘连，使其肠管压力、腹压减低，更能消除肠腔内细菌、毒素，改善肠系膜血管和腹腔血循环，使缺血粘连状态得到根本性的解决，进一步证实了中医药对肠粘连有确实的疗效，值得临床实践研究。

肛周脓肿术后并发应激性溃疡2例

侯庆兴　侯雨辰　王焕丽　高　磊

（吉林省白城市洮北区中西医结合肛肠医院，吉林　白城，137000）

［例1］患者男，63岁，自2006年在当地医院诊断为“肛周脓肿”后，每年复发1次，未经系统治疗。此次因肛旁肿痛（位置无变化）伴小便困难7天、发热2天入院。入院后经查：体温37.8℃，脉搏74次/分，呼吸18次/分，血压100/90mmHg。（截石位）肛缘以9点位为中心隆起，向同侧会阴皮下延伸，表面发红，张力较大，面积约10.0cm×3.0cm，波动感（+），压痛（+++）。直肠腔内超声回报：右侧肛周皮下广泛性脓肿。血常规回报：白细胞22.11×10^9/L，中性粒细胞91.71%，红细胞5.56×10^{12}/L，血红蛋白162g/L。其它如凝血酶原及活化部分凝血活酶时间均在正常范围。遂诊断为“广泛性肛周皮下脓肿”，各项辅助检查无绝对手术禁忌，于当日局麻下行“肛周脓肿切开、引流术”。术中经过顺利，术后给予半流食，静点“头孢舒巴坦”、“替硝唑”。术后24小时中药坐浴、给以“双氧水”及“甲硝唑”交替脓腔冲洗，每日2次；“庆大霉素”沙条填塞、引流。术后第2日午后，患者自述大便呈黑褐色约10g，且便少许新鲜血，术后切口略疼痛。偶有活动后头晕及乏力。术后第3日晨起患者大便时再次出现柏油样便，约30g，无新鲜血，伴有胃部隐痛及轻度恶心。无头晕及乏力，无呕吐，无四肢湿冷。查：体温37.6℃，脉搏88次/分，呼吸19次/分，血压90/60mmHg。急检血常规回报：白细胞18.66×10^9/L，中性粒细胞89.87%，红细胞3.33×10^{12}/L，血红蛋白97g/L。便潜血（+），剑突下压痛（+），腹部平软，无明显压痛及反跳痛。既往患者于2006年曾因“胃溃疡出血”入院，经保守治疗痊愈，平素偶有反酸、烧心，无服药史。诊断为“上消化道出血”，急诊行胃镜检查：胃体可见2.0cm×3.0cm大小糜烂，浅表溃疡，触之出血。胃镜诊断：胃体溃疡、糜烂性胃炎。立即给以“禁食水”，胃肠减压（引流出咖啡色胃液约10ml），静点“止血芳酸”、“奥美拉唑”，并给以适当补液。经上述治疗3天，患者无胃部隐痛，胃管内引流出淡黄色胃液，给以拔出胃管，嘱其进流食。隔天大便1次，为正常黄色软便，无便血及带血。复查血常规回报：白细胞8.4×10^9/L，中性粒细胞62.93%，红细胞4.23×10^{12}/L，血红蛋白124g/L。给以停用“止血芳酸”，继续抑酸及修复胃黏膜、抗炎等治疗。7天后，患者恢复较好，并要求出院，继续门诊换药25天，切口痊愈。

［例2］患者男，52岁，因肛旁肿痛5天，伴发热1天入院。入院后经查：体温38.4℃，脉搏85次/分，呼吸19次/分，血压130/80mmHg。（截石位）肛缘6点位梭形隆起，表面红，皮温高，张力大，面积约4.0cm×2.0cm，波动感（+），压痛（++）。直肠腔内超声回报：直肠后壁脓肿。血常规回报：白细胞12.45×10^9/l，中性粒细胞82.51%，红细胞5.30×10^{12}/l，血红蛋白158g/l。其它如凝血酶原及活化部分凝血活酶时间均在正常范围。遂诊断为“直肠后壁脓肿”，各项辅助检查无绝对手术禁忌，于当日局麻下行“肛周脓肿切开、引流、病灶清除术”。术中经过顺利，术后给予半流食，静点“左氧氟沙星”、“替硝唑”。术后第4天，患者自述大便呈黑褐色约25g，大便带少许新鲜血，术后切口略疼痛。胃部隐痛。无恶心及呕吐，既往患者因“慢性胃病”5年，偶有餐后胃区疼痛、反酸及烧心，未经任何检查及治疗。考虑此次黑便可能与“上消化道出血”有关，建议行胃镜检查确诊，患者拒绝。急检血常规回报：白细胞8.37×10^9/l，中性粒细胞69.55%，红细胞5.08×10^{12}/l，血红蛋白143g/l。剑突下压痛（±），腹部平软，无明显压痛及反跳痛。立即嘱其进流食，静点“止血芳酸”、“奥美拉唑”，并给以适当补液。经上述治疗2天，患者无胃部隐痛，隔天排大便1次，为正常黄色软便，无便血及带血。复查血常规均在正常范围。给以停用“止血芳酸”，继续抑酸及修复胃黏膜、抗炎等治疗。经治疗5天后，患者恢复较好，并要求出院，继续门诊换药20天，切口痊愈。

讨论：应激性溃疡又称急性糜烂性胃炎，近年来多称为急性胃黏膜病变。它主要是指机体在严重的应激状态下，如各类严重创伤、危重疾病等发生的以急性消化道糜烂、溃疡、出血为特征的严重的并发症。

应激性溃疡发病原因一般认为可能由于各种外源性或内源性致病因素引起黏膜血流减少或正常黏膜防御机制的破坏加上胃酸和胃蛋白酶对胃黏膜的损伤作用有关：

（1）外源性因素　某些药物如非甾体类消炎药阿司匹林、保泰松、吲哚美辛、肾上腺皮质类固醇、某些抗生素、酒精等，均可损伤胃的黏膜屏障，导致黏膜通透性增加，胃液的氢离子回渗入胃黏膜，引起胃黏膜糜烂、出血。肾上腺皮质类固醇可使盐酸和胃蛋白酶的分泌增加，胃黏液分泌减少、胃黏膜上皮细胞的更新速度减慢而导致本病。

（2）内源性因素　包括严重感染、创伤、颅内高压、严重灼伤、大手术、休克、过度紧张劳累等。

应激性溃疡起病较急，在原发病的病程中突发上消化道出血，表现为呕血及黑粪。出血常为间歇性。大量出血可引起晕厥或休克，伴贫血。出血中上腹隐痛不适或有触痛。内镜检查，特别是发病24～48小时内行急诊内镜检查可见胃黏膜糜烂、出血或浅表溃疡，尤以高位胃体部多见。

外科手术病人处于应激状态，极易发生应激性溃疡，据报道外科手术尤其是颅脑术后并发急性应激性溃疡的发生率在16%～47%。肛门外科术后并发应激性溃疡的报道较少。本次报道的2例患者具有如下特点：

1. 高龄，既往不同程度的胃病史。
2. 术前均有明显的感染，且已有全身反应（发热、白细胞增高等现象）。
3. 术后因惧怕排便，进食锐减，导致胃酸分泌过多，胃黏膜受损。
4. 术后大剂量应用抗生素。
5. 术后肛内每日应用“吲哚美辛栓”。
6. 惧怕术前手术、术后换药而精神高度紧张。

以上特点说明：因个体差异，肛门疾病术后并发应激性溃疡出血的可能性。在临床工作中，我们要做到：（1）严密做好对患者术前评估工作，对既往有消化性溃疡病史者，经常酗酒者，术前1周内可预防性口服抑酸药或抗酸药，以提高胃PH。有报道称甲氰咪胍对消化性溃疡的预防作用优于其治疗作用。（2）做好术前心理护理工作，消除患者的紧张情绪。（3）正确指导围手术期患者的饮食及量。（4）注意术前及术后血常规各值的变化，大便的性状。（5）慎用抗生素及非甾体类抗炎镇痛药。

综合疗法治疗大肠癌术后早期炎性肠梗阻2例临床观察

彭联瑜　黄中训

（重庆龙湖医院肛肠科，重庆，401147）

腹部手术后的肠梗阻有多种类型，不同时期所发生的肠梗阻原因不同，治疗措施也不相同。术后早期炎性肠梗阻（简称炎性肠梗阻）一般发生在腹部手术后1－3周内，系指由于腹部手术创伤或腹腔内炎症等原因导致肠壁水肿和渗出，形成的一种机械性与动力性同时存在的粘连性肠梗阻。我科从2008年－2012年收治炎性肠梗阻患者2例，均采用非手术治疗，治疗效果较好，现报告如下。

1. 资料与方法

1.1 诊断标准　符合下列条件者被认为是炎性肠梗阻：近期接受腹部手术，尤其是多次手术；手术持续时间较长或创伤较大者；有明显的肠梗阻表现；腹部触诊质地坚韧；CT表现为病变区域肠壁水肿增厚，边界不清，相互粘连，但没有高度扩张的肠管；排除机械性肠梗阻和麻痹性肠梗阻。

1.2 临床资料

1.2.1 李某某，男，46岁，因间歇性右上腹疼痛7天，伴腹胀、停止肛门排气排便1天入院，诊断为肠梗阻后开腹行右半结肠切除术，手术顺利，术后第6天出现肛门排气排便，然后进食流质饮食，于术后第8天出现腹胀，呕吐，肛门停止排气排便，查体：腹部膨隆，触诊有柔韧感，左中腹压痛明显，叩诊呈实音，听诊肠鸣音减少。腹部立位X线摄片：左中下腹及右中腹部肠腔胀气明显，左中下腹肠腔可见多个大小不等液平，最宽约8.0cm。已拔除腹腔引流管，但从腹腔内穿刺抽出液体50ml，涂片镜检见少量红细胞和白细胞，未见明显肠内容物。因此诊断为术后早期炎性肠梗阻。于是予以综合治疗，并腔静脉置入导管行胃肠外营养支持，术后第19天开始进食流质无渣饮食，术后第31天出院。

1.2.2 黄某某，男，62岁，因便血1天入院，诊断为结肠癌后开腹行右半结肠切除术，手术时间3小时，手术顺利，术后第4天出现肛门排气排便，而且大便次数较多，为稀便，伴腹痛及肠鸣音亢进，进食后出现腹痛腹胀加重，腹部触诊有柔韧感，叩诊为实音，听诊肠鸣音减弱。未拔除腹腔引流管，术后第6天从腹腔引流管大量引出淡红色液体约500ml，液体涂片镜检见大量白细胞和少许红细胞，未见肠内容物。B超腹部见右下腹腔内有少许积液。腹部X线表现为肠腔有大量积气，少量液平。腹部CT见右膈下及肝顶后部有少许积液，肠壁水肿增厚，边界不清，相互粘连。以后引流管就只有少许液体引出。术后第12天拔除引流管，术后第18天腹部立位X线摄片见肠腔有少许积气，有一个小液平，术后第22天出院。

1.3 治疗方法 （1）禁食，持续有效胃肠减压。（2）维持水电解质酸碱平衡。（3）加强抗感染。（4）全胃肠外高营养支持治疗。（5）腹腔引流管未拔除者要保持引流管通畅。（6）双侧足三里封闭或针刺中脘、天枢、足三里等穴位，并加电刺激，每天1次。（7）TDP照射腹部，每次30分钟，每天2－3次。（8）激素治疗，每天应用地塞米松静推或静滴，连用3－5天，然后逐渐减量，一般不超过1周。（9）早期应用生长抑素（3mg/12h微泵维持）。（10）中药治疗：待患者腹痛、腹胀、恶心、呕吐等症状减轻后用中药治疗，方剂为木香15g、番泻叶15g、芒硝15g、生大黄15g、赤芍15g、桃仁15g，煎出药液约150ml，经胃管注入，每次注入后夹管2小时，必要时可延长夹管时间，还有就是理气宽肠汤的应用。（11）口服76%泛影葡胺，可在明确诊断的同时达到治疗目的。（12）体位治疗：嘱患者取胸膝卧位以避免肠粘连进一步发展。

1.4 治愈标准 肛门恢复排气排便，24小时鼻胃管引流液少于400ml，且不含胆汁（此时可拔除鼻胃管），停用生长抑素后症状没有反弹，肠鸣音恢复，腹部柔软，坚韧感消失，恢复饮食后梗阻症状不再出现，满足上述标准确定为临床治愈。

2. 结果

两例均长达近1周的排稀便，黏液便后，肠鸣音恢复正常，腹部张力下降，柔软，坚韧感消失，从进食流质无渣饮食到正常饮食，肠梗阻症状均不再出现。

两例病例均临床治愈，未进行二次手术，患者住院时间为31天和22天，平均为26.5天。

3. 讨论

术后早期炎性肠梗阻多发生于腹部手术后早期，常由于腹部手术创伤或腹腔内非细菌性炎症等原因导致肠壁水肿和渗出，形成的一种机械性与动力性同时存在的粘连性肠梗阻。其既有肠梗阻的共性，如果处理不当会引起肠瘘，腹部重症感染，中毒性巨结肠等严重并发症。术后早期炎性肠梗阻多于术后2周内出现，梗阻前出现短暂的肛门排气，少量的排便，进食后又发生梗阻，而且均具有不同程度腹胀、恶心、呕吐、肛门停止排气排便，腹痛较轻，查体未见肠型和蠕动波，无局限性压痛点及反跳痛，肠鸣音减弱或消失，听不到金属音或气过水音，腹部触不到明显的肠袢或包块，X线可见肠腔内大量积气，CT可见肠壁水肿、增厚、粘连，肠腔不但不扩张，甚至实变，腹腔内出现渗出等现象。术后早期炎性肠梗阻明确诊断后应先行保守治疗，大多有效。

（1）禁食，持续有效的胃肠减压，补充营养，保持水电解质平衡，预防酸碱平衡紊乱，补充热量及维生素等。早期采用胃肠外营养，因患者长时间禁食，充分补充热量可纠正低蛋白血症，通过胃肠减压能减少胃肠道积气。（2）及早小剂量使用肾上腺皮质激素以促进肠管炎症和水肿消退，对伤口及吻合口愈合有影响，通过TDP照射腹部，同样能改善肠壁血液循环，减少肠道炎症渗出。（3）生长抑素能减少消化液的分泌量，从而减轻肠壁的水肿和肠腔扩张，防止水电解质紊乱，利于肠功能的恢复。（4）76%泛影葡胺为高渗液体，能把组织间液带入肠腔，稀释和增加了肠内容物，刺激肠蠕动，减轻局部肠道水肿，促进梗阻缓解。（5）中药治疗的方剂具有增强胃肠蠕动，增加肠袢血流量，降低血管通透性及抑菌抗感染作用，经鼻饲给药后，大多数患者可自行排便，同时预防医源性感染。（6）针刺治疗同样能增强胃肠蠕动，加快肠功能恢复。

祛腐丹治疗痔瘘手术后创口延迟愈合26例临床观察

梁尚勤 梁方向 梁方魁 梁卫武

（河南省兰考中医院肛肠医院，河南 兰考，475300）

创口延迟愈合是痔瘘术后较常见的并发症之一，致使患者病情延长，治疗颇感棘手。余业医四十余载，采用家传方“祛腐丹”治疗创口延迟愈合自1993年3月－2010年6月计26例，取得了较好疗效，现报告如下：

1. 临床资料

本组26例均为痔瘘手术住院患者。其中男19例，女7例，年龄22岁－78岁。其中重度环状混合痔4例占15.3%；结核性肛瘘6例占23.3%；肛瘘合并糖尿病4例占15.3%；肛瘘手术因内口处置不彻底合并湿疹者3例占11.5%；术后肉芽生长缓慢，色灰白或水肿或增生者3例占11.5%；换药不当致假性愈合者2例占7.7%；创口切除过深，存留死腔，引流不畅者2例占7.7%；长期腹泻或便秘，体质虚弱者（慢性溃疡结肠炎）2例占7.7%。

2. 痔瘘术后创口延迟愈合原因分析

据临床观察、总结，常见痔病术后愈合时间平均为15天，重度环状混合痔合并嵌顿者不超过30天；高位复杂性肛瘘（包括结核性肛瘘）愈合时间平均为40-45天。超过者即为创口延迟愈合，致使患者病程延长，加重患者经济负担，治疗颇感棘手。

据四十余年临床观察，常见的创口延迟愈合原因有十二个方面：一是长期腹泻或便秘。如慢性溃疡性结肠炎患者；二是病人体质虚弱，或营养不良，或伴有其它慢性疾病，如结核病、粮尿病、维生素C缺乏症、产后失血过多、内痔大出血、月经失调或崩漏出血引起的贫血等。如结核性肛瘘属中医学“阴疽”范畴，其发病率构成比，我国占4%~8%，欧美6%~10%，日本4.3%~26.9%。因其管壁不硬，外口大，边缘下陷，周围皮肤呈淡黑色，分泌物清稀量多呈“豆腐脑”状，夹败絮状物。本病多为正虚、余毒未尽之症，正虚不能托毒外出，余毒滞留，则脓水清稀，久溃不敛。肛瘘合并糖尿病者，因其导致微小血管病变，血运差，肉芽组织生长缓慢，血糖高，导致创口反复感染，不易愈合。余在临床中观察，内科正规降糖治疗，空腹血糖应在9mmol/L以下方可手术。术后尚需正规降糖治疗。三是放化疗影响或某些药物长期运用，如激素，可抑制创口的炎性反应和影响吞噬细胞功能及蛋白合成；四是合并肛周湿疹致毒水浸淫，致延迟愈合；五痔手术切除皮肤过多，保留皮桥不够，肛管呈环状或柱状狭窄，致肛门扩张功能不良，影响愈合；六是术中切除皮肤过少，创口中间保留皮肤太多，造成内翻，引流不畅，影响愈合；七是肛瘘手术未能正确找到内口或内口处理不完全，致支管残留；八是创口过深过大，残留死腔，引流不畅；九是异物遗留（如线头、纱布、引流条、敷料等）。余曾治一王某8岁女，因倒地，会阴部扎进一10cm芝麻茬，月余后疼痛、流脓、创面不愈，在局麻下清除异物，清洗创口，经换药20余日而瘥。十是手术切口过小过深，或间断换药，致肛缘外口愈合或肛缘至齿线处创口愈合，肛缘外口不愈合；或肛缘外留有针尖状小口，时有脓水溢出，致延迟愈合；十一假性愈合是高位复杂性肛瘘延迟愈合常见原因，创口出现桥形愈合，即外皮长住了，里面长不住，或换药不及时，引流条放置不到位，药捻填塞过紧或过松，或创口腐肉，纤维化组织清除不彻底，致肉芽不能正常生长，或瘘管分枝较多，处理不完全；十二是术后衣原体、支原体感染。证见肛门部疼痛坠胀，创面伴黄白色分泌物及少量出血，创缘水肿，术后创面形似裂隙，中心创面鲜红，似新鲜肉芽组织，周围可见类似上皮样的白色组织，始终不能覆盖创面，实验室检查：衣原体（+），支原体（+）。

3. 治疗方法

本组26例均采用家传方“祛腐丹”治疗。

药用：黄连粉4g，红升丹1g，甘草水七飞石膏4g，三梅1g，珍珠粉，医用氧化锌适量，共细末，消毒贮瓶避光备用。外用均匀撒布创面即可。

4. 治疗效果

本组26例，其中重度环状痔4例35天愈合；高位复杂瘘性肛瘘（结核性患者，合并糖尿病患者）内服益气养阴，托里排毒之品45天而瘥；其中2例为复发性高位复杂性肛瘘，曾多次手术，因内口处置不当，再行切挂术，找准内口与支管，其中1例穿臀穿腿直肠瘘手术，采用切开挂线术，术后创口祛腐丹撒布，提脓祛腐，生新而敛。

5. 讨论

中医学认为，创口延迟愈合，属“溃疡”范畴。《内经》云：“热盛肉腐，肉腐则为脓”，脓是由气血所化生。气血淤滞，脉道不通，淤、腐、脓的存在是溃疡经久不愈的原因。湿热下住，气血淤滞或脉道不通，肌肤失养，继而热盛肉腐而为脓。病久不愈多虚，余毒未尽，腐肉难除，内治以益气养阴，补虚托毒之品。”临床观察，创口延迟愈合患者其创口下陷，脓水清稀，或腐肉覆盖创面，肉芽组织色淡、灰白，常伴创口四周皮肤增厚，色素沉着或湿水浸淫，或创口干陷，色紫暗，导致久溃不敛。“煨脓”才能长肉、生新，这是与西医学不同之处，只有脓液存在，如创口干陷，色暗无脓者，创口久溃不敛，必须以祛腐丹少许，创口红活，脓液稠厚，才能生新长肉敛口。改善创口局部微循环，激活溃疡由僵化状态向无菌性炎症方向转化，刺激结缔组织增生，促进溃疡愈合。

方以红升丹提脓祛腐药为主药，自古应用至今。清吴谦《医宗金鉴》云：红升丹治一切疮疡溃后，拔毒祛腐，生肌长肉，凡疮口坚硬，肉暗紫黑，脓水清稀，用丹少许，鸡翎掃上，立即红活，疡医若无红白二丹，即难立即取效。本品究属刺激有毒之品，余临床多用九一丹，应用时应尽量减少红升丹含量，且红升越陈越好，并尽量减用药次数，待腐尽，肉芽红活时，立即停用，一般5-7日为宜，辅黄连粉苦寒，清热除湿，解毒消肿，抑菌实验证明本品对痢疾杆菌、结核杆菌、百日咳杆菌、金黄色葡萄球菌、溶血性链球菌、肺炎双球菌等均有明显抑制作用。七飞石膏收湿敛疮，冰片辛香透窍为佐使；诸药合用，共奏提脓祛腐，清热解毒，生肌敛疮之功。使内蕴之毒得以外排，腐肉迅速脱落，生新敛口。内治宜补益气血，托里生肌之品，加强营养，支持疗法，迅速改善全身症状，增强体质之固本，加快创口愈合，缩短疗程。

五、病例从略

镇　痛

中药洗剂坐浴结合腹针缓解混合痔术后疼痛的临床研究

梁靖华　曾春娥　宋　磊　孙林梅

（西安市中医医院，陕西　西安，710001）

【摘要】目的：观察中药洗剂坐浴结合针刺对混合痔术后疼痛的治疗效果。方法：选择混合痔术后疼痛（符合入选标准）60例，并设对照组，观察两组患者疼痛程度、肢体活动情况、镇痛效果，疼痛采用视觉模拟评分法评定，分别对两组患者治疗前、治疗后半小时、1、2、3小时疼痛程度（VAS评分值）和肢体活动度，术后并发症以及不良反应情况进行观察。结果：（1）两组在镇痛效果上经统计学分析，在治疗后半小时、1h、2h的VAS评分具有显著性差异，$P<0.05$，说明中药洗剂坐浴结合腹针疗法镇痛效果优于对照组。其他各项评分两组均无显著性差异。（2）中药洗剂坐浴结合腹针治疗可减少术后尿潴留。结论：（1）中药洗剂坐浴结合腹针对混合痔术后疼痛有确切的镇痛效果；（2）与对照组比较，中药洗剂坐浴结合腹针镇痛效果在治疗后半小时、1h、2h的镇痛效果优于对照组，中药洗剂坐浴结合腹针的起效时间比对照组短，镇痛维持时间比对照组长；（3）中药洗剂坐浴结合腹针有防止混合痔术后尿潴留的作用；（4）中药洗剂坐浴结合腹针对混合痔术后镇痛中的使用是安全的。

【关键词】腹针治疗；混合痔术后疼痛；镇痛；协同作用

肛肠疾病是一种常见病、多发病，据我国局部地区5万余人的调查，发病率达59.1%，其中痔占所有肛肠疾病的87.25%。祖国医学对痔的认识历史悠久，《五十二病方》中记载了“牡痔居窍旁……以小绳，剖以刀”的方法，即是治疗痔的结扎切除术的最早具体描述。现在循证医学资料表明，痔切除术亦是痔疮手术治疗的金标准，然而痔疮术后可出现多种并发症，如疼痛、出血、尿潴留、感染、肛缘水肿等，其中最常见的就是疼痛，是困扰痔病治疗发展的一个顽症。美国痔诊治指南亦强调痔术后镇痛的研究。基于这一现状，2011年09月至2012年02月期间，以中医基础理论和针灸理论为依据，笔者对60例本院就诊的混合痔患者进行混合痔术后疼痛的研究，并取得了一定的研究结果，现报道如下。

1. 临床资料

共纳入60例选择PPH术式的混合制患者，入选的病例随机分配为中药洗剂坐浴结合腹针组（A组）、去痛片对照组（B组），组间病例数比为1∶1；A组男性20例，女性10例；B组男性19例，女性11例，$P=0.787>0.05$，本资料性别的构成无明显差异，具有可比性。患者年龄最小的为20岁，最大的为65岁，$P>0.05$，则方差齐性，两组无明显差异。患者病程最短的0.5年，最长20年，两组病程分布比较无明显差异$P>0.05$，则方差齐性，两组无明显差异。混合痔中内痔程度分期，$P=0.161>0.05$，本资料分期的构成无明显差异，具有可比性。混合痔外痔分类情况比较，$x^2=2.091$，$P=0.554>0.05$，故两组混合痔外痔分类情况比较无明显差异，两组治疗前疼痛VAS评分：按$a=0.05$水准，两组患者治疗前VAS评分、治疗前肢体活动评分均无显著性差异。

2. 治疗方法

中药洗剂坐浴结合腹针试验组：（1）用药：中药洗剂（槐花20g，地榆炭20g，马齿苋20g，苍术15g，黄柏15g，乳香15g，没药15g，炙大黄9g，紫花地丁20g，公英20g，丹皮15g，瓦松12g，炙草12g）坐浴，2包/次，在疼痛时坐浴3～5min，每天一次。（2）取穴：主穴取中腕（浅刺）、气海（深刺）、关元（深刺），辅穴取水分（浅刺），佐穴取气海下风湿点（浅刺），使穴取天枢（中刺）。（3）针具：选用环球牌一次性腹针专用针灸针，规格为0.22mm×30mm，0.22mm×40mm. 对每位患者选用统一长度的针具进行治疗，针具长短的选择依腹壁脂肪层的厚薄决定。（4）操作：患者取俯卧位，体位选择以行针方便，病人舒适为度，用70%酒精消毒医者手指及患者局部皮肤，注意消毒要仔细严格，进针时避开毛孔、血管，施术要轻缓，一般采用只捻转，不提插或轻捻转，慢提插的手法。施术时采用三步法，即候气、行气、催气手法。进针后，停留 3－5min，谓之候气；3－5min 后再捻转使局部产生针感，谓之行气；再隔 5min 行针 1 次加强针感，使之向四周扩散，谓之催气。针刺在毛孔处时会发生疼痛，应重新调整进针方向；针刺在血管上有出血者，起针时压迫出血部位，留针 30min 起针，每天一次，疼痛时进行。对照组：中药洗剂坐浴组：中药洗剂坐浴，2 包/次，在疼痛时坐浴 3～5min，每天一次。1 周为 1 疗程，观察 1 个疗程。

3. 疗效标准

疾病疗效评定标准：按第 7 次全国肛肠学术会议讨论标准评定疼痛程度，结合量化评分标准，拟定评定标准如下：显效：术后创面完全不痛，排便、换药时亦无疼痛。（0 < VAS≤2 分）；有效：术后创面基本不痛，排便、换药时稍有不适感。（2 < VAS≤4 分）；无效：术后创面仍有疼痛，排便、换药时则疼痛更甚，需服镇痛药或肌注杜冷丁类药方能止痛。（4 < VAS≤8 分）。症状疗效评定标准：A、疼痛：采用主观指标中视觉模拟评分法，医学界一直想找客观可信的方法来判断疼痛的严重程度，但由于每个人疼痛的阈值不等，同等程度的伤害性刺激，所感受到的疼痛程度也不相同，所以用这种方法难以对疼痛进行评价，目前国际通行对疼痛评价方法是视觉模拟痛觉评分法 VAS（Visual analogue scale）[1][2]，VAS 用于疼痛的评估在我国临床使用较为广泛，基本的方法是使用一条长约 10 厘米的游动标尺，一面标有 10 个刻度，两端分别“0”分端和“10”分端，“0”分表示无痛，“10”分代表难以忍受的最剧烈的疼痛，临床使用时将有刻度的一面背向病人，让病人在直尺上标出能代表自己疼痛程度的相应位置，医师根据病人标出的位置为其评出分数，评定以“0～2”分为“优”，“3～5”分为“良”，“6～8”分为“可”，>“8”分为“差”。临床治疗前后使用同样的方法即可较为客观的做出评分，并对疼痛的效果进行较为客观的评价[3]。此方法简单易行，相对比较客观而且敏感，目前临床常用的 VAS 尺正面“0”端和“10”端之间有一游动标，背面有“0～10”的刻度，实用而方便。肢体活动评分：可自由活动为 0 分；走动缓慢，姿势僵硬但无需搀扶为 2 分；走动迟缓，姿势僵硬需借助外界搀扶 4 分；无法走动，仅可在床上移动 6 分；不愿活动肢体，保持固定姿势为 8 分。采用 VAS 法，以完全无痛为 0 分，疼痛最剧烈为 10 分。0 分：术后创面完全不痛，排便、换药时亦无疼痛。2 分：术后创面基本不痛，排便、换药时稍有不适感。4 分：术后创面偶感疼痛，排便、换药时疼痛不明显，不必处理。6 分：术后创面时感疼痛，排便、换药时疼痛明显，需服一般镇痛药。8 分：术后创面疼痛较重，有明显痛苦表情，需肌注杜冷丁、吗啡等药方能止痛。肢体活动评分：0 分：可自由活动；2 分：走动缓慢，姿势僵硬但无需搀扶；4 分：走动迟缓，姿势僵硬需借助外界搀扶；6 分：无法走动，仅可在床上移动；8 分：不愿活动肢体，保持固定姿势。并发症的评定标准：尿潴留：Ⅰ 无排尿障碍；Ⅱ 排尿不畅，但无须治疗，能自行排除；Ⅲ 需行保守治疗；Ⅳ 需行导尿术。

4. 统计学方法

运用 spss16.0 统计软件，计量资料用卡方检验；等级资料用秩和检验；满足正态分布及方差齐性时，组内前后比较用配对 T 检验，组间比较用方差分析。当 P < 0.05 认为差异性有统计学意义。

5. 治疗结果

5.1 临床总疗效比较

经观察分析，统计学比较，治疗组的总有效率为 93.3%，对照组的总有效率为 86.7%，P = 0036 < 0.05，故有统计学意义，试验组治疗混合痔术后疼痛的临床疗效优于对照组。

表 1　临床总疗效比较（秩和检验）

组别	例数	显效	有效	无效	总有效率
试验组	30	20	8	2	93.3%
对照组	30	12	13	5	83.3%

5.2 术后镇痛效果评估

镇痛的评估采用视觉模拟评分法（VAS），于治疗后半小时、1、2、3h 分别进行观察并记录 VAS 均值和肢体活动评分，进行镇痛效果评价。观察结果见表 2～表 3。

表 2 肛门疼痛评分比较（T 检验）

时间	试验组（分值）	N	对照组（分值）	N	P
治疗前 VAS 评分	5.73±1.87	30	5.40±1.75	30	0.479
治疗前肢体活动评分	5.200±1.540	30	5.067±1.552	30	0.856
治疗后 0.5h 评分	3.667±1.398	30	4.600±1.192	30	0.020
治疗后 0.5h 肢体活动评分	3.333±1.213	30	3.133±1.548	30	0.086
治疗后 1h 疼痛评分	2.933±0.267	30	4.533±0.331	30	0.000
治疗后 1n 肢体活动评分	2.00±1.1740	30	2.067±1.437	30	0.388
治疗后 2h 疼痛评分	3.067±0.249	30	4.400±0.294	30	0.001
治疗后 2n 肢体活动评分	1.933±1.230	30	1.800±1.324	30	0.161
治疗后 3h 疼痛评分	3.333±1.516	30	3.667±1.398	30	0.648
治疗后 3h 肢体活动评分	3.069±1.258	30	3.267±1.437	30	0.390

注：N 为例数分值用（$\bar{x}\pm s$）表示

对术后尿潴留情况比较，详见表 3.

表 3 术后尿潴留情况比较（秩和检验）

组别	病例数	Ⅰ级	Ⅱ级	Ⅲ级	Ⅳ级
A 组	30	11	15	3	1
B 组	30	6	10	10	4

经观察比较，统计学分析，$Z=\sim 2.517$ ，$P=0.012<0.05$，两组间存在统计学差异。

5.3 对不良反应观察

A、B 两组中未发生肛门失禁。A 组中有 1 例出现恶心、呕吐、头昏、胸闷、心慌、喝糖开水，指压人中、合谷 10 分钟后感觉舒服恢复正常；B 组有 1 例稍许恶心，皮肤瘙痒，口服西替利嗪，10mg/次，2 次/d，一天后好转感觉舒服恢复正常。A、B 两组在不良反应上比较，$P>0.05$ 无统计学差异。

6. 讨论

6.1 中药熏洗治疗的优势

中药煎剂熏洗坐浴疗法是我国治疗肛门疾病的传统方法。早在《外科正宗》中就有坐浴可疏通气血、散瘀化滞、解毒脱腐，消肿止血的记载。祖国医学认为混合痔术后疼痛是由于实热、虚寒、气滞，津亏血虚和湿热下注引起。然而中医复方是中医治疗最常用的药物疗法之一，方剂的多种有效成分针对人体的多种因素，可以通过多环节、多层次、多靶点的整合调节作用，来应对人体多样性的病变。我们体会到大多数混合痔患者的发病多与“湿热下注”这个病机有关，在这个思路的启发下，我们拟清热解毒、消肿化瘀、生肌止血为法，制作的此中药洗剂。

此中药洗剂有清热解毒、消肿化瘀、生肌止血的作用，然而中药煎煮后可直接通过肌肤、孔窍、经穴渗透、吸收、扩散进入腠理、脏腑，直接达到疏导全身、清热止痛、行气活血、止血镇痛的作用。中药熏洗是中医护理的一大特色，借助药力和热力，通过皮肤黏膜作用于机体，能刺激肛门外周血管和神经，使肛门血管扩张，从而促使局部血液和淋巴循环，减轻组织的淤血，有利于肠道濡养，增加治疗作用。

此中药洗剂是由我在多年临床经验总结的基础上，精心研制的纯中药制剂，由槐花、地榆炭、马齿苋、苍术、黄柏、乳香、没药、炙大黄、紫花地丁、公英、丹皮、瓦松、炙草等一系列清热解毒、消肿化瘀、生肌止血的药物组成。

6.2 腹针疗法治疗混合痔术后疼痛的理论基础

6.2.1 腹针疗法理论基础 腹针疗法根据腹部脏腑最集中、经脉分布最多与腹部全息分布的特点，形成了有着自身特色的理论，薄智云教授根据腹部全息的分布特点提出经络分为先天经络与后天经络 2 个部分，以神阙为核心的大腹部不仅存在着一个已知的与全身气血运行相关的系统，而且还存在着一个全身高级调控系统，即神阙经络系统.[4]这个系统对全身具有宏观调控的作用，根据这个系统对全身调节的规律，形成了腹部神龟取穴图，用来表达腹部穴位与全身的关系和指导临床实践。这与玛雅身体学[5]所载的人脑投影身体学相一致，神阙内通五脏六腑联络全身经络，为五脏六腑之根，神元归藏之本、腹针疗法是以中医经络学说，阴阳学说和五行学说为基本理论指导，通过运用腹部全息论达到治疗疾病的目的。

阴阳学说认为，在腹部以脐为中心，上属阳，下属阴，腹中属阴，腹外属阳，左属阳，右属阴，通过腹部来调整阴阳，补偏救弊，促使阴平阳秘，恢复阴阳的相对平衡，是腹针疗法的基本原则[6]。脏腑学说认为，心位于胸中，但得养于脾胃，与小肠相表里，因此，通过经别络于小肠；肺虽位于胸中，但肺的经络起于中焦，下络大肠，其他的脏腑俱在腹中，因此，五脏六腑与腹部有密切的联系。

经络学说认为，背为阳，腹为阴。在腹部循行的有任脉、足少阴肾经、足阳明胃经、足太阴脾经和足厥阴肝经五条经脉，足少阳胆经循行于腹侧。腹部不仅有阴中之阴的任脉，还有足阳明胃经和足少阳胆经两条阳经。因此，在腹部不仅可以调阴，亦可调阳，因经络“内属脏腑，外络肢节”，故十二经络的经别亦从腹部经过与脏腑相接，带脉束腰一周与背部的督脉、膀胱经相连，冲脉、阴跷脉、阴维脉亦行小腹或腹前，为气血向全身输布提供了多种途径[7]。除此之外，每一个脏腑都有一个募穴。募穴是脏腑之气结聚于胸腹的地方，所以脏腑有邪多反映于募穴。这些理论都说明腹部是人体气血阴阳汇聚之地，阴中有阳，阳中有阴，运用针灸疗法。从阴引阳，从阳引阴，调整人体经气，调节阴阳，扶正祛邪，从而达到治疗疾病的目的[8]。

6.2.2 腹针疗法的辨证特点　中医整体观念的理论指导临床是腹针疗法的辨证特点。腹针理论认为：“经络内属脏腑，外络四肢百骸”。因此，脏腑和经脉是一个统一的系统即脏腑经脉系统。在脏腑经脉系统的理论中，脏腑是经脉的内核，四肢百骸是脏腑的外延，而经脉则是连接两者之间的网络。用这种理论来指导临床使许多中医的理论在腹针中得到了很好的应用。“正气存内，邪不可干”，即脏腑的功能正常就不会受到病邪的伤害，而慢性病和疑难病的一个共同特点便是“久病及里”，因此腹针疗法提出了“用针之道，立法为先，操术次之，而后机变”的主张，强调“从调理脏腑人手”来治疗疾病。

腹针疗法的每一个处方都有严格的规范，君、臣是调节脏腑的穴位，佐、使是调节经脉和病变部位的穴位。这样不仅能使症状很快缓解，而且可以取得很好的远期效果，体现了中医整体观念与辨证施治的特点，使理、法、方、穴的中医特色得到了完整的体现[9]。

6.2.3 腹针疗法的处方特点　腹针疗法主张“先从诊断人手，再看辨证妥否，尔后操术勿躁，依情再做加减”。提倡在诊断明确的前提下进行辨证。这里所指的诊断主要是西医的诊断，使我们的治疗具有更好的针对性。因此，腹针治疗疾病的处方有一病一方的特点。

腹针处方的组成原则，是中医辨证施治的一部分，是中医“理、法、方、穴”的具体应用。在腹针处方中，必须体现“调理脏腑入手，兼顾经脉局部”的多层次、多靶点的整体治疗原则，使腹针处方的治疗形成立体的治疗体系，体现出中医“治病必求于本”的基本特色[10]。

6.2.4 腹针疗法的操作特点　“处方标准化，操作规范化，辨证条理化”是腹针疗法的基本特点。然而针灸治疗的基础是穴位，因此穴位的准确定位便成了取得临床疗效的关键。腹针疗法提出操作规范化的目的便是为了避免取穴时，同一个穴位有时在上、有时在下、有时在左、有时在右的不良习惯，使大家在治疗时的定位尽可能地得到统一，这样才可能使临床的疗效得到保证[11]。用腹针疗法治疗疾病，能否达到“刺至病所”，还同针刺的深浅有关。针对不同的肌层，还有“前面深似井，后面薄如饼”的说法。

腹针在刺法上具有痛苦小的特点。腹针的刺法，采取细针浅刺，并根据病人腹壁的薄厚选择用针，针刺的深度均在脂肪层，在筋膜上，未达肌层，比一般传统针刺的深度要浅，加之在操作过程中无须寻找沉、涩、紧的感觉，刺激的强度相对来说较轻，因此患者所受的痛苦相对较小，故被薄氏称之为无痛疗法[12]。

6.2.5 小结　腹针疗法根据腹部脏腑最集中、经脉分布最多与腹部全息分布的特点，形成了有着自身特色的理论，认为：经络分为先天经络与后天经络 2 个部分，以神阙为核心的大腹部存在着一个全身高级调控系统即神阙经络系统，这个系统对全身具有宏观调控的作用。

腹针疗法具有以下特点：

（1）无痛：进针微痛或无痛，为畏针患者解除后顾之忧。

（2）方便：仅在腹部针刺。

（3）高效：起效迅速。

（4）安全：腹针疗法的穴位只处于腹壁浅层，针灸疗法刺进内脏的危险性便完全不存在，安全且无副作用.

（5）适应证广泛：临床实践证明，腹针疗法对多种疾病具有良好的疗效。

6.3 腹针治疗混合痔术后疼痛的组方依据

主穴取中腕（浅刺）、气海（深刺）、关元（深刺），辅穴取水分（浅刺），佐穴取气海下风湿点（浅刺），使穴取天枢（中刺）。根据腹针原理，治疗上取任脉的气海、关元、中脘为主穴。中脘、关元组成天地针，中脘为天，关元为地。中脘是胃之募穴，胃与脾相表里，有水谷之海之称；关元是小肠募穴，有培肾固本，补气回阳之功，二穴合用调补脾肾。中脘理中焦，调升降，且因手太阴肺经起于中焦，故兼有主肺气肃降之功能。气海为气之海，关元培肾固本，而肾又主先天原气，合用"以后天养先天"之意，通调督脉气血，引气归元。辅穴取水分通调水道、理气止痛；佐穴取气海下风湿点通调气血、疏理经气。使气血上输下达，与引气归元或天地针合用时，具有消肿、止痛，兼有通腑之妙。使穴取天枢使诸作用引于病所。诸穴合用具有通调气血、引气归元、疏经通络、活血止痛的作用[13]。

6.4 针刺镇痛机理

（1）针刺经络穴位激发感传神经递质的镇痛原理（中枢神经递质如前所述）。

（2）针刺经络穴位激发感传改善血循环的镇痛原理。针刺经络穴位激发感传使颈动脉（颈内动脉分枝）血管的痉挛得以缓解，降低了血管的紧张度和阻塞程度，使颈动脉的血流增加，从而起到了通经脉，调气血，改善血循环的作用。

（3）针刺经络穴位激发感传体液物质的镇痛原理：①针刺激发感传迷走神经：一方面使胆汁的排泄增加，消化系统的消化吸收代谢加快，另一方面使全身内分泌系统的新陈代谢加快，使体液的酸碱度不断调节达到平衡。胆汁中的吗啡肽不断释放到体液中，二者相互作用达到镇痛的目的，但吗啡肽的镇痛是主要的（但吗啡肽的镇痛是主要的）。②三阳皆有头痛，同理三阳之病亦有腹痛。针刺足三里穴或用维生素 K3 注射液封闭足三里穴，均可激发感传迷走神经，且维生素 K3 注射液本身具有输泄肝胆的功能，加之胆汁中的吗啡肽不断在体液中释放，故镇痛效果好。

因此针刺镇痛的原理就是通过针刺经络系统（人体的生物信息网络系统）的穴位，激发感传于血管、神经递质、体液物质来实现的。但要特别指出的是，针刺经络系统的穴位激发感传到迷走神经使胆汁中的吗啡肽释放到体液，激活脑内吗啡受体是针刺镇痛的直接原因。

7. 结论

本研究结果表明，中药洗剂坐浴结合腹针效果在治疗后半小时、1h 和 2h 的效果优于对照组，其它时点两者的镇痛效果相似。腹针疗法具有副反应小、安全可靠、价格低廉、易于实施、无痛等优点，不会给病人增加额外的痛苦和负担。因此中药洗剂坐浴结合腹针疗法又是混合痔术后镇痛的有效方法，本研究为临床增加了一项新的选择。

参考文献：略。

创面封闭联合长强穴埋线治疗肛门病术后疼痛临床研究

张稳存　曹　宇　张彩虹　张生东　葛昌甫

（榆林市第四医院肛肠科，陕西　榆林，719000）

【摘要】目的　为了观察创面封闭联合长强穴埋线治疗肛门病术后疼痛的临床疗效。方法　将 186 例患者随机分为 3 组：创面封闭联合长强穴埋线组（联合组）100 例；创面封闭组（A 组）46 例；长强穴埋线组（B 组）40 例；采用 VSA 评分法，在术后第 1～14 天观察患者的疼痛程度。结果　联合组与 A 组术后第 1～3 天 VAS 评分和镇痛效果无统计意义（$P>0.05$），第 4～14 天 VAS 评分和镇痛效果有显著差异（$P<0.05$），联合组与 B 组第 1－14 天 VAS 评分和镇痛效果有显著性差异（$P<0.05$），A 组与 B 组 VAS 评分和镇痛效果无显著性差异。结论　创面封闭联合长强穴埋线用于肛肠病术后镇痛效果很好，可以达到完全无痛。

【关键词】肛肠疾病；封闭；穴位埋线；镇痛

疼痛是肛肠病术后的主要并发症之一，使患者遭受痛苦，带来各种并发症，严重影响了患者的身心健康，我科从 2010 年开始，笔者以亚甲蓝创面封闭联合长强穴位埋线用于肛肠病术后镇痛，效果满意，现将 186 例资料完整报告如下：

1. 资料与方法

1.1 临床资料　将我科住院肛肠病术后 186 例随机分为联合组、A 组、B 组。联合组 100 例，男 51 例、女 49 例，年龄 19－70 岁。A 组 46 例，男 24 例、女 22 例，年龄 20－68 岁。B 组 40 例，男 20 例、女 20 例，年龄 21－

70 岁。3 组年龄、性别差异无统计学意义（P >0.05），3 组患者肛肠疾病分类见表 1。诊断标准根据国家中医药管理局颁布的《中医病症诊断疗效标准》中混合痔、肛瘘、肛裂、肛周脓肿的诊断标准。

表 1 –3　组患者肛肠疾病分类表

组别	人数	混合痔	肛裂	肛瘘	肛周脓肿
联合组	100	42	28	16	14
A 组	46	20	13	7	6
B 组	40	15	10	7	8

1.2 治疗方法　患者取侧卧位，肛门部常规消毒、铺巾，局部浸润麻醉。混合痔行外剥内扎术，肛裂行内括约肌侧切术（合并外痔或肛乳头肥大者一并切除），肛瘘行一次性切开或一次性切开挂线术，肛周脓肿行一次性切开根治术或一次性切开挂线术。联合组：麻醉后首先取长约 1.5cm 的 2 ~0 肠线放入一次性埋线器针头的前段，医者将左手食指伸入肛内做引导，以免针刺破肠壁，右手持针自尾骨尖与肛门连线的中点垂直进针，快速刺至皮下，然后以左手食指引导，沿肌肉层将针尖向尾骨尖方向缓慢推进约 3cm，试抽无回血后注入肠线，出针后棉球按压针孔片刻，开始施行手术治疗。术后用亚甲蓝混合液（0.75% 布比卡因 2ml，碳酸氢钠注射液 2 ml，亚甲蓝注射液 1 ml，2% 利多卡因 5 ml，肾上腺素 1 ~3 滴）于切口局部封闭，封闭时创缘皮内、创面基底部、挂线处及内痔结扎处要重点给药。尤其不能忽略齿线附近的创面。常用剂量 5 ~10ml，注射后按揉注射部位，使药液均匀浸润到创口周围。A 组术后封闭同上，B 组术前埋线方法同上。

1.3 观察指标　疼痛视觉模拟评分法（VAS）使用一条长约 10 cm 的游动标尺，上面标有 10 个刻度，两端分别为 0 分段和 10 分段，0 分段表示无痛，10 分段代表难以忍受的最剧烈的疼痛，使用时将刻度的一面背向患者，让其在直尺上标出能代表自己疼痛程度的相应位置，根据标出的位置为其分数。临床评定 0 为无痛，1 ~2 为轻度疼痛，3 ~5 为中度疼痛，7 ~9 为重度疼痛，10 分为极度疼痛。患者术后第 1 天 ~14 天进行视觉模拟评分。

镇痛效果：0 ~2 分为优、3 ~5 分为良：>6 分为差。

1.4 统计学方法　采用 spss13.0 软件包进行统计分析，计算资料采用 ±s 表示。

2. 结果

2.1 疗效判定标准　按第 7 次全国肛肠学术会议讨论标准，结合 VAS 评分，拟定疗效评定标准。优：术后创面完全无痛，排便、换药也不痛。良：术后创面基本无痛，排便、换药稍有不适感。差：术后创面疼痛，排便、换药疼痛更甚，需用止痛药方能止痛。

2.2　3 组术后 1 ~14 天痛觉模拟评分结果见表 2

表 2　3 组术后疼痛评分（ ±s）

组别	第 1 天	第 3 天	第 5 天	第 7 天	第 11 天	第 14 天
联合组	0.60 ±0.05	0.80 ±0.07	0.61 ±0.07	0	0	0
A 组	0.72 ±0.08	0.95 ±0.03	1.11 ±0.04	3.21 ±0.90	5.31 ±0.85	5.92 ±0.58
B 组	6.11 ±0.28	4.47 ±0.91	1.80 ±0.31	0.54 ±0.04	0.33 ±0.05	0.20 ±0.04

2.3　3 组术后镇痛效果　见表 3

表 3　3 组术后镇痛效果比例（%）

组别	n	第 1 天			第 3 天			第 5 天			第 7 天			第 11 天			第 14 天		
		优	良	差	优	良	差	优	良	差	优	良	差	优	良	差	优	良	差
联合组	100	100(100)	0	0	100(100)	0	0	100(100)	0	0	100(100)	0	0	100(100)	0	0	100(100)	0	0
A 组	46	46(100)	0	0	46(96)	4	0	46(100)	0	0	7 (15)	35(78)	3 (7)	2 (4)	39 (85)	5 (11)	0	6 (13)	40 (87)
B 组	40	0	2 (5)	38(95)	2 (5)	32(80)	6 (15)	38(95)	2 (5)	0	40(100)	0	0	40(100)	0	0	40(100)	0	0

3. 讨论

肛肠病术后疼痛，是肛肠病术后的主要并发症之一，其疼痛分为两种，即反射性疼痛和炎症性疼痛，人体肛门部区域神经丰富，属脊神经支配，痛觉非常敏感，所以肛门部手术创伤和炎症都可以导致疼痛，其疼痛的程度往往与手术部位和创伤大小有关，轻者仅感觉局部微疼，对全身没有明显影响，重者感觉局部疼痛剧烈，呈坐卧不安，大汗淋漓，严重影响饮食及睡眠。其性质有刺痛、胀痛、灼痛或跳痛、牵拉痛等，可为持续性或间歇性，一般术后24～48小时疼痛严重，以后逐渐缓解但受到刺激，如（排便、换药等）时，可使疼痛加剧，术后疼痛的发生机制是机体受到手术，炎症的创伤性刺激导致局部组织破坏，释放出各种内源性致痛因子，刺激疼痛感应器产生痛觉信号，通过神经传导及大脑传递而感知。而且在损伤和炎症过程中释放的前列腺素、白三烯和缓激肽类物质还能增强疼痛感受器的敏感性，使正常感受器的阈值降低，因此轻微的刺激即可导致疼痛[3]。处置方法多种多样，有口服镇痛药，但它疗效差，作用时间短，难以达到理想的镇痛效果。近年来镇痛泵广泛地用于各类手术后镇痛，但它其操作复杂，须经专业麻醉人员使用，若使用不当，补充药物不及时或导管堵塞都会使镇痛失败，而且尿潴留发生率高[1]，且价格不菲，加重了患者的经济负担。而我科采用的创面亚甲蓝封闭联合长强穴埋线的方法，既经济又操作简单。其中亚甲蓝对神经末梢有较强的亲和力，可腐蚀神经纤维的髓质，使其发生可逆性的损害，持续1～3周，使局部感觉迟钝，痛觉减轻或消失，达止痛的目的[2]。因该药注射有4～6h后才能起效，且注射后2～4h可有灼热痛，所以加用利多卡因和布比卡因、以延长局部麻醉时间，消除亚甲蓝注射后局部灼热痛，不留麻醉间隙。并且利多卡因、布比卡因属酰胺类长效局麻药，利多卡因可逆性阻滞神经纤维的冲动传导，具有作用快、对神经组织通透性强的特点，布比卡因作用时效比利多卡因长2～3倍，其效能比利多卡因强4倍，给药5～10min生效。并且成品麻药中加入盐酸成分，应用时有灼痛，加碳酸氢钠可通过对抗成品麻药中的酸性可减少灼痛。长强穴位近肛门，自古以来就是治疗肛门疾患的要穴，为为督脉起始穴，且为督之络穴。而长强穴埋线是在针灸经络理论指导下，结合解剖和生物材料医学综合形成的一项治疗技术。它是将医用肠线埋入穴位，利用羊肠线对穴位的持续性刺激作用而产生一系列治疗效应的一种治疗方法。它对机体的刺激强度随着时间而发生的变化，初期刺激强，可以抑制脏腑阴阳的偏亢部分，后期刺激弱，又可以弥补脏腑阴阳之不足。这种刚柔相济的刺激过程，可以从整体上对脏腑进行调节，使之达到“阴平阳秘”的状态。其次，埋线疗法利用其特殊的针具与所埋之羊肠线，产生了较一般针刺方法更为强烈的针刺效应，有“制其神，令其易行”和“通其经脉，调其气血”的作用。其在体内的长久刺激符合《内经》中“深纳而久留”的思想。现代医学认为埋线过程中机体内部的一些微观组织结构也发生着相应的变化，穴位局麻以及皮肤切割都能对穴位、神经以及整个中枢产生一种综合反应，使组织器官的活动能力加强，血液循环及淋巴回流加快，局部新陈代谢增强营养状态得到改善。产生的疼痛信号传导相应的脊髓后角后，可以引起脊髓水平的抑制反应，调节其所支配的内脏器官。此外羊肠线作为一种异种蛋白可诱导人体产生变态反应，使淋巴组织致敏、配合抗体、巨噬细胞来破坏、分解、液化羊肠线使之分解为多肽、氨基酸等。羊肠线在体内软化、分解、液化及吸收对穴产生的生物化学刺激可长达20天或更长。由表2、3可以看出，联合组可以完全解除术后肛门疼痛，取得很好阵痛效果，术后第1～14天阵痛效果优达100%。A组第1～5天阵痛效果优达96%，良4%，而7～14天优达6.3%，良33.2.%，优良率达27.3%。B组第1～5天优达33.3%，良30%，第7～14天，优100%，优良率达100%。故二者联合运用可以达到全程治疗无痛。

肛肠术后疼痛诊治体会

刘明学[1] 孙 龙[2]

（1. 西安马应龙肛肠医院，陕西 西安，710016；2. 陕西省中医院，陕西 西安，710003）

肛肠术后疼痛，仍为目前肛肠科热门课题，笔者就此问题，谈一些自己的认识和临床体会，重在抛砖引玉，共同学习。

1. 何谓疼痛

翻阅有关古典医籍，疼痛不论从《说文解字》，还是象形字词演变，有以下含义：“疼痛”是病的范畴和种类，两个字都带“病”字头。《说文解字》疼：冬→寒冷→寒性收引→痉挛→疼痛。痛：甬→不通→不通则痛→疼痛。有“难受”“悲伤”之意。按《古汉语词典解释》，疼是皮肤之感觉，痛是灵魂之声音，疼痛具有难忍、悲伤之意。是一个重复连意词，疼痛虽然泾渭分明，但词义很难分清，正如《广雅》中解释，疼，痛也；痛，疼也。实质是一个词，如“饥饿”“贫穷”等。现代医学认为：疼痛是一种不愉快的感觉和情绪上的难受，多伴随着现有或潜在的组织损伤。疼痛是一种复杂的生理、心理和病理反应，其反应一方面为植物神经反应，如恶心、呕吐、出汗、心率和血压的变化；另一方面为心理情绪反应，如恐惧、不安、急躁等变化。肛门术后疼痛，是肛门术后严重的并发症之一，对人体有极大地伤害。

2. 肛肠术后疼痛之危害

疼痛多影响正常的饮食、睡眠、情绪和生活质量，甚至造成心理障碍，易导致焦虑、抑郁症；诱发基础疾病的发作或加重，甚至造成意外，如高血压、心脏病、肺气肿、精神病等，重则导致死亡；影响手术后体质和伤口的恢复，延长住院时间；影响手术效果的评价和社会效应，使病人满意度下降；疼痛是继手术后对病人的第二次打击，如不能完全控制，可发展为慢性疼痛。

3. 呼吁同行高度重视、重新认识肛肠术后疼痛问题

疼痛是手术创伤引起的一个并发症，而不是正常反应；是完全可以避免和治疗的，而不是难以避免和无法治疗的；剧烈疼痛，将会造成不良后果，给患者造成恐惧心理，必须及时处理。所以呼吁同行高度重视、研究、正确对待肛门术后疼痛问题。

4. 肛肠术后疼痛的特点

肛肠术后疼痛时间多在术后 1～3h（局麻）或 3～6h（腰麻）。为持续性（4～7d）。手术当晚和首次大便时疼痛最为明显。前 3 天多为坠胀灼痛，以后多为坠胀刺疼，排便时像拉玻璃渣样疼痛。

5. 影响术后疼痛的因素

5.1 患者因素：年龄、性别、性格、社会文化层次、健康状况、精神状况、对疼痛的耐受能力、疾病的种类。

5.2 医者因素：术前与患者的有效沟通，术前用药，麻醉选择等；术中术者技术水平，术式的选择，切口的设计、位置、大小、缝合技巧等；术后饮食、排便、生活起居，局部及全身用药，术后换药，创面的处理等。

6. 肛肠术后疼痛的现代医学机理

肛周末梢神经丰富，是脊神经束及马尾神经末端所在区域，也是植物神经和脊神经交集汇合处。手术致肛门局部组织损伤，损伤组织的各类细胞（巨噬细胞、淋巴细胞等）不断释放各种炎性介质，K^+、H^+、5～羟色胺、组织胺、乙酰胆碱、缓激肽、去甲肾上腺素等作用于致敏的肛周末梢神经而发生反应，使正常不引起疼痛的低度刺激导致剧烈的疼痛。

7. 肛肠术后疼痛的中西医学病机

中医认为：人体如宇宙一样，是一个有机的整体，体内气血阴阳寒热表里在经络之贯穿下保持着平衡，正如内经云："阴平阳泌，精神乃治"，否则就会出现异常。肛肠手术创伤，致经络阻断，不通则通；术中损伤血络，局部出血过多或气滞血瘀使组织缺血而不荣，不荣则痛；若长期刺激，导致体内阴阳失调，寒感则疼，热感则痛。

8. 肛门术后疼痛的评定

疼痛是一种主观体验，在临床工作中，诊断、治疗、教学、科研，包括论文书写等方面，对疼痛的程度，必须有一个统一有效的数据和评定方法，才能促使我们对此项工作正常研究探讨。目前本科多采用以下几种评定方法：

8.1 视觉模拟评分法：取 10cm 长线段，两端分别标出"0"无疼痛和"10"最疼痛，病人根据自己所感受的疼痛程度在直线上某点做记号，以表示疼痛的程度。

8.2 数字评分法：用"0"到"10"这 11 个点来描述疼痛强度，0 表示无疼痛，10 表示疼痛最剧烈，病人根据所感觉的程度给自己打分。

8.3 六点行为评分法：无疼痛；有疼痛，易忽视；有疼痛，无忽视，不影响注意力及日常生活；有疼，无忽视，影响注意力；有疼痛，无忽视，影响注意力，但能完成基本的生理需求，如进食，排便；有疼痛，无忽视，影响注意力，无法完成生理需求。

9. 肛门术后疼痛的预防

肛门术后疼痛病因复杂，病机深奥，预防范围广泛，涉及以下几个方面：

术前预防：认真检查，确切诊断，对病人有一个综合的评估；充分做好病人的思想工作，提高患者痛阈；必要的术前准备：饮食、灌肠、备皮、术前用药等；麻醉方式、术式选择，切口设计，患者体位，特殊器械以及材料的准备等。

术中预防：技术熟练，解剖清楚，力求一剪到位，一刀到底，一钳搞定，尽量避免过多、反复的重钳、重切、重扎等不良刺激。

痔：切口设计多采用放射线状、多处、窄而长、柳叶形切口。痔体剥除彻底，创口引流通畅，体现通则不痛之原理。

漏：肛漏管壁刀切开药去除，复杂高位肛漏采用高位挂线、远端切开缝合，或肛瘘皮下潜行剔除，保留皮肤，体现微创，无疼，通则无疼；

肛痈：采用穿刺→切开→指诊→通畅的原则。

保护括约肌：肛漏、肛痈尽量保留外括约肌深部；肛裂、痔病、狭窄患者，切断部分内括约肌或外括约肌皮下部减轻术后痉挛、疼痛。

细节方面：结扎内痔和血管时不能结扎皮肤；伤口缝合不宜过紧，缝线选择适合；引流条不能填塞过紧，创面边缘应注射长效镇痛剂，加压包扎不能过紧；包扎前应将肛管全部复回，剪除多余的残端，理顺结扎线头，避免线头存于伤口内，减少刺激；消痔灵注射时避免注入肌层。

术后预防：调畅情志，指导饮食、二便、睡眠、体位、活动等。用药：可选用止痛镇静药，必要时使用止痛泵；抗感染、预防感染，必要时配合活血化瘀之中成药如云南白药、独一味滴丸等。局部热、冷敷，中药熏洗坐浴，理疗，微波照射，穴位埋线等。换药应及时，手法轻柔。对伤口引流情况、色泽变化、水肿、增生等应及时观察并处理。

10. 肛肠术后疼痛的治疗

笔者认为肛肠术后疼痛重在预防，倾心竭力，戒除术中、术前的各种致痛因素是解决肛门术后疼痛的核心和关键，若术后仍疼痛应查明原因，如：包扎过紧；局部异物；残端嵌顿、水肿、增生；伤口引流不畅；脓肿未切穿；括约肌未切到；感染；合并全身疾病等。治疗在解除病因的同时，注意阻滞疼觉神经传导，阻断致痛恶性循环。如：降低交感神经兴奋性、扩张血管、改善微循环、解除痉挛、减少无菌性炎症刺激、调节患者心态、提高痛阈等。目前治疗肛肠术后疼痛可分为以下几类：

10.1 药物治疗：包括口服、注射、局部给药。常用药物如下：

10.1.1 阿片类麻醉性镇痛药：吗啡、哌替定、芬太尼，镇痛强易成隐，抑制呼吸，必要时用。

10.1.2 非甾体类解热镇痛抗炎药：阿司匹林、布洛芬、罗昔康、吲哚美辛（栓）、双氯芬酸钠（栓）。镇痛作用强，无成隐性，副作用小，临床应用广泛。

10.1.3 抗抑郁类药：阿米替林、多虑平，有抗抑郁和镇痛作用，用于神经官能性疼痛和抑郁患者术后的疼痛。

10.1.4 镇定催眠抗焦虑类药：安定 氯丙嗪、异丙嗪等，通过镇定催眠达到镇痛作用，用于失眠焦虑者术后疼痛，临床多和非甾体类镇痛药合用，增加治疗疼痛效果。

10.1.5 其他：曲马多，人工合成非阿抗类中枢镇痛药，镇疼驭力大，副作用小，临床应用广泛。硝酸甘油、阿托品、山莨菪碱等解痉药，用于平滑肌、骨骼肌痉挛之疼痛。维生素 B1、B6、B12 治疗各类慢性神经性疼痛。

10.2 物理治疗包括：超声、红外线、微波、磁场、热（冷）敷，改善微循环，解除痉挛达到止疼。

10.3 中医中药、针灸、按摩治疗包括：中医中药重辩证，以行气、活血、通络、止疼为要点，针灸掌握循经，临近取穴。如：长强、合谷、足三里、承山等穴为首。长强穴埋线亦是有效之法。

10.4 心理疗法包括：疼痛意念的分散、催眠暗示、生物反馈，调解心态。

10.5 必要时神经阻滞或局部封闭，自控镇痛或联合镇痛。

肛肠病术后疼痛的防治

尹西彬　杨士磊　王　峰　指导：韦俊武

（安徽省阜阳市中西医结合肛肠医院，安徽　阜阳，236000）

为了减轻肛肠病手术的疼痛，我科自 2010 年 1 月份以来，对不同手术患者采取了术前的准备（明确诊断及手术方式，肠道准备，手术部位的用药以及术前患者的心理指导），术中合理地选择麻醉方法、尽量缩短手术时间及术后恰当的处理等方法，明显减轻了手术患者的疼痛程度。

1. 术前准备

（1）术前会诊，明确诊断及手术方式的选择。（2）肠道准备：术前要求患者排空大便，我们一般采取液气一次性灌入800～1000ml，肠道清洁良好，又减少多次灌肠反复刺激。（3）术前合理用药：根据患者的病情及各项生化指标，我们采取不同术前用药。常规使用安定10mg，654～2 10mg术前30分肌注；复方利多卡因乳膏术前2h术区涂药。高血压病患者术前血压控制在150/95mmHg以下，高血糖患者血糖控制在正常范围内。（4）心理指导：患者术前难免有精神紧张、恐惧及焦虑等不良情绪，或对手术及预后有多种顾虑。术前向患者解释疾病的原因、手术关键技术、预后等，取得患者及其家属配合。

2. 麻醉选择

术前根据不同的病因及麻醉作用特点，选择合适的麻醉方法。主要采用的麻醉方法如下：（1）局部浸润麻醉 此法简便易行、安全、并发症较少。用于大多数的患者，如痔疮、肛裂、肛乳头肥大、单纯性肛瘘、浅部肛周脓肿等肛周疾病较轻者。而对肛周组织炎症明显，影响局麻药吸收者及手术时间较长的病人不宜采用。（2）．骶管麻醉法 其具有镇痛效果确切、肛门松弛良好、生理功能干扰较小，但不能消除内脏牵拉反应。选择该方法用于复杂性肛瘘、复杂性肛周脓肿、复杂性混合痔等肛周病变严重者。（3）硬膜外阻滞 对生理有一定的干扰，减少内脏牵拉反应，适用于PPH的手术患者。（4）全静脉麻醉 用于患者过度紧张不能配合手术者及小儿患者。

3. 手术操作技术

（1）合理的手术方式及简捷有效的操作步骤，术时尽量减少组织损伤，保护正常组织。缩短手术时间减轻患者心理创伤。（2）术后创面长效麻醉阻滞 术后创面用美兰溶液（利多卡因、布比卡因、亚甲蓝比例4：4：2）在创面边缘点状注射。（3）压迫止血物的正确应用 在不影响止血效果的前提下，尽可能的减少伤口填塞物，避免因填塞物过多而致的肛门处胀痛。

4. 术后处理

（1）创面护理 患者术后可控制大便24h左右，一般术后第一天常规更换敷料；第二天便后硝矾洗剂坐浴，半导体激光治疗换药。如果脓肿、肛瘘予以甲硝唑溶液冲洗。（2）并发症处理 并发症的有效及时的处理可阻断“损伤－疼痛－括约肌痉挛－疼痛”的恶性循环，减少反复刺激，从而减轻疼痛。（3）生活指导 指导患者养成按时作息、清淡饮食、调畅心志、通畅大便等良好的生活习惯。按摩腹部，促进结肠蠕动，软化大便，还可转移患者对疼痛的注意力。

综上，我科采用综合方式，减轻患者术后疼痛程度，得到广大患者的满意。

常见肛肠病无痛化治疗的临床探讨

孙建新　席顺利

（河南宏力医院肛肠科，河南　新乡，453400）

肛肠病是一种常见病、多发病，临床工作中手术治疗是一种常用的方法，但因肛周神经丰富，术后创面多开放，术中、术后疼痛使患者惧怕手术，无痛化的治疗方案是肛肠专科医生追求的目标，我科从2011年9月至2012年5月，应用无痛方法治疗肛肠疾病330例，术中、术后患者基本无痛，效果满意，现总结如下：

1. 临床资料

1.1 一般资料

330名患者中男性172例，女性158例；其中肛裂73例，肛瘘、肛周脓肿85例；痔疮172例。诊断均符合2006年肛肠病（痔、瘘、裂）诊疗指南的诊断标准[1]。

1.2 治疗方法

麻醉方法的选择，根据患者病情，全身情况选择不同的麻醉方法，预计手术时间短，手术难度小，或者不适合腰椎穿刺的（如严重的腰椎病、不易控制的高血压病）选择基础加局麻（常用丙泊酚、利多卡因）；对于预计手术时间长，难度较大的选择腰硬联合或硬膜外麻醉。术中要操作要仔细，少损伤肛管、齿线处组织，引流要通畅，手术完成时创面上局部注射长效止疼剂（罗哌卡因、美兰、曲安奈德混合液）；患有溃疡、糖尿疾病的不用曲安奈德，肛门内注入两粒美辛唑酮红古豆醇酯栓（成都第一制药产生产），无菌纱布包扎固定，无明显出血的包扎不易过紧，术后可放置细管排气引流。术后每日换药，肛门内每日注入一个美辛唑酮红古豆醇酯栓，便后中药坐浴，选择1、2号方，一般术后7天内用1号方，7天后用2号方，（1号方：土茯苓 大黄 黄柏 马齿苋 乳香 没药 芒硝 五倍子 地榆等，2号方：当归 苏木 红花 芒硝 乳香 没药 苦参等）

1.3 治疗结果

疗效标准 显效：术后患者无疼痛，换药时、排便时无痛；有效：术后患者肛门部基本不疼、排便、换药时轻微疼痛；无效：患者术后肛周疼痛，不能耐受，排便时疼痛，需要再用止痛药治疗。其中显效138例，有效162例，无效30例 。

2. 讨论

随着社会的进步，医学的发展，人们对医疗服务的要求也越来越高，无痛、微创是医学的发展方向。肛肠病是一种常见病、多发病，多需手术治疗，肛周神经末梢集中，痛觉较敏感，术中、术后肛门疼痛使患者恐惧、害怕手术，多年来肛肠界同仁进行了许多探讨与研究，取得了一定的效果，如郝润春、李永奇等应用亚甲蓝、布比卡因、强的松龙术后局部封闭创面治疗肛肠病术后疼痛1800例[2]，闵春明、冉小燕等用双氯芬酸钠栓治疗肛肠病术后疼痛80例[3]都取得不错的疗效，我们从2011年9月至今，在总结以往的经验与其它同行经验的基础上，应用中西医结合的方法治疗肛肠病330例取得了不错疗效。无痛化的治疗首先是一种理念，是我们追求的一种理想化的状态，是患者从入院、手术、术后、一直到出院的一个全过程。2.1 术前沟通、告知要到位，使患者充分了解患者的病情及治疗方案，使患者消除心理紧张情绪；术前检查要轻柔，避免粗暴、生硬使患者疼痛造成心理阴影；术前准备要充分，使患者术前排空大小便，避免患者术后过早的排便污染或刺激创面引起患者疼痛。

术中选择适当的麻醉方法，麻醉充分，手术视野清晰，易操作，手术彻底，术后并发症少，我科选用基础加局麻或腰硬联合的麻醉方法，患者在睡眠状态下或在完全无痛的状态下手术疗效好；肛肠病手术中操作要仔细，要熟悉肛周局部解剖结构尽量避免或少损伤肛门周围正常组织，手术中要把握好度，要正确区分肛管皮肤与肛缘皮肤，少切肛管皮肤多切肛缘皮肤，肛管的移行上皮区（ATZ）又是诱发排便感觉中心，当粪便由直肠下达肛管后，刺激ATZ通过感觉神经到达大脑，即可产生排便感，如此区完全破坏排便感消失，直肠内粪便就会产生淤滞[4]，故过多的损伤肛管皮肤能引起排便困难，肛门下坠、疼痛等不适，多切肛缘皮肤可使引流通畅，肛缘皮肤多有邹皮肌组成，组织修复能力强；结扎线或挂线的手术方法，切开皮肤要到位，不能结扎肛门皮肤；对于易导致肛门狭窄的手术，一定要切断部分内括约肌，缓解肛门括约肌痉挛引起的疼痛；手术切口大小要适中，不能太大，也不能太小，既要引流通畅，又要保留足够的正常组织。

手术结束时肛门内注入2粒美辛唑酮红古豆醇酯栓，缓解术后疼痛，其主要成分为美辛唑酮、颠茄、呋喃西林，具有消炎止疼，缓解括约肌痉挛的作用；创面局部注射复方亚甲蓝长效止疼剂（亚甲蓝、曲安奈德、罗哌卡因）；其中亚甲蓝直接阻碍神经纤维的电传导性，促进丙酮酸的继续氧化作用，从而影响了神经的兴奋性和传导性，可逆性的破坏末梢神经的髓质而发挥长效止痛作用[5]，由于罗呱卡因具有很高的蛋白 结合力（ 在血浆中90% ~ 95%与蛋白结合），因而具有很长的作用时间，罗哌卡因麻醉时间3到7小时[6]，与亚甲蓝配合使用，可消除亚甲兰初期（约4小时内）的烧灼痛从而使患者术后无痛率明显增高，而且其镇痛效果可持续到局部末梢神经修复之后，约（15 ~30）d左右．盐酸肾上腺素可迅速缓解药物等引起的过敏性休克，在混合药液中，可减少局麻药的吸收而延长其药效并减少其毒副作用，亦可减少手术部位的出血。醋酸曲安奈得可抑制炎症反应，更能延长止痛时间，抑制炎症反应，减轻组织水肿，软化疤痕，预防肛门皮肤水肿、坏死、狭窄。

中药熏洗是以中药的性味功能和脏腑经络学说理论为依据，经过不同的加热方法，利用中草药热力和蒸汽作用于皮肤、腠理，到达清热解毒、消肿止痛、活血化瘀、去腐生肌的作用；中药1号方，其主要功能清热解毒、止痛消肿，其中的大黄、黄柏、马齿苋等具有清热解毒的作用，现代药理研究具有抑制或杀灭细菌，促进皮下渗血吸收的作用，土茯苓具有解毒祛湿的功效，现代药理有抑制金黄色葡萄球菌、溶血性链球菌、大肠杆菌、等细菌的作用，乳香、没药 芒硝具有活血祛瘀，消肿止痛的作用。2号方，功效活血生肌止痛止痒的作用，其中的当归、红花、苏木具有活血、生机的作用，苦参具有止痒止疼的作用。

总之通过以上方法治疗肛肠病，患者基本全程无痛，效果显著，值得推广或借鉴。

参考文献：略。

肛肠病术后复方黄芩栓与芬太尼联合镇痛

周　勇

（成都肛肠专科医院麻醉科，四川　成都，610016）

1. 资料与方法

1.1 临床资料　一般资料：本组研究对象共 180 例。女性 83 例、男性 97 例，年龄 19～76 岁，ASA Ⅰ～Ⅱ级，直肠黏膜环切吻合器钉合术（PPH）106 例、外剥内扎硬注术 32 例、肛瘘及肛周脓肿一次性根治术 35 例、其它 7 例。

1.2 方法　麻醉与镇痛方法：将研究对象随机分为复方黄芩栓组（A 组）60 例、芬太尼组（B 组）60 例、复方黄芩栓联合芬太尼组（C 组）60 例。各组手术均行骶管麻醉（腰俞穴麻醉）联合异丙酚不插管全麻。A、C 组术毕即在肛内置复方黄芩栓（院内中西制剂，主要成分吲哚美辛 50 mg、黄芩素 200 mg）1 粒，次日起早晚各 1 粒塞肛。B、C 组术毕患者清醒即予静脉芬太尼自控持续镇痛（PCIA，主要成分芬太尼、氟哌利多）48～72 小时。每日进行疼痛评分。

疼痛评分标准：0 级，无痛；Ⅰ级，轻疼痛；Ⅱ级，中等痛；Ⅲ级，剧痛。最后进行镇痛疗效满意度评价。

1.3 统计学处理　本组资料数据均以 SAS 软件统计分析，$p<0.01$ 为差异有统计学意义。

2. 结果

2.1 A、B、C 各组间性别、年龄、手术类别、ASA 评级无差异。

2.2 A、B、C 各组均有轻疼痛率，但 A 组明显高于 B、C 组（$P<0.01$），且 C 组明显少于 A、B 组（$P<0.01$）；A 组有 8% 中等痛，B、C 组无中等痛；各组均无剧痛（表 1）。

2.3 镇痛满意率 C 组明显高于 A、B 组（表 2）。各组均无呼吸抑制。

表 1　各组镇痛疗效比较（例/率）

	0 级	Ⅰ级	Ⅱ级
A 组（60 例）	23（38.3%）	32（53.3%）	5（8.4%）
B 组（60 例）	49（81.7%）	11（18.3%）	0
C 组（60 例）	58（96.7%）	2（3.3%）	0

表 2　各组镇痛疗效满意度比较（例/率）

	满意	基本满意	不满意
A 组（60 例）	35（58.3%）	14（23.3%）	11（18.4%）
B 组（60 例）	53（88.3%）	5（8.3%）	2（3.4%）
C 组（60 例）	60（100%）	0	0

3. 讨论

肛门和直肠的解剖与生理均有其特殊性，神经末梢丰富，对手术创伤等伤害性刺激异常敏感，易痛觉敏化；毛细血管丛集，血供丰富，创面易充血水肿；各种肌群密布，创伤易致肌肉痉挛，诱发和加重创面疼痛。肛门直肠受脊神经和内脏神经支配，术后疼痛，既有体表痛，也有内脏痛。由于部位的特殊性，还有心理因素的参与。表现为肛管切口刺痛、肛内及小腹胀痛坠痛、心因性紧张痛。

肛门直肠疾病往往伴随疼痛症状，手术切除病变组织，引流和消除致痛因子，但手术创伤也要触发致痛因子产生，肛肠病术后疼痛普遍存在，然而一直未受到肛肠科医师和麻醉师的重视。国内外文献提示，术后疼痛对神经内分泌、免疫、血糖、胃肠功能等多方面有不利影响，不利于患者平稳度过围术期，增加术后并发症，延长住院时间[1]。肛肠病术后疼痛对机体的影响还有其特殊性，术后疼痛增加肛肠病术后尿潴留几率，导尿增多[2]。术后疼痛使患者畏惧排便，不愿进食，诱发低血糖和营养失衡。有便不排，大便秘结，排便加重切口创伤和肛周肌肉痉挛，加重疼痛。疼痛可致胃肠功能失调，疼痛使肛门功能协调性下降，排便异常，诱发和加重疼痛。手术后肛门是在用功能性器官，肠道分泌物和细菌毒素是重要的致痛物，长期存在，反复作用，产生疼痛敏化。

肛肠病术后疼痛的治疗一直以肛肠科医师为主，其方法有肛周亚甲兰封闭、泯痛尔长强穴注射、肛门消炎镇痛栓和膏剂局部使用，强烈疼痛多以杜冷丁异丙嗪合剂肌肉注射或曲吗多口服为主，有一定疗效，但患者满意率低。近年来我院采用骶管麻醉（腰腧麻醉的大部分药液实际上在骶管腔）联合异丙酚全麻行肛肠手术，麻醉疗效佳，并发症少，操作简便，安全性高，手术医师和患者满意率高。术后予静脉芬太尼配合复方黄芩栓镇痛，疗效显著，符合超前镇痛、平衡镇痛理念。本研究也提示联合镇痛（平衡镇痛）具有明显优势。

目前研究证实，疼痛是炎性介质（致痛因子）在创伤局部末梢神经应答上传脊髓，再经脊髓上传皮层得以表达，阻断疼痛产生的任一环节，均可治疗疼痛。吲哚美辛和黄芩素是前列腺素合成酶（COX）抑制剂，局部使用复方黄芩栓，可使药物直接作用于创面，药物浓度高，作用迅速，可有效抑制局部炎性反应，阻断疼痛触发[3]。多项研究支持在术后镇痛中的应用非甾体类解热镇痛药（NADIS），选择性和非选择性前列腺素合成酶抑制剂都有一定疗效[4]。近年出现的脂微球靶控技术大大提高了非甾体类解热镇痛药的疗效，与栓剂有异曲同工之妙。有文献报道，非甾体类解热镇痛药与麻醉性镇痛药联合应用，提高镇痛疗效，可减少麻醉性镇痛药用量，减少镇痛并发症，扩大了镇痛适应范围，提高了镇痛高危人群的安全性[5]。

目前麻醉医师开展的术后镇痛主要是以麻醉性镇痛药为主的方法，其中以硬膜外自控镇痛（PCEA）和静脉自控镇痛（PCIA）多见。硬膜外镇痛以其用药量小、镇痛疗效好、安全性佳等优点，应用广泛；肛肠科手术行硬膜外麻醉，可保留硬膜外导管行硬膜外镇痛，但增加尿潴留，局麻药浓度过高，肠功能抑制，运动神经阻滞，腹胀不适，下肢无力；肛肠手术患者活动度大，硬膜外导管易脱落。硬膜外镇痛在肛肠科应用受限。静脉镇痛作用迅速、镇痛强度大、携带方便，患者活动不受限，可用于所有手术后镇痛治疗。肛肠科手术后静脉镇痛能与术中镇痛有机衔接，保持镇痛连续性，可避免硬膜外穿刺置管的并发症和导管脱落所致的镇痛失效。

Wolf 等首先提出联合镇痛的观点，国内外文献证实，联合镇痛疗效明显高于单一静脉镇痛和硬膜外镇痛，镇痛治疗并发症显著减少[6]。本研究证明肛肠手术后静脉芬太尼联合复方黄芩栓镇痛，疗效最好，患者满意度高，安全性高，应在肛肠科广泛应用。

参考文献：略。

肛肠疾病术后氢溴酸高乌甲素注射液镇痛 2566 例

何　伟

（辽宁省丹东市振兴区医院，辽宁　丹东，118000）

我院自 2006 年采用氢溴酸高乌甲素注射液用于肛肠疾病术后镇痛 2566 例，取得满意疗效，现报道如下。

1. 临床资料

本组男 1533 例，女 1033 例，年龄 17～69 岁，病程半月至 30 余年。混合痔内扎外剥术 1499 例，单纯肛瘘切开术 478 例，复杂性肛瘘切开挂线术 82 例，肛裂行扩肛部分内括约肌下缘离断术 507 例。

2. 治疗方法

手术均采用骶管麻醉，术毕，肛门局部 V 形创面皮下用氢溴酸高乌甲素注射液注射，根据情况可使用 4mg～8mg。均匀注射于整个创面。

3. 结果

肛肠疾病术后应用氢溴酸高乌甲素注射液镇痛，止痛效果好，于术后数分钟起效，镇痛时间可达 3～7 天。大多患者均能自行排尿，未出现明显尿潴留而需导尿，术后肛门创面疼痛得到明显改善。

4. 讨论

肛门疾病术后常有持续而剧烈的疼痛。肛肠疾病术后疼痛的主要原因有：（1）手术后损伤肛管，创面神经末梢暴露，受到刺激产生疼痛。（2）解剖因素。齿状线以下肛管组织，属于有痛区，感觉十分敏感。（3）排便刺激肛门局部切口。

氢溴酸高乌甲素是从毛茛科植物乌头根中分离提取的一种生物碱（拉巴乌头碱）的氢溴酸盐。80 年代初即经药政部门批准成为国内首创的非成瘾性镇痛药物，20 多年来该药被临床广泛应用于各种因素导致的疼痛的治疗，用于术后镇痛的报道也很多见。祖国医学认为，乌头性温，味辛，有大毒，有祛风除湿，散瘀消肿，止痛等功效。现代药理研究表明，氢溴酸高乌甲素注射液为非成瘾性镇痛药，具有很强的镇痛作用，还具有局部麻醉，降温解热，抗炎消肿，阻滞神经肌肉接头传递的等作用。动物实验证实，其镇痛效果与盐酸哌替啶相当，起效时间稍慢，时续时间明显延长，其局麻作用比普鲁卡因强 1.5 倍，镇痛强度是氨基比林的七倍。临床实验观察，肛肠疾病术后创面注射氢溴酸高乌甲素，局部止痛时间可达 3 ~ 7 天。因其还具有抗炎消肿作用，肛门局部创面注射氢溴酸高乌甲素后可以减轻肛门水肿疼痛，减少了感染机会，有利于创面愈合。氢溴酸高乌甲素注射液用于肛肠疾病术后止痛，临床疗效确切，止痛起效快，维持时间较长，无成瘾性，未见明显毒副作用及不良反应。手术创伤引起的手术后疼痛，可损害患者的身心健康，影响功能的恢复。应用镇痛剂使患者心情愉快，正常饮食，减少了因排便，换药对疼痛的恐惧感。术后疼痛降低，减轻了局部血液循环，有利于切口愈合，缩短了住院时间。

麻　醉

罗派卡因在肛肠科痔瘘手术中的应用

钟继发　鲍奇菲　张　龙

（湖北省汉川市人民医院，湖北　汉川，431600）

【摘要】目的　探讨甲磺酸罗派卡因注射液在肛肠科痔瘘手术中的应用效果。方法　对在我院门诊及住院的200例肛肠疾病患者，随机分为甲磺酸罗派卡因局部麻醉（治疗组）100例，盐酸利多卡因局部麻醉（对照组）100例。结果　使用甲磺酸罗派卡因注射液的患者在麻醉过程以及疼痛程度的表现上明显优于盐酸利多卡因局部麻醉的患者（$P<0.05$）。结论　甲磺酸罗派卡因在肛肠科痔瘘手术中对于延长麻醉时间，减轻术中及术后痛苦以及减少麻醉药物的中毒反应上均优于盐酸利多卡因，在肛肠科痔瘘手术中具有一定的推广价值。

【关键词】酸罗派卡因；肛肠科；痔瘘手术；应用

甲磺酸罗派卡因（Ropivacaine Mesylate injection）是一种新型长效酰胺类局麻药，具有麻醉和镇痛的双重作用，高剂量可产生外科麻醉，低剂量则产生感觉阻滞（镇痛）仅伴有局限的进行性运动神经阻滞，还具有作用时间长，毒性小的特点，其神经阻滞效能大于盐酸利多卡因。肛肠疾病的手术是一种有创伤性的治疗方法，肛门部皮肤及肛管上皮神经末梢极为丰富，感觉非常敏感，特别是对痛觉有着特殊的敏感性，是全身最敏感的部位，故许多患者多因惧怕疼痛而不愿接受手术治疗，所以要做好手术必须要先做好麻醉，麻醉是手术成功的先决条件，要做到手术中安全无痛，使肛门括约肌充分松弛，完美暴露术野和术后疼痛的减轻，让患者不再望而生畏，就要求肛肠科医生在肛肠疾病手术中和手术后必须掌握无痛技术。要做到全程无痛，最好的方法就是麻醉药品的选择，麻醉前用药和止痛药物的联合应用及麻醉方法。自2010年6月至2012年4月，我科采用随机抽样的方法，抽取200例肛肠疾病的患者，通过临床应用甲磺酸罗派卡因和利多卡因在肛肠疾病手术中的麻醉效果进行对比观察，统计报告如下：

1. 临床资料

1.1 一般资料　本组肛肠疾病患者200例，均符合2006年7月中华医学会外科分会结直肠肛门外科学组和中华中医药学会肛肠病专业委员会制定的诊断标准。其中罗派卡因局部麻醉（治疗组100例），男58例，女42例，年龄18～65岁，平均46.3岁；应用利多卡因肛周局部浸润麻醉（对照组100例），男52例，女48例，年龄20～62岁，平均45.2岁。

1.2 临床分组　将符合肛肠疾病诊断标准的200例患者，按照就诊和入院顺序随机分为二组，治疗组（100例）应用8.94%（10ml/支、89.4mg）甲磺酸罗派卡因（Ropivacaine Mesylate injection）行肛周局部浸润麻醉；对照组（100例）应用2%的利多卡因注射液（Lidocaine Hydrochloride injection）行肛周局部浸润麻醉。

2. 治疗方法

2.1 术前准备　完善术前常规检查，如三大常规，肝肾功能，凝血四项，空腹血糖，心电图，B超，X线检查，梅毒，艾滋病等相关检查。术前肠道准备采用口服泻药或盐水清洁灌肠及开塞露局部导泻。麻醉前用药：合理应用镇静、镇痛和抗焦虑药，如地西泮（diazepam），成人2.5～5mg头晚睡前口服，严重焦虑或睡眠不好患者，可静脉或肌内注射安定5～10mg，异丙嗪（非那根pramethazine）12.5～25mg肌注，除有较强的镇静作用外还有抗吐，抗心律失常和抗组织胺作用。鲁米那注射0.1～0.2术前30分肌注，除有镇痛催眠抗惊厥还能对抗一切局麻药的毒性反应。为减少麻醉药用量，还可应用吗啡（morphine）5～10mg皮下注射，哌替啶（pethidine）50～100mg肌注；适当情况下可用抗胆碱药，阻断M胆碱受体，抑制腺体的分泌，减少黏液，解除平滑肌痉挛和迷走神经兴奋对心脏的抑制作用，常用阿托品（atropine）0.5～0.8mg，东莨菪碱（scopolamine）0.4～0.6mg，术前50～60分钟肌注，麻醉前常用药物应根据麻醉方法和病情来选择用药的总类和用量给药途径及时间，全身麻醉病人用镇静药镇痛药及抗胆碱药，锥管内麻醉病人用镇静药和抗胆碱药，冠心病及高血压病人镇静药剂量可适当增加，心功能差和病情严重者应酌情减少镇痛镇静药的剂量给与抗胆碱药以东莨菪碱为一。一般情况差、年老体弱者，恶病质及甲状腺功能低下者对催眠镇静药及镇痛药都较敏感，用药量应减少；年轻体壮或甲亢病人用药量应酌情增加。局麻病人常用镇静药见下表

表一　常用麻醉前用药

用药类型	药名	作用	用法和用量（成人）
安定镇静药	地西泮	镇静催眠、抗焦虑和抗惊厥	肌注 5～10mg
	米哒唑仑		肌注 0.04～0.08mg
催眠药	苯巴比妥	镇静、催眠、抗惊厥	肌注 0.1～0.2
镇痛药	吗啡	镇痛 、镇静	肌注 0.1mg/kg
	哌替啶		肌注 1mg/kg
抗胆碱药	阿托品	抑制腺体分泌、解除平滑肌痉挛和迷走神经兴奋	肌注 0.01～0.02mg/kg
	东莨菪碱		肌注 0.2～0.6mg/kg

胃肠道准备：择期手术前常规排空胃，以避免围手术期间发生胃内容物返流，呕吐或误吸，以及由此而导致的窒息或吸入性肺炎，成人术前禁食 12 小时，禁饮 4 小时，以保证胃排空，小儿术前应禁食（奶）4～8 小时，禁水 2～3 小时。急症病人也应充分考虑胃排空问题，饱胃又需要立即手术者即使是区域阻滞麻醉或锥管内麻醉，也有发生呕吐或误吸的危险。

2.2 麻醉操作

2.2.1 治疗组　用罗派卡因 8.94%（10ml/支，89.4mg）加 0.9% 氯化钠注射液 10ml 稀释后注射入肛周皮下手术区域的组织内。采用“一针技术”即先行皮内注药形成皮丘，再从皮丘边缘进针注药形成两个皮丘，沿手术切口形成皮丘带。“分层注药”即浸润一层起开一层，以达到完善的目的。每次注药前应回吸有无回血，边注药边进针，以免血管内注药。肛周局部浸润麻醉市，为了避免多次进针给病人带来的痛苦，就采用这种一针浸润，第 1 次进针注药浸润组织后，下次对远方组织浸润时，穿刺针应由浸润过的部位刺入，避免多次穿刺非麻醉部位。一次穿刺时应当使药在针尖前面走，针在药后行，这样可以减轻穿刺的疼痛，穿刺点多在后正中尾骨前区，先在该区皮下注药少许，然后祥深层先注药，后行针。一般注药 5ml 后，观察有无麻药毒敏反应，5 分钟后继续注药，深达括约肌层及肛尾韧带，此区可封闭第四骶神经会阴支，肛尾神经和阴部神经分支，对肛门松弛有重要作用。然后有后正中祥肛门左右两侧注药，再有后侧肛缘向前方注药，一般每侧约 5～10ml 左右。

2.2.2 对照组　应用 2% 利多卡因注射液 5ml/支 100mg 用 0.9% 氯化钠注射液 10ml 稀释后注射于肛周手术组织，由术野范围，注药方法及部位同上述“一针技术”。

2.3 手术方法　两组均采用膝胸位，术前均建立静脉通路加入林格氏液 200～500ml 以扩血容量。常规备皮肛周手术野消毒，铺孔巾，施行肛肠常见痔瘘疾病手术，两组手术方式基本相同，混合痔手术采用全电脑高频电综合治疗仪（HCPT）和外痔切除缝合术，外痔剥离内痔高频电钳钳夹术，肛瘘外剖内挂术剖开术和开窗对口引流术及远端一期缝合术，近段剖开挂线术，肛周脓肿根治术，开窗对口引流术等。术后肛内塞入双氯芬酸钠栓 2 枚，观察组采用 8.94% 罗派卡因注射液 3ml + 0.9% 氯化钠注射液 10ml + 10mg 美蓝注射液 1ml 混合后于肛周手术野创面及缝合结扎线处皮下点状注射，注射宜量少、浅、均匀，完毕后注射部位轻揉几分钟，使药液充分均匀分布，也可防止组织坏死和水肿发生。对照组应用 2% 盐酸利多卡因 3ml + 0.9% 氯化钠注射液 10ml + 10mg 美蓝注射液 1ml 混合后同上法注入皮下，术后处理亦相同。

3. 结果

3.1 疗效判断　A 组：（治疗组）为甲磺酸罗派卡因组，入选 100 例，完成 100 例。

B 组：（对照组）为盐酸利多卡因组，入选 100 例，完成 100 例。

一般性情况：两组患者的性别、年龄、身高、体重、地域文化以及过敏史均无显著性差异。见下表：

表二 各组患者年龄、性别、身高、体重及病程分布比较表

组别	例数（人）	年龄（岁）	性别		身高（cm）	体重（kg）	病程（天）
			男	女			
治疗组	100	18～65 46.3±3.5	58	42	165.3±2.3	65.2±2.3	8.1±2.6
对照组	100	20～62 45.2±3.3	52	48	162.5±3.2	63.4±2.1	8.6±2.3

经统计学分析，P＞0.05，无显著差异，具有可比性。

根据麻醉过程中疼痛程度比较：见下表：采用视觉模拟评分法（Visual analogue.scales VAS），评估疼痛程度，将一条10cm常的水平直线划分成10等份，从左至右一次标出0～10的数字，其中0代表无痛，10代表想象的剧痛，让患者根据疼痛的体验在直线上标注。

表三 各组患者手术麻醉过程及疼痛程度平均积分比较表

组别	例数（人）	麻醉过程及疼痛程度平均积分
治疗组	100	2.3±1.50
对照组	100	4.7±1.58

3.1.1 疼痛标准

采用语言描述评分法（Verbal roatine scale VRS）病人描述自己的疼痛状态，一般将疼痛分为四级：1. 无痛；2. 轻度疼痛；3. 中度疼痛；4. 剧烈疼痛。每级1分，如为“剧烈疼痛”，其评分为4分。再把0，1～3，4～6，7～10段分别对应无痛，轻度疼痛，中度疼痛，重度疼痛，并由专人做好记录。

表四 术后疼痛程度比较

时 间（天）	治疗组疼痛情况（人次）				对照组疼痛情况（人次）			
	无痛	轻痛	中痛	剧痛	无痛	轻痛	中痛	剧痛
1	4	65	30	1	0	43	52	5
2～5	9	73	18	0	2	57	38	3
6～9	48	42	10	0	16	60	23	1

注：两组间经检验P＜0.05，有显著差异。

表五 手术疼痛程度比较

例数	显效	有效	无效	分组	显效率（%）	总有效率（%）
治疗组	100	89	11	0	89	100
对照组	100	61	36	3＊	61	97

＊：为3例复杂肛周脓肿的患者，因使用盐酸利多卡因局部浸润麻醉时出现中毒症状和不良反应，后改为骶管麻醉。

两组通过手术治疗中和手术后进行比较，对麻醉过程中疼痛程度，术中肛门松弛程度、麻醉起效时间，镇痛效应持续时间及全身反应程度和术后对患者的镇痛效果进行调查，治疗组明显优于对照组，尤其是麻醉补充注射剂量和全身毒性反应程度及镇痛效应持续时间均明显优于对照组。

4. 讨论

甲磺酸罗派卡因和盐酸利多卡因均为酰胺类局麻药，但是罗派卡因是酰胺长效局麻药，神经阻滞效能大于利多卡因。利多卡因是酰胺类中效局麻药，具有起效快，弥散广，穿透性强，其毒性随药物浓度而增加。根据文献资料，甲磺酸罗派卡因在手术中出现中毒反应症状的最低血浆浓度为0.6mg/L，说明该局麻药物在浓度剂量范围内的安全性是可靠的，该药的麻醉不良反应发生率较低，很少出现恶心、呕吐、眩晕等麻药中毒反应，能安全有效应用于外科及肛肠疾病的手术麻醉。良好的麻醉是实现无痛化手术的关键，手术引起的疼痛从时间先后可分为术中和术后疼痛，术中疼痛多有手术操作和牵拉引起，术后疼痛是由切口部位伤害性感受器受物理性刺激内源及外源性至疼物质刺激下引起的。关注肛肠痔瘘手术全程无痛及术后镇痛，首先应了解疼痛的本质和发生的机理，从而使防止有害痛觉产生的方法得到不断的创新。目前消除术中疼痛的方法还是麻醉和手术操作技巧，不同时效的麻醉剂和不同的麻醉方法使麻醉效应持续时间上有较大的差异。肛肠手术操作范围过大、过深、跨越齿线上下可引起躯体和内脏两种感觉，外痔剥离使可引起定位明确的锐痛，内痔的牵拉、钳夹和结扎及肛瘘内口挂线时，轻则引起坠胀感，重则引起定位不准确的内脏痛。良好的麻醉除了能有效消除痛觉，还能通过对触、压等其他感觉功能和运动功能的抑制而满足减轻肛门坠胀感和松弛肛门括约肌的手术要求，所以选择好的麻醉药品和采取良好的麻醉方式是肛肠科手术成功的关键。由于手术和术后的疼痛给患者和医务工作者带来了很多不利的因素，无论是主观原因还是客观原因，我们肛肠科医务人员都应积极努力创造更好的条件，减轻患者的痛苦。患者的需要就是我们追求的目标。

与骶管麻醉不同的腰俞穴麻醉临床运用体会

杜虹桥　杜长运　晋艳杰

（河南省漯河虹乔中西医结合肛肠医院，河南　漯河，462000）

【摘要】目的：临床观察痔瘘病人手术采用腰俞穴麻醉效果及与骶管麻醉的临床区别。方法：记录 200 例临床肛肠手术患者术中麻醉效果及术后不良反应。结论：腰俞穴麻醉比骶管麻醉具有易操作、风险小、获得同样麻醉效果的特点。是肛门及会阴手术的一种理想的麻醉方法。

【关键词】肛门病；骶管麻醉；腰俞穴麻醉；麻醉效果

根据多年的临床实践与运用，简单介绍一下这两种麻醉的相同与不同之处。

相同点：注射前的定位、病人的体位、药品、剂量及适应骶管麻醉的相应指标、麻醉效果相同。

不同点：腰俞穴麻醉从两骶骨角连线中点（或略偏上）垂直直刺到骨质即可推药，骶管麻醉是针头穿过骶尾韧带后，有明显落空感即进入骶裂孔，进行注药。

1. 一般资料

男女（22～83 岁），肛病手术（肛周脓肿、复杂性肛瘘、环状内外混合痔等）200 例。腰俞穴麻醉 168 例，穴位注射手感不明显者改为骶管麻醉 28 例，体过胖及其他原因改为局麻 4 例。

2. 操作方法

患者取侧卧位，髋膝关节尽量屈向腹部，头部前屈使骶骨突出，麻醉者用右手拇指沿尾骨中间向上触摸，触到一个 V 或 U 形凹陷，即为骶裂孔，找准骶裂孔后，用指甲作一刻痕，皮肤常规消毒，取麻药利多卡因 5ml + 布比卡因 5ml + 注射用水 5ml，用 5～6 号针头连接注射器，从两骶骨角连线中点（或略偏上）垂直直刺到骨质，略提起离开骨质或不提也可以，回抽无血液，推药无阻力，无皮下鼓起即可注入麻醉药，病人感觉酸、沉、不适，说明注射成功。而骶管麻醉是找准骶裂孔后，皮肤常规消毒，用 7 号针头连接注射器，在穿刺点处先注一皮丘，针尖斜面对尾骨，针头与皮肤间 45 度角斜刺或直刺，当针头穿过骶尾韧带后，有明显落空感后进入骶管腔，随后进行抽吸实验，如无脑脊液和血液流出，即可注入试验剂量局麻药液，观察 5 分钟，无蛛网膜下隙阻滞现象后，注入其余的麻醉药液，注入完毕后，令病人仰卧位 5～10 分钟后，即可进行手术。

3. 体会

骶管内有丰富的静脉丛，作骶管穿刺时进针不能太深，以免误入蛛网膜下腔，而且穿刺时刺入血管或吸收过快，可发生毒性反应。术后尿储留多见，腰俞穴麻醉与骶管麻醉相比，其麻醉方法是进针浅、不进入骶管腔，避免了误入蛛网膜下腔出现的高位脊麻或全身脊椎麻醉的危险。安全性大，而且操作简单，效果好，无需专门麻醉师，可有手术医师直接掌握，此法术后好护理，尿储留、头晕、恶心、呕吐副反应少。值得同道推广使用。

骶管阻滞麻醉在小儿肛肠手术中应用前景及进展

刘　景

（怀化市第一人民医院肛肠科，湖南　怀化，418000）

小儿骶管阻滞因为操作简单、效果可靠、安全性高，在小儿手术中最为常用。本文希望通过对近期这种麻醉在术中，术后镇痛，及术后减少并发症等方面临床治疗的观察进行的综合性分析，为能在小儿肛肠外科手术中广泛普及这种麻醉方式提供有力证据。

1. 小儿骶管阻滞麻醉的解剖学基础

新生儿蛛网膜下端平第3~4骶椎水平，2岁时平第2骶椎水平，成年人平第1骶椎。在成年人骶管裂孔至终池下端的距离平均为5.7cm；硬膜外间隙的总容量大约为100ml，其中，骶管的容量为20~30ml。在新生儿，骶管内纤维组织和脂肪很少，而到6~7岁时则纤维组织增多，因而在婴幼儿骶管阻滞时局部麻醉药的扩散更趋一致。由于小儿硬膜外间隙的脂肪组织相对较少，所以骶管容积相对较大。

出生时，骶骨由5块相互独立的骶椎软骨构成，骶管裂孔是由于第五（有时合并第四）骶椎的椎弓板在后部没有完全融合而在骶骨下部形成的U字型或V字型缺口；未融合的椎弓板在骶管裂孔两侧形成骨性突起，即骶骨角。随着年龄的增长，骶管裂孔逐渐融合，因而骶管的容积也逐渐变小。骶椎之间也相互融合并慢慢骨化，从而形成成年人骶骨（大约在25岁）。成年人骶骨的解剖学变异很大，此可使骶管阻滞的操作相当困难，甚至无法进行，而小儿骶管阻滞的操作则相对容易。

综上，因为小儿骶管裂孔体表标志明显，穿刺成功率亦高；小儿骶管容积相对较大，脊柱生理弯曲小，胸腰部硬膜外腔组织疏松，药物易向头侧扩散，蛛网膜囊位置低，局麻药物局麻药物浸润完全，所以阻滞范围广泛，能有效地阻滞手术创伤上行性传导，产生完善的镇痛和肌松效应。

3. 小儿骶管阻滞麻醉的临床疗效观察进展

最近20年左右神经阻滞在小儿手术中、手术后镇痛得到了广泛的应用，其中骶管阻滞因为操作简单、效果可靠、安全性高、并发症少而最为常用。曹淑娥等[1]对58例直肠前庭瘘婴幼儿麻醉随机对照临床观察中，其中骶麻组的心率、呼吸频率的变化明显小于氯胺酮麻醉组（$P<0.05$），两组的血氧饱和度无显著差异性（$P>0.05$）；麻醉满意率明显优于氯胺酮组（$P<0.05$），苏醒时间明显短于氯胺酮组（$P<0.05$）。结果证明骶管阻滞用于婴幼儿直肠前庭瘘手术，麻醉效果好，安全可靠。耿桂启等[2]对55例骶管麻醉中体位改变在临床麻醉中疗效观察发现试验组34例手术侧在下摆穿刺体位，穿刺成功后将臀部垫薄枕使之抬高20°~30°并保持手术侧在下5min，然后再改为手术体位。对照组21例：患儿左侧卧位行骶管穿刺，骶管阻滞方法及麻醉药用量同试验组，不同的是麻醉药注毕即改平卧位，5min后改为手术体位；研究结果表明实验组与对照组差异有统计学意义（$P<0.05$），实验组在麻醉效果上强于对照组，在术后不良反应上低于对照组。

4. 骶管阻滞联合辅助镇痛药的临床进展研究

骶管阻滞的主要缺陷是单次注射局麻药后作用时间太短，新的局部麻醉药、辅助用药以及连续导管技术克服了这些障碍。目前常用局麻药及辅助药主要有左

旋布比卡因，罗哌卡因，氯胺酮，芬太尼，丙泊酚，咪唑安定等。刘顺民[3]以术前30分钟肌注阿托品0.02mg/kg，咪唑安定0.2mg/kg混合后一起肌肉注射对47例手术婴幼儿进行对脉搏氧饱和度，心率，血压进行监测45例患儿均稳定，2例由于镇痛不全或麻醉失败，切皮时躁动，1例因进针达骶管腔过深刺破硬脊膜，回抽有脑脊液；1例则是肠套叠手术因为术中的牵拉反应而改用氯胺酮7~8mg/kg麻醉，临床结果证明咪唑安定作为基础麻醉加骶管阻滞拟行手术既能达到完善的止痛效果，手术后又能及时苏醒，非常适于基层麻醉手术的开展。Kumar P等[4]分别对咪唑安定，氯胺酮与新斯的明三类辅助药延长0.25%布比卡因镇痛作用的临床研究中发现三类药虽然均能延长骶管阻滞作用时间，但镇痛作用强度依次为2μg/kg的新斯的明、50μg/kg的咪唑安定、0.5 mg/kg的氯胺酮，且新斯的明血流动力学更稳定，除剂量依赖性恶心呕吐外无其他副作用。

布吡卡因在国内外小儿阻滞麻醉中的应用已多年，但其中枢神经系统和心脏毒性一直困扰麻醉界，而罗哌卡因更低的毒副作用也逐渐为大家接受。张鑫等[5]对180例小儿进行氯胺酮基础麻醉+两种浓度的罗哌卡因分别为

0.25% 和 0.375% 两组（下腹部手术组及会阴和下肢手术组），结果表明低浓度大容量的罗哌卡因较高浓度的药液阻滞范围更广，药物浓度高的阻滞时间相对延长，因此肛肠科常用手术适合用高浓度组的罗哌卡因加氯胺酮基础麻醉。

现代临床研究表明骶管阻滞联合浅全麻的麻醉方法在小儿大型手术中较全身麻醉具有很大优越性，既能够达到需要麻醉的麻醉平面，又能够减少诸如全麻术中和术后的呼吸，循环系统的不良反应，减少术后拔管时间及术后苏醒时间等。朱光贤等[6]对 20 例先天性巨结肠患儿运用骶麻加浅全麻观察其麻醉前、气管插管后、骶管阻滞后 10 分钟、手术开始、分离结肠时各时点心率及呼气末 CO_2 分压无显著性变化（$P>0.05$）全部病例麻醉效果满意，肛门松弛良好，除一例由于术野出血较多改由经腹手术外，其余均顺利完成手术。全部病例于手术结束后 30 min 内拔除气管导管，0. 5h～1h 清醒，术后表现安静、较少哭闹。

骶管阻滞用于小儿短小手术也有其优势，它具有减少其他静脉麻醉药的用量，苏醒快，并发症少，术后镇痛效果好等特点。吴秀英等[7]选择 1～5 岁实施短小手术患儿 60 例，随机分成静脉吸入复合加骶管阻滞麻醉组（其中局麻辅助要为 0.25% 罗哌卡因、0.5% 利多卡因与生理盐水的混合液按 1ml/kg 缓慢注入）及单纯静脉复合麻醉组，结果第一组麻醉效果好，苏醒快，术后 2 h 内切口无疼痛，每组各有 1 例出现喉痉挛。

4. 小儿骶管麻醉时的不良反应预处理方法进展

4.1 侵袭性麻醉时疼痛

新生儿常因疾病需要在新生儿期接受麻醉和手术治疗。业已证明，新生儿在进行侵袭性操作过程中能感知疼痛，遗憾的是目前尚无一种药物能够安全有效地消除新生儿急性疼痛，然而某些非药物性措施却能达到不错的镇痛效果。张剑蔚[8]等对 45 例新生儿分别分为口服 30 % 葡萄糖水 0.3 ml；30 % 葡萄糖水 0.3 ml 后予其吸吮安抚奶嘴和口服 0.3 ml 注射用水的三组进行观察。结果显示口服葡萄糖加吸允奶嘴组的患儿在骶管穿刺时的疼痛评分最低，且收缩压、舒张压和心率变化幅度最小（P 值均 <0.05）。

4.2 局麻药的毒性反应

由于骶管局部血管丰富，婴幼儿中枢神经系统发育不完善、血浆胆碱脂酶活性降低，容易发生局麻药毒性反应，如何预防骶管阻滞的毒性反应的问题为一向大家所重视。杨天明等[9]对 240 例婴幼儿手术病人随机分为骶管阻滞，骶管阻滞 + 安定，骶管阻滞 + 硫酸镁，骶管阻滞 + 安定 + 硫酸镁 A、B、C、D 四组，通过监测心电图、血压和血氧饱和度，记录肌颤、抽搐，呼吸抑制等局麻药毒性反应，结果表明在四组受试对象在均质性的前提下，B 组注射安定、C 组注射硫酸镁后毒性症状明显减少，与 A 组比较（$P<0.05$）D 组同时注射硫酸镁与安定，无一例出现毒性反应症状。D 组与 A 组比较（$P<0.01$）有非常显著的差异。

5. 讨论

目前小儿骶管阻滞已经广泛应用于临床的手术麻醉中，但是由于小儿这个群体的特殊性，其具有术中不能合作性，麻醉药剂量及浓度的难以掌握性及单次注药作用时间控制麻醉效果的难以把握性使得小儿麻醉在包括肛肠科在内的许多临床手术科室尤其是对基层小儿肛肠手术的开展产生了巨大的困难。从以上综述总体体现了如今改进小儿骶管阻滞麻醉上无外乎“开源节流”两类方法：“开源”主要体现在改进麻醉的传统方式，如篇中所指的根据麻醉起效时间的差别随机更改体位：既往常用的氯胺酮静脉麻醉加利多卡因复合骶麻的小儿麻醉方法渐渐随着被罗哌卡因等新型酰胺类长效局麻药替代，术中的新的辅助用药如咪唑安定的运用也在一定程度上增加了静脉全麻的麻醉时间及效果。“节流”则是通过一些技术改进以减轻作为有损伤性的骶管麻醉对婴幼儿的疼痛刺激，如本篇所摘录的通过口服高渗性糖水和术中吸吮奶嘴缓解有创性麻醉的刺痛感，这种安慰剂镇痛作用也是目前研究镇痛方面的热点[10]。希望通过此篇能够为各位临床医生及麻醉师提供一点临床经验的借鉴，相信骶管麻醉在小儿肛肠手术中能造福更多的人群。

检　查

直肠腔内B超对直肠肿瘤的诊断价值

李凌云

（新郑肛肠病医院，河南　新郑，451150）

【摘要】目的　探讨直肠腔内B超检查在直肠肿瘤诊断中的应用价值。方法　78例直肠肿物患者，使用直肠腔内B超检查肛肠疾病，并将检查结果与手术所见及病理诊断相对照。结果　68例患者的B超检查结果均与手术病理诊断相符合，诊断符合率为87.1%。结论　经直肠腔内B超检查对直肠癌的浸润深度及其范围方面有非常实用的价值和指导意义。

【关键词】直肠腔内B超；直肠肿瘤

直肠腔内超声检查时检查肛门直肠疾病的影像技术，早在20世纪50年代初，美国的Wild首先将小型的超声探头插入直肠，试图探查直肠肛管疾病的情况，后经不断改进，制成了棒式直肠腔内探头，并在后来的实践中不断发展和完善。我们采用直肠腔内探头对78例肛肠疾病的病人进行检查，目的是探讨直肠腔内B超检查在肛肠疾病诊断中的应用价值，现报道如下：

1. 资料与方法

1.1 临床资料　2009年11月至2012年5月医院门诊及住院病人78例，男性56例，女22例；平均年龄45.5岁（19~72）岁，68例经术后病理证实，其他经治疗后，临床观察证实。

1.2 仪器　采用美科CSBC/T692A型超声诊断仪，腔内探头频率5.0~7.0MHz。

1.3 方法　检查前准备：病人排便后或检查前2h清洁灌肠，适度充盈膀胱。常规做肛指检查，了解有无肿块、出血、肛门狭窄及肛周等肠腔内外基本情况。腔内探头涂上适量超声耦合剂后加指套，再在指套外面涂上适量耦合剂。病人左侧卧位，双腿屈曲置胸前，将探头缓缓插入肛门内。探头插入肛门括约肌时，方向指向耻骨联合，插入深度约1~2cm后，探头方向再指向骶骨，插入深度约15cm左右。探头顶端达到充盈膀胱的中部，这样，男性前列腺、精囊或女性子宫均可显示探头的晶体与直肠壁直接接触，随着探头手柄的转动，对直肠进行各方位的扫查。

1.4 判定标准　直肠腔内超声检查能清楚地显示直肠壁的各层结构，主要用于直肠恶性肿瘤的诊断，对肛周脓肿、肛瘘、各种原因造成括约肌损伤致肛门失禁、内括约肌或耻骨直肠肌肥厚所致的便秘、肛肠动力学改变性疾病等的诊断有着重要的参考价值。直肠癌的超声诊断及其浸润的深度与范围，根据手术、病理结果判定超声检查的符合率。

2. 结果

直肠癌声像图：表现为实质低回声团块、境界清楚、形态不规则、内部回声均匀或不均匀、肠壁层次不分明；若浸润至肠外，则声像图上可见肠壁外层与周围组织粘连、边界不清楚、外形呈团块状、无包膜。并可了解邻近淋巴结有无肿大。78例直肠癌病人中，10例未能明确病变性质，诊断符合率为87.1%。

3. 讨论

肛管内外及直肠疾病的诊治、临床通常是以常规触诊、肛门镜检查、肠镜检查为主要的手段。若系直肠恶性肿瘤，则直肠壁正常层次被浸润；根据肿瘤浸润的程度、范围和大小及距肛缘的距离可为临床医师确定手术方案提供客观依据。

在所选的78例直肠癌中有10例由于肿瘤位置较高，且肿瘤组织向浆膜外生长，超声探头无法完整显示直肠肿块，因此超声未内明确其病变性质。直肠腔内超声检查禁忌症：①先天性或后天性肛管直肠闭锁或狭窄，超声探头不能插入；②病人有明显的腹膜刺激征。

经直肠腔内超声检查的作用可归纳为：①了解肠腔形态有无狭窄、变形；②诊断病变的存在和性质；③判断病变范围和深度，了解病变对周围组织的侵犯情况，对肿瘤进行分期；④显示直肠周围器官如前列腺、精囊腺内的微小变化；⑤显示盆腔内有无淋巴结肿大。直肠腔内超声检查具有无创伤、无痛苦、无放射、分辨率高、检查方便等优点，并结合直肠指检、肠镜、X 线、CT 等检查，作为优势互补，形成肛肠疾病完整的检查体系，能指导临床诊断和治疗，提高疾病的治愈率。

肛肠三维彩色多普勒对出口梗阻性便秘的诊断及意义

何　瑾　鲁明良

（解放军 117 医院大肠肛门病中心，江苏　南京，310004）

【摘要】目的　应用三维肛管直肠腔内超声（3D ~ endoanal ultrasound）方法对出口梗阻性便秘患者进行图像分析，以期提高对出口梗阻性便秘患者的临床诊断认识。方法　采用三维肛管直肠腔内超声（B ~ K2050）对出口梗阻性便秘患者进行图像采集，回顾性分析 2011 年 6 月至 2011 年 12 月间解放军 117 医院大肠肛门病中心 60 例出口梗阻性便秘患者的图像表现。结果　直肠前突患者 32 例，直肠黏膜内套叠患者 46 例，耻骨直肠肌肥厚痉挛患者 13 例，肠疝患者 23 例，其中直肠前突合并直肠黏膜内套叠患者 28 例，合并肠疝患者 11 例；耻骨直肠肌肥厚痉挛合并直肠黏膜内套叠患者 7 例；直肠黏膜内套叠合并肠疝患者 25 例。结论　三维肛肠超声检查方法对出口梗阻性便秘有临床诊断意义。

【关键词】三维肛管直肠腔内超声；出口梗阻性便秘

出口梗阻性便秘（Outlet obstructive constipation，OOC）是便秘疾病中的一组疾病总称，在美国成年人中占便秘总发病率的 14.7%，但普通人群中 OOC 的发病率尚不知道。OOC 是由多种原因造成的病理改变，期发病机制主要为功能性和机械性病因两种，以有便意频繁但排除困难或排便不尽为特征，临床诊断较困难。三维肛管直肠腔内超声（3D ~ endoanal ultrasound）通过肛管直肠周围的组织结构改变，对造成 OOC 的病因具有诊断意义。

1. 资料与方法

1.1 研究对象　我院 2011 年 6 月至 2011 年 12 月间 60 例出口梗阻性便秘的三维肛管直肠腔内超声检查；60 例出口梗阻性便秘患者中，男 15 例，女 45 例；年龄 28 ~ 72 岁，平均 42 岁。患者均有便秘病史，有不同程度的排便费力、肛门堵塞感、便后不尽感，结肠镜检查均未见器质性病变。

1.2 仪器　应用丹麦 B ~ K2050 三维肛管直肠腔内超声设备，配置内置的自动三维采集系统的高频 360 度传感器、6 ~ 12MHz 变频探头、前端覆有乳胶水囊、探头刻度显示进深、内置图像冻结按钮。

1.3 方法

1.3.1 检查前准备　操作前向拟实施检查的病人详细解释操作过程，缓解其心理压力，并签署知情同意书。检查前排空大小便，必要时可常规使用开塞露或灌肠促进排便。所有病例检查前均行肛肠专科体检，以达到缓解肛门括约肌紧张及辨别肛管直肠大致走向，减轻患者痛苦。

1.3.2 操作方法及图像处理　检查时患者取左侧卧位或截石位，双腿屈曲，首先用注满 50ml 蒸馏水的注射器清除气囊内气泡，然后将注射器固定在探头基底部的开关上，将水轻轻注入气囊，将换能器顶端下垂，再将水抽出，用这种方法去除水的气囊中所有空气，乳胶气囊表面涂少量耦合剂，防止探头与肠壁间发生声波偶联影响检查效果，将探头轻轻插入肛管直肠，先行平扫采集并储存肛管及直肠图像，保持探头在之前采集图像的位置后嘱患者做用力排便动作且屏住，再次采集并储存图像，最后经水囊注入口注入 30ml 蒸馏水，最后采集并储存图像。图像采集完毕后，进行图像三维重建成像后处理。60 例患者检查后均无并发症和后遗症产生。

1.4 异常表现

1.4.1 直肠前突　直肠阴道隔厚度减少，或表现为前正中部回声不连续，在用力排便的图像上看到直肠前壁向前侧移位或膨出，部分患者水囊下可见直肠壁特有的五层结构回声部连续。

2. 结果

所有患者三维肛管直肠腔内超声立体图像均由三维肛管直肠腔内超声诊断医师及临床肛肠外科医师进行分析解读。本组 60 例出口梗阻性便秘患者中，直肠前突患者 32 例，直肠黏膜内套叠患者 46 例，耻骨直肠肌肥厚痉挛患者 13 例，肠疝患者 23 例，其中直肠前突合并直肠黏膜内套叠患者 28 例，合并肠疝患者 11 例；耻骨直肠肌肥厚痉挛合并直肠黏膜内套叠患者7例；直肠黏膜内套叠合并肠疝患者25例。并与直肠排粪造影检查进行对比，一致率达到72%以上。

3. 讨论

出口梗阻性便秘是由于直肠内外的病变引起直肠平滑肌迟缓或痉挛，直肠黏膜感受器敏感性减弱、直肠反射迟钝，或排便时直肠黏膜脱垂、套叠、前壁疝入阴道、肛管直肠角不张反小、直肠受周围脏器压迫等造成粪便排出受阻、滞留直肠等引起的一系列排便障碍，又称出口处梗阻综合征。OOC的原因主要有直肠前突、直肠黏膜内套叠、肠疝、耻骨直肠肌肥厚痉挛、直肠内脱垂、内脏下垂、乙状结肠冗长等。出口梗阻性便秘患者临床上很少只有单一病因存在，且这些疾病经保守治疗难以根治，手术方式各异，治疗效果差异较大，故在选择手术方式前需更明确其主要病因。

以往评估OOC的诊断方法包括临床评价、直肠排粪造影、磁共振检查、内镜检查、直肠测压、盆底肌电图等。近几年来以直肠排粪造影检查结果作为诊断OOC的金标准，但直肠排粪造影检查亦存在不能解决的问题，如不能观察到肛管直肠周围肌肉组织结构，且针对括约肌功能异常或老年患者，不能控制钡剂或控制欠佳者，不能完成检查或达不到临床医师所想要的影像要求等。本文研究三维肛管直肠腔内超声检查亦能够客观准确地反映OOC的病因，且更直观地观察到肛管直肠及其周围组织结构，甚至盆底肌的实际情况，与直肠排粪造影进行对比，其一致率达到72%以上，且更直观和立体地观察到肛管直肠及盆底周围组织结构。

三维肛管直肠腔内超声检查目前在全世界尚未被广泛使用，其临床诊断标准尚存在争议，但该检查具有快速实时反映盆底和肛管直肠周围组织、脏器间的相互作用以及括约肌组织的完整性，具有操作简便、无辐射、可重复性的优点，对出口梗阻性便秘进行客观描述，以及为肛肠外科医师选择最佳手术方式提供了重要的影像资料。该检查技术是目前令人振奋的临床新技术，运用于排便困难患者的诊断价值有待进一步深入研究，但据近几年研究发现，三维肛管直肠腔内超声检查对直肠前突及肠疝的诊断率高出直肠排粪造影检查的诊断率，且弥补了直肠排粪造影检查存在的缺陷。

本文的临床研究，系应用我院最新引进的全省唯一一台三维肛管直肠腔内超声检查设备，是目前最先进、无创的肛肠专科检查设备之一，因该设备在当前医学领域研究较少，目前尚处于探索阶段。相信随着研究的不断深入及相关人员对三维肛管直肠腔内超声认知的不断提高，三维肛管直肠腔内超声在肛肠专科疾病中的临床应用价值将会越来越明确，是一种安全、无创、简便、高诊断价值的检查手段，具有广阔的推广前景。

微型药丸内窥镜和智能机器人技术对消化疾病诊断研究价值

陈少明

（上海浦南医院，上海，200000）

一、概述

二十世纪七十年代科学家为了解决胃、肠等腔体的影像学检查难题，发明纤维电子光学仪器（电子胃、肠镜）因为当时电子芯片集成技术还不发达限制了摄像机像头的微型化，大的摄像机像头不能进入人体的腔体内，所以发明了用光纤维导光导像的原理，借助一束光纤维导管把一些腔体内的图像导到体外设置的摄像机像头端，再对图像进行处理的办法，在当时不失为一种高科技的发明创造！也促进了医学腔体影像学的发展，为无数病患者明确了诊断。但是，也看到它存在的弊端，检查时痛苦，以至于一些心理素质差或一些特殊患者和一些儿童无法接受检查，还有对于蟠曲的小肠，因为光纤维束不能过分弯曲，也不能进入检查。另外由于光纤维导管在结够上的复杂和局限性等原因，所以这项技术在短腔道（阴道、直肠、口腔）不能普及；使至今的短腔道仍然使用极其原始的检查办法。如现在市场上的所谓的电子数码阴道镜是应用原始的窥阴扩张器扩张后用体外的大射像头拍摄图像的办法，仍然没有逃脱原始办法的一种办法。

我国人口已逾13亿，随着生活水平和经济水平的提高，人们对医疗诊断服务的质量要求越来越高，把高科技引进医疗临床科研，有广阔的发展空间。但是在临床中常规的一些检查仍然应用的是最原始的诊断方法，如对口腔扁桃体的检查，对肛门直肠的检查，对妇女阴道的检查，对耳鼻腔的检查仍应用的是压舌板、筒状物、扩张器等。

在今天二十一世纪，芯片集成技术的发达带来了摄像机像头的微型化的成熟技术，所以为了医学临床的需要，为了人类的健康和幸福，应用新科技、新资源对内窥镜技术进行一次大的变革是事在必行了，可供吞服的药丸内窥镜影像检查技术也就应运而生了，中国的科学家发明了“红外线腔体影像检查仪”（z100230160.1）专利技术。该技术用于肠胃、肛肠、耳鼻、阴道的红外腔体影像检查仪。是电子纤维镜的替代和换代产品。使用红外线腔体影像检查仪进行检查，无损伤、无痛苦，可直接显示、存储，为检查人员提供了方便，避免了人为的失误，结果准确，速度快。药丸照相机内窥镜肠胃检查仪属红外线腔体影像检查仪的组成之一。

二、技术原理

本专利技术涉及一种用于肛肠、阴道、耳鼻、口腔、食道、胃、小肠等腔道检查的红外线腔体影象检查仪。由探头体和装入其内的摄像机镜头组成腔体内检查器探头，摄像机镜头的侧壁圆周上固定有红外线二极管和白色发光二极管，由控制转换器专用计算机分别和荧光显示屏及办公自动化装置电（有线和无线）连接组成体外显示、存储、打印设备等。

使用本实用新型对腔体进行检查时，无痛苦、无损伤，可直接显示、存储，为检查人员提供了方便。避免了人为的失误，结果准确，速度快。是电子和纤维镜的替代和换代产品。属高科技产品，开发利用价值较高。

它具有对患者及操作者、无痛苦、无创伤、对正常组织无副作用、可反复多次使用等多种优点、是目前医学上最具有突破性的研究成果，在检查方面最具有诱人的前景。

探头体内由特制的射像机和红外线发光二极管、白色光二极管及传输线组成一个完整的红外线检查器探头，主要对短腔道阴道、直肠、口腔、耳鼻腔道的检查；在探球中（药丸内窥镜）中主要由2～3个微型摄像机像头定位安放，球的内部由发射和接受装置，每个摄像机像头最大的视野范围只有140°，所以，为避免漏检的发生采用2～3个摄像机像头把视野扩展到280～420°，也就是扩大到180～360度以上，可以减少或完全避免漏检的发生。

由接受转换器和探头或探球有线或无线电连接，接受和反馈信息指令，由图中7进行显示和监视管理指示下达命令，图中8为存储打印的设备。

药丸照摄像机肠胃检查仪属红外线腔体影像检查仪的实用新型之一。该实用新型涉及一种用于肠胃、肛肠、耳鼻、阴道的红外腔体影像检查仪。药丸摄像机肠胃检查仪是电子纤维镜的替代和换代产品。

使用药丸摄像机肠胃检查仪进行检查时，无损伤、无痛苦，可直接显示、存储，为检查人员提供了方便，避免了人为的失误，结果准确，速度快。

药丸摄像机肠胃检查仪由透镜组、控制芯片、红外线发光二极管、天线与信号发射设备等组成。由控制转换器分别与荧光显示屏和办公自动化装置电连接组成体外显示、存储和打印设备，由探头体和装入其内的摄象机镜头组成腔体内检查器探头，摄象机镜头的侧壁圆周上固定有红外线发光二极管和白色发光二极管。

它被患者吞服之后，可对体内器官进行精确拍摄，并将照片传送给医生供诊断用。这种照相机的电池组可以在病人体内工作10个小时，拍摄并传送约万张图片，图片的清晰度可分辨出肠道黏膜上的绒毛。照相机在人体消化道内随消化过程自然运动，直至排出体外。

三、关键技术

1. 项目的技术路线、关键技术的先进性论述：该产品应用了光学成像技术、计算机软件技术、红外线实用技术等先进技术，技术含量高，填补了红外线在医学腔体检查方面的空白，该仪器在早期识别小肠癌方面会取得良好效果。检查实例如下：原因不明胃肠道出血检查：

2. 项目产品性能

1）拟研制产品特性：A、操作步序无痛无伤害，安全可靠且简便、灵活易行；B、多镜头（2～3）、全方位、全小肠段真彩色图清晰微观，减少或避免漏检率，大大提高诊断检出率，对病变部位进行近红外线拍摄照片，根据红外线对温度的敏感特性，依次来判断病理性质；C、检测过程中患者行动自如，即使重度体虚患者亦可适用；D、一次性使用，避免交叉感染，无需注入空气；E、便于教学及临床病例研讨，为教学、科研、提供可靠的资料；F、提供药丸（胶囊）内窥镜体内定位功能，估测胃排空及小肠通过时间。

2）产品技术参考规格

药丸（胶囊）内窥镜：尺寸：26mm（L）×11mm（D）或直径（d）20mm（圆形）；重量：3.45+0.35g

光学特性：单镜可视范围：视场角（2～3）＊（125°+15°）=180°，最大（2～3）＊140°=360°；最小可视物　小于0.1mm；有效可视区　30mm

运作特性：采样频率：2祯/秒；电池类型：2节氧化银电池；运行时间：6－8小时。

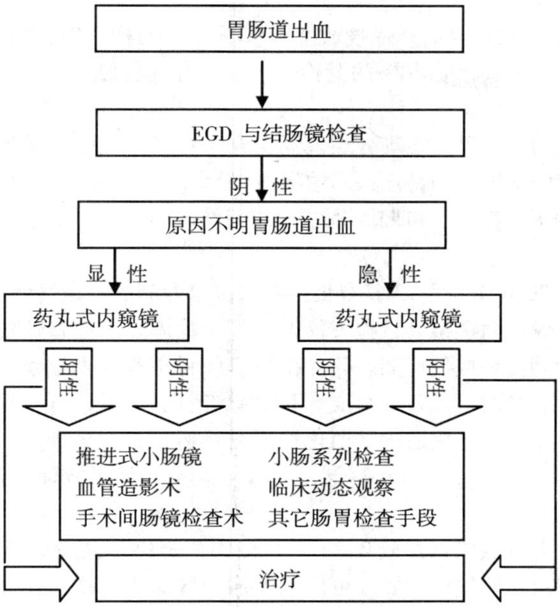

数据记录仪：记录时长 10 小时以上；重量 305 克；电能供应 6V－8V 直流 0.5－0.8A；电池类型外置，镍金属 6V 7000Mah；电池包重量 912 克；阵列传感器　8 片　40mm 直径 柔性 PCB

应用软件：数据输出 JPEJ，AVI，HTML；数据显示 图像、时间及其它诊断数据；事件标记 略图注解；显示频率 1～25 祯/秒

3）临床经验用时：检查前肠道准备时间 12 小时以上；药丸（胶囊）内窥镜检查时间　　6－8 小时；吞服药丸（胶囊）内窥镜时间即时；患者饮水（检查开始后 2 小时）；患者餐食服药丸时间（检查开始后 4 小时）；数据下载时间（2.5～7 小时）；观看结果及完成报告时间 90 分钟－3 小时。

四、创造点

“红外线腔体影像检查仪”（专利号 00230160·1），即肛肠、阴道、口腔、五官影像内窥镜和药丸（胶囊）内窥镜内窥镜小肠检查仪，填补了国内在此领域内的空白。

关于这项技术在短腔道（阴道、直肠、口腔）领域的应用在国内和国外仍然是空白项目。所以，在短腔道领域方面的应用在国际具有领先水平。

目前这项技术的部分同类产品（药丸摄像机内窥镜小肠检查仪）以色列于 2002 年底产品投放中国市场，经临床应用已经显示它的优越性，但是，以色列的产品仍有缺陷和不足，它只有单镜头，有 30% 的漏检率，它只有真彩照片，不能辅助判断病理性质。

红外线腔体影像检查仪是 2000 年 6 月 13 日申报并获得国家专利的，是目前具有中国自主产权的在国际上具有领先水平的一项技术。药丸摄像机内窥镜肠胃检查仪属红外线腔体影像检查仪的部分内容之一。在权利要求书中已经保护了：（1）在药丸里可以在等分点位置安放 2～3 个摄像机像头，避免单镜头（140 度）视野之外的盲区而漏诊，（2）利用红外线对温度的敏感性的特点，所拍摄的近红外线属性照片可以判断病变区病理性质。所以本专利技术比以色列的技术更为完善和全面；弥补了以色列产品的不足之处。药丸摄像机肠胃检查仪是电子纤维镜的替代和换代产品。它带来了内窥镜革新的一场大革命！

五、本专利的临床价值

本专利是红外线腔体影像检查仪，适合人体的所有腔道，和现行的技术相比有两大优：

（1）较好的解决了短腔道的影像检查，既：电子影像压舌板，电子影像阴道镜，电子影像肛肠镜。目前，这些产品在国内外、在临床上是空白的。现在市场上有一种电子数码阴道镜，是必须在传统的阴道扩张器的支持下才能完成。是没有从根本上逃脱原始检查办法的一种方法。

（2）从根本上解决和革命了深腔道的影像检查，既药丸（胶囊）内窥镜，主要优势是对小肠的检查。现行的技术既电子胃镜、肠镜，只能检查胃和大肠部分，不能检查小肠，并且具有痛苦大的缺点，是一个过度的、需要改进、替代的产品。

目前这项技术以色列于2002年底已经有产品投放中国市场，经临床应用已经显示它的优越性，但是，以色列的产品仍有缺陷和不足，它只有单镜头，有30%的漏检率，它只有真彩照片，没有红外线支持的照片不能辅助判断病理性质。

红外线腔体影像检查仪是在药丸里可以在等分点位置安放2～3个射像头，避免单镜头（140度）视野之外的盲区而漏诊，利用红外线对温度的敏感性的特点，所拍摄的照片可以判断病变区病理性质。

关于这项技术在短腔道（阴道、直肠、口腔）领域的应用在国内和国外仍然是空白项目。所以，在短腔道领域方面我国的技术在国际仍具有领先水平。

红外线腔体影像检查仪是于2000年6月13日申报并获得国家专利的，是目前具有中国自主产权的在国际上具有领先水平的一项技术。药片摄像机内窥镜肠胃检查仪属红外线腔体影像检查仪的技术的部分内容之一。药片摄像机肠胃检查仪是电子纤维镜的替代和换代产品。药片摄像机肠胃检查仪由透镜组、控制芯片、白色光发光二极管、红外线发光二极管、天线与信号发射设备等组成。它被患者吞服之后，可对体内器官进行精确拍摄，并将照片传送给医生供诊断用。摄像机在人体消化道内随消化过程自然运动，直至排出体外。使用药片射像机肠胃检查仪进行检查时，无损伤、无痛苦，可直接显示、存储，为检查人员提供了方便，避免了人为的失误，结果准确，速度快。

本专利技术还在药丸探球里等分点位置安放2～3个射像头，避免单镜头（140度）视野之外的盲区而漏诊，利用红外线对温度的敏感性的特点，所拍摄的照片可以判断病变区病理性质。比以色列的产品更完善，在国际上具有先进性。

六、展望

任何一项技术都是在不断的发展中完善，药丸内窥镜技术也是如此，尽管药丸内窥镜技术已经在临床上应用并取得好的效果，但是，目前的药丸内窥镜仍然处于低级阶段，处于发展阶段，目前的药丸内窥镜仅为检查使用，智能化的药丸内窥镜，既检查和治疗一体化的和智能机器人技术的配合应用的药丸内窥镜治疗机，科学家们正在积极的研制中，中国科学家（陈少明教授专利技术）首先提出在药丸的特定部位设置像蜗牛的吸盘和蜜蜂的蜂针及蝙蝠的探测器，对病变组织进行探测和吸附固定后进行活体组织检查或进行治疗。日本科学家在进行体外磁场磁力进行遥控控制方面研究已经取得长足性的进展。我们有理由相信，在不远的将来，有3～5的时间，这项技术会得到发展和普及，他会取代现行的光纤维管性的电子内窥胃、肠镜，这是内窥镜的一场大变革，内窥镜的革命已经到来了！

目前这项技术的以色列于2002年底已经有产品投放中国市场，经临床应用已经显示它的优越性，但是，以色列的产品仍有缺陷和不足，它只有单镜头，有30%的漏检率，它只有真彩照片，没有红外线支持的照片不能辅助判断病理性质，也没有智能的检查和治疗系统，中国的专利已经在向智能化研究方面进军！

关于这项技术在短腔道（阴道、直肠、口腔）领域的应用在国内和国外仍然是空白项目。所以，在短腔道领域方面的应用在国际具有领先水平；这项技术将在对慢传输和出口梗阻便秘的检测、研究及应用起到推动作用。

高明的人体侦察兵——现代疾病诊疗技术

陈少明

（上海浦南医院，上海，200000）

在西游记里大家看到孙悟空能变成小蜜蜂钻进魔鬼的肚子里进行侦察活动，那是神话，岁月如梭，光阴荏苒，在跨入二十一世纪的这个摩登时代，而现在利用药片大的小小的机器人，钻到人的体内进行侦察、拍摄、诊断治疗已经不在是神话了。

有一位青年叫阿华，他魁伟健壮，身高180公分，体重80公斤，他在一家汽车制造工厂上班，还是厂里明星球队一位中锋，可是仅仅有三个月时间，体重下降了30公斤，出现饮食量减少，恶心、呕吐，腹胀，消瘦、无力等症状，初诊的胃科医师怀疑是患者的胃出了毛病，立即为病人开申请单子到胃镜室检查，胃镜室的技师先在阿华检查前30分钟给他打了一针解痉止痛药阿托品，30分钟后，把一根直径1.2厘米，长1.2米的光纤维管从病人的口腔、食道送到病人的胃里，这项检查有的恐惧，有的胆小的还不能接受这项检查，这个病人阿华为了给自己诊病只有配合，胃镜技师认认真真地检查，从胃的喷门处（胃的进口处即食道和胃交接处）开始用镜头照射，沿着胃大弯（底部），到胃的幽门处（胃的出口即和十二指肠交接处），然后反转沿着胃小弯（胃的上沿）回到起始部胃的喷门处，共查看了三遍也没有看出异常的地方。

因为肝脏也是消化器官，所以胃病专科医师建议阿华到肝病科看医生。肝病科医生更是负责任，心想患者的胃是好的，近年来肝病的发病率在升高，肯定是肝脏出了问题，我一定不能漏诊，给患者造成损失，失去治疗的时机。所以给患者做了常规的B超和血液检查，甲肝、乙肝、丙肝、戊肝等都查了，最后还动用了CT对肝脏进行更仔细的断层扫描，也没有查到病因。

肝病科的医生也只有往下推，把病人转到肠道科进行诊治，肠道科的医师更不敢马虎，他想，患者应该患的是消化系统的疾病，上面没病在下边，这次的功劳该我拿了，他给患者进行了仔细肠镜检查和X光造影排片，结果出来了全是正常。

这下可难坏了医院的医生们，怎么办？请出名的专家、教授们来大会诊，有胃科专家，肝科的教授，肠道科主任医师，都请到了，会诊完毕没有结果，因为所有检查没有发现任何病理异常情况。其中有一个专家，怀疑这个病人阿华是在小肠里长了瘤子，可是现有的仪器都到达不了小肠里去而无法诊断。因为小肠在人体内是折曲盘旋的，电子胃镜和纤维结肠镜都是有光纤管导进胃和结肠里，其原理是通过把光线导到里面，再把里面的图象导到体外的射像镜头再进行观察和排片。虽然光纤维管能适当的弯曲，但是光纤维管却不能折曲，所以它到达不了小肠里去，许多患者正是因为这个原因误诊误治，不仅贻误了救治的时间，使病情加重和复杂化，甚至有的病人被病魔夺取了生命。另一方面，现在的医疗制度为了切实地保护病人的健康和生命，防止一些医生不负责任，给病人误诊误治造成事故，诊断必须有物理检查证据，之后才能治疗。

会诊的结果是：拿不出证据不能下诊断，当然也不能瞎治疗。医生给病人必须诊断明确，治疗必须准确，这就是现代医学和传统医学的不同之处，因为治病救人是一个崇高的事业，是一个人命关天的大事。虽然现在是高科技的时代了，但是仍然有许多未知的领域。有一个专家叹气说：医生若是孙悟空能钻进病人的小肠里，不就一清二白了。这一句话提醒了一个绰号叫网虫的教授臣明，他说：我上网查一查，科技这么发达，说不定真有机器人能帮助我们解决这个问题呢！

臣明教授真的负责任，他在医院上了一天的班，晚上下班一回到家，就钻进了网络世界里了，什么37度医学网，39医学网，中国中医痔疮网，什么不管是3721搜索引镜，雅虎搜索引镜，还是狗狗搜索引镜，他在网上网了一个通宵。你别说，真的被他网到了；他查到上海的一家宝山海上医院有一位医学博士正在研制的医学机器人，专门去探察现代的仪器不能进入的领域，比如血管、淋巴管、输尿管、经络等，小肠的检查更是不在话下，他研制的药丸内窥镜小肠检查仪，已经完成并在中国国家知识产权局申报了专利，正在招聘志愿者做这项临床实验，如果志愿加入这项实验，只要签定一个志愿协议，虽然有一定的风险，但可以免费获得一次小小机器人的检测。这对急需要检查和帮助诊断治疗的病人无疑是一个绝好的消息和机会。

第二天，臣明教授把这个消息告诉了青年患者阿华的主治医师和患者阿华本人，青年患者阿华是一个很开放的青年，他立即就答应了臣教授，并且说：只要对诊断有帮助，对医学的发展有意义，即使有什么危险和危害他都志愿接受并支持这项研究。臣明教授立刻发送了请求加入实验的电子邮件，即刻就得到了认可的回信和一份参照的符合接受检查条件表。比如患者必须有医师诊断证明没有精神疾病和精神障碍，没有先天性的心脏病和安装有心脏起博器，不得有急性感染性疾病。主治医师对照标准进行认真检查，青年患者阿华完全符合以上条件。医院就立即为阿华申请网上120远程会诊直升飞机接送，他们就立即乘飞机赶到了上海宝山海上医院找到了陈博士。青年患者阿华无须过多的准备，按要求空腹了八个小时。陈博士交给青年患者阿华一粒比感冒胶囊稍大一点药丸型机器人让患者立即用水吞了下去～患者就象口服了一颗感冒清胶囊一样无任何痛苦和不适。

在一个监视屏上，我们看到了智能机器人的活动轨迹。它象一个宇宙飞船里的飞行员在船舱里漂浮、游荡，但是它又受一个外在的磁场控制着，进行对人体内腔道不同方位进行监视和以每秒25帧的视频拍摄照相，然后由发射系统同步发射到人体外的接受装置里，再由显示屏显示，供医师和科研人员进行诊断。陈博士的一位助理，在控制器上轻轻的移动着鼠标，药片机器人，先后穿过了青年患者的食道、胃，也拍摄了大量的图片。这一切和胃镜检查结果是一致的，但是比胃镜不同的是，病人是那样的轻松和自由，没有象胃镜检查时哪样的恐惧和痛苦，以致于一些患者不能完成检查。

半个小时，一个小时～二个小时，药丸机器人终于穿越过了漫长的草原（胃黏膜）一下子被推进去了一个弯弯的胡同里（十二指肠），这时屏幕上显示药丸机器人进入小肠。关键时刻到了，博士助理请陈博士亲自来指挥机器人，陈博士一边移动着鼠标，一边给身边的研究生们讲解到；这是十二指肠大乳头，是胆总管和胰管的共同开口处，这里有胰腺液和胆汁开口部位，如果胰腺或胆管出现问题，会在这里反映出来；胰头上、右、下三面均被十二指肠所环绕，有时十二指肠降部内侧也部分被胰腺组织所覆。胰头癌时可压迫十二指肠引起梗阻；现在这里很好，没有病变显示。陈博士点击了一下鼠标，药丸机器人马上继续以正常的速度向前行进。过了十二指肠，药丸机器人前行，小肠黏膜和黏膜下组织向肠腔内突出形成许多环形和螺旋形皱襞，药片机器人盘旋着前行，经过了小肠的第一个折曲，陈博士控制着药丸机器人，减慢了速度，来了一个 180 度的转弯，陈博士说，药丸机器人是能够自行转弯的，只是，它走的时间还不长，每个个体又有差异，如果完成了一定例数后，掌握了差异的均数，给它一个程序命令，它就可以自由自在，轻松的通过不同人体的各个小肠折曲了。

一边讲解着，一刻钟时间到了，已经过了第三个折曲，刚通过折曲 2 分钟，药丸机器人行走到 5 公分处，即在第三折曲和第四折曲的中间靠近端侧，机器人发出了的当！的当！的当！的警报声，这时药丸机器人自行减慢了行走的速度，在显示屏上，显示出了前端非正常肠黏膜的组织，是一堆类似葡萄状、菜花状疣型息肉样增生组织物。药丸机器人在慢慢的接近，在近距离的拍摄照片，这是，药丸机器人还自行启动了第二套拍摄予案，即红外光拍摄组织病理照片。此是，在显示屏上，可以清楚的看到，由原来的纯彩色照片变成了另外两部分照片，一边是类似 X 光的黑白照片，一边是热敏图象。药片机器人在瘤体和肠腔的夹缝中缓慢的行进，1 毫米、2 毫米、3 毫米，0.5 厘米、1 厘米，3 厘米、5 厘米，终于通过了，药片机器人共在此段经历了 2 分 30 秒，拍摄了各类图片共 4500 帧，通过程序运算会得出一个初步诊断结果。

显示屏上清楚的显示

诊断结果：奥运 1 号镰状病毒瘤（21）

治疗方案：蜂毒针注射液杀毒 2 号加蛇喷抗毒 6 号

紧急请求返回指令（杀回去）

陈博士说，大家知道，红外线对温度的敏感性和特异性，可以帮助我们来分析、判断、研究这个病理组织的性质，是急性疾病还是慢性疾病，是良性肿瘤还是恶性肿瘤。噢！噢！知道了，这已经是药丸机器人发现的第 21 例此类病例了，这是国际上发现的一个新病种。第一例是在参赛 AAA 界奥运会田经分会时有一例运动员病人被首次诊断出来的，以后又发现几例在运动员中和其它行业的青壮年患者。这种病一般发生在青壮年，运动员多见，大概是在剧烈运动后，抵抗力一时下降后，在运动场感染了变异的镰状病毒所致。发病的其始部位在小肠，后期会向全肠段蔓延。早期主要是饮食量下降，恶心、呕吐，肠道不全梗阻，出现腹胀，全身消瘦，无力等症状。这种病是一种新的变异的镰状病毒感染所致，如发现及时可以治愈。早期（三个月内）必须应用现行的新研制的两种或以上的抗病毒的药物可治愈，一种药物会引起抗药，抗药后对所有的抗病毒药都抗药。最近有我们应用中药增加人体免疫能力，可以治愈四个月的发病者。晚期病理组织会恶变，用药无效，必须手术切除所有的病变组织。

陈博士说：我们在药片机器人的药舱里已经放置了蜂毒针注射液杀毒 2 号和蛇喷抗毒 6 号药液，只要诊断准确，就可以启动治疗予案。陈博士一边说着，一边在药片机器人行进到较为宽广一点的一个空肠蟠曲的中段，点击鼠标给机器人一个反向的磁力，药片机器人开始反向行进。一切工作准备完毕，等待时机，药片机器人在慢慢的接近病区，2 厘米、1 厘米、0.5 厘米，0.3 厘米可以了，只见陈博士用鼠标轻轻点击蛇喷按纽抗毒 6 号象喷雾机，象喷发胶一样，一层淡绿色的药液覆盖上肿瘤的表面。陈博士讲，这是一种根据《本草纲目》和《皇帝内经》及中国医圣张仲景的《伤寒论》《瘟病》里的理论研制出的最新抗病毒新药，消除了病毒对原有抗病毒药抗药的缺点，这可能是中医药能刺激人体免疫系统增加机体免疫能力的缘故，比纯粹的化学药物只杀毒并且能损伤机体正常细胞，降低免疫力有无可比拟的优势。表面的药物不仅能抗毒，还能阻止病毒向其它组织扩散；但是为了较快的杀伤，消灭所有病毒；陈博士领导的研究小组，还根据仿生学的原理，从中国喜马拉亚山高峰上收集没有污染的天然的一种中国黄蜂里的毒素进行提纯和加工制造出蜂毒针注射液杀毒 2 号，并在药片机器人里的腹层处制造出象蜜蜂的蜂针一样。药片机器人等待目标和指令，就象蜜蜂刺－伤害者一样，再刺入的同时释放毒素。陈博士点击鼠标，揿动完蛇喷程序后，药片机器人进入肿瘤和肠腔的狭窄区。陈博士下达指令，让药片机器人靠近和紧贴瘤体表面蠕动，在药片机器人蠕动至瘤体中心部位后，又指令药片机器人先伸出吸盘和瘤体紧密固定，然后迅速启动六个蜂针同时刺向瘤体，根据上次检测瘤体的数据，一次注射了 0.2 毫克的蜂毒针注射液杀毒 2 号。

还算（赶巧）这个青年阿华看的及时，还算（赶巧）这个患者碰到了象臣教授这样的网虫医生，还算（赶巧）陈博士发明了这个药片机器人及时的帮助了诊断和治疗，还算（赶巧）魔高一尺，道高一丈，有众多的白衣战士齐心协力，刻苦钻研找到了杀灭这种新病毒的方法，这个青年患者阿华通过药片机器人的治疗很快就痊愈了。

臣教授随后在网上公布了这次药片机器人诊治经过，许许多多类似的患者都找到了陈博士用药片机器人得到了及时的诊治。后来，以色列的同行听说了，他们亲自过来参观陈博士的药片机器人，他们看过说，他们也在研究这个机器人，但是，他们的只能拍摄真彩照片，不能判断病理性质；他们的只能诊断，不能治疗；他们的只有单个镜头（140度视野）有漏检率，陈博士的有多镜头无漏检率。所以他们的还须进行改进，他们称赞说：还是中国人聪明！

亚甲蓝注射液在EMR手术中的应用不同造影方法对EMR手术的影响及意义

骆 波 鲁明良

（解放军117医院大肠肛门病中心，江苏 南京，310004）

亚甲蓝，化学名称为：氯化-3.7-双（二甲胺基）吩噻咛-5-鎓三水化合物。本身系氧化剂，根据其在体内的不同浓度，对血红蛋白有两种不同的作用。低浓度时6~磷酸~葡萄糖脱氢过程中的氢离子经还原型三磷酸吡啶核苷传递给亚甲蓝，使其转变为还原型的白色亚甲蓝；白色亚甲蓝又将氢离子传递给带三价铁的高铁血红蛋白，使其还原为带二价铁的正常血红蛋白，而白色亚甲蓝又被氧化为亚甲蓝。亚甲蓝的还原~氧化过程可反复进行。高浓度时，亚甲蓝不能被完全还原为白色亚甲蓝，因而起氧化作用，将正常血红蛋白氧化为高铁血红蛋白。由于高铁血红蛋白易与CN~结合形成氰化高铁血红蛋白，但数分钟后二者又离解，故仅能暂时抑制CN~对组织中毒的毒性。既往用于硝酸盐等化学药物中毒。近来发现亚甲蓝有短效的抑制神经电传导作用，有一定的止痛效果。亚甲蓝静注后作用迅速，基本不经过代谢即随尿排出，口服在胃肠道的pH条件下可被吸收。并在组织内迅速还原为白色亚甲蓝。在6天内74%由尿排出，其中22%为原形，其余为白色亚甲蓝，且部分可能被甲基化。少量亚甲蓝通过胆汁，由粪便排出。EMR黏膜下注射剂选用1∶10000肾上腺素注射液，与1∶10000肾上腺素注射液+1∶500亚甲蓝注射液做对比。

1. 临床资料

12例大肠平坦型病变患者，男6例，女6例，年龄40~70岁，平均54岁，病灶直径1.5 ~2.5 cm。病灶部位，直肠5例，乙状结肠5例，降结肠1例，升结肠1例。手术均未在麻醉下进行。将病人随机分为两组。

2. 治疗方法

按临床技术操作规范的要求，签署大肠镜治疗知情同意书，术前常规检测血常规、凝血系列、肝炎标志物和肝功能，采用聚乙二醇电解散法肠道准备，使用富士能4400型电子大肠镜，CGI24000型高频电发生器，圈套器，注射针等。常规插入电子大肠镜，找到病灶后，用生理盐水反复冲洗，使视野清晰，经肠镜活检孔送入注射针，实验组在病灶基底部注射1∶10000肾上腺素注射液+1∶500亚甲蓝注射液5~15 ml，对照组在病变下注射1∶10000肾上腺素注射液，病变表面靛胭脂染色。观察平坦型病变及周围组织的隆起情况，两组病变均抬举良好，观察两组病变，实验组病变边界较对照组更易识别。将高频发生器功率调为40W，圈套套扎病变，隆起病变完整套入圈套，确认病变边界外侧2~3mm处收紧圈套，通电切除病变。

3. 结果

本组用EMR切除的12个平坦型病灶的病理结果为：管状腺瘤5例，管状腺瘤伴轻中度非典型增生1例，管状绒毛状腺瘤2例，绒毛状腺瘤4例，实验组及对照组术后创面渗血各1例，经过钛夹封闭创面后出血停止。术后3月再次肠镜检查两组病人创面均愈合良好，局部白色纤维瘢痕形成，肿瘤未复发。

4. 讨论

对大肠平坦型病变的治疗目前内镜下EMR术是主要治疗手段[1]，但EMR术对手术医生的经验和操作技能要求较高，对病变范围判断不准，容易引起组织残留，导致肿瘤复发[2]。黏膜下注射液添加亚甲蓝后，对病灶边缘的判断更加明确，明显较病灶表面靛胭脂染色清晰。病灶切除后，裸露黏膜下肌层及病灶边缘的对比性更强，更易观察边缘及黏膜下肌层是否有病灶残留。术后若创面渗血，亚甲蓝染色创面，红色血液与蓝色创面对比强烈，对出血部位及出血速度的估计更准确。实验后观察两组中直肠病变的患者，对照组中3位患者均出现不同程度的肛周坠胀感，实验组中两位患者未出现不适症状，亚甲蓝的脱神经髓鞘作用，对内脏神经的产生的牵拉坠胀疼痛有良好的止痛效果。随着内镜技术的进一步发展，内镜下治疗的数量也迅速增加，黏膜下注射剂添加亚甲蓝帮助手术医生明确手术范围，减轻患者术后痛苦，效果明显[3]。

可控的动态的（排便时态下）痔疮精确数字化诊断

于庆环[1]　陈少明[2]

（1. 上海市浦东新区迎博医院外科，上海，200000；2. 上海浦南医院外科，上海，200000）

目前临床使用的肛镜一般是由镜套、套芯、手柄等构成，检查痔疮需要插入肛门直肠内才能完成，检查时对组织有创伤，给患者带来痛苦较大，即是如此，这样的检查，也不能反映患者的痔疮真实脱出状况，也不便于采集病理图谱和影像，不便于临床和科研。在肛肠学科临床中，对痔疮的诊断和治疗方法的确定，医生观察痔疮的脱出状况对治疗方案的设计和手术方案的制定是非常重要的。所以，上海市科学技术出版社出版的最新的版本《外科诊治常规》中，专家在痔疮的检查项目中第一条中要求："诊视病人排便后应立即观察脱出的痔块，并记录其严重程度。"（P45 页）这一要求无疑问对诊断是非常正确的，但是，在目前实际中却不易操作。因为，1. 医生能否有时间随时随地去立即观察住院病人排便后的情况；2. 门诊病人能否在检查时，能够立即去排便给医生观察？3. 还有一个重要的却被忽视的技术问题，二期和轻度三期的痔疮患者，在排便的瞬间痔疮脱出，排便后立即回纳，医生怎样去观察？4. 还有一种情况，重度的三期内痔，病人自己也有经验，脱出的痔块应该立即还纳，否则会发生嵌顿、水肿，严重的导致坏死。这一类的病人，如果为了让医生观察，在一个三甲医院，病人较多，需要挂号排队等待的情况下，所有病人把痔疮脱出，等待医生去观看，试想会增加患者多少痛苦，会发生意外（嵌顿坏死）情况。痔疮轻重程度的判断不是一个简单的问题，要准确的诊断，必须有一个仪器来实现。

为完成和实现这个目标我们发明的专利产品痔疮负压数码检查仪，利用负压模拟排便时态，对人体无损坏（伤），应用了数码技术，光学技术，数学坐标技术，计算机技术，科技含量高。

本使用新型的目的是这样实现的，负压镜是一个缸型的有合适口径的透光缸体，镜体和镜底采用透光性强的光学材料制成。由负压镜口紧贴肛门再有负压枪抽取空气使负压镜内痔核脱出。可以通过负压镜后屏上的方位（医学标记膀胱截石位）来记录痔核大小、尺寸、位置、数目，可以用视诊直观的记录，还可以用适配的或特制的数码相机记录病历照片进行科学的诊断、讨论、研究以及病历存档等。

该项技术提供了一种检查痔不用插入肛内，利用负压原理逼真模拟痔疮动态脱出，利用镜底设计的数学坐标可进行直观的视诊，并可应用数码照相技术准确记录病理状态，为临床医生和科研人员提供准确的数据、图像，方便临床和科研。是对肛肠学科诊断痔疮的形态、大小由模糊的概念，首次（也从此以后）规范化、数据化、动化、量化、真实化，是对肛肠学科规范诊断的一大贡献。是痔疮诊断发展的必经之路。经上海市科学技术情报所查新，具有国内创新性（见查新报告）。

应用发明的痔疮负压数码检查仪技术和数码技术拍摄的大量的高清晰的宝贵的临床病例、病理照片（有的是珍品，如：巨大肛乳头瘤、肛周扁平湿疣、贫血痔），便于临床诊断、教学和科研，得到学术上的肯定。

护　理

肛肠病患者围手术期的整体护理

弓　娟　指导：武　珍

（解放军253医院肛肠中心，内蒙古　呼和浩特市，010051）

【摘要】为了提高护理医疗质量，自09年6月－10年6月两年间，我院肛肠中心护理组对肛肠中心住院手术的169位患者，（其中混合痔69例，肛瘘30例，肛裂38例，肛周脓肿22例，脱肛10例）开展了具有肛肠专科特色的围手术期的整体护理活动。

通过两年临床摸索实践，证明效果良好。自患者办理住院手续那一刻起，从病体的康复，心理的护理，健康指导及适应环境的过程，这四个方面对病人进行全方位的关怀和干预。结果证明，效果良好。这样对稳定病人的情绪，降低病人对手术的恐惧感，减少术中、术后并发症的发生。提高病人对术后的不适应症状及疼痛的耐受力。缩短疗程，早日康复起到积极作用。特别是手术室巡回护士在患者术前、术中、术后的护理活动，在整体的护理活动过程中，显得尤为重要。同时降低了医患纠纷的发生率，增进了医患之间的关系，在提高护理质量的同时为医院树立了良好形象。

【关键词】肛肠病；围手术期；整体护理

1. 整体护理的核心

整体护理是一种全新的医学理念和护理模式，要求在整个护理工作中充分体现以病人为中心、以护理程序为基础，注重护理质量和护理工作的连续性。由原来的以疾病为中心，护理工作只是被动的等待执行医嘱，变为主动的对患者在住院期间，包括病体、心理、所处的环境等各个环节。从病体的康复、心理的护理，健康指导、环境的适应等进行全方位的关怀。充分的彰显医务工作者在医疗活动中完全以病人为中心，尊重病人，尊重健康，实现“医学”“心理”“社会”的整体模式。

肛肠科住院患者大多数需要进行手术治疗，手术在整个住院过程中是一个非常重要的医疗过程。患者对手术的关注度，在住院过程中是最高的，紧张情绪，焦虑程度和心理应激变化都比较大，思考的问题如：术者的技术、术中痛苦的大小、出血量的多少、时间的长短、手术的方法、切口的大小、能否一次切除（根治）、麻醉的效果好坏、术后的饮食起居、能否走动、能否正常排便、便时是否出血疼痛、住院费用的多少，能否报销，甚至需不需给主刀医生和麻醉医生送礼等等诸多问题。从生理上、心理上及医疗环境的适应都是高度关注的。所以说围绕着患者术前、术中、术后这一特定时期的各种变化，我们针对其心理生理及医疗环境进行全方位的整体护理关怀，使患者能够以积极的、愉快的、舒适的、轻松的接受手术治疗。从而顺利的完成其整个治疗过程，就显得十分重要，现就两年来我科巡回护士在对患者围手术期整体护理的过程中谈几点体会：

2. 手术前的护理

巡回护士在术前一定要到病房探访病人。以和蔼的微笑，亲切的语言，自我介绍。表情要自然，并通过交谈；除了了解患者的病情以外，更主要是要了解患者对自己的病情以及对手术的认识程度。同时要以通俗易懂的医学知识，向患者解释手术的必要性、安全性，说明有可能发生的一些常见的并发症。安慰患者不必担心都会有办法解决的，有针对性的对不同病种讲解一些实例，如有同一病种的病人术后可以让其现场说法，帮助病人提高信心，解除其恐惧手术的心理及思想负担。最大限度的稳定患者的紧张情绪，使患者从心理上对手术有足够的认识和思想准备，以取得积极的配合治疗与手术。此时便可告诉患者次日手术的大致时间，并告诉他到时你会亲自来接。同时会一直陪伴他度过手术期，并对他进行各方面的护理。同时还要还要向其介绍手术室的环境，温度，以及患者进入手术室需要配合的一些工作。首先让患者对手术室的环境，温度以及患者进入手术室后要做的事情有个大概的了解。而不至于当患者进入手术室后由于陌生的环境而产生恐惧的感觉，增加了病人的紧张情绪，不利于手术的配合与合作。术前巡回护士与患者的沟通与交流在围手术期的护理过程中是至关重要的。此刻也是患者焦虑程度最高的一个时期。患者能否以良好的心态，稳定的情绪，积极的配合主治医生完成手术过程，与术前巡回护士同患者的沟通交流的结果有着极为密切的关系，我们体会要注意以下几点：

2.1 保持良好的职业形象，较高的职业素质，高度的敬业精神，一丝不苟的工作态度，规范的职业行为和语言，给患者一种职业化的信任感。

2.2 对不同群体的患者，采取不同的沟通方式，要与患者有共同话题，从而让病人感觉在同一层次且有共同语言而获得平等感。如对于知识分子和农村的患者，在沟通过程中就要采取不同的形式和语言。特别是对于较难以沟通的患者，如老年耳背者，儿童，聋哑患者（必要时要学习一定的手语知识）以及精神有异常的患者，要多与其家属或监护人沟通，讲明情况。通过他们的家属，帮助我们的巡回护士最大限度的获得这些特殊患者对巡回护士的信任感。同时我们也要注意与患者本人建立良好的医患关系，以便当这些特殊患者单独进入手术室后，由于孤独感而不能顺利完成手术过程。

2.3 对于有些患者对自己的手术信心不足，要给予各方面的鼓励，仔细倾听患者对手术哪方面不明白，并向他做详细的介绍。从主刀医生、住院医生、麻醉医生、医疗设备与技术，病房的环境，甚至主治医生的性别（有些女性患者碍于男性医生主刀）与住院费用等等、要给患者从积极的方面去解释。解除患者的顾虑，激励患者以足够的信心去战胜疾病，迎接手术，从而顺利的完成手术过程。

2.4 与此同时告诉患者术前要注意的饮食宜忌。术前要洗澡，保持肛门的清洁。夜班会有护士为其做肠道准备，并嘱患者肠道准备完毕后宜早点休息，以保证明天以良好的精神状态，配合医生顺利完成手术过程，并预祝患者明日手术顺利成功，早日康复。

2.5 手术前的焦虑、紧张、不安等是常见的术前应激反应。如果患者处于一种高度紧张焦虑的状态，纵然通过良好的护理与沟通，仍不能使其彻底放松下来，可建议给予适当的镇静剂，帮助患者平安入睡，以保证次日手术能顺利完成。

2.6 开展整体护理工作，临床护士除了有娴熟的护理专业知识外。一定要加强社会学、心理学、以及伦理学知识的学习。只有这样才能搞好真正意义上的整体护理。

3. 术中的护理

手术当日，巡回护士提前 15 ~ 20 分钟到病房接患者。由于之前的沟通，护患已经熟悉，告诉患者一切都准备就绪，现在接你，请你放松，不要紧张，引导患者进入手术室，并安置在手术床上，摆好体位。并征求患者的感觉，室内温度和体位是否舒适直致病人满意。并建立静脉通道，除配合器械护士工作以外不离患者左右。不时要询问患者有何不适，并对其进行安慰指导，以便更好的配合医生顺利的手术。其间要注意的是：手术室过程尽量保持安静，与病人病情手术无关的话不要说。走动及工作中要尽量避免大的动作和响声，以免引起病人的情绪波动。尽量的安慰病人放松稳定其情绪，有助于手术顺利进行和尽早结束。

4. 手术后的护理

手术结束后告诉病人，手术顺利结束，配合很好。将病人送回病房同病房护士床头交代病人手术、麻醉等情况。并告知患者手术后注意事项。特别是麻醉期的体位护理、排尿护理、饮食禁忌。麻醉期过后会有稍微的疼痛等等。鼓励患者要有战胜疼痛的信心，必要时医生会给予对症处理。给患者心理上惧怕疼痛的安慰，并告诉患者会再次来看望他，以便观察他的康复情况。让患者感觉到对他的病情的重视程度，并劝他安心养病，尽量的配合医生对他术后的康复治疗。

5. 总结

通过对患者在围手术期的心理、社会、环境等全方位的护理活动。患者对自身疾病的了解和对手术的必要性有了更进一步认识，提高了患者对手术的信心和对医护人员的信任度。稳定了病人的情绪，不至于由于患者的情绪波动，而影响患者的血压心律等问题。不但手术无法顺利完成，还可能产生其他的并发症。在一定程度上增强患者对疼痛和术后一些不适症状的耐受力，缩小了术前准备和手术过程的时间。在获得患者信任的同时也缓和了医患关系，在为医院赢得良好口碑的同时时也减少了医患纠纷，在肯定了我们工作的同时也扩大了医院的知名度。使医院在社会效益增长的同时也增加医院的经济收入，在当今社会医患关系比较紧张的情况下，开展整体护理活动，有助于医患关系的进一步改善，以便更好的推进我国医疗卫生事业改革。

结肠造口术后生活质量与系统化护理的相关性研究

钮丽美　薛春梅　段文慧

（解放军117医院大肠肛门病中心，江苏　南京，310004）

【摘要】针对现在进行结肠造口存在的问题的阐述，对结肠造口患者进行围手术期心理护理、造口定位及造口袋的选择、结肠造口术后并发症的处理及结肠造口康复期日常生活指导等进行综述，并对结肠造口护理给予展望。

【关键词】结肠造口；护理；进展

随着全球肠道疾病的发病率增高，接受外科治疗及术后行肠造口的病人随之增加。2005年的统计数据显示：全世界每年约有100万新增结肠造口手术[1,2]。Ferlay[3]报道，欧洲2006年的新增肠造口手术为41.29万；美国每年急诊造口约10万例，有肠造口患者75万例；英国每年急诊造口约10万例；英国每年有超过1.3万名肠癌患者等待永久造口手术[4]；香港约有7000~8000例肠造口患者；喻德洪等[5]估计，我国每年新增加的永久性肠造口患者约10万人，累计肠造口者达100万人，今后还有增加的趋势。肠造口不但给患者生活带来了不便，而且使患者心理产生了巨大压力，严重影响了他们正常的社会交往；另外，患者对造口如何进行日常护理、对造口并发症怎样进行正确处理知之甚少，所以如何让患者从心理上接受肠造口术、掌握造口的基本护理知识和造口常见并发症的处理方法是需解决的问题。

1. 肠造口存在的问题

肠造口对患者来说完全是一个新生事物，他陌生、恐惧、抵触、迷茫，甚至绝望和完全不接受。主要存在的问题：（1）患者完全不知道肠造口是什么，在腹壁什么位置，怎样对待它，似烫手的" 山芋"，束手无策。（2）心理无法接受，有强烈的自卑感和恐惧感，从内心觉得无法面对自己的亲人和朋友，变得孤独可怜，似乎被社会所抛弃，被人瞧不起。Brow和Jacqueline[6]的调查显示：造口人群对自我形象持消极态度。（3）不知如何对造口进行日常正确护理，常常独自去摸索，缺乏专业造口师的指导，走了许多弯路。对于出现的突发事情如漏便漏气更不知如何应对，感到尴尬和难堪。（4）患者不知造口什么情况为正常，什么情况为异常。（5）造口出现并发症如何处理，甚至找不到咨询的地方。

2. 心理护理

2.1 围手术心理护理包括术前和术后出院前心理护理。术前患者的心理问题来源于两方面：一方面是面对疾病的恐惧感；另一方面是对身体外形改变的担心。因此，在术前患者常存在抵触、恐惧、绝望、紧张或抑郁的心理。消除恐惧心理包括：①建立护、患的信任感，在日常工作中主动与患者及家属沟通，耐心倾听和解释。②发挥造口师的作用，造口师充分讲解有关手术过程和造口护理知识，让他们对即将进行的治疗有全面的了解，评价患者对手术的态度，探讨其对即将拥有造口的感受，使患者能保持良好的身心状态，不带任何疑虑地接受手术[7]。③让患者接受造口护理用品，消除其对造口的恐惧感。术后心理护理包括术后恢复期患者常存在不安、抑郁、焦躁、自卑、依赖等心理问题，特别是患者第一次见到自己的肠造口时通常会感到十分害怕。汪建平等[8]把Roy适应模式和Orem自我照顾学说应用于肠造口患者的护理实践，将一般心理护理与个性心理护理相结合，运用护理程序评估患者，将心理咨询技巧运用于个性护理之中，选

择性的给予全补偿、部分补偿或支持 - 教育系统，不仅使护患双方从过去的被动状态转为主动，同时也使患者保持了心理平衡，以实现最大限度的自我护理。

2.2 家庭护理　肠造口患者作为一个特殊人群，承受着巨大的生理、心理、社会压力，而有效的关怀能增强患者应对压力的能力，促进患者康复[9]。肠造口患者改变正常排便方式，自我形象发生紊乱，出现自卑、失落、绝望等不良心理反应。家庭能较好地了解并帮助患者，使其很快地适应角色，采取积极的行为方式，如果患者能自我护理造口，他的自尊能得以维持，也是患者投入社会生活的关键[10]。术后开放造口期间，由于造口器材使用过程中出现漏气、漏粪水现象，致伤口、床褥污染，患者会失望，认为自己是残废、不能过正常人的生活，自卑心理由此产生，此期我们必须耐心教会患者如何选择合适的造口器材，并指导其做到及时清洗、及时更换。现代护理观认为，心理康复护理应成为康复治疗的重要环节[11]。

3. 造口护理

3.1 术前造口位置选择　以往肠造口位置经常是由术者在术中临时决定的，由于没有考虑到患者的皮肤状况、

职业需要等因素，不利于术后的自我护理，带来了临床相关并发症，如造口周围皮炎、造口旁疝等。现在提倡术前进行腹部造口定位。国内外许多学者认为造口部位由手术者、造口护士或肠造口治疗师、患者、家属共同选择。标准造口位置[12]（美国克利夫兰医学中心）：①造口位置应使患者自己能看清楚和便于自我护理；②在左腹直肌脐旁处；③脐上适合坐轮椅式结肠造口患者；④应利于佩戴造口器材，造口部位应避开瘢痕、皮肤凹陷、皱褶、浸润区、腰带处及骨骼隆起处；⑤患者应在平卧位、站位、坐位、弯腰等姿势下都能看到造口部位。在临床工作上，择期手术的造口位置一般比较好确定，而对于急诊手术、剖腹探查术等非标准手术，造口位置则比较难确定。因此可同时拟定两个或者两个以上的位置，手术者视术中情况进行选择，避免术中盲目定位带来的一系列护理问题及并发症。

3. 2 造口袋的选择　自 1935 年美国研制出第一个造口袋以来，造口器材已经得到了很大的改进与发展。目前临床常使用的造口袋按照材料不同可分为橡胶造口袋和一次性塑料造口袋；按照使用特点可分为腰带式与粘贴式，粘贴式又分为一件式与两件式。在造口袋的选择上，提倡因人而异，选择适合个人的造口袋。一次性造口袋虽然省去了清洗的烦恼，但反复粘贴易引起造口周围皮肤湿疹；两件式造口袋分底板与储粪袋两部分，底板凸面塑料与储粪袋凹面塑料环相吻合，既不漏气，又容易更换，还可重复使用。严伯约等[13]主张术后早期，特别是一期开放手术，术后立即使用两件式造口袋，效果尤佳。

4. 肠造口术后并发症的处理

肠造口术后并发症发生率很高，国外文献报道，结肠造口术后并发症发生率达 21 % ~71 %，国内报道为 16. 3 % ~53. 8%。肠造口并发症的发生主要与手术者的技术和术后的护理质量有关。肠造口术后常见并发症除造口周围皮炎外，还有造口缺血坏死、皮肤黏膜分离、造口狭窄、造口旁疝等。

4. 1 造口周围皮炎　肠造口周围皮炎是造口术后常见的并发症，发生率为 3. 8% ~26. 9%[14]。表现为皮肤潮红、充血、水肿、糜烂，甚至形成溃疡，局部剧痛。其发生原因以粪便渗漏引起的刺激性皮炎居多，其次是皮肤对造口袋底盘黏胶过敏，机械性损伤较少见。帮助造口者选择适合个人的护理产品，进行科学护理显得尤为重要[15]。术后合理的饮食指导，甚至采用造口灌洗法帮助患者尽快恢复排便规律，可预防造口周围皮炎的发生。

4. 2 造口缺血坏死　造口缺血坏死是一种早期的严重并发症，主要原因是血液供应不足，有可能是手术中损伤肠边缘动脉、肠造口腹壁开口太小、肠造口系膜过紧或因肠管水肿导致肠壁长期缺氧[16]，往往发生在术后 24 ~72 h，故术后 72 h 内需严密观察造口血液循环情况，进行造口的评估，及时向医生报告造口缺血进展情况，去除及避免一切可能加重造口缺血坏死的因素，如腹带过紧，造口袋底盘裁剪过小等[17]。

4. 3 造口黏膜皮肤分离　肠造口开口端肠壁黏膜部分坏死、黏膜缝线脱落、腹压过高、伤口感染、营养不良、糖尿病或长期使用类固醇药物等因素均可导致肠造口黏膜缝线处愈合不良，使皮肤与肠造口黏膜分离形成开放性伤口[18]。皮肤黏膜分离多发生在术后 1 ~3 周。处理除加强全身支持治疗外，可用藻酸盐填充皮肤黏膜分离腔隙，涂防漏膏保护黏膜分离处，避免粪便污染。

4. 4 造口狭窄　造口狭窄是肠造口术后最常见的并发症之一，发生率为 6. 0 % ~15. 0 %，多由于手术时腹壁开口过紧、外置肠管浆膜层受粪便刺激产生浆膜炎或肉芽组织增生产生瘢痕引起。可发生在术后任何时期。主要表现为粪便流出形状变细、不成形，排便费力、腹胀等现象。外观造口皮肤开口缩小，看不见黏膜，肠管周围紧缩。通过定期扩张造口来预防狭窄，扩口从术后 1 周开始，指导患者用示指戴指套，涂润滑剂后缓慢插入造口，至第 2 指关节处，在造口内停留 5 ~10min，每周 1 ~2 次，使造口内径保持在 2. 5 cm 为宜，避免损伤造口。

4. 5 造口旁疝　可发生于术后数月或数年后，轻者引起造口基底部或周围组织鼓起，严重者会引起肠梗阻。处理：轻者可使用造口旁疝腹带加强腹壁支持，保持排便通畅，减轻腹压，控制体重，避免提重物，重者需外科手术治疗。

5. 日常生活指导

5. 1 肠造口的观察　观察肠造口局部黏膜、排泄物及造口周围皮肤，造口局部肠黏膜呈暗紫色或黑色，排泄物中出血量多或排泄物减少至无排便，造口周围皮肤有红肿、湿疹及皮炎，应及时返院检查或治疗。

5. 2 饮食与营养　造口开放后开始进流质饮食逐步过渡到正常饮食。造口患者以低渣无刺激饮食为主，养成定时进食、定时排便的习惯。要细嚼慢咽，闭嘴咀嚼，以免吞入太多空气。少食产气食物，如洋葱、豆类、汽水等。饮食摄取要均衡，避免暴饮暴食，限制高纤维素食物摄入太多，少吃麻辣、热性油炸的食物，以免引起便秘，维持适当的液体摄入。注意饮食卫生，不食生的瓜果、蔬菜，防止发生腹泻。

5. 3 运动　术后 3 个月避免重体力劳动，以防腹压增高导致结肠外翻，造口处黏膜脱出。参加工作后要劳逸结合，避免过度劳累，更不要熬夜，在保证足够睡眠的同时，根据自身体力适当户外活动或完成一般家务。预防上呼吸道感染，防止剧烈咳嗽[19]。

5.4 性生活　术后3个月伤口愈合后可行房事。房事前检查底板的密闭性，排空或更换造口袋。选择肉色或迷你型造口袋，减少对配偶的刺激，必要时请造口师指导。

5.5 参加社会活动　鼓励患者参加社区服务部门组织的相关活动，通过参加社区服务部门组织的相关知识培训和“造口联谊会”提高肠造口的自理能力，恢复自信心，改善生活质量。联谊会能将家庭的关爱、朋友的关心、社交活动、医护人员提供的服务联系在一起，是造口患者心理康复的最佳途径。

6. 展望

近年来，我国在肠造口护理方面开展了许多研究，但仍处于发展阶段，因此造口师的培养十分迫切。造口师的工作场所不仅仅局限在医院，已经扩展到了社区、家庭及所有有人的地方，不仅要对住院患者负责，还要对出院后的康复、健康负责[20]。肠造口的护理已经不是单纯给患者解除排除粪便的困难，而是使其的心理、生理、社会等方面达到正常生活的圆满状态。

参考文献：略。

直肠癌经腹会阴联合切除术术后护理及体会

李素萍　王　丽　赵　菊　张慧敏　张　静　贾春莹

（新郑肛肠病医院，河南　新郑，451150）

直肠癌是消化道恶性肿瘤之一，其特点是以低位（即位于距肛缘7cm以内，腹膜反折下癌肿）多见，约占直肠癌的75%。直肠癌经腹会阴联合癌切除术（Miles术式）特点为病变切除较彻底，治愈率高，由于手术复杂，创伤大，患者需做永久性肛门，因此，做好术后护理对患者的康复至关重要。现将直肠癌行造口术患者术后护理体会报告如下。

1. 临床资料

我科自2006年1月~2009年12月，共收治直肠癌患者11例，男4例，女7例，年龄48~67岁，平均年龄59岁。行造口术7例。

2. 术后护理

2.1 情志护理

给予情感及心理支持，鼓励患者面对现实，帮助其树立早日康复的坚定信心。

2.2 监测生命体征

术后48h给予心电监护，严密观察病情变化，观察腹部及会阴部切口渗出情况，若出血较多及时通知医师处理。记录24h出入量。

2.3 各种引流管的护理

2.3.1 胃管的护理　一般持续胃肠减压3d~5d，保持胃管流畅，防止引流不畅导致胃肠道积液、积气引起腹胀。待肛门排气通畅后拔管。

2.3.2 留置尿管的护理　消毒尿道外口2次/d，集尿袋每日更换1次，保持尿道管通畅，观察记录尿的颜色、性质和量，必要时给予膀胱冲洗，术后5d~7d夹闭尿管，2h~3h开放1次，以训练膀胱收缩功能恢复，若正常2d后拔除尿管。

2.3.3 骶前引流管和盆腔引流管的护理　为彻底引流盆腔内的残血渗液，一般在骶前间隙放2根橡胶管，分别在会阴部和坐骨结节内侧出接负压器。术后定时挤压引流管，防止扭曲、受压、堵塞，以免腹腔内积血、积液聚集，引起局部感染。术后48小时后取半坐卧位，术后72小时鼓励病人适当床边活动，利于引流。观察记录引流液的颜色、性质和量，一般在术后1周引流量减少至5ml/d以下给予拔除。

2.4 饮食护理　术后待肠蠕动恢复，胃管拔除后先饮少量温开水，无腹胀可进少量无渣流失，次日可进流质饮食，少量多餐，1周后可改半流质饮食，2周后进易消化普食。少食辛辣刺激、油腻食物，以富含营养、少纤维、易消化为原则，保证营养及便软且易于排出。

2.5 会阴部切口的护理　观察会阴部切口的渗出情况，保持切口处敷料清洁干燥，如污染或被血液渗透及时更换。引流管拔除后给予中药汤剂熏洗坐浴，每次 2min～30min，保持肛门清洁，辅助红外线理疗，促进局部血液循环，有利于切口愈合。

2.6 结肠造瘘口护理　用凡士林或生理盐水纱布外敷，术后 24h～48h 观察局部肠黏膜的颜色变暗，是否有肠缺血、肠坏死，应及时通知医师处理。术后 2d～3d 开放造瘘口，患者取左侧卧位，将腹部切口与造口塑料膜隔开，以防粪便污染。注意局部皮肤的护理，先用生理盐水棉球洗净造瘘口周围皮肤，教会患者正确使用人工肛门袋，备 2 个肛袋交替使用，换袋时宜取坐位，及时倾倒袋内积粪保持清洁，养成定时排便习惯。

2.7 并发症的护理　肠断回缩、出血、坏死、结肠造瘘口一般手术后 2d～3d 肠蠕动恢复后开放，更密切观察，如出现肠黏膜颜色发暗、发紫、发黑等异常，及时报告医师。

造瘘口狭窄：为预防造瘘口狭窄，开放 1 周即可开始扩张造瘘口，戴手套用食指涂以石蜡油，缓慢插入造瘘口至第二指关节处，在造瘘口内停留 1min～42min，1 次/d，1 周后改为隔日 1 次。扩张造瘘口动作要轻柔，手指插入不宜过深，以手指通过腹壁肌层至腹层为宜，如患者精神紧张应嘱其张口哈气，防止增加腹压。

便秘：患者术后 5～7 天下床活动，锻炼定时排便。如因粪便堵塞发生便秘，可插入导尿管灌肠，导尿管长度一般不超过 10cm，常用灌肠液为液体石蜡，灌肠时压力不宜过大，以防肠穿孔。

3. 出院指导

指导患者均衡饮食，进易消化食物，避免辛辣厚味食物。建议 3 个月后来源复查。一般患者半年后即可正常活动，但应避免增加腹压及参加重体力劳动，以防造瘘口肠黏膜的脱出，如发现造瘘口狭窄、排便困难，必须及时就诊。

573 例混合痔术后并发症的护理体会

张兰芬　李成能　辛太合

（云南省第二人民医院中西医结合科，云南　昆明，650021）

【摘要】目的：探讨混合痔术后并发症的护理要点。方法：回顾性分析我科自 2007 年 1 月至 2011 年 5 月所收治的 573 例混合痔患者术后并发症的护理情况，探讨混合痔术后并发症的护理方法。结论：不同的并发症应给予不同的护理方法，即对症护理；同一并发症发生于不同患者、不同时段时，亦应给予不同的护理方法，即个体化护理。

【关键词】混合痔；术后并发症；对症护理；个体化护理

混合痔术后常易出现疼痛、水肿、出血、尿潴留等并发症。本文通过回顾性分析我科自 2007 年 1 月至 2011 年 5 月所收治的 573 例混合痔患者术后并发症的发生及护理情况，探讨术后并发症的护理方法。我们发现：不同的并发症应给予不同的护理方法，即对症护理；同一并发症发生于不同患者、不同时段时，亦应给予不同的护理方法，即个体化护理。今将其护理要点报告如下：

1. 临床资料

1.1 一般资料

本组患者共 573 例，其中男性 290 例，女性 283 例；年龄介于 18 岁～74 岁之间，平均龄 37 岁；均符合《痔临床诊治指南》（2006 版）中混合痔的诊断标准；均在肛周局部麻醉下行“消痔灵四步注射术 + 混合痔外剥内扎术”治疗。

1.2 结果

573 例患者术后均痊愈出院，住院时间 5～20 天，平均 13.3 天。所有患者术后均有不同程度的肛门疼痛；出现切缘水肿 78 例，出血 8 例，术后尿潴留 39 例。

2. 讨论

2.1 术后一般护理

术后密切观察肛门敷料情况、生命体征及二便情况。术后常规预防性抗感染 3～7 天；一周内进食清淡饮食，以保持大便通畅，必要时给予通便药剂（如：聚乙二醇 4000 散）；术后 15 天内每日坐浴 + 常规换药。

2.2 对疼痛的护理

人称“痔疮手术是天下第一痛”，足见术后疼痛之剧。对于不同程度、不同时段出现的疼痛，应给予不同的护理方法。我们拟从分度、分期、分部（全身和局部）相交叉的角度进行总结。轻微的疼痛患者多能忍受，或通过心理安慰等多能缓解；较剧的疼痛可口服镇痛药；剧烈的疼痛则需肌注镇痛药如双氯芬酸盐利多卡因针、盐酸曲马多、盐酸哌替啶等。对于手术当日或术后1～2天内发生的疼痛，可给予复方角菜酸酯乳膏纳肛，因为该药具有“保护肛肠黏膜＋润滑肠道＋镇痛”三重功效；亦可直接将利多卡因纱条纳肛；亦可采用其他具有镇痛作用的栓、膏纳肛，均可在一定程度上缓解疼痛。此为局部镇痛，对于剧烈的疼痛，常需在局部镇痛的基础上加以全身性镇痛，常采取肌注镇痛药（如上所述）。而对于术后3天或以后的疼痛，程度一般较轻，通过每日清洁肛门换药多可缓解，必要时局部使用镇痛药。由于疼痛是患者自身的一种生理＋心理的体验，存在较大的个体差异，临床护理中，尤其是那些对疼痛非常敏感的患者，我们常将心理干预纳入护理内容中，往往可获得更好的效果。如向其详细解释疼痛的原因、缓解的方法，或可选择音乐或其他疗法使之转移注意力，减少对疼痛的关注度。

总之，引起肛门疼痛的原因是多方后面的，为更大程度地减轻术后疼痛，我们还应注意以下问题。术前应做好心理疏导，详细讲解手术的必要性和方式，解除病人恐惧心理，使之情绪稳定。术中操作不宜动作粗暴，不宜过分牵拉、夹持组织，应将“微创”理念贯穿始终。术后换药应动作轻柔，肛内给药应根据肛管直肠的生理曲度“顺势而为”，尽量减少过度刺激。肛内留置纱条要尽量控制其体积，松紧适度为宜。因排便障碍而引起的肛门疼痛，遵“六腑以通为用”之理给予口服缓泻药或灌肠的方法，使排便尽量通畅，疼痛多能缓解。

2.3 对水肿的护理

术后肛缘水肿常见、多发，女性患者肛缘前侧尤易出现。其影响因素涉及手术、排便、换药、护理等多方面。手术因素（残留痔核过多、外痔切口过于短小、注射不当等）引起的水肿常在术后首次排便或换药时即可出现；因排便异常（大便干结排出不畅或大便频数反复刺激伤口）、或换药不当（清洁不到位、引流不畅等）、护理不当（病人自身活动过多或过少）等因素引起的水肿，多出现于术后第2天或之后。据此，精细的手术、换药操作以及良好的二便调理、护理干预对于防治水肿甚为重要。临床护理中，对于较轻微的水肿，使用具有清热凉血消肿功效的药剂（如马应龙麝香痔疮膏、龙珠软膏、冰片等）局部外敷多可缓解。对于较大的或进行性增大的水肿，予以浓盐水坐浴多可缓解，效果不理想者局麻下予以切除或延长外痔切口切实有效。换药前或大便后常规清洗肛门，给予金玄痔科熏洗散、或温盐水、或复方苦参汤坐浴，不失为防治水肿的良好方法。近年来，我科自拟“消肿1号方”（经验方）煎水坐浴，消肿效果理想，基础方为：芒硝30～60g、冰片20g、大黄30～50g、苦参30～50g、苍术20～30g、黄柏30～60g、败酱草30～50g、蒲公英60g、紫花地丁30g、白花蛇舌草30g、银花藤30g、赤芍30g（所注剂量仅供参考）。对于水肿自觉局部有烧灼感者，坐浴水温宜低不宜高，所谓“热者寒之”也。在此基础上辅以TDP或毫米波照射局部20～30分钟，每日1～2次，多可获效。另外，换药时或坐浴时轻轻揉按水肿团块亦可在一定程度上促进水肿的消散。

2.4 对出血的护理

术后24小时内发生的出血为原发性出血，一般出血量较大、多需行止血术，多因手术操作不当引起。术后24小时之后发生的出血为继发性出血，目前所采用的手术方式尚难完全避免继发性出血[2]。特别是术后7～14 d的结扎痔核脱落期所发生的出血。对出血的护理，我们可以从以下几个方面着手：（1）加强医患沟通。这能促成医患互信，有利于建立和谐的医患关系。向患者讲解病情，有利于缓解患者紧张情绪，使其能够积极配合治疗并接受“现有手术方式尚不能绝对避免术后出血”这一现状。对于大出血者，应尽可能稳定病人情绪，必要时注射鲁米那、安定等镇静剂。（2）动静兼修，静养为主。术后宜适度活动，但在术后24小时之内和术后7～14天结扎痔核脱落期，则应减少活动，静卧休息为主。（3）控制饮食和保持大便通畅。对于少量的出血的患者不必严格控制饮食，大便通畅即可。大出血者可予以流质饮食或软食2～3天；必要时严格禁食，1～2天后改为流质，并控制大便，3～4天后若无继续出血，再逐步恢复正常饮食。对于大便干燥排出困难者可予以口服润肠通便药物。如：①中成药：麻仁丸、麻仁软胶囊、车前番泻颗粒、苁蓉通便口服液等。②西药：聚乙二醇4000散、液体石蜡油等。③辨证口服中药：如调味承气汤加减方等。（4）监测生命体征，必要时建立静脉通道。尤其对于大出血病人，应立即观察病人神志，测体温，脉搏，呼吸，血压，迅速建立静脉通道，为扩容、抗休克做准备。（5）出血的局部处理：对少量渗血者，局部更换敷料后重新加压包扎固定，或局部使用明胶海绵、凝血酶、肾上腺素纱条等。临床上，我们观察到：若因疼痛明显致使括约肌痉挛而出血者，将浸有2%利多卡因的纱条纳肛以缓解疼痛而间接止血；必要时可予以2%利多卡因5ml＋甲硝唑注射液5～10ml保留低位灌肠。对于大量出血（如创面严重渗血或有搏动性出血点）者，立即通知医生，及时实施止血术，同时开通静脉通道以备补液抗休克。

2.5 对尿潴留的护理

术后尿潴留常因麻醉抑制、敷料压迫会阴、疼痛刺激、环境改变等因素所致。老年患者多有前列腺增生，出口狭窄而致排尿困难，可给予非那雄胺或特拉唑嗪口服缓解。术后第一次排尿尤为重要，尽早小便，术前教会病人床上大小便，不宜憋尿，做好心理疏导，鼓励病人自行解尿。若发生尿潴留，可先行物理治疗，热敷膀胱部20~30分钟，辅以聆听流水声诱导排尿，也可针刺三阴交、足三里、阳陵泉等穴位，无效者可4年来在混合痔的临床诊治、护理工作中对部分并发症的些许体会，不难发现：不同的并发症应给予不同的护理方法，即对症护理；同一并发症发生于不同患者、不同时段时，亦应给予不同的护理方法，即个体化护理。

3. 结语

混合痔是肛肠科常见病、多发病，肛门是人体解剖、生理、心理的三大敏感区域。鉴于局部神经、血管分布极其丰富，且担负着每日排便的重要生理功能，因而混合痔术后常易出现多种并发症，所以对并发症的护理非常重要。这就要求我们医护工作者不断提高医护能力。加强医患沟通，术前了解病人心理状态，解除思想顾虑，力促医患互信；术中仔细操作；术后严密观察，尽量减少和预防并发症的发生，对于已经发生者，应及时对症处理、个体化护理。

护理在肛肠疾病治疗中的重要性

刘　玲

（贵州省州中医院，贵州　黔南，558000）

1. 术前治疗的重要性

肛肠疾病的术前护理，除一般常规护理（如：体温、脉搏、血压、备皮、灌肠等）外，应进行辨证施护，在整体护理中，应首先考虑患者的体质因素。安排病床时应注意病房的朝向，衣被适当减少或增加。要注意采用中西医结合护理为主的护理措施，要以患者疾病本身变化，情绪不调，饮食不节，调护不当等因素对健康的影响综合考虑。

1.1 情志护理

由于肛肠疾病患者大多数是以局部疼痛，出血等为主要症状入院，同时又伴有发热、畏食等症状，所以易产生烦躁、焦虑不安等紧张情绪。因而要求护理人员做好身、心两方面的护理工作，减轻患者对医院的陌生感，增强战胜疾病的信心。同时还应对患者的社会背景、文化层次，组织结构、家庭内部情况及其患者本人的性格等加以了解，开展全方位的护理。笔者认为对术者的心理护理尤为重要。患者术前往往表现有：焦虑、忧郁、恐惧等心理状态，主要担心手术的疼痛，术中的出血，术后肛门狭窄，肛门失禁等，而这些心理状态不消除会直接影响到手术、麻醉及术后创面愈合的成败与否，如2012年4月~2012年8月间，仅因术者心理过度恐惧而使麻醉、手术终断者就约有4例。

对肛肠疾病术前的心理护理应针对疾病的轻重、病种、年龄、性别不同分别给予心理疏导。采取耐心细致的劝慰、启发，尽力消除恐惧、焦虑的心理。以亲近、体贴的工作方式，使患者产生依赖、安全感及战胜疾病的信心。并采取恰当的手段分散、转移术者注意力。

1.2 饮食护理

饮食对肛肠疾病术前的治疗起着极为重要的作用。嘱病人忌烟酒，勿食辛辣刺激性食物。宜进营养丰富、清淡、少渣、易消化的饮食。多食蔬菜、瓜果，预防便秘。不能过度劳累，配合服用润肠通便中药，使术前避免出现大便困难有重要作用。

2. 术中护理的重要性

不管是局部麻醉还是腰麻，由于患者始终都处于清醒状态，因此，对患者除一般常规护理（如：体温、脉搏、血压、静脉输液）外，对术者的心理护理尤为重要，患者术中仍然表现有：焦虑、忧郁、恐惧等心理状态，主要因为手术的疼痛，担心术中的出血，术后肛门失禁，肛门狭窄等，这些心理护理手段，对麻醉、手术、术后起着一定的积极有效的作用。

对肛肠疾病术中的心理护理尤其重要，应针对手术损伤范围大小、时间的长短、病情的轻重、合并症的病种和多少、年龄、性别不同分别给予心理疏导。采取耐心细致言语交流、分散转移患者的注意力，尽力消除恐惧、焦虑的心理。以亲近、体贴的工作方式，使患者产生依赖、安全感及战胜疾病的信心，使患者克服术中的疼痛，避免因患者因紧张而产生肛门肌肉痉挛、收缩、松弛不全而使手术不能顺利进行，避免患者因紧张而产生颤抖、胸闷、呼吸困难等类似麻醉药中毒、过敏反应，使手术能够及时顺利的完成。

3. 术后护理的重要性

3.1 术后“三关、三难”的护理

肛肠疾病术后，病人往往要过三关，闯三难，即：疼痛关、换药关、扩肛关、排便难、饮食难、行步难。一般术后2~3h后即有不同程度的疼痛。而肛肠疾病术后的疼痛较其它外科术后的疼痛要重。这时病人表现的情绪特征往往是：烦躁、易怒甚则嚎哭、呼叫、骂人。在这时医护人员要表现良好的医疗品质：应同情、忍让、将心比心，用各种方式转移术后患者的注意力，频频的巡视，和蔼体贴的询问交谈，并请患者最亲近、最信赖的人协助，使患者痛感转移，并耐心的解释某些剧麻镇痛的利弊及在必要情况下的使用。这些措施对术后患者度过疼痛这一关行之有效，并降低了剧毒麻醉镇痛药的使用及重复使用。

术后的换药关、扩肛关与患者对疼痛的恐惧直接有关。对此除采取上述措施外，还应在此之前做好准备工作；要解除患者的顾虑，增加对换药、扩肛重要性的认识，使患者认识到这两项必备的措施对术后的痊愈、康复起着举足轻重的作用。为减轻疼痛，在操作中除手法技巧之外，还有心理上的准备，使患者排便通畅，合理坐浴，如此就较容易渡过这两关。

术后由于疼痛的刺激，麻醉药的作用及患者紧张、恐惧、疑虑、羞涩的心理，使多数患者出现了排尿、排便困难，其痛苦难以明述。这时，我们要表现出极大的同情心。首先采取多种方式诱导排尿、排便，有时还可按特定穴位促使排尿、排便，采取了这些方法，使绝大多数患者顺利渡过这一难点。我科术后采取导尿、针剂排尿的患者仅占2%。

术后的饮食难，多数是由患者惧怕排便排尿的痛楚和因多种原因导致的食而无味无饥饿感，行步难是由术后疼痛而形成阶段性的患者自主不自觉的被动性姿势，有了上述的护理经验，采取对症的护理措施，术后患者渡过这两难 也并不难。

3.2 床边护理

床边护理是术后的重要阶段，术后医护人员巡视病房，细心观察病人血压、体温、脉搏的变化。如出现高热，应给予酒精擦浴、冰袋等物理降温。

3.3 术后病人的饮食及活动

一般肛肠术后饮食可用普通饮食。直肠癌患者术后3天内禁食，3天后（肠蠕动恢复，开始排气）可进流质饮食，7天左右可进半流质饮食，半个月可进普通饮食，饮食一定要有规律，讲卫生，不进生冷硬食物。

肛肠疾病术后应鼓励病人在12h后开始活动，可以协助病人在床上适当地活动，做做深呼吸，肛门操，有目的地咳嗽，这样有利于肺部活动，排除分泌物，促使肠蠕动，可防止发生腹胀和便秘。

3.4 观察术后出血情况

肛肠疾病术后，手术部位如有渗血，术后24h出血量应低于300ml，如超过300ml，病人则会出现有胸闷、口渴、烦躁、脉快、面色苍白等，这时应及时报告医生，寻找原因，以采取积极有效的措施。

3.5 引流导管应保持通畅

根据手术需要，给病人留置导管，如胃肠减压管、会阴引流管、导尿管等，这些导管应保证其通畅，能真正起到引流的作用，随时观察引流液的量、颜色、性状等。

3.6 辨证施护

根据患者的体质、饮食和情志爱好，确定患者术后的证型特点，指导患者的饮食和情志疏导，使患者术后大便通畅，消除紧张心理，减轻疼痛和小便困难，以利于创面的恢复。

电话回访式健康教育在肛肠病患者中的应用

陈　影　吴晓雪

（安徽省阜阳中西医结合肛肠医院，安徽　阜阳，236000）

【摘要】为探讨电话式健康教育在肛肠病患者中的应用，我院护理人员对出院患者进行电话回访式健康教育。结果表明有利于了解患者恢复情况，指导患者家庭护理，提高患者满意度。

【关键词】肛肠疾病；电话回访；健康教育

2011 年 3 月～2012 年 3 月，我院对肛肠疾病患者出院后进行电话回访式健康教育，取得较好效果，现报告如下。

1. 资料与方法

1.1 一般资料选择

2011 年 3 月至 2012 年 3 月住院天数在（10～12）天的 200 名患者，男 135 例，女 65 例，年龄（35～55）岁，平均年龄 40 岁。病种为：混合痔 80 例，肛瘘 45 例，肛周脓肿 40 例，肛裂 20 例，直肠黏膜内脱垂 15 例。

1.2 回访科内建立患者档案

将患者姓名、地址、联系电话、职业、文化程度、生理心理状况、病情现状等准确记录，由责任护士对其的病人进行回访。出院 3 天后开始回访一次，以后至少每周回访一次，特殊的患者可以适当增减次数。

1.3 回访评价标准

评价患者饮食是否合理，创面愈合情况，是否发生便秘，在院教的提肛运动是否在做，心情是否愉快。

2. 健康教育内容

2.1 创面愈合情况　出院一个月内不能剧烈活动，每天坚持便后温水坐浴，换药，每周来院检查1～2 次。

2.2 饮食　富营养易消化饮食，忌辛辣刺激性食物，忌暴饮暴食、不洁食物。每日晨起喝一杯温开水。

2.3 排便　每日养成定时排便的好习惯。每日排便一次，最好在晨起后解。

2.4 每日做提肛、缩肛运动。吸气时收肛，呼气时放肛，反复联系，每次 5～10min，每日 2～3 次。

2.5 心情　每日保持愉快的心情，多和亲戚朋友沟通沟通，到户外吸收新鲜空气。

3. 结果

3.1 融洽护患关系，提高患者满意度，拉近护患距离。

3.2 加强沟通，使患者加强防病意识，养成良好生活习惯。

3.3 体现护士自身价值

护士不但要有扎实的理论知识，娴熟的操作技能，还要有恰当的语言沟通能力。适应现代护理模式的转变，护士由被动变主动，满足医疗服务需求。

3.4 电话回访提高护士独立思考，分析问题，加强沟通技巧。

4. 讨论

进行健康教育，首先要有夯实的理论专业知识，这样才能使患者信任，愿意接听你的电话，如实的告知他的身体状况，而且还要有知识的更新，你老是讲解他以前在院讲过的知识，人人都知道的一些防病细节，他已经知道过的，他还会愿意听下去吗？久病成良医，有的患者比护士知道的都多，所以护理人员要提高自已的专业理论知识，多学习，多思考，多问几个为什么？

开展电话回访式健康教育弥补了那些出院后没有按时复查的患者的伤口情况；及时发现问题，及时解决；也可以帮助我们统计治愈率，统计新术式的开展的临床效果；了解患者出院后动态，干预患者日常生活习惯，及时知道患者术后不适，提高治愈率，降低复发率，杜绝并发症发生；可以发现我们医疗护理的不足之处，便于改进工作。但电话回访不能和患者面对面的沟通；不能直接观察患者伤口情况等。

肛周围手术期整体护理中的心理护理

李莲英

（天祝县人民医院肛肠科，甘肃　天祝县，733200）

【摘要】目的：探讨心理护理在围手术期的应用。方法：通过 560 例手术患者在围手术期进行心理护理，心理干预。结果：减轻了患者的紧张，焦虑，恐惧，抑郁等不良心理状态，使得患者在术前，术中，术后的配合。结论：提高了对手术的耐受性，减轻了并发症的发生。

【关键词】心理护理；肛周手术；围手术期

手术是一种创伤性治疗，常常导致患者产生强烈的恐惧感和心理应激反应，这些强烈的反应对精神、神经和心血管系统产生强烈的影响。导致患者对麻醉及手术排斥。影响患者的治疗。我院在开展病房整体护理中，将入院患者的心理护理提到了首位，取得了良好的效果，得到了患者的好评。

1. 临床资料

1.1 一般资料

自2008年1月至2011年12月在我院肛肠科住院手术治疗的560例患者，其中男性360例，女性200例；年龄17岁~74岁，平均47岁；混合痔患者300例，肛周脓肿160例，肛裂60例，肛瘘40例。进行常规护理和心理护理，观察术前的心理反应和术中的麻醉效果，术后的不良反应及并发症。

1.2 方法

对患者进行围手术期的常规护理和心理护理。护士根据不同的患者的心理反应进行不同的心理护理。

2. 心理护理

2.1 术前心理护理

2.1.1 建立良好的护患关系，提高高度的信任感。良好的护患关系是实施心理护理的成功前提。术前患者精神紧张，护理人员要详细阅读病历，详细了解患者的病情及家庭情况，深入病房探视患者，掌握患者的心理特征，向患者讲解病区的环境和手术室的环境，以及手术的过程，手术的安全性和必要性，讲解麻醉的方法手术用的时间，手术中可能遇到的不良感受和配合要点。护理人员在讲解时要注意礼貌，讲究方法，态度和蔼，必要时要用肢体语言，给患者一种信任感和安全感以及亲切感，使患者消除紧张和顾虑，帮助患者树立战胜疾病的信心和决心。

2.1.2 对手术过于担忧的患者，护理人员要讲解成功的实例，或者是让同病房的或同病区即将要出院的手术患者一同交流，引导患者正确认识疾病，比如肛门疾患的患者最怕手术后影响肛门的收缩，担心手术后会导致大便失禁，护理人员应讲解手术的方法，让病人知道肛门括约肌的功能和原理消除患者的顾虑。让患者以最佳的心态接受手术。

2.2 术中心理护理

2.2.1 患者进入手术室，面对各种仪器，会产生焦虑和恐惧，护理人员要利用有限的时间，利用给患者摆体位的时间与其进行语言交流和肢体语言的交流，让患者感受到护理人员的可亲，和可信。让其感受到亲人般的温暖，护士在监测生命体征的同时要用手握住患者的手使患者倍感亲切和温暖。

2.2.2 手术开始，护理人员要教会患者放松全身肌肉，给以心理暗示，使患者处于松弛状态，降低对外界的刺激和反应与患者交谈与手术无关的话题，根据其文化程度和平时的爱好聊天，分散其注意力。术中护士轻握患者的手让其深呼吸，减轻手术的不适和牵拉；讲解手术的进展情况。给以心理暗示，让其感受到手术的顺利，使其放心。如果手术中出现危急时，护理人员要沉着，冷静，有条不紊，积极配合医生采取有效的抢救措施，不可惊慌，不可慌忙，要保持手术室的安静，减轻器械的碰撞，安慰患者，及时解决存在的问题。

2.3 术后心理护理

术后患者因疼痛，其注意力集中到手术的效果和手术后身体的生理反应上。此时，护理人员要及时向患者讲解手术的效果，让其知道手术很成功，患者配合的也很好，及时的进行表扬，向患者讲解卧位和进清淡易消化的流质饮食。讲解下床活动的时间，以及注意有无伤口出血的现象，观察出血情况。肛周手术后，由于手术部位的特殊，患者麻药过后会感到疼痛，嘱其深呼吸，以减轻疼痛，指导其口服止痛药，如疼痛不能缓解，可给度非合剂，观察第一次的排尿时间，防止尿潴留的发生，腹部热敷，如果尿储留发生，要及时无菌导尿，术后当天和术后第一天嘱其不可排大便，第二天后嘱其及时排便防止大便嵌顿，以免影响伤口愈合。

3. 出院指导

向患者讲解肛周疾病手术后注意事项，食含高蛋白、高维生素类及高纤维素饮食，多饮水。养成定时排便习惯，保持大便通畅。每天温水坐浴，保持持肛周清洁。加强提肛运动，合理休息。

4. 总结

肛周患者围手术期，在常规护理的同时进行心理护理，使患者对手术的恐惧消除了，没有顾虑，没有不良的应激反应。为手术的顺利进行创造了良好的氛围和条件，增加了患者战胜疾病的信心和决心，缩短了疗程，增进了康复。提高了手术室护士的自身业务素质和心理素质。促进了护理人员不断地学习新知识，新业务；不断地接受“新鲜血液"，和新鲜事物，提高了优质护理服务。也给医院带来了新动力，新活力。

预　防

古法养生妙谈——剖析剂川养生方

杨向东　陈小朝　赵　明

（成都肛肠专科医院/中国 PPH 技术培训中心，四川　成都，61000）

“人参杀人无过，大黄治病无功。”古人曾以此句，描述医者喜补不喜攻的心态，引出当补则补、当攻则攻的道理。身为医生，当补还是当攻，是一个值得斟酌的问题。但提到这句话，就不得不讲讲它的由来，谈谈医家虽公认当“损有余、补不足”，却仍不免以补法大行其道的原因。

其一，用药如用兵。用兵攻城，乃是在不得已的危急之时，恰当地动用自己的一切力量，以求挽狂澜于既倒，起大势于倾危。如果能够不用兵，以其他的方法和和气气的解决问题，又何必兴师动众地攻伐呢？用药驱邪，正如用兵打仗一般，劳民伤财，损伤自身。

其二，人体的生长壮老已是不变的自然规律，每个人都会经历一个壮年之后由盛转衰的过程。《素问·上古天真论》这样描述衰老的过程：“女子……四七，筋骨坚，发长极，身体盛壮，五七，阳明脉衰，面始焦，发始堕。六七，三阳脉衰于上，面皆焦，发始白。七七，任脉虚，太冲脉衰少，天癸竭，地道不通，故形坏而无子也。丈夫……四八，筋骨隆盛，肌肉满壮。五八，肾气衰，发堕齿槁。六八，阳气衰竭于上，面焦，发鬓颁白。七八，肝气衰，筋不能动，天癸竭，精少，肾脏衰，形体皆极。”既然是由盛转衰，生命的本源在不断消耗，这个过程中，虚损不足总是绝对的，而亢盛有余总是相对的。对机体而言，“有余”往往不是绝对的有余，它与不足常常共存，造成恶性循环，导致各种疾病及亚健康状态，加速衰老的过程。在女子“五七”之年、男子“五八”之年的转折点，把握阴阳的发展规律，恰当地调摄养生，较之“六七”、“六八”衰退之势已定时采取措施，必定收到事半功倍的效果。除了衰老的问题，黄帝还提到了衰老较缓慢的情况：“帝曰：有其年已老而有子者何也？岐伯曰：此其天寿过度，气脉常通，而肾气有余也。”保存、补益肾气，使之充盛过于常人，是延缓衰老的根本途径。因此，针对机体存在的虚损不足施用补法，其实是医者经过权衡利弊之后，做出的明智选择。

其三，今人的体质存在一定的特殊性。《素问·宣明五气》有言：“久视伤血，久卧伤气，久坐伤肉，久立伤骨，久行伤筋，是谓五劳所伤。”现今的城市居民，生活上较为安逸，“伤筋”、“伤骨”的情形渐渐少见，但从事久坐办公一类工作的人群日渐增多，终日坐在电脑边伤气伤血的情形极为多见。日常休闲中，以坐着上网聊天、浏览网页、看电影、看电视为主，甚或以躺着看娱乐节目为乐的人更是不计其数。形体缺乏必要的运动，相应的虚损情况日渐增多。同时，由于医药产业的现代化，大多数病情的发展在抗生素等药物的影响下变得趋于平稳，需要大剂量使用攻邪药的病患大大减少，需要运用性质平和的补虚药的亚健康人群相对增加。

综上，补法在现代医疗环境中的广泛推行，是时代的大趋势，是促进今时之人从亚健康走向健康的必行之路。不论医疗还是养生，补而不滞、补而不燥、补而不峻的药剂，都是符合大众需要的最优选择。

民国时期，蜀中四大名中医之一黄济川老先生，精于养生之术，因其擅于调摄，年逾九十仍鹤发童颜，精神矍铄，赴京会诊，治病讲学。黄老虽已仙逝，留下的思想体系仍在中医药行业中继续发展。成都肛肠专科医院专家组在精研黄老遗方之时，发现了黄老生前所饮药酒的原方——济川养生方。养生方的组成正符合现代人体对于补虚损之气、活久滞之血、温冰伏之阳、养久耗之阴、填已空之髓的需求，现就其组成用药做一番分析，以求在现代医药与养生的补益剂用法中窥豹一斑。

方中首用阴阳双补之虫草、灵芝为君，以其味甘而平，无所偏向，统领诸药，从而对机体进行均衡的调补，达到解疲乏，疗虚损，进而养生延年的目的。其中，虫草味甘，性平入肺肾二经，既能补肺阴，又能补肾阳，是唯一的一种能在同时平衡补益、调节阴阳的中药。《本草问答》：“生于冬至，盛阳气也。夏至入土，阳入阴也，其生苗者，则是阳入阴出之象，至灵之品也。”灵芝味甘，性平，归心、肺、肝、肾经。《神农本草经》：“紫芝味甘温，主耳聋，利关节，保神益精，坚筋骨，好颜色，久服轻身不老延年。”《药性论》：“保神益寿。”《本草纲目》：

"疗虚劳。"

红参、三七专入气血为臣，二者相配，补气而不壅滞，养血生血的同时又可活血行血，与当归补血汤方义相类，用药上则更高一筹。其中，人参味甘、微苦，性温，归脾、肺、心经。功效大补元气，复脉固脱，益气摄血。《景岳全书》载："阳衰气虚，必加人参以为之主……盖人参之功，随阳药则入阳分，随阴药则入阴分，欲补命门之阳，非加人参不能捷效。"《素问·脏气法时论》："脾欲缓，急食甘以缓之"而本方取人参之甘，以缓脾气。又有三七味甘、微苦，性温，入肝、胃经。功效补血、止血、活血，祛瘀生新。《本草纲目拾遗》记载："人参补气第一，三七补血第一，味同而功亦等。"

鹿茸、鹿鞭，乃血肉有情之品，因其味咸性温，为补阳之臣，海马亦属血肉有情之品，甘温归肝肾，而佐之，再配合雪莲花、仙茅性热而助阳道，补养元阳，从而温阳化气，进而补充了生命的原动力。其中，鹿茸味甘、咸，性温，主填精益髓，温补肾阳，归肝、肾经。《纲目》曰："生精补髓，养血益阳，强健筋骨。治一切虚损，耳聋，目暗，眩晕，虚痢。"鹿鞭味甘咸，性温，无毒，入肝、肾、膀胱三经。功效补肾，壮阳，益精，活血。《备急千金要方·食治》载"鹿茎筋"："茎筋，主劳损。"海马味甘，性温，归肝、肾经。功效补肾壮阳，消症瘕，活血散瘀。又名龙落子，是珍贵药材，《本草纲目》载："暖水藏，壮阳道，消瘕块，治疔疮肿毒。"《本经逢原》："阳虚多用之，可代蛤蚧。"《海南介语》："主夜遗。"《药材学》："温通任脉，用于喘息及久喘。"而民间素有"北方人参，南方海马"之说，可见海马温补之效。雪莲花，味甘苦，性温、大热，入肝、脾、肾三经。《纲目拾遗》："治一切寒症。"《四川中药志》："壮阳，补血，温暖子宫。治男子阳痿，女子月经不调及崩带。"本方用之，以其大热之性除寒壮阳，增一分则嫌温燥，减一分却略显不足。仙茅味辛，性平，宣而复补，入肝肾二经，无大毒，有小热。《海药本草》："主丈夫七伤，明耳目，益筋力，填骨髓，益阳不倦。"古方中有仙茅丸，能壮筋骨、益精神、明目、黑须发。

龟板、鳖甲二者乃血肉有情之品，味咸入肝肾，为补阴之臣，配合枸杞子、女贞子性偏寒凉而属阴为佐，共奏滋养元阴、助益精血，以潜浮游之阳的功效。其中，龟板味甘咸，性平。无毒，入肝、肾经．功效，滋阴，潜阳，补肾，健骨。《本草述钩元》："气味俱阴，入足少阴经……所补者，阴气。"鳖甲味咸、性微寒。归肝、肾经。功用滋肾潜阳，软坚散结。《本草述钩元》："足厥阴血分药也……丹溪云补阴而更云补气，盖气有阳气阴气之殊，本于《内经》可证也。经曰，阴虚则无气，无气则死。盖唯是真阴之气，有化乃有生，有生即有化。"故龟板与鳖甲相配，养肝益肾，补阴气，助精血互化。枸杞味甘，性微寒，无毒，入足少阴肾经、手少阴心经。功效，补肾益精，养肝明目，补血安神，生津止渴，润肺止咳。南北朝道学家陶弘景言其"补益精气，强盛阴道。"女贞子味甘、苦，性凉，归肝、肾经。功效补养肝肾，明目，清虚热。《医方集解》载二至丸，以女贞、旱莲用于肝肾不足，腰膝酸软，须发早白。

制首乌味涩性温而重于补益精血，为益精之臣，又以山茱萸、金樱子味涩、性偏温，而重于补精固涩为佐，使肾精得固，精足方可化气，继而分化阴阳，调和气血各自得力。其中，首乌味苦、甘、涩，性微温，无毒。归肝、心、肾经。制用补益精血。《开宝本草》云："益气血，黑髭鬓，悦颜色，久服长筋骨，益精髓，延年不老。"山茱萸味酸、涩，性微温，归肝、肾经。功效补益肝肾，涩精固脱。始载于东汉《神农本草经》，列为中品。《名医别录》载其："益精，安五脏，通九窍"，又清代《本草新编》载："温肝经之血，补肾脏之精，兴阳道以长阴茎，暖腰膝而助阳气，经候可调，小便能缩，通水窍，去三虫，强力延年，轻身明目。"金樱子味酸、甘、涩，性平，归肾、膀胱、大肠经。《蜀本草》载"治脾泄下痢，止小便利，涩精气。"

黄精因其味甘入脾，当为调和诸药之使。其味甘，其性平，归肺，脾，肾经。功效滋肾润肺，补脾益气。《名医别录》言其："主补中益气，除风湿、安五脏"。《日华子本草》载之："主五劳七伤、强筋骨、止饥、耐寒暑，益脾胃、润心肺"。以此药为使，在补中焦脾土的同时，引诸药入脾胃，使药物经过脾胃的运化充分被人体吸收利用。

观诸此方，阴阳双补，阳中有阴，阴中有阳，此非药物之堆砌，实乃方以中和之法，补以和之耳。《景岳全书·新方八阵·补略》言："善补阳者，必于阴中求阳，则阳得阴助，而生化无穷；善补阴者，必于阳中求阴，则阴得阳升，而源泉不竭。"方中用红参三七相配合，益元气、补血、活血、止血，免除如鹿茸、鹿鞭、海马、仙茅之类大剂量补阳药的活血、动血之弊。而大剂量的补阳药，又使鳖甲、龟板、枸杞子、女贞子之类的纯阴药，不至于滋腻助湿，冰伏而作邪气，有碍脾胃运化。山茱萸、金樱子在益精的同时固涩肾精，不同于补而兼通的六味地黄丸，此类用法的方义在于减少本方补益功效的耗散，从而使少量的补益剂达到更强的功效。血肉有情之品在的使用，是本方的另一大特点，龟板、鳖甲、鹿茸、鹿鞭、海马之类，因其血肉有情，各从其类，补益效果较草木类药物更强，两类药物相互协调，相互配合，正顺应了机体阴阳的相互转化，相互依存，使补阳、补阴的作用均衡有力。

补法的使用，是每个医者都在研究的问题，如黄老泡酒所用养生方这样的巧妙配伍，在注重阴阳的平衡与转化的基础上，令疗效持久而稳定，的确是我辈医者学习养生用药不可多得的珍贵资料。

浅谈中医“治未病”思想及其在现代痔病防治体系中的应用探讨

穆　云　王　玉

（四川省泸州市人民医院肛肠科，四川　泸州，646000）

【摘要】中医“治未病”作为传统中医学的重要理论之一，对于剖析解决我国现有疾病预防控制的问题具有非常积极的意义。痔病为人类常见、多发的肛肠疾病，构建具有地区特色的“痔病”防治体系，切实发挥中医在防治痔病方面的特殊优势，不仅契合当前医改之旨，更应是我辈肛肠科医师不断深入研究之目标。

【关键词】治未病；痔病防治；探讨

“治未病”是中医具原创性的观点。中医历代医家在“治未病”的理论和实践方面，进行了大量卓有成效的探索。我们试就“治未病”的思想及其在痔病防治体系中的应用作初步阐述，以抛砖引玉。

1. 中医“治未病”的思想的内容

1.1 摄生保健治未病

《素问·四气调神大论》曰：“是故圣人不治已病治未病，不治已乱治未乱，此之谓也。夫病已成而后药之，乱已成而后治之，譬犹渴而穿井，斗而铸锥，不亦晚乎”。它从正反两方面总结了治未病的重要性。

1.1.1 顺应四时，避伤外邪

外邪是引发各种疾病的重要条件，是诱发、激化、加重疾病的重要因素。因此，人们要顺应四时阴阳变化，运时调摄，做到“春夏养阳，秋冬养阴”，“虚风贼邪，避之有时”。

1.1.2 重视内因，加强正气

中医在养生调摄方面遵循的形神兼养，动静结合的原则极具特色。养形是指通过均衡营养，适度劳逸，运动锻炼等方法，摄养人体；养生则是指通过修身怡情，舒畅情志，调节人的精神意识及思维活动。唐代医家孙思邈在《备急千金要方》中言：“养生之道，常欲小劳，……体欲常劳，劳勿过急”。故中医强调要做到动静结合，刚柔相济。既保持人体气血津液充沛旺盛，又促使脏腑经络的调达通畅，从而维护人体各脏腑系统的协调统一。

1.2 审因辨体，欲病早诊

中医认为，治“欲病”需审因辨体，诸外形内，司外揣内，见微知著，察明阴阳。如历代医家有诸多总结辨识人体体质的论述：“肥人多痰，瘦人多火”，“内向者多气多郁，外向者多血多火”，“久居湿地易为湿著”等。认识到以上不良体质是欲病发生的病理基础，就可预见其发病的倾向性，做到欲病早诊。

1.3 已病防传防变

《金匮》曰：“见肝之病，知肝传脾，当先实脾”。已病是指在疾病发展过程中，身体某一脏腑出现病变，根据发病规律和发展趋势，推测可能传变的脏腑经络的方向，从而实现“防传”的目的。

2. 中医“治未病”的思想在现代痔病防治体系中的应用

2.1 合理调摄，未病先防

“未病”从广义上理解，应该包括健康和介于健康与疾病之间的状态。因此，广义上的“治未病”是指各种养生预防方法，以及对疾病的正确认识。在痔病的防治方面，包括以下方面．

2.1.1 调摄情志

《素问》曰：“精神不进，志意不治，故病不可愈”。又曰：“恬淡虚无，真气从之，精神内守，病安从来”。中医认为情志变化，可引起人体阴阳变化失调，发而为病。正如《外科正宗》所说：“夫痔者，乃素积湿热，……又因七情，……流注肛门，俱能发痔”。《外科启玄》亦讲：“人有七情，喜、怒、忧、思、悲、恐、惊，有一伤之，脏腑不和，营气不从，逆于肉里，则为痈肿”。一般认为，痔病中的气滞血瘀型即为情志不遂，气郁日久，血行淤滞，阻于魄门所致。所以保持心情舒畅，精神愉快，使气机通畅，气血和平，对防治痔病的发生有着重要的意义。

2.1.2 合理饮食

古有药食同源之说。古人谓：“安身之本必资于食，救疾之速必凭于药”。《素问》曰：“毒药攻邪，五谷为养，五果为助，五畜为益，五菜为充。气味和而服之，以补益精气”。《素问》又曰：“饮食不节，起居不时者，阴受之，……阴受之，则入五脏，……久为肠澼。”“因而饱食，筋脉横解，肠澼为痔”。以上精辟论述了饮食不节，起居不慎致五脏功能失调导致肠道病变的病因病机。一方面糟粕积滞，生湿生热，导致湿热瘀血壅结肠道路而发生痔、瘘、肠癌等肛肠疾病；另一方面导致化源不足，脏腑失养，功能失调而致气血虚衰，脾气虚气陷，气不摄血而便血，中气下陷而脱肛。所以痔病防治，也需要注意荤素搭配，提倡粗纤维食品，如蔬菜、水果、红薯、玉米、麦麸等。笔者恩师四川省名中医王顺和主任中医师常言，我地所处川南，湿度甚大，外湿袭人，湿盛之所，人皆喜辛辣厚味，湿热内生，内外相挟，最易下注大肠魄门，发为痔瘘之疾。

2.1.3 定时排便，忌忍忌努

一般认为，久蹲久坐等使肛门气血凝滞，运行不畅，结聚肛门而为痔。《外科正宗》云：“夫痔者，……或因久坐而血脉不行，……其血纵横，经络交错，……俱能为痔”。《素问》曰：“大肠者，传道之官，变化出焉”，“脾、胃、大肠、小肠、三焦、膀胱、仓廪之本，营之居也，名曰器，能化为糟粕，转味而出入者也”。《诸病源侯论》曰：“大便不通者，因三焦五脏不和，冷热之气不调，热气偏入肠胃，津液竭燥，故令糟粕痞结壅塞不通也。”故要保持大便通畅，避免久蹲久坐，养成定时排便的良好习惯。勿强忍便意，减轻充血，减少痔病的发生。

2.1.4 合理运动

体育锻炼可以疏通经络，有益于改善肛肠血液循环，调和人体气血，预防痔疾。提肛运动是临床中常向患者推荐的方法。经常锻炼确有一定作用。注意在做提肛运动时要全身放松，并配合吸气和呼气运动。

2.2 及早就诊，已病防变，愈后防复

及早就诊，已病防变是指人体患病以后，应及时采取有效措施，早期诊断，早期治疗，截断疾病的发展、传变或复发。这是因为人体是一个有机的整体，一个脏腑的病变可以向其它脏腑传变。《素问》说：“故邪风之至，疾如风雨，故善治者治皮毛，其次治肌肤，其次治筋脉，其次治六腑，其次治五脏。治五脏者，半死半生也。”这充分说明了如果不及时诊治，病情就有可能由表入里，步步深入。医者亦需善于发现疾病发病之前的蛛丝马迹，早期采取干预措施，防微杜渐，消于无形。加强宣传，普及痔病的防治理念，改变患者的错误观念，避免讳疾忌医，鼓励他们遇到便血、肿物脱出、肛门坠胀异物感或有肿物不适等情况及时就诊。我们在临床上经常遇到因痔病致重度贫血，或黏液便血日久才就诊，发现肠道恶性肿瘤晚期的患者，殊为可惜。另一方面，提倡早期治疗，并非某些江湖游医的种种伎俩，无病亦治，有病乱治，小病大治，包治百病，危言耸听，以牟其利。事实上，痔病治疗是症状性治疗而非“根治”，那种认为痔术后一定不会复发的观点是错误的，也是不切实际的。

3. 结语

总之，“治未病”是数千年来中医治疗原则的重要精华。这种“未雨绸缪”，防重于治的精神与现代预防医学观是相吻合的，与我国当前的社会结构、经济基础、医疗水平是高度一致的。中医“治未病”作为传统中医学的重要理论之一，其本身所蕴含的先进理念和丰富方法，对于剖析解决我国现有疾病预防控制的问题具有非常积极的意义。痔病为人类常见、多发的肛肠疾病，据统计我国痔疮的发病率约为46.26%，构建具有地区特色的“痔病”防治体系，切实发挥中医在防治痔病方面的特殊优势，不仅契合当前医改之旨，更应是我辈肛肠科医师不断深入研究之目标。

RYPS

无锡市瑞源普斯医疗器械有限公司

中美合资、国际前沿技术

一次性肛肠吻合器

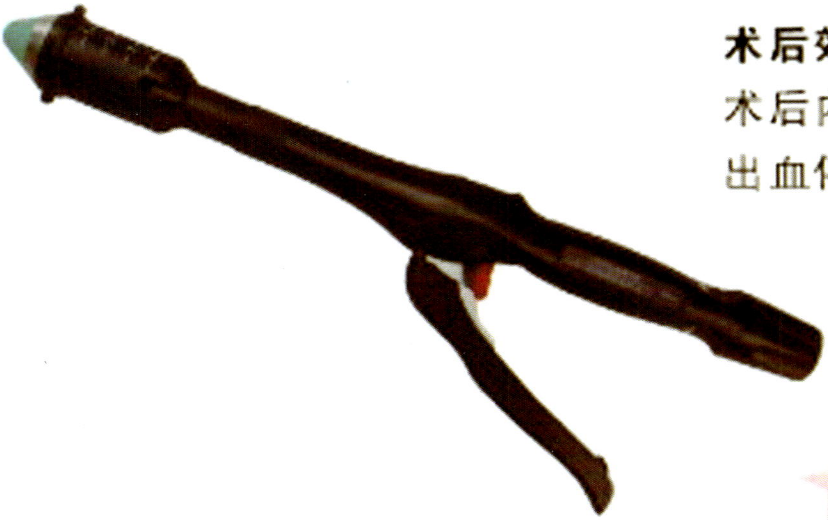

术后效果：

术后内痔不再脱垂，
出血停止，不会复发。

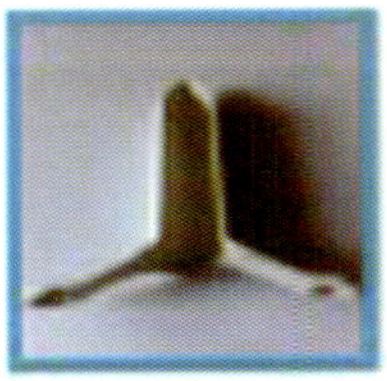
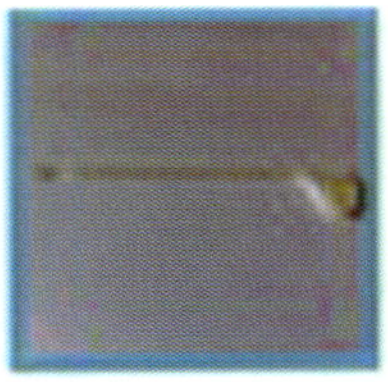
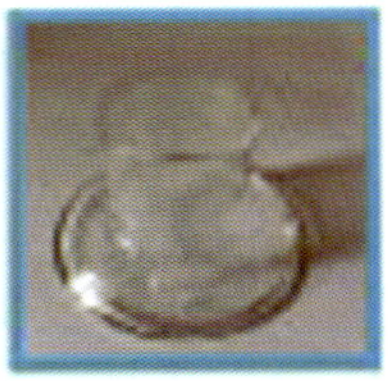
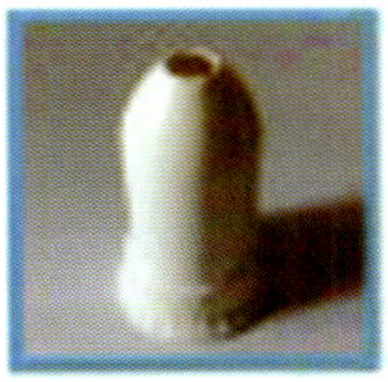

产品特点：

1、更多缝钉，比国内一般同行多出两枚缝钉，杜绝手术中常见出血问题。

2、精细缝钉，采用纯进口钛丝，钉表层更光滑，突破手术中渗血点技术难关。

3、精准切刀，采用大口径单面刃环形刀，切口锋利，切面平整，大口径切口杜绝吻合口狭窄，能有效解决病患者术后排便疼痛、困难问题。

4、超大容积，26.2超大钉仓容积领先于国内同行，能够容纳更多组织，适应各种病患者特别是痔肥大者。

电话：0510-81701320　传真：0510-81701321
网址：www.wxryps.com　手机：13685208200

XN 信诺

肛肠设备全　品牌好　规模大　服务佳

国家中医药管理局重点推荐产品

全国客服：400-000-1598

科技成果鉴定：
产品技术达到国内领先水平

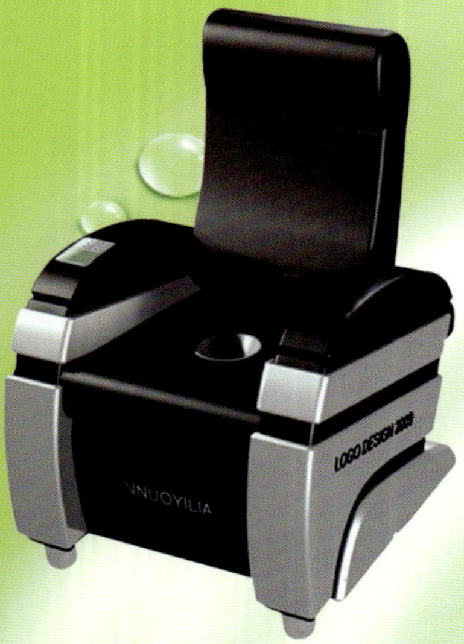

熏洗仪设计新颖大方
采用高精电子线路控制
自动进水　自动储水
水满自停　臭氧灭菌
自动加温　自动停止
最高限温　双重保护

XN-X 肛周多功能熏洗仪

3重6道安全保护专利技术

科技成果鉴定：
产品技术达到国内领先水平

具有大肠水疗、洁肠、便秘、透析、保留灌肠、减肥、美容、保健等功能，效果显著。

独有的自动感知肠内压力，双限温、双限压、自动进水、自动储水、无水报警、自动加温、臭氧灭菌等功能。

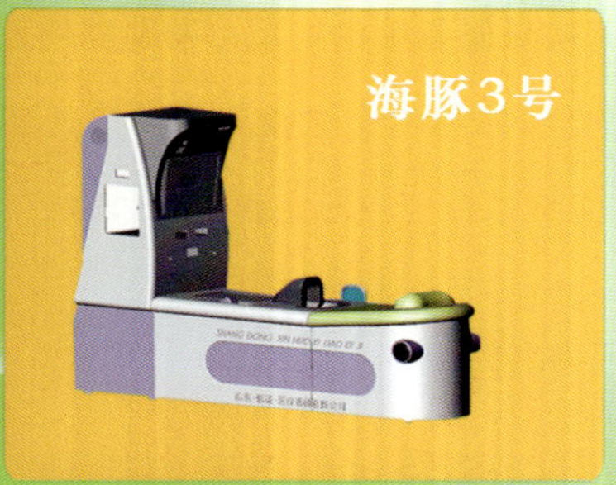

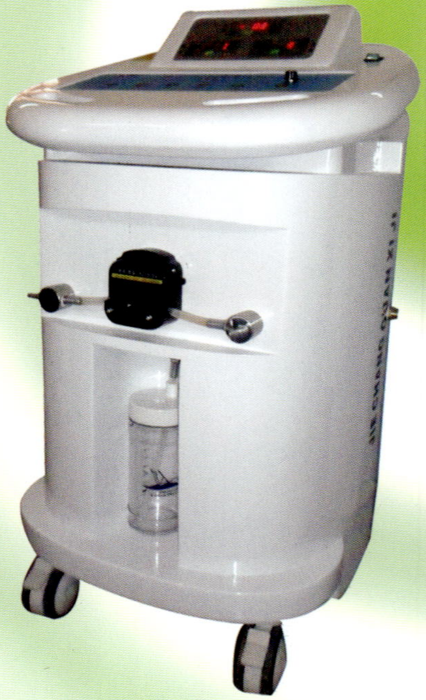

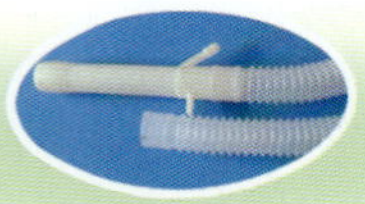

XN-SL 结肠灌洗机　海豚2号

信诺医疗器械有限公司　北京信诺医疗科技研发中心　德国迈特威尔公司

销售部：0534-6226888　6263456　6263000　技术服务部：0534-6321008　传真：0534-6321009　邮箱：xnylkj@163.com　QQ：641195998
监督服务电话：13969271234　地址：山东省乐陵市阜盛西路46号　邮编：253600　网址：http://www.xnylkj.com

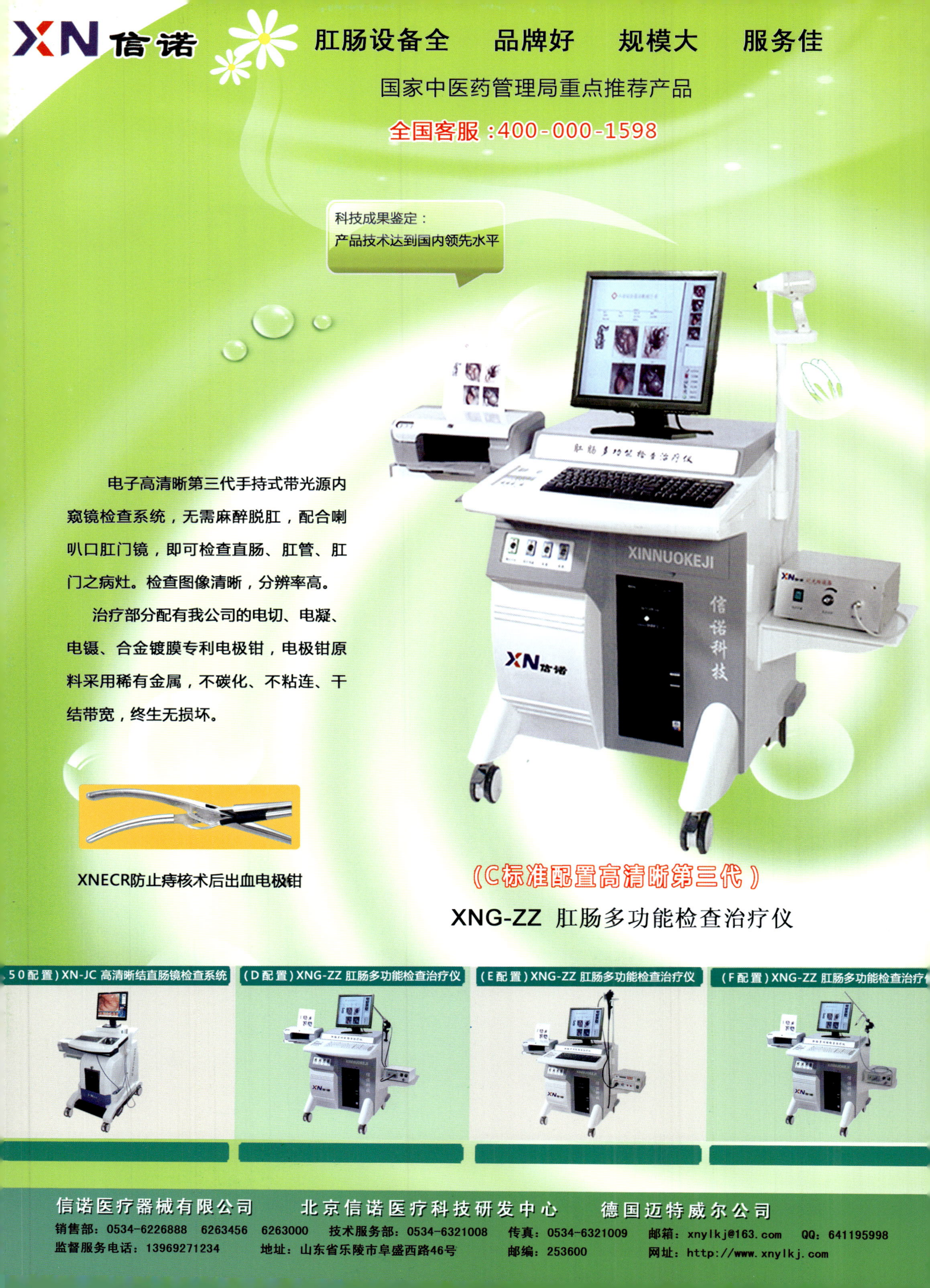

XN 信诺
肛肠设备全 品牌好 规模大 服务佳
国家中医药管理局重点推荐产品
全国客服：400-000-1598
科技成果鉴定：
产品技术达到国内领先水平
电子高清晰第三代手持式带光源内窥镜检查系统，无需麻醉脱肛，配合喇叭口肛门镜，即可检查直肠、肛管、肛门之病灶。检查图像清晰，分辨率高。
治疗部分配有我公司的电切、电凝、电镊、合金镀膜专利电极钳，电极钳原料采用稀有金属，不碳化、不粘连、干结带宽，终生无损坏。
XNECR防止痔核术后出血电极钳
（C标准配置高清晰第三代）
XNG-ZZ 肛肠多功能检查治疗仪
XINNUOKEJI
信诺科技
5 0 配置）XN-JC 高清晰结直肠镜检查系统
（D 配置）XNG-ZZ 肛肠多功能检查治疗仪
（E 配置）XNG-ZZ 肛肠多功能检查治疗仪
（F 配置）XNG-ZZ 肛肠多功能检查治疗
信诺医疗器械有限公司 北京信诺医疗科技研发中心 德国迈特威尔公司
销售部：0534-6226888 6263456 6263000 技术服务部：0534-6321008 传真：0534-6321009 邮箱：xnylkj@163.com QQ：641195998
监督服务电话：13969271234 地址：山东省乐陵市阜盛西路46号 邮编：253600 网址：http://www.xnylkj.com

湖南中医药大学第二附属医院
湖　南　省　中　医　院

湖南中医药大学第二附属医院，又名湖南省中医院，其前身是创建于1934年的“湘省国医院”，医院人文历史源远流长，素有“湖湘中医发祥地”、“三湘名医之摇篮”美誉。现已发展成为一所以中医药为主体，中医药特点特色鲜明、专科专病优势突出的集医疗、教学、科研于一体的省级综合性三级甲等中医医院。

医院占地面积16亩，开放病床606张，医院现有在职职工700余人，其中高级职称人员94人，享受国务院特殊津贴专家2人，博士生、硕士生导师43人，省级以上名中医10人，名老中医药专家学术经验继承指导老师8人，3个学科具有博士学位授予权，7个学科具有硕士学位授予权。医院设置有36个临床、医技科室，42个专科专病门诊。医院目前拥有2个卫生部临床重点专科建设项目：肛肠科、皮肤科；2个国家重点学科：中医肛肠科学、中医皮肤学科；4个国家中医药管理局重点专科（专病）：肛肠科、皮肤科、骨伤科、妇科（不孕病）；5个国家中医药管理局重点专科建设（培育）项目：脑病科、心血管科、脾胃病科、耳鼻喉科、预防保健科；1个国家中医药管理局三级实验室：皮肤免疫病理实验室；医院是5个专业的国家药物临床研究试验基地。2012年破土动工的国家中医药管理局重点建设中医院建设项目----医疗教学综合大楼，总建筑面积3.5万平方米，计划2014年竣工投入使用，将极大地改善就医环境，使医院迈上可持续发展的快车道。

湖南中医药大学第二附属医院肛肠科

湖南中医药大学第二附属医院肛肠科成立于1953年，是全国最早成立的肛肠专科之一，历经几代人几十载的辛勤耕耘，现已发展成为：卫生部临床重点专科建设单位、国家中医药管理局重点学科及重点专科、国家中医药管理局“十二五”肛肠重点专科高位复杂性肛瘘协作组和低位复杂性肛瘘协作组牵头单位、国家临床药理研究基地、全国肛肠学会的副会长单位、湖南省肛肠疾病防治研究中心、湖南省中医药学会肛肠专业委员会的主任委员单位，是我国肛肠疾病的医疗、教学、科研与人才培训基地之一。

我科在全国首批肛肠学科名专家、科主任何永恒教授的带领下，整理继承贺执茂国家级名老中医药专家的学术思想与专科治疗经验，以肠癌、肠炎、便秘、痔瘘、小儿肛肠病、肠道息肉和息肉病等的手术加中药治疗作为研究重点，研发出系列新术式、新药物，疗效可靠，取得了良好的社会效益和经济效益，在全国享有盛誉，居湖南省龙头地位。

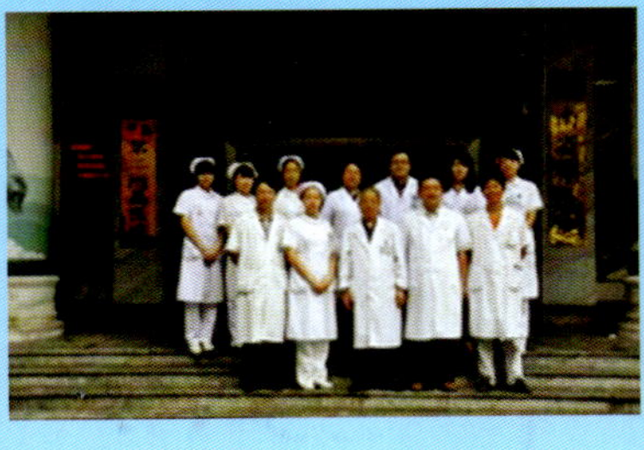

肛肠一科（十二病室）

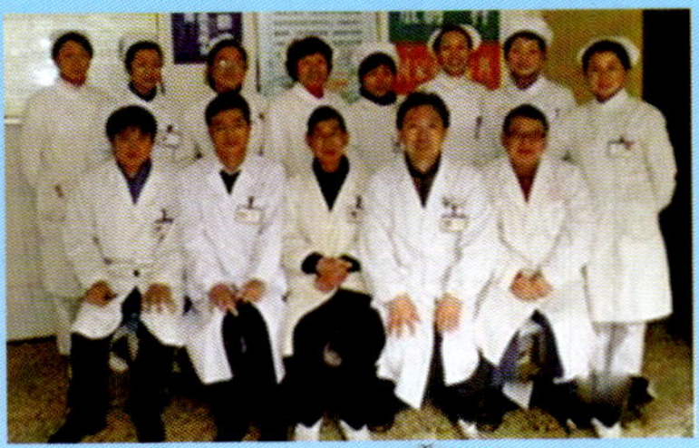

肛肠二科（二病室）

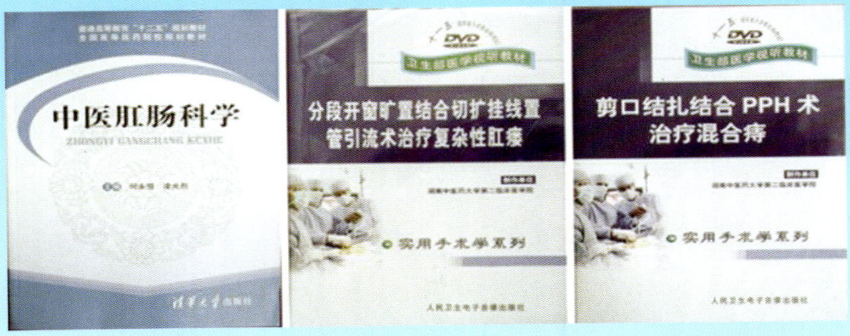

何永恒教授主编的国家统编教材及卫生部医学视频教材

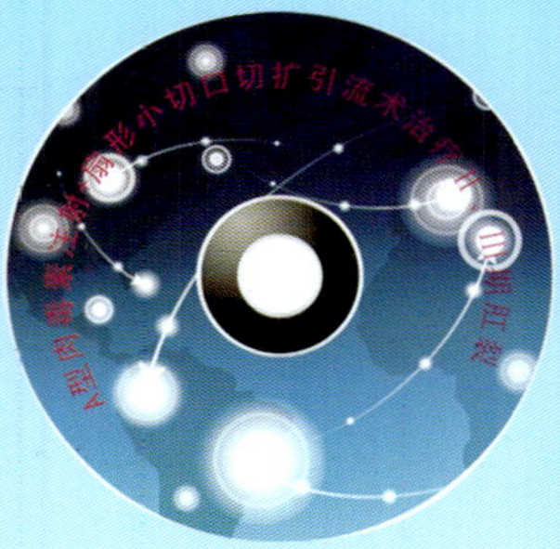

A型肉毒素注射+扇形小切口切扩引流术治疗Ⅱ、Ⅲ期肛裂